U0114117

中医临床必读丛书合订本

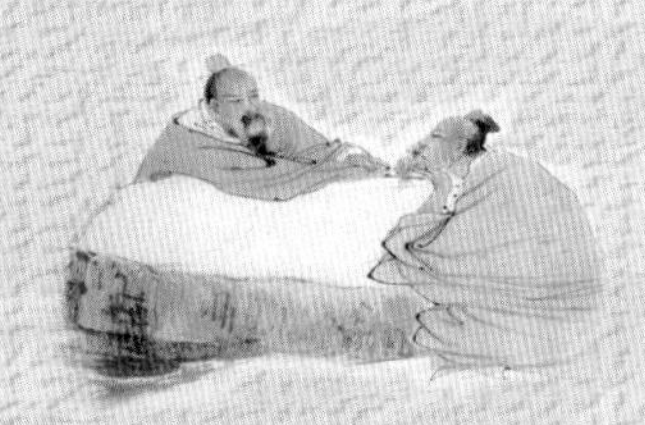

中医临床必读丛书合订本

# 医经·理论·诊法卷

《黄帝内经素问》
《灵枢经》
《素问玄机原病式》
《素问病机气宜保命集》
《内经知要》

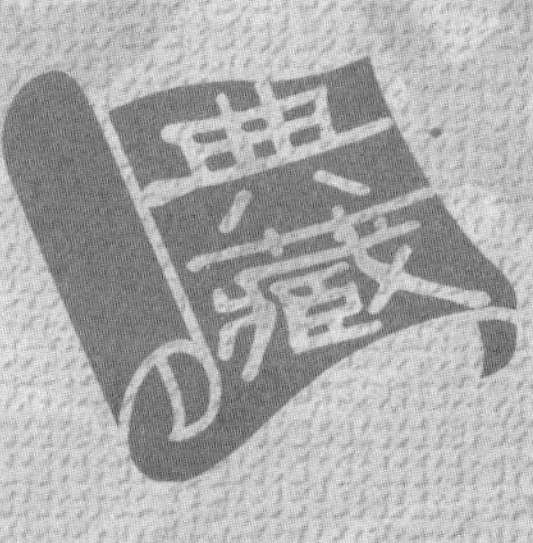

《中藏经》
《医林改错》
《脉经》
《诊家枢要》
《濒湖脉学》

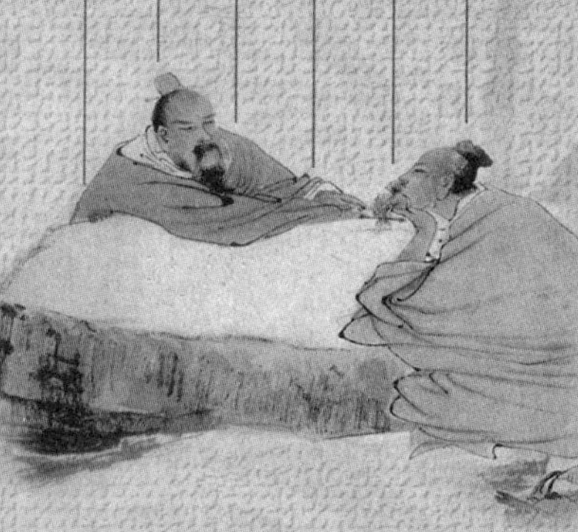

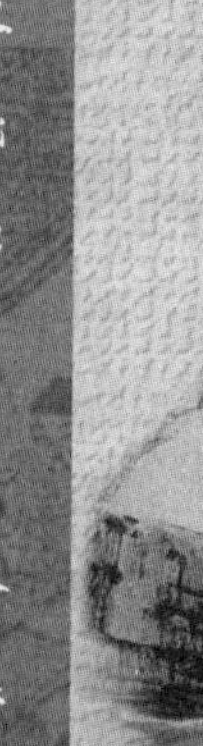

**图书在版编目(CIP)数据**

中医临床必读丛书合订本·医经·理论·诊法卷/田代华等整理. —北京:人民卫生出版社,2011.12

ISBN 978-7-117-15180-1

Ⅰ.①中…　Ⅱ.①田…　Ⅲ.①中医学:临床医学　Ⅳ.①R24

中国版本图书馆 CIP 数据核字(2011)第 238963 号

门户网: www.pmph.com　出版物查询、网上书店
卫人网: www.ipmph.com　护士、医师、药师、中医师、卫生资格考试培训

**版权所有,侵权必究!**

中医临床必读丛书合订本

**医经·理论·诊法卷**

**整　　理:** 田代华 等
**出版发行:** 人民卫生出版社(中继线 010-59780011)
**地　　址:** 北京市朝阳区潘家园南里 19 号
**邮　　编:** 100021
**E - mail:** pmph @ pmph.com
**购书热线:** 010-67605754　010-65264830
010-59787586　010-59787592
**印　　刷:** 三河市宏达印刷有限公司
**经　　销:** 新华书店
**开　　本:** 787×1092　1/16　**印张:** 50
**字　　数:** 921 千字
**版　　次:** 2011 年 12 月第 1 版　2011 年 12 月第 1 版第 1 次印刷
**标准书号:** ISBN 978-7-117-15180-1/R·15181
**定　　价:** 99.00 元

**打击盗版举报电话: 010-59787491　E-mail: WQ @ pmph.com**
(凡属印装质量问题请与本社销售中心联系退换)

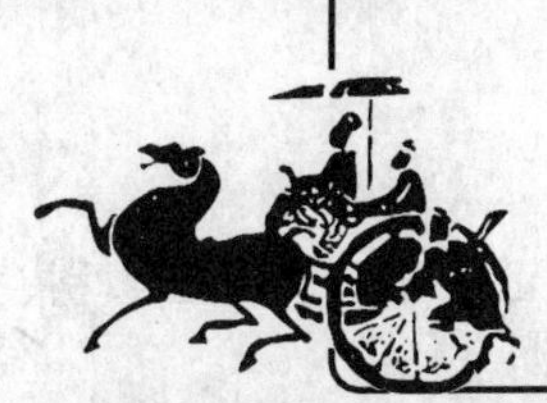

# 出版者的话

《中医临床必读丛书》是为了适应国家中医药管理局“优秀中医临床人才研修项目”而组织全国著名中医文献专家学者整理出版的。自2005年相继出版以来，颇受广大读者欢迎，得到中医界广泛关注和好评，先后多次重印发行。为便于读者研习和收藏，根据读者的迫切要求和中医专家学者的建议，我们整理出版了《中医临床必读丛书》合订本。

中医经典著作，为中医宝库中璀璨瑰宝，向为历代医家奉为圭臬，对后世医家指导并提高临床诊治水平产生深远影响。综观古今贤哲名医，无不是谙熟中医经典，发皇古义并创立新说而成为一代宗师者。厚积薄发，由博返约，是读书成才的必然过程，只有透彻地领悟中医经典的精髓，经过长期临床的积淀，才能创立新说。“读经典，做临床”，现已成为中医界的共识。步入21世纪，中医的发展与创新仍然离不开继承，而继承的第一步必须是熟读中医经典古籍。继承是基础，没有继承就没有创新，这好比万丈高楼，筑基必坚；参天大树，扎根必深。中医要发展创新，提高临床疗效是必由之路，只有在继承前人宝贵的诊疗理论和丰富的临床经验的基础上，才能有创新和发展。溯本求源，古为今用，继承是基础，创新是归宿，只有在传承的基础上才能有创新；只有经过勤求经典古训，才能融会新知，才能沿着创新发展之路不断前行。

《中医临床必读丛书》合订本，所选精当，涵盖面广，多为历代医家推崇，向为医家视为“医门之柱石”，尊为“必读”经典著作，在中医学发展的历史长河中，占有重要的学术地位。合订本的整理是根据我们从“优秀中医临床人才研修项目”必读书目中精选并已出版的中医各科人才必读中医经典著作105种书目，进行编次，以类为纲，合订为25卷。分为：

医经·理论·诊法卷

伤寒·金匮·温病卷

针灸卷

本草卷

方书卷（一）～（四）

临证各科卷·综合（一）～（六）

临证各科卷·内科

临证各科卷·女科

临证各科卷·儿科

临证各科卷·外科·伤科·推拿

临证各科卷·眼·咽喉口齿

养生卷

医案医话医论卷（一）～(二)

综合性著作卷（一）～(三)

本次合订后，列有总书目，每卷列有本卷目录，每卷后附有病证名索引、药名索引、方剂索引，极便于读者学习和查阅。

《中医临床必读丛书》合订本的整理工作遵循以下原则：①力求原文准确，每种医籍均以中医文献专家遴选的珍本善本为底本，严加校勘，反复审核，确保原文精准无误。②原则上只收原文，不作校记和注释，旨在使读者在研习之中渐得旨趣，体悟真谛。③每种古籍撰有导读，介绍该书的作者生平、成书背景、学术特点，对临床的指导意义以及学习方法和临证运用方法等内容，提要钩玄，以启迪读者。④原文中俗体字、异体字、避讳字予以径改，不作校注。

《中医临床必读丛书》合订本的整理出版，广泛汲取了近60年来中医文献整理研究成果，反映了中医目录学、版本学、校勘学、文献学等方面的学术成就。我社中医古籍出版工作，得到了全国专家的大力支持，自20世纪50年代，先后出版了影印本、校点本、校释本、校注本等，其中获国家科技奖、国家图书奖等多种奖项。历经几代人的积淀，我社中医古籍的出版取得了丰硕成果。本次“必读”合订本的出版，其规模之大，影响之远，是前所未有的。该丛书不仅是中医“必读”必备的经典之作，具有较高的学术价值和文献价值，也是难得的具有典藏价值的鸿篇巨帙。

《中医临床必读丛书》合订本的整理出版，旨在弘扬中医经典理论，传承古今医家经验，力求在继承中创新，在创新中发展。我们期望通过《中医临床必读丛书》合订本的问世，能够帮助广大中医药人员在熟读研习中品读中医经典的精髓，领略中医经典的奥旨，深得中医经典的妙用，感悟中医经典的真谛。希冀真正起到“读古籍，筑根基，便临床，提疗效”的作用，有助于促进中医临床人才的培养和成长，有助于推动我国中医药事业的发展与创新。

人民卫生出版社

2011年11月

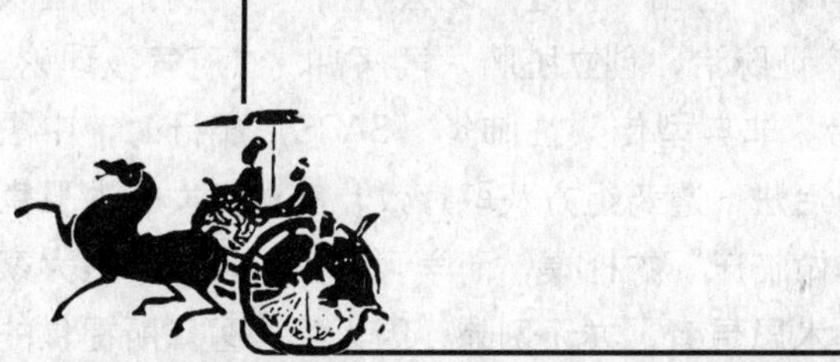

# 序

中医药学是具有中国特色的生命科学，是科学与人文融合得比较好的学科，在人才培养方面，只要遵循中医药学自身发展的规律，只要把中医理论知识的深厚积淀与临床经验的活用有机地结合起来，就能培养出优秀的中医临床人才。

近百余年西学东渐，再加上当今市场经济价值取向的作用，使得一些中医师诊治疾病，常以西药打头阵，中药作陪衬，不论病情是否需要，一概是中药加西药。更有甚者不切脉，不辨证，凡遇炎症均以解毒消炎处理，如此失去了中医理论对诊疗实践的指导，则不可能培养出合格的中医临床人才。对此，中医学界许多有识之士颇感忧虑而痛心疾首。中医中药人才的培养，从国家社会的需求出发，应该在多种模式多个层面展开。当务之急是创造良好的育人环境。要倡导求真求异，学术民主的学风。国家中医药管理局设立了培育名医的研修项目，首先是参师襄诊，拜名师制订好读书计划，因人因材施教，务求实效。论其共性则需重视“悟性”的提高，医理与易理相通，重视易经相关理论的学习；还有文献学、逻辑学，生命科学原理与生物信息学等知识的学习运用。“悟性”主要体现在联系临床，提高思想思考思辨的能力，破解疑难病例获取疗效。再者是熟读一本临证案头书，研修项目精选的书目可以任选，作为读经典医籍研修晋阶保底的基本功。第二是诊疗环境，我建议城市与乡村、医院与诊所、病房与门诊可以兼顾，总以多临证多研讨为主。若参师三五位以上，年诊千例以上，必有上乘学问。第三是求真务实，“读经典做临床”关键在“做”字上苦下功夫，敢于置疑而后验证、诠释进而创新，诠证创新自然寓于继承之中。

中医治学当溯本求源，古为今用，继承是基础，创新是归宿，认真继承中医经典理论与临床诊疗经验，做到中医不能丢，进而才是中医现代化的实施。厚积薄发、厚今薄古为治学常理。所谓勤求古训、融会新知，即是运用科学的临床思维方法，将理论与实践紧密联系，以显著的疗效诠释、求证前贤的理论，寓继承之中求创新发展，从理论层面阐发古人前贤之未备，以推进中医学科的进步。

综观古往今来贤哲名医均是熟谙经典，勤于临证，发皇古义，创立新说者。通常所言的“学术思想”应是高层次的成就，是锲而不舍长期坚持“读经典做临床”在取得若干鲜活的诊疗经验的基础上，应是学术闪光点凝聚提炼出的精华。笔者以弘扬中医学学科的学术思想为己任而决不敢言自己有什么学术思想，因为学术思想一定要具备有创新思维与创新成果，当然是在继承为基础上的创新；学术思想必有理论内涵指导临床实践，才能提高防治水平；再者学术思想不应是一病一证一法一方的诊治经验与心得体会。如金元大家刘完素著有《素问玄机原病式》，自述“法之与术，悉出《内经》之玄机”，于刻苦钻研运气学说之后，倡“六气皆从火化”，阐发火热病证脉治，创立脏腑六气病机、玄府气液理论。其学术思想至今仍能指导温热、瘟疫的防治。非典型传染性肺炎（SARS）流行时，中医运用玄府气液理论分析证候病机，确立治则治法，遣药组方获取疗效，应对突发公共卫生事件造福群众。毋庸置疑刘完素是“读经典做临床”的楷模，而学习历史，凡成中医大家名师者基本如此，即使当今名医具有卓越学术思想者，亦无例外，因为经典医籍所提供的科学原理至今仍是维护健康防治疾病的准则，至今仍葆其青春，因此“读经典做临床”具有重要的现实意义。

值得指出，培养临床中坚骨干人才，造就学科领军人物是当务之急。在需要强化“读经典做临床”的同时，以唯物主义史观学习易经易道易图，与文、史、哲、逻辑学交叉渗透融合，提高“悟性”，指导诊疗工作。面对新世纪东学西渐是另一股潮流，国外学者研究老聃、孔丘、朱熹、沈括之学，以应对技术高速发展与理论相对滞后的矛盾日趋突出的现状。譬如老聃是中国宇宙论的开拓者，惠施则注重对宇宙中一般事物的观察。他解释宇宙由总包一切之“大一”与极微无内之“小一”构成，大而无外小而无内，大一寓有小一，小一中又涵有大一，两者相兼容而为用。如此见解不仅对中医学术研究具有指导作用，对宏观生物学与分子生物学的链接，纳入到系统复杂科学的领域至关重要。近日有学者撰文讨论自我感受的主观症状对医学的贡献和医师参照的意义；有学者从分子水平寻求直接调节整体功能的物质，而突破靶细胞的发病机制；有医生运用助阳化气，通利小便的方药能同时改善胃肠症状治疗幽门螺杆菌引起的胃炎；还有医生使用中成药治疗老年良性前列腺增生，运用非线性方法，优化观察指标，不把增生前列腺的直径作为惟一的“金”指标，用综合量表评价疗效而获得认许，这就是中医的思维，要坚定地走中国人自己的路。

人民卫生出版社为了落实国家中医药管理局设立的培育名医的研修项目，先从研修项目中精选20种古典医籍予以出版，余下50余种陆续刊行，为我们学习提供了便利条件，只要我们“博学之，审问之，慎思之，明辨之，笃行之”，就会学有所得、学有所长、学有所进、学有所成。治经典之学要落脚临床，实实在在去“做”，切忌坐而论道，应端正学风，尊重参师，教学相长，使自己成为中医界骨干人才。名医不是自封的，需要同行认可，而社会认可更为重要。让我们互相勉励，为中国中医名医战略实施取得实效多做有益的工作。

王永炎

2005年7月5日

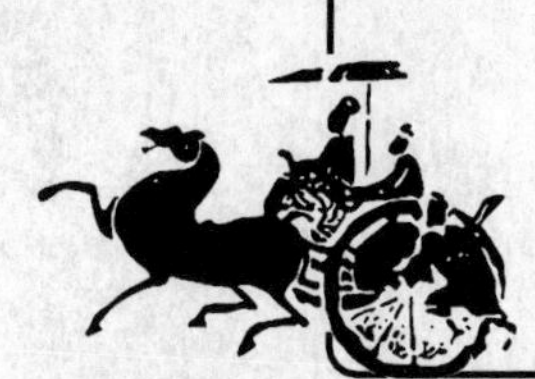

# 总 书 目

## 医经·理论·诊法卷

《黄帝内经素问》
《灵枢经》
《素问玄机原病式》
《素问病机气宜保命集》
《内经知要》
《中藏经》
《医林改错》
《脉经》
《诊家枢要》
《濒湖脉学》

## 伤寒·金匮·温病卷

《伤寒论》
《伤寒总病论》
《金匮要略》
《温疫论》
《温热论》
《湿热论》
《温病条辨》
《温热经纬》
《时病论》

## 针灸卷

《针灸甲乙经》
《针灸资生经》
《针经摘英集》
《针灸聚英》
《针灸大成》

## 本草卷

《本草原始》
《本草备要》
《得配本草》

## 方书卷（一）

《太平惠民和剂局方》
《三因极一病证方论》
《医方考》

**方书卷（二）**

《永类钤方》　《世医得效方》

**方书卷（三）**

《医方集解》　《成方切用》
《串雅内外编》　《时方妙用》

**方书卷（四）**

《验方新编》

**临证各科卷·综合（一）金元**

《儒门事亲》　《丹溪心法》
《兰室秘藏》　《金匮钩玄》

**临证各科卷·综合（二）明**

《秘传证治要诀及类方》　《医宗必读》
《明医杂著》　《先醒斋医学广笔记》
《万病回春》

**临证各科卷·综合（三）清**

《医门法律》　《兰台轨范》
《石室秘录》　《笔花医镜》
《医学心悟》　《类证治裁》

**临证各科卷·综合（四）**

《医学入门》

**临证各科卷·综合（五）**

《张氏医通》

**临证各科卷·综合（六）**

《杂病源流犀烛》

**临证各科卷·内科**

《内外伤辨惑论》　《理虚元鉴》
《脾胃论》　《慎柔五书》
《症因脉治》　《证治汇补》

《医醇賸义》
《血证论》

**临证各科卷·女科**

《经效产宝》
《妇人大全良方》
《济阴纲目》
《傅青主女科》
《女科经纶》
《女科辑要》
《竹林寺女科秘传》

**临证各科卷·儿科**

《小儿药证直诀》
《活幼心书》
《幼科发挥》
《幼幼集成》

**临证各科卷·外科·伤科·推拿**

《外科精义》
《外科发挥》
《外科正宗》
《外科证治全生集》
《疡科心得集》
《仙授理伤续断秘方》
《正体类要》
《伤科汇纂》
《厘正按摩要术》

**临证各科卷·眼·咽喉口齿**

《秘传眼科龙木论》
《银海精微》
《审视瑶函》
《目经大成》
《眼科金镜》
《重楼玉钥》
《口齿类要》
《喉科秘诀》

**养生卷**

《寿亲养老新书》
《遵生八笺》
《老老恒言》

**医案医话医论卷（一）**

《名医类案》
《丁甘仁医案》
《格致余论》
《医贯》
《医学源流论》

**医案医话医论卷（二）**

《临证指南医案》
《古今医案按》
《张聿青医案》

**综合性著作卷（一）**

《景岳全书》

**综合性著作卷（二）**

《医宗金鉴》

**综合性著作卷（三）**

《医学衷中参西录》

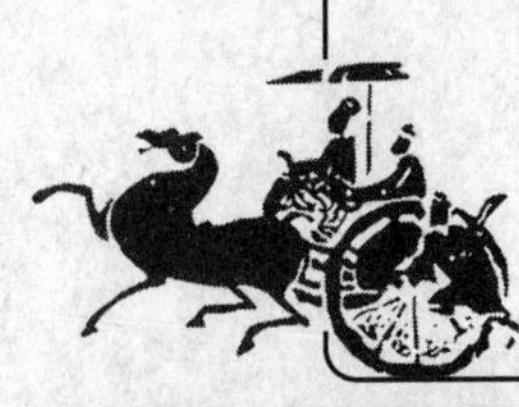

# 医经·理论·诊法卷

## 目　录

# 医　经

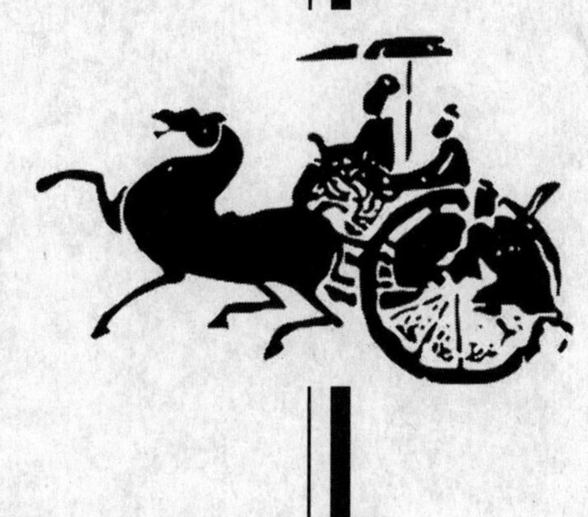

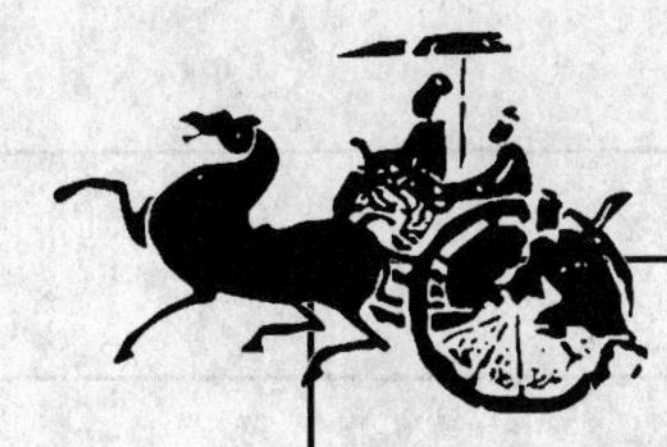

# 黄帝内经素问

田代华　整理

# 内容提要

《黄帝内经》由《素问》和《灵枢》组成，为我国现存最早的医学典籍，大约成书于战国至西汉时期，它集中反映了我国古代的医学成就，创立了祖国医学的理论体系，奠定了中医学发展的基础，始终指导着祖国医学的发展，直到今天仍具有重要的研究价值。《素问》共 24 卷，81 篇，所论内容十分丰富，包括阴阳五行、脏象气血、腧穴针道、病因病机、诊法病证、治则治法、医德养生、运气学说等，较为详尽地论述了人体生理、病理、诊断、治疗的有关内容，突出了古代的哲学思想，强调了人体内外统一的整体观念，从而成为中医基本理论的渊薮。

由于《素问》成书较早，又经历代传抄翻刻，以致误脱衍倒，文失其真，故校勘研究者代不乏人。然因受到时代的限制和个人理解的偏颇，现仍存有诸多悬而未决的问题，以致给阅读理解本书带来一定困难。为此，本次重新对该书进行了整理，选用 1963 年人民卫生出版社校勘铅印本为底本，参考了现存多种版本和相关著作进行校勘；对书中的异体字、繁简字、俗写字、古今字则进行了统一处理。本次整理的目的，在于借鉴前人的研究成果和经验，并根据自己多年的研究心得，改正书中明显的误字，以便为读者学习研究本书提供规范的版本。本次整理撰有导读，于书末附有重要词语索引，以方便读者学习利用。

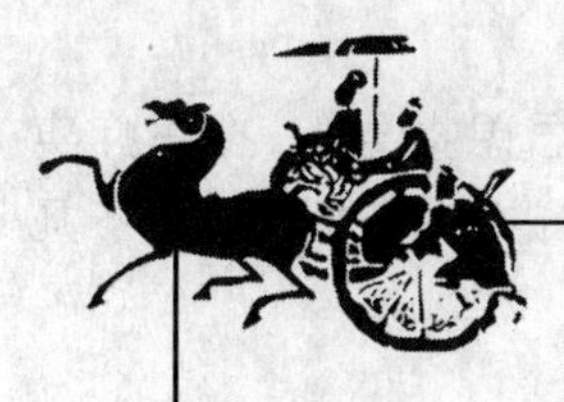

# 导 读

《黄帝内经素问》(以下简称《素问》)与《灵枢经》共同组成了《黄帝内经》,为我国现存最早的医学经典著作之一。该书创立的中医学理论体系,成为中医理论发展的核心,始终指导着中医临床实践,直到今天仍具有重要的研究和实用价值,为学习中医的必读之书。

## 一、《素问》的作者与成书年代

《黄帝内经》并非一时一人之作。其书名冠以“黄帝”二字,乃后人托名,以期增强本书的权威性。该书由战国至秦汉时期的多种医学著作汇编而成。其集为一书,最早记载于《七略》(由西汉刘向、李柱国先后编成,后被收录于《汉书·艺文志》),属于“医经”类7家中的第一家,计18卷。

自晋·皇甫谧以来的通行说法是:《黄帝内经》一书在流传过程中分为《素问》9卷和《灵枢》9卷。东汉名医张仲景《伤寒杂病论》序中已经提到了《素问》、《九卷》(即《灵枢经》)的名称。“素问”一名中的“问”,是因为该书以问答形式撰成。“素”字含义则有多种后世解释。或认为“素者,本也”,即人体生命的本源;或认为“素”就是平素,该书集平素问答而成,故书名《素问》。

《素问》9卷(81篇)在流传过程中曾有亡佚,隋唐时已缺第7卷,另缺《刺法论》和《本病论》两篇。唐代王冰整理注释时将原9卷改编为24卷。今《素问》构成大致分三部分:①早期基本原文,②“运气七篇”,③“遗篇”。

第一部分属于《素问》成书时的主体内容。其各卷主要内容为:卷1、2养生和阴阳五行学说,卷3脏象,卷4治法,卷5、6诊法,卷7、8病机,卷9～13疾病,卷14～18腧穴和针道,卷23、24治则与医德。以上涉及人体生理、病理、诊断、治疗的基本理论,突出地阐释了阴阳五行学说,人与自然高度统一的整体观,脏腑气血功能,病因病机,疾病治则治法等,是《素问》的精华内容所在。

第二部分“运气七篇”系唐代王冰整理《素问》时,据“先师秘藏”将其补入原有缺文的第7卷中,今本属于卷19～22。主要内容为五运六气学说,也包括若干病机、治则等内容。

第三部分“遗篇”,即《刺法论》和《本病论》2篇,唐·王冰注《素问》时有此2篇之名而缺其文。北宋林亿校正《素问》时已见有补入此2篇的《素问》传本。至宋·刘温舒《素问入式运气论奥》始将此2篇“遗篇”附列书后。

后世对以上3部分的形成时代虽有争议,但今通行的《素问》都将其汇入一书。该书极为丰富的内容使之成为中医基本理论的渊薮。此后历代医家著书立说、临床实践无不以此书为理论依据。

## 二、《素问》的学术特点及对临床的指导意义

《素问》所创立的中医理论，是我国古代医家在唯物主义哲学思想指导下，在医疗实践的基础上逐步形成的，能有效地指导中医临床实践。贯穿全书的主要理论有如下几方面。

**1. 阴阳平衡论**

阴阳学说本为我国古代朴素的辩证法思想，《内经》的作者将其引入医学领域，用以说明人体生理、病理、诊断、治疗的各种问题。

在生理方面，强调“阴平阳秘，精神乃治。”(《生气通天论》)，认为人体的阴阳双方应处于平衡协调的状态。如果阴阳平衡失调，则导致疾病发生。其病理表现为“阴胜则阳病，阳胜则阴病，阳胜则热，阴胜则寒”(《阴阳应象大论》)，“阳虚则外寒，阴虚则内热”(《调经论》)。此为中医的病机总纲。

在诊断方面，“善诊者，察色按脉，先别阴阳”(《阴阳应象大论》)。即用阴阳分析四诊获取的症状和体征，将阴阳作为表里、寒热、虚实辨证的纲领。

在治疗方面的大法是“谨察阴阳而调之，以平为期”(《至真要大论》)。所谓“平”，即采用“寒者热之，热者寒之”、“阳病治阴”、“阴病治阳”的治法，调整阴阳、补偏救弊，以期恢复阴阳的平衡协调，达到治愈疾病的目的。因此《素问》的阴阳平衡理论具有重要的临床指导意义。

**2. 邪正盛衰论**

邪正盛衰理论取法于古代的军事思想。《素问》将这一思想引入医学，认为疾病的发生发展取决于邪、正双方的盛衰。云:“邪之所凑，其气必虚”(《评热病论》)。必须提高人体内“正气”，“正气存内，邪不可干”(《刺法论》)。这是中医防病治病的基本原则。至于增强正气的方法，《素问》中提到:“虚邪贼风，避之有时。恬□虚无，真气从之，精神内守，病安从来?”(《上古天真论》)又“法于阴阳，和于术数，饮食有节，起居有常，不妄作劳，故能形与神俱，而尽终其天年”(《上古天真论》)。以上论说对预防疾病具有重要指导意义。

邪正盛衰的辨析，直接关系到判定病证的虚实和预测疾病的转归。“邪气盛则实，精气(正气)夺则虚。”(《通评虚实论》)。不同的疾病又有不同的虚实表现。《素问》用大量的篇幅分析了热病、风病、寒病、咳病、疟病、厥病、痹病、痿病、腹中诸病等各种病证的虚实表现，并在《素问·玉机真脏论》中总结出“五实”、“五虚”的基本证候。虚实治疗的基本原则是“实则泻之，虚则补之……无问其病，以平为期”(《三部九候论》)。辨析邪正盛衰的思想一直指导着中医的临床治疗。后人本此原则创立了诸多相应的方剂，大大提高了临床治疗的效果。

**3. 天人相应论**

“天人相应”是古人深入细致观测与考察天文、气象、地理环境等得出的一个观点。《素问》吸收了这一朴素的唯物主义思想，把人体与自然界紧密联系起来，认为“人以天地之气生，四时之法成”(《宝命全形论》)。自然界的异常变化将导致疾病的发生:“夫邪之生也，或生于阴，或生于阳。其生于阳者，得之风雨寒暑;其生于阴者，得之饮食居处，阴阳喜怒”(《调经论》)。

《素问》体现“天人相应论”有如下4方面的内容:一是五运六气学说，在《天元纪大论》等七篇大论及《素问遗篇》有详细论述。运气学说认为，周期性的气候变化对生物及人类疾病

产生较大的影响。因此，医生必须注意每年的“气运”变化，采取相应的预防及治疗措施。二是探讨了季节气候对人体生理病理的影响。如果季节气候发生异常，六淫病邪就会侵犯人体而出现季节多发病，或病邪潜伏体内后时而发。如云：“冬伤于寒，春必温病；春伤于风，夏生飧泄；夏伤于暑，秋必痎疟；秋伤于湿，冬生咳嗽。”(《阴阳应象大论》)。因此临床必须“因时制宜”辨治疾病。三是探讨了地域环境对人体生理病理的影响，方域不同则患病各异，治法亦当有所区别。如《异法方宜论》分析了四方不同的疾病和与之相适应的治疗方法，为临床“因地制宜”提供了理论依据。四是提出了一日之中人体阳气的运行规律：“阳气者，一日而主外，平旦人气生，日中而阳气隆，日西而阳气已虚，气门乃闭”(《生气通天论》)。人体发病也会出现旦慧、昼安、夕加、夜甚的变化。例如临床上小儿外感发热多出现这种情况，若患儿上午诊病，医生以为发热已愈而不再用药，常会贻误病情。

除上述理论外，《素问》中对脏象经络、气血营卫、病因病机、诊法治则等，尚有很多精辟的论述，对中医临床治疗均具有重要的指导作用，鉴于篇幅所限不再赘述，读者可通过学习研讨细心体验。

## 三、如何学习运用《素问》

《素问》作为中医经典著作，是中医理论的源泉，临床实践的依据，因此历代医家莫不深研此书。但《素问》成书久远，文字古奥，内容宏富，学习时必须讲究方法，突出重点，并在临床中加深体会。

**1. 善于借助工具书和参考书**

由于《素问》的文字经过了篆、隶、行、楷的演变，载体经过了简、帛、纸抄、印刷的变更，错简讹误在所难免。再加上文辞古奥，现代一般读者阅读起来不免会遇到诸多困难。为此，必须借助相关工具书和参考书，掌握某些校勘和注释方面的知识，才能做到全面理解、正确运用。历代注释阐发《素问》之书数百种，近代校注语译本也非常之多。除运用《中医大辞典》、《内经辞典》等工具书解决一般字词的理解问题之外，重点是借用校释专书。目前最实用、易得的是山东中医学院等编撰的《素问校释》，郭霭春主编的《素问校注》，其中包含了历代注释研究的精华，对研读《素问》极有帮助。

**2. 通读原文，全面理解，重点掌握**

《素问》虽分 24 卷 81 篇，但各篇内容相互交叉，往往相同的内容分散在不同的篇中，而不同的内容却合并在一篇之中。所以只有通读原文，才能做到全面理解书中的含义，正确认识中医理论的真谛，不致断章取义，得出错误的结论。另外，由于受历史条件的限制，该书在阐述医学理论时，多采用取象比类、抽象推演的方法，虽然解决了诸多深奥的医学道理，但也有某些牵强附会、似是而非的结论，更何况该书非出自一时一人之手，有些论述相互矛盾。因此，在学习该书时必须采用历史唯物主义的观点，对书中的内容进行客观公正的评价，做到取其精华、重点掌握。对一时难以理解或论述不确之处，可暂时放置，待以后研究体会。

**3. 结合临床实践，印证《内经》理论**

理论来源于实践，又必须为实践服务。因此，要印证《内经》的理论是否正确，就必须结合临床治疗。一般而言，凡是能够指导临床治疗的理论都是正确的理论，也是中医的精华，应反复学习，全面掌握。如前面提到的“阴阳平衡论”、“邪正盛衰论”、“天人相应论”，以及脏象经络、气血营卫、病因病机、诊法治则等等，都被历代医家证明是能够指导临床治疗的理论，而且从多方面进行了补充发挥，使之更加完善。因此，今天我们学习《内经》，同样应该结合临床实践印证其理论的科学内涵，以加深对中医理论的理解，并在此基础上有所创新、有所发明、有所发展，使中医理论更加系统全面，更符合当代中医临床的需求。

田代华

2005年3月

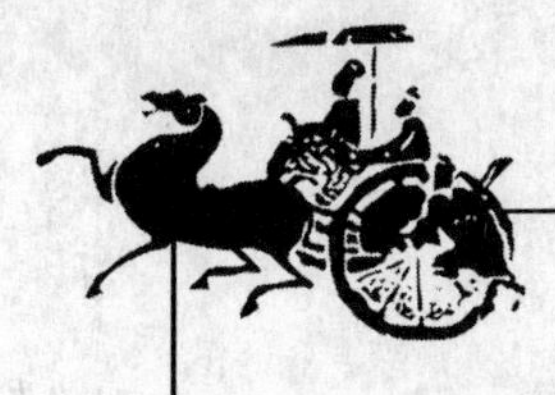

# 整理说明

《黄帝内经》由《素问》和《灵枢》组成，为我国现存最早的医学典籍，它集中反映了我国古代的医学成就，创立了祖国医学的理论体系，奠定了中医学发展的基础，始终指导着祖国医学的临床实践，直到今天仍被视为学习中医必读之书。

《素问》共24卷，分81篇，所论内容十分丰富，包括阴阳五行、脏象气血、腧穴针道、病因病机、各种病证、诊法治则、预防养生、运气学说等，较为详尽地论述了人体生理、病理、诊断、治疗的有关内容，突出阐发了古代的哲学思想，强调了人体内外统一的整体观念，从而成为中医基本理论的渊薮。

由于《素问》成书较早，文辞古奥，不便理解，又经历代传抄翻刻，以致误脱衍倒，文失其真，故历代校勘整理者代不乏人。然因受到时代的限制和个人理解的偏颇，现仍存有诸多悬而未决的问题，以致给读者阅读理解本书带来一定困难。为此，本次以校勘为主，重新对该书进行了整理，选用1963年人民卫生出版社校勘铅印本为底本，并参考了现存多种版本、注释本和相关著作加以校勘。对于书中异体字、繁简字、俗写字，一律以标准简化字律齐；对古今字，凡能明确其含义者，均以今字律齐，以免造成歧义，如藏与脏、府与腑、支与肢、鬲与膈或隔、写与泻等。本次对字词、文句未作注释，欲深入学习研究者，可借助相关工具书及历代注释著作。另外，本次整理于书末增附了“重要词语索引”，以方便读者检索使用。

本次整理的目的，在于借助前人的研究成果和当代学者的整理经验，对《素问》进行重新校勘，以便为中医临床、教学、科研工作者学习研究本书提供规范的版本。由于水平所限，疏漏之处在所难免，敬请同行专家斧正。

田代华

2005年3月于泉城

# 重广补注黄帝内经素问序

臣闻安不忘危，存不忘亡者，往圣之先务；求民之瘼，恤民之隐者，上主之深仁。在昔黄帝之御极也，以理身绪余治天下，坐于明堂之上，临观八极，考建五常。以谓人之生也，负阴而抱阳，食味而被色，外有寒暑之相荡，内有喜怒之交侵，夭昏札瘥，国家代有。将欲敛时五福，以敷锡厥庶民，乃与岐伯上穷天纪，下极地理，远取诸物，近取诸身，更相问难，垂法以福万世。于是雷公之伦，授业传之，而《内经》作矣。历代宝之，未有失坠。苍周之兴，秦和述六气之论，具明于左史。厥后越人得其一二，演而述《难经》。西汉仓公传其旧学，东汉仲景撰其遗论，晋皇甫谧刺而为《甲乙》，及隋杨上善纂而为《太素》。时则有全元起者，始为之训解，阙第七一通。迄唐宝应中，太仆王冰笃好之，得先师所藏之卷，大为次注，犹是三皇遗文，烂然可观。惜乎唐令列之医学，付之执技之流，而荐绅先生罕言之，去圣已远，其术□昧，是以文注纷错，义理混淆。殊不知三坟之余，帝王之高致，圣贤之能事，唐尧之授四时，虞舜之齐七政，神禹修六府以兴帝功，文王推六子以叙卦气，伊尹调五味以致君，箕子陈五行以佐世，其致一也。奈何以至精至微之道，传之以至下至浅之人，其不废绝，为已幸矣。

顷在嘉祐中，仁宗念圣祖之遗事将坠于地，乃诏通知其学者俾之是正。臣等承乏典校，伏念旬岁。遂乃搜访中外，裒集众本，寖寻其义，正其讹舛，十得其三四，余不能具。窃谓未足以称明诏，副圣意，而又采汉唐书录古医经之存于世者，得数十家，叙而考正焉。贯穿错综，磅礴会通，或端本以寻支，或□流而讨源，定其可知，次以旧目，正缪误者六千余字，增注义者二千余条，一言去取，必有稽考，舛文疑义，于是详明，以之治身，可以消患于未兆，施于有政，可以广生于无穷。恭惟皇帝抚大同之运，拥无疆之休，述先志以奉成，兴微学而永正，则和气可召，灾害不生，陶一世之民，同跻于寿域矣。

国子博士臣高保衡
光禄卿直秘阁臣林亿 等谨上

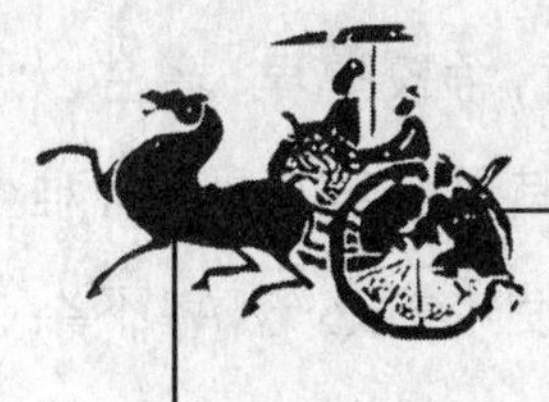

# 重广补注黄帝内经素问序

启玄子王冰撰

夫释缚脱艰，全真导气，拯黎元于仁寿，济羸劣以获安者，非三圣道则不能致之矣。孔安国序《尚书》曰：伏羲、神农、黄帝之书，谓之三坟，言大道也。班固《汉书·艺文志》曰：《黄帝内经》十八卷。《素问》即其经之九卷也，兼《灵枢》九卷，乃其数焉。虽复年移代革，而授学犹存，惧非其人，而时有所隐，故第七一卷，师氏藏之，今之奉行，惟八卷尔。然而其文简，其意博，其理奥，其趣深，天地之象分，阴阳之候列，变化之由表，死生之兆彰，不谋而遐迩自同，勿约而幽明斯契，稽其言有征，验之事不忒，诚可谓至道之宗，奉生之始矣。假若天机迅发，妙识玄通，蒇谋虽属乎生知，标格亦资于诂训，未尝有行不由径，出不由户者也。然刻意研精，探微索隐，或识契真要，则目牛无全。故动则有成，犹鬼神幽赞，而命世奇杰，时时间出焉。则周有秦公，汉有淳于公，魏有张公华公，皆得斯妙道者也。咸日新其用，大济蒸人，华叶递荣，声实相副，盖教之著矣，亦天之假也。

冰弱龄慕道，夙好养生，幸遇真经，式为龟镜。而世本纰缪，篇目重迭，前后不伦，文义悬隔，施行不易，披会亦难，岁月既淹，袭以成弊。或一篇重出，而别立二名；或两论并吞，而都为一目；或问答未已，别树篇题；或脱简不书，而云世阙；重《经合》而冠《针服》，并《方宜》而为《咳篇》，隔《虚实》而为《逆从》，合“经络”而为“论要”，节《皮部》为《经络》，退《至教》以先针。诸如此流，不可胜数。且将升岱岳，非径奚为？欲诣扶桑，无舟莫适。乃精勤博访，而并有其人，历十二年，方臻理要，询谋得失，深遂夙心。时于先生郭子斋堂，受得先师张公秘本，文字昭晰，义理环周，一以参详，群疑冰释。恐散于末学，绝彼师资，因而撰注，用传不朽，兼旧藏之卷，合八十一篇，二十四卷，勒成一部。冀乎究尾明首，寻注会经，开发童蒙，宣扬至理而已。其中简脱文断，义不相接者，搜求经论所有，迁移以补其处。篇目坠缺，指事不明者，量其意趣，加字以昭其义。篇论吞并，义不相涉，阙漏名目者，区分事类，别目以冠篇首。君臣请问，礼仪乖失者，考校尊卑，增益以光其意。错简碎文，前后重迭者，详其指趣，削去繁杂，以存其要。辞理秘密，难粗论述者，别撰《玄珠》，以陈其道。凡所加字，皆朱书其文，使今古必分，字不杂糅。庶厥昭彰圣旨，敷畅玄言，有如列宿高悬，奎张不乱，深泉净滢，鳞介咸分，君臣无夭枉之期，夷夏有延龄之望。俾工徒勿误，学者惟明，至道流行，徽音累属，千载之后，方知大圣之慈惠无穷。

时大唐宝应元年岁次壬寅序

将仕郎守殿中丞孙兆重改误

朝奉郎守国子博士同校正医书上骑都尉赐绯鱼袋高保衡

朝奉郎守尚书屯田郎中同校正医书骑都尉赐绯鱼袋孙奇

朝散大夫守光禄卿直秘阁判登闻检院上护军林亿

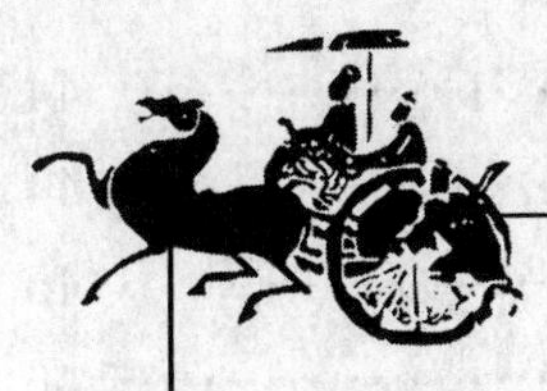

# 目　录

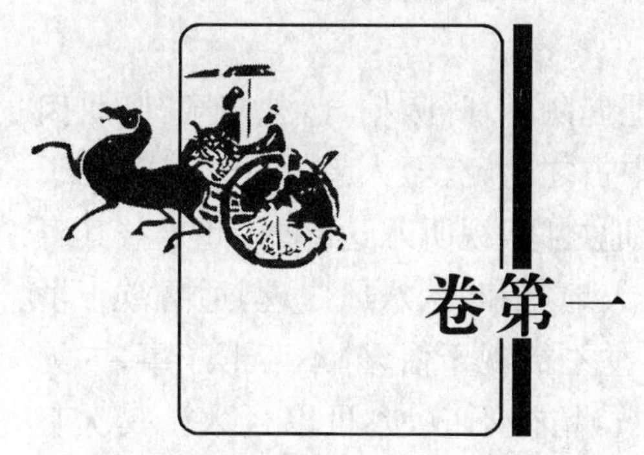

# 卷第一

## 上古天真论篇第一

昔在黄帝，生而神灵，弱而能言，幼而徇齐，长而敦敏，成而登天。乃问于天师曰：余闻上古之人，春秋皆度百岁，而动作不衰；今时之人，年半百而动作皆衰者，时世异耶？将人失之耶？岐伯对曰：上古之人，其知道者，法于阴阳，和于术数，食饮有节，起居有常，不妄作劳，故能形与神俱，而尽终其天年，度百岁乃去。今时之人不然也，以酒为浆，以妄为常，醉以入房，以欲竭其精，以耗散其真，不知持满，不时御神，务快其心，逆于生乐，起居无节，故半百而衰也。

夫上古圣人之教下也，皆谓之虚邪贼风，避之有时，恬惔虚无，真气从之，精神内守，病安从来。是以志闲而少欲，心安而不惧，形劳而不倦，气从以顺，各从其欲，皆得所愿。故美其食，任其服，乐其俗，高下不相慕，其民故曰朴。是以嗜欲不能劳其目，淫邪不能惑其心，愚智贤不肖不惧于物，故合于道。所以能年皆度百岁而动作不衰者，以其德全不危也。

帝曰：人年老而无子者，材力尽邪？将天数然也？岐伯曰：女子七岁，肾气盛，齿更发长；二七而天癸至，任脉通，太冲脉盛，月事以时下，故有子；三七，肾气平均，故真牙生而长极；四七，筋骨坚，发长极，身体盛壮；五七，阳明脉衰，面始焦，发始堕；六七，三阳脉衰于上，面皆焦，发始白；七七，任脉虚，太冲脉衰少，天癸竭，地道不通，故形坏而无子也。丈夫八岁，肾气实，发长齿更；二八，肾气盛，天癸至，精气溢泻，阴阳和，故能有子；三八，肾气平均，筋骨劲强，故真牙生而长极；四八，筋骨隆盛，肌肉满壮；五八，肾气衰，发堕齿槁；六八，阳气衰竭于上，面焦，发鬓颁白；七八，肝气衰，筋不能动。八八，天癸竭，精少，肾脏衰，形体皆极，则齿发去。肾者主水，受五脏六腑之精而藏之，故五脏盛乃能泻。今五脏皆衰，筋骨解堕，天癸尽矣，故发鬓白，身体重，行步不正，而无子耳。

帝曰：有其年已老而有子者何也？岐伯曰：此其天寿过度，气脉常通，而肾气有余也。此虽有子，男不过尽八八，女不过尽七七，而天地之精气皆竭矣。

帝曰：夫道者年皆百数，能有子乎？岐伯曰：夫道者能却老而全形，身年虽寿，能生子也。

黄帝曰：余闻上古有真人者，提挈天地，把握阴阳，呼吸精气，独立守神，肌肉若一，故能寿敝天地，无有终时，此其道生。中古之时，有至人者，淳德全道，和于阴阳，调于四时，去世离俗，积精全神，游行天地之间，视听八达之外，此盖益其寿命而强者也，亦归于真人。其次有圣人者，处天地之和，从八风之理，适嗜欲于世俗之间，无恚嗔之心，行不欲离于世，被服章，举不欲观于俗，外不劳形于事，内无思想之患，以恬愉为务，以自得为功，形体不敝，精神不散，亦可以百数。其次有贤人者，法则天地，象似日月，辨列星辰，逆从阴阳，分别四时，将从上古合同于道，亦可使益寿而有极时。

## 四气调神大论篇第二

春三月，此谓发陈，天地俱生，万物以荣，夜卧早起，广步于庭，被发缓形，以使志生，生而勿杀，予而勿夺，赏而勿罚，此春气之应，养生之道也。逆之则伤肝，夏为寒变，奉长者少。

夏三月，此谓蕃秀，天地气交，万物华实，夜卧早起，无厌于日，使志无怒，使华英成秀，使气得泄，若所爱在外，此夏气之应，养长之道也。逆之则伤心，秋为痎疟，奉收者少，冬至重病。

秋三月，此谓容平，天气以急，地气以明，早卧早起，与鸡俱兴，使志安宁，以缓秋刑，收敛神气，使秋气平，无外其志，使肺气清，此秋气之应，养收之道也。逆之则伤肺，冬为飧泄，奉藏者少。

冬三月，此谓闭藏，水冰地坼，无扰乎阳，早卧晚起，必待日光，使志若伏若匿，若有私意，若已有得，去寒就温，无泄皮肤，使气亟夺，此冬气之应，养藏之道也。逆之则伤肾，春为痿厥，奉生者少。

天气清净光明者也，藏德不止，故不下也。天明则日月不明，邪害空窍，阳气者闭塞，地气者冒明，云雾不精，则上应白露不下；交通不表，万物命故不施，不施则名木多死；恶气不发，风雨不节，白露不下，则菀槁不荣；贼风数至，暴雨数起，天地四时不相保，与道相失，则未央绝灭。唯圣人从之，故身无奇病，万物不失，生气不竭。

逆春气，则少阳不生，肝气内变。逆夏气，则太阳不长，心气内洞。逆秋气，则太阴不收，肺气焦满。逆冬气，则少阴不藏，肾气独沉。

夫四时阴阳者，万物之根本也。所以圣人春夏养阳，秋冬养阴，以从其根，故与万物沉浮于生长之门。逆其根，则伐其本，坏其真矣。故阴阳四时者，万物之终始也，死生之本也，逆之则灾害生，从之则苛疾不起，是谓得道。道者，圣人行之，愚者佩之。从阴阳则生，逆之则死；从之则治，逆之则乱。反顺为逆，是谓内格。

是故圣人不治已病治未病，不治已乱治未乱，此之谓也。夫病已成而后药之，乱已成而后治之，譬犹渴而穿井，斗而铸锥，不亦晚乎！

## 生气通天论篇第三

黄帝曰：夫自古通天者，生之本，本于阴阳。天地之间，六合之内，其气九州、九窍、五脏、十二节，皆通乎天气。其生五，其气三，数犯此者，则邪气伤人，此寿命之本也。

苍天之气，清净则志意治，顺之则阳气固，虽有贼邪，弗能害也，此因时之序。故圣人抟精神，服天气，而通神明。失之则内闭九窍，外壅肌肉，卫气散解，此谓自伤，气之削也。

阳气者，若天与日，失其所，则折寿而不彰，故天运当以日光明。是故阳因而上，卫外者也。

因于寒，欲如运枢，起居如惊，神气乃浮。因于暑，汗，烦则喘喝，静则多言，体若燔炭，汗出而散。因于湿，首如裹，湿热不攘，大筋緛短，小筋弛长，緛短为拘，弛长为痿。因于气，为肿。四维相代，阳气乃竭。

阳气者，烦劳则张，精绝，辟积于夏，使人煎厥。目盲不可以视，耳闭不可以听，溃溃乎若坏都，汩汩乎不可止。

阳气者，大怒则形气绝，而血菀于上，使人薄厥。有伤于筋，纵，其若不容。汗出偏沮，使人偏枯；汗出见湿，乃生痤疿。高梁之变，足生大丁，受如持虚。劳汗当风，寒薄为皶，郁乃痤。

阳气者，精则养神，柔则养筋。开阖不得，寒气从之，乃生大偻；陷脉为瘘，留连肉腠；俞气化薄，传为善畏，及为惊骇；营气不从，逆于肉理，乃生痈肿。魄汗未尽，形弱而气烁，穴俞以闭，发为风疟。故风者，百病之始也，清静则肉腠闭拒，虽有大风苛毒，弗之能害，此因时之序也。

故病久则传化，上下不并，良医弗为。故阳蓄积病死，而阳气当隔，隔者当泻，不亟正治，粗乃败之。

故阳气者，一日而主外，平旦人气生，日中而阳气隆，日西而阳气已虚，气门乃闭。是故暮而收拒，无扰筋骨，无见雾露，反此三时，形乃困薄。

岐伯曰：阴者，藏精而起亟也；阳者，卫外而为固也。阴不胜其阳，则脉流薄疾，并乃狂。阳不胜其阴，则五脏气争，九窍不通。是以圣人陈阴阳，筋脉和同，骨髓坚固，气血皆从。如是则内外调和，邪不能害，耳目聪明，气立如故。

风客淫气，精乃亡，邪伤肝也。因而饱食，筋脉横解，肠澼为痔。因而大饮，则气逆。因而强力，肾气乃伤，高骨乃坏。

凡阴阳之要，阳密乃固，两者不和，若春无秋，若冬无夏，因而和之，是谓圣度。故阳强不能密，阴气乃绝；阴平阳秘，精神乃治；阴阳离决，精气乃绝。

因于露风，乃生寒热。是以春伤于风，邪气留连，乃为洞泄；夏伤于暑，秋为痎疟；秋伤于湿，上逆而咳，发为痿厥；冬伤于寒，春必温病。四时之气，更伤五脏。

阴之所生，本在五味；阴之五宫，伤在五味。是故味过于酸，肝气以津，脾气乃绝；味过于咸，大骨气劳，短肌，心气抑；味过于甘，心气喘满，色黑，肾气不衡；味过于苦，脾气不濡，胃气乃厚；味过于辛，筋脉沮弛，精神乃央。是故谨和五味，骨正筋柔，气血以流，腠理以密，如是则骨气以精，谨道如法，长有天命。

## 金匮真言论篇第四

黄帝问曰：天有八风，经有五风，何谓？岐伯对曰：八风发邪，以为经风，触五脏，邪气发病。所谓得四时之胜者，春胜长夏，长夏胜冬，冬胜夏，夏胜秋，秋胜春，所谓四时之胜也。

东风生于春，病在肝，俞在颈项；南风生于夏，病在心，俞在胸胁；西风生于秋，病在肺，俞在肩背；北风生于冬，病在肾，俞在腰股；中央为土，病在脾，俞在脊。故春气者病在头，夏气者病在脏，秋气者病在肩背，冬气者病在四肢。故春善病鼽衄，仲夏善病胸胁，长夏善病洞泄寒中，秋善病风疟，冬善病痹厥。故冬不按跻，春不鼽衄，春不病颈项，仲夏不病胸胁，长夏不病洞泄寒中，秋不病风疟，冬不病痹厥、飧泄而汗出也。夫精者，身之本也。故藏于精者，春不病温。夏暑汗不出者，秋成风疟。此平人脉法也。

故曰：阴中有阴，阳中有阳。平旦至日中，天之阳，阳中之阳也；日中至黄昏，天之阳，阳中之阴也；合夜至鸡鸣，天之阴，阴中之阴也；鸡鸣至平旦，天之阴，阴中之阳也。故人亦应之。夫言人之阴阳，则外为阳，内为阴。言人身之阴阳，则背为阳，腹为阴。言人身之脏腑中阴阳，则脏者为阴，腑者为阳。肝、心、脾、肺、肾五脏皆为阴，胆、胃、大肠、小肠、膀胱、三焦六腑皆为阳。所以欲知阴中之阴、阳中之阳者，何也？为冬病在阴，夏病在阳，春病在阴，秋病在阳，皆视其所在，为施针石也。故背为阳，阳中之阳，心也；背为阳，阳中之阴，肺也；腹为阴，阴中之阴，肾也；腹为阴，阴中之阳，肝也；腹为阴，阴中之至阴，脾也。此皆阴阳、表里、内外、雌雄相输应也，故以应天之阴阳也。

帝曰：五脏应四时，各有收受乎？岐伯曰：有。东方青色，入通于肝，开窍于目，藏精于肝，其病发惊骇。其味酸，其类草木，其畜鸡，其谷麦，其应四时，上为岁星，是以春气在头也，其音角，其数八，是以知病之在筋也，其臭臊。南方赤色，入通于心，开窍于耳，藏精于心，故病在五脏，其味苦，其类火，其畜羊，其谷黍，其应四时，上为荧惑星，是以知病之在脉也，其音徵，其数七，其臭焦。中央黄色，入通于脾，开窍于口，藏精于脾，故病在舌本，其味甘，其类土，其畜牛，其谷稷，其应四时，上为镇星，是以知病之在肉也，其音宫，其数五，其臭香。西方白色，入通于肺，开窍于鼻，藏精于肺，故病在背，其味辛，其类金，其畜马，其谷稻，其应四时，上为太白星，是以知病之在皮毛也，其音商，其数九，其臭腥。北方黑色，入通于肾，开窍于二阴，藏精于肾，故病在溪，其味咸，其类水，其畜彘，其谷豆，其应四时，上为辰星，是以知病之在骨也，其音羽，其数六，其臭腐。故善为脉者，谨察五脏六腑，一逆一从，阴阳、表里、雌雄之纪，藏之心意，合心于精，非其人勿教，非其真勿授，是谓得道。

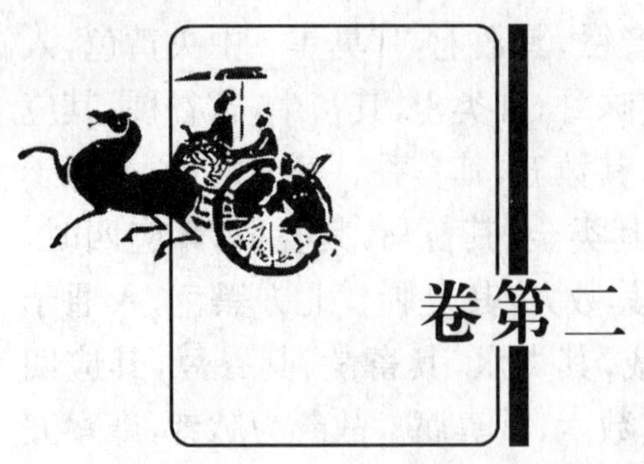

# 卷第二

## 阴阳应象大论篇第五

黄帝曰：阴阳者，天地之道也，万物之纲纪，变化之父母，生杀之本始，神明之府也。治病必求于本。

故积阳为天，积阴为地。阴静阳躁，阳生阴长，阳杀阴藏。阳化气，阴成形。寒极生热，热极生寒。寒气生浊，热气生清。清气在下，则生飧泄；浊气在上，则生䐜胀。此阴阳反作，病之逆从也。

故清阳为天，浊阴为地。地气上为云，天气下为雨；雨出地气，云出天气。故清阳出上窍，浊阴出下窍；清阳发腠理，浊阴走五脏；清阳实四肢，浊阴归六腑。

水为阴，火为阳。阳为气，阴为味。味归形，形归气；气归精，精归化。精食气，形食味；化生精，气生形。味伤形，气伤精；精化为气，气伤于味。

阴味出下窍，阳气出上窍。味厚者为阴，薄为阴之阳；气厚者为阳，薄为阳之阴。味厚则泄，薄则通；气薄则发泄，厚则发热。壮火之气衰，少火之气壮；壮火食气，气食少火；壮火散气，少火生气。气味辛甘发散为阳，酸苦涌泄为阴。

阴胜则阳病，阳胜则阴病；阳胜则热，阴胜则寒。重寒则热，重热则寒。寒伤形，热伤气。气伤痛，形伤肿。故先痛而后肿者，气伤形也；先肿而后痛者，形伤气也。

风胜则动，热胜则肿，燥胜则干，寒胜则浮，湿胜则濡泻。

天有四时五行，以生长收藏，以生寒暑燥湿风。人有五脏化五气，以生喜怒悲忧恐。故喜怒伤气，寒暑伤形。暴怒伤阴，暴喜伤阳。厥气上行，满脉去形。喜怒不节，寒暑过度，生乃不固。故重阴必阳，重阳必阴。故曰：冬伤于寒，春必温病；春伤于风，夏生飧泄；夏伤于暑，秋必痎疟；秋伤于湿，冬生咳嗽。

帝曰：余闻上古圣人，论理人形，列别脏腑，端络经脉，会通六合，各从其经。气穴所发，各有处名；溪谷属骨，皆有所起；分部逆从，各有条理；四时阴阳，尽有经纪；外内之应，皆有表里。其信然乎？岐伯对曰：东方生风，风生木，木生酸，酸生肝，肝生筋，筋生心，肝主目。其在天为玄，在人为道，在地为化。化生五味，道生智，玄生神，神在天为风，在地为木，在体为筋，在脏为肝，在色为苍，在音为角，在声为呼，在变动为握，在窍为目，在味为酸，在志为怒。怒伤肝，悲胜怒；风伤筋，燥胜风；酸伤筋，辛胜酸。

南方生热，热生火，火生苦，苦生心，心生血，血生脾，心主舌。其在天为热，在地为火，在体为脉，在脏为心，在色为赤，在音为徵，在声为笑，在变动为忧，在窍为舌，在味为苦，在志为喜。喜伤心，恐胜喜；热伤气，寒胜热；苦伤气，咸胜苦。

中央生湿，湿生土，土生甘，甘生脾，脾生肉，肉生肺，脾主口。其在天为湿，在地为土，在体为肉，在脏为脾，在色为黄，在音为宫，在声为歌，在变动为哕，在窍为口，在味为甘，在志为思。思伤脾，怒胜思；湿伤肉，风胜湿；甘伤肉，酸胜甘。

西方生燥，燥生金，金生辛，辛生肺，肺生皮毛，皮毛生肾，肺主鼻。其在天为燥，在地为金，在体为皮毛，在脏为肺，在色为白，在音为商，在声为哭，在变动为咳，在窍为鼻，在味为辛，在志为忧。忧伤肺，喜胜忧；热伤皮毛，寒胜热；辛伤皮毛，苦胜辛。

北方生寒，寒生水，水生咸，咸生肾，肾生骨髓，髓生肝，肾主耳。其在天为寒，在地为水，在体为骨，在脏为肾，在色为黑，在音为羽，在声为呻，在变动为栗，在窍为耳，在味为咸，在志为恐。恐伤肾，思胜恐；寒伤血，燥胜寒；咸伤血，甘胜咸。

故曰：天地者，万物之上下也；阴阳者，血气之男女也；左右者，阴阳之道路也；水火者，阴阳之征兆也；阴阳者，万物之能始也。故曰：阴在内，阳之守也；阳在外，阴之使也。

帝曰：法阴阳奈何？岐伯曰：阳胜则身热，腠理闭，喘粗为之俯仰，汗不出而热，齿干以烦冤，腹满死，能冬不能夏。阴胜则身寒，汗出身常清，数栗而寒，寒则厥，厥则腹满死，能夏不能冬。此阴阳更胜之变，病之形能也。

帝曰：调此二者奈何？岐伯曰：能知七损八益，则二者可调，不知用此，则早衰之节也。年四十，而阴气自半也，起居衰矣。年五十，体重，耳目不聪明矣。年六十，阴痿，气大衰，九窍不利，下虚上实，涕泣俱出矣。故曰：知之则强，不知则老，故同出而名异耳。智者察同，愚者察异；愚者不足，智者有余。有余则耳目聪明，身体轻强，老者复壮，壮者益治。是以圣人为无为之事，乐恬憺之能，从欲快志于虚无之守，故寿命无穷，与天地终，此圣人之治身也。

天不足西北，故西北方阴也，而人右耳目不如左明也。地不满东南，故东南方阳也，而人左手足不如右强也。帝曰：何以然？岐伯曰：东方阳也，阳者其精并于上，并于上则上明而下虚，故使耳目聪明，而手足不便也。西方阴也，阴者其精并于下，并于下则下盛而上虚，故其耳目不聪明，而手足便也。故俱感于邪，其在上则右甚，在下则左甚，此天地阴阳所不能全也，故邪居之。

故天有精，地有形，天有八纪，地有五里，故能为万物之父母。清阳上天，浊阴归地，是故天地之动静，神明为之纲纪，故能以生长收藏，终而复始。惟贤人上配天以养头，下象地以养足，中傍人事以养五脏。天气通于肺，地气通于嗌，风气通于肝，雷气通于心，谷气通于脾，雨气通于肾。六经为川，肠胃为海，九窍为水注之气。以天地为之阴阳，阳之汗，以天地之雨名之；阳之气，以天地之疾风名之。暴气象雷，逆气象阳。故治不法天之纪，不用地之理，则灾害至矣。

故邪风之至，疾如风雨，故善治者治皮毛，其次治肌肤，其次治筋脉，其次治六腑，其次治五脏。治五脏者，半死半生也。故天之邪气，感则害人五脏；水谷之寒热，感则害于六腑；地之湿气，感则害皮肉筋脉。

故善用针者，从阴引阳，从阳引阴，以右治左，以左治右，以我知彼，以表知里，以观过与不及之理，见微得过，用之不殆。

善诊者，察色按脉，先别阴阳；审清浊，而知部分；视喘息，听音声，而知所苦；观权衡规矩，而知病所主；按尺寸，观浮沉滑涩，而知病所生。以治则无过，以诊则不失矣。

故曰：病之始起也，可刺而已；其盛，可待衰而已。故因其轻而扬之，因其重而减之，因其衰而彰之。形不足者，温之以气；精不足者，补之以味。其高者，因而越之；其下者，引而竭之；中满者，泻之于内。其有邪者，渍形以为汗。其在皮者，汗而发之。其慓悍者，按而收之。其实者，散而泻之。审其阴阳，以别柔刚，阳病治阴，阴病治阳，定其血气，各守其乡，血实宜决之，气虚宜掣引之。

## 阴阳离合论篇第六

黄帝问曰：余闻天为阳，地为阴，日为阳，月为阴，大小月三百六十日成一岁，人亦应之。今三阴三阳，不应阴阳，其故何也？岐伯对曰：阴阳者，数之可十，推之可百，数之可千，推之可万，万之大不可胜数，然其要一也。天覆地载，万物方生，未出地者，命曰阴处，名曰阴中之阴；则出地者，命曰阴中之阳。阳予之正，阴为之主，故生因春，长因夏，收因秋，藏因冬，失常则天地四塞。阴阳之变，其在人者，亦数之可数。

帝曰：愿闻三阴三阳之离合也。岐伯曰：圣人南面而立，前曰广明，后曰太冲，太冲之地，名曰少阴，少阴之上，名曰太阳，太阳根起于至阴，结于命门，名曰阴中之阳。中身而上，名曰广明，广明之下，名曰太阴，太阴之前，名曰阳明，阳明根起于厉兑，名曰阴之绝阳。厥阴之表，名曰少阳，少阳根起于窍阴，名曰阴中之少阳。是故三阳之离合也，太阳为开，阳明为阖，少阳为枢。三经者，不得相失也，搏而勿浮，命曰一阳。

帝曰：愿闻三阴。岐伯曰：外者为阳，内者为阴，然则中为阴，其冲在下，名曰太阴，太阴根起于隐白，名曰阴中之阴。太阴之后，名曰少阴，少阴根起于涌泉，名曰阴中之少阴。少阴之前，名曰厥阴，厥阴根起于大敦，名曰阴之绝阴。是故三阴之离合也，太阴为开，厥阴为阖，少阴为枢。三经者不得相失也，搏而勿沉，名曰一阴。阴阳䡾䡾，积传为一周，气里形表而为相成也。

## 阴阳别论篇第七

黄帝问曰：人有四经、十二从，何谓？岐伯对曰：四经应四时，十二从应十二月，十二月应十二脉。

脉有阴阳，知阳者知阴，知阴者知阳。凡阳有五，五五二十五阳。所谓阴者，真脏也，见则为败，败必死也。所谓阳者，胃脘之阳也。别于阳者，知病处也；别于阴者，知死生之期。三阳在头，三阴在手，所谓一也。别于阳者，知病忌时；别于阴者，知死生之期。谨熟阴阳，无与众谋。所谓阴阳者，去者为阴，至者为阳；静者为阴，动者为阳；迟者为阴，数者为阳。凡持真脏之脉者，肝至悬绝，十八日死；心至悬绝，九日死；肺至悬绝，十二日死；肾至悬绝，七日死；脾至悬绝，四日死。

曰：二阳之病发心脾，有不得隐曲，女子不月，其传为风消，其传为息贲者，死不治。曰：三阳为病发寒热，下为痈肿，及为痿厥腨痟，其传为索泽，其传为颓疝。曰：一阳发病少气，善咳善泄，其传为心掣，其传为隔。二阳一阴发病主惊骇背痛，善噫善欠，名曰风厥。二阴一阳发病善胀，心满善气。三阳三阴发病为偏枯痿易，四肢不举。

鼓一阳曰钩，鼓一阴曰毛，鼓阳胜急曰弦，鼓阳至而绝曰石，阴阳相过曰溜。

阴争于内，阳扰于外，魄汗未藏，四逆而起，起则熏肺，使人喘鸣。阴之所生，和本曰和。是故刚与刚，阳气破散，阴气乃消亡。淖则刚柔不和，经气乃绝。

死阴之属，不过三日而死；生阳之属，不过四日而已。所谓生阳、死阴者，肝之心，谓之生阳；心之肺，谓之死阴。肺之肾，谓之重阴；肾之脾，谓之辟阴，死不治。

结阳者，肿四肢；结阴者，便血一升，再结二升，三结三升。阴阳结斜，多阴少阳曰石水，少腹肿。二阳结谓之消，三阳结谓之隔，三阴结谓之水，一阴一阳结谓之喉痹。

阴搏阳别谓之有子；阴阳虚肠澼死；阳加于阴谓之汗；阴虚阳搏谓之崩。三阴俱搏，二十日夜半死；二阴俱搏，十三日夕时死；一阴俱搏，十日平旦死；三阳俱搏且鼓，三日死；三阴三阳俱搏，心腹满，发尽，不得隐曲，五日死；二阳俱搏，其病温，死不治，不过十日死。

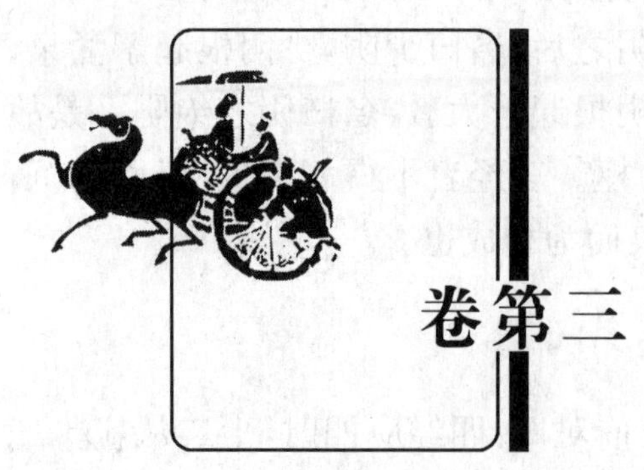

# 卷第三

## 灵兰秘典论篇第八

黄帝问曰:愿闻十二脏之相使,贵贱何如? 岐伯对曰:悉乎哉问也! 请遂言之。心者,君主之官也,神明出焉。肺者,相傅之官,治节出焉。肝者,将军之官,谋虑出焉。胆者,中正之官,决断出焉。膻中者,臣使之官,喜乐出焉。脾胃者,仓廪之官,五味出焉。大肠者,传道之官,变化出焉。小肠者,受盛之官,化物出焉。肾者,作强之官,伎巧出焉。三焦者,决渎之官,水道出焉。膀胱者,州都之官,津液藏焉,气化则能出矣。凡此十二官者,不得相失也。故主明则下安,以此养生则寿,殁世不殆,以为天下则大昌。主不明则十二官危,使道闭塞而不通,形乃大伤,以此养生则殃,以为天下者,其宗大危,戒之戒之!

至道在微,变化无穷,孰知其原! 窘乎哉,肖者瞿瞿,孰知其要! 闵闵之当,孰者为良! 恍惚之数,生于毫氂,毫氂之数,起于度量,千之万之,可以益大,推之大之,其形乃制。黄帝曰:善哉! 余闻精光之道,大圣之业,而宣明大道,非斋戒择吉日不敢受也。黄帝乃择吉日良兆,而藏灵兰之室,以传保焉。

## 六节藏象论篇第九

黄帝问曰:余闻天以六六之节,以成一岁,人以九九制会,计人亦有三百六十五节,以为天地久矣,不知其所谓也? 岐伯对曰:昭乎哉问也! 请遂言之。夫六六之节、九九制会者,所以正天之度、气之数也。天度者,所以制日月之行也;气数者,所以纪化生之用也。天为阳,地为阴;日为阳,月为阴。行有分纪,周有道理,日行一度,月行十三度而有奇焉,故大小月三百六十五日而成岁,积气余而盈闰矣。立端于始,表正于中,推余于终,而天度毕矣。

帝曰:余已闻天度矣,愿闻气数何以合之? 岐伯曰:天以六六为节,地以九九制会,天有十日,日六竟而周甲,甲六复而终岁,三百六十日法也。夫自古通天者,生之本,本于阴阳。其气九州九窍,皆通乎天气。故其生五,其气三,三而成天，三而成地，三而成人，三而三之，合则为九，九分为九野，九野为九脏，故形脏四，神脏五，合为九脏以应之也。

帝曰：余已闻六六、九九之会也，夫子言积气盈闰，愿闻何谓气？请夫子发蒙解惑焉。岐伯曰：此上帝所秘，先师传之也。帝曰：请遂闻之。岐伯曰：五日谓之候，三候谓之气，六气谓之时，四时谓之岁，而各从其主治焉。五运相袭，而皆治之，终期之日，周而复始，时立气布，如环无端，候亦同法。故曰：不知年之所加，气之盛衰，虚实之所起，不可以为工矣。

帝曰：五运之始，如环无端，其太过不及何如？岐伯曰：五气更立，各有所胜，盛虚之变，此其常也。帝曰：平气何如？岐伯曰：无过者也。帝曰：太过不及奈何？岐伯曰：在经有也。

帝曰：何谓所胜？岐伯曰：春胜长夏，长夏胜冬，冬胜夏，夏胜秋，秋胜春，所谓得五行时之胜，各以气命其脏。帝曰：何以知其胜？岐伯曰：求其至也，皆归始春，未至而至，此谓太过，则薄所不胜，而乘所胜也，命曰气淫。至而不至，此谓不及，则所胜妄行，而所生受病，所不胜薄之也，命曰气迫。所谓求其至者，气至之时也。谨候其时，气可与期，失时反候，五治不分，邪僻内生，工不能禁也。

帝曰：有不袭乎？岐伯曰：苍天之气，不得无常也。气之不袭，是谓非常，非常则变矣。帝曰：非常而变奈何？岐伯曰：变至则病，所胜则微，所不胜则甚，因而重感于邪，则死矣。故非其时则微，当其时则甚也。

帝曰：善。余闻气合而有形，因变以正名。天地之运，阴阳之化，其于万物，孰少孰多，可得闻乎？岐伯曰：悉乎哉问也！天至广不可度，地至大不可量，大神灵问，请陈其方。草生五色，五色之变，不可胜视；草生五味，五味之美，不可胜极，嗜欲不同，各有所通。天食人以五气，地食人以五味。五气入鼻，藏于心肺，上使五色修明，音声能彰。五味入口，藏于肠胃，味有所藏，以养五气，气和而生，津液相成，神乃自生。

帝曰：藏象何如？岐伯曰：心者，生之本，神之处也，其华在面，其充在血脉，为阳中之太阳，通于夏气。肺者，气之本，魄之处也，其华在毛，其充在皮，为阳中之太阴，通于秋气。肾者，主蛰，封藏之本，精之处也，其华在发，其充在骨，为阴中之少阴，通于冬气。肝者，罢极之本，魂之居也，其华在爪，其充在筋，以生血气，其味酸，其色苍，此为阳中之少阳，通于春气。脾、胃、大肠、小肠、三焦、膀胱者，仓廪之本，营之居也，名曰器，能化糟粕，转味而入出者也，其华在唇四白，其充在肌，其味甘，其色黄，此至阴之类，通于土气。凡十一脏取决于胆也。

故人迎一盛病在少阳，二盛病在太阳，三盛病在阳明，四盛已上为格阳。寸口一盛病在厥阴，二盛病在少阴，三盛病在太阴，四盛已上为关阴。人迎与寸口俱盛四倍已上为关格，关格之脉羸，不能极于天地之精气，则死矣。

## 五脏生成篇第十

心之合脉也，其荣色也，其主肾也。肺之合皮也，其荣毛也，其主心也。肝之合筋也，其荣爪也，其主肺也。脾之合肉也，其荣唇也，其主肝也。肾之合骨也，其荣发也，其主脾也。

是故多食咸，则脉凝泣而变色；多食苦，则皮槁而毛拔；多食辛，则筋急而爪枯；多食酸，则肉胝胎而唇揭；多食甘，则骨痛而发落，此五味之所伤也。故心欲苦，肺欲辛，肝欲酸，脾欲甘，肾欲咸，此五味之合五脏之气也。

故色见青如草兹者死，黄如枳实者死，黑如炲者死，赤如衃血者死，白如枯骨者死，此五色之见死也。青如翠羽者生，赤如鸡冠者生，黄如蟹腹者生，白如豕膏者生，黑如乌羽者生，此五色之见生也。生于心，如以缟裹朱；生于肺，如以缟裹红；生于肝，如以缟裹绀；生于脾，如以缟裹栝楼实；生于肾，如以缟裹紫，此五脏所生之外荣也。

色味当五脏：白当肺、辛，赤当心、苦，青当肝、酸，黄当脾、甘，黑当肾、咸。故白当皮，赤当脉，青当筋，黄当肉，黑当骨。

诸脉者皆属于目，诸髓者皆属于脑，诸筋者皆属于节，诸血者皆属于心，诸气者皆属于肺，此四肢八溪之朝夕也。故人卧血归于肝，肝受血而能视，足受血而能步，掌受血而能握，指受血而能摄。卧出而风吹之，血凝于肤者为痹，凝于脉者为泣，凝于足者为厥。此三者，血行而不得反其空，故为痹厥也。人有大谷十二分，小溪三百五十四名，少十二俞，此皆卫气之所留止，邪气之所客也，针石缘而去之。

诊病之始，五决为纪，欲知其始，先建其母。所谓五决者，五脉也。是以头痛巅疾，下虚上实，过在足少阴、巨阳，甚则入肾。徇蒙招尤，目冥耳聋，下实上虚，过在足少阳、厥阴，甚则入肝。腹满䐜胀，支膈胠胁，下厥上冒，过在足太阴、阳明。咳嗽上气，厥在胸中，过在手阳明、太阴。心烦头痛，病在膈中，过在手巨阳，少阴。

夫脉之小大、滑涩、浮沉，可以指别；五脏之象，可以类推；五脏相音，可以意识；五色微诊，可以目察。能合脉色，可以万全。赤，脉之至也喘而坚，诊曰有积气在中，时害于食，名曰心痹，得之外疾，思虑而心虚，故邪从之。白，脉之至也喘而浮，上虚下实，惊，有积气在胸中，喘而虚，名曰肺痹寒热，得之醉而使内也。青，脉之至也长而左右弹，有积气在心下支胠，名曰肝痹，得之寒湿，与疝同法，腰痛足清头痛。黄，脉之至也大而虚，有积气在腹中，有厥气，名曰厥疝，女子同法，得之疾使四肢汗出当风。黑，脉之至也上坚而大，有积气在小腹与阴，名曰肾痹，得之沐浴清水而卧。

凡相五色，面黄目青，面黄目赤，面黄目白，面黄目黑者，皆不死也。面青目赤，面赤目白，面青目黑，面黑目白，面赤目青，皆死也。

## 五脏别论篇第十一

黄帝问曰：余闻方士，或以脑髓为脏，或以肠胃为脏，或以为腑，敢问更相反，皆自谓是，不知其道，愿闻其说。岐伯对曰：脑、髓、骨、脉、胆、女子胞，此六者地气之所生也，皆藏于阴而象于地，故藏而不泻，名曰奇恒之府。夫胃、大肠、小肠、三焦、膀胱，此五者天气之所生也，其气象天，故泻而不藏，此受五脏浊气，名曰传化之府，此不能久留，输泻者也。魄门亦为五脏使，水谷不得久藏。所谓五脏者，藏精气而不泻也，故满而不能实。六腑者，传化物而不藏，故实而不能满也。所以然者，水谷入口，则胃实而肠虚；食下，则肠实而胃虚。故曰实而不满，满而不实也。

帝曰：气口何以独为五脏主？岐伯曰：胃者，水谷之海，六腑之大源也。五味入口，藏于胃，以养五脏气，气口亦太阴也。是以五脏六腑之气味，皆出于胃，变见于气口。故五气入鼻，藏于心肺，心肺有病，而鼻为之不利也。

凡治病必察其上下，适其脉候，观其志意与其病能。拘于鬼神者，不可与言至德。恶于针石者，不可与言至巧。病不许治者，病必不治，治之无功矣。

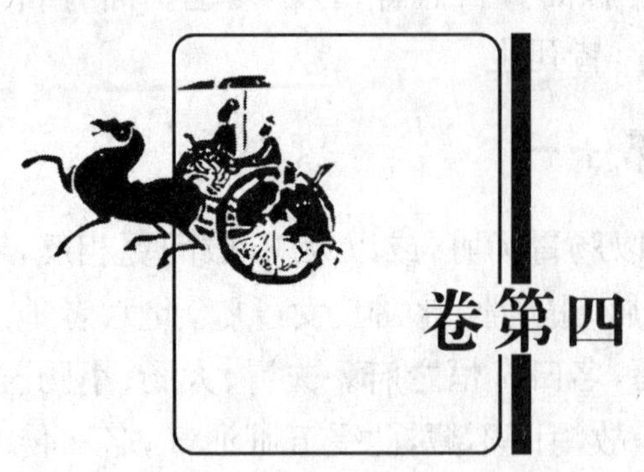

# 卷第四

## 异法方宜论篇第十二

黄帝问曰：医之治病也，一病而治各不同，皆愈何也？岐伯对曰：地势使然也。故东方之域，天地之所始生也，鱼盐之地，海滨傍水，其民食鱼而嗜咸，皆安其处，美其食。鱼者使人热中，盐者胜血，故其民皆黑色疏理，其病皆为痈疡，其治宜砭石。故砭石者，亦从东方来。

西方者，金玉之域，沙石之处，天地之所收引也，其民陵居而多风，水土刚强，其民不衣而褐荐，其民华食而脂肥，故邪不能伤其形体，其病生于内，其治宜毒药。故毒药者，亦从西方来。

北方者，天地所闭藏之域也，其地高陵居，风寒冰冽，其民乐野处而乳食，脏寒生满病，其治宜灸焫。故灸焫者，亦从北方来。

南方者，天地所长养，阳之所盛处也，其地下，水土弱，雾露之所聚也，其民嗜酸而食胕，故其民皆致理而赤色，其病挛痹，其治宜微针。故九针者，亦从南方来。

中央者，其地平以湿，天地所以生万物也众，其民食杂而不劳，故其病多痿厥寒热，其治宜导引按跻。故导引按跻者，亦从中央出也。

故圣人杂合以治，各得其所宜，故治所以异而病皆愈者，得病之情，知治之大体也。

## 移精变气论篇第十三

黄帝问曰：余闻古之治病，惟其移精变气，可祝由而已。今世治病，毒药治其内，针石治其外，或愈或不愈，何也？岐伯对曰：往古人居禽兽之间，动作以避寒，阴居以避暑，内无眷慕之累，外无伸宦之形，此恬憺之世，邪不能深入也。故毒药不能治其内，针石不能治其外，故可移精祝由而已。当今之世不然，忧患缘其内，苦形伤其外，又失四时之从，逆寒暑之宜，贼风数至，虚邪朝夕，内至五脏骨髓，外伤空窍肌肤，所以小病必甚，大病必死，故祝由不能已也。

帝曰：善。余欲临病人，观死生，决嫌疑，欲知其要，如日月光，可得闻乎？岐伯曰：色脉者，上帝之所贵也，先师之所传也。上古使僦贷季理色脉而通神明，合之金木水火土四时八风六合，不离其常，变化相移，以观其妙，以知其要，欲知其要，则色脉是矣。色以应日，脉以应月，常求其要，则其要也。夫色之变化，以应四时之脉，此上帝之所贵，以合于神明也，所以远死而近生。生道以长，命曰圣王。中古之治病，至而治之，汤液十日，以去八风五痹之病，十日不已，治以草苏草荄之枝，本末为助，标本已得，邪气乃服。暮世之治病也则不然，治不本四时，不知日月，不审逆从，病形已成，乃欲微针治其外，汤液治其内，粗工凶凶，以为可攻，故病未已，新病复起。

帝曰：愿闻要道。岐伯曰：治之要极，无失色脉，用之不惑，治之大则。逆从倒行，标本不得，亡神失国。去故就新，乃得真人。

帝曰：余闻其要于夫子矣，夫子言不离色脉，此余之所知也。岐伯曰：治之极于一。帝曰：何谓一？岐伯曰：一者，因得之。帝曰：奈何？岐伯曰：闭户塞牖，系之病者，数问其情，以从其意，得神者昌，失神者亡。帝曰：善。

## 汤液醪醴论篇第十四

黄帝问曰：为五谷汤液及醪醴奈何？岐伯对曰：必以稻米，炊之稻薪，稻米者完，稻薪者坚。帝曰：何以然？岐伯曰：此得天地之和，高下之宜，故能至完；伐取得时，故能至坚也。

帝曰：上古圣人作汤液醪醴，为而不用何也？岐伯曰：自古圣人之作汤液醪醴者，以为备耳。夫上古作汤液，故为而弗服也。中古之世，道德稍衰，邪气时至，服之万全。帝曰：今之世不必已何也？岐伯曰：当今之世，必齐毒药攻其中，镵石针艾治其外也。

帝曰：形弊血尽而功不立者何？岐伯曰：神不使也。帝曰：何谓神不使？岐伯曰：针石，道也。精神不进，志意不治，故病不可愈。今精坏神去，荣卫不可复收。何者？嗜欲无穷，而忧患不止，精气弛坏，营泣卫除，故神去之而病不愈也。

帝曰：夫病之始生也，极微极精，必先入结于皮肤。今良工皆称曰：病成名曰逆，则针石不能治，良药不能及也。今良工皆得其法，守其数，亲戚兄弟远近音声日闻于耳，五色日见于目，而病不愈者，亦何谓不早乎！岐伯曰：病为本，工为标，标本不得，邪气不服，此之谓也。

帝曰：其有不从毫毛而生，五脏阳以竭也，津液充郭，其魄独居，精孤于内，气耗于外，形不可与衣相保，此四极急而动中，是气拒于内，而形施于外，治之奈何？岐伯曰：平治于权衡，去宛陈莝，微动四极，温衣，缪刺其处，以复其形。开鬼门，洁净府，精以时服，五阳已布，疏涤五脏，故精自生，形自盛，骨肉相保，巨气乃平。帝曰：善。

## 玉版论要篇第十五

黄帝问曰：余闻《揆度》、《奇恒》，所指不同，用之奈何？岐伯对曰：《揆度》者，度病之浅深也。《奇恒》者，言奇病也。请言道之至数，《五色》、《脉变》、《揆度》、《奇恒》，道在于一。神转不回，回则不转，乃失其机。至数之要，迫近于微，著之玉版，命曰合《玉机》。

客色见上下左右，各在其要。其色见浅者，汤液主治，十日已。其见深者，必齐主治，二十一日已。其见大深者，醪酒主治，百日已。色夭面脱，不治，百日尽已。脉短气绝死，病温虚甚死。

色见上下左右，各在其要。上为逆，下为从。女子右为逆，左为从；男子左为逆，右为从。易，重阳死，重阴死。阴阳反作，治在权衡相夺。《奇恒》事也，《揆度》事也。

搏脉痹躄，寒热之交。脉孤为消气，虚泄为夺血。孤为逆，虚为从。行《奇恒》之法，以太阴始。行所不胜曰逆，逆则死；行所胜曰从，从则活。八风四时之胜，终而复始，逆行一过，不复可数，论要毕矣。

## 诊要经终论篇第十六

黄帝问曰：诊要何如？岐伯对曰：正月二月，天气始方，地气始发，人气在肝。三月四月，天气正方，地气定发，人气在脾。五月六月，天气盛，地气高，人气在头。七月八月，阴气始杀，人气在肺。九月十月，阴气始冰，地气始闭，人气在心。十一月十二月，冰复，地气合，人气在肾。

故春刺散俞，及与分理，血出而止，甚者传气，间者环已。夏刺络俞，见血而止，尽气闭环，痛病必下。秋刺皮肤，循理，上下同法，神变而止。冬刺俞窍于分理，甚者直下，间者散下。春夏秋冬，各有所刺，法其所在。

春刺夏分，脉乱气微，入淫骨髓，病不能愈，令人不嗜食，又且少气。春刺秋分，筋挛逆气，环为咳嗽，病不愈，令人时惊，又且哭。春刺冬分，邪气著藏，令人胀，病不愈，又且欲言语。

夏刺春分，病不愈，令人解墯。夏刺秋分，病不愈，令人心中欲无言，惕惕如人将捕之。夏刺冬分，病不愈，令人少气，时欲怒。

秋刺春分，病不已，令人惕然，欲有所为，起而忘之。秋刺夏分，病不已，令人益嗜卧，又且善梦。秋刺冬分，病不已，令人洒洒时寒。

冬刺春分，病不已，令人欲卧不能眠，眠而有见。冬刺夏分，病不愈，令人气上，发为诸痹。冬刺秋分，病不已，令人善渴。

凡刺胸腹者，必避五脏。中心者，环死；刺中肝，五日死；中脾者，五日死；中肾者，七日死；中肺者，五日死；中膈者，皆为伤中，其病虽愈，不过一岁必死。刺避五脏者，知逆从也。所谓从者，膈与脾肾之处，不知者反之。刺胸腹者，必以布憿著之，乃从单布上刺，刺之不愈复刺，刺针必肃。刺肿摇针，经刺勿摇，此刺之道也。

帝曰：愿闻十二经脉之终奈何？岐伯曰：太阳之脉，其终也，戴眼反折瘈疭，其色白，绝汗乃出，出则死矣。少阳终者，耳聋，百节皆纵，目瞏绝系，绝系一日半死，其死也色先青白，乃死矣。阳明终者，口目动作，善惊妄言，色黄，其上下经盛，不仁，则终矣。少阴终者，面黑齿长而垢，腹胀闭，上下不通而终矣。太阴终者，腹胀闭不得息，善噫善呕，呕则逆，逆则面赤，不逆则上下不通，不通则面黑皮毛焦而终矣。厥阴终者，中热嗌干，善溺心烦，甚则舌卷卵上缩而终矣。此十二经之所败也。

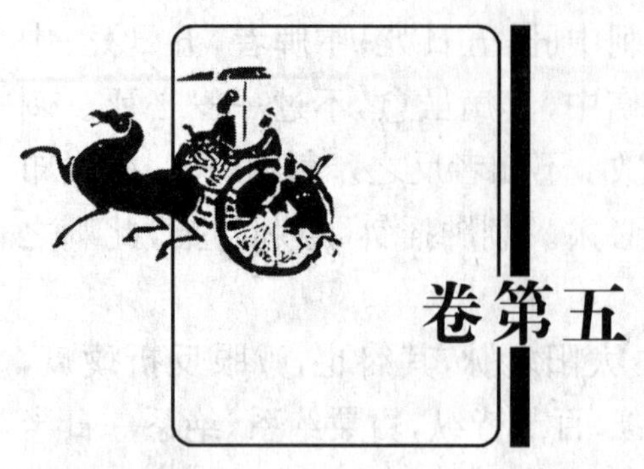

# 卷第五

## 脉要精微论篇第十七

黄帝问曰:诊法何如?岐伯对曰:诊法常以平旦,阴气未动,阳气未散,饮食未进,经脉未盛,络脉调匀,气血未乱,故乃可诊有过之脉。切脉动静而视精明,察五色,观五脏有余不足,六腑强弱,形之盛衰,以此参伍,决死生之分。

夫脉者,血之府也,长则气治,短则气病,数则烦心,大则病进,上盛则气高,下盛则气胀,代则气衰,细则气少,涩则心痛,浑浑革革至如涌泉,病进而危;弊弊绰绰其去如弦绝者死。

夫精明五色者,气之华也。赤欲如帛裹朱,不欲如赭;白欲如鹅羽,不欲如盐;青欲如苍璧之泽,不欲如蓝;黄欲如罗裹雄黄,不欲如黄土;黑欲如重漆色,不欲如地苍。五色精微象见矣,其寿不久也。夫精明者,所以视万物,别白黑,审短长。以长为短,以白为黑,如是则精衰矣。

五脏者,中之守也,中盛脏满,气胜伤恐者,声如从室中言,是中气之湿也。言而微,终日乃复言者,此夺气也。衣被不敛,言语善恶,不避亲疏者,此神明之乱也。仓廪不藏者,是门户不要也。水泉不止者,是膀胱不藏也。得守者生,失守者死。

夫五脏者,身之强也。头者精明之府,头倾视深,精神将夺矣。背者胸中之府,背曲肩随,府将坏矣。腰者肾之府,转摇不能,肾将惫矣。膝者筋之府,屈伸不能,行则偻附,筋将惫矣。骨者髓之府,不能久立,行则振掉,骨将惫矣。得强则生,失强则死。

岐伯曰:反四时者,有余为精,不足为消。应太过,不足为精;应不足,有余为消。阴阳不相应,病名曰关格。

帝曰:脉其四时动奈何?知病之所在奈何?知病之所变奈何?知病乍在内奈何?知病乍在外奈何?请问此五者,可得闻乎?岐伯曰:请言其与天运转大也。万物之外,六合之内,天地之变,阴阳之应,彼春之暖,为夏之暑,彼秋之忿,为冬之怒，四变之动，脉与之上下，以春应中规，夏应中矩，秋应中衡，冬应中权。是故冬至四十五日，阳气微上，阴气微下；夏至四十五日，阴气微上，阳气微下。阴阳有时，与脉为期，期而相失，知脉所分，分之有期，故知死时。微妙在脉，不可不察，察之有纪，从阴阳始，始之有经，从五行生，生之有度，四时为宜，补泻勿失，与天地如一，得一之情，以知死生。是故声合五音，色合五行，脉合阴阳。

是知阴盛则梦涉大水恐惧，阳盛则梦大火燔灼，阴阳俱盛则梦相杀毁伤；上盛则梦飞，下盛则梦堕；甚饱则梦予，甚饥则梦取；肝气盛则梦怒，肺气盛则梦哭；短虫多则梦聚众，长虫多则梦相击毁伤。

是故持脉有道，虚静为保。春日浮，如鱼之游在波；夏日在肤，泛泛乎万物有余；秋日下肤，蛰虫将去；冬日在骨，蛰虫周密，君子居室。故曰：知内者按而纪之，知外者终而始之。此六者，持脉之大法。

心脉搏坚而长，当病舌卷不能言；其耎而散者，当消渴自已。肺脉搏坚而长，当病唾血；其耎而散者，当病灌汗，至令不复散发也。肝脉搏坚而长，色不青，当病坠若搏，因血在胁下，令人喘逆；其耎而散色泽者，当病溢饮，溢饮者渴暴多饮，而易入肌皮肠胃之外也。胃脉搏坚而长，其色赤，当病折髀；其耎而散者，当病食痹。脾脉搏坚而长，其色黄，当病少气；其耎而散色不泽者，当病足骺肿，若水状也。肾脉搏坚而长，其色黄而赤者，当病折腰；其耎而散者，当病少血，至令不复也。

帝曰：诊得心脉而急，此为何病？病形何如？岐伯曰：病名心疝，少腹当有形也。帝曰：何以言之？岐伯曰：心为牡脏，小肠为之使，故曰少腹当有形也。帝曰：诊得胃脉，病形何如？岐伯曰：胃脉实则胀，虚则泄。

帝曰：病成而变何谓？岐伯曰：风成为寒热，瘅成为消中，厥成为巅疾，久风为飧泄，脉风成为疠，病之变化，不可胜数。

帝曰：诸痈肿筋挛骨痛，此皆安生？岐伯曰：此寒气之肿，八风之变也。帝曰：治之奈何？岐伯曰：此四时之病，以其胜治之愈也。

帝曰：有故病五脏发动，因伤脉色，各何以知其久暴至之病乎？岐伯曰：悉乎哉问也！征其脉小色不夺者，新病也；征其脉不夺其色夺者，此久病也；征其脉与五色俱夺者，此久病也；征其脉与五色俱不夺者，新病也。肝与肾脉并至，其色苍赤，当病毁伤不见血，已见血，湿若中水也。

尺内两傍则季胁也，尺外以候肾，尺里以候腹。中附上，左外以候肝，内以候膈；右外以候胃，内以候脾。上附上，右外以候肺，内以候胸中；左外以候心，内以候膻中。前以候前，后以候后。上竟上者，胸喉中事也；下竟下者，少腹腰股膝胫足中事也。

粗大者，阴不足阳有余，为热中也。来疾去徐，上实下虚，为厥巅疾；来徐去疾，上虚下实，为恶风也。故中恶风者，阳气受也。有脉俱沉细数者，少阴厥也；沉细数散者，寒热也；浮而散者为眴仆。诸浮不躁者皆在阳，则为热；其有躁者在手。诸细而沉者皆在阴，则为骨痛；其有静者在足。数动一代者，病在阳之脉也，泄及便脓血。诸过者切之，涩者阳气有余也，滑者阴气有余也。阳气有余为身热无汗，阴气有余为多汗身寒，阴阳有余则无汗而寒。推而外之，内而不外，有心腹积也。推而内之，外而不内，身有热也。推而上之，上而不下，腰足清也。推而下之，下而不上，头项痛也。按之至骨，脉气少者，腰脊痛而身有痹也。

## 平人气象论篇第十八

黄帝问曰：平人何如？岐伯对曰：人一呼脉再动，一吸脉亦再动，呼吸定息脉五动，闰以太息，命曰平人。平人者，不病也。常以不病调病人，医不病，故为病人平息以调之为法。人一呼脉一动，一吸脉一动，曰少气。人一呼脉三动，一吸脉三动而躁，尺热曰病温，尺不热脉滑曰病风，脉涩曰痹。人一呼脉四动以上曰死，脉绝不至曰死，乍疏乍数曰死。

平人之常气禀于胃，胃者平人之常气也，人无胃气曰逆，逆者死。

春胃微弦曰平，弦多胃少曰肝病，但弦无胃曰死，胃而有毛曰秋病，毛甚曰今病。脏真散于肝，肝藏筋膜之气也。夏胃微钩曰平，钩多胃少曰心病，但钩无胃曰死，胃而有石曰冬病，石甚曰今病。脏真通于心，心藏血脉之气也。长夏胃微耎弱曰平，弱多胃少曰脾病，但代无胃曰死，耎弱有石曰冬病，弱甚曰今病。脏真濡于脾，脾藏肌肉之气也。秋胃微毛曰平，毛多胃少曰肺病，但毛无胃曰死，毛而有弦曰春病，弦甚曰今病。脏真高于肺，以行荣卫阴阳也。冬胃微石曰平，石多胃少曰肾病，但石无胃曰死，石而有钩曰夏病，钩甚曰今病。脏真下于肾，肾藏骨髓之气也。

胃之大络，名曰虚里，贯膈络肺，出于左乳下，其动应衣，脉宗气也。盛喘数绝者，则病在中；结而横，有积矣；绝不至曰死。乳之下其动应衣，宗气泄也。

欲知寸口太过与不及，寸口之脉中手短者，曰头痛；寸口脉中手长者，曰足胫痛；寸口脉中手促上击者，曰肩背痛。寸口脉沉而坚者，曰病在中；寸口脉浮而盛者，曰病在外。寸口脉沉而弱，曰寒热及疝瘕少腹痛；寸口脉沉而横，曰胁下有积，腹中有横积痛；寸口脉沉而喘，曰寒热。脉盛滑坚者，曰病在外；脉小实而坚者，曰病在内。脉小弱以涩，谓之久病；脉滑浮而疾者，谓之新病。脉急者，曰疝瘕少腹痛；脉滑曰风；脉涩曰痹；缓而滑曰热中；盛而紧曰胀。脉从阴阳，病易已；脉逆阴阳，病难已。脉得四时之顺，曰病无他；脉反四时及不间脏，曰难已。

臂多青脉，曰脱血。尺缓脉涩，谓之解㑊安卧；尺热脉盛，谓之脱血；尺涩脉滑，谓之多汗；尺寒脉细，谓之后泄。脉尺粗常热者，谓之热中。

肝见庚辛死，心见壬癸死，脾见甲乙死，肺见丙丁死，肾见戊己死，是谓真脏见皆死。

颈脉动喘疾咳，曰水。目裹微肿如卧蚕起之状，曰水。溺黄赤安卧者，黄疸。已食如饥者，胃疸。面肿曰风。足胫肿曰水。目黄者曰黄疸。妇人手少阴脉动甚者，妊子也。

脉有逆从四时，未有脏形，春夏而脉沉涩，秋冬而脉浮大，命曰逆四时也。风热而脉静，泄而脱血脉实，病在中脉虚，病在外脉涩坚者，皆难治，命曰反四时也。

人以水谷为本，故人绝水谷则死，脉无胃气亦死。所谓无胃气者，但得真脏脉，不得胃气也。所谓脉不得胃气者，肝不弦、肾不石也。

太阳脉至，洪大以长；少阳脉至，乍数乍疏，乍短乍长；阳明脉至，浮大而短。

夫平心脉来，累累如连珠，如循琅玕，曰心平，夏以胃气为本。病心脉来，喘喘连属，其中微曲，曰心病。死心脉来，前曲后居，如操带钩，曰心死。

平肺脉来，厌厌聂聂，如落榆荚，曰肺平，秋以胃气为本。病肺脉来，不上不下，如循鸡羽，曰肺病。死肺脉来，如物之浮，如风吹毛，曰肺死。

平肝脉来，耎弱招招，如揭长竿末梢，曰肝平，春以胃气为本。病肝脉来，盈实而滑，如循长竿，曰肝病。死肝脉来，急益劲，如新张弓弦，曰肝死。

平脾脉来，和柔相离，如鸡践地，曰脾平，长夏以胃气为本。病脾脉来，实而盈数，如鸡举足，曰脾病。死脾脉来，锐坚如乌之喙，如鸟之距，如屋之漏，如水之流，曰脾死。

平肾脉来，喘喘累累如钩，按之而坚，曰肾平，冬以胃气为本。病肾脉来，如引葛，按之益坚，曰肾病。死肾脉来，发如夺索，辟辟如弹石，曰肾死。

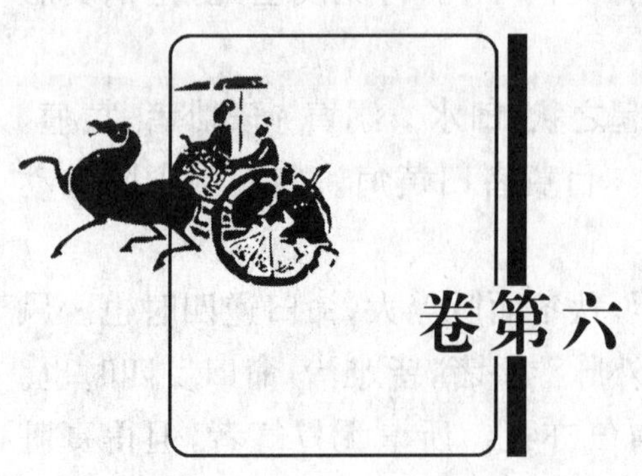

# 卷第六

## 玉机真脏论篇第十九

黄帝问曰：春脉如弦，何如而弦？岐伯对曰：春脉者肝也，东方木也，万物之所以始生也，故其气来耎弱轻虚而滑，端直以长，故曰弦，反此者病。帝曰：何如而反？岐伯曰：其气来实而强，此谓太过，病在外；其气来不实而微，此谓不及，病在中。帝曰：春脉太过与不及，其病皆何如？岐伯曰：太过则令人善怒，忽忽眩冒而巅疾；其不及则令人胸痛引背，下则两胁胠满。帝曰：善。

夏脉如钩，何如而钩？岐伯曰：夏脉者心也，南方火也，万物之所以盛长也，故其气来盛去衰，故曰钩，反此者病。帝曰：何如而反？岐伯曰：其气来盛去亦盛，此谓太过，病在外；其气来不盛去反盛，此谓不及，病在中。帝曰：夏脉太过与不及，其病皆何如？岐伯曰：太过则令人身热而肤痛，为浸淫；其不及则令人烦心，上见咳唾，下为气泄。帝曰：善。

秋脉如浮，何如而浮？岐伯曰：秋脉者肺也，西方金也，万物之所以收成也，故其气来轻虚以浮，来急去散，故曰浮，反此者病。帝曰：何如而反？岐伯曰：其气来毛而中央坚，两傍虚，此谓太过，病在外；其气来毛而微，此谓不及，病在中。帝曰：秋脉太过与不及，其病皆何如？岐伯曰：太过则令人逆气而背痛，愠愠然；其不及则令人喘，呼吸少气而咳，上气见血，下闻病音。帝曰：善。

冬脉如营，何如而营？岐伯曰：冬脉者肾也，北方水也，万物之所以合藏也，故其气来沉以搏，故曰营，反此者病。帝曰：何如而反？岐伯曰：其气来如弹石者，此谓太过，病在外；其去如数者，此谓不及，病在中。帝曰：冬脉太过与不及，其病皆何如？岐伯曰：太过则令人解㑊，脊脉痛而少气不欲言；其不及，则令人心悬如病饥，眇中清，脊中痛，少腹满，小便变赤黄。帝曰：善。

帝曰：四时之序，逆从之变异也，然脾脉独何主？岐伯曰：脾脉者土也，孤脏以灌四傍者也。帝曰：然则脾善恶，可得见之乎？岐伯曰：善者不可得见，恶者可见。帝曰：恶者何如可见？岐伯曰：其来如水之流者，此谓太过，病在外；如鸟之喙者，此谓不及，病在中。帝曰：夫子言脾为孤脏，中央土以灌四傍，其太过与不及，其病皆何如？岐伯曰：太过，则令人四肢不举；其不及，则令人九窍不通，名曰重强。帝瞿然而起，再拜而稽首曰：善。吾得脉之大要，天下至数，《五色》、《脉变》、《揆度》、《奇恒》，道在于一，神转不回，回则不转，乃失其机。至数之要，迫近以微，著之玉版，藏之于府，每旦读之，名曰《玉机》。

五脏受气于其所生，传之于其所胜，气舍于其所生，死于其所不胜。病之且死，必先传行，至其所不胜，病乃死。此言气之逆行也，故死。肝受气于心，传之于脾，气舍于肾，至肺而死。心受气于脾，传之于肺，气舍于肝，至肾而死。脾受气于肺，传之于肾，气舍于心，至肝而死。肺受气于肾，传之于肝，气舍于脾，至心而死。肾受气于肝，传之于心，气舍于肺，至脾而死。此皆逆死也。一日一夜五分之，此所以占死生之早暮也。

黄帝曰：五脏相通，移皆有次，五脏有病，则各传其所胜。不治，法三月若六月，若三日若六日，传五脏而当死。是顺传所胜之次。故曰：别于阳者，知病从来；别于阴者，知死生之期。言知至其所困而死。

是故风者百病之长也，今风寒客于人，使人毫毛毕直，皮肤闭而为热，当是之时，可汗而发也；或痹不仁肿痛，当是之时，可汤熨及火灸刺而去之。弗治，病入舍于肺，名曰肺痹，发咳上气。弗治，肺即传而行之肝，病名曰肝痹，一名曰厥，胁痛出食，当是之时，可按若刺耳。弗治，肝传之脾，病名曰脾风，发瘅，腹中热，烦心出黄，当此之时，可按可药可浴。弗治，脾传之肾，病名曰疝瘕，少腹冤热而痛，出白，一名曰蛊，当此之时，可按可药。弗治，肾传之心，病筋脉相引而急，病名曰瘛，当此之时，可灸可药。弗治，满十日，法当死。肾因传之心，心即复反传而行之肺，发寒热，法当三岁死，此病之次也。然其卒发者，不必治于传，或其传化有不以次，不以次入者，忧恐悲喜怒，令不得以其次，故令人有大病矣。因而喜大虚则肾气乘矣，怒则肝气乘矣，悲则肺气乘矣，恐则脾气乘矣，忧则心气乘矣，此其道也。故病有五，五五二十五变及其传化。传，乘之名也。

大骨枯槁，大肉陷下，胸中气满，喘息不便，其气动形，期六月死，真脏脉见，乃予之期日。大骨枯槁，大肉陷下，胸中气满，喘息不便，内痛引肩项，期一月死，真脏见，乃予之期日。大骨枯槁，大肉陷下，胸中气满，喘息不便，内痛引肩项，身热，脱肉破䐃，真脏见，十日之内死。大骨枯槁，大肉陷下，肩髓内消，动作益衰，真脏未见，期一岁死；见其真脏，乃予之期日。大骨枯槁，大肉陷下，胸中气满，腹内痛，心中不便，肩项身热，破䐃脱肉，目匡陷，真脏见，目不见人，立死；其见人者，至其所不胜之时则死。

急虚身中卒至，五脏绝闭，脉道不通，气不往来，譬于堕溺，不可为期。其脉绝不来，若人一息五六至，其形肉不脱，真脏虽不见，犹死也。

真肝脉至，中外急，如循刀刃责责然，如按琴瑟弦，色青白不泽，毛折，乃死。真心脉至，坚而搏，如循薏苡子累累然，色赤黑不泽，毛折，乃死。真肺脉至，大而虚，如以毛羽中人肤，色白赤不泽，毛折，乃死。真肾脉至，搏而绝，如指弹石辟辟然，色黑黄不泽，毛折，乃死。真脾脉至，弱而乍数乍疏，色黄青不泽，毛折，乃死。诸真脏脉见者，皆死不治也。

黄帝曰：见真脏曰死，何也？岐伯曰：五脏者皆禀气于胃，胃者五脏之本也。脏气者，不能自致于手太阴，必因于胃气，乃至于手太阴也。故五脏各以其时，自为而至于手太阴也。故邪气胜者，精气衰也。故病甚者，胃气不能与之俱至于手太阴，故真脏之气独见，独见者病胜脏也，故曰死。帝曰：善。

黄帝曰：凡治病，察其形气色泽，脉之盛衰，病之新故，乃治之，无后其时。形气相得，谓之可治；色泽以浮，谓之易已；脉从四时，谓之可治；脉弱以滑，是有胃气，命曰易治，取之以时。形气相失，谓之难治；色夭不泽，谓之难已；脉实以坚，谓之益甚；脉逆四时，为不可治。必察四难，而明告之。

所谓逆四时者，春得肺脉，夏得肾脉，秋得心脉，冬得脾脉，其至皆悬绝沉涩者，命曰逆四时。未有脏形，于春夏而脉沉涩，秋冬而脉浮大，名曰逆四时也。病热脉静，泄而脉大，脱血而脉实，病在中脉实坚，病在外脉不实坚者，皆难治。

黄帝曰：余闻虚实以决死生，愿闻其情。岐伯曰：五实死，五虚死。帝曰：愿闻五实五虚。岐伯曰：脉盛，皮热，腹胀，前后不通，闷瞀，此谓五实。脉细，皮寒，气少，泄利前后，饮食不入，此谓五虚。帝曰：其时有生者何也？岐伯曰：浆粥入胃泄注止，则虚者活；身汗得后利，则实者活。此其候也。

## 三部九候论篇第二十

黄帝问曰：余闻《九针》于夫子，众多博大，不可胜数。余愿闻要道，以属子孙，传之后世，著之骨髓，藏之肝肺，歃血而受，不敢妄泄，令合天道，必有终始，上应天光星辰历纪，下副四时五行，贵贱更立，冬阴夏阳，以人应之奈何？愿闻其方。岐伯对曰：妙乎哉问也！此天地之至数。

帝曰：愿闻天地之至数，合于人形血气，通决死生，为之奈何？岐伯曰：天地之至数，始于一，终于九焉。一者天，二者地，三者人，因而三之，三三者九，以应九野。故人有三部，部有三候，以决死生，以处百病，以调虚实，而除邪疾。

帝曰：何谓三部？岐伯曰：有下部，有中部，有上部，部各有三候。三候者，有天有地有人也，必指而导之，乃以为质。上部天，两额之动脉；上部地，两颊之动脉；上部人，耳前之动脉。中部天，手太阴也；中部地，手阳明也；中部人，手少阴也。下部天，足厥阴也；下部地，足少阴也；下部人，足太阴也。故下部之天以候

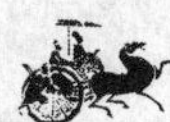

肝，地以候肾，人以候脾胃之气。帝曰：中部之候奈何？岐伯曰：亦有天，亦有地，亦有人。天以候肺，地以候胸中之气，人以候心。帝曰：上部以何候之？岐伯曰：亦有天，亦有地，亦有人。天以候头角之气，地以候口齿之气，人以候耳目之气。三部者，各有天，各有地，各有人。三而成天，三而成地，三而成人。三而三之，合则为九，九分为九野，九野为九脏。故神脏五，形脏四，合为九脏。五脏已败，其色必夭，夭必死矣。

帝曰：以候奈何？岐伯曰：必先度其形之肥瘦，以调其气之虚实，实则泻之，虚则补之。必先去其血脉而后调之，无问其病，以平为期。

帝曰：决死生奈何？岐伯曰：形盛脉细，少气不足以息者危；形瘦脉大，胸中多气者死。形气相得者生，参伍不调者病。三部九候皆相失者死；上下左右之脉相应如参舂者病甚；上下左右相失不可数者死。中部之候虽独调，与众脏相失者死；中部之候相减者死；目内陷者死。

帝曰：何以知病之所在？岐伯曰：察九候，独小者病，独大者病，独疾者病，独迟者病，独热者病，独寒者病，独陷下者病。以左手足上去踝五寸而按之，右手当踝而弹之，其应过五寸以上，蠕蠕然者不病；其应疾，中手浑浑然者病；中手徐徐然者病；其应上不能至五寸，弹之不应者死。是以脱肉身不去者死。中部乍疏乍数者死。其脉代而钩者，病在络脉。九候之相应也，上下若一，不得相失。一候后则病，二候后则病甚，三候后则病危。所谓后者，应不俱也。察其腑脏，以知死生之期，必先知经脉，然后知病脉。真脏脉见者，邪胜，死也。足太阳气绝者，其足不可屈伸，死必戴眼。

帝曰：冬阴夏阳奈何？岐伯曰：九候之脉，皆沉细悬绝者为阴，主冬，故以夜半死。盛躁喘数者为阳，主夏，故以日中死。是故寒热病者，以平旦死。热中及热病者，以日中死。病风者，以日夕死。病水者，以夜半死。其脉乍疏乍数乍迟乍疾者，日乘四季死。形肉已脱，九候虽调，犹死。七诊虽见，九候皆从者不死。所言不死者，风气之病及经月之病，似七诊之病而非也，故言不死。若有七诊之病，其脉候亦败者死矣，必发哕噫。

必审问其所始病，与今之所方病，而后各切循其脉，视其经络浮沉，以上下逆从循之，其脉疾者病，其脉迟者病，脉不往来者死，皮肤著者死。

帝曰：其可治者奈何？岐伯曰：经病者治其经，孙络病者治其孙络血，血病身有痛者治其经络。其病者在奇邪，奇邪之脉则缪刺之。留瘦不移，节而刺之。上实下虚，切而从之，索其结络脉，刺出其血，以见通之。瞳子高者，太阳不足；戴眼者，太阳已绝。此决死生之要，不可不察也。手指及手外踝上五指留针。

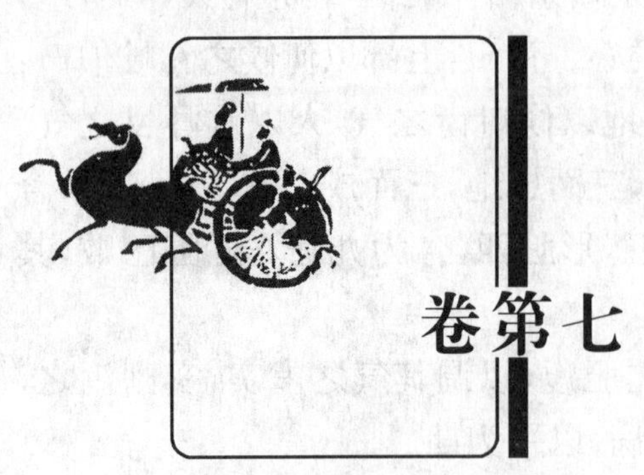

# 卷第七

## 经脉别论篇第二十一

黄帝问曰：人之居处动静勇怯，脉亦为之变乎？岐伯对曰：凡人之惊恐恚劳动静，皆为变也。是以夜行则喘出于肾，淫气病肺。有所堕恐，喘出于肝，淫气害脾。有所惊恐，喘出于肺，淫气伤心。度水跌仆，喘出于肾与骨，当是之时，勇者气行则已，怯者则着而为病也。故曰：诊病之道，观人勇怯、骨肉皮肤，能知其情，以为诊法也。故饮食饱甚，汗出于胃。惊而夺精，汗出于心。持重远行，汗出于肾。疾走恐惧，汗出于肝。摇体劳苦，汗出于脾。故春秋冬夏，四时阴阳，生病起于过用，此为常也。

食气入胃，散精于肝，淫气于筋。食气入胃，浊气归心，淫精于脉。脉气流经，经气归于肺，肺朝百脉，输精于皮毛。毛脉合精，行气于府。府精神明，留于四脏，气归于权衡。权衡以平，气口成寸，以决死生。饮入于胃，游溢精气，上输于脾；脾气散精，上归于肺；通调水道，下输膀胱。水精四布，五经并行，合于四时五脏阴阳，《揆度》以为常也。

太阳脏独至，厥喘虚气逆，是阴不足阳有余也，表里当俱泻，取之下俞。阳明脏独至，是阳气重并也，当泻阳补阴，取之下俞。少阳脏独至，是厥气也，跻前卒大，取之下俞。少阳独至者，一阳之过也。太阴脏搏者，用心省真，五脉气少，胃气不平，三阴也，宜治其下俞，补阳泻阴。二阴独啸，少阴厥也，阳并于上，四脉争张，气归于肾，宜治其经络，泻阳补阴。一阴至，厥阴之治也，真虚痟心，厥气留薄，发为白汗，调食和药，治在下俞。

帝曰：太阳脏何象？岐伯曰：象三阳而浮也。帝曰：少阳脏何象？岐伯曰：象一阳也，一阳脏者，滑而不实也。帝曰：阳明脏何象？岐伯曰：象大浮也，太阴脏搏，言伏鼓也。二阴搏至，肾沉不浮也。

## 脏气法时论篇第二十二

黄帝问曰：合人形以法四时五行而治，何如而从？何如而逆？得失之意，愿闻其事。岐伯对曰：五行者，金木水火土也，更贵更贱，以知死生，以决成败，而定五脏之气，间甚之时，死生之期也。

帝曰：愿卒闻之。岐伯曰：肝主春，足厥阴少阳主治，其日甲乙，肝苦急，急食甘以缓之。心主夏，手少阴太阳主治，其日丙丁，心苦缓，急食酸以收之。脾主长夏，足太阴阳明主治，其日戊己，脾苦湿，急食苦以燥之。肺主秋，手太阴阳明主治，其日庚辛，肺苦气上逆，急食苦以泄之。肾主冬，足少阴太阳主治，其日壬癸，肾苦燥，急食辛以润之。开腠理，致津液，通气也。

病在肝，愈于夏，夏不愈，甚于秋，秋不死，持于冬，起于春，禁当风。肝病者，愈在丙丁，丙丁不愈，加于庚辛，庚辛不死，持于壬癸，起于甲乙。肝病者，平旦慧，下晡甚，夜半静。肝欲散，急食辛以散之，用辛补之，酸泻之。

病在心，愈在长夏，长夏不愈，甚于冬，冬不死，持于春，起于夏，禁温食热衣。心病者，愈在戊己，戊己不愈，加于壬癸，壬癸不死，持于甲乙，起于丙丁。心病者，日中慧，夜半甚，平旦静。心欲耎，急食咸以耎之，用咸补之，甘泻之。

病在脾，愈在秋，秋不愈，甚于春，春不死，持于夏，起于长夏，禁温食饱食、湿地濡衣。脾病者，愈在庚辛，庚辛不愈，加于甲乙，甲乙不死，持于丙丁，起于戊己。脾病者，日昳慧，日出甚，下晡静。脾欲缓，急食甘以缓之，用苦泻之，甘补之。

病在肺，愈在冬，冬不愈，甚于夏，夏不死，持于长夏，起于秋，禁寒饮食寒衣。肺病者，愈在壬癸，壬癸不愈，加于丙丁，丙丁不死，持于戊己，起于庚辛。肺病者，下晡慧，日中甚，夜半静。肺欲收，急食酸以收之，用酸补之，辛泻之。

病在肾，愈在春，春不愈，甚于长夏，长夏不死，持于秋，起于冬，禁犯焠㶼热食、温炙衣。肾病者，愈在甲乙，甲乙不愈，甚于戊己，戊己不死，持于庚辛，起于壬癸。肾病者，夜半慧，四季甚，下晡静。肾欲坚，急食苦以坚之，用苦补之，咸泻之。

夫邪气之客于身也，以胜相加，至其所生而愈，至其所生而愈，至其所不胜而甚，至于所生而持，自得其位而起。必先定五脏之脉，乃可言间甚之时、死生之期也。

肝病者，两胁下痛引少腹，令人善怒；虚则目䀮䀮无所见，耳无所闻，善恐如人将捕之，取其经，厥阴与少阳。气逆则头痛，耳聋不聪，颊肿，取血者。

心病者，胸中痛，胁支满，胁下痛，膺背肩胛间痛，两臂内痛；虚则胸腹大，胁下与腰相引而痛，取其经，少阴太阳，舌下血者。其变病，刺郄中血者。

脾病者，身重，善肌肉痿，足不收，行善瘈，脚下痛；虚则腹满肠鸣，飧泄食不化，取其经，太阴阳明少阴血者。

肺病者，喘咳逆气，肩背痛，汗出，尻阴股膝髀腨胻足皆痛；虚则少气不能报息，耳聋嗌干，取其经，太阴足太阳之外厥阴内血者。

肾病者，腹大胫肿，喘咳身重，寝汗出，憎风；虚则胸中痛，大腹小腹痛，清厥，意不乐，取其经，少阴太阳血者。

肝色青，宜食甘，粳米牛肉枣葵皆甘。心色赤，宜食酸，小豆犬肉李韭皆酸。肺色白，宜食苦，麦羊肉杏薤皆苦。脾色黄，宜食咸，大豆豕肉栗藿皆咸。肾色黑，宜食辛，黄黍鸡肉桃葱皆辛。辛散，酸收，甘缓，苦坚，咸耎。

毒药攻邪，五谷为养，五果为助，五畜为益，五菜为充，气味合而服之，以补精益气。此五者，有辛酸甘苦咸，各有所利，或散或收，或缓或急，或坚或耎，四时五脏，病随五味所宜也。

## 宣明五气篇第二十三

五味所入：酸入肝，辛入肺，苦入心，咸入肾，甘入脾，是谓五入。

五气所病：心为噫，肺为咳，肝为语，脾为吞，肾为欠为嚏，胃为气逆为哕，大肠小肠为泄，下焦溢为水，膀胱不利为癃、不约为遗溺，胆为怒，是谓五病。

五精所并：精气并于心则喜，并于肺则悲，并于肝则忧，并于脾则畏，并于肾则恐，是谓五并。虚而相并者也。

五脏所恶：心恶热，肺恶燥，肝恶风，脾恶湿，肾恶寒，是谓五恶。

五脏化液：心为汗，肺为涕，肝为泪，脾为涎，肾为唾，是谓五液。

五味所禁：辛走气，气病无多食辛；咸走血，血病无多食咸；苦走骨，骨病无多食苦；甘走肉，肉病无多食甘；酸走筋，筋病无多食酸。是谓五禁，无令多食。

五病所发：阴病发于骨，阳病发于血，阴病发于肉，阳病发于冬，阴病发于夏，是谓五发。

五邪所乱：邪入于阳则狂，邪入于阴则痹，搏阳则为巅疾，搏阴则为喑，阳入之阴则静，阴出之阳则怒，是谓五乱。

五邪所见：春得秋脉，夏得冬脉，长夏得春脉，秋得夏脉，冬得长夏脉，名曰阴出之阳，病善怒不治，是谓五邪。皆同命，死不治。

五脏所藏：心藏神，肺藏魄，肝藏魂，脾藏意，肾藏志，是谓五脏所藏。

五脏所主：心主脉，肺主皮，肝主筋，脾主肉，肾主骨，是谓五主。

五劳所伤：久视伤血，久卧伤气，久坐伤肉，久立伤骨，久行伤筋，是谓五劳所伤。

五脉应象：肝脉弦，心脉钩，脾脉代，肺脉毛，肾脉石，是谓五脏之脉。

## 血气形志篇第二十四

夫人之常数，太阳常多血少气，少阳常少血多气，阳明常多气多血，少阴常少血多气，厥阴常多血少气，太阴常多气少血，此天之常数。

足太阳与少阴为表里，少阳与厥阴为表里，阳明与太阴为表里，是为足阴阳也。手太阳与少阴为表里，少阳与心主为表里，阳明与太阴为表里，是为手之阴阳也。今知手足阴阳所苦，凡治病必先去其血，乃去其所苦，伺之所欲，然后泻有余，补不足。

欲知背俞，先度其两乳间，中折之，更以他草度去半已，即以两隅相拄也，乃举以度其背，令其一隅居上，齐脊大椎，两隅在下，当其下隅者，肺之俞也。复下一度，心之俞也。复下一度，左角肝之俞也，右角脾之俞也。复下一度，肾之俞也。是谓五脏之俞，灸刺之度也。

形乐志苦，病生于脉，治之以灸刺。形乐志乐，病生于肉，治之以针石。形苦志乐，病生于筋，治之以熨引。形苦志苦，病生于咽嗌，治之以百药。形数惊恐，经络不通，病生于不仁，治之以按摩醪药。是谓五形志也。

刺阳明出血气，刺太阳出血恶气，刺少阳出气恶血，刺太阴出气恶血，刺少阴出气恶血，刺厥阴出血恶气也。

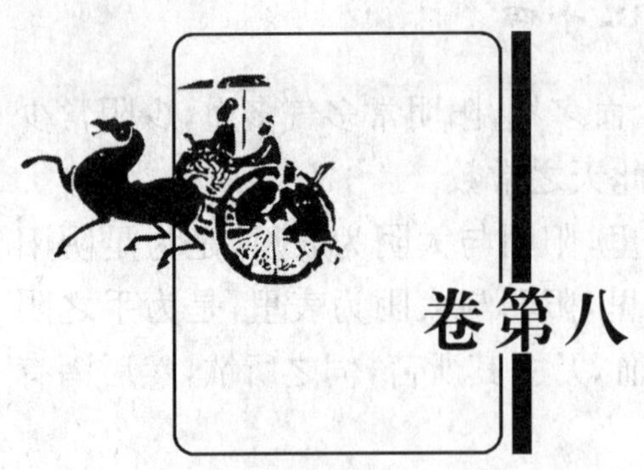

# 卷第八

## 宝命全形论篇第二十五

黄帝问曰:天覆地载,万物悉备,莫贵于人。人以天地之气生,四时之法成。君王众庶,尽欲全形,形之疾病,莫知其情,留淫日深,著于骨髓,心私虑之。余欲针除其疾病,为之奈何?岐伯对曰:夫盐之味咸者,其气令器津泄;弦绝者,其音嘶败;木敷者,其叶发;病深者,其声哕。人有此三者,是谓坏府,毒药无治,短针无取,此皆绝皮伤肉,血气争黑。

帝曰:余念其痛,心为之乱惑,反甚其病,不可更代,百姓闻之,以为残贼,为之奈何?岐伯曰:夫人生于地,悬命于天,天地合气,命之曰人。人能应四时者,天地为之父母;知万物者,谓之天子。天有阴阳,人有十二节;天有寒暑,人有虚实。能经天地阴阳之化者,不失四时;知十二节之理者,圣智不能欺也;能存八动之变者,五胜更立;能达虚实之数者,独出独入,呿吟至微,秋毫在目。

帝曰:人生有形,不离阴阳,天地合气,别为九野,分为四时,月有小大,日有短长,万物并至,不可胜量,虚实呿吟,敢问其方?岐伯曰:木得金而伐,火得水而灭,土得木而达,金得火而缺,水得土而绝,万物尽然,不可胜竭。故针有悬布天下者五,黔首共余食,莫知之也。一曰治神,二曰知养身,三曰知毒药为真,四曰制砭石小大,五曰知腑脏血气之诊。五法俱立,各有所先。今末世之刺也,虚者实之,满者泄之,此皆众工所共知也。若夫法天则地,随应而动,和之者若响,随之者若影,道无鬼神,独来独往。

帝曰:愿闻其道。岐伯曰:凡刺之真,必先治神,五脏已定,九候已备,后乃存针,众脉不见,众凶弗闻,外内相得,无以形先,可玩往来,乃施于人。人有虚实,五虚勿近,五实勿远,至其当发,间不容瞚。手动若务,针耀而匀,静意视义,观适之变,是谓冥冥,莫知其形,见其乌乌,见其稷稷,徒见其飞,不知其谁,伏如横弩,起如发机。

帝曰:何如而虚?何如而实?岐伯曰:刺实者须其虚,刺虚者须其实。经气已至，慎守勿失，深浅在志，远近若一，如临深渊，手如握虎，神无营于众物。

## 八正神明论篇第二十六

黄帝问曰：用针之服，必有法则焉，今何法何则？岐伯对曰：法天则地，合以天光。帝曰：愿卒闻之。岐伯曰：凡刺之法，必候日月星辰、四时八正之气，气定乃刺之。是故天温日明，则人血淖液而卫气浮，故血易泻，气易行；天寒日阴，则人血凝泣而卫气沉。月始生，则血气始精，卫气始行；月郭满，则血气实，肌肉坚；月郭空，则肌肉减，经络虚，卫气去，形独居。是以因天时而调血气也。是以天寒无刺，天温无疑。月生无泻，月满无补，月郭空无治，是谓得时而调之。因天之序，盛虚之时，移光定位，正立而待之。故曰月生而泻，是谓脏虚；月满而补，血气扬溢，络有留血，命曰重实；月郭空而治，是谓乱经。阴阳相错，真邪不别，沉以留止，外虚内乱，淫邪乃起。

帝曰：星辰八正何候？岐伯曰：星辰者，所以制日月之行也。八正者，所以候八风之虚邪以时至者也。四时者，所以分春秋冬夏之气所在，以时调之也。八正之虚邪，而避之勿犯也。以身之虚，而逢天之虚，两虚相感，其气至骨，入则伤五脏，工候救之，弗能伤也。故曰：天忌不可不知也。

帝曰：善。其法星辰者，余闻之矣，愿闻法往古者。岐伯曰：法往古者，先知《针经》也。验于来今者，先知日之寒温，月之虚盛，以候气之浮沉，而调之于身，观其立有验也。观于冥冥者，言形气荣卫之不形于外，而工独知之，以日之寒温，月之虚盛，四时气之浮沉，参伍相合而调之，工常先见之，然而不形于外，故曰观于冥冥焉。通于无穷者，可以传于后世也，是故工之所以异也。然而不形见于外，故俱不能见也。视之无形，尝之无味，故谓冥冥，若神仿佛。

虚邪者，八正之虚邪气也。正邪者，身形若用力汗出，腠理开，逢虚风，其中人也微，故莫知其情，莫见其形。上工救其萌芽，必先见三部九候之气，尽调不败而救之，故曰上工。下工救其已成，救其已败。救其已成者，言不知三部九候之相失，因病而败之也。知其所在者，知诊三部九候之病脉，处而治之，故曰守其门户焉，莫知其情而见邪形也。

帝曰：余闻补泻，未得其意。岐伯曰：泻必用方，方者，以气方盛也，以月方满也，以日方温也，以身方定也，以息方吸而内针，乃复候其方吸而转针，乃复候其方呼而徐引针，故曰泻必用方，其气乃行焉。补必用员，员者行也，行者移也，刺必中其荣，复以吸排针也。故员与方，非针也。故养神者，必知形之肥瘦，荣卫血气之盛衰。血气者，人之神，不可不谨养。

帝曰：妙乎哉论也！合人形于阴阳四时，虚实之应，冥冥之期，其非夫子孰能通之。然夫子数言形与神，何谓形？何谓神？愿卒闻之。岐伯曰：请言形。形乎形，目冥冥，问其所病，索之于经，慧然在前，按之不得，不知其情，故曰形。帝曰：何谓神？岐伯曰：请言神。神乎神，耳不闻，目明心开而志先，慧然独悟，口弗能言，俱视独见，适若昏，昭然独明，若风吹云，故曰神。《三部九候》为之原，《九针》之论不必存也。

## 离合真邪论篇第二十七

黄帝问曰：余闻《九针》九篇，夫子乃因而九之，九九八十一篇，余尽通其意矣。经言气之盛衰，左右倾移，以上调下，以左调右，有余不足，补泻于荥输，余知之矣。此皆荣卫之倾移，虚实之所生，非邪气从外入于经也。余愿闻邪气之在经也，其病人何如？取之奈何？岐伯对曰：夫圣人之起度数，必应于天地，故天有宿度，地有经水，人有经脉。天地温和，则经水安静；天寒地冻，则经水凝泣；天暑地热，则经水沸溢；卒风暴起，则经水波涌而陇起。夫邪之入于脉也，寒则血凝泣，暑则气淖泽，虚邪因而入客，亦如经水之得风也，经之动脉，其至也亦时陇起，其行于脉中循循然，其至寸口中手也，时大时小，大则邪至，小则平，其行无常处，在阴与阳，不可为度，从而察之，三部九候，卒然逢之，早遏其路。吸则内针，无令气忤；静以久留，无令邪布；吸则转针，以得气为故；候呼引针，呼尽乃去，大气皆出，故命曰泻。

帝曰：不足者补之奈何？岐伯曰：必先扪而循之，切而散之，推而按之，弹而怒之，抓而下之，通而取之，外引其门，以闭其神。呼尽内针，静以久留，以气至为故，如待所贵，不知日暮，其气以至，适而自护，候吸引针，气不得出，各在其处，推阖其门，令神气存，大气留止，故命曰补。

帝曰：候气奈何？岐伯曰：夫邪去络入于经也，舍于血脉之中，其寒温未相得，如涌波之起也，时来时去，故不常在。故曰方其来也，必按而止之，止而取之，无逢其冲而泻之。真气者，经气也。经气太虚，故曰其来不可逢，此之谓也。故曰候邪不审，大气已过，泻之则真气脱，脱则不复，邪气复至，而病益蓄，故曰其往不可追，此之谓也。不可挂以发者，待邪之至时而发针泻矣。若先若后者，血气已虚，其病不可下，故曰知其可取如发机，不知其取如扣椎。故曰知机道者不可挂以发，不知机者扣之不发，此之谓也。

帝曰：补泻奈何？岐伯曰：此攻邪也，疾出以去盛血，而复其真气，此邪新客，溶溶未有定处也，推之则前，引之则止，逆而刺之，温血也。刺出其血，其病立已。

帝曰：善。然真邪以合，波陇不起，候之奈何？岐伯曰：审扪循三部九候之盛虚而调之，察其左右上下相失及相减者，审其病脏以期之。不知三部者，阴阳不别，天地不分。地以候地，天以候天，人以候人，调之中府，以定三部。故曰刺不知三部九候病脉之处，虽有大过且至，工不能禁也。诛罚无过，命曰大惑，反乱大经，真不可复；用实为虚，以邪为真，用针无义，反为气贼，夺人正气；以从为逆，荣卫散乱，真气已失，邪独内著，绝人长命，予人夭殃。不知三部九候，故不能久长；因不知合之四时五行，因加相胜，释邪攻正，绝人长命。邪之新客来也，未有定处，推之则前，引之则止，逢而泻之，其病立已。

## 通评虚实论篇第二十八

黄帝问曰：何谓虚实？岐伯对曰：邪气盛则实，精气夺则虚。帝曰：虚实何如？岐伯曰：气虚者肺虚也，气逆者足寒也，非其时则生，当其时则死。余脏皆如此。帝曰：何谓重实？岐伯曰：所谓重实者，言大热病，气热脉满，是谓重实。

帝曰：经络俱实何如？何以治之？岐伯曰：经络皆实，是寸脉急而尺缓也，皆当治之，故曰滑则从，涩则逆也。夫虚实者，皆从其物类始，故五脏骨肉滑利，可以长久也。帝曰：络气不足、经气有余何如？岐伯曰：络气不足、经气有余者，脉口热而尺寒也，秋冬为逆，春夏为从，治主病者。帝曰：经虚络满何如？岐伯曰：经虚络满者，尺热满、脉口寒涩也，此春夏死、秋冬生也。帝曰：治此者奈何？岐伯曰：络满经虚，灸阴刺阳；经满络虚，刺阴灸阳。

帝曰：何谓重虚？岐伯曰：脉虚气虚尺虚，是谓重虚。帝曰：何以治之？岐伯曰：所谓气虚者，言无常也。尺虚者，行步恇然。脉虚者，不象阴也。如此者，滑则生，涩则死也。

帝曰：寒气暴上，脉满而实何如？岐伯曰：实而滑则生，实而逆则死。

帝曰：脉实满，手足寒，头热，何如？岐伯曰：春秋则生，冬夏则死。脉浮而涩，涩而身有热者死。帝曰：其形尽满何如？岐伯曰：其形尽满者，脉急大坚，尺涩而不应也。如是者，故从则生，逆则死。帝曰：何谓从则生，逆则死？岐伯曰：所谓从者，手足温也；所谓逆者，手足寒也。

帝曰：乳子而病热，脉悬小者何如？岐伯曰：手足温则生，寒则死。帝曰：乳子中风病热，喘鸣肩息者，脉何如？岐伯曰：喘鸣肩息者，脉实大也，缓则生，急则死。

帝曰：肠澼便血何如？岐伯曰：身热则死，寒则生。帝曰：肠澼下白沫何如？岐伯曰：脉沉则生，脉浮则死。帝曰：肠澼下脓血何如？岐伯曰：脉悬绝则死，滑大则生。帝曰：肠澼之属，身不热，脉不悬绝何如？岐伯曰：滑大者曰生，悬涩者曰死，以脏期之。

帝曰：癫疾何如？岐伯曰：脉搏大滑，久自已；脉小坚急，死不治。帝曰：癫疾之脉，虚实何如？岐伯曰：虚则可治，实则死。

帝曰：消瘅虚实何如？岐伯曰：脉实大，病久可治；脉悬小坚，病久不可治。

帝曰：形度骨度脉度筋度，何以知其度也。

帝曰：春亟治经络，夏亟治经俞，秋亟治六腑，冬则闭塞，闭塞者，用药而少针石也。所谓少针石者，非痈疽之谓也，痈疽不得顷时回。痈不知所，按之不应手，乍来乍已，刺手太阴傍三痏与缨脉各二。掖痈大热，刺足少阳五，刺而热不止，刺手心主三，刺手太阴经络者大骨之会各三。暴痈筋緛，随分而痛，魄汗不尽，胞气不足，治在经俞。

腹暴满，按之不下，取手太阳经络者，胃之募也，少阴俞去脊椎三寸傍五，用员利针。霍乱，刺俞傍五，足阳明及上傍三。刺痫惊脉五：针手太阴各五，刺经太阳五，刺手少阴经络傍者一，足阳明一，上踝五寸刺三针。

凡治消瘅、仆击、偏枯、痿厥、气满发逆，肥贵人则高梁之疾也。隔塞闭绝，上下不通，则暴忧之病也。暴厥而聋，偏塞闭不通，内气暴薄也。不从内，外中风之病，故瘦留著也。蹠跛，寒风湿之病也。

黄帝曰：黄疸暴痛，癫疾厥狂，久逆之所生也。五脏不平，六腑闭塞之所生也。头痛耳鸣，九窍不利，肠胃之所生也。

## 太阴阳明论篇第二十九

黄帝问曰：太阴阳明为表里，脾胃脉也，生病而异者何也？岐伯对曰：阴阳异位，更虚更实，更逆更从，或从内，或从外，所从不同，故病异名也。帝曰：愿闻其异状也。岐伯曰：阳者，天气也，主外；阴者，地气也，主内。故阳道实，阴道虚。故犯贼风虚邪者，阳受之；食饮不节，起居不时者，阴受之。阳受之则入六腑，阴受之则入五脏。入六腑则身热不时卧，上为喘呼；入五脏则䐜满闭塞，下为飧泄，久为肠澼。故喉主天气，咽主地气。故阳受风气，阴受湿气。故阴气从足上行至头，而下行循臂至指端；阳气从手上行至头，而下行至足。故曰阳病者上行极而下，阴病者下行极而上。故伤于风者，上先受之；伤于湿者，下先受之。

帝曰：脾病而四肢不用何也？岐伯曰：四肢皆禀气于胃，而不得至经，必因于脾，乃得禀也。今脾病不能为胃行其津液，四肢不得禀水谷气，气日以衰，脉道不利，筋骨肌肉皆无气以生，故不用焉。

帝曰：脾不主时何也？岐伯曰：脾者土也，治中央，常以四时长四脏，各十八日寄治，不得独主于时也。脾脏者，常著胃土之精也，土者生万物而法天地，故上下至头足，不得主时也。

帝曰：脾与胃以膜相连耳，而能为之行其津液何也？岐伯曰：足太阴者里也，其脉贯胃属脾络嗌，故太阴为之行气于三阴。阳明者表也，五脏六腑之海也，亦为之行气于三阳。脏腑各因其经而受气于阳明，故为胃行其津液。四肢不得禀水谷气，日以益衰，阴道不利，筋骨肌肉无气以生，故不用焉。

## 阳明脉解篇第三十

黄帝问曰：足阳明之脉病，恶人与火，闻木音则惕然而惊，钟鼓不为动，闻木音而惊何也？愿闻其故。岐伯对曰：阳明者胃脉也，胃者土也，故闻木音而惊者，土恶木也。帝曰：善。其恶火何也？岐伯曰：阳明主肉，其脉血气盛，邪客之则热，热甚则恶火。帝曰：其恶人何也？岐伯曰：阳明厥则喘而惋，惋则恶人。帝曰：或喘而死者，或喘而生者，何也？岐伯曰：厥逆连脏则死，连经则生。

帝曰：善。病甚则弃衣而走，登高而歌，或至不食数日，逾垣上屋，所上之处，皆非其素所能也，病反能者何也？岐伯曰：四肢者，诸阳之本也，阳盛则四肢实，实则能登高而歌也。帝曰：其弃衣而走者何也？岐伯曰：热盛于身，故弃衣欲走也。帝曰：其妄言骂詈、不避亲疏者何也？岐伯曰：阳盛则使人妄言骂詈，不避亲疏，而不欲食，不欲食故妄走也。

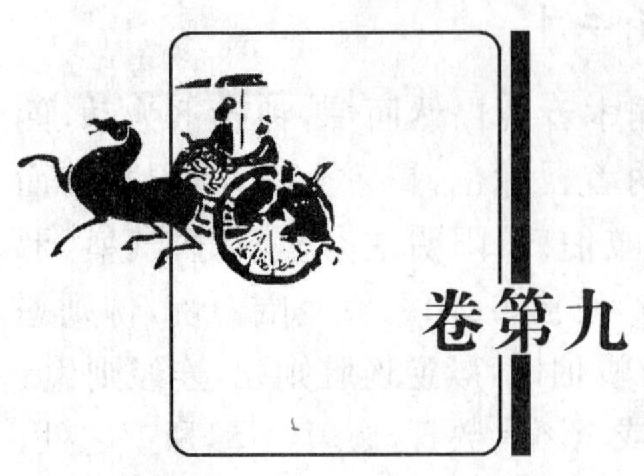

# 卷第九

## 热论篇第三十一

黄帝问曰：今夫热病者，皆伤寒之类也，或愈或死，其死皆以六七日之间，其愈皆以十日以上者何也？不知其解，愿闻其故。岐伯对曰：巨阳者，诸阳之属也，其脉连于风府，故为诸阳主气也。人之伤于寒也，则为病热，热虽甚不死；其两感于寒而病者，必不免于死。

帝曰：愿闻其状。岐伯曰：伤寒一日，巨阳受之，故头项痛，腰脊强。二日阳明受之，阳明主肉，其脉侠鼻络于目，故身热目疼而鼻干，不得卧也。三日少阳受之，少阳主骨，其脉循胁络于耳，故胸胁痛而耳聋。三阳经络皆受其病，而未入于脏者，故可汗而已。四日太阴受之，太阴脉布胃中络于嗌，故腹满而嗌干。五日少阴受之，少阴脉贯肾络于肺，系舌本，故口燥舌干而渴。六日厥阴受之，厥阴脉循阴器而络于肝，故烦满而囊缩。三阴三阳、五脏六腑皆受病，荣卫不行，五脏不通，则死矣。

其不两感于寒者，七日巨阳病衰，头痛少愈；八日阳明病衰，身热少愈；九日少阳病衰，耳聋微闻；十日太阴病衰，腹减如故，则思饮食；十一日少阴病衰，渴止不满，舌干已而嚏；十二日厥阴病衰，囊纵，少腹微下，大气皆去，病日已矣。帝曰：治之奈何？岐伯曰：治之各通其脏脉，病日衰已矣。其未满三日者，可汗而已；其满三日者，可泄而已。

帝曰：热病已愈，时有所遗者何也？岐伯曰：诸遗者，热甚而强食之，故有所遗也。若此者，皆病已衰而热有所藏，因其谷气相薄，两热相合，故有所遗也。帝曰：善。治遗奈何？岐伯曰：视其虚实，调其逆从，可使必已矣。帝曰：病热当何禁之？岐伯曰：病热少愈，食肉则复，多食则遗，此其禁也。

帝曰：其病两感于寒者，其脉应与其病形何如？岐伯曰：两感于寒者，病一日则巨阳与少阴俱病，则头痛口干而烦满；二日则阳明与太阴俱病，则腹满身热，不欲食，谵言；三日则少阳与厥阴俱病，则耳聋囊缩而厥，水浆不入，不知人，六日死。

帝曰：五脏已伤，六腑不通，荣卫不行，如是之后，三日乃死何也？岐伯曰：阳明者，十二经脉之长也，其血气盛，故不知人，三日其气乃尽，故死矣。

凡病伤寒而成温者，先夏至日者为病温，后夏至日者为病暑，暑当与汗皆出，勿止。

## 刺热篇第三十二

肝热病者，小便先黄，腹痛多卧，身热。热争则狂言及惊，胁满痛，手足躁，不得安卧。庚辛甚，甲乙大汗，气逆则庚辛死。刺足厥阴、少阳。其逆则头痛员员，脉引冲头也。

心热病者，先不乐，数日乃热。热争则卒心痛，烦闷善呕，头痛面赤无汗。壬癸甚，丙丁大汗，气逆则壬癸死。刺手少阴、太阳。

脾热病者，先头重颊痛，烦心颜青，欲呕身热。热争则腰痛不可用俯仰，腹满泄，两颔痛。甲乙甚，戊己大汗，气逆则甲乙死。刺足太阴、阳明。

肺热病者，先淅然厥，起毫毛，恶风寒，舌上黄，身热。热争则喘咳，痛走胸膺背，不得大息，头痛不堪，汗出而寒。丙丁甚，庚辛大汗，气逆则丙丁死。刺手太阴、阳明。出血如大豆，立已。

肾热病者，先腰痛骱酸，苦渴数饮，身热。热争则项痛而强，骱寒且酸，足下热，不欲言，其逆则项痛员员淡淡然。戊己甚，壬癸大汗，气逆则戊己死。刺足少阴、太阳。诸汗者，至其所胜日汗出也。

肝热病者，左颊先赤；心热病者，颜先赤；脾热病者，鼻先赤；肺热病者，右颊先赤；肾热病者，颐先赤。病虽未发，见赤色者刺之，名曰治未病。热病从部所起者，至期而已；其刺之反者，三周而已；重逆则死。诸当汗者，至其所胜日，汗大出也。

诸治热病，以饮之寒水乃刺之。必寒衣之，居止寒处，身寒而止也。

热病先胸胁痛，手足躁，刺足少阳，补足太阴，病甚者为五十九刺。热病始手臂痛者，刺手阳明、太阴而汗出止。热病始于头首者，刺项太阳而汗出止。热病始于足胫者，刺足阳明而汗出止。热病先身重骨痛，耳聋好瞑，刺足少阴，病甚为五十九刺。热病先眩冒而热，胸胁满，刺足少阴、少阳。

太阳之脉，色荣颧骨，热病也。荣未夭，曰今且得汗，待时而已；与厥阴脉争见者，死期不过三日。其热病内连肾，少阳之脉色也。少阳之脉，色荣颊前，热病也。荣未夭，曰今且得汗，待时而已；与少阴脉争见者，死期不过三日。

热病气穴：三椎下间主胸中热，四椎下间主膈中热，五椎下间主肝热，六椎下间主脾热，七椎下间主肾热。荣在骶也，项上三椎陷者中也。颊下逆颧为大瘕，下牙车为腹满，颧后为胁痛，颊上者膈上也。

## 评热病论篇第三十三

黄帝问曰：有病温者，汗出辄复热，而脉躁疾不为汗衰，狂言不能食，病名为何？岐伯对曰：病名阴阳交，交者死也。帝曰：愿闻其说。岐伯曰：人所以汗出者，皆生于谷，谷生于精，今邪气交争于骨肉而得汗者，是邪却而精胜也，精胜则当能食而不复热。复热者邪气也，汗者精气也，今汗出而辄复热者，是邪胜也，不能食者，精无俾也，病而留者，其寿可立而倾也。且夫《热论》曰：汗出而脉尚躁盛者死。今脉不与汗相应，此不胜其病也，其死明矣。狂言者是失志，失志者死。今见三死，不见一生，虽愈必死也。

帝曰：有病身热汗出烦满，烦满不为汗解，此为何病？岐伯曰：汗出而身热者风也，汗出而烦满不解者厥也，病名曰风厥。帝曰：愿卒闻之。岐伯曰：巨阳主气，故先受邪，少阴与其为表里也，得热则上从之，从之则厥也。帝曰：治之奈何？岐伯曰：表里刺之，饮之服汤。

帝曰：劳风为病何如？岐伯曰：劳风法在肺下，其为病也，使人强上冥视，唾出若涕，恶风而振寒，此为劳风之病。帝曰：治之奈何？岐伯曰：以救俯仰。巨阳引精者三日，中年者五日，不精者七日，咳出青黄涕，其状如脓，大如弹丸，从口中若鼻中出，不出则伤肺，伤肺则死也。

帝曰：有病肾风者，面胕痝然壅，害于言，可刺不？岐伯曰：虚不当刺，不当刺而刺，后五日其气必至。帝曰：其至何如？岐伯曰：至必少气时热，时热从胸背上至头，汗出手热，口干苦渴，小便黄，目下肿，腹中鸣，身重难以行，月事不来，烦而不能食，不能正偃，正偃则咳甚，病名曰风水，论在《刺法》中。

帝曰：愿闻其说。岐伯曰：邪之所凑，其气必虚。阴虚者，阳必凑之，故少气时热而汗出也。小便黄者，少腹中有热也。不能正偃者，胃中不和也。正偃则咳甚，上迫肺也。诸有水气者，微肿先见于目下也。帝曰：何以言？岐伯曰：水者阴也，目下亦阴也，腹者至阴之所居，故水在腹者，必使目下肿也。真气上逆，故口苦舌干，卧不得正偃，正偃则咳出清水也。诸水病者，故不得卧，卧则惊，惊则咳甚也。腹中鸣者，病本于胃也。薄脾则烦不能食，食不下者，胃脘隔也。身重难以行者，胃脉在足也。月事不来者，胞脉闭也，胞脉者属心而络于胞中，今气上迫肺，心气不得下通，故月事不来也。帝曰：善。

## 逆调论篇第三十四

黄帝问曰：人身非常温也，非常热也，为之热而烦满者何也？岐伯对曰：阴气少而阳气胜，故热而烦满也。帝曰：人身非衣寒也，中非有寒气也，寒从中生者何？岐伯曰：是人多痹气也，阳气少，阴气多，故身寒如从水中出。

帝曰：人有四肢热，逢风寒如炙如火者何也？岐伯曰：是人者，阴气虚，阳气盛。四肢者阳也，两阳相得，而阴气虚少，少水不能灭盛火，而阳独治，独治者不能生长也，独胜而止耳，逢风而如炙如火者，是人当肉烁也。

帝曰：人有身寒，汤火不能热，厚衣不能温，然不冻栗，是为何病？岐伯曰：是人者，素肾气胜，以水为事，太阳气衰，肾脂枯不长，一水不能胜两火，肾者水也，而生于骨，肾不生则髓不能满，故寒甚至骨也。所以不能冻栗者，肝一阳也，心二阳也，肾孤脏也，一水不能胜二火，故不能冻栗，病名曰骨痹，是人当挛节也。

帝曰：人之肉苛者，虽近衣絮，犹尚苛也，是谓何疾？岐伯曰：荣气虚，卫气实也，荣气虚则不仁，卫气虚则不用，荣卫俱虚则不仁且不用，肉如故也，人身与志不相有，曰死。

帝曰：人有逆气不得卧而息有音者，有不得卧而息无音者，有起居如故而息有音者，有得卧行而喘者，有不得卧不能行而喘者，有不得卧卧而喘者，皆何脏使然？愿闻其故。岐伯曰：不得卧而息有音者，是阳明之逆也，足三阳者下行，今逆而上行，故息有音也。阳明者胃脉也，胃者六腑之海，其气亦下行，阳明逆不得从其道，故不得卧也。《下经》曰：胃不和则卧不安。此之谓也。夫起居如故而息有音者，此肺之络脉逆也。络脉不得随经上下，故留经而不行，络脉之病人也微，故起居如故而息有音也。夫不得卧卧则喘者，是水气之客也，夫水者循津液而流也，肾者水脏，主津液，主卧与喘也。帝曰：善。

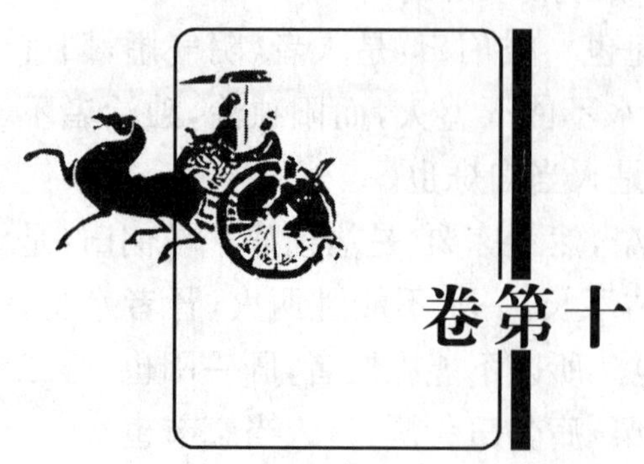

# 卷第十

## 疟论篇第三十五

黄帝问曰：夫痎疟皆生于风，其蓄作有时者何也？岐伯对曰：疟之始发也，先起于毫毛，伸欠乃作，寒栗鼓颔，腰脊俱痛，寒去则内外皆热，头痛如破，渴欲冷饮。帝曰：何气使然？愿闻其道。岐伯曰：阴阳上下交争，虚实更作，阴阳相移也。阳并于阴，则阴实而阳虚，阳明虚则寒栗鼓颔也；巨阳虚则腰背头项痛；三阳俱虚则阴气胜，阴气胜则骨寒而痛；寒生于内，故中外皆寒；阳盛则外热，阴虚则内热，外内皆热则喘而渴，故欲冷饮也。此皆得之夏伤于暑，热气盛，藏于皮肤之内、肠胃之外，此荣气之所舍也。此令人汗空疏，腠理开，因得秋气，汗出遇风，及得之以浴，水气舍于皮肤之内，与卫气并居，卫气者昼日行于阳，夜行于阴，此气得阳而外出，得阴而内薄，内外相薄，是以日作。

帝曰：其间日而作者何也？岐伯曰：其气之舍深，内薄于阴，阳气独发，阴邪内著，阴与阳争不得出，是以间日而作也。

帝曰：善。其作日晏与其日早者，何气使然？岐伯曰：邪气客于风府，循膂而下，卫气一日一夜大会于风府，其明日日下一节，故其作也晏。此先客于脊背也，每至于风府则腠理开，腠理开则邪气入，邪气入则病作，以此日作稍益晏也。其出于风府，日下一节，二十五日下至骶骨，二十六日入于脊内，注于伏膂之脉，其气上行，九日出于缺盆之中，其气日高，故作日益早也。其间日发者，由邪气内薄于五脏，横连募原也。其道远，其气深，其行迟，不能与卫气俱行，不得皆出，故间日乃作也。

帝曰：夫子言卫气每至于风府，腠理乃发，发则邪气入，入则病作。今卫气日下一节，其气之发也不当风府，其日作者奈何？岐伯曰：此邪气客于头项，循膂而下者也，故虚实不同，邪中异所，则不得当其风府也。故邪中于头项者，气至头项而病；中于背者，气至背而病；中于腰脊者，气至腰脊而病；中于手足者，气至手足而病。卫气之所在，与邪气相合，则病作。故风无常府，卫气之所发，必开其腠理，邪气之所合，则其府也。

帝曰：善。夫风之与疟也，相似同类，而风独常在，疟得有时而休者何也？岐伯曰：风气留其处，故常在；疟气随经络沉以内薄，故卫气应乃作。

帝曰：疟先寒而后热者何也？岐伯曰：夏伤于大暑，其汗大出，腠理开发，因遇夏气凄沧之水寒，藏于腠理皮肤之中，秋伤于风，则病成矣。夫寒者阴气也，风者阳气也，先伤于寒而后伤于风，故先寒而后热也，病以时作，名曰寒疟。帝曰：先热而后寒者何也？岐伯曰：此先伤于风而后伤于寒，故先热而后寒也，亦以时作，名曰温疟。其但热而不寒者，阴气先绝，阳气独发，则少气烦冤，手足热而欲呕，名曰瘅疟。

帝曰：夫《经》言有余者泻之，不足者补之。今热为有余，寒为不足。夫疟者之寒，汤火不能温也，及其热，冰水不能寒也，此皆有余不足之类。当此之时，良工不能止，必须其自衰乃刺之，其故何也？愿闻其说。岐伯曰：《经》言无刺熇熇之热，无刺浑浑之脉，无刺漉漉之汗，故为其病逆，未可治也。夫疟之始发也，阳气并于阴，当是之时，阳虚而阴盛，外无气，故先寒栗也。阴气逆极，则复出之阳，阳与阴复并于外，则阴虚而阳实，故先热而渴。夫疟气者，并于阳则阳胜，并于阴则阴胜，阴胜则寒，阳胜则热。疟者，风寒之气不常也，病极则复至。病之发也，如火之热，如风雨不可当也。故《经》言曰：方其盛时，勿敢毁伤，因其衰也，事必大昌。此之谓也。夫疟之未发也，阴未并阳，阳未并阴，因而调之，真气得安，邪气乃亡。故工不能治其已发，为其气逆也。

帝曰：善。攻之奈何？早晏何如？岐伯曰：疟之且发也，阴阳之且移也，必从四末始也。阳已伤，阴从之，故先其时坚束其处，令邪气不得入，阴气不得出，审候见之，在孙络盛坚而血者皆取之，此真往而未得并者也。

帝曰：疟不发，其应何如？岐伯曰：疟气者，必更盛更虚，当气之所在也。病在阳，则热而脉躁；在阴，则寒而脉静；极则阴阳俱衰，卫气相离，故病得休；卫气集，则复病也。

帝曰：时有间二日或至数日发，或渴或不渴，其故何也？岐伯曰：其间日者，邪气与卫气客于六腑，而有时相失，不能相得，故休数日乃作也。疟者，阴阳更胜也，或甚或不甚，故或渴或不渴。

帝曰：《论》言夏伤于暑，秋必病疟。今疟不必应者何也？岐伯曰：此应四时者也。其病异形者，反四时也。其以秋病者寒甚，以冬病者寒不甚，以春病者恶风，以夏病者多汗。

帝曰：夫病温疟与寒疟而皆安舍，舍于何脏？岐伯曰：温疟者，得之冬中于风寒，气藏于骨髓之中，至春则阳气大发，邪气不能自出，因遇大暑，脑髓烁，肌肉消，腠理发泄，或有所用力，邪气与汗皆出，此病藏于肾，其气先从内出之于外也。

如是者，阴虚而阳盛，阳盛则热矣；衰则气复反入，入则阳虚，阳虚则寒矣。故先热而后寒，名曰温疟。

帝曰：瘅疟何如？岐伯曰：瘅疟者，肺素有热气盛于身，厥逆上冲，中气实而不外泄，因有所用力，腠理开，风寒舍于皮肤之内、分肉之间而发，发则阳气盛，阳气盛而不衰则病矣。其气不及于阴，故但热而不寒；气内藏于心，而外舍于分肉之间，令人消烁脱肉，故命曰瘅疟。帝曰：善。

## 刺疟篇第三十六

足太阳之疟，令人腰痛头重，寒从背起，先寒后热，熇熇暍暍然，热止汗出，难已。刺郄中出血。

足少阳之疟，令人身体解㑊，寒不甚，热不甚，恶见人，见人心惕惕然，热多汗出甚。刺足少阳。

足阳明之疟，令人先寒洒淅，洒淅寒甚，久乃热，热去汗出，喜见日月光火气乃快然。刺足阳明跗上。

足太阴之疟，令人不乐，好太息，不嗜食，多寒热汗出，病至则善呕，呕已乃衰，即取之。

足少阴之疟，令人呕吐甚，多寒热，热多寒少，欲闭户牖而处，其病难已。

足厥阴之疟，令人腰痛少腹满，小便不利如癃状，非癃也，数便，意恐惧，气不足，腹中悒悒。刺足厥阴。

肺疟者，令人心寒，寒甚热，热间善惊，如有所见者，刺手太阴、阳明。心疟者，令人烦心甚，欲得清水，反寒多，不甚热，刺手少阴。肝疟者，令人色苍苍然，太息，其状若死者，刺足厥阴见血。脾疟者，令人寒，腹中痛，热则肠中鸣，鸣已汗出，刺足太阴。肾疟者，令人洒洒然，腰脊痛宛转，大便难，目眴眴然，手足寒，刺足太阳、少阴。胃疟者，令人且病也，善饥而不能食，食而支满腹大，刺足阳明、太阴横脉出血。

疟发身方热，刺跗上动脉，开其空，出其血，立寒。疟方欲寒，刺手阳明太阴、足阳明太阴。疟脉满大急，刺背俞，用中针，傍伍胠俞各一，适肥瘦出其血也。疟脉小实急，灸胫少阴，刺指井。疟脉满大急，刺背俞，用五胠俞、背俞各一，适行至于血也。疟脉缓大虚，便宜用药，不宜用针。凡治疟，先发如食顷乃可以治，过之则失时也。

诸疟而脉不见，刺十指间出血，血去必已，先视身之赤如小豆者尽取之。十二疟者，其发各不同时，察其病形，以知其何脉之病也。先其发时如食顷而刺之，一刺则衰，二刺则知，三刺则已。不已，刺舌下两脉出血；不已，刺郄中盛经出血，又刺项已下侠脊者，必已。舌下两脉者，廉泉也。

刺疟者，必先问其病之所先发者，先刺之。先头痛及重者，先刺头上及两额两眉间出血。先项背痛者，先刺之。先腰脊痛者，先刺郄中出血。先手臂痛者，先刺手少阴阳明十指间。先足胫酸痛者，先刺足阳明十指间出血。

风疟，疟发则汗出恶风，刺三阳经背俞之血者。骺酸痛甚，按之不可，名曰胕髓病，以镵针针绝骨出血，立已。身体小痛，刺诸阴之井，无出血，间日一刺。疟不渴，间日而作，刺足太阳。渴而间日作，刺足少阳。温疟汗不出，为五十九刺。

## 气厥论篇第三十七

黄帝问曰：五脏六腑寒热相移者何？岐伯曰：肾移寒于脾，痈肿少气。脾移寒于肝，痈肿筋挛。肝移寒于心，狂，隔中。心移寒于肺，肺消，肺消者饮一溲二，死不治。肺移寒于肾，为涌水，涌水者，按腹不坚，水气客于大肠，疾行则鸣濯濯，如囊裹浆，水之病也。

脾移热于肝，则为惊衄。肝移热于心，则死。心移热于肺，传为膈消。肺移热于肾，传为柔痓。肾移热于脾，传为虚，肠澼死，不可治。胞移热于膀胱，则癃溺血。膀胱移热于小肠，隔肠不便，上为口糜。小肠移热于大肠，为虙瘕，为沉。大肠移热于胃，善食而瘦，谓之食亦。胃移热于胆，亦曰食亦。胆移热于脑，则辛頞鼻渊，鼻渊者，浊涕下不止也，传为衄蔑瞑目。故得之气厥也。

## 咳论篇第三十八

黄帝问曰：肺之令人咳何也？岐伯对曰：五脏六腑皆令人咳，非独肺也。帝曰：愿闻其状。岐伯曰：皮毛者，肺之合也，皮毛先受邪气，邪气以从其合也。其寒饮食入胃，从肺脉上至于肺则肺寒，肺寒则外内合邪因而客之，则为肺咳。五脏各以其时受病，非其时，各传以与之。

人与天地相参，故五脏各以治时感于寒则受病，微则为咳，甚者为泄为痛。乘秋则肺先受邪，乘春则肝先受之，乘夏则心先受之，乘至阴则脾先受之，乘冬则肾先受之。

帝曰：何以异之？岐伯曰：肺咳之状，咳而喘息有音，甚则唾血。心咳之状，咳则心痛，喉中介介如梗状，甚则咽肿喉痹。肝咳之状，咳则两胁下痛，甚则不可以转，转则两胠下满。脾咳之状，咳则右胁下痛，阴阴引肩背，甚则不可以动，动则咳剧。肾咳之状，咳则腰背相引而痛，甚则咳涎。

帝曰：六腑之咳奈何？安所受病？岐伯曰：五脏之久咳，乃移于六腑。脾咳不已，则胃受之，胃咳之状，咳而呕，呕甚则长虫出。肝咳不已，则胆受之，胆咳之状，咳呕胆汁。肺咳不已，则大肠受之，大肠咳状，咳而遗矢。心咳不已，则小肠受之,小肠咳状,咳而失气,气与咳俱失。肾咳不已,则膀胱受之,膀胱咳状,咳而遗溺。久咳不已,则三焦受之,三焦咳状,咳而腹满,不欲食饮。此皆聚于胃,关于肺,使人多涕唾而面浮肿气逆也。

帝曰:治之奈何?岐伯曰:治脏者治其俞,治腑者治其合,浮肿者治其经。帝曰:善。

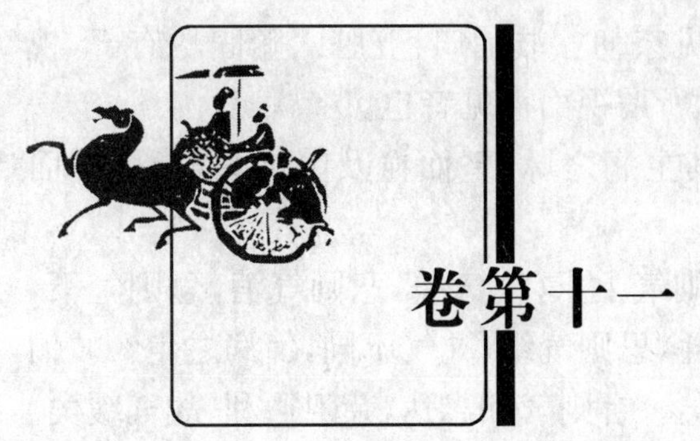

# 卷第十一

## 举痛论篇第三十九

黄帝问曰：余闻善言天者，必有验于人；善言古者，必有合于今；善言人者，必有厌于己。如此则道不惑而要数极，所谓明也。今余问于夫子，令言而可知，视而可见，扪而可得，令验于己而发蒙解惑，可得而闻乎？岐伯再拜稽首对曰：何道之问也？帝曰：愿闻人之五脏卒痛，何气使然？岐伯对曰：经脉流行不止，环周不休，寒气入经而稽迟，泣而不行，客于脉外则血少，客于脉中则气不通，故卒然而痛。

帝曰：其痛或卒然而止者，或痛甚不休者，或痛甚不可按者，或按之而痛止者，或按之无益者，或喘动应手者，或心与背相引而痛者，或胁肋与少腹相引而痛者，或腹痛引阴股者，或痛宿昔而成积者，或卒然痛死不知人有少间复生者，或痛而呕者，或腹痛而后泄者，或痛而闭不通者，凡此诸痛，各不同形，别之奈何？岐伯曰：寒气客于脉外则脉寒，脉寒则缩蜷，缩蜷则脉绌急，绌急则外引小络，故卒然而痛，得炅则痛立止；因重中于寒，则痛久矣。寒气客于经脉之中，与炅气相薄则脉满，满则痛而不可按也。寒气稽留，炅气从上，则脉充大而血气乱，故痛甚不可按也。寒气客于肠胃之间，膜原之下，血不得散，小络急引故痛，按之则血气散，故按之痛止。寒气客于侠脊之脉则深，按之不能及，故按之无益也。寒气客于冲脉，冲脉起于关元，随腹直上，寒气客则脉不通，脉不通则气因之，故喘动应手矣。寒气客于背俞之脉则脉泣，脉泣则血虚，血虚则痛，其俞注于心，故相引而痛。按之则热气至，热气至则痛止矣。寒气客于厥阴之脉，厥阴之脉者，络阴器系于肝，寒气客于脉中，则血泣脉急，故胁肋与少腹相引痛矣。厥气客于阴股，寒气上及少腹，血泣在下相引，故腹痛引阴股。寒气客于小肠膜原之间，络血之中，血泣不得注于大经，血气稽留不得行，故宿昔而成积矣。寒气客于五脏，厥逆上泄，阴气竭，阳气未入，故卒然痛死不知人，气复反则生矣。寒气客于肠胃，厥逆上出，故痛而呕也。寒气客于小肠，小肠不得成聚，故后泄腹痛矣。热气留于小肠，肠中痛，瘅热焦渴则坚干不得出，故痛而闭不通矣。

帝曰：所谓言而可知者也。视而可见奈何？岐伯曰：五脏六腑固尽有部，视其五色，黄赤为热，白为寒，青黑为痛，此所谓视而可见者也。

帝曰：扪而可得奈何？岐伯曰：视其主病之脉，坚而血及陷下者，皆可扪而得也。

帝曰：善。余知百病生于气也。怒则气上，喜则气缓，悲则气消，恐则气下，寒则气收，炅则气泄，惊则气乱，劳则气耗，思则气结，九气不同，何病之生？岐伯曰：怒则气逆，甚则呕血及飧泄，故气上矣。喜则气和志达，荣卫通利，故气缓矣。悲则心系急，肺布叶举，而上焦不通，荣卫不散，热气在中，故气消矣。恐则精却，却则上焦闭，闭则气还，还则下焦胀，故气下行矣。寒则腠理闭，气不行，故气收矣。炅则腠理开，荣卫通，汗大泄，故气泄。惊则心无所倚，神无所归，虑无所定，故气乱矣。劳则喘息汗出，外内皆越，故气耗矣。思则心有所存，神有所归，正气留而不行，故气结矣。

## 腹中论篇第四十

黄帝问曰：有病心腹满，旦食则不能暮食，此为何病？岐伯对曰：名为鼓胀。帝曰：治之奈何？岐伯曰：治之以鸡矢醴，一剂知，二剂已。帝曰：其时有复发者何也？岐伯曰：此饮食不节，故时有病也。虽然其病且已，时故当病气聚于腹也。

帝曰：有病胸胁支满者，妨于食，病至则先闻腥臊臭，出清液，先唾血，四肢清，目眩，时时前后血，病名为何？何以得之？岐伯曰：病名血枯。此得之年少时，有所大脱血，若醉入房，中气竭，肝伤，故月事衰少不来也。帝曰：治之奈何？复以何术？岐伯曰：以四乌鲗骨一藘茹，二物并合之，丸以雀卵，大如小豆，以五丸为后饭，饮以鲍鱼汁，利肠中及伤肝也。

帝曰：病有少腹盛，上下左右皆有根，此为何病？可治不？岐伯曰：病名曰伏梁。帝曰：伏梁何因而得之？岐伯曰：裹大脓血，居肠胃之外，不可治，治之每切按之致死。帝曰：何以然？岐伯曰：此下则因阴，必下脓血，上则迫胃脘出膈，侠胃脘内痈，此久病也，难治。居脐上为逆，居脐下为从，勿动亟夺。论在《刺法》中。帝曰：人有身体髀股䯒皆肿，环脐而痛，是为何病？岐伯曰：病名伏梁，此风根也。其气溢于大肠而著于肓，肓之原在脐下，故环脐而痛也。不可动之，动之为水溺涩之病。

帝曰：夫子数言热中消中，不可服高梁芳草石药，石药发瘨，芳草发狂。夫热中消中者，皆富贵人也，今禁高梁是不合其心，禁芳草石药是病不愈，愿闻其说。岐伯曰：夫芳草之气美，石药之气悍，二者其气急疾坚劲，故非缓心和人，不可以服此二者。帝曰：不可以服此二者，何以然？岐伯曰：夫热气慓悍，药气亦然，二者相遇，恐内伤脾，脾者土也而恶木，服此药者，至甲乙日更论。

帝曰：善。有病膺肿颈痛胸满腹胀，此为何病？何以得之？岐伯曰：名厥逆。帝曰：治之奈何？岐伯曰：灸之则喑，石之则狂，须其气并，乃可治也。帝曰：何以然？岐伯曰：阳气重上，有余于上，灸之则阳气入阴，入则喑；石之则阳气虚，虚则狂；须其气并而治之，可使全也。

帝曰：善。何以知怀子之且生也？岐伯曰：身有病而无邪脉也。

帝曰：病热而有所痛者何也？岐伯曰：病热者，阳脉也，以三阳之动也，人迎一盛少阳，二盛太阳，三盛阳明，入阴也。夫阳入于阴，故病在头与腹，乃䐜胀而头痛也。帝曰：善。

## 刺腰痛篇第四十一

足太阳脉令人腰痛，引项脊尻背如重状，刺其郄中太阳正经出血，春无见血。

少阳令人腰痛，如以针刺其皮中，循循然不可以俯仰，不可以顾，刺少阳成骨之端出血，成骨在膝外廉之骨独起者，夏无见血。

阳明令人腰痛，不可以顾，顾如有见者，善悲，刺阳明于胻前三痏，上下和之出血，秋无见血。

足少阴令人腰痛，痛引脊内廉，刺少阴于内踝上二痏，春无见血。出血太多，不可复也。

厥阴之脉令人腰痛，腰中如张弓弩弦，刺厥阴之脉，在腨踵鱼腹之外，循之累累然，乃刺之，其病令人言默默然不慧，刺之三痏。

解脉令人腰痛，痛引肩，目𥉂𥉂然，时遗溲，刺解脉，在膝筋肉分间郄外廉之横脉出血，血变而止。

解脉令人腰痛如引带，常如折腰状，善恐，刺解脉，在郄中结络如黍米，刺之血射以黑，见赤血而已。

同阴之脉令人腰痛，痛如小锤居其中，怫然肿，刺同阴之脉，在外踝上绝骨之端，为三痏。

阳维之脉令人腰痛，痛上怫然肿，刺阳维之脉，脉与太阳合腨下间，去地一尺所。

衡络之脉令人腰痛，不可以俯仰，仰则恐仆，得之举重伤腰，衡络绝，恶血归之，刺之在郄阳筋之间，上郄数寸，衡居为二痏出血。

会阴之脉令人腰痛，痛上漯漯然汗出，汗干令人欲饮，饮已欲走，刺直阳之脉上三痏，在跻上郄下五寸横居，视其盛者出血。

飞阳之脉令人腰痛，痛上怫怫然，甚则悲以恐，刺飞阳之脉，在内踝上二寸，少阴之前与阴维之会。

昌阳之脉令人腰痛，痛引膺，目䀮䀮然，甚则反折，舌卷不能言，刺内筋为二痏，在内踝上大筋前、太阴后，上踝二寸所。

散脉令人腰痛而热，热甚生烦，腰下如有横木居其中，甚则遗溲，刺散脉，在膝前骨肉分间，络外廉束脉，为三痏。

肉里之脉令人腰痛，不可以咳，咳则筋缩急，刺肉里之脉为二痏，在太阳之外，少阳绝骨之后。

腰痛侠脊而痛，至头几几然，目䀮䀮欲僵仆，刺足太阳郄中出血。腰痛上寒，刺足太阳、阳明；上热，刺足厥阴；不可以俯仰，刺足少阳；中热而喘，刺足少阴，刺郄中出血。

腰痛上寒，不可顾，刺足阳明；上热，刺足太阴；中热而喘，刺足少阴。大便难，刺足少阴。少腹满，刺足厥阴。如折，不可以俯仰，不可举，刺足太阳。引脊内廉，刺足少阴。

腰痛引少腹控䏚，不可以仰，刺腰尻交者，两髁胂上。以月生死为痏数，发针立已。左取右，右取左。

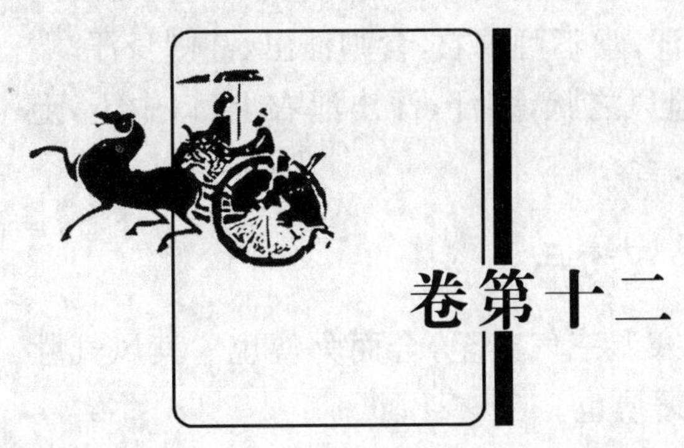

# 卷第十二

## 风论篇第四十二

黄帝问曰：风之伤人也，或为寒热，或为热中，或为寒中，或为疠风，或为偏枯，或为风也，其病各异，其名不同，或内至五脏六腑，不知其解，愿闻其说。

岐伯对曰：风气藏于皮肤之间，内不得通，外不得泄，风者善行而数变，腠理开则洒然寒，闭则热而闷，其寒也则衰食饮，其热也则消肌肉，故使人怢栗而不能食，名曰寒热。

风气与阳明入胃，循脉而上至目内眦，其人肥则风气不得外泄，则为热中而目黄；人瘦则外泄而寒，则为寒中而泣出。风气与太阳俱入，行诸脉俞，散于分肉之间，与卫气相干，其道不利，故使肌肉愤䐜而有疡，卫气有所凝而不行，故其肉有不仁也。疠者，有荣气热胕，其气不清，故使其鼻柱坏而色败，皮肤疡溃，风寒客于脉而不去，名曰疠风，或名曰寒热。

以春甲乙伤于风者为肝风，以夏丙丁伤于风者为心风，以季夏戊己伤于邪者为脾风，以秋庚辛中于邪者为肺风，以冬壬癸中于邪者为肾风。风中五脏六腑之俞，亦为脏腑之风，各入其门户所中，则为偏风。风气循风府而上，则为脑风。风入头系，则为目风，眼寒。饮酒中风，则为漏风。入房汗出中风，则为内风。新沐中风，则为首风。久风入中，则为肠风飧泄。外在腠理，则为泄风。故风者百病之长也，至其变化乃为他病也，无常方，然致有风气也。

帝曰：五脏风之形状不同者何？愿闻其诊及其病能。岐伯曰：肺风之状，多汗恶风，色皏然白，时咳短气，昼日则差，暮则甚，诊在眉上，其色白。心风之状，多汗恶风，焦绝善怒吓，赤色，病甚则言不可快，诊在口，其色赤。肝风之状，多汗恶风，善悲，色微苍，嗌干善怒，时憎女子，诊在目下，其色青。脾风之状，多汗恶风，身体怠堕，四肢不欲动，色薄微黄，不嗜食，诊在鼻上，其色黄。肾风之状，多汗恶风，面痝然浮肿，脊痛不能正立，其色炲，隐曲不利，诊在颐上，其色黑。

胃风之状，颈多汗恶风，食饮不下，隔塞不通，腹善满，失衣则䐜胀，食寒则泄，诊形瘦而腹大。首风之状，头面多汗恶风，当先风一日则病甚，头痛不可以出内，至其风日则病少愈。漏风之状，或多汗，常不可单衣，食则汗出，甚则身汗，喘息恶风，衣常濡，口干善渴，不能劳事。泄风之状，多汗，汗出泄衣上，口中干，上渍，其风不能劳事，身体尽痛则寒。帝曰：善。

## 痹论篇第四十三

黄帝问曰：痹之安生？岐伯对曰：风寒湿三气杂至，合而为痹也。其风气胜者为行痹，寒气胜者为痛痹，湿气胜者为著痹也。

帝曰：其有五者何也？岐伯曰：以冬遇此者为骨痹，以春遇此者为筋痹，以夏遇此者为脉痹，以至阴遇此者为肌痹，以秋遇此者为皮痹。

帝曰：内舍五脏六腑，何气使然？岐伯曰：五脏皆有合，病久而不去者，内舍于其合也。故骨痹不已，复感于邪，内舍于肾。筋痹不已，复感于邪，内舍于肝。脉痹不已，复感于邪，内舍于心。肌痹不已，复感于邪，内舍于脾。皮痹不已，复感于邪，内舍于肺。所谓痹者，各以其时重感于风寒湿之气也。

凡痹之客五脏者，肺痹者，烦满喘而呕。心痹者，脉不通，烦则心下鼓，暴上气而喘，嗌干善噫，厥气上则恐。肝痹者，夜卧则惊，多饮数小便，上为引如怀。肾痹者，善胀，尻以代踵，脊以代头。脾痹者，四肢解墮，发咳呕汁，上为大塞。肠痹者，数饮而出不得，中气喘争，时发飧泄。胞痹者，少腹膀胱按之内痛，若沃以汤，涩于小便，上为清涕。

阴气者，静则神藏，躁则消亡。饮食自倍，肠胃乃伤。淫气喘息，痹聚在肺；淫气忧思，痹聚在心；淫气遗溺，痹聚在肾；淫气乏竭，痹聚在肝；淫气肌绝，痹聚在脾。诸痹不已，亦益内也。其风气胜者，其人易已也。

帝曰：痹，其时有死者，或疼久者，或易已者，其故何也？岐伯曰：其入脏者死，其留连筋骨间者疼久，其留皮肤间者易已。

帝曰：其客于六腑者何也？岐伯曰：此亦其食饮居处，为其病本也。六腑亦各有俞，风寒湿气中其俞，而食饮应之，循俞而入，各舍其腑也。

帝曰：以针治之奈何？岐伯曰：五脏有俞，六腑有合，循脉之分，各有所发，各治其过，则病瘳也。

帝曰：荣卫之气亦令人痹乎？岐伯曰：荣者，水谷之精气也，和调于五脏，洒陈于六腑，乃能入于脉也。故循脉上下，贯五脏，络六腑也。卫者，水谷之悍气也，其气慓疾滑利，不能入于脉也，故循皮肤之中，分肉之间，熏于肓膜，散于胸腹。逆其气则病，从其气则愈。不与风寒湿气合，故不为痹。

帝曰：善。痹或痛，或不痛，或不仁，或寒，或热，或燥，或湿，其故何也？岐伯曰：痛者，寒气多也，有寒故痛也。其不痛不仁者，病久入深，荣卫之行涩，经络时疏，故不痛；皮肤不营，故为不仁。其寒者，阳气少，阴气多，与病相益，故寒也。其热者，阳气多，阴气少，病气胜，阳遭阴，故为痹热。其多汗而濡者，此其逢湿甚也，阳气少，阴气盛，两气相感，故汗出而濡也。

帝曰：夫痹之为病，不痛何也？岐伯曰：痹在于骨则重，在于脉则血凝而不流，在于筋则屈不伸，在于肉则不仁，在于皮则寒，故具此五者则不痛也。凡痹之类，逢寒则急，逢热则纵。帝曰：善。

## 痿论篇第四十四

黄帝问曰：五脏使人痿何也？岐伯对曰：肺主身之皮毛，心主身之血脉，肝主身之筋膜，脾主身之肌肉，肾主身之骨髓。故肺热叶焦，则皮毛虚弱急薄，著则生痿躄也。心气热，则下脉厥而上，上则下脉虚，虚则生脉痿，枢折挈，胫纵而不任地也。肝气热，则胆泄口苦筋膜干，筋膜干则筋急而挛，发为筋痿。脾气热，则胃干而渴，肌肉不仁，发为肉痿。肾气热，则腰脊不举，骨枯而髓减，发为骨痿。

帝曰：何以得之？岐伯曰：肺者，脏之长也，为心之盖也，有所失亡，所求不得，则发肺鸣，鸣则肺热叶焦。故曰：五脏因肺热叶焦，发为痿躄。此之谓也。悲哀太甚，则胞络绝，胞络绝则阳气内动，发则心下崩，数溲血也。故《本病》曰：大经空虚，发为脉痹，传为脉痿。思想无穷，所愿不得，意淫于外，入房太甚，宗筋弛纵，发为筋痿，及为白淫。故《下经》曰：筋痿者，生于肝，使内也。有渐于湿，以水为事，若有所留，居处相湿，肌肉濡渍，痹而不仁，发为肉痿。故《下经》曰：肉痿者，得之湿地也。有所远行劳倦，逢大热而渴，渴则阳气内伐，内伐则热舍于肾，肾者水脏也，今水不胜火，则骨枯而髓虚，故足不任身，发为骨痿。故《下经》曰：骨痿者，生于大热也。

帝曰：何以别之？岐伯曰：肺热者色白而毛败，心热者色赤而络脉溢，肝热者色苍而爪枯，脾热者色黄而肉蠕动，肾热者色黑而齿槁。

帝曰：如夫子言可矣，《论》言治痿者独取阳明何也？岐伯曰：阳明者，五脏六腑之海，主润宗筋，宗筋主束骨而利机关也。冲脉者，经脉之海也，主渗灌溪谷，与阳明合于宗筋，阴阳总宗筋之会，会于气街，而阳明为之长，皆属于带脉，而络于督脉。故阳明虚则宗筋纵，带脉不引，故足痿不用也。

帝曰：治之奈何？岐伯曰：各补其荥而通其俞，调其虚实，和其逆顺，筋脉骨肉各以其时受月，则病已矣。帝曰：善。

## 厥论篇第四十五

黄帝问曰：厥之寒热者何也？岐伯对曰：阳气衰于下，则为寒厥；阴气衰于下，则为热厥。

帝曰：热厥之为热也，必起于足下者何也？岐伯曰：阳气起于足五指之表，阴脉者集于足下而聚于足心，故阳气胜则足下热也。

帝曰：寒厥之为寒也，必从五指而上于膝者何也？岐伯曰：阴气起于五指之里，集于膝下而聚于膝上，故阴气胜则从五指至膝上寒，其寒也，不从外，皆从内也。

帝曰：寒厥何失而然也？岐伯曰：前阴者，宗筋之所聚，太阴阳明之所合也。春夏则阳气多而阴气少，秋冬则阴气盛而阳气衰。此人者质壮，以秋冬夺于所用，下气上争不能复，精气溢下，邪气因从之而上也，气因于中，阳气衰，不能渗营其经络，阳气日损，阴气独在，故手足为之寒也。

帝曰：热厥何如而然也？岐伯曰；酒入于胃，则络脉满而经脉虚，脾主为胃行其津液者也，阴气虚则阳气入，阳气入则胃不和，胃不和则精气竭，精气竭则不营其四肢也。此人必数醉若饱以入房，气聚于脾中不得散，酒气与谷气相薄，热盛于中，故热遍于身，内热而溺赤也。夫酒气盛而慓悍，肾气有衰，阳气独胜，故手足为之热也。

帝曰：厥或令人腹满，或令人暴不知人，或至半日远至一日乃知人者何也？岐伯曰：阴气盛于上则下虚，下虚则腹胀满；阳气盛于上，则下气重上而邪气逆，逆则阳气乱，阳气乱则不知人也。

帝曰：善。愿闻六经脉之厥状病能也。岐伯曰：巨阳之厥，则肿首头重，足不能行，发为眴仆。阳明之厥，则癫疾欲走呼，腹满不得卧，面赤而热，妄见而妄言。少阳之厥，则暴聋颊肿而热，胁痛，骱不可以运。太阴之厥，则腹满䐜胀，后不利，不欲食，食则呕，不得卧。少阴之厥，则口干溺赤，腹满心痛。厥阴之厥，则少腹肿痛，腹胀泾溲不利，好卧屈膝，阴缩肿，骱内热。盛则泻之，虚则补之，不盛不虚以经取之。

太阴厥逆，骱急挛，心痛引腹，治主病者。少阴厥逆，虚满呕变，下泄清，治主病者。厥阴厥逆，挛腰痛，虚满前闭谵言，治主病者。三阴俱逆，不得前后，使人手足寒，三日死。太阳厥逆，僵仆呕血善衄，治主病者。少阳厥逆，机关不利，机关不利者，腰不可以行，项不可以顾，发肠痈不可治，惊者死。阳明厥逆，喘咳身热，善惊衄呕血。

手太阴厥逆，虚满而咳，善呕沫，治主病者。手心主、少阴厥逆，心痛引喉，身热，死不可治。手太阳厥逆，耳聋泣出，项不可以顾，腰不可以俯仰，治主病者。手阳明、少阳厥逆，发喉痹嗌肿痓，治主病者。

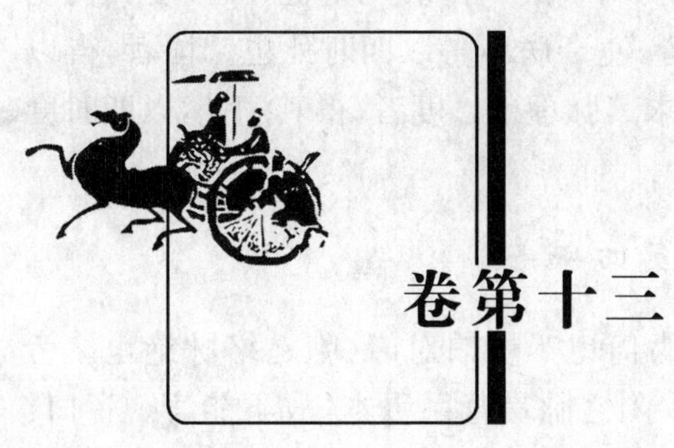

# 卷第十三

## 病能论篇第四十六

黄帝问曰：人病胃脘痈者，诊当何如？岐伯对曰：诊此者当候胃脉，其脉当沉细，沉细者气逆，逆者人迎甚盛，甚盛则热。人迎者胃脉也，逆而盛，则热聚于胃口而不行，故胃脘为痈也。

帝曰：善。人有卧而有所不安者何也？岐伯曰：脏有所伤，及情有所倚，则卧不安，故人不能悬其病也。

帝曰：人之不得偃卧者何也？岐伯曰：肺者脏之盖也，肺气盛则脉大，脉大则不得偃卧，论在《奇恒阴阳》中。

帝曰：有病厥者，诊右脉沉而紧，左脉浮而迟，不知病主安在？岐伯曰：冬诊之，右脉固当沉紧，此应四时；左脉浮而迟，此逆四时。在左当主病在肾，颇关在肺，当腰痛也。帝曰：何以言之？岐伯曰：少阴脉贯肾络肺，今得肺脉，肾为之病，故肾为腰痛之病也。

帝曰：善。有病颈痈者，或石治之，或针灸治之，而皆已，其真安在？岐伯曰：此同名异等者也。夫痈气之息者，宜以针开除去之；夫气盛血聚者，宜石而泻之。此所谓同病异治也。

帝曰：有病怒狂者，此病安生？岐伯曰：生于阳也。帝曰：阳何以使人狂？岐伯曰：阳气者，因暴折而难决，故善怒也，病名曰阳厥。帝曰：何以知之？岐伯曰：阳明者常动，巨阳少阳不动，不动而动大疾，此其候也。帝曰：治之奈何？岐伯曰：夺其食即已。夫食入于阴，长气于阳，故夺其食即已。使之服以生铁洛为饮，夫生铁洛者，下气疾也。

帝曰：善。有病身热解墯，汗出如浴，恶风少气，此为何病？岐伯曰：病名曰酒风。帝曰：治之奈何？岐伯曰：以泽泻、术各十分，麋衔五分合，以三指撮为后饭。

所谓深之细者，其中手如针也，摩之切之，聚者坚也，博者大也。《上经》者，言气之通天也。《下经》者，言病之变化也。《金匮》者，决死生也。《揆度》者，切度之也。《奇恒》者，言奇病也。所谓奇者，使奇病不得以四时死也。恒者，得以四时死也。所谓揆者，方切求之也，言切求其脉理也。度者，得其病处，以四时度之也。

## 奇病论篇第四十七

黄帝问曰：人有重身，九月而喑，此为何也？岐伯对曰：胞之络脉绝也。帝曰：何以言之？岐伯曰：胞络者系于肾，少阴之脉贯肾系舌本，故不能言。帝曰：治之奈何？岐伯曰：无治也，当十月复。《刺法》曰：无损不足，益有余，以成其疹。所谓无损不足者，身羸瘦，无用镵石也。无益其有余者，腹中有形而泄之，泄之则精出，而病独擅中，故曰疹成也。

帝曰：病胁下满，气逆，二三岁不已，是为何病？岐伯曰：病名曰息积，此不妨于食，不可灸刺，积为导引服药，药不能独治也。

帝曰：人有身体髀股骱皆肿，环脐而痛，是为何病？岐伯曰：病名曰伏梁，此风根也。其气溢于大肠而著于肓，肓之原在脐下，故环脐而痛也。不可动之，动之为水溺涩之病也。

帝曰：人有尺脉数甚，筋急而见，此为何病？岐伯曰：此所谓疹筋，是人腹必急，白色黑色见，则病甚。

帝曰：人有病头痛以数岁不已，此安得之？名为何病？岐伯曰：当有所犯大寒，内至骨髓，髓者以脑为主，脑逆故令头痛，齿亦痛，病名曰厥逆。帝曰：善。

帝曰：有病口甘者，病名为何？何以得之？岐伯曰：此五气之溢也，名曰脾瘅。夫五味入口，藏于胃，脾为之行其精气，津液在脾，故令人口甘也。此肥美之所发也，此人必数食甘美而多肥也，肥者令人内热，甘者令人中满，故其气上溢，转为消渴。治之以兰，除陈气也。

帝曰：有病口苦，取阳陵泉。口苦者病名为何？何以得之？岐伯曰：病名曰胆瘅。夫肝者中之将也，取决于胆，咽为之使。此人者，数谋虑不决，故胆虚气上溢，而口为之苦。治之以胆募俞，治在《阴阳十二官相使》中。

帝曰：有癃者，一日数十溲，此不足也。身热如炭，颈膺如格，人迎躁盛，喘息，气逆，此有余也。太阴脉微细如发者，此不足也。其病安在？名为何病？岐伯曰：病在太阴，其盛在胃，颇在肺，病名曰厥，死不治。此所谓得五有余二不足也。帝曰：何谓五有余二不足？岐伯曰：所谓五有余者，五病之气有余也；二不足者，亦病气之不足也。今外得五有余，内得二不足，此其身不表不里，亦正死明矣。

帝曰：人生而有病巅疾者，病名曰何？安所得之？岐伯曰：病名为胎病。此得之在母腹中时，其母有所大惊，气上而不下，精气并居，故令子发为巅疾也。

帝曰：有病痝然如有水状，切其脉大紧，身无痛者，形不瘦，不能食，食少，名为何病？岐伯曰：病生在肾，名为肾风。肾风而不能食，善惊，惊已心气痿者死。帝曰：善。

## 大奇论篇第四十八

肝满肾满肺满皆实，即为肿。肺之雍，喘而两胠满。肝雍，两胠满，卧则惊，不得小便。肾雍，胠下至少腹满，胫有大小，髀骱大跛，易偏枯。

心脉满大，痫瘛筋挛。肝脉小急，痫瘛筋挛。肝脉骛暴，有所惊骇，脉不至若喑，不治自已。肾脉小急，肝脉小急，心脉小急，不鼓皆为瘕。

肾肝并沉为石水，并浮为风水，并虚为死，并小弦欲惊。肾脉大急沉，肝脉大急沉，皆为疝。心脉搏滑急为心疝，肺脉沉搏为肺疝。三阳急为瘕，三阴急为疝，二阴急为痫厥，二阳急为惊。

脾脉外鼓沉为肠澼，久自已。肝脉小缓为肠澼，易治。肾脉小搏沉为肠澼下血，血温身热者死。心肝澼亦下血，二脏同病者可治；其脉小沉涩为肠澼，其身热者死，热见七日死。

胃脉沉鼓涩，胃外鼓大，心脉小坚急，皆隔偏枯。男子发左，女子发右，不喑舌转，可治，三十日起；其从者喑，三岁起；年不满二十者，三岁死。

脉至而搏，血衄身热者死，脉来悬钩浮为常脉。脉至如喘，名曰暴厥，暴厥者不知与人言。脉至如数，使人暴惊，三四日自已。

脉至浮合，浮合如数，一息十至以上，是经气予不足也，微见九十日死。脉至如火新然，是心精之予夺也，草干而死。脉至如散叶，是肝气予虚也，木叶落而死。脉至如省客，省客者，脉塞而鼓，是肾气予不足也，悬去枣华而死。脉至如丸泥，是胃精予不足也，榆荚落而死。脉至如横格，是胆气予不足也，禾熟而死。脉至如弦缕，是胞精予不足也，病善言，下霜而死；不言可治。

脉至如交漆，交漆者左右傍至也，微见三十日死。脉至如涌泉，浮鼓肌中，太阳气予不足也，少气味，韭英而死。脉至如颓土之状，按之不得，是肌气予不足也，五色先见黑，白垒发死。脉至如悬离，悬离者浮揣切之益大，是十二俞之气予不足也，水凝而死。脉至如偃刀，偃刀者浮之小急，按之坚大急，五脏菀熟，寒热独并于肾也，如此其人不得坐，立春而死。脉至如丸，滑不直手，不直手者，按之不可得也，是大肠气予不足也，枣叶生而死。脉至如华者，令人善恐，不欲坐卧，行立常听，是小肠气予不足也，季秋而死。

## 脉解篇第四十九

太阳所谓肿腰脽痛者，正月太阳寅，寅太阳也，正月阳气出在上而阴气盛，阳未得自次也，故肿腰脽痛也。病偏虚为跛者，正月阳气冻解地气而出也，所谓偏虚者，冬寒颇有不足者，故偏虚为跛也。所谓强上引背者，阳气大上而争，故强上也。所谓耳鸣者，阳气万物盛上而跃，故耳鸣也。所谓甚则狂颠疾者，阳尽在上而阴气从下，下虚上实，故狂颠疾也。所谓浮为聋者，皆在气也。所谓入中为喑者，阳盛已衰，故为喑也。内夺而厥，则为喑俳，此肾虚也，少阴不至者，厥也。

少阳所谓心胁痛者，言少阳戌也，戌者心之所表也，九月阳气尽而阴气盛，故心胁痛也。所谓不可反侧者，阴气藏物也，物藏则不动，故不可反侧也。所谓甚则跃者，九月万物尽衰，草木毕落而堕，则气去阳而之阴，气盛而阳之下长，故谓跃。

阳明所谓洒洒振寒者，阳明者午也，五月盛阳之阴也，阳盛而阴气加之，故洒洒振寒也。所谓胫肿而股不收者，是五月盛阳之阴也，阳者衰于五月，而一阴气上，与阳始争，故胫肿而股不收也。所谓上喘而为水者，阴气下而复上，上则邪客于脏腑间，故为水也。所谓胸痛少气者，水气在脏腑也，水者阴气也，阴气在中，故胸痛少气也。所谓甚则厥，恶人与火，闻木音则惕然而惊者，阳气与阴气相薄，水火相恶，故惕然而惊也。所谓欲独闭户牖而处者，阴阳相薄也，阳尽而阴盛，故欲独闭户牖而居。所谓病至则欲乘高而歌，弃衣而走者，阴阳复争，而外并于阳，故使之弃衣而走也。所谓客孙脉则头痛鼻鼽腹肿者，阳明并于上，上者则其孙脉络太阴也，故头痛鼻鼽腹肿也。

太阴所谓病胀者，太阴子也，十一月万物气皆藏于中，故曰病胀。所谓上走心为噫者，阴盛而上走于阳明，阳明络属心，故曰上走心为噫也。所谓食则呕者，物盛满而上溢，故呕也。所谓得后与气则快然如衰者，十一月阴气下衰，而阳气且出，故曰得后与气则快然如衰也。

少阴所谓腰痛者，少阴者申也，七月万物阳气皆伤，故腰痛也。所谓呕咳上气喘者，阴气在下，阳气在上，诸阳气浮，无所依从，故呕咳上气喘也。所谓邑邑不能久立，久坐起则目𥆨𥆨无所见者，万物阴阳不定未有主也，秋气始至，微霜始下，而方杀万物，阴阳内夺，故目𥆨𥆨无所见也。所谓少气善怒者，阳气不治，阳气不治则阳气不得出，肝气当治而未得，故善怒，善怒者名曰煎厥。所谓恐如人将捕之者，秋气万物未有毕去，阴气少，阳气入，阴阳相薄，故恐也。所谓恶闻食臭者，胃无气，故恶闻食臭也。所谓面黑如地色者，秋气内夺，故变于色也。所谓咳则有血者，阳脉伤也，阳气未盛于上而脉满，满则咳，故血见于鼻也。

厥阴所谓㿗疝、妇人少腹肿者，厥阴者辰也，三月阳中之阴，邪在中，故曰㿗疝、少腹肿也。所谓腰脊痛不可以俯仰者，三月一振，荣华万物，一俯而不仰也。所谓㿗癃疝肤胀者，曰阴亦盛而脉胀不通，故曰㿗癃疝也。所谓甚则嗌干热中者，阴阳相薄而热，故嗌干也。

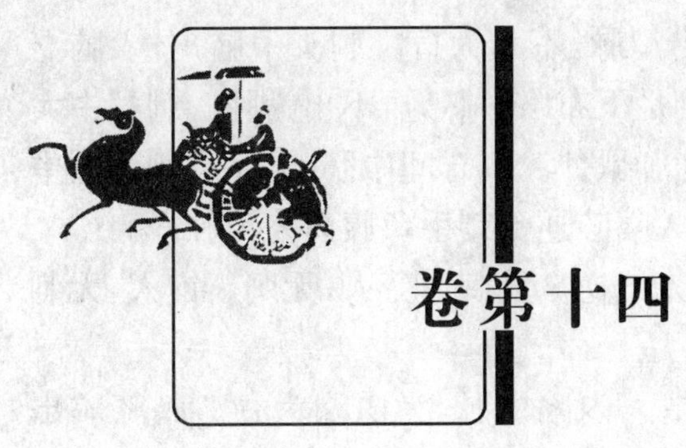

# 卷第十四

## 刺要论篇第五十

黄帝问曰：愿闻刺要。岐伯对曰：病有浮沉，刺有浅深，各至其理，无过其道。过之则内伤，不及则生外壅，壅则邪从之。浅深不得，反为大贼，内动五脏，后生大病。故曰：病有在毫毛腠理者，有在皮肤者，有在肌肉者，有在脉者，有在筋者，有在骨者，有在髓者。是故刺毫毛腠理无伤皮，皮伤则内动肺，肺动则秋病温疟，泝泝然寒栗。刺皮无伤肉，肉伤则内动脾，脾动则七十二日四季之月病腹胀，烦不嗜食。刺肉无伤脉，脉伤则内动心，心动则夏病心痛。刺脉无伤筋，筋伤则内动肝，肝动则春病热而筋弛。刺筋无伤骨，骨伤则内动肾，肾动则冬病胀腰痛。刺骨无伤髓，髓伤则销铄胻酸，体解㑊然不去矣。

## 刺齐论篇第五十一

黄帝问曰：愿闻刺浅深之分。岐伯对曰：刺骨者无伤筋，刺筋者无伤肉，刺肉者无伤脉，刺脉者无伤皮，刺皮者无伤肉，刺肉者无伤筋，刺筋者无伤骨。帝曰：余未知其所谓，愿闻其解。岐伯曰：刺骨无伤筋者，针至筋而去，不及骨也。刺筋无伤肉者，至肉而去，不及筋也。刺肉无伤脉者，至脉而去，不及肉也。刺脉无伤皮者，至皮而去，不及脉也。所谓刺皮无伤肉者，病在皮中，针入皮中，无伤肉也。刺肉无伤筋者，过肉中筋也。刺筋无伤骨者，过筋中骨也。此之谓反也。

## 刺禁论篇第五十二

黄帝问曰：愿闻禁数。岐伯对曰：脏有要害，不可不察，肝生于左，肺藏于右，心部于表，肾治于里，脾为之使，胃为之市。膈肓之上，中有父母；七节之傍，中有小心。从之有福，逆之有咎。

刺中心，一日死，其动为噫。刺中肝，五日死，其动为语。刺中肾，六日死，其动为嚏。刺中肺，三日死，其动为咳。刺中脾，十日死，其动为吞。刺中胆，一日半死，其动为呕。

刺跗上中大脉，血出不止死。刺面中溜脉，不幸为盲。刺头中脑户，入脑立死。刺舌下中脉太过，血出不止为喑。刺足下布络中脉，血不出为肿。刺郄中大脉，令人仆脱色。刺气街中脉，血不出，为肿鼠仆。刺脊间中髓，为伛。刺乳上中乳房，为肿根蚀。刺缺盆中内陷气泄，令人喘咳逆。刺手鱼腹内陷为肿。

无刺大醉，令人气乱。无刺大怒，令人气逆。无刺大劳人，无刺新饱人，无刺大饥人，无刺大渴人，无刺大惊人。

刺阴股中大脉，血出不止死。刺客主人内陷中脉，为内漏为聋。刺膝髌出液，为跛。刺臂太阴脉，出血多立死。刺足少阴脉，重虚出血，为舌难以言。刺膺中陷中肺，为喘逆仰息。刺肘中内陷，气归之，为不屈伸。刺阴股下三寸内陷，令人遗溺。刺掖下胁间内陷，令人咳。刺少腹中膀胱溺出，令人少腹满。刺腨肠内陷，为肿。刺匡上陷骨中脉，为漏为盲。刺关节中液出，不得屈伸。

## 刺志论篇第五十三

黄帝问曰：愿闻虚实之要。岐伯对曰：气实形实，气虚形虚，此其常也，反此者病。谷盛气盛，谷虚气虚，此其常也，反此者病。脉实血实，脉虚血虚，此其常也，反此者病。帝曰：如何而反？岐伯曰：气盛身寒，气虚身热，此谓反也。谷入多而气少，此谓反也。谷不入而气多，此谓反也。脉盛血少，此谓反也。脉小血多，此谓反也。气盛身寒，得之伤寒。气虚身热，得之伤暑。谷入多而气少者，得之有所脱血，湿居下也。谷入少而气多者，邪在胃及与肺也。脉小血多者，饮中热也。脉大血少者，脉有风气，水浆不入。此之谓也。夫实者，气入也；虚者，气出也。气实者，热也；气虚者，寒也。入实者，左手开针空也；入虚者，左手闭针空也。

## 针解篇第五十四

黄帝问曰：愿闻《九针》之解，虚实之道。岐伯对曰：刺虚则实之者，针下热也，气实乃热也。满而泄之者，针下寒也，气虚乃寒也。菀陈则除之者，出恶血也。邪胜则虚之者，出针勿按。徐而疾则实者，徐出针而疾按之。疾而徐则虚者，疾出针而徐按之。言实与虚者，寒温气多少也。若无若有者，疾不可知也。察后与先者，知病先后也。为虚与实者，工勿失其法。若得若失者，离其法也。虚实之要，九针最妙者，为其各有所宜也。补泻之时以针为之者，与气开阖相合也。九针之名各不同形者，针穷其所当补泻也。

刺实须其虚者，留针阴气隆至，乃去针也。刺虚须其实者，阳气隆至，针下热乃去针也。经气已至，慎守勿失者，勿变更也。深浅在志者，知病之内外也。近远如一者，深浅其候等也。如临深渊者，不敢墯也。手如握虎者，欲其壮也。神无营于众物者，静志观病人，无左右视也。义无邪下者，欲端以正也。必正其神者，欲瞻病人目，制其神，令气易行也。所谓三里者，下膝三寸也。所谓跗之者，举膝分易见也。巨虚者，蹻足胻独陷者。下廉者，陷下者也。

帝曰：余闻九针，上应天地四时阴阳，愿闻其方，令可传于后世以为常也。岐伯曰：夫一天、二地、三人、四时、五音、六律、七星、八风、九野，身形亦应之，针各有所宜，故曰九针。人皮应天，人肉应地，人脉应人，人筋应时，人声应音，人阴阳合气应律，人齿面目应星，人出入气应风，人九窍三百六十五络应野。故一针皮，二针肉，三针脉，四针筋，五针骨，六针调阴阳，七针益精，八针除风，九针通九窍，除三百六十五节气，此之谓各有所主也。人心意应八风，人气应天，人发齿耳目五声应五音六律，人阴阳脉血气应地，人肝目应之九。

九窍三百六十五。人一以观动静天二以候五色七星应之以候发毋泽五音一以候宫商角徵羽六律有余不足应之二地一以候高下有余九野一节俞应之以候闭节三人变一分人候齿泄多血少十分角之变五分以候缓急六分不足三分寒关节第九分四时人寒温燥湿四时一应之以候相反一四方各作解。

## 长刺节论篇第五十五

刺家不诊，听病者言。在头头疾痛，为藏针之，刺至骨，病已止，无伤骨肉及皮，皮者道也。阳刺，入一傍四处。治寒热深专者，刺大脏，迫脏刺背俞也，刺之迫脏，脏会，腹中寒热去而止，与刺之要，发针而浅出血。治痈肿者刺痈上，视痈小大深浅刺，刺大者多血，小者深之，必端内针为故止。病在少腹有积，刺皮髓以下至少腹而止，刺侠脊两傍四椎间，刺两髂髎季胁肋间，导腹中气热下已。病在少腹，腹痛不得大小便，病名曰疝，得之寒，刺少腹两股间，刺腰髁骨间，刺而多之，尽炅病已。

病在筋，筋挛节痛，不可以行，名曰筋痹，刺筋上为故，刺分肉间，不可中骨也，病起筋炅，病已止。病在肌肤，肌肤尽痛，名曰肌痹，伤于寒湿，刺大分小分，多发针而深之，以热为故，无伤筋骨，伤筋骨，痈发若变，诸分尽热，病已止。病在骨，骨重不可举，骨髓酸痛，寒气至，名曰骨痹，深者刺，无伤脉肉为故，其道大分小分，骨热病已止。病在诸阳脉，且寒且热，诸分且寒且热，名曰狂，刺之虚脉，视分尽热，病已止。病初发，岁一发，不治月一发，不治月四五发，名曰癫病，刺诸分诸脉，其无寒者以针调之，病已止。病风且寒且热，炅汗出，一日数过，先刺诸分理络脉；汗出且寒且热，三日一刺，百日而已。病大风，骨节重，须眉堕，名曰大风，刺肌肉为故，汗出百日，刺骨髓，汗出百日，凡二百日，须眉生而止针。

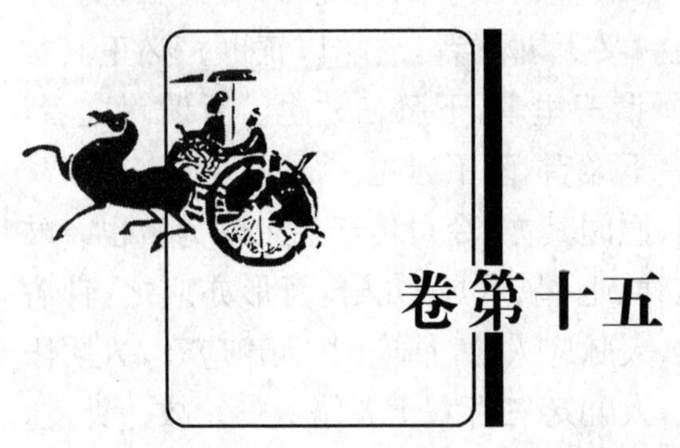

# 卷第十五

## 皮部论篇第五十六

黄帝问曰：余闻皮有分部，脉有经纪，筋有结络，骨有度量，其所生病各异，别其分部，左右上下，阴阳所在，病之始终，愿闻其道。岐伯对曰：欲知皮部以经脉为纪者，诸经皆然。阳明之阳，名曰害蜚，上下同法。视其部中有浮络者，皆阳明之络也。其色多青则痛，多黑则痹，黄赤则热，多白则寒，五色皆见，则寒热也。络盛则入客于经，阳主外，阴主内。

少阳之阳，名曰枢持，上下同法。视其部中有浮络者，皆少阳之络也。络盛则入客于经，故在阳者主内，在阴者主出，以渗于内，诸经皆然。

太阳之阳，名曰关枢，上下同法。视其部中有浮络者，皆太阳之络也。络盛则入客于经。

少阴之阴，名曰枢儒，上下同法。视其部中有浮络者，皆少阴之络也。络盛则入客于经，其入经也，从阳部注于经；其出者，从阴内注于骨。

心主之阴，名曰害肩，上下同法。视其部中有浮络者，皆心主之络也。络盛则入客于经。

太阴之阴，名曰关蛰，上下同法。视其部中有浮络者，皆太阴之络也。络盛则入客于经。凡十二经络脉者，皮之部也。

是故百病之始生也，必先客于皮毛，邪中之则腠理开，开则入客于络脉，留而不去，传入于经，留而不去，传入于腑，廪于肠胃。邪之始入于皮也，泝然起毫毛，开腠理；其入于络也，则络脉盛，色变；其入客于经也，则感虚乃陷下。其留于筋骨之间，寒多则筋挛骨痛，热多则筋弛骨消，肉烁䐃破，毛直而败。

帝曰：夫子言皮之十二部，其生病皆何如？岐伯曰：皮者脉之部也，邪客于皮则腠理开，开则邪入客于络脉，络脉满则注于经脉，经脉满则入舍于腑脏也，故皮者有分部，不与而生大病也。帝曰：善。

## 经络论篇第五十七

黄帝问曰:夫络脉之见也,其五色各异,青黄赤白黑不同,其故何也?岐伯对曰:经有常色而络无常变也。帝曰:经之常色何如?岐伯曰:心赤,肺白,肝青,脾黄,肾黑,皆亦应其经脉之色也。帝曰:络之阴阳,亦应其经乎?岐伯曰:阴络之色应其经,阳络之色变无常,随四时而行也。寒多则凝泣,凝泣则青黑;热多则淖泽,淖泽则黄赤。此皆常色,谓之无病。五色具见者,谓之寒热。帝曰:善。

## 气穴论篇第五十八

黄帝问曰:余闻气穴三百六十五以应一岁,未知其所,愿卒闻之。岐伯稽首再拜对曰:窘乎哉问也!其非圣帝,孰能穷其道焉!因请溢意尽言其处。帝捧手逡巡而却曰:夫子之开余道也,目未见其处,耳未闻其数,而目以明,耳以聪矣。岐伯曰:此所谓圣人易语,良马易御也。帝曰:余非圣人之易语也,世言真数开人意,今余所访问者真数,发蒙解惑,未足以论也。然余愿闻夫子溢志尽言其处,令解其意,请藏之金匮,不敢复出。

岐伯再拜而起曰:臣请言之,背与心相控而痛,所治天突与十椎及上纪下纪,上纪者胃脘也,下纪者关元也。背胸邪系阴阳左右,如此其病前后痛涩,胸胁痛而不得息,不得卧,上气短气偏痛,脉满起斜出尻脉,络胸胁支心贯膈,上肩加天突,斜下肩交十椎下。

脏俞五十穴,腑俞七十二穴,热俞五十九穴,水俞五十七穴,头上五行行五,五五二十五穴。中膂两傍各五,凡十穴。大杼上两傍各一,凡二穴。目瞳子浮白二穴。两髀厌分中二穴,犊鼻二穴,耳中多所闻二穴,眉本二穴,完骨二穴,项中央一穴,枕骨二穴,上关二穴,大迎二穴,下关二穴,天柱二穴,巨虚上下廉四穴,曲牙二穴,天突一穴,天府二穴,天牖二穴,扶突二穴,天窗二穴,肩解二穴,关元一穴,委阳二穴,肩贞二穴,喑门一穴,脐一穴,胸俞十二穴,背俞二穴,膺俞十二穴,分肉二穴,踝上横二穴,阴阳跻四穴,水俞在诸分,热俞在气穴,寒热俞在两骸厌中二穴,大禁二十五,在天府下五寸。凡三百六十五穴,针之所由行也。

帝曰:余已知气穴之处,游针之居,愿闻孙络溪谷,亦有所应乎?岐伯曰:孙络三百六十五穴会,亦以应一岁,以溢奇邪,以通荣卫,荣卫稽留,卫散荣溢,气竭血著,外为发热,内为少气,疾泻无怠,以通荣卫,见而泻之,无问所会。

帝曰:善。愿闻溪谷之会也。岐伯曰:肉之大会为谷,肉之小会为溪,肉分之间,溪谷之会,以行荣卫,以会大气。邪溢气壅,脉热肉败,荣卫不行,必将为脓,内销骨髓,外破大䐃,留于节凑,必将为败。积寒留舍,荣卫不居,卷肉缩筋,肋肘不得伸,内为骨痹,外为不仁,命曰不足,大寒留于溪谷也。溪谷三百六十五穴会，亦应一岁。其小痹淫溢，循脉往来，微针所及，与法相同。帝乃辟左右而起，再拜曰：今日发蒙解惑，藏之金匮，不敢复出。乃藏之金兰之室，署曰气穴所在。岐伯曰：孙络之脉别经者，其血盛而当泻者，亦三百六十五脉，并注于络，传注十二络脉，非独十四络脉也，内解泻于中者十脉。

## 气府论篇第五十九

足太阳脉气所发者七十八穴：两眉头各一，入发至顶三寸傍五，相去三寸，其浮气在皮中者凡五行、行五，五五二十五，项中大筋两傍各一，风府两傍各一，侠脊以下至尻尾二十一节十五间各一，五脏之俞各五，六腑之俞各六，委中以下至足小指傍各六俞。

足少阳脉气所发者六十二穴：两角上各二，直目上发际内各五，耳前角上各一，耳前角下各一，锐发下各一，客主人各一，耳后陷中各一，下关各一，耳下牙车之后各一，缺盆各一，掖下三寸、胁下至胠八间各一，髀枢中傍各一，膝以下至足小指次指各六俞。

足阳明脉气所发者六十八穴：额颅发际傍各三，面鼽骨空各一，大迎之骨空各一，人迎各一，缺盆外骨空各一，膺中骨间各一，侠鸠尾之外、当乳下三寸、侠胃脘各五，侠脐广二寸各三，下脐二寸侠之各三，气街动脉各一，伏菟上各一，三里以下至足中指各八俞，分之所在穴空。

手太阳脉气所发者三十六穴：目内眦各一，目外各一，鼽骨下各一，耳郭上各一，耳中各一，巨骨穴各一，曲掖上骨穴各一，柱骨上陷者各一，上天窗四寸各一，肩解各一，肩解下三寸各一，肘以下至手小指本各六俞。

手阳明脉气所发者二十二穴：鼻空外廉、项上各二，大迎骨空各一，柱骨之会各一，髃骨之会各一，肘以下至手大指次指本各六俞。

手少阳脉气所发者三十二穴：鼽骨下各一，眉后各一，角上各一，下完骨后各一，项中足太阳之前各一，侠扶突各一，肩贞各一，肩贞下三寸分间各一，肘以下至手小指次指本各六俞。

督脉气所发者二十八穴：项中央二，发际后中八，面中三，大椎以下至尻尾及傍十五穴，至骶下凡二十一节，脊椎法也。

任脉之气所发者二十八穴：喉中央二，膺中骨陷中各一，鸠尾下三寸、胃脘五寸、胃脘以下至横骨六寸半一，腹脉法也。下阴别一，目下各一，下唇一，龂交一。

冲脉气所发者二十二穴：侠鸠尾外各半寸至脐寸一，侠脐下傍各五分至横骨寸一，腹脉法也。

足少阴舌下、厥阴毛中急脉各一，手少阴各一，阴阳跻各一。手足诸鱼际脉气所发者，凡三百六十五穴也。

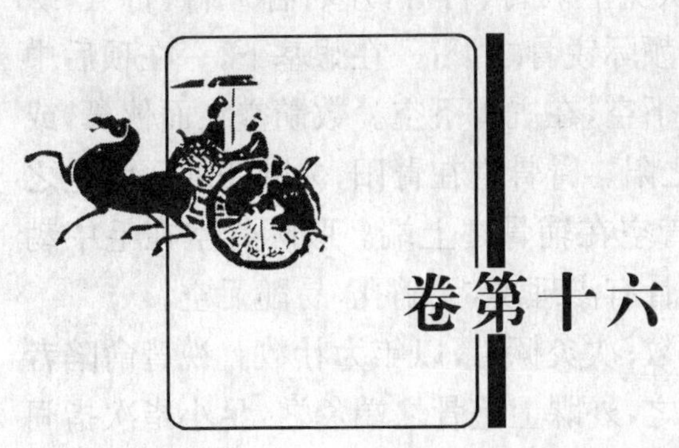

# 卷第十六

## 骨空论篇第六十

黄帝问曰:余闻风者百病之始也,以针治之奈何?岐伯对曰:风从外入,令人振寒,汗出头痛,身重恶寒,治在风府,调其阴阳,不足则补,有余则泻。大风颈项痛,刺风府,风府在上椎。大风汗出,灸譩譆,譩譆在背下侠脊傍三寸所,厌之令病者呼譩譆,譩譆应手。从风憎风,刺眉头。失枕在肩上横骨间,折使揄臂齐肘,正灸脊中。䏚络季胁引少腹而痛胀,刺譩譆。腰痛不可以转摇,急引阴卵,刺八髎与痛上,八髎在腰尻分间。鼠瘘寒热,还刺寒府,寒府在附膝外解营。取膝上外者使之拜,取足心者使之跪。

任脉者,起于中极之下,以上毛际,循腹里,上关元,至咽喉,上颐循面入目。冲脉者,起于气街,并少阴之经,侠脐上行,至胸中而散。任脉为病,男子内结七疝,女子带下瘕聚。冲脉为病,逆气里急。督脉为病,脊强反折。督脉者,起于少腹以下骨中央,女子入系廷孔,其孔溺孔之端也。其络循阴器合篡间,绕篡后,别绕臀,至少阴与巨阳中络者,合少阴上股内后廉,贯脊属肾,与太阳起于目内眦,上额交巅上,入络脑,还出别下项,循肩髆内,侠脊抵腰中,入循膂,络肾;其男子循茎下至篡,与女子等;其少腹直上者,贯脐中央,上贯心,入喉,上颐环唇,上系两目之下中央。此生病,从少腹上冲心而痛,不得前后,为冲疝;其女子不孕,癃痔遗溺嗌干。督脉生病治督脉,治在骨上,甚者在脐下营。

其上气有音者,治其喉中央,在缺盆中者。其病上冲喉者,治其渐,渐者上侠颐也。蹇膝伸不屈,治其楗。坐而膝痛,治其机。起而引解,治其骸关。膝痛,痛及拇指,治其腘。坐而膝痛如物隐者,治其关。膝痛不可屈伸,治其背内。连骱若折,治阳明中俞髎。若别,治巨阳、少阴荥。淫泺胫酸,不能久立,治少阳之络,在外踝上五寸。辅骨上横骨下为楗,侠髋为机,膝解为骸关,侠膝之骨为连骸,骸下为辅,辅上为腘,腘上为关,头横骨为枕。

水俞五十七穴者，尻上五行、行五；伏菟上两行、行五，左右各一行、行五；踝上各一行、行六穴。髓空在脑后三分，在颅际锐骨之下，一在龈基下，一在项后中复骨下，一在脊骨上空，在风府上。脊骨下空，在尻骨下空。数髓空在面侠鼻，或骨空在口下当两肩。两髆骨空，在髆中之阳。臂骨空在臂阳，去踝四寸两骨空之间。股骨上空在股阳，出上膝四寸。骺骨空在辅骨之上端。股际骨空在毛中动脉下。尻骨空在髀骨之后相去四寸。扁骨有渗理凑，无髓孔，易髓无空。

灸寒热之法，先灸项大椎，以年为壮数；次灸橛骨，以年为壮数。视背俞陷者灸之，举臂肩上陷者灸之，两季胁之间灸之，外踝上绝骨之端灸之，足小指次指间灸之，腨下陷脉灸之，外踝后灸之，缺盆骨上切之坚痛如筋者灸之，膺中陷骨间灸之，掌束骨下灸之，脐下关元三寸灸之，毛际动脉灸之，膝下三寸分间灸之，足阳明跗上动脉灸之，巅上一灸之。犬所啮之处灸之三壮，即以犬伤病法灸之。凡当灸二十九处。伤食灸之，不已者，必视其经之过于阳者，数刺其俞而药之。

## 水热穴论篇第六十一

黄帝问曰：少阴何以主肾？肾何以主水？岐伯对曰：肾者至阴也，至阴者盛水也，肺者太阴也，少阴者冬脉也，故其本在肾，其末在肺，皆积水也。

帝曰：肾何以能聚水而生病？岐伯曰：肾者胃之关也，关闭不利，故聚水而从其类也。上下溢于皮肤，故为胕肿。胕肿者，聚水而生病也。

帝曰：诸水皆生于肾乎？岐伯曰：肾者牝脏也，地气上者属于肾，而生水液也，故曰至阴。勇而劳甚则肾汗出，肾汗出逢于风，内不得入于脏腑，外不得越于皮肤，客于玄府，行于皮里，传为胕肿，本之于肾，名曰风水。所谓玄府者，汗空也。

帝曰：水俞五十七处者，是何主也？岐伯曰：肾俞五十七穴，积阴之所聚也，水所从出入也。尻上五行、行五者，此肾俞。故水病下为胕肿大腹，上为喘呼不得卧者，标本俱病，故肺为喘呼，肾为水肿，肺为逆不得卧，分为相输俱受者，水气之所留也。伏菟上各二行、行五者，此肾之街也，三阴之所交结于脚也。踝上各一行、行六者，此肾脉之下行也，名曰太冲。凡五十七穴者，皆脏之阴络，水之所客也。

帝曰：春取络脉分肉何也？岐伯曰：春者木始治，肝气始生，肝气急，其风疾，经脉常深，其气少，不能深入，故取络脉分肉间。

帝曰：夏取盛经分腠何也？岐伯曰：夏者火始治，心气始长，脉瘦气弱，阳气留溢，热熏分腠，内至于经，故取盛经分腠，绝肤而病去者，邪居浅也。所谓盛经者，阳脉也。

帝曰：秋取经俞何也？岐伯曰：秋者金始治，肺将收杀，金将胜火，阳气在合，阴气初胜，湿气及体，阴气未盛，未能深入，故取俞以泻阴邪，取合以虚阳邪。阳气始衰，故取于合。

帝曰：冬取井荥何也？岐伯曰：冬者水始治，肾方闭，阳气衰少，阴气坚盛，巨阳伏沉，阳脉乃去，故取井以下阴逆，取荥以实阳气。故曰：冬取井荥，春不鼽衄，此之谓也。

帝曰：夫子言治热病五十九俞，余论其意，未能领别其处，愿闻其处，因闻其意。岐伯曰：头上五行、行五者，以越诸阳之热逆也。大杼、膺俞、缺盆、背俞，此八者，以泻胸中之热也。气街、三里、巨虚上下廉，此八者，以泻胃中之热也。云门、髃骨、委中、髓空，此八者，以泻四肢之热也。五脏俞傍五，此十者，以泻五脏之热也。凡此五十九穴者，皆热之左右也。

帝曰：人伤于寒而传为热何也？岐伯曰：夫寒盛则生热也。

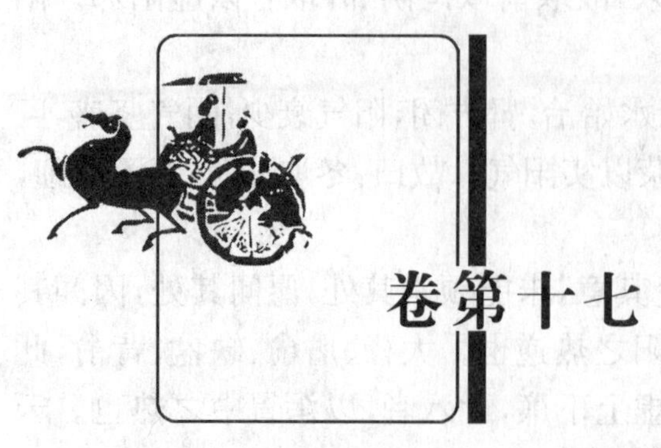

# 卷第十七

## 调经论篇第六十二

黄帝问曰：余闻《刺法》言，有余泻之，不足补之，何谓有余？何谓不足？岐伯对曰：有余有五，不足亦有五，帝欲何问？帝曰：愿尽闻之。岐伯曰：神有余有不足，气有余有不足，血有余有不足，形有余有不足，志有余有不足，凡此十者，其气不等也。

帝曰：人有精气津液，四肢九窍，五脏十六部，三百六十五节，乃生百病，百病之生，皆有虚实。今夫子乃言有余有五，不足亦有五，何以生之乎？岐伯曰：皆生于五脏也。夫心藏神，肺藏气，肝藏血，脾藏肉，肾藏志，而此成形。志意通，内连骨髓，而成身形五脏。五脏之道，皆出于经隧，以行血气，血气不和，百病乃变化而生，是故守经隧焉。

帝曰：神有余不足何如？岐伯曰：神有余则笑不休，神不足则悲。血气未并，五脏安定，邪客于形，洒淅起于毫毛，未入于经络也，故命曰神之微。帝曰：补泻奈何？岐伯曰：神有余，则泻其小络之脉出血，勿之深斥，无中其大经，神气乃平。神不足者，视其虚络，按而致之，刺而利之，无出其血，无泄其气，以通其经，神气乃平。帝曰：刺微奈何？岐伯曰：按摩勿释，著针勿斥，移气于不足，神气乃得复。

帝曰：善。气有余不足奈何？岐伯曰：气有余则喘咳上气，不足则息利少气。血气未并，五脏安定，皮肤微病，命曰白气微泄。帝曰：补泻奈何？岐伯曰：气有余，则泻其经隧，无伤其经，无出其血，无泄其气。不足，则补其经隧，无出其气。帝曰：刺微奈何？岐伯曰：按摩勿释，出针视之，曰我将深之，适人必革，精气自伏，邪气散乱，无所休息，气泄腠理，真气乃相得。

帝曰：善。血有余不足奈何？岐伯曰：血有余则怒，不足则恐。血气未并，五脏安定，孙络外溢，则络有留血。帝曰：补泻奈何？岐伯曰：血有余，则泻其盛经，出其血。不足，则补其虚经，内针其脉中，久留而视，脉大，疾出其针，无令血泄。帝曰：刺留血奈何？岐伯曰：视其血络，刺出其血，无令恶血得入于经，以成其疾。

帝曰：善。形有余不足奈何？岐伯曰：形有余则腹胀泾溲不利，不足则四肢不用。血气未并，五脏安定，肌肉蠕动，命曰微风。帝曰：补泻奈何？岐伯曰：形有余则泻其阳经，不足则补其阳络。帝曰：刺微奈何？岐伯曰：取分肉间，无中其经，无伤其络，卫气得复，邪气乃索。

帝曰：善。志有余不足奈何？岐伯曰：志有余则腹胀飧泄，不足则厥。血气未并，五脏安定，骨节有动。帝曰：补泻奈何？岐伯曰：志有余则泻然筋血者，不足则补其复溜。帝曰：刺未并奈何？岐伯曰：即取之，无中其经，以去其邪，乃能立虚。

帝曰：善。余已闻虚实之形，不知其何以生。岐伯曰：气血以并，阴阳相倾，气乱于卫，血逆于经，血气离居，一实一虚。血并于阴，气并于阳，故为惊狂。血并于阳，气并于阴，乃为炅中。血并于上，气并于下，心烦惋善怒。血并于下，气并于上，乱而喜忘。

帝曰：血并于阴，气并于阳，如是血气离居，何者为实？何者为虚？岐伯曰：血气者，喜温而恶寒，寒则泣不能流，温则消而去之，是故气之所并为血虚，血之所并为气虚。帝曰：人之所有者，血与气耳。今夫子乃言血并为虚，气并为虚，是无实乎？岐伯曰：有者为实，无者为虚，故气并则无血，血并则无气，今血与气相失，故为虚焉。络之与孙脉俱输于经，血与气并，则为实焉。血之与气并走于上，则为大厥，厥则暴死，气复反则生，不反则死。

帝曰：实者何道从来？虚者何道从去？虚实之要，愿闻其故。岐伯曰：夫阴与阳皆有俞会，阳注于阴，阴满之外，阴阳匀平，以充其形，九候若一，命曰平人。夫邪之生也，或生于阴，或生于阳。其生于阳者，得之风雨寒暑；其生于阴者，得之饮食居处，阴阳喜怒。

帝曰：风雨之伤人奈何？岐伯曰：风雨之伤人也，先客于皮肤，传入于孙脉，孙脉满则传入于络脉，络脉满则输于大经脉，血气与邪并客于分腠之间，其脉坚大，故曰实。实者外坚充满，不可按之，按之则痛。帝曰：寒湿之伤人奈何？岐伯曰：寒湿之中人也，皮肤收，肌肉坚紧，荣血泣，卫气去，故曰虚。虚者聂辟气不足，按之则气足以温之，故快然而不痛。

帝曰：善。阴之生实奈何？岐伯曰：喜怒不节则阴气上逆，上逆则下虚，下虚则阳气走之，故曰实矣。帝曰：阴之生虚奈何？岐伯曰：喜则气下，悲则气消，消则脉虚空，因寒饮食，寒气熏满，则血泣气去，故曰虚矣。

帝曰：《经》言阳虚则外寒，阴虚则内热，阳盛则外热，阴盛则内寒，余已闻之矣，不知其所由然也。岐伯曰：阳受气于上焦，以温皮肤分肉之间，今寒气在外，则上焦不通，上焦不通，则寒气独留于外，故寒栗。帝曰：阴虚生内热奈何？岐伯曰：有所劳倦，形气衰少，谷气不盛，上焦不行，下脘不通，胃气热，热气熏胸中，故内热。帝曰：阳盛生外热奈何？岐伯曰：上焦不通利，则皮肤致密，腠理闭塞，玄府不通，卫气不得泄越，故外热。帝曰：阴盛生内寒奈何？岐伯曰：厥气上逆，寒气积于胸中而不泻，不泻则温气去，寒独留，则血凝泣，凝则脉不通，其脉盛大以涩，故中寒。

帝曰：阴与阳并，血气以并，病形以成，刺之奈何？岐伯曰：刺此者取之经隧，取血于营，取气于卫，用形哉，因四时多少高下。帝曰：血气以并，病形以成，阴阳相倾，补泻奈何？岐伯曰：泻实者气盛乃内针，针与气俱内，以开其门，如利其户，针与气俱出，精气不伤，邪气乃下，外门不闭，以出其疾，摇大其道，如利其路，是谓大泻，必切而出，大气乃屈。帝曰：补虚奈何？岐伯曰：持针勿置，以定其意，候呼内针，气出针入，针空四塞，精无从去，方实而疾出针，气入针出，热不得还，闭塞其门，邪气布散，精气乃得存，动气候时，近气不失，远气乃来，是谓追之。

帝曰：夫子言虚实者有十，生于五脏，五脏五脉耳。夫十二经脉皆生其病，今夫子独言五脏。夫十二经脉者，皆络三百六十五节，节有病必被经脉，经脉之病皆有虚实，何以合之？岐伯曰：五脏者，故得六腑与为表里，经络肢节，各生虚实，其病所居，随而调之。病在脉，调之血；病在血，调之络；病在气，调之卫；病在肉，调之分肉；病在筋，调之筋；病在骨，调之骨。燔针劫刺其下及与急者；病在骨，焠针药熨；病不知所痛，两跻为上；身形有痛，九候莫病，则缪刺之；痛在于左而右脉病者，巨刺之。必谨察其九候，针道备矣。

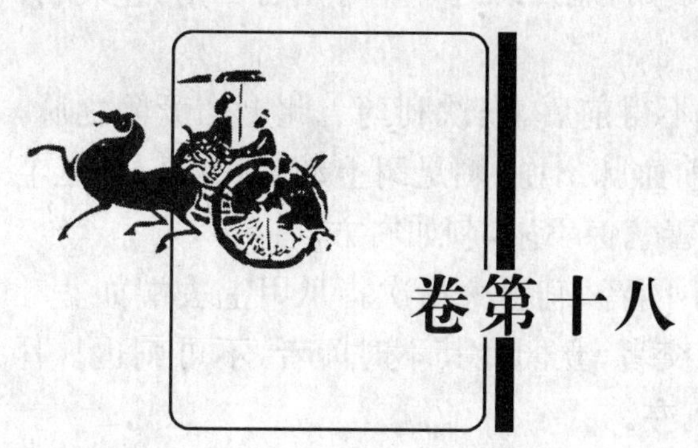

# 卷第十八

## 缪刺论篇第六十三

黄帝问曰：余闻缪刺，未得其意，何谓缪刺？岐伯对曰：夫邪之客于形也，必先舍于皮毛，留而不去，入舍于孙脉，留而不去，入舍于络脉，留而不去，入舍于经脉，内连五脏，散于肠胃，阴阳俱感，五脏乃伤，此邪之从皮毛而入，极于五脏之次也，如此则治其经焉。今邪客于皮毛，入舍于孙络，留而不去，闭塞不通，不得入于经，流溢于大络，而生奇病也。夫邪客大络者，左注右，右注左，上下左右与经相干，而布于四末，其气无常处，不入于经俞，命曰缪刺。

帝曰：愿闻缪刺，以左取右，以右取左奈何？其与巨刺何以别之？岐伯曰：邪客于经，左盛则右病，右盛则左病，亦有移易者，左痛未已而右脉先病，如此者，必巨刺之，必中其经，非络脉也。故络病者，其痛与经脉缪处，故命曰缪刺。

帝曰：愿闻缪刺奈何？取之何如？岐伯曰：邪客于足少阴之络，令人卒心痛暴胀，胸胁支满，无积者，刺然骨之前出血，如食顷而已。不已，左取右，右取左。病新发者，取五日已。

邪客于手少阳之络，令人喉痹舌卷，口干心烦，臂外廉痛，手不及头，刺手小指次指爪甲上去端如韭叶各一痏，壮者立已，老者有顷已，左取右，右取左，此新病，数日已。

邪客于足厥阴之络，令人卒疝暴痛，刺足大指爪甲上与肉交者各一痏，男子立已，女子有顷已，左取右，右取左。

邪客于足太阳之络，令人头项肩痛，刺足小指爪甲上与肉交者各一痏，立已；不已，刺外踝下三痏，左取右，右取左，如食顷已。

邪客于手阳明之络，令人气满胸中，喘息而支胠，胸中热，刺手大指次指爪甲上去端如韭叶各一痏，左取右，右取左，如食顷已。

邪客于臂掌之间，不可得屈，刺其踝后，先以指按之痛乃刺之，以月死生为数，月生一日一痏，二日二痏，十五日十五痏，十六日十四痏。

邪客于足阳跻之脉，令人目痛从内眦始，刺外踝之下半寸所各二痏，左刺右，右刺左，如行十里顷而已。

人有所堕坠，恶血留内，腹中满胀，不得前后，先饮利药。此上伤厥阴之脉，下伤少阴之络，刺足内踝之下、然骨之前血脉出血，刺足跗上动脉，不已，刺三毛上各一痏，见血立已，左刺右，右刺左。善悲惊不乐，刺如右方。

邪客于手阳明之络，令人耳聋，时不闻音，刺手大指次指爪甲上去端如韭叶各一痏，立闻；不已，刺中指爪甲上与肉交者，立闻。其不时闻者，不可刺也。耳中生风者，亦刺之如此数。左刺右，右刺左。

凡痹往来行无常处者，在分肉间痛而刺之，以月死生为数；用针者，随气盛衰以为痏数，针过其日数则脱气，不及日数则气不泻。左刺右，右刺左，病已止；不已，复刺之如法。月生一日一痏，二日二痏，渐多之；十五日十五痏，十六日十四痏，渐少之。

邪客于足阳明之络，令人鼽衄上齿寒，刺足大指次指爪甲上与肉交者各一痏，左刺右，右刺左。

邪客于足少阳之络，令人胁痛不得息，咳而汗出，刺足小指次指爪甲上与肉交者各一痏，不得息立已，汗出立止，咳者温衣饮食，一日已。左刺右，右刺左，病立已；不已，复刺如法。

邪客于足少阴之络，令人嗌痛不可内食，无故善怒，气上走贲上，刺足下中央之脉各三痏，凡六刺，立已，左刺右，右刺左。嗌中肿，不能内唾，时不能出唾者，缪刺然骨之前，出血立已，左刺右，右刺左。

邪客于足太阴之络，令人腰痛，引少腹控䏚，不可以仰息，刺腰尻之解、两胂之上，以月死生为痏数，发针立已，左刺右，右刺左。

邪客于足太阳之络，令人拘挛背急，引胁而痛，内引心而痛，刺之从项始数脊椎侠脊，疾按之应手如痛，刺之傍三痏，立已。

邪客于足少阳之络，令人留于枢中痛，髀不可举，刺枢中以毫针，寒则久留针，以月死生为数，立已。

治诸经刺之，所过者不病，则缪刺之。

耳聋，刺手阳明，不已，刺其通脉出耳前者。齿龋，刺手阳明，不已，刺其脉入齿中，立已。

邪客于五脏之间，其病也，脉引而痛，时来时止，视其病，缪刺之于手足爪甲上，视其脉，出其血，间日一刺，一刺不已，五刺已。

缪传引上齿，齿唇寒痛，视其手背脉血者去之，足阳明中指爪甲上一痏，手大指次指爪甲上各一痏，立已，左取右，右取左。

邪客于手足少阴、太阴、足阳明之络，此五络皆会于耳中，上络左角，五络俱竭，令人身脉皆动，而形无知也，其状若尸，或曰尸厥，刺其足大指内侧爪甲上去端如韭叶，后刺足心，后刺足中指爪甲上各一痏，后刺手大指内侧去端如韭叶，后刺手少阴锐骨之端各一痏，立已；不已，以竹管吹其两耳，鬄其左角之发方一寸燔治，饮以美酒一杯，不能饮者灌之，立已。

凡刺之数，先视其经脉，切而从之，审其虚实而调之。不调者经刺之，有痛而经不病者缪刺之，因视其皮部有血络者尽取之。此缪刺之数也。

## 四时刺逆从论篇第六十四

厥阴有余病阴痹，不足病生热痹，滑则病狐疝风，涩则病少腹积气。少阴有余病皮痹隐轸，不足病肺痹，滑则病肺风疝，涩则病积溲血。太阴有余病肉痹寒中，不足病脾痹，滑则病脾风疝，涩则病积心腹时满。阳明有余病脉痹身时热，不足病心痹，滑则病心风疝，涩则病积时善惊。太阳有余病骨痹身重，不足病肾痹，滑则病肾风疝，涩则病积时善巅疾。少阳有余病筋痹胁满，不足病肝痹，滑则病肝风疝，涩则病积时筋急目痛。

是故春气在经脉，夏气在孙络，长夏气在肌肉，秋气在皮肤，冬气在骨髓中。帝曰：余愿闻其故。岐伯曰：春者天气始开，地气始泄，冻解冰释，水行经通，故人气在脉。夏者经满气溢，入孙络受血，皮肤充实。长夏者经络皆盛，内溢肌中。秋者天气始收，腠理闭塞，皮肤引急。冬者盖藏，血气在中，内著骨髓，通于五脏。是故邪气者，常随四时之气血而入客也，至其变化不可为度，然必从其经气辟除其邪，除其邪则乱气不生。

帝曰：逆四时而生乱气奈何？岐伯曰：春刺络脉，血气外溢，令人少气；春刺肌肉，血气环逆，令人上气；春刺筋骨，血气内著，令人腹胀。夏刺经脉，血气乃竭，令人解㑊；夏刺肌肉，血气内却，令人善恐；夏刺筋骨，血气上逆，令人善怒。秋刺经脉，血气上逆，令人善忘；秋刺络脉，气不外行，令人卧不欲动；秋刺筋骨，血气内散，令人寒栗。冬刺经脉，血气皆脱，令人目不明；冬刺络脉，内气外泄，留为大痹；冬刺肌肉，阳气竭绝，令人善忘。凡此四时刺者，大逆之病，不可不从也，反之则生乱气相淫病焉。故刺不知四时之经，病之所生，以从为逆，正气内乱，与精相薄，精气不转。必审九候，正气不乱。

帝曰：善。刺五脏，中心一日死，其动为噫。中肝五日死，其动为语。中肺三日死，其动为咳。中肾六日死，其动为嚏欠。中脾十日死，其动为吞。刺伤人五脏必死，其动则依其脏之所变候知其死也。

## 标本病传论篇第六十五

黄帝问曰：病有标本，刺有逆从奈何？岐伯对曰：凡刺之方，必别阴阳，前后相应，逆从得施，标本相移，故曰有其在标而求之于标，有其在本而求之于本，有其在本而求之于标，有其在标而求之于本。故治有取标而得者，有取本而得者，有逆取而得者，有从取而得者。故知逆与从，正行无问，知标本者，万举万当，不知标本，是谓妄行。

夫阴阳逆从标本之为道也，小而大，言一而知百病之害。少而多，浅而博，可以言一而知百也。以浅而知深，察近而知远，言标与本，易而勿及。治反为逆，治得为从。

先病而后逆者治其本，先逆而后病者治其本，先寒而后生病者治其本，先病而后生寒者治其本，先热而后生病者治其本，先热而后生中满者治其标，先病而后泄者治其本，先泄而后生他病者治其本，必且调之，乃治其他病。先病而后生中满者治其标，先中满而后烦心者治其本。人有客气，有固气。小大不利治其标，小大利治其本。病发而有余，本而标之，先治其本，后治其标；病发而不足，标而本之，先治其标，后治其本。谨察间甚，以意调之，间者并行，甚者独行。先小大不利而后生病者治其本。

夫病传者，心病先心痛，一日而咳，三日胁支痛，五日闭塞不通，身痛体重，三日不已死，冬夜半，夏日中。肺病喘咳，三日而胁支满痛，一日身重体痛，五日而胀，十日不已死，冬日入，夏日出。肝病头目眩，胁支满，三日体重身痛，五日而胀，三日腰脊少腹痛，胫酸，三日不已死，冬日入，夏早食。脾病身痛体重，一日而胀，二日少腹腰脊痛，胫酸，三日背胎筋痛，小便闭，十日不已死，冬人定，夏晏食。肾病少腹腰脊痛，骺酸，三日背胎筋痛，小便闭，三日腹胀，三日两胁支痛，三日不已死，冬大晨，夏晏晡。胃病胀满，五日少腹腰脊痛，骺酸，三日背胎筋痛，小便闭，五日身体重，六日不已死，冬夜半后，夏日昳。膀胱病小便闭，五日少腹胀，腰脊痛，骺酸，一日腹胀，一日身体痛，二日不已死，冬鸡鸣，夏下晡。诸病以次相传，如是者，皆有死期，不可刺间一脏止，及至三四脏者，乃可刺也。

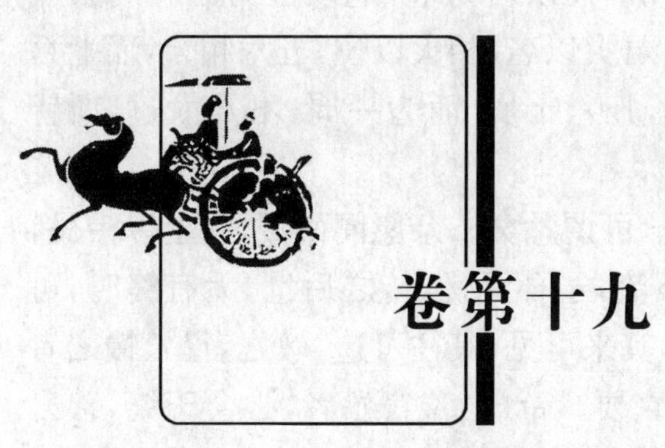

# 卷第十九

## 天元纪大论篇第六十六

黄帝问曰：天有五行御五位，以生寒暑燥湿风；人有五脏化五气，以生喜怒思忧恐。《论》言五运相袭而皆治之，终期之日，周而复始，余已知之矣，愿闻其与三阴三阳之候奈何合之？鬼臾区稽首再拜对曰：昭乎哉问也！夫五运阴阳者，天地之道也，万物之纲纪，变化之父母，生杀之本始，神明之府也，可不通乎！故物生谓之化，物极谓之变，阴阳不测谓之神，神用无方谓之圣。夫变化之为用也，在天为玄，在人为道，在地为化，化生五味，道生智，玄生神。神在天为风，在地为木；在天为热，在地为火；在天为湿，在地为土；在天为燥，在地为金；在天为寒，在地为水。故在天为气，在地成形，形气相感而化生万物矣。然天地者，万物之上下也；左右者，阴阳之道路也；水火者，阴阳之征兆也；金木者，生成之终始也。气有多少，形有盛衰，上下相召，而损益彰矣。

帝曰：愿闻五运之主时也何如？鬼臾区曰：五气运行，各终期日，非独主时也。帝曰：请闻其所谓也。鬼臾区曰：臣积考《太始天元册》文曰：太虚寥廓，肇基化元，万物资始，五运终天，布气真灵，总统坤元，九星悬朗，七曜周旋，曰阴曰阳，曰柔曰刚，幽显既位，寒暑弛张，生生化化，品物咸章。臣斯十世，此之谓也。

帝曰：善。何谓气有多少，形有盛衰？鬼臾区曰：阴阳之气各有多少，故曰三阴三阳也。形有盛衰，谓五行之治，各有太过不及也。故其始也，有余而往，不足随之，不足而往，有余从之，知迎知随，气可与期。应天为天符，承岁为岁直，三合为治。

帝曰：上下相召奈何？鬼臾区曰：寒暑燥湿风火，天之阴阳也，三阴三阳上奉之。木火土金水火，地之阴阳也，生长化收藏下应之。天以阳生阴长，地以阳杀阴藏。天有阴阳，地亦有阴阳。故阳中有阴，阴中有阳。所以欲知天地之阴阳者，应天之气，动而不息，故五岁而右迁；应地之气，静而守位，故六期而环会。动静相召，上下相临，阴阳相错，而变由生也。

帝曰：上下周纪，其有数乎？鬼臾区曰：天以六为节，地以五为制。周天气者，六期为一备；终地纪者，五岁为一周。君火以名，相火以位，五六相合，而七百二十气为一纪，凡三十岁；千四百四十气，凡六十岁，而为一周，不及太过，斯皆见矣。

帝曰：夫子之言，上终天气，下毕地纪，可谓悉矣。余愿闻而藏之，上以治民，下以治身，使百姓昭著，上下和亲，德泽下流，子孙无忧，传之后世，无有终时，可得闻乎？鬼臾区曰：至数之机，迫迮以微，其来可见，其往可追，敬之者昌，慢之者亡，无道行私，必得夭殃，谨奉天道，请言真要。帝曰：善言始者，必会于终，善言近者，必知其远，是则至数极而道不惑，所谓明矣。愿夫子推而次之，令有条理，简而不匮，久而不绝，易用难忘，为之纲纪，至数之要，愿尽闻之。鬼臾区曰：昭乎哉问！明乎哉道！如鼓之应桴，响之应声也。臣闻之：甲己之岁，土运统之；乙庚之岁，金运统之；丙辛之岁，水运统之；丁壬之岁，木运统之；戊癸之岁，火运统之。

帝曰：其于三阴三阳，合之奈何？鬼臾区曰：子午之岁，上见少阴；丑未之岁，上见太阴；寅申之岁，上见少阳；卯酉之岁，上见阳明；辰戌之岁，上见太阳；巳亥之岁，上见厥阴。少阴所谓标也，厥阴所谓终也。厥阴之上，风气主之；少阴之上，热气主之；太阴之上，湿气主之；少阳之上，相火主之；阳明之上，燥气主之；太阳之上，寒气主之。所谓本也，是谓六元。帝曰：光乎哉道！明乎哉论！请著之玉版，藏之金匮，署曰《天元纪》。

## 五运行大论篇第六十七

黄帝坐明堂，始正天纲，临观八极，考建五常，请天师而问之曰：《论》言天地之动静，神明为之纪，阴阳之升降，寒暑彰其兆。余闻五运之数于夫子，夫子之所言，正五气之各主岁尔，首甲定运，余因论之。鬼臾区曰：土主甲己，金主乙庚，水主丙辛，木主丁壬，火主戊癸。子午之上，少阴主之；丑未之上，太阴主之；寅申之上，少阳主之；卯酉之上，阳明主之；辰戌之上，太阳主之；巳亥之上，厥阴主之。不合阴阳，其故何也？岐伯曰：是明道也，此天地之阴阳也。夫数之可数者，人中之阴阳也，然所合，数之可得者也。夫阴阳者，数之可十，推之可百，数之可千，推之可万。天地阴阳者，不以数推，以象之谓也。

帝曰：愿闻其所始也。岐伯曰：昭乎哉问也！臣览《太始天元册》文，丹天之气经于牛女戊分，黅天之气经于心尾己分，苍天之气经于危室柳鬼，素天之气经于亢氐昴毕，玄天之气经于张翼娄胃。所谓戊己分者，奎壁角轸，则天地之门户也。夫候之所始，道之所生，不可不通也。

帝曰：善。《论》言天地者，万物之上下；左右者，阴阳之道路。未知其所谓也。岐伯曰：所谓上下者，岁上下见阴阳之所在也。左右者，诸上见厥阴，左少阴，右太阳；见少阴，左太阴，右厥阴；见太阴，左少阳，右少阴；见少阳，左阳明，右太阴；见阳明，左太阳，右少阳；见太阳，左厥阴，右阳明。所谓面北而命其位，言其见也。

帝曰：何谓下？岐伯曰：厥阴在上则少阳在下，左阳明，右太阴；少阴在上则阳明在下，左太阳，右少阳；太阴在上则太阳在下，左厥阴，右阳明；少阳在上则厥阴在下，左少阴，右太阳；阳明在上则少阴在下，左太阴，右厥阴；太阳在上则太阴在下，左少阳，右少阴。所谓面南而命其位，言其见也。上下相遘，寒暑相临，气相得则和，不相得则病。帝曰：气相得而病者何也？岐伯曰：以下临上，不当位也。

帝曰：动静何如？岐伯曰：上者右行，下者左行，左右周天，余而复会也。帝曰：余闻鬼臾区曰：应地者静。今夫子乃言下者左行，不知其所谓也。愿闻何以生之乎？岐伯曰：天地动静，五行迁复，虽鬼臾区其上候而已，犹不能遍明。夫变化之用，天垂象，地成形，七曜纬虚，五行丽地。地者，所以载生成之形类也。虚者，所以列应天之精气也。形精之动，犹根本之与枝叶也，仰观其象，虽远可知也。

帝曰：地之为下否乎？岐伯曰：地为人之下，太虚之中者也。帝曰：冯乎？岐伯曰：大气举之也。燥以干之，暑以蒸之，风以动之，湿以润之，寒以坚之，火以温之。故风寒在下，燥热在上，湿气在中，火游行其间，寒暑六入，故令虚而生化也。故燥胜则地干，暑胜则地热，风胜则地动，湿胜则地泥，寒胜则地裂，火胜则地固矣。

帝曰：天地之气，何以候之？岐伯曰：天地之气，胜复之作，不形于诊也。《脉法》曰：天地之变，无以脉诊，此之谓也。帝曰：间气何如？岐伯曰：随气所在，期于左右。帝曰：期之奈何？岐伯曰：从其气则和，违其气则病，不当其位者病，迭移其位者病，失守其位者危，尺寸反者死，阴阳交者死。先立其年，以知其气，左右应见，然后乃可以言死生之逆顺。

帝曰：寒暑燥湿风火，在人合之奈何？其于万物何以生化？岐伯曰：东方生风，风生木，木生酸，酸生肝，肝生筋，筋生心。其在天为玄，在人为道，在地为化。化生五味，道生智，玄生神，化生气。神在天为风，在地为木，在体为筋，在气为柔，在脏为肝。其性为暄，其德为和，其用为动，其色为苍，其化为荣，其虫毛，其政为散，其令宣发，其变摧拉，其眚为陨，其味为酸，其志为怒。怒伤肝，悲胜怒；风伤肝，燥胜风；酸伤筋，辛胜酸。

南方生热，热生火，火生苦，苦生心，心生血，血生脾。其在天为热，在地为火，在体为脉，在气为息，在脏为心。其性为暑，其德为显，其用为躁，其色为赤，其化为茂，其虫羽，其政为明，其令郁蒸，其变炎烁，其眚燔焫，其味为苦，其志为喜。喜伤心，恐胜喜；热伤气，寒胜热；苦伤气，咸胜苦。

中央生湿，湿生土，土生甘，甘生脾，脾生肉，肉生肺。其在天为湿，在地为土，在体为肉，在气为充，在脏为脾。其性静兼，其德为濡，其用为化，其色为黄，其化为盈，其虫倮，其政为谧，其令云雨，其变动注，其眚淫溃，其味为甘，其志为思。思伤脾，怒胜思；湿伤肉，风胜湿；甘伤脾，酸胜甘。

西方生燥，燥生金，金生辛，辛生肺，肺生皮毛，皮毛生肾。其在天为燥，在地为金，在体为皮毛，在气为成，在脏为肺。其性为凉，其德为清，其用为固，其色为白，其化为敛，其虫介，其政为劲，其令雾露，其变肃杀，其眚苍落，其味为辛，其志为忧。忧伤肺，喜胜忧；热伤皮毛，寒胜热；辛伤皮毛，苦胜辛。

北方生寒，寒生水，水生咸，咸生肾，肾生骨髓，髓生肝。其在天为寒，在地为水，在体为骨，在气为坚，在脏为肾。其性为凛，其德为寒，其用为藏，其色为黑，其化为肃，其虫鳞，其政为静，其令霰雪，其变凝冽，其眚冰雹，其味为咸，其志为恐。恐伤肾，思胜恐；寒伤血，燥胜寒；咸伤血，甘胜咸。五气更立，各有所先，非其位则邪，当其位则正。

帝曰：病生之变何如？岐伯曰：气相得则微，不相得则甚。帝曰：主岁何如？岐伯曰：气有余，则制己所胜而侮所不胜；其不及，则己所不胜侮而乘之，己所胜轻而侮之。侮反受邪，侮而受邪，寡于畏也。帝曰：善。

## 六微旨大论篇第六十八

黄帝问曰：呜呼远哉天之道也！如迎浮云，若视深渊，视深渊尚可测，迎浮云莫知其极。夫子数言谨奉天道，余闻而藏之，心私异之，不知其所谓也。愿夫子溢志尽言其事，令终不灭，久而不绝。天之道可得闻乎？岐伯稽首再拜对曰：明乎哉问天之道也！此因天之序，盛衰之时也。

帝曰：愿闻天道六六之节盛衰何也？岐伯曰：上下有位，左右有纪。故少阳之右，阳明治之；阳明之右，太阳治之；太阳之右，厥阴治之；厥阴之右，少阴治之；少阴之右，太阴治之；太阴之右，少阳治之。此所谓气之标，盖南面而待也。故曰：因天之序，盛衰之时，移光定位，正立而待之。此之谓也。少阳之上，火气治之，中见厥阴；阳明之上，燥气治之，中见太阴；太阳之上，寒气治之，中见少阴；厥阴之上，风气治之，中见少阳；少阴之上，热气治之，中见太阳；太阴之上，湿气治之，中见阳明。所谓本也，本之下中之见也，见之下气之标也。本标不同，气应异象。

帝曰：其有至而至，有至而不至，有至而太过，何也？岐伯曰：至而至者和；至而不至，来气不及也；未至而至，来气有余也。帝曰：至而不至、未至而至如何？岐伯曰：应则顺，否则逆，逆则变生，变生则病。帝曰：善。请言其应。岐伯曰：

物,生其应也。气,脉其应也。

帝曰:善。愿闻地理之应六节气位何如?岐伯曰:显明之右,君火之位也;君火之右,退行一步,相火治之;复行一步,土气治之;复行一步,金气治之;复行一步,水气治之;复行一步,木气治之;复行一步,君火治之。相火之下,水气承之;水位之下,土气承之;土位之下,风气承之;风位之下,金气承之;金位之下,火气承之;君火之下,阴精承之。帝曰:何也?岐伯曰:亢则害,承乃制,制则生化,外列盛衰,害则败乱,生化大病。

帝曰:盛衰何如?岐伯曰:非其位则邪,当其位则正,邪则变甚,正则微。帝曰:何谓当位?岐伯曰:木运临卯,火运临午,土运临四季,金运临酉,水运临子,所谓岁会,气之平也。帝曰:非位何如?岐伯曰:岁不与会也。帝曰:土运之岁,上见太阴;火运之岁,上见少阳、少阴;金运之岁,上见阳明;木运之岁,上见厥阴;水运之岁,上见太阳,奈何?岐伯曰:天之与会也,故《天元册》曰天符。帝曰:天符岁会何如?岐伯曰:太一天符之会也。帝曰:其贵贱何如?岐伯曰:天符为执法,岁位为行令,太一天符为贵人。帝曰:邪之中也奈何?岐伯曰:中执法者,其病速而危;中行令者,其病徐而持;中贵人者,其病暴而死。帝曰:位之易也何如?岐伯曰:君位臣则顺,臣位君则逆,逆则其病近,其害速;顺则其病远,其害微。所谓二火也。

帝曰:善。愿闻其步何如?岐伯曰:所谓步者,六十度而有奇,故二十四步积盈百刻而成日也。

帝曰:六气应五行之变何如?岐伯曰:位有终始,气有初中,上下不同,求之亦异也。帝曰:求之奈何?岐伯曰:天气始于甲,地气始于子,子甲相合,命曰岁立,谨候其时,气可与期。

帝曰:愿闻其岁,六气始终,早晏何如?岐伯曰:明乎哉问也!甲子之岁,初之气,天数始于水下一刻,终于八十七刻半;二之气,始于八十七刻六分,终于七十五刻;三之气,始于七十六刻,终于六十二刻半;四之气,始于六十二刻六分,终于五十刻;五之气,始于五十一刻,终于三十七刻半;六之气,始于三十七刻六分,终于二十五刻。所谓初六,天之数也。乙丑岁,初之气,天数始于二十六刻,终于一十二刻半;二之气,始于一十二刻六分,终于水下百刻;三之气,始于一刻,终于八十七刻半;四之气,始于八十七刻六分,终于七十五刻;五之气,始于七十六刻,终于六十二刻半;六之气,始于六十二刻六分,终于五十刻。所谓六二,天之数也。丙寅岁,初之气,天数始于五十一刻,终于三十七刻半;二之气,始于三十七刻六分,终于二十五刻;三之气,始于二十六刻,终于一十二刻半;四之气,始于一十二刻六分,终于水下百刻;五之气,始于一刻,终于八十七刻半;六之气,始于八十七刻六分,终于七十五刻。所谓六三,天之数也。丁卯岁,初之气,天数始于七十六刻，终于六十二刻半；二之气，始于六十二刻六分，终于五十刻；三之气，始于五十一刻，终于三十七刻半；四之气，始于三十七刻六分，终于二十五刻；五之气，始于二十六刻，终于一十二刻半；六之气，始于一十二刻六分，终于水下百刻。所谓六四，天之数也。次戊辰岁，初之气，复始于一刻，常如是无已，周而复始。

帝曰：愿闻其岁候何如？岐伯曰：悉乎哉问也！日行一周，天气始于一刻；日行再周，天气始于二十六刻；日行三周，天气始于五十一刻；日行四周，天气始于七十六刻；日行五周，天气复始于一刻。所谓一纪也。是故寅午戌岁气会同，卯未亥岁气会同，辰申子岁气会同，巳酉丑岁气会同，终而复始。

帝曰：愿闻其用也。岐伯曰：言天者求之本，言地者求之位，言人者求之气交。帝曰：何谓气交？岐伯曰：上下之位，气交之中，人之居也。故曰：天枢之上，天气主之；天枢之下，地气主之；气交之分，人气从之，万物由之。此之谓也。

帝曰：何谓初中？岐伯曰：初凡三十度而有奇，中气同法。帝曰：初中何也？岐伯曰：所以分天地也。帝曰：愿卒闻之。岐伯曰：初者地气也，中者天气也。帝曰：其升降何如？岐伯曰：气之升降，天地之更用也。帝曰：愿闻其用何如？岐伯曰：升已而降，降者谓天；降已而升，升者谓地。天气下降，气流于地；地气上升，气腾于天。故高下相召，升降相因，而变作矣。

帝曰：善。寒湿相遘，燥热相临，风火相值，其有间乎？岐伯曰：气有胜复，胜复之作，有德有化，有用有变，变则邪气居之。帝曰：何谓邪乎？岐伯曰：夫物之生从于化，物之极由乎变，变化之相薄，成败之所由也。故气有往复，用有迟速，四者之有，而化而变，风之来也。帝曰：迟速往复，风所由生，而化而变，故因盛衰之变耳。成败倚伏游乎中何也？岐伯曰：成败倚伏生乎动，动而不已则变作矣。帝曰：有期乎？岐伯曰：不生不化，静之期也。帝曰：不生化乎？岐伯曰：出入废则神机化灭，升降息则气立孤危。故非出入，则无以生长壮老已；非升降，则无以生长化收藏。是以升降出入，无器不有。故器者生化之宇，器散则分之，生化息矣。故无不出入，无不升降。化有小大，期有近远，四者之有，而贵常守，反常则灾害至矣。故曰：无形无患。此之谓也。帝曰：善。有不生不化乎？岐伯曰：悉乎哉问也！与道合同，惟真人也。帝曰：善。

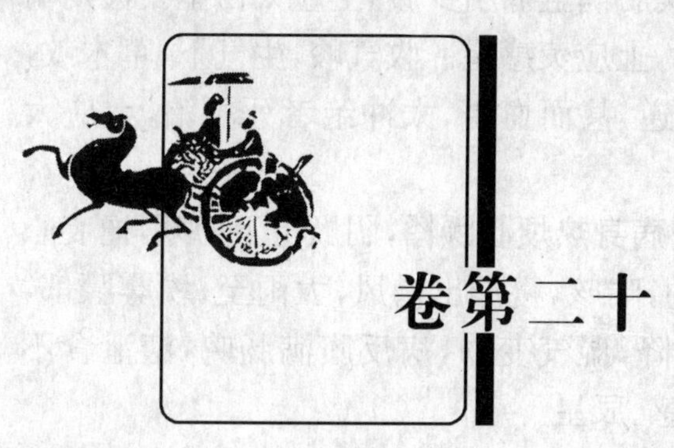

# 卷第二十

## 气交变大论篇第六十九

黄帝问曰：五运更治，上应天期，阴阳往复，寒暑迎随，真邪相薄，内外分离，六经波荡，五气倾移，太过不及，专胜兼并，愿言其始，而有常名，可得闻乎？岐伯稽首再拜对曰：昭乎哉问也！是明道也。此上帝所贵，先师传之，臣虽不敏，往闻其旨。帝曰：余闻得其人不教，是谓失道，传非其人，慢泄天宝。余诚菲德，未足以受至道，然而众子哀其不终，愿夫子保于无穷，流于无极，余司其事，则而行之奈何？岐伯曰：请遂言之也。《上经》曰：夫道者，上知天文，下知地理，中知人事，可以长久。此之谓也。帝曰：何谓也？岐伯曰：本气位也。位天者，天文也。位地者，地理也。通于人气之变化者，人事也。故太过者先天，不及者后天，所谓治化而人应之也。

帝曰：五运之化，太过何如？岐伯曰：岁木太过，风气流行，脾土受邪。民病飧泄食减，体重烦冤，肠鸣腹支满，上应岁星。甚则忽忽善怒，眩冒巅疾。化气不政，生气独治，云物飞动，草木不宁，甚而摇落，反胁痛而吐甚，冲阳绝者死不治，上应太白星。

岁火太过，炎暑流行，肺金受邪。民病疟，少气咳喘，血溢血泄注下，嗌燥耳聋，中热肩背热，上应荧惑星。甚则胸中痛，胁支满胁痛，膺背肩胛间痛，两臂内痛，身热肤痛而为浸淫。收气不行，长气独明，雨冰霜寒，上应辰星。上临少阴少阳，火燔焫，水泉涸，物焦槁，病反谵妄狂越，咳喘息鸣，下甚，血溢泄不已，太渊绝者死不治，上应荧惑星。

岁土太过，雨湿流行，肾水受邪。民病腹痛，清厥意不乐，体重烦冤，上应镇星。甚则肌肉萎，足痿不收，行善瘈，脚下痛，饮发中满食减，四肢不举。变生得位，藏气伏，化气独治之，泉涌河衍，涸泽生鱼，风雨大至，土崩溃，鳞见于陆，病腹满溏泄肠鸣，反下甚，而太溪绝者死不治，上应岁星。

岁金太过，燥气流行，肝木受邪。民病两胁下少腹痛，目赤痛眦疡，耳无所闻。肃杀而甚，则体重烦冤，胸痛引背，两胁满且痛引少腹，上应太白星。甚则喘咳逆气，肩背痛，尻阴股膝髀腨骺足皆病，上应荧惑星。收气峻，生气下，草木敛，苍干雕陨，病反暴痛，胠胁不可反侧，咳逆，甚而血溢，太冲绝者死不治，上应太白星。

岁水太过，寒气流行，邪害心火。民病身热烦心躁悸，阴厥上下中寒，谵妄心痛，寒气早至，上应辰星。甚则腹大胫肿，喘咳，寝汗出憎风，大雨至，埃雾朦郁，上应镇星。上临太阳，则雨冰雪霜不时降，湿气变物，病反腹满肠鸣，溏泄食不化，渴而妄冒，神门绝者死不治，上应荧惑、辰星。

帝曰：善。其不及何如？岐伯曰：悉乎哉问也！岁木不及，燥乃大行，生气失应，草木晚荣，肃杀而甚，则刚木辟著，柔萎苍干，上应太白星。民病中清，胠胁痛，少腹痛，肠鸣溏泄，凉雨时至，上应太白、岁星，其谷苍。上临阳明，生气失政，草木再荣，化气乃急，上应太白、镇星，其主苍早。复则炎暑流火，湿性燥，柔脆草木焦槁，下体再生，华实齐化，病寒热疮疡、疿胗痈痤，上应荧惑、太白，其谷白坚。白露早降，收杀气行，寒雨害物，虫食甘黄，脾土受邪，赤气后化，心气晚治，上胜肺金，白气乃屈，其谷不成，咳而鼽，上应荧惑、太白星。

岁火不及，寒乃大行，长政不用，物荣而下，凝惨而甚，则阳气不化，乃折荣美，上应辰星。民病胸中痛，胁支满，两胁痛，膺背肩胛间及两臂内痛，郁冒朦昧，心痛暴喑，胸腹大，胁下与腰背相引而痛，甚则屈不能伸，髋髀如别，上应荧惑、辰星，其谷丹。复则埃郁，大雨且至，黑气乃辱，病鹜溏腹满，食饮不下，寒中肠鸣，泄注腹痛，暴挛痿痹，足不任身，上应镇星、辰星，玄谷不成。

岁土不及，风乃大行，化气不令，草木茂荣，飘扬而甚，秀而不实，上应岁星。民病飧泄霍乱，体重腹痛，筋骨繇复，肌肉瞤酸，善怒，藏气举事，蛰虫早附，咸病寒中，上应岁星、镇星，其谷黅。复则收政严峻，名木苍雕，胸胁暴痛，下引少腹，善太息，虫食甘黄，气客于脾，黅谷乃减，民食少失味，苍谷乃损，上应太白、岁星。上临厥阴，流水不冰，蛰虫来见，藏气不用，白乃不复，上应岁星，民乃康。

岁金不及，炎火乃行，生气乃用，长气专胜，庶物以茂，燥烁以行，上应荧惑星。民病肩背瞀重，鼽嚏，血便注下，收气乃后，上应太白、荧惑星，其谷坚芒。复则寒雨暴至，乃零冰雹霜雪杀物，阴厥且格，阳反上行，头脑户痛，延及囟顶发热，上应辰星、荧惑，丹谷不成，民病口疮，甚则心痛。

岁水不及，湿乃大行，长气反用，其化乃速，暑雨数至，上应镇星。民病腹满身重，濡泄，寒疡流水，腰股痛发，腘腨股膝不便，烦冤，足痿清厥，脚下痛，甚则跗肿，藏气不政，肾气不衡，上应镇星、辰星，其谷秬。上临太阴，则大寒数举，蛰虫早藏，地积坚冰，阳光不治，民病寒疾于下，甚则腹满浮肿，上应镇星、荧惑，其主黅谷。复则大风暴发，草偃木零，生长不鲜，面色时变，筋骨并辟，肉瞤瘛，目视䀮晾，物疏璺，肌肉胗发，气并膈中，痛于心腹，黄气乃损，其谷不登，上应岁星。

帝曰：善。愿闻其时也。岐伯曰：悉乎哉问也！木不及，春有鸣条律畅之化，则秋有雾露清凉之政；春有惨凄残贼之胜，则夏有炎暑燔烁之复。其眚东，其脏肝，其病内舍胠胁，外在关节。

火不及，夏有炳明光显之化，则冬有严肃霜寒之政；夏有惨凄凝冽之胜，则不时有埃昏大雨之复。其眚南，其脏心，其病内舍膺胁，外在经络。

土不及，四维有埃云润泽之化，则春有鸣条鼓拆之政；四维发振拉飘腾之变，则秋有肃杀霖霪之复。其眚四维，其脏脾，其病内舍心腹，外在肌肉四肢。

金不及，夏有光显郁蒸之令，则冬有严凝整肃之应；夏有炎烁燔燎之变，则秋有冰雹霜雪之复。其眚西，其脏肺，其病内舍膺胁肩背，外在皮毛。

水不及，四维有湍润埃云之化，则不时有和风生发之应；四维发埃昏骤注之变，则不时有飘荡振拉之复。其眚北，其脏肾，其病内舍腰脊骨髓，外在溪谷踹膝。

夫五运之政，犹权衡也，高者抑之，下者举之，化者应之，变者复之，此生长化收藏之理，气之常也，失常则天地四塞矣。故曰：天地之动静，神明为之纪，阴阳之往复，寒暑彰其兆。此之谓也。

帝曰：夫子之言五气之变，四时之应，可谓悉矣。夫气之动乱，触遇而作，发无常会，卒然灾合，何以期之？岐伯曰：夫气之动变，固不常在，而德化政令灾变，不同其候也。帝曰：何谓也？岐伯曰：东方生风，风生木，其德敷和，其化生荣，其政舒启，其令风，其变振发，其灾散落。南方生热，热生火，其德彰显，其化蕃茂，其政明曜，其令热，其变销烁，其灾燔焫。中央生湿，湿生土，其德溽蒸，其化丰备，其政安静，其令湿，其变骤注，其灾霖溃。西方生燥，燥生金，其德清洁，其化紧敛，其政劲切，其令燥，其变肃杀，其灾苍陨。北方生寒，寒生水，其德凄沧，其化清谧，其政凝肃，其令寒，其变栗冽，其灾冰雪霜雹。是以察其动也，有德有化，有政有令，有变有灾，而物由之，而人应之也。

帝曰：夫子之言岁候，其不及太过，而上应五星。今夫德化政令，灾眚变易，非常而有也，卒然而动，其亦为之变乎？岐伯曰：承天而行之，故无妄动，无不应也。卒然而动者，气之交变也，其不应焉。故曰：应常不应卒。此之谓也。帝曰：其应奈何？岐伯曰：各从其气化也。

帝曰：其行之徐疾逆顺何如？岐伯曰：以道留久，逆守而小，是谓省下。以道而去，去而速来，曲而过之，是谓省遗过也。久留而环，或离或附，是谓议灾与其德也。应近则小，应远则大。芒而大，倍常之一，其化甚；大常之二，其眚即发也。小常之一，其化减；小常之二，是谓临视，省下之过与其德也。德者福之，过者伐之。是以象之见也，高而远则小，下而近则大。故大则喜怒迩，小则祸福远。岁运太过，则运星北越，运气相得，则各行以道。故岁运太过，畏星失色而兼其母；不及，则色兼其所不胜。肖者瞿瞿，莫知其妙，闵闵之当，孰者为良，妄行无征，示畏侯王。

帝曰：其灾应何如？岐伯曰：亦各从其化也。故时至有盛衰，凌犯有逆顺，留守有多少，形见有善恶，宿属有胜负，征应有吉凶矣。帝曰：其善恶何谓也？岐伯曰：有喜有怒，有忧有丧，有泽有燥，此象之常也，必谨察之。帝曰：六者高下异乎？岐伯曰：象见高下，其应一也，故人亦应之。

帝曰：善。其德化政令之动静损益皆何如？岐伯曰：夫德化政令灾变不能相加也，胜复盛衰不能相多也，往来小大不能相过也，用之升降不能相无也，各从其动而复之耳。帝曰：其病生何如？岐伯曰：德化者气之祥，政令者气之章，变易者复之纪，灾眚者伤之始，气相胜者和，不相胜者病，重感于邪则甚也。

帝曰：善。所谓精光之论，大圣之业，宣明大道，通于无穷，究于无极也。余闻之，善言天者必应于人，善言古者必验于今，善言气者必彰于物，善言应者同天地之化，善言化言变者通神明之理，非夫子孰能言至道欤！乃择良兆而藏之灵室，每旦读之，命曰《气交变》，非斋戒不敢发，慎传也。

## 五常政大论篇第七十

黄帝问曰：太虚寥廓，五运回薄，衰盛不同，损益相从，愿闻平气何如而名？何如而纪也？岐伯对曰：昭乎哉问也！木曰敷和，火曰升明，土曰备化，金曰审平，水曰静顺。帝曰：其不及奈何？岐伯曰：木曰委和，火曰伏明，土曰卑监，金曰从革，水曰涸流。帝曰：太过何谓？岐伯曰：木曰发生，火曰赫曦，土曰敦阜，金曰坚成，水曰流衍。

帝曰：三气之纪，愿闻其候。岐伯曰：悉乎哉问也！敷和之纪，木德周行，阳舒阴布，五化宣平，其气端，其性随，其用曲直，其化生荣，其类草木，其政发散，其候温和，其令风，其脏肝，肝其畏清，其主目，其谷麻，其果李，其实核，其应春，其虫毛，其畜犬，其色苍，其养筋，其病里急支满，其味酸，其音角，其物中坚，其数八。

升明之纪，正阳而治，德施周普，五化均衡，其气高，其性速，其用燔灼，其化蕃茂，其类火，其政明曜，其候炎暑，其令热，其脏心，心其畏寒，其主舌，其谷麦，其果杏，其实络，其应夏，其虫羽，其畜马，其色赤，其养血，其病瞤瘛，其味苦，其音徵，其物脉，其数七。

备化之纪，气协天休，德流四政，五化齐修，其气平，其性顺，其用高下，其化丰满，其类土，其政安静，其候溽蒸，其令湿，其脏脾，脾其畏风，其主口，其谷稷，其果枣，其实肉，其应长夏，其虫倮，其畜牛，其色黄，其养肉，其病否，其味甘，其音宫，其物肤，其数五。

审平之纪，收而不争，杀而无犯，五化宣明，其气洁，其性刚，其用散落，其化坚敛，其类金，其政劲肃，其候清切，其令燥，其脏肺，肺其畏热，其主鼻，其谷稻，其果桃，其实壳，其应秋，其虫介，其畜鸡，其色白，其养皮毛，其病咳，其味辛，其音商，其物外坚，其数九。

静顺之纪，藏而勿害，治而善下，五化咸整，其气明，其性下，其用沃衍，其化凝坚，其类水，其政流演，其候凝肃，其令寒，其脏肾，肾其畏湿，其主二阴，其谷豆，其果栗，其实濡，其应冬，其虫鳞，其畜彘，其色黑，其养骨髓，其病厥，其味咸，其音羽，其物濡，其数六。

故生而勿杀，长而勿罚，化而勿制，收而勿害，藏而勿抑，是谓平气。

委和之纪，是谓胜生，生气不政，化气乃扬，长气自平，收令乃早，凉雨时降，风云并兴，草木晚荣，苍干雕落，物秀而实，肤肉内充，其气敛，其用聚，其动緛戾拘缓，其发惊骇，其脏肝，其果枣桃，其实核壳，其谷稷稻，其味酸辛，其色白苍，其畜犬鸡，其虫毛介，其主雾露凄沧，其声角商，其病摇动注恐，从金化也。少角与判商同，上角与正角同，上商与正商同。其病肢废，痈肿疮疡，其甘虫，邪伤肝也。上宫与正宫同。萧飋肃杀则炎赫沸腾，眚于三，所谓复也。其主飞蠹蛆雉，乃为雷霆。

伏明之纪，是谓胜长，长气不宣，藏气反布，收气自政，化令乃衡，寒清数举，暑令乃薄，承化物生，生而不长，成实而稚，遇化已老，阳气屈伏，蛰虫早藏，其气郁，其用暴，其动彰伏变易，其发痛，其脏心，其果栗桃，其实络濡，其谷豆稻，其味苦咸，其色玄丹，其畜马彘，其虫羽鳞，其主冰雪霜寒，其声徵羽，其病昏惑悲忘，从水化也。少徵与少羽同，上商与正商同，邪伤心也。凝惨凛冽则暴雨霖霪，眚于九。其主骤注雷霆震惊，沉阴淫雨。

卑监之纪，是谓减化，化气不令，生政独彰，长气整，雨乃愆，收气平，风寒并兴，草木荣美，秀而不实，成而秕也，其气散，其用静定，其动疡溃痈肿，其发濡滞，其脏脾，其果李栗，其实肉核，其谷豆麻，其味酸甘，其色苍黄，其畜牛犬，其虫倮毛，其主飘怒振发，其声宫角，其病留满否塞，从木化也。少宫与少角同，上宫与正宫同，上角与正角同。其病飧泄，邪伤脾也。振拉飘扬则苍干散落，其眚四维。其主败折虎狼，清气乃用，生政乃辱。

从革之纪，是谓折收，收气乃后，生气乃扬，长化合德，火政乃宣，庶类以蕃，其气扬，其用躁切，其动铿禁瞀厥，其发咳喘，其脏肺，其果李杏，其实壳络，其谷麻麦，其味苦辛，其色白丹，其畜鸡羊，其虫介羽，其主明曜炎烁，其声商徵，其病嚏咳鼽衄，从火化也。少商与少徵同，上商与正商同，上角与正角同，邪伤肺也。炎光赫烈则冰雪霜雹，眚于七。其主鳞伏彘鼠，岁气早至，乃生大寒。

涸流之纪，是谓反阳，藏令不举，化气乃昌，长气宣布，蛰虫不藏，土润水泉减，草木条茂，荣秀满盛，其气滞，其用渗泄，其动坚止，其发燥槁，其脏肾，其果枣杏，其实濡肉，其谷黍稷，其味甘咸，其色黅玄，甚畜彘牛，其虫鳞倮，其主埃郁昏翳，其声羽宫，其病痿厥坚下，从土化也。少羽与少宫同，上宫与正宫同，其病癃闷，邪伤肾也。埃昏骤雨则振拉摧拔，眚于一。其主毛显狐貉，变化不藏。

故乘危而行，不速而至，暴虐无德，灾反及之，微者复微，甚者复甚，气之常也。

发生之纪，是谓启陈，土疏泄，苍气达，阳和布化，阴气乃随，生气淳化，万物以荣，其化生，其气美，其政散，其令条舒，其动掉眩巅疾，其德鸣靡启坼，其变振拉摧拔，其谷麻稻，其畜鸡犬，其果李桃，其色青黄白，其味酸甘辛，其象春，其经足厥阴少阳，其脏肝脾，其虫毛介，其物中坚外坚，其病怒，上徵则其气逆，其病吐利，不务其德则收气复，秋气劲切，甚则肃杀，清气大至，草木雕零，邪乃伤肝。

赫曦之纪，是谓蕃茂，阴气内化，阳气外荣，炎暑施化，物得以昌，其化长，其气高，其政动，其令鸣显，其动炎灼妄扰，其德暄暑郁蒸，其变炎烈沸腾，其谷麦豆，其畜羊彘，其果杏栗，其色赤白玄，其味苦辛咸，其象夏，其经手少阴太阳、手厥阴少阳，其脏心肺，其虫羽鳞，其物脉濡，其病笑疟，疮疡血流，狂妄目赤。上羽与正徵同，其收齐，其病痓，上徵而收气后也。暴烈其政，藏气乃复，时见凝惨，甚则雨水霜雹切寒，邪伤心也。

敦阜之纪，是谓广化，厚德清静，顺长以盈，至阴内实，物化充成，烟埃朦郁，见于厚土，大雨时行，湿气乃用，燥政乃辟，其化圆，其气丰，其政静，其令周备，其动濡积并稸，其德柔润重淖，其变震惊飘骤崩溃，其谷稷麻，其畜牛犬，其果枣李，其色黅玄苍，其味甘咸酸，其象长夏，其经足太阴阳明，其脏脾肾，其虫倮毛，其物肌核，其病腹满、四肢不举，大风迅至，邪伤脾也。

坚成之纪，是谓收引，天气洁，地气明，阳气随，阴治化，燥行其政，物以司成，收气繁布，化洽不终，其化成，其气削，其政肃，其令锐切，其动暴折疡疰，其德雾露萧飋，其变肃杀雕零，其谷稻黍，其畜鸡马，其果桃杏，其色白青丹，其味辛酸苦，其象秋，其经手太阴阳明，其脏肺肝，其虫介羽，其物壳络，其病喘喝胸凭仰息。上徵与正商同，其生齐，其病咳。政暴变则名木不荣，柔脆焦首，长气斯救，大火流，炎烁且至，蔓将槁，邪伤肺也。

流衍之纪，是谓封藏，寒司物化，天地严凝，藏政以布，长令不扬，其化凛，其气坚，其政谧，其令流注，其动漂泄沃涌，其德凝惨寒氛，其变冰雪霜雹，其谷豆稷，其畜彘牛，其果栗枣，其色黑丹黅，其味咸苦甘，其象冬，其经足少阴太阳，其脏肾心，其虫鳞倮，其物濡满，其病胀，上羽而长气不化也。政过则化气大举，而埃昏气交，大雨时降，邪伤肾也。

故曰：不恒其德，则所胜来复，政恒其理，则所胜同化，此之谓也。

帝曰：天不足西北，左寒而右凉；地不满东南，右热而左温，其故何也？岐伯曰：阴阳之气，高下之理，太少之异也。东南方，阳也，阳者其精降于下，故右热而左温。西北方，阴也，阴者其精奉于上，故左寒而右凉。是以地有高下，气有温凉，高者气寒，下者气热，故适寒凉者胀，之温热者疮，下之则胀已，汗之则疮已，此腠理开闭之常，太少之异耳。

帝曰：其于寿夭何如？岐伯曰：阴精所奉其人寿，阳精所降其人夭。帝曰：善。其病也，治之奈何？岐伯曰：西北之气散而寒之，东南之气收而温之，所谓同病异治也。故曰：气寒气凉，治以寒凉，行水渍之。气温气热，治以温热，强其内守。必同其气，可使平也。假者反之。

帝曰：善。一州之气，生化寿夭不同，其故何也？岐伯曰：高下之理，地势使然也。崇高则阴气治之，污下则阳气治之，阳胜者先天，阴胜者后天，此地理之常，生化之道也。帝曰：其有寿夭乎？岐伯曰：高者其气寿，下者其气夭，地之小大异也，小者小异，大者大异。故治病者，必明天道地理，阴阳更胜，气之先后，人之寿夭，生化之期，乃可以知人之形气矣。

帝曰：善。其岁有不病，而脏气不应不用者何也？岐伯曰：天气制之，气有所从也。帝曰：愿卒闻之。岐伯曰：少阳司天，火气下临，肺气上从，白起金用，草木眚；火见燔焫，革金且耗，大暑以行，咳嚏鼽衄鼻窒，疮疡寒热胕肿。风行于地，尘沙飞扬，心痛胃脘痛，厥逆膈不通，其主暴速。

阳明司天，燥气下临，肝气上从，苍起木用而立，土乃眚；凄沧数至，木伐草萎，胁痛目赤，掉振鼓栗，筋痿不能久立。暴热至，土乃暑，阳气郁发，小便变，寒热如疟，甚则心痛，火行于稿，流水不冰，蛰虫乃见。

太阳司天，寒气下临，心气上从，而火用丹起，金乃眚；寒清时举，胜则水冰。火气高明，心热烦，嗌干善渴，鼽嚏，喜悲数欠。热气妄行，寒乃复，霜不时降，善忘，甚则心痛。土乃润，水丰衍，寒客至，沉阴化，湿气变物，水饮内稸，中满不食，皮痛肉苛，筋脉不利，甚则胕肿、身后痈。

厥阴司天，风气下临，脾气上从，而土且隆，黄起，水乃眚；土用革，体重肌肉萎，食减口爽；风行太虚，云物摇动，目转耳鸣。火纵其暴，地乃暑，大热消烁，赤沃下，蛰虫数见，流水不冰，其发机速。

少阴司天，热气下临，肺气上从，白起金用，草木眚；喘呕寒热，嚏鼽衄鼻窒；大暑流行，甚则疮疡燔灼，金烁石流。地乃燥清，凄沧数至，胁痛善太息，肃杀行，草木变。

太阴司天，湿气下临，肾气上从，黑起水变，火乃眚；埃冒云雨，胸中不利，阴痿气大衰而不起；水用当其时，反腰脽痛，动转不便也，厥逆。地乃藏阴，大寒且至,蛰虫早附,心下否痛,地裂冰坚,少腹痛,时害于食。乘金则止水增,味乃咸,行水减也。

帝曰:岁有胎孕不育,治之不全,何气使然?岐伯曰:六气五类,有相胜制也,同者盛之,异者衰之,此天地之道,生化之常也。故厥阴司天,毛虫静,羽虫育,介虫不成;在泉,毛虫育,倮虫耗,羽虫不育。少阴司天,羽虫静,介虫育,毛虫不成;在泉,羽虫育,介虫耗不育。太阴司天,倮虫静,鳞虫育,羽虫不成;在泉,倮虫育,鳞虫耗不成。少阳司天,羽虫静,毛虫育,倮虫不成;在泉,羽虫育,介虫耗,毛虫不育。阳明司天,介虫静,羽虫育,介虫不成;在泉,介虫育,毛虫耗,羽虫不成。太阳司天,鳞虫静,倮虫育;在泉,鳞虫育,羽虫耗,倮虫不育。诸乘所不成之运则甚也。故气主有所制,岁立有所生,地气制己胜,天气制胜己,天制色,地制形,五类衰盛,各随其气之所宜也。故有胎孕不育,治之不全,此气之常也,所谓中根也。根于外者亦五,故生化之别,有五气五味五色五类五宜也。帝曰:何谓也?岐伯曰:根于中者,命曰神机,神去则机息。根于外者,命曰气立,气止则化绝。故各有制,各有胜,各有生,各有成。故曰:不知年之所加,气之同异,不足以言生化。此之谓也。

帝曰:气始而生化,气散而有形,气布而蕃育,气终而象变,其致一也。然而五味所资,生化有薄厚,成熟有少多,终始不同,其故何也?岐伯曰:地气制之也,非天不生、地不长也。帝曰:愿闻其道。岐伯曰:寒热燥湿,不同其化也。故少阳在泉,寒毒不生,其味辛,其治苦酸,其谷苍丹。阳明在泉,湿毒不生,其味酸,其气湿,其治辛苦甘,其谷丹素。太阳在泉,热毒不生,其味苦,其治淡咸,其谷黅秬。厥阴在泉,清毒不生,其味甘,其治酸苦,其谷苍赤,其气专,其味正。少阴在泉,寒毒不生,其味辛,其治辛苦甘,其谷白丹。太阴在泉,燥毒不生,其味咸,其气热,其治甘咸,其谷黅秬,化淳则咸守,气专则辛化而俱治。故曰:补上下者从之,治上下者逆之,以所在寒热盛衰而调之。故曰:上取下取,内取外取,以求其过。能毒者以厚药,不胜毒者以薄药。此之谓也。气反者,病在上,取之下;病在下,取之上;病在中,傍取之。治热以寒,温而行之;治寒以热,凉而行之;治温以清,冷而行之;治清以温,热而行之。故消之削之,吐之下之,补之泻之,久新同法。

帝曰:病在中而不实不坚,且聚且散,奈何?岐伯曰:悉乎哉问也!无积者求其脏,虚则补之,药以祛之,食以随之,行水渍之,和其中外,可使毕已。

帝曰:有毒无毒,服有约乎?岐伯曰:病有久新,方有大小,有毒无毒,固宜常制矣。大毒治病十去其六,常毒治病十去其七,小毒治病十去其八,无毒治病十去其九,谷肉果菜食养尽之,无使过之伤其正也。不尽,行复如法。必先岁气,无伐天和,无盛盛,无虚虚,而遗人夭殃;无致邪,无失正,绝人长命。

帝曰：其久病者，有气从不康，病去而瘠奈何？岐伯曰：昭乎哉圣人之问也！化不可代，时不可违。夫经络以通，血气以从，复其不足，与众齐同，养之和之，静以待时，谨守其气，无使倾移，其形乃彰，生气以长，命曰圣王。故《大要》曰：无代化，无违时，必养必和，待其来复。此之谓也。帝曰：善。

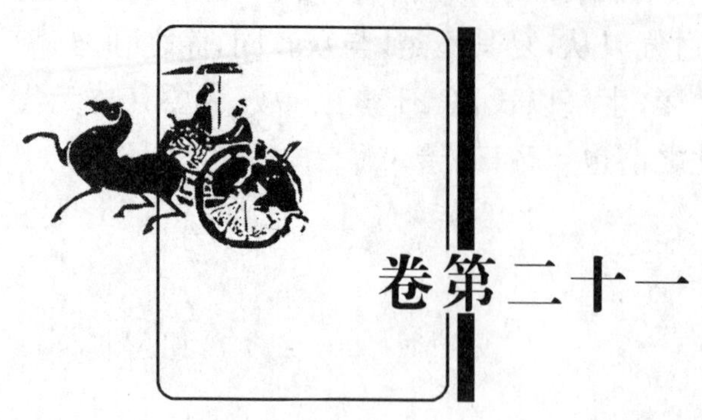

# 卷第二十一

## 六元正纪大论篇第七十一

黄帝问曰：六化六变，胜复淫治，甘苦辛咸酸淡先后，余知之矣。夫五运之化，或从天气，或逆天气，或从天气而逆地气，或从地气而逆天气，或相得，或不相得，余未能明其事。欲通天之纪，从地之理，和其运，调其化，使上下合德，无相夺伦，天地升降，不失其宜，五运宣行，勿乖其政，调之五味，从逆奈何？岐伯稽首再拜对曰：昭乎哉问也！此天地之纲纪，变化之渊源，非圣帝孰能穷其至理欤！臣虽不敏，请陈其道，令终不灭，久而不易。帝曰：愿夫子推而次之，从其类序，分其部主，别其宗司，昭其气数，明其正化，可得闻乎？岐伯曰：先立其年，以明其气，金木水火土运行之数，寒暑燥湿风火临御之化，则天道可见，民气可调，阴阳卷舒，近而无惑，数之可数者，请遂言之。

帝曰：太阳之政奈何？岐伯曰：辰戌之纪也。

太阳　太角　太阴　壬辰　壬戌　其运风，其化鸣紊启拆，其变振拉摧拔，其病眩掉目瞑。

太角初正　少徵　太宫　少商　太羽终

太阳　太徵　太阴　戊辰　戊戌同正徵　其运热，其化暄暑郁燠，其变炎烈沸腾，其病热郁。

太徵　少宫　太商　少羽终　少角初

太阳　太宫　太阴　甲辰岁会同天符　甲戌岁会同天符　其运阴雨，其化柔润重泽，其变震惊飘骤，其病湿下重。

太宫　少商　太羽终　太角初　少徵

太阳　太商　太阴　庚辰　庚戌　其运凉，其化雾露萧飂，其变肃杀雕零，其病燥，背瞀胸满。

太商　少羽终　少角初　太徵　少宫

太阳　太羽　太阴　丙辰天符　丙戌天符　其运寒肃，其化凝惨栗冽，其变冰雪霜雹，其病大寒留于溪谷。

太羽终　太角初　少徵　太宫　少商

凡此太阳司天之政，气化运行先天，天气肃，地气静，寒临太虚，阳气不令，水土合德，上应辰星、镇星。其谷玄黅，其政肃，其令徐。寒政大举，泽无阳焰，则火发待时。少阳中治，时雨乃涯，止极雨散，还于太阴，云朝北极，湿化乃布，泽流万物，寒敷于上，雷动于下，寒湿之气，持于气交。民病寒湿，发肌肉萎，足痿不收，濡泻血溢。初之气，地气迁，气乃大温，草乃早荣，民乃厉，温病乃作，身热头痛呕吐，肌腠疮疡。二之气，大凉反至，民乃惨，草乃遇寒，火气遂抑，民病气郁中满，寒乃始。三之气，天政布，寒气行，雨乃降，民病寒，反热中，痈疽注下，心热瞀闷，不治者死。四之气，风湿交争，风化为雨，乃长乃化乃成，民病大热少气，肌肉萎，足痿，注下赤白。五之气，阳复化，草乃长，乃化乃成，民乃舒。终之气，地气正，湿令行，阴凝太虚，埃昏郊野，民乃惨凄，寒风以至，反者孕乃死。故岁宜苦以燥之温之，必折其郁气，先资其化源，抑其运气，扶其不胜，无使暴过而生其疾，食岁谷以全其真，避虚邪以安其正。适气同异，多少制之，同寒湿者燥热化，异寒湿者燥湿化，故同者多之，异者少之，用寒远寒，用凉远凉，用温远温，用热远热，食宜同法。有假者反常，反是者病，所谓时也。

帝曰：善。阳明之政奈何？岐伯曰：卯酉之纪也。

阳明　少角　少阴　清热胜复同，同正商。　丁卯岁会　丁酉　其运风清热。

少角初正　太徵　少宫　太商　少羽终

阳明　少徵　少阴　寒雨胜复同，同正商。癸卯同岁会　癸酉同岁会　其运热寒雨。

少徵　太宫　少商　太羽终　太角初

阳明　少宫　少阴　风凉胜复同。己卯　己酉　其运雨风凉。

少宫　太商　少羽终　少角初　太徵

阳明　少商　少阴　热寒胜复同，同正商。乙卯天符　乙酉岁会，太一天符　其运凉热寒。

少商　太羽终　太角初　少徵　太宫

阳明　少羽　少阴　雨风胜复同，同少宫。辛卯　辛酉　其运寒雨风。

少羽终　少角初　太徵　太宫　太商

凡此阳明司天之政，气化运行后天，天气急，地气明，阳专其令，炎暑大行，物燥以坚，淳风乃治，风燥横运，流于气交，多阳少阴，云趋雨府，湿化乃敷，燥极而泽。其谷白丹，间谷命太者，其耗白甲品羽，金火合德，上应太白、荧惑。其政切，其令暴，蛰虫乃见，流水不冰，民病咳嗌塞，寒热发暴，振栗癃闷，清先而劲，毛虫乃死，热后而暴，介虫乃殃，其发躁，胜复之作，扰而大乱，清热之气，持于气交。初之气，地气迁，阴始凝，气始肃，水乃冰，寒雨化。其病中热胀，面目浮肿，善眠鼽衄，嚏欠呕，小便黄赤，甚则淋。二之气，阳乃布，民乃舒，物乃生荣，厉大至，民善暴死。三之气，天政布，凉乃行，燥热交合，燥极而泽，民病寒热。四之气，寒雨降，病暴仆，振栗谵妄，少气嗌干引饮，及为心痛、痈肿疮疡、疟寒之疾，骨痿血便。五之气，春令反行，草乃生荣，民气和。终之气，阳气布，候反温，蛰虫来见，流水不冰，民乃康平，其病温。故食岁谷以安其气，食间谷以去其邪，岁宜以咸以苦以辛，汗之清之散之，安其运气，无使受邪，折其郁气，资其化源。以寒热轻重少多其制，同热者多天化，同清者多地化，用凉远凉，用热远热，用寒远寒，用温远温，食宜同法。有假者反之，此其道也。反是者，乱天地之经，扰阴阳之纪也。

帝曰：善。少阳之政奈何？岐伯曰：寅申之纪也。

少阳　太角　厥阴　壬寅同天符　壬申同天符　其运风鼓，其化鸣紊启拆，其变振拉摧拔，其病掉眩支胁惊骇。

太角初正　少徵　太宫　少商　太羽终

少阳　太徵　厥阴　戊寅天符　戊申天符　其运暑，其化暄嚣郁燠，其变炎烈沸腾，其病上热郁，血溢血泄心痛。

太徵　少宫　太商　少羽终　少角初

少阳　太宫　厥阴　甲寅　甲申　其运阴雨，其化柔润重泽，其变震惊飘骤，其病体重胕肿痞饮。

太宫　少商　太羽终　太角初　少徵

少阳　太商　厥阴　庚寅　庚申　同正商。其运凉，其化雾露清切，其变肃杀雕零，其病肩背胸中。

太商　少羽终　少角初　太徵　少宫

少阳　太羽　厥阴　丙寅　丙申　其运寒，其化凝惨栗冽，其变冰雪霜雹，其病寒浮肿。

太羽终　太角初　少徵　太宫　少商

凡此少阳司天之政，气化运行先天，天气正，地气扰，风乃暴举，木偃沙飞，炎火乃流，阴行阳化，雨乃时应，火木同德，上应荧惑、岁星。其谷丹苍，其政严，其令扰。故风热参布，云物沸腾，太阴横流，寒乃时至，凉雨并起。民病寒中，外发疮疡，内为泄满。故圣人遇之，和而不争。往复之作，民病寒热疟泄，聋瞑呕吐，上怫肿色变。初之气，地气迁，风胜乃摇，寒乃去，候乃大温，草木早荣，寒来不杀，温病乃起，其病气怫于上，血溢目赤，咳逆头痛，血崩胁满，肤腠中疮。二之气，火反郁，白埃四起，云趋雨府，风不胜湿，雨乃零，民乃康。其病热郁于上，咳逆呕吐，疮发于中，胸嗌不利，头痛身热，昏愦脓疮。三之气，天政布，炎暑至，少阳临上，雨乃涯。民病热中聋瞑，血溢脓疮，咳呕鼽衄，渴嚏欠，喉痹目赤，善暴死。四之气，凉乃至，炎暑间化，白露降，民气和平，其病满身重。五之气，阳乃去，寒乃来，雨乃降，气门乃闭，刚木早雕，民避寒邪，君子周密。终之气，地气正，风乃至，万物反生，霿雾以行。其病关闭不禁，心痛，阳气不藏而咳。抑其运气，赞所不胜，必折其郁气，先取化源，暴过不生，苛疾不起。故岁宜咸宜辛宜酸，渗之泄之，渍之发之，观气寒温以调其过，同风热者多寒化，异风热者少寒化，用热远热，用温远温，用寒远寒，用凉远凉，食宜同法，此其道也。有假者反之，反是者，病之阶也。

帝曰：善。太阴之政奈何？岐伯曰：丑未之纪也。

太阴　少角　太阳　清热胜复同，同正宫。丁丑　丁未　其运风清热。

少角初正　太徵　少宫　太商　少羽终

太阴　少徵　太阳　寒雨胜复同。癸丑　癸未　其运热寒雨。

少徵　太宫　少商　太羽终　太角初

太阴　少宫　太阳　风清胜复同，同正宫。己丑太一天符　己未太一天符　其运雨风清。

少宫　太商　少羽终　少角初　太徵

太阴　少商　太阳　热寒胜复同。乙丑　乙未　其运凉热寒。

少商　太羽终　太角初　少徵　太宫

太阴　少羽　太阳　雨风胜复同，同正宫。辛丑同岁会　辛未同岁会　其运寒雨风。

少羽终　少角初　太徵　少宫　太商

凡此太阴司天之政，气化运行后天，阴专其政，阳气退辟，大风时起，天气下降，地气上腾，原野昏霿，白埃四起，云奔南极，寒雨数至，物成于差夏。民病寒湿腹满，身䐜愤，胕肿痞逆，寒厥拘急。湿寒合德，黄黑埃昏，流行气交，上应镇星、辰星。其政肃，其令寂，其谷黅玄。故阴凝于上，寒积于下，寒水胜火，则为冰雹，阳光不治，杀气乃行。故有余宜高，不及宜下，有余宜晚，不及宜早，土之利，气之化也，民气亦从之，间谷命其太也。初之气，地气迁，寒乃去，春气正，风乃来，生布万物以荣，民气条舒，风湿相薄，雨乃后。民病血溢，筋络拘强，关节不利，身重筋痿。二之气，大火正，物承化，民乃和，其病温厉大行，远近咸若，湿蒸相薄，雨乃时降。三之气，天政布，湿气降，地气腾，雨乃时降，寒乃随之。感于寒湿，则民病身重胕肿，胸腹满。四之气，畏火临，溽蒸化，地气腾，天气否隔，寒风晓暮，蒸热相薄，草木凝烟，湿化不流，则白露阴布，以成秋令。民病腠理热，血暴溢，疟，心腹满热胪胀，甚则胕肿。五之气，惨令已行，寒露下，霜乃早降，草木黄落，寒气及体，君子周密，民病皮腠。终之气，寒大举，湿大化，霜乃积，阴乃凝，水坚冰，阳光不治。感于寒，则病人关节禁固，腰脽痛，寒湿持于气交而为疾也。必折其郁气，而取化源，益其岁气，无使邪胜，食岁谷以全其真，食间谷以保其精。故岁宜以苦燥之温之，甚者发之泄之。不发不泄则湿气外溢，肉溃皮拆而水血交流。必赞其阳火，令御甚寒，从气异同，少多其制也，同寒者以热化，同湿者以燥化，异者少之，同者多之，用凉远凉，用寒远寒，用温远温，用热远热，食宜同法。假者反之，此其道也，反是者病也。

帝曰：善，少阴之政奈何？岐伯曰：子午之纪也。

少阴　太角　阳明　壬子　壬午　其运风鼓，其化鸣紊启拆，其变振拉摧拔，其病支满。

太角初正　少徵　太宫　少商　太羽终

少阴　太徵　阳明　戊子天符　戊午太一天符　其运炎暑，其化暄曜郁燠，其变炎烈沸腾，其病上热血溢。

太徵　少宫　太商　少羽终　少角初

少阴　太宫　阳明　甲子　甲午　其运阴雨，其化柔润重泽，其变震惊飘骤，其病中满身重。

太宫　少商　太羽终　太角初　少徵

少阴　太商　阳明　庚子同天符　庚午同天符　同正商　其运凉劲，其化雾露萧飋，其变肃杀雕零，其病下清。

太商　少羽终　少角初　太徵　少宫

少阴　太羽　阳明　丙子岁会　丙午　其运寒，其化凝惨栗冽，其变冰雪霜雹，其病寒下。

太羽终　太角初　少徵　太宫　少商

凡此少阴司天之政，气化运行先天，地气肃，天气明，寒交暑，热加燥，云驰雨府，湿化乃行，时雨乃降，金火合德，上应荧惑、太白。其政明，其令切，其谷丹白。水火寒热持于气交而为病始也，热病生于上，清病生于下，寒热凌犯而争于中，民病咳喘，血溢血泄，鼽嚏，目赤眦疡，寒厥入胃心痛，腰痛腹大，嗌干肿上。初之气，地气迁，暑将去，寒乃始，蛰复藏，水乃冰，霜复降，风乃冽，阳气郁，民反周密，关节禁固，腰脽痛，炎暑将起，中外疮疡。二之气，阳气布，风乃行，春气以正，万物应荣，寒气时至，民乃和。其病淋，目瞑目赤，气郁于上而热。三之气，天政布，大火行，庶类蕃鲜，寒气时至。民病气厥心痛，寒热更作，咳喘目赤。四之气，溽暑至，大雨时行，寒热互至。民病寒热嗌干，黄瘅，鼽衄饮发。五之气，畏火临，暑反至，阳乃化，万物乃生乃长乃荣，民乃康，其病温。终之气，燥令行，余火内格，肿于上，咳喘，甚则血溢。寒气数举，则霿雾翳，病生皮腠，内舍于胁，下连少腹而作寒中，地将易也。必抑其运气，资其岁胜，折其郁发，先取化源，无使暴过而生其病也。食岁谷以全真气，食间谷以辟虚邪。岁宜咸以耎之，而调其上，甚则以苦发之；以酸收之，而安其下，甚则以苦泄之。适气同异而多少之，同天气者以寒清化，同地气者以温热化，用热远热，用凉远凉，用温远温，用寒远寒，食宜同法。有假则反，此其道也，反是者，病作矣。

帝曰：善。厥阴之政奈何？岐伯曰：巳亥之纪也。

厥阴　少角　少阳　清热胜复同，同正角。丁巳天符　丁亥天符　其运风清热。

少角初正　太徵　少宫　太商　少羽终

厥阴　少徵　少阳　寒雨胜复同。癸巳同岁会　癸亥同岁会　其运热寒雨。

少徵　太宫　少商　太羽终　太角初

厥阴　少宫　少阳　风清胜复同，同正角。己巳　己亥　其运雨风清。

少宫　太商　少羽终　少角初　太徵

厥阴　少商　少阳　热寒胜复同，同正角。乙巳　乙亥　其运凉热寒。

少商　太羽终　太角初　少徵　太宫

厥阴　少羽　少阳　雨风胜复同。辛巳　辛亥　其运寒雨风。

少羽终　少角初　太徵　少宫　太商

凡此厥阴司天之政，气化运行后天，诸同正岁，气化运行同天，天气扰，地气正，风生高远，炎热从之，云趋雨府，湿化乃行，风火同德，上应岁星、荧惑。其政挠，其令速，其谷苍丹，间谷言太者，其耗文角品羽。风燥火热，胜复更作，蛰虫来见，流水不冰，热病行于下，风病行于上，风燥胜复形于中。初之气，寒始肃，杀气方至，民病寒于右之下。二之气，寒不去，华雪水冰，杀气施化，霜乃降，名草上焦，寒雨数至，阳复化，民病热于中。三之气，天政布，风乃时举，民病泣出，耳鸣掉眩。四之气，溽暑湿热相薄，争于左之上，民病黄疸而为胕肿。五之气，燥湿更胜，沉阴乃布，寒气及体，风雨乃行。终之气，畏火司令，阳乃大化，蛰虫出见，流水不冰，地气大发，草乃生，人乃舒，其病温厉。必折其郁气，资其化源，赞其运气，无使邪胜。岁宜以辛调上，以咸调下，畏火之气，无妄犯之。用温远温，用热远热，用凉远凉，用寒远寒，食宜同法。有假反常，此之道也，反是者病。

帝曰：善。夫子之言可谓悉矣，然何以明其应乎？岐伯曰：昭乎哉问也！夫六气者，行有次，止有位，故常以正月朔日平旦视之，睹其位而知其所在矣。运有余其至先，运不及其至后，此天之道，气之常也。运非有余非不足，是谓正岁，其至当其时也。帝曰：胜复之气，其常在也，灾眚时至，候也奈何？岐伯曰：非气化者，是谓灾也。

帝曰：天地之数，终始奈何？岐伯曰：悉乎哉问也！是明道也。数之始，起于上而终于下，岁半之前，天气主之；岁半之后，地气主之；上下交互，气交主之。岁纪毕矣。故曰:位明气月可知乎?所谓气也。帝曰:余司其事,则而行之,不合其数何也?岐伯曰:气用有多少,化治有盛衰,衰盛多少,同其化也。帝曰:愿闻同化何如?岐伯曰:风温春化同,热曛昏火夏化同,胜与复同,燥清烟露秋化同,云雨昏暝埃长夏化同,寒气霜雪冰冬化同,此天地五运六气之化,更用盛衰之常也。

帝曰:五运行同天化者,命曰天符,余知之矣。愿闻同地化者何谓也?岐伯曰:太过而同天化者三,不及而同天化者亦三,太过而同地化者三,不及而同地化者亦三,此凡二十四岁也。帝曰:愿闻其所谓也。岐伯曰:甲辰甲戌太宫下加太阴,壬寅壬申太角下加厥阴,庚子庚午太商下加阳明,如是者三。癸巳癸亥少徵下加少阳,辛丑辛未少羽下加太阳,癸卯癸酉少徵下加少阴,如是者三。戊子戊午太徵上临少阴,戊寅戊申太徵上临少阳,丙辰丙戌太羽上临太阳,如是者三。丁巳丁亥少角上临厥阴,乙卯乙酉少商上临阳明,己丑己未少宫上临太阴,如是者三。除此二十四岁,则不加不临也。帝曰:加者何谓?岐伯曰:太过而加同天符,不及而加同岁会也。帝曰:临者何谓?岐伯曰:太过不及,皆曰天符,而变行有多少,病形有微甚,生死有早晏耳。

帝曰:夫子言用寒远寒,用热远热,余未知其然也,愿闻何谓远?岐伯曰:热无犯热,寒无犯寒,从者和,逆者病,不可不敬畏而远之,所谓时与六位也。帝曰:温凉何如?岐伯曰:司气以热,用热无犯,司气以寒,用寒无犯,司气以凉,用凉无犯,司气以温,用温无犯,间气同其主无犯,异其主则小犯之,是谓四畏,必谨察之。帝曰:善。其犯者何如?岐伯曰:天气反时,则可依时,及胜其主则可犯,以平为期,而不可过,是谓邪气反胜者。故曰:无失天信,无逆气宜,无翼其胜,无赞其复,是谓至治。

帝曰:善。五运气行主岁之纪,其有常数乎?岐伯曰:臣请次之。

甲子　甲午岁

上少阴火　中太宫土运　下阳明金　热化二,雨化五,燥化四,所谓正化日也。其化上咸寒,中苦热,下酸温,所谓药食宜也。

乙丑　乙未岁

上太阴土　中少商金运　下太阳水　热化寒化胜复同,所谓邪气化日也。灾七宫。湿化五,清化四,寒化六,所谓正化日也。其化上苦热,中酸和,下甘热,所谓药食宜也。

丙寅　丙申岁

上少阳相火　中太羽水运　下厥阴木　火化二,寒化六,风化三,所谓正化日也。其化上咸寒,中咸温,下辛凉,所谓药食宜也。

丁卯岁会　丁酉岁

上阳明金　中少角木运　下少阴火　清化热化胜复同,所谓邪气化日也。

灾三宫。燥化九，风化三，热化七，所谓正化日也。其化上苦小温，中辛和，下咸寒，所谓药食宜也。

戊辰　戊戌岁

上太阳水　中太徵火运　下太阴土　寒化六，热化七，湿化五，所谓正化日也。其化上苦温，中甘和，下甘温，所谓药食宜也。

己巳　己亥岁

上厥阴木　中少宫土运　下少阳相火　风化清化胜复同，所谓邪气化日也。灾五宫。风化三，湿化五，火化七，所谓正化日也。其化上辛凉，中甘和，下咸寒，所谓药食宜也。

庚午同天符　庚子岁同天符

上少阴火　中太商金运　下阳明金　热化七，清化九，燥化九，所谓正化日也。其化上咸寒，中辛温，下酸温，所谓药食宜也。

辛未同岁会　辛丑岁同岁会

上太阴土　中少羽水运　下太阳水　雨化风化胜复同，所谓邪气化日也。灾一宫。雨化五，寒化一，所谓正化日也。其化上苦热，中苦和，下甘热，所谓药食宜也。

壬申同天符　壬寅岁同天符

上少阳相火　中太角木运　下厥阴木　火化二，风化八，所谓正化日也。其化上咸寒，中酸和，下辛凉，所谓药食宜也。

癸酉同岁会　癸卯岁同岁会

上阳明金　中少徵火运　下少阴火　寒化雨化胜复同，所谓邪气化日也。灾九宫。燥化九，热化二，所谓正化日也。其化上苦小温，中咸温，下咸寒，所谓药食宜也。

甲戌岁会 同天符　甲辰岁岁会 同天符

上太阳水　中太宫土运　下太阴土　寒化六，湿化五，正化日也。其化上苦热，中苦温，下苦温，药食宜也。

乙亥　乙巳岁

上厥阴木　中少商金运　下少阳相火　热化寒化胜复同，邪气化日也。灾七宫。风化八，清化四，火化二，正化度也。其化上辛凉，中酸和，下咸寒，药食宜也。

丙子岁会　丙午岁

上少阴火　中太羽水运　下阳明金　热化二，寒化六，清化四，正化度也。其化上咸寒，中咸温，下酸温，药食宜也。

丁丑　丁未岁

上太阴土　中少角木运　下太阳水　清化热化胜复同，邪气化度也。灾三宫。雨化五，风化三，寒化一，正化度也。其化上苦温，中辛和，下甘热，药食宜也。

戊寅天符　戊申岁天符

上少阳相火　中太徵火运　下厥阴木　火化七，风化三，正化度也。其化上咸寒，中甘和，下辛凉，药食宜也。

己卯　己酉岁

上阳明金　中少宫土运　下少阴火　风化清化胜复同，邪气化度也。灾五宫。清化九，雨化五，热化七，正化度也。其化上苦小温，中甘和，下咸寒，药食宜也。

庚辰　庚戌岁

上太阳水　中太商金运　下太阴土　寒化一，清化九，雨化五，正化度也。其化上苦热，中辛温，下甘热，药食宜也。

辛巳　辛亥岁

上厥阴木　中少羽水运　下少阳相火　雨化风化胜复同，邪气化度也。灾一宫。风化三，寒化一，火化七，正化度也。其化上辛凉，中苦和，下咸寒，药食宜也。

壬午　壬子岁

上少阴火　中太角木运　下阳明金　热化二，风化八，清化四，正化度也。其化上咸寒，中酸和，下酸温，药食宜也。

癸未　癸丑岁

上太阴土　中少徵火运　下太阳水　寒化雨化胜复同，邪气化度也。灾九宫。雨化五，火化二，寒化一，正化度也。其化上苦温，中咸温，下甘热，药食宜也。

甲申　甲寅岁

上少阳相火　中太宫土运　下厥阴木　火化二，雨化五，风化八，正化度也。其化上咸寒，中咸和，下辛凉，药食宜也。

乙酉太一天符　乙卯岁天符

上阳明金　中少商金运　下少阴火　热化寒化胜复同，邪气化度也。灾七宫。燥化四，清化四，热化二，正化度也。其化上苦小温，中酸和，下咸寒，药食宜也。

丙戌天符　丙辰岁天符

上太阳水　中太羽水运　下太阴土　寒化六，雨化五，正化度也。其化上苦热，中咸温，下甘热，药食宜也。

丁亥天符　丁巳岁天符

上厥阴木　中少角木运　下少阳相火　清化热化胜复同，邪气化度也。灾三宫。风化三，火化七，正化度也。其化上辛凉，中辛和，下咸寒，药食宜也。

戊子天符　戊午岁太一天符

上少阴火　中太徵火运　下阳明金　热化七，清化九，正化度也。其化上咸寒，中甘和，下酸温，药食宜也。

己丑太一天符　己未岁太一天符

上太阴土　中少宫土运　下太阳水　风化清化胜复同，邪气化度也。灾五宫。雨化五，寒化一，正化度也。其化上苦热，中甘和，下甘热，药食宜也。

庚寅　庚申岁

上少阳相火　中太商金运　下厥阴木　火化七，清化九，风化三，正化度也。其化上咸寒，中辛温，下辛凉，药食宜也。

辛卯　辛酉岁

上阳明金　中少羽水运　下少阴火　雨化风化胜复同，邪气化度也。灾一宫。清化九，寒化一，热化七，正化度也。其化上苦小温，中苦和，下咸寒，药食宜也。

壬辰　壬戌岁

上太阳水　中太角木运　下太阴土　寒化六，风化八，雨化五，正化度也。其化上苦温，中酸和，下甘温，药食宜也。

癸巳同岁会　癸亥岁同岁会

上厥阴木　中少徵火运　下少阳相火　寒化雨化胜复同，邪气化度也。灾九宫。风化八，火化二，正化度也。其化上辛凉，中咸温，下咸寒，药食宜也。

凡此定期之纪，胜复正化，皆有常数，不可不察。故知其要者，一言而终，不知其要，流散无穷。此之谓也。

帝曰：善。五运之气，亦复岁乎？岐伯曰：郁极乃发，待时而作者也。帝曰：请问其所谓也？岐伯曰：五常之气，太过不及，其发异也。帝曰：愿卒闻之。岐伯曰：太过者暴，不及者徐，暴者为病甚，徐者为病持。帝曰：太过不及，其数何如？岐伯曰：太过者其数成，不及者其数生，土常以生也。

帝曰：其发也何如？岐伯曰：土郁之发，岩谷震惊，雷殷气交，埃昏黄黑，化为白气，飘骤高深，击石飞空，洪水乃从，川流漫衍，田牧土驹。化气乃敷，善为时雨，始生始长，始化始成。故民病心腹胀，肠鸣而为数后，甚则心痛胁䐜，呕吐霍乱，饮发注下，胕肿身重。云奔雨府，霞拥朝阳，山泽埃昏，其乃发也，以其四气。云横天山，浮游生灭，怫之先兆也。

金郁之发，天洁地明，风清气切，大凉乃举，草树浮烟，燥气以行，霿雾数起，杀气来至，草木苍干，金乃有声。故民病咳逆，心胁满引少腹，善暴痛，不可反侧，嗌干面尘色恶。山泽焦枯，土凝霜卤，怫乃发也，其气五。夜零白露，林莽声凄，怫之兆也。

水郁之发，阳气乃辟，阴气暴举，大寒乃至，川泽严凝，寒氛结为霜雪，甚则黄黑昏翳，流行气交，乃为霜杀，水乃见祥。故民病寒客心痛，腰脽痛，大关节不利，屈伸不便，善厥逆，痞坚腹满。阳光不治，空积沉阴，白埃昏暝，而乃发也，其气二火前后。太虚深玄，气犹麻散，微见而隐，色黑微黄，怫之先兆也。

木郁之发，太虚埃昏，云物以扰，大风乃至，屋发折木，木有变。故民病胃脘当心而痛，上支两胁，膈咽不通，食饮不下，甚则耳鸣眩转，目不识人，善暴僵仆。太虚苍埃，天山一色，或为浊色，黄黑郁若，横云不起雨，而乃发也，其气无常。长川草偃，柔叶呈阴，松吟高山，虎啸岩岫，怫之先兆也。

火郁之发，太虚曛翳，大明不彰，炎火行，大暑至，山泽燔燎，材木流津，广厦腾烟，土浮霜卤，止水乃减，蔓草焦黄，风行惑言，湿化乃后。故民病少气，疮疡痈肿，胁腹胸背、面首四肢䐜愤胪胀，疡痱呕逆，瘛疭骨痛，节乃有动，注下温疟，腹中暴痛，血溢流注，精液乃少，目赤心热，甚则瞀闷懊侬，善暴死。刻终大温，汗濡玄府，其乃发也，其气四。动复则静，阳极反阴，湿令乃化乃成。华发水凝，山川冰雪，焰阳午泽，怫之先兆也。

有怫之应而后报也，皆观其极而乃发也。木发无时，水随火也。谨候其时，病可与期，失时反岁，五气不行，生化收藏，政无恒也。

帝曰：水发而雹雪，土发而飘骤，木发而毁折，金发而清明，火发而曛昧，何气使然？岐伯曰：气有多少，发有微甚，微者当其气，甚者兼其下，征其下气，而见可知也。帝曰：善。五气之发，不当位者何也？岐伯曰：命其差。帝曰：差有数乎？岐伯曰：后皆三十度而有奇也。

帝曰：气至而先后者何？岐伯曰：运太过则其至先，运不及则其至后，此候之常也。帝曰：当时而至者何也？岐伯曰：非太过非不及，则至当时，非是者眚也。

帝曰：善。气有非时而化者何也？岐伯曰：太过者当其时，不及者归其己胜也。帝曰：四时之气，至有早晏，高下左右，其候何如？岐伯曰：行有逆顺，至有迟速，故太过者化先天，不及者化后天。帝曰：愿闻其行何谓也？岐伯曰：春气西行，夏气北行，秋气东行，冬气南行。故春气始于下，秋气始于上，夏气始于中，冬气始于标。春气始于左，秋气始于右，冬气始于后，夏气始于前。此四时正化之常。故至高之地，冬气常在，至下之地，春气常在，必谨察之。帝曰：善。

黄帝问曰：五运六气之应见，六化之正、六变之纪何如？岐伯对曰：夫六气正纪，有化有变，有胜有复，有用有病，不同其候，帝欲何乎？帝曰：愿尽闻之。岐伯曰：请遂言之。夫气之所至也，厥阴所至为和平，少阴所至为暄，太阴所至为埃溽，少阳所至为炎暑，阳明所至为清劲，太阳所至为寒氛。时化之常也。

厥阴所至为风府，为璺启；少阴所至为火府，为舒荣；太阴所至为雨府，为员盈；少阳所至为热府，为行出；阳明所至为司杀府，为庚苍；太阳所至为寒府，为归藏。司化之常也。

厥阴所至为生，为风摇；少阴所至为荣，为形见；太阴所至为化，为云雨；少阳所至为长，为蕃鲜；阳明所至为收，为雾露；太阳所至为藏，为周密。气化之常也。

厥阴所至为风生，终为肃；少阴所至为热生，中为寒；太阴所至为湿生，终为注雨；少阳所至为火生，终为蒸溽；阳明所至为燥生，终为凉；太阳所至为寒生，中为温。德化之常也。

厥阴所至为毛化，少阴所至为翮化，太阴所至为倮化，少阳所至为羽化，阳明所至为介化，太阳所至为鳞化。德化之常也。

厥阴所至为生化，少阴所至为荣化，太阴所至为濡化，少阳所至为茂化，阳明所至为坚化，太阳所至为藏化。布政之常也。

厥阴所至为飘怒、大凉；少阴所至为大暄、寒；太阴所至为雷霆骤注、烈风；少阳所至为飘风燔燎、霜凝；阳明所至为散落、温；太阳所至为寒雪冰雹、白埃。气变之常也。

厥阴所至为挠动，为迎随；少阴所至为高明焰，为曛；太阴所至为沉阴，为白埃，为晦暝；少阳所至为光显，为彤云，为曛；阳明所至为烟埃，为霜，为劲切，为凄鸣；太阳所至为刚固，为坚芒，为立。令行之常也。

厥阴所至为里急；少阴所至为疡胗身热；太阴所至为积饮否隔；少阳所至为嚏呕，为疮疡；阳明所至为浮虚；太阳所至为屈伸不利。病之常也。

厥阴所至为支痛；少阴所至为惊惑、恶寒战栗、谵妄；太阴所至为稸满；少阳所至为惊躁、瞀昧、暴病；阳明所至为鼽，尻阴股膝髀腨䯒足病；太阳所至为腰痛。病之常也。

厥阴所至为緛戾；少阴所至为悲妄、衄衊；太阴所至为中满、霍乱吐下；少阳所至为喉痹、耳鸣、呕涌；阳明所至为皴揭；太阳所至为寝汗、痉。病之常也。

厥阴所至为胁痛呕泄；少阴所至为语笑；太阴所至为重、胕肿；少阳所至为暴注、瞤瘛、暴死；阳明所至为鼽嚏；太阳所至为流泄、禁止。病之常也。

凡此十二变者，报德以德，报化以化，报政以政，报令以令，气高则高，气下则下，气后则后，气前则前，气中则中，气外则外，位之常也。故风胜则动，热胜则肿，燥胜则干，寒胜则浮，湿胜则濡泄，甚则水闭胕肿。随气所在，以言其变耳。

帝曰：愿闻其用也。岐伯曰：夫六气之用，各归不胜而为化。故太阴雨化，施于太阳；太阳寒化，施于少阴；少阴热化，施于阳明；阳明燥化，施于厥阴；厥阴风化，施于太阴。各命其所在以征之也。帝曰：自得其位何如？岐伯曰：自得其位，常化也。帝曰:愿闻所在也。岐伯曰:命其位而方月可知也。

帝曰:六位之气,盈虚何如?岐伯曰:太少异也,太者之至徐而常,少者暴而亡。帝曰:天地之气,盈虚何如?岐伯曰:天气不足,地气随之,地气不足,天气从之,运居其中而常先也。恶所不胜,归所同和,随运归从而生其病也。故上胜则天气降而下,下胜则地气迁而上,胜多少而差其分,微者小差,甚者大差,甚则位易气交,易则大变生而病作矣。《大要》曰:甚纪五分,微纪七分,其差可见。此之谓也。

帝曰:善。《论》言热无犯热,寒无犯寒。余欲不远寒、不远热奈何?岐伯曰:悉乎哉问也!发表不远热,攻里不远寒。帝曰:不发不攻而犯寒犯热何如?岐伯曰:寒热内贼,其病益甚。帝曰:愿闻无病者何如?岐伯曰:无者生之,有者甚之。帝曰:生者何如?岐伯曰:不远热则热至,不远寒则寒至。寒至则坚否腹满,痛急下利之病生矣。热至则身热,吐下霍乱,痈疽疮疡,瞀郁注下,瞤瘛肿胀,呕鼽衄,头痛骨节变,肉痛,血溢血泄,淋闷之病生矣。帝曰:治之奈何?岐伯曰:时必顺之,犯者治以胜也。

黄帝问曰:妇人重身,毒之何如?岐伯曰:有故无殒,亦无殒也。帝曰:愿闻其故何谓也?岐伯曰:大积大聚,其可犯也,衰其大半而止,过者死。

帝曰:善。郁之甚者治之奈何?岐伯曰:木郁达之,火郁发之,土郁夺之,金郁泄之,水郁折之。然调其气,过者折之,以其畏也,所谓泻之。帝曰:假者何如?岐伯曰:有假其气,则无禁也。所谓主气不足,客气胜也。帝曰:至哉圣人之道!天地大化,运行之节,临御之纪,阴阳之政,寒暑之令,非夫子孰能通之!请藏之灵兰之室,署曰《六元正纪》,非斋戒不敢示,慎传也。

## 刺法论篇第七十二(原亡　今附)

## 本病论篇第七十三(原亡　今附)

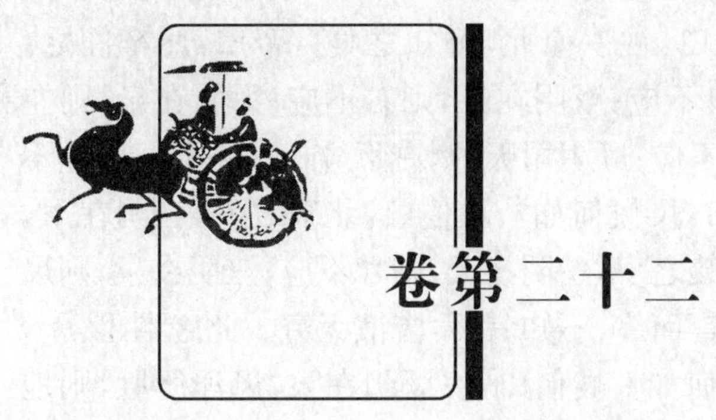

# 卷第二十二

## 至真要大论篇第七十四

黄帝问曰：五气交合，盈虚更作，余知之矣。六气分治，司天地者，其至何如？岐伯再拜对曰：明乎哉问也！天地之大纪，人神之通应也。帝曰：愿闻上合昭昭，下合冥冥奈何？岐伯曰：此道之所主，工之所疑也。帝曰：愿闻其道也。岐伯曰：厥阴司天，其化以风；少阴司天，其化以热；太阴司天，其化以湿；少阳司天，其化以火；阳明司天，其化以燥；太阳司天，其化以寒。以所临脏位，命其病者也。帝曰：地化奈何？岐伯曰：司天同候，间气皆然。帝曰：间气何谓？岐伯曰：司左右者，是谓间气也。帝曰：何以异之？岐伯曰：主岁者纪岁，间气者纪步也。帝曰：善。岁主奈何？岐伯曰：厥阴司天为风化，在泉为酸化，司气为苍化，间气为动化。少阴司天为热化，在泉为苦化，不司气化，居气为灼化。太阴司天为湿化，在泉为甘化，司气为黅化，间气为柔化。少阳司天为火化，在泉为苦化，司气为丹化，间气为明化。阳明司天为燥化，在泉为辛化，司气为素化，间气为清化。太阳司天为寒化，在泉为咸化，司气为玄化，间气为藏化。故治病者，必明六化分治，五味五色所生，五脏所宜，乃可以言盈虚病生之绪也。

帝曰：厥阴在泉而酸化先，余知之矣。风化之行也何如？岐伯曰：风行于地，所谓本也，余气同法。本乎天者，天之气也，本乎地者，地之气也，天地合气，六节分而万物化生矣。故曰：谨候气宜，无失病机。此之谓也。帝曰：其主病何如？岐伯曰：司岁备物，则无遗主矣。帝曰：司岁物何也？岐伯曰：天地之专精也。帝曰：司气者何如？岐伯曰：司气者主岁同，然有余不足也。帝曰：非司岁物何谓也？岐伯曰：散也，故质同而异等也。气味有薄厚，性用有躁静，治保有多少，力化有浅深，此之谓也。

帝曰：岁主脏害何谓？岐伯曰：以所不胜命之，则其要也。帝曰：治之奈何？岐伯曰：上淫于下，所胜平之；外淫于内，所胜治之。帝曰：善。平气何如？岐伯曰：谨察阴阳所在而调之，以平为期，正者正治，反者反治。

帝曰：夫子言察阴阳所在而调之，《论》言人迎与寸口相应，若引绳小大齐等，命曰平。阴之所在寸口何如？岐伯曰：视岁南北，可知之矣。帝曰：愿卒闻之。岐伯曰：北政之岁，少阴在泉，则寸口不应；厥阴在泉，则右不应；太阴在泉，则左不应。南政之岁，少阴司天，则寸口不应；厥阴司天，则右不应；太阴司天，则左不应。诸不应者，反其诊则见矣。帝曰：尺候何如？岐伯曰：北政之岁，三阴在下，则寸不应；三阴在上，则尺不应。南政之岁，三阴在天，则寸不应；三阴在泉，则尺不应。左右同。故曰：知其要者，一言而终，不知其要，流散无穷。此之谓也。

帝曰：善。天地之气，内淫而病何如？岐伯曰：岁厥阴在泉，风淫所胜，则地气不明，平野昧，草乃早秀。民病洒洒振寒，善伸数欠，心痛支满，两胁里急，饮食不下，膈咽不通，食则呕，腹胀善噫，得后与气则快然如衰，身体皆重。岁少阴在泉，热淫所胜，则焰浮川泽，阴处反明。民病腹中常鸣，气上冲胸，喘不能久立，寒热皮肤痛，目瞑齿痛䪼肿，恶寒发热如疟，少腹中痛，腹大，蛰虫不藏。岁太阴在泉，草乃早荣，湿淫所胜，则埃昏岩谷，黄反见黑，至阴之交。民病饮积心痛，耳聋浑浑焞焞，嗌肿喉痹，阴病血见，少腹痛肿，不得小便，病冲头痛，目似脱，项似拔，腰似折，髀不可以回，腘如结，腨如别。岁少阳在泉，火淫所胜，则焰明郊野，寒热更至。民病注泄赤白，少腹痛，溺赤，甚则血便。少阴同候。岁阳明在泉，燥淫所胜，则霿雾清暝。民病喜呕，呕有苦，善太息，心胁痛不能反侧，甚则嗌干面尘，身无膏泽，足外反热。岁太阳在泉，寒淫所胜，则凝肃惨栗。民病少腹控睾，引腰脊，上冲心痛，血见，嗌痛颔肿。

帝曰：善。治之奈何？岐伯曰：诸气在泉，风淫于内，治以辛凉，佐以苦甘，以甘缓之，以辛散之。热淫于内，治以咸寒，佐以甘苦，以酸收之，以苦发之。湿淫于内，治以苦热，佐以酸淡，以苦燥之，以淡泄之。火淫于内，治以咸冷，佐以苦辛，以酸收之，以苦发之。燥淫于内，治以苦温，佐以甘辛，以苦下之。寒淫于内，治以甘热，佐以苦辛，以咸泻之，以辛润之，以苦坚之。

帝曰：善。天气之变何如？岐伯曰：厥阴司天，风淫所胜，则太虚埃昏，云物以扰，寒生春气，流水不冰。民病胃脘当心而痛，上支两胁，膈咽不通，饮食不下，舌本强，食则呕，冷泄腹胀，溏泄瘕，水闭，蛰虫不去，病本于脾。冲阳绝，死不治。

少阴司天，热淫所胜，怫热至，火行其政。民病胸中烦热，嗌干，右胠满，皮肤痛，寒热咳喘，大雨且至，唾血血泄，鼽衄嚏呕，溺色变，甚则疮疡胕肿，肩背臂臑及缺盆中痛，心痛肺膜，腹大满，膨膨而喘咳，病本于肺。尺泽绝，死不治。

太阴司天，湿淫所胜，则沉阴且布，雨变枯槁。胕肿骨痛阴痹，阴痹者按之不得，腰脊头项痛，时眩，大便难，阴气不用，饥不欲食，咳唾则有血，心如悬，病本于肾。太溪绝，死不治。

少阳司天，火淫所胜，则温气流行，金政不平。民病头痛，发热恶寒而疟，热上皮肤痛，色变黄赤，传而为水，身面胕肿，腹满仰息，泄注赤白，疮疡，咳唾血，烦心胸中热，甚则鼽衄，病本于肺。天府绝，死不治。

阳明司天，燥淫所胜，大凉革候，则木乃晚荣，草乃晚生，名木敛，生菀于下，草焦上首，筋骨内变。民病左胠胁痛，寒清于中，感而疟，咳，腹中鸣，注泄鹜溏，心胁暴痛，不可反侧，嗌干面尘，腰痛，丈夫㿗疝，妇人少腹痛，目眛眦疡，疮痤痈，蛰虫来见，病本于肝。太冲绝，死不治。

太阳司天，寒淫所胜，则寒气反至，水且冰，运火炎烈，雨暴乃雹。血变于中，发为痈疡，民病厥心痛，呕血血泄，鼽衄善悲，时眩仆，胸腹满，手热肘挛掖肿，心澹澹大动，胸胁胃脘不安，面赤目黄，善噫嗌干，甚则色炲，渴而欲饮，病本于心。神门绝，死不治。所谓动气，知其脏也。

帝曰：善。治之奈何？岐伯曰：司天之气，风淫所胜，平以辛凉，佐以苦甘，以甘缓之，以酸泻之。热淫所胜，平以咸寒，佐以苦甘，以酸收之。湿淫所胜，平以苦热，佐以酸辛，以苦燥之，以淡泄之。湿上甚而热，治以苦温，佐以甘辛，以汗为故而止。火淫所胜，平以咸冷，佐以苦甘，以酸收之，以苦发之，以酸复之，热淫同。燥淫所胜，平以苦温，佐以酸辛，以苦下之。寒淫所胜，平以辛热，佐以甘苦，以咸泻之。

帝曰：善。邪气反胜，治之奈何？岐伯曰：风司于地，清反胜之，治以酸温，佐以苦甘，以辛平之。热司于地，寒反胜之，治以甘热，佐以苦辛，以咸平之。湿司于地，热反胜之，治以苦冷，佐以咸甘，以苦平之。火司于地，寒反胜之，治以甘热，佐以苦辛，以咸平之。燥司于地，热反胜之，治以平寒，佐以苦甘，以酸平之，以和为制。寒司于地，热反胜之，治以咸冷，佐以甘辛，以苦平之。

帝曰：其司天邪胜何如？岐伯曰：风化于天，清反胜之，治以酸温，佐以甘苦。热化于天，寒反胜之，治以甘温，佐以苦酸辛。湿化于天，热反胜之，治以苦寒，佐以苦酸。火化于天，寒反胜之，治以甘热，佐以苦辛。燥化于天，热反胜之，治以辛寒，佐以苦甘。寒化于天，热反胜之，治以咸冷，佐以苦辛。

帝曰：六气相胜奈何？岐伯曰：厥阴之胜，耳鸣头眩，愦愦欲吐，胃膈如寒；大风数举，倮虫不滋；胠胁气并，化而为热，小便黄赤，胃脘当心而痛，上支两胁，肠鸣飧泄，少腹痛，注下赤白，甚则呕吐，膈咽不通。少阴之胜，心下热，善饥，脐下反动，气游三焦；炎暑至，木乃津，草乃萎；呕逆躁烦，腹满痛，溏泄，传为赤沃。太阴之胜，火气内郁，疮疡于中，流散于外，病在胠胁，甚则心痛热格，头痛喉痹项强，独胜则湿气内郁，寒迫下焦，痛留顶，互引眉间，胃满；雨数至，鳞见于陆，燥化乃见；少腹满，腰脽重强，内不便，善注泄，足下温，头重，足胫胕肿，饮发于中，胕肿于上。少阳之胜，热客于胃，烦心心痛，目赤欲呕，呕酸善饥，耳痛溺赤，善惊谵妄；暴热消烁，草萎水涸，介虫乃屈；少腹痛，下沃赤白。阳明之胜，清发于中，左胠胁痛，溏泄，内为嗌塞，外发㿗疝；大凉肃杀，华英改容，毛虫乃殃；胸中不便，嗌塞而咳。太阳之胜，凝栗且至，非时水冰，羽乃后化；痔疟发，寒厥入胃，则内生心痛，阴中乃疡，隐曲不利，互引阴股，筋肉拘苛，血脉凝泣，络满色变，或为血泄，皮肤否肿，腹满食减，热反上行，头项囟顶脑户中痛，目如脱，寒入下焦，传为濡泻。

帝曰：治之奈何？岐伯曰：厥阴之胜，治以甘清，佐以苦辛，以酸泻之。少阴之胜，治以辛寒，佐以苦咸，以甘泻之。太阴之胜，治以咸热，佐以辛甘，以苦泻之。少阳之胜，治以辛寒，佐以甘咸，以甘泻之。阳明之胜，治以酸温，佐以辛甘，以苦泄之。太阳之胜，治以苦热，佐以辛酸，以咸泻之。

帝曰：六气之复何如？岐伯曰：悉乎哉问也！厥阴之复，少腹坚满，里急暴痛；偃木飞沙，倮虫不荣；厥心痛，汗发呕吐，饮食不入，入而复出，筋骨繇并，掉眩清厥，甚则入脾，食痹而吐。冲阳绝，死不治。

少阴之复，燠热内作，烦躁鼽嚏，少腹绞痛，火见燔焫，嗌燥，分注时止，气动于左，上行于右，咳，皮肤痛，暴喑心痛，郁冒不知人，乃洒淅恶寒，振栗谵妄，寒已而热，渴而欲饮，少气骨痿，隔肠不便，外为浮肿，哕噫；赤气后化，流水不冰，热气大行，介虫不复；病疿胗疮疡，痈疽痤痔，甚则入肺，咳而鼻渊。天府绝，死不治。

太阴之复，湿变乃举，体重中满，食饮不化，阴气上厥，胸中不便，饮发于中，咳喘有声；大雨时行，鳞见于陆；头项痛重，而掉瘛尤甚，呕而密默，唾吐清液，甚则入肾，窍泻无度。太溪绝，死不治。

少阳之复，大热将至，枯燥燔爇，介虫乃耗；惊瘛咳衄，心热烦躁，便数憎风，厥气上行，面如浮埃，目乃瞤瘛，火气内发，上为口糜呕逆，血溢血泄，发而为疟，恶寒鼓栗，寒极反热，嗌络焦槁，渴引水浆，色变黄赤，少气脉萎，化而为水，传为胕肿，甚则入肺，咳而血泄。尺泽绝，死不治。

阳明之复，清气大举，森木苍干，毛虫乃厉；病生胠胁，气归于左，善太息，甚则心痛否满，腹胀而泄，呕苦咳哕，烦心，病在膈中，头痛，甚则入肝，惊骇筋挛。太冲绝，死不治。

太阳之复，厥气上行，水凝雨冰，羽虫乃死；心胃生寒，胸膈不利，心痛否满，头痛善悲，时眩仆，食减，腰脽反痛，屈伸不便；地裂冰坚，阳光不治；少腹控睾，引腰脊，上冲心，唾出清水，及为哕噫，甚则入心，善忘善悲。神门绝，死不治。

帝曰：善，治之奈何？岐伯曰：厥阴之复，治以酸寒，佐以甘辛，以酸泻之，以甘缓之。少阴之复，治以咸寒，佐以苦辛，以甘泻之，以酸收之，辛苦发之，以咸耎之。太阴之复，治以苦热，佐以酸辛，以苦泻之、燥之、泄之。少阳之复，治以咸冷，佐以苦辛，以咸耎之，以酸收之，辛苦发之。发不远热，无犯温凉，少阴同法。阳明之复，治以辛温，佐以苦甘，以苦泄之，以苦下之，以酸补之。太阳之复，治以咸热，佐以甘辛，以苦坚之。治诸胜复，寒者热之，热者寒之，温者清之，清者温之，散者收之，抑者散之，燥者润之，急者缓之，坚者耎之，脆者坚之，衰者补之，强者泻之，各安其气，必清必静，则病气衰去，归其所宗，此治之大体也。

帝曰：善。气之上下何谓也？岐伯曰：身半以上，其气三矣，天之分也，天气主之。身半以下，其气三矣，地之分也，地气主之。以名命气，以气命处，而言其病。半，所谓天枢也。故上胜而下俱病者，以地名之；下胜而上俱病者，以天名之。所谓胜至，报气屈伏而未发也，复至则不以天地异名，皆如复气为法也。

帝曰：胜复之动，时有常乎？气有必乎？岐伯曰：时有常位，而气无必也。帝曰：愿闻其道也。岐伯曰：初气终三气，天气主之，胜之常也。四气尽终气，地气主之，复之常也。有胜则复，无胜则否。帝曰：善。复已而胜何如？岐伯曰：胜至则复，无常数也，衰乃止耳。复已而胜，不复则害，此伤生也。帝曰：复而反病何也？岐伯曰：居非其位，不相得也。大复其胜则主胜之，故反病也，所谓火燥热也。帝曰：治之何如？岐伯曰：夫气之胜也，微者随之，甚者制之。气之复也，和者平之，暴者夺之。皆随胜气，安其屈伏，无问其数，以平为期，此其道也。

帝曰：善。客主之胜复奈何？岐伯曰：客主之气，胜而无复也。帝曰：其逆从何如？岐伯曰：主胜逆，客胜从，天之道也。帝曰：其生病何如？岐伯曰：厥阴司天，客胜则耳鸣掉眩，甚则咳；主胜则胸胁痛，舌难以言。少阴司天，客胜则鼽嚏颈项强，肩背瞀热，头痛少气，发热，耳聋目瞑，甚则胕肿血溢，疮疡咳喘；主胜则心热烦躁，甚则胁痛支满。太阴司天，客胜则首面胕肿，呼吸气喘；主胜则胸腹满，食已而瞀。少阳司天，客胜则丹胗外发，及为丹熛疮疡，呕逆喉痹，头痛嗌肿，耳聋血溢，内为瘛疭；主胜则胸满咳仰息，甚而有血，手热。阳明司天，清复内余，则咳衄嗌塞，心膈中热，咳不止而白血出者死。太阳司天，客胜则胸中不利，出清涕，感寒则咳；主胜则喉嗌中鸣。

厥阴在泉，客胜则大关节不利，内为痉强拘瘛，外为不便；主胜则筋骨繇并，腰腹时痛。少阴在泉，客胜则腰痛，尻股膝髀腨胻足病，瞀热以酸，胕肿不能久立，溲便变；主胜则厥气上行，心痛发热，隔中，众痹皆作，发于胠胁，魄汗不藏，四逆而起。太阴在泉，客胜则足痿下重，便溲不时，湿客下焦，发而濡泻，及为肿隐曲之疾；主胜则寒气逆满，食饮不下，甚则为疝。少阳在泉，客胜则腰腹痛而反恶寒，甚则下白溺白；主胜则热反上行而客于心，心痛发热，格中而呕。少阴同候。阳明在泉，客胜则清气动下，少腹坚满而数便泻；主胜则腰重腹痛，少腹生寒，下为鹜溏，则寒厥于肠，上冲胸中，甚则喘，不能久立。太阳在泉，寒复内余，则腰尻痛，屈伸不利，股胫足膝中痛。

帝曰：善，治之奈何？岐伯曰：高者抑之，下者举之，有余折之，不足补之，佐以所利，和以所宜，必安其主客，适其寒温，同者逆之，异者从之。帝曰：治寒以热，治热以寒，气相得者逆之，不相得者从之，余以知之矣。其于正味何如？岐伯曰:木位之主,其泻以酸,其补以辛。火位之主,其泻以甘,其补以咸。土位之主,其泻以苦,其补以甘。金位之主,其泻以辛,其补以酸。水位之主,其泻以咸,其补以苦。厥阴之客,以辛补之,以酸泻之,以甘缓之。少阴之客,以咸补之,以甘泻之,以酸收之。太阴之客,以甘补之,以苦泻之,以甘缓之。少阳之客,以咸补之,以甘泻之,以咸耎之。阳明之客,以酸补之,以辛泻之,以苦泄之。太阳之客,以苦补之,以咸泻之,以苦坚之,以辛润之。开发腠理,致津液,通气也。

帝曰:善。愿闻阴阳之三也何谓?岐伯曰:气有多少,异用也。帝曰:阳明何谓也?岐伯曰:两阳合明也。帝曰:厥阴何也?岐伯曰:两阴交尽也。

帝曰:气有多少,病有盛衰,治有缓急,方有大小,愿闻其约奈何?岐伯曰:气有高下,病有远近,证有中外,治有轻重,适其至所为故也。《大要》曰:君一臣二,奇之制也;君二臣四,偶之制也;君二臣三,奇之制也;君二臣六,偶之制也。故曰:近者奇之,远者偶之;汗者不以奇,下者不以偶,补上治上制以缓,补下治下制以急,急则气味厚,缓则气味薄,适其至所,此之谓也。病所远,而中道气味乏者,食而过之,无越其制度也。是故平气之道,近而奇偶,制小其服也;远而奇偶,制大其服也。大则数少,小则数多。多则九之,少则二之。奇之不去则偶之,是谓重方。偶之不去,则反佐以取之,所谓寒热温凉,反从其病也。

帝曰:善。病生于本,余知之矣。生于标者,治之奈何?岐伯曰:病反其本,得标之病;治反其本,得标之方。帝曰:善。六气之胜,何以候之?岐伯曰:乘其至也。清气大来,燥之胜也,风木受邪,肝病生焉。热气大来,火之胜也,金燥受邪,肺病生焉。寒气大来,水之胜也,火热受邪,心病生焉。湿气大来,土之胜也,寒水受邪,肾病生焉。风气大来,木之胜也,土湿受邪,脾病生焉。所谓感邪而生病也。乘年之虚,则邪甚也。失时之和,亦邪甚也。遇月之空,亦邪甚也。重感于邪,则病危矣。有胜之气,其必来复也。

帝曰:其脉至何如?岐伯曰:厥阴之至其脉弦,少阴之至其脉钩,太阴之至其脉沉,少阳之至大而浮,阳明之至短而涩,太阳之至大而长。至而和则平,至而甚则病,至而反者病,至而不至者病,未至而至者病,阴阳易者危。

帝曰:六气标本,所从不同奈何?岐伯曰:气有从本者,有从标本者,有不从标本者也。帝曰:愿卒闻之。岐伯曰:少阳太阴从本,少阴太阳从本从标,阳明厥阴不从标本从乎中也。故从本者化生于本,从标本者有标本之化,从中者以中气为化也。帝曰:脉从而病反者,其诊何如?岐伯曰:脉至而从,按之不鼓,诸阳皆然。帝曰:诸阴之反,其脉何如?岐伯曰:脉至而从,按之鼓甚而盛也。是故百病之起,有生于本者,有生于标者,有生于中气者。有取本而得者,有取标而得者,有取中气而得者,有取标本而得者,有逆取而得者,有从取而得者。逆,正顺也。若顺,逆也。故曰:知标与本,用之不殆,明知逆顺,正行无问。此之谓也。不知是者，不足以言诊，足以乱经。故《大要》曰：粗工嘻嘻，以为可知，言热未已，寒病复始，同气异形，迷诊乱经。此之谓也。夫标本之道，要而博，小而大，可以言一而知百病之害。言标与本，易而勿损，察本与标，气可令调，明知胜复，为万民式。天之道毕矣。

帝曰：胜复之变，早晏何如？岐伯曰：夫所胜者，胜至已病，病已愠愠，而复已萌也。夫所复者，胜尽而起，得位而甚。胜有微甚，复有少多，胜和而和，胜虚而虚，天之常也。帝曰：胜复之作，动不当位，或后时而至，其故何也？岐伯曰：夫气之生化，与其衰盛异也。寒暑温凉，盛衰之用，其在四维。故阳之动，始于温，盛于暑；阴之动，始于清，盛于寒。春夏秋冬，各差其分。故《大要》曰：彼春之暖，为夏之暑，彼秋之忿，为冬之怒。谨按四维，斥候皆归，其终可见，其始可知。此之谓也。帝曰：差有数乎？岐伯曰：又凡三十度也。帝曰：其脉应皆何如？岐伯曰：差同正法，待时而去也。《脉要》曰：春不沉，夏不弦，冬不涩，秋不数，是谓四塞。沉甚曰病，弦甚曰病，涩甚曰病，数甚曰病，参见曰病，复见曰病，未去而去曰病，去而不去曰病，反者死。故曰：气之相守司也，如权衡之不得相失也。夫阴阳之气，清静则生化治，动则苛疾起，此之谓也。

帝曰：幽明何如？岐伯曰：两阴交尽故曰幽，两阳合明故曰明，幽明之配，寒暑之异也。帝曰：分至何如？岐伯曰：气至之谓至，气分之谓分，至则气同，分则气异，所谓天地之正纪也。帝曰：夫子言春秋气始于前，冬夏气始于后，余已知之矣。然六气往复，主岁不常也，其补泻奈何？岐伯曰：上下所主，随其攸利，正其味，则其要也。左右同法。《大要》曰：少阳之主，先甘后咸；阳明之主，先辛后酸；太阳之主，先咸后苦；厥阴之主，先酸后辛；少阴之主，先甘后咸；太阴之主，先苦后甘。佐以所利，资以所生，是谓得气。

帝曰：善。夫百病之生也，皆生于风寒暑湿燥火，以之化之变也。经言盛者泻之，虚者补之。余锡以方士，而方士用之尚未能十全，余欲令要道必行，桴鼓相应，犹拔刺雪污，工巧神圣，可得闻乎？岐伯曰：审察病机，无失气宜，此之谓也。帝曰：愿闻病机何如？岐伯曰：诸风掉眩，皆属于肝。诸寒收引，皆属于肾。诸气膹郁，皆属于肺。诸湿肿满，皆属于脾。诸热瞀瘛，皆属于火。诸痛痒疮，皆属于心。诸厥固泄，皆属于下。诸痿喘呕，皆属于上。诸禁鼓栗，如丧神守，皆属于火。诸痉项强，皆属于湿。诸逆冲上，皆属于火。诸胀腹大，皆属于热。诸躁狂越，皆属于火。诸暴强直，皆属于风。诸病有声，鼓之如鼓，皆属于热。诸病胕肿，疼酸惊骇，皆属于火。诸转反戾，水液浑浊，皆属于热。诸病水液，澄澈清冷，皆属于寒。诸呕吐酸，暴注下迫，皆属于热。故《大要》曰：谨守病机，各司其属，有者求之，无者求之，盛者责之，虚者责之，必先五胜，疏其血气，令其调达，而致和平。此之谓也。

帝曰：善，五味阴阳之用何如？岐伯曰：辛甘发散为阳，酸苦涌泄为阴，咸味涌泄为阴，淡味渗泄为阳。六者或收或散，或缓或急，或燥或润，或耎或坚，以所利而行之，调其气使其平也。

帝曰：非调气而得者，治之奈何？有毒无毒，何先何后？愿闻其道。岐伯曰：有毒无毒，所治为主，适大小为制也。帝曰：请言其制。岐伯曰：君一臣二，制之小也；君一臣三佐五，制之中也；君一臣三佐九，制之大也。寒者热之，热者寒之，微者逆之，甚者从之，坚者削之，客者除之，劳者温之，结者散之，留者攻之，燥者濡之，急者缓之，散者收之，损者温之，逸者行之，惊者平之，上之下之，摩之浴之，薄之劫之，开之发之，适事为故。

帝曰：何谓逆从？岐伯曰：逆者正治，从者反治，从少从多，观其事也。帝曰：反治何谓？岐伯曰：热因寒用，寒因热用，塞因塞用，通因通用，必伏其所主，而先其所因。其始则同，其终则异，可使破积，可使溃坚，可使气和，可使必已。

帝曰：善。气调而得者何如？岐伯曰：逆之，从之，逆而从之，从而逆之，疏气令调，则其道也。

帝曰：善。病之中外何如？岐伯曰：从内之外者调其内；从外之内者治其外；从内之外而盛于外者，先调其内而后治其外；从外之内而盛于内者，先治其外而后调其内；中外不相及，则治主病。

帝曰：善。火热复，恶寒发热有如疟状，或一日发，或间数日发，其故何也？岐伯曰：胜复之气，会遇之时有多少也。阴气多而阳气少，则其发日远；阳气多而阴气少，则其发日近。此胜复相薄，盛衰之节，疟亦同法。

帝曰：《论》言治寒以热，治热以寒，而方士不能废绳墨而更其道也。有病热者寒之而热，有病寒者热之而寒，二者皆在，新病复起，奈何治？岐伯曰：诸寒之而热者取之阴，热之而寒者取之阳，所谓求其属也。

帝曰：善。服寒而反热，服热而反寒，其故何也？岐伯曰：治其王气，是以反也。帝曰：不治王而然者何也？岐伯曰：悉乎哉问也！不治，五味属也。夫五味入胃，各归所喜，故酸先入肝，苦先入心，甘先入脾，辛先入肺，咸先入肾。久而增气，物化之常也。气增而久，夭之由也。

帝曰：善。方制君臣何谓也？岐伯曰：主病之谓君，佐君之谓臣，应臣之谓使，非上下三品之谓也。帝曰：三品何谓？岐伯曰：所以明善恶之殊贯也。

帝曰：善。病之中外何如？岐伯曰：调气之方，必别阴阳，定其中外，各守其乡。内者内治，外者外治，微者调之，其次平之，盛者夺之，汗之下之，寒热温凉，衰之以属，随其攸利，谨道如法，万举万全，气血正平，长有天命。帝曰：善。

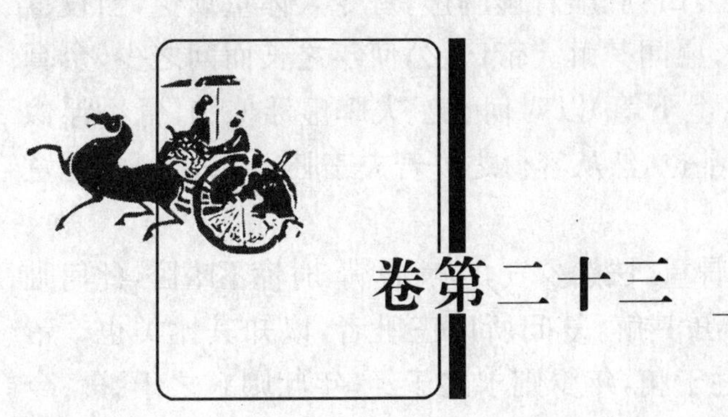

# 卷第二十三

## 著至教论篇第七十五

黄帝坐明堂，召雷公而问之曰：子知医之道乎？雷公对曰：诵而未能解，解而未能别，别而未能明，明而未能彰，足以治群僚，不足治侯王。愿得受树天之度，四时阴阳合之，别星辰与日月光，以彰经术，后世益明，上通神农，著至教拟于二皇。帝曰：善！无失之，此皆阴阳表里上下雌雄相输应也，而道上知天文，下知地理，中知人事，可以长久，以教众庶，亦不疑殆。医道论篇，可传后世，可以为宝。

雷公曰：请受道，讽诵用解。帝曰：子不闻《阴阳传》乎！曰：不知。曰：夫三阳天为业，上下无常，合而病至，偏害阴阳。雷公曰：三阳莫当，请闻其解。帝曰：三阳独至者，是三阳并至，并至如风雨，上为巅疾，下为漏病。外无期，内无正，不中经纪，诊无上下，以书别。雷公曰：臣治疏愈，说意而已。帝曰：三阳者，至阳也，积并则为惊，病起疾风，至如礔砺，九窍皆塞，阳气滂溢，干嗌喉塞，并于阴，则上下无常，薄为肠澼。此谓三阳直心，坐不得起，卧者便身全。三阳之病，且以知天下，何以别阴阳，应四时，合之五行。

雷公曰：阳言不别，阴言不理，请起受解，以为至道。帝曰：子若受传，不知合至道以惑师教，语子至道之要。病伤五脏，筋骨以消，子言不明不别，是世主学尽矣。肾且绝，惋惋日暮，从容不出，人事不殷。

## 示从容论篇第七十六

黄帝燕坐，召雷公而问之曰：汝受术诵书者，若能览观杂学，及于比类，通合道理，为余言子所长，五脏六腑，胆胃大小肠，脾胞膀胱，脑髓涕唾，哭泣悲哀，水所从行，此皆人之所生，治之过失，子务明之，可以十全，即不能知，为世所怨。雷公曰：臣请诵《脉经·上下篇》甚众多矣，别异比类，犹未能以十全，又安足以明之？

帝曰：子别试通五脏之过，六腑之所不和，针石之败，毒药所宜，汤液滋味，具言其状，悉言以对，请问不知。雷公曰：肝虚肾虚脾虚，皆令人体重烦冤，当投毒药、刺灸、砭石、汤液，或已或不已，愿闻其解。帝曰：公何年之长而问之少，余真问以自谬也。吾问子窈冥，子言《上下篇》以对何也？夫脾虚浮似肺，肾小浮似脾，肝急沉散似肾，此皆工之所时乱也，然从容得之。若夫三脏土木水参居，此童子之所知，问之何也？

雷公曰：于此有人，头痛筋挛骨重，怯然少气，哕噫腹满，时惊不嗜卧，此何脏之发也？脉浮而弦，切之石坚，不知其解，复问所以三脏者，以知其比类也。帝曰：夫从容之谓也。夫年长则求之于腑，年少则求之于经，年壮则求之于脏。今子所言皆失，八风菀热，五脏消烁，传邪相受。夫浮而弦者，是肾不足也。沉而石者，是肾气内著也。怯然少气者，是水道不行，形气消索也。咳嗽烦冤者，是肾气之逆也。一人之气，病在一脏也。若言三脏俱行，不在法也。

雷公曰：于此有人，四肢解墯，喘咳血泄，而愚诊之，以为伤肺，切脉浮大而紧，愚不敢治，粗工下砭石，病愈多出血，血止身轻，此何物也？帝曰：子所能治，知亦众多，与此病失矣。譬以鸿飞，亦冲于天。夫圣人之治病，循法守度，援物比类，化之冥冥，循上及下，何必守经。今夫脉浮大虚者，是脾气之外绝，去胃外归阳明也。夫二火不胜三水，是以脉乱而无常也。四肢解墯，此脾精之不行也。喘咳者，是水气并阳明也。血泄者，脉急血无所行也。若夫以为伤肺者，由失以狂也。不引《比类》，是知不明也。夫伤肺者，脾气不守，胃气不清，经气不为使，真脏坏决，经脉傍绝，五脏漏泄，不衄则呕，此二者不相类也。譬如天之无形，地之无理，白与黑相去远矣。是失吾过矣，以子知之，故不告子，明引《比类》《从容》，是以名曰诊经，是谓至道也。

## 疏五过论篇第七十七

黄帝曰：呜呼远哉！闵闵乎若视深渊，若迎浮云，视深渊尚可测，迎浮云莫知其际。圣人之术，为万民式，论裁志意，必有法则，循经守数，按循医事，为万民副，故事有五过四德，汝知之乎？雷公避席再拜曰：臣年幼小，蒙愚以惑，不闻五过与四德，比类形名，虚引其经，心无所对。

帝曰：凡未诊病者，必问尝贵后贱，虽不中邪，病从内生，名曰脱营；尝富后贫，名曰失精，五气留连，病有所并。医工诊之，不在脏腑，不变躯形，诊之而疑，不知病名，身体日减，气虚无精，病深无气，洒洒然时惊。病深者，以其外耗于卫，内夺于荣。良工所失，不知病情，此亦治之一过也。

凡欲诊病者，必问饮食居处，暴乐暴苦，始乐后苦，皆伤精气，精气竭绝，形体毁沮。暴怒伤阴，暴喜伤阳，厥气上行，满脉去形。愚医治之，不知补泻，不知病情，精华日脱，邪气乃并，此治之二过也。

善为脉者，必以《比类》《奇恒》《从容》知之，为工而不知道，此诊之不足贵，此治之三过也。

诊有三常，必问贵贱，封君败伤，及欲侯王。故贵脱势，虽不中邪，精神内伤，身必败亡。始富后贫，虽不伤邪，皮焦筋屈，痿躄为挛。医不能严，不能动神，外为柔弱，乱至失常，病不能移，则医事不行，此治之四过也。

凡诊者必知终始，有知余绪，切脉问名，当合男女。离绝菀结，忧恐喜怒，五脏空虚，血气离守，工不能知，何术之语。尝富大伤，斩筋绝脉，身体复行，令泽不息。故伤败结，留薄归阳，脓积寒炅。粗工治之，亟刺阴阳，身体解散，四肢转筋，死日有期，医不能明，不问所发，唯言死日，亦为粗工，此治之五过也。

凡此五者，皆受术不通，人事不明也。故曰：圣人之治病也，必知天地阴阳，四时经纪，五脏六腑，雌雄表里，刺灸砭石，毒药所主，从容人事，以明经道，贵贱贫富，各异品理，问年少长，勇怯之理，审于分部，知病本始，八正九候，诊必副矣。治病之道，气内为宝，循求其理，求之不得，过在表里。守数据治，无失俞理，能行此术，终身不殆。不知俞理，五脏菀热，痈发六腑。诊病不审，是谓失常。谨守此治，与经相明，《上经》《下经》，《揆度》《阴阳》，《奇恒》《五中》，决以明堂，审于终始，可以横行。

## 征四失论篇第七十八

黄帝在明堂，雷公侍坐，黄帝曰：夫子所通书受事众多矣，试言得失之意，所以得之，所以失之。雷公对曰：循经受业，皆言十全，其时有过失者，请闻其事解也。

帝曰：子年少智未及邪？将言以杂合耶？夫经脉十二，络脉三百六十五，此皆人之所明知，工之所循用也。所以不十全者，精神不专，志意不理，外内相失，故时疑殆。

诊不知阴阳逆从之理，此治之一失矣。受师不卒，妄作杂术，谬言为道，更名自功，妄用砭石，后遗身咎，此治之二失也。不适贫富贵贱之居，坐之薄厚，形之寒温，不适饮食之宜，不别人之勇怯，不知比类，足以自乱，不足以自明，此治之三失也。诊病不问其始，忧患饮食之失节，起居之过度，或伤于毒，不先言此，卒持寸口，何病能中，妄言作名，为粗所穷，此治之四失也。

是以世人之语者，驰千里之外，不明尺寸之论，诊无人事。治数之道，从容之葆，坐持寸口，诊不中五脉，百病所起，始以自怨，遗师其咎。是故治不能循理，弃术于市，妄治时愈，愚心自得。呜呼！窈窈冥冥，孰知其道！道之大者，拟于天地，配于四海，汝不知道之谕，受以明为晦。

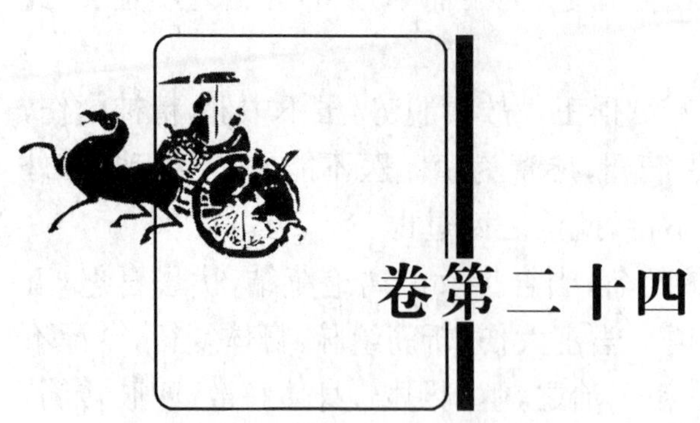

# 卷第二十四

## 阴阳类论篇第七十九

孟春始至，黄帝燕坐，临观八极，正八风之气，而问雷公曰：阴阳之类，经脉之道，五中所主，何脏最贵？雷公对曰：春甲乙青，中主肝，治七十二日，是脉之主时，臣以其脏最贵。帝曰：却念《上、下经》，《阴阳》《从容》，子所言贵，最其下也。

雷公致斋七日，旦复侍坐。帝曰：三阳为经，二阳为维，一阳为游部。三阴为表，二阴为里，一阴至绝作朔晦。却具合以正其理，此知五脏终始。雷公曰：受业未能明。帝曰：所谓三阳者，太阳也，至手太阴弦浮而不沉，决以度，察以心，合之阴阳之论。所谓二阳者，阳明也，至手太阴弦而沉急不鼓，炅至以病皆死。一阳者，少阳也，至手太阴上连人迎弦急悬不绝，此少阳之病也，专阴则死。三阴者，六经之所主也，交于太阴伏鼓不浮，上控志心。二阴至肺，其气归膀胱，外连脾胃。一阴独至，经绝气浮，不鼓钩而滑。此六脉者，乍阴乍阳，交属相并，缪通五脏，合于阴阳，先至为主，后至为客。

雷公曰：臣悉尽意，受传经脉，颂得从容之道，以合《从容》，不知阴阳，不知雌雄。帝曰：三阳为父，二阳为卫，一阳为纪。三阴为母，二阴为雌，一阴为独使。二阳一阴，阳明主病，不胜一阴，脉耎而动，九窍皆沉。三阳一阴，太阳脉胜，一阴不能止，内乱五脏，外为惊骇。二阴二阳，病在肺，少阴脉沉，胜肺伤脾，外伤四肢。二阴二阳皆交至，病在肾，骂詈妄行，巅疾为狂。二阴一阳，病出于肾，阴气客游于心脘下空窍，堤闭塞不通，四肢别离。一阴一阳代绝，此阴气至心，上下无常，出入不知，喉咽干燥，病在土脾。二阳三阴至阴皆在，阴不过阳，阳气不能止阴，阴阳并绝，浮为血瘕，沉为脓胕。阴阳皆壮，下至阴阳。上合昭昭，下合冥冥，诊决生死之期，遂合岁首。

雷公曰：请问短期。黄帝不应。雷公复问。黄帝曰：在经论中。雷公曰：请闻短期。黄帝曰：冬三月之病，病合于阳者，至春正月脉有死征，皆归出春。冬三月之病，在理已尽，草与柳叶皆杀春，阴阳皆绝，期在孟春。春三月之病，曰阳杀，阴阳皆绝，期在草干。夏三月之病，至阴不过十日，阴阳交，期在溓水。秋三月之病，三阳俱起，不治自已；阴阳交合者，立不能坐，坐不能起；三阳独至，期在石水。二阴独至，期在盛水。

## 方盛衰论篇第八十

雷公请问：气之多少，何者为逆？何者为从？黄帝答曰：阳从左，阴从右，老从上，少从下。是以春夏归阳为生，归秋冬为死；反之，则归秋冬为生。是以气之多少，逆皆为厥。

问曰：有余者厥耶？答曰：一上不下，寒厥到膝，少者秋冬死，老者秋冬生。气上不下，头痛巅疾，求阳不得，求阴不审，五部隔无征，若居旷野，若伏空室，绵绵乎属不满日。

是以少气之厥，令人妄梦，其极至迷。三阳绝，三阴微，是为少气。是以肺气虚，则使人梦见白物，见人斩血借借，得其时则梦见兵战。肾气虚，则使人梦见舟船溺人，得其时则梦伏水中，若有畏恐。肝气虚，则梦见菌香生草，得其时则梦伏树下不敢起。心气虚，则梦救火阳物，得其时则梦燔灼。脾气虚，则梦饮食不足，得其时则梦筑垣盖屋。此皆五脏气虚，阳气有余，阴气不足。合之五诊，调之阴阳，以在《经脉》。

诊有十度，度人脉度、脏度、肉度、筋度、俞度。阴阳气尽，人病自具。脉动无常，散阴颇阳。脉脱不具，诊无常行。诊必上下，度民君卿。受师不卒，使术不明。不察逆从，是为妄行。持雌失雄，弃阴附阳。不知并合，诊故不明。传之后世，反论自章。

至阴虚，天气绝；至阳盛，地气不足。阴阳并交，至人之所行。阴阳并交者，阳气先至，阴气后至。是以圣人持诊之道，先后阴阳而持之，《奇恒》之势乃六十首，诊合微之事，追阴阳之变，章五中之情，其中之论，取虚实之要，定五度之事，知此乃足以诊。是以切阴不得阳，诊消亡；得阳不得阴，守学不湛；知左不知右，知右不知左，知上不知下，知先不知后，故治不久。知丑知善，知病知不病，知高知下，知坐知起，知行知止，用之有纪，诊道乃具，万世不殆。起所有余，知所不足，度事上下，脉事因格。是以形弱气虚死，形气有余脉气不足死，脉气有余形气不足生。是以诊有大方，坐起有常，出入有行，以转神明，必清必净，上观下观，司八正邪，别五中部，按脉动静，循尺滑涩，寒温之意，视其大小，合之病能，逆从以得，复知病名，诊可十全，不失人情。故诊之或视息视意，故不失条理，道甚明察，故能长久。不知此道，失经绝理，亡言妄期，此谓失道。

## 解精微论篇第八十一

黄帝在明堂，雷公请曰：臣授业传之，行教以经论，《从容》《形法》、《阴阳》《刺灸》、《汤液》《药滋》，行治有贤不肖，未必能十全。若先言悲哀喜怒，燥湿寒暑，阴阳妇女，请问其所以然者。卑贱富贵，人之形体所从，群下通使，临事以适道术，谨闻命矣。请问有毚愚仆漏之问，不在《经》者，欲闻其状。帝曰：大矣。

公请问：哭泣而泪不出者，若出而少涕，其故何也？帝曰：在《经》有也。复问：不知水所从生，涕所从出也。帝曰：若问此者，无益于治也，工之所知，道之所生也。夫心者，五脏之专精也，目者其窍也，华色者其荣也，是以人有德也，则气和于目；有亡，忧知于色。是以悲哀则泣下，泣下水所由生。水宗者积水也，积水者至阴也，至阴者肾之精也。宗精之水所以不出者，是精持之也，辅之裹之，故水不行也。夫水之精为志，火之精为神，水火相感，神志俱悲，是以目之水生也。故谚言曰：心悲名曰志悲，志与心精共凑于目也。是以俱悲，则神气传于心，精上不传于志而志独悲，故泣出也。泣涕者脑也，脑者阴也，髓者骨之充也，故脑渗为涕。志者骨之主也，是以水流而涕从之者，其行类也。夫涕之与泣者，譬如人之兄弟，急则俱死，生则俱生，其志以早悲，是以涕泣俱出而横行也。夫人涕泣俱出而相从者，所属之类也。

雷公曰：大矣。请问人哭泣而泪不出者，若出而少，涕不从之何也？帝曰：夫泣不出者，哭不悲也。不泣者，神不慈也。神不慈则志不悲，阴阳相持，泣安能独来？夫志悲者惋，惋则冲阴，冲阴则志去目，志去目则神不守精，精神去目，涕泣出也。且子独不诵不念夫《经》言乎？厥则目无所见。夫人厥则阳气并于上，阴气并于下。阳并于上则火独光也；阴并于下则足寒，足寒则胀也。夫一水不胜五火，故目盲。是以冲风，泣下而不止。夫风之中目也，阳气内守于精，是火气燔目，故见风则泣下也。有以比之，夫火疾风生乃能雨，此之类也。

家大人未供奉内药院时，见从德少喜医方术，为语曰：世无长桑君指授，不得饮上池水，尽见人五脏，必从黄帝之脉书、五色诊候，始知逆顺阴阳，按奇络活人，不然者，虽圣儒无所从精也。今世所传《内经素问》，即黄帝之脉书，广衍于秦越人、阳庆、淳于意诸长老，其文遂似汉人语，而旨意所从来远矣。客岁以试事北上，问视之暇，遂以宋刻善本见授曰：广其传非细事也，汝图之。从德窃惟吴儒者王光菴宾，尝学《内经素问》于戴元礼，可一年所，即治病辄验，晚岁以其学授盛启东、韩叔阳，后被荐文皇帝，召对称旨，俱留御药院供御，一日入见便殿，上语次偶及白沟之胜，为识长蛇阵耳。启东以天命对，是不但慷慨敢言，抑学术之正见于天人之际亦微矣。秦太医令所谓上医医国，殆如此耶。故吴中多上医，实出原礼，为上古自来之正派，以从授是书也。家大人仰副今上仁寿天下之意甚切，亟欲广其佳本，公暇校雠，至忘寝食，予小子敢遂翻刻以见承训之私云。

嘉靖庚戌秋八月既望武陵顾从德谨识

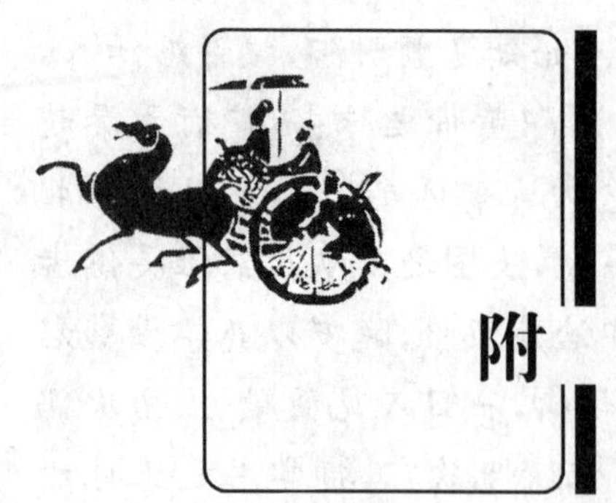

# 附　黄帝内经素问遗篇

## 刺法论篇第七十二

黄帝问曰：升降不前，气交有变，即成暴郁，余已知之。如何预救生灵，可得却乎？岐伯稽首再拜对曰：昭乎哉问！臣闻夫子言，既明天元，须从《刺法》，可以折郁扶运，补弱全真，泻盛蠲余，令除斯苦。帝曰：愿卒闻之。岐伯曰：升之不前，即有甚凶也。木欲升而天柱窒抑之，木欲发郁亦须待时，当刺足厥阴之井。火欲升而天蓬窒抑之，火欲发郁亦须待时，君火相火同刺包络之荥。土欲升而天冲窒抑之，土欲发郁亦须待时，当刺足太阴之俞。金欲升而天英窒抑之，金欲发郁亦须待时，当刺手太阴之经。水欲升而天芮窒抑之，水欲发郁亦须待时，当刺足少阴之合。

帝曰：升之不前，可以预备，愿闻其降，可以先防。岐伯曰：既明其升，必达其降也。升降之道，皆可先治也。木欲降而地晶窒抑之，降而不入，抑之郁发，散而可得位，降而郁发，暴如天间之待时也，降而不下，郁可速矣，降可折其所胜也，当刺手太阴之所出，刺手阳明之所入。火欲降而地玄窒抑之，降而不入，抑之郁发，散而可入，当折其所胜，可散其郁，当刺足少阴之所出，刺足太阳之所入。土欲降而地苍窒抑之，降而不下，抑之郁发，散而可入，当折其胜，可散其郁，当刺足厥阴之所出，刺足少阳之所入。金欲降而地彤窒抑之，降而不下，抑之郁发，散而可入，当折其胜，可散其郁，当刺心包络所出，刺手少阳所入也。水欲降而地阜窒抑之，降而不下，抑之郁发，散而可入，当折其胜，可散其郁，当刺足太阴之所出，刺足阳明之所入。

帝曰：五运之至有前后，与升降往来，有所承抑之，可得闻乎刺法？岐伯曰：当取其化源也。是故太过取之，不及资之。太过取之，次抑其郁，取其运之化源，令折郁气。不及资之，以扶运气，以避虚邪也。

黄帝问曰：升降之刺，以知其要，愿闻司天未得迁正，使司化之失其常政，即万化之或其皆妄。然与民为病，可得先除，欲济群生，愿闻其说。岐伯稽首再拜曰：悉乎哉问！言其至理，圣念慈悯，欲济群生，臣乃尽陈斯道，可申洞微。太阳复布，即厥阴不迁正，不迁正气塞于上，当泻足厥阴之所流。厥阴复布，少阴不迁正，不迁正即气塞于上，当刺心包络脉之所流。少阴复布，太阴不迁正，不迁正即气留于上，当刺足太阴之所流。太阴复布，少阳不迁正，不迁正则气塞未通，当刺手少阳之所流。少阳复布，则阳明不迁正，不迁正则气未通上，当刺手太阴之所流。阳明复布，太阳不迁正，不迁正则复塞其气，当刺足少阴之所流。

帝曰：迁正不前，以通其要，愿闻不退，欲折其余，无令过失，可得明乎？岐伯曰：气过有余，复作布政，是名不退位也。使地气不得后化，新司天未可迁正，故复布化令如故也。巳亥之岁，天数有余，故厥阴不退位也，风行于上，木化布天，当刺足厥阴之所入。子午之岁，天数有余，故少阴不退位也，热行于上，火余化布天，当刺手厥阴之所入。丑未之岁，天数有余，故太阴不退位也，湿行于上，雨化布天，当刺足太阴之所入。寅申之岁，天数有余，故少阳不退位也，热行于上，火化布天，当刺手少阳之所入。卯酉之岁，天数有余，故阳明不退位也，金行于上，燥化布天，当刺手太阴之所入。辰戌之岁，天数有余，故太阳不退位也，寒行于上，凛水化布天，当刺足少阴之所入。故天地气逆，化成民病，以法刺之，预可平痾。

黄帝问曰：刚柔二干，失守其位，使天运之气皆虚乎？与民为病可得平乎？岐伯曰：深乎哉问！明其奥旨，天地迭移，三年化疫，是谓根之可见，必有逃门。

假令甲子，刚柔失守，刚未正，柔孤而有亏，时序不令，即音律非从，如此三年，变大疫也。详其微甚，察其浅深，欲至而可刺，刺之当先补肾俞，次三日可刺足太阴之所注。又有下位己卯不至，而甲子孤立者，次三年作土疠，其法补泻，一如甲子同法也。其刺以毕，又不须夜行及远行，令七日洁，清净斋戒。所有自来肾有久病者，可以寅时面向南，净神不乱思，闭气不息七遍，以引颈咽气顺之，如咽甚硬物，如此七遍后，饵舌下津令无数。

假令丙寅，刚柔失守，上刚干失守，下柔不可独主之，中水运非太过，不可执法而定之。布天有余，而失守上正，天地不合，即律吕音异，如此即天运失序，后三年变疫。详其微甚，差有大小，徐至即后三年，至甚即首三年，当先补心俞，次五日可刺肾之所入。又有下位地甲子，辛巳柔不附刚，亦名失守，即地运皆虚，后三年变水疠，即刺法皆如此矣。其刺如毕，慎其大喜欲情于中，如不忌，即其气复散也，令静七日，心欲实，令少思。

假令庚辰，刚柔失守，上位失守，下位无合，乙庚金运，故非相招，布天未退，中运胜来，上下相错，谓之失守，姑洗林钟，商音不应也，如此则天运化易，三年变大疫。详其天数，差有微甚，微即微，三年至，甚即甚，三年至，当先补肝俞，次三日可刺肺之所行。刺毕，可静神七日，慎勿大怒，怒必真气却散之。又或在下地甲子乙未失守者，即乙柔干，即上庚独治之，亦名失守者，即天运孤主之，三年变疠，名曰金疠，其至待时也，详其地数之等差，亦推其微甚，可知迟速尔。诸位乙庚失守，刺法同。肝欲平，即勿怒。

假令壬午，刚柔失守，上壬未迁正，下丁独然，即虽阳年，亏及不同，上下失守，相招其有期，差之微甚，各有其数也，律吕二角，失而不和，同音有日，微甚如见，三年大疫，当刺脾之俞，次三日可刺肝之所出也。刺毕，静神七日，勿大醉歌乐，其气复散，又勿饱食，勿食生物，欲令脾实，气无滞饱，无久坐，食无太酸，无食一切生物，宜甘宜淡。又或地下甲子丁酉失守其位，未得中司，即气不当位，下不与壬奉合者，亦名失守，非名合德，故柔不附刚，即地运不合，三年变疠，其刺法一如木疫之法。

假令戊申，刚柔失守，戊癸虽火运，阳年不太过也，上失其刚，柔地独主，其气不正，故有邪干，迭移其位，差有浅深，欲至将合，音律先同，如此天运失时，三年之中，火疫至矣，当刺肺之俞。刺毕，静神七日，勿大悲伤也，悲伤即肺动，而真气复散也，人欲实肺者，要在息气也。又或地下甲子癸亥失守者，即柔失守位也，即上失其刚也，即亦名戊癸不相合德者也，即运与地虚，后三年变疠，即名火疠。

是故立地五年，以明失守，以穷刺法，于是疫之与疠，即是上下刚柔之名也，穷归一体也，即刺疫法，只有五法，即总其诸位失守，故只归五行而统之也。

黄帝曰：余闻五疫之至，皆相染易，无问大小，病状相似，不施救疗，如何可得不相移易者？岐伯曰：不相染者，正气存内，邪不可干，避其毒气。天牝从来，复得其往，气出于脑，即不邪干。气出于脑，即室先想心如日。欲将入于疫室，先想青气自肝而出，左行于东，化作林木。次想白气自肺而出，右行于西，化作戈甲。次想赤气自心而出，南行于上，化作焰明。次想黑气自肾而出，北行于下，化作水。次想黄气自脾而出，存于中央，化作土。五气护身之毕，以想头上如北斗之煌煌，然后可入于疫室。

又一法，于春分之日，日未出而吐之。又一法，于雨水日后，三浴以药泄汗。又一法，小金丹方：辰砂二两，水磨雄黄一两，叶子雌黄一两，紫金半两，同入合中，外固了，地一尺筑地实，不用炉，不须药制，用火二十斤煅之也，七日终，候冷七日取，次日出合子，埋药地中七日，取出顺日研之三日，炼白沙蜜为丸，如梧桐子大。每日望东吸日华气一口，冰水下一丸，和气咽之。服十粒，无疫干也。

黄帝问曰：人虚即神游失守位，使鬼神外干，是致夭亡，何以全真？愿闻刺法。岐伯稽首再拜曰：昭乎哉问！谓神移失守，虽在其体，然不致死，或有邪干，故令夭寿。只如厥阴失守，天以虚，人气肝虚，感天重虚，即魂游于上，邪干厥大气，身温犹可刺之，刺其足少阳之所过，次刺肝之俞。人病心虚，又遇君相二火司天失守，感而三虚，遇火不及，黑尸鬼犯之，令人暴亡，可刺手少阳之所过，复刺心俞。人脾病，又遇太阴司天失守，感而三虚，又遇土不及，青尸鬼邪犯之于人，令人暴亡，可刺足阳明之所过，复刺脾之俞。人肺病，遇阳明司天失守，感而三虚，又遇金不及，有赤尸鬼干人，令人暴亡，可刺手阳明之所过，复刺肺俞。人肾病，又遇太阳司天失守，感而三虚，又遇水运不及之年，有黄尸鬼干犯人正气，吸人神魂，致暴亡，可刺足太阳之所过，复刺肾俞。

黄帝问曰：十二脏之相使，神失位，使神彩之不圆，恐邪干犯，治之可刺，愿闻其要。岐伯稽首再拜曰：悉乎哉！问至理，道真宗，此非圣帝，焉究斯源。是谓气神合道，契符上天。心者，君主之官，神明出焉，可刺手少阴之源。肺者，相傅之官，治节出焉，可刺手太阴之源。肝者，将军之官，谋虑出焉，可刺足厥阴之源。胆者，中正之官，决断出焉，可刺足少阳之源。膻中者，臣使之官，喜乐出焉，可刺心包络所流。脾为谏议之官，知周出焉，可刺脾之源。胃为仓廪之官，五味出焉，可刺胃之源。大肠者，传道之官，变化出焉，可刺大肠之源。小肠者，受盛之官，化物出焉，可刺小肠之源。肾者，作强之官，伎巧出焉，刺其肾之源。三焦者，决渎之官，水道出焉，刺三焦之源。膀胱者，州都之官，精液藏焉，气化则能出矣，刺膀胱之源。凡此十二官者，不得相失也。是故《刺法》有全神养真之旨，亦法有修真之道，非治疾也，故要修养和神也。道贵常存，补神固根，精气不散，神守不分，然即神守而虽不去，亦能全真。人神不守，非达至真。至真之要，在乎天玄，神守天息，复入本元，命曰归宗。

## 本病论篇第七十三

黄帝问曰：天元九窒，余已知之，愿闻气交，何名失守？岐伯曰：谓其上下升降，迁正退位，各有经论，上下各有不前，故名失守也。是故气交失易位，气交乃变，变易非常，即四时失序，万化不安，变民病也。

帝曰：升降不前，愿闻其故，气交有变，何以明知？岐伯曰：昭乎哉问！明乎道矣。气交有变，是为天地机，但欲降而不得降者，地窒刑之。又有五运太过，而先天而至者，即交不前，但欲升而不得其升，中运抑之；但欲降而不得其降，中运抑之。于是有升之不前，降之不下者；有降之不下，升而至天者；有升降俱不前。作如此之分别，即气交之变，变之有异，常各各不同，灾有微甚者也。

帝曰：愿闻气交遇会胜抑之由，变成民病，轻重何如？岐伯曰：胜相会，抑伏使然。是故辰戌之岁，木气升之，主逢天柱，胜而不前。又遇庚戌，金运先天，中运胜之，忽然不前。木欲升天，金乃抑之，升而不前，即清生风少，肃杀于春，露霜复降，草木乃萎，民病温疫早发，咽嗌乃干，两胁满，肢节皆痛。久而化郁，即大风摧拉，折陨鸣紊，民病卒中偏痹，手足不仁。

是故巳亥之岁，君火升天，主窒天蓬，胜之不前。又厥阴未迁正，则少阴未得升天，水运以至其中者。君火欲升，而中水运抑之，升之不前，即清寒复作，冷生旦暮。民病伏阳，而内生烦热，心神惊悸，寒热间作。日久成郁，即暴热乃至，赤风肿翳，化疫，温疠暖作，赤气彰而化火疫，皆烦而躁渴，渴甚治之，以泄之可止。

是故子午之岁，太阴升天，主窒天冲，胜之不前。又或遇壬子，木运先天而至者，中木运抑之也。升天不前，即风埃四起，时举埃昏，雨湿不化。民病风厥涎潮，偏痹不随，胀满。久而伏郁，即黄埃化疫也，民病夭亡，脸肢胕，黄疸满闭，湿令弗布，雨化乃微。

是故丑未之年，少阳升天，主窒天蓬，胜之不前。又或遇太阴未迁正者，即少阳未升天也，水运以至者。升天不前，即寒雰反布，凛冽如冬，水复涸，冰再结，暄暖乍作，冷复布之，寒暄不时。民病伏阳在内，烦热生中，心神惊骇，寒热间争。以久成郁，即暴热乃生，赤风气肿翳，化成郁疠，乃化作伏热内烦，痹而生厥，甚则血溢。

是故寅申之年，阳明升天，主窒天英，胜之不前。又或遇戊申戊寅，火运先天而至。金欲升天，火运抑之，升之不前，即时雨不降，西风数举，咸卤燥生。民病上热，喘嗽血溢。久而化郁，即白埃翳雾，清生杀气，民病胁满悲伤，寒鼽嚏嗌干，手拆皮肤燥。

是故卯酉之年，太阳升天，主窒天芮，胜之不前。又遇阳明未迁正者，即太阳未升天也，土运以至。水欲升天，土运抑之，升之不前，即湿而热蒸，寒生两间。民病厥逆而哕，热生于内，气痹于外，足胫酸疼，反生心悸懊热，暴烦而复厥。

黄帝曰：升之不前，余已尽知其旨，愿闻降之不下，可得明乎？岐伯曰：悉乎哉问！是之谓天地微旨，可以尽陈斯道，所谓升已必降也。至天三年，次岁必降，降而入地，始为左间也。如此升降往来，命之六纪者矣。是故丑未之岁，厥阴降地，主窒地皛，胜而不前。又或遇少阴未退位，即厥阴未降下，金运以至中。金运承之，降之未下，抑之变郁，木欲降下，金承之，降而不下，苍埃远见，白气承之，风举埃昏，清燥行杀，霜露复下，肃杀布令。久而不降，抑之化郁，即作风燥相伏，暄而反清，草木萌动，杀霜乃下，蛰虫未见，惧清伤脏。

是故寅申之岁，少阴降地，主窒地玄，胜之不入。又或遇丙申丙寅，水运太过，先天而至。君火欲降，水运承之，降而不下，即彤云才见，黑气反生，暄暖如舒，寒常布雪，凛冽复作，天云惨凄。久而不降，伏之化郁，寒胜复热，赤风化疫，民病面赤心烦，头痛目眩也，赤气彰而温病欲作也。

是故卯酉之岁，太阴降地，主窒地苍，胜之不入。又或少阳未退位者，即太阴未得降也，或木运以至。木运承之，降而不下，即黄云见而青霞彰，郁蒸作而大风，雾翳埃胜，折损乃作。久而不降也，伏之化郁，天埃黄气，地布湿蒸，民病四肢不举，昏眩肢节痛，腹满填臆。

是故辰戌之岁，少阳降地，主窒地玄，胜之不入。又或遇水运太过，先天而至也。水运承之，降而不下，即彤云才见，黑气反生，暄暖欲生，冷气卒至，甚即冰雹也。久而不降，伏之化郁，冷气复热，赤风化疫，民病面赤心烦，头痛目眩也，赤气彰而热病欲作也。

是故巳亥之岁，阳明降地，主窒地彤，胜而不入。又或遇太阳未退位，即阳明未得降，即火运以至之。火运承之，降而不下，即天清而肃，赤气乃彰，暄热反作，民皆昏倦，夜卧不安，咽干引饮，懊热内烦，大清朝暮，暄还复作。久而不降，伏之化郁，天清薄寒，远生白气，民病掉眩，手足直而不仁，两胁作痛，满目𥉂𥉂。

是故子午之年，太阳降地，主窒地阜胜之，降而不入。又或遇土运太过，先天而至。土运承之，降而不下，即天彰黑气，暝暗凄惨，才施黄埃而布湿，寒化令气，蒸湿复令。久而不降，伏之化郁，民病大厥，四肢重怠，阴萎少力，天布沉阴，蒸湿间作。

帝曰：升降不前，晰知其宗，愿闻迁正，可得明乎？岐伯曰：正司中位，是谓迁正位。司天不得其迁正者，即前司天以过交司之日，即遇司天太过有余日也，即仍旧治天数，新司天未得迁正也。厥阴不迁正，即风暄不时，花卉萎瘁，民病淋溲，目系转，转筋喜怒，小便赤。风欲令而寒由不去，温暄不正，春正失时。少阴不迁正，即冷气不退，春冷后寒，暄暖不时，民病寒热，四肢烦痛，腰脊强直。木气虽有余，位不过于君火也。太阴不迁正，即云雨失令，万物枯焦，当生不发，民病手足肢节肿满，大腹水肿，填臆不食，飧泄胁满，四肢不举。雨化欲令，热犹治之，温煦于气，亢而不泽。少阳不迁正，即炎灼弗令，苗莠不荣，酷暑于秋，肃杀晚至，霜露不时，民病痎疟骨热，心悸惊骇，甚时血溢。阳明不迁正，则暑化于前，肃杀于后，草木反荣，民病寒热鼽嚏，皮毛折，爪甲枯焦，甚则喘嗽息高，悲伤不乐。热化乃布，燥化未令，即清劲未行，肺金复病。太阳不迁正，即冬清反寒，易令于春，杀霜在前，寒冰于后，阳光复治，凛冽不作，雰云待时，民病温疠至，喉闭嗌干，烦燥而渴，喘息而有音也。寒化待燥，犹治天气，过失序，与民作灾。

黄帝曰：迁正早晚，以命其旨，愿闻退位，可得明哉？岐伯曰：所谓不退者，即天数未终，即天数有余，名曰复布政，故名曰再治天也，即天令如故而不退位也。厥阴不退位，即大风早举，时雨不降，湿令不化，民病温疫，疵废风生，皆肢节痛，头目痛，伏热内烦，咽喉干引饮。少阴不退位，即温生春冬，蛰虫早至，草木发生，民病膈热咽干，血溢惊骇，小便赤涩，丹瘤疹疮疡留毒。太阴不退位，而且寒暑不时，埃昏布作，湿令不去，民病四肢少力，食饮不下，泄注淋满，足胫寒，阴萎闭塞，失溺小便数。少阳不退位，即热生于春，暑乃后化，冬温不冻，流水不冰，蛰虫出见，民病少气，寒热更作，便血上热，小腹坚满，小便赤沃，甚则血溢。阳明不退位，即春生清冷，草木晚荣，寒热间作，民病呕吐暴注，食饮不下，大便干燥，四肢不举，目瞑掉眩。太阳不退位，即春寒复作，冰雹乃降，沉阴昏翳，二之气寒犹不去，民病痹厥，阴痿失溺，腰膝皆痛，温疠晚发。

帝曰：天岁早晚，余以知之，愿闻地数，可得闻乎？岐伯曰：地下迁正升天及退位不前之法，即地土产化，万物失时之化也。

帝曰：余闻天地二甲子，十干十二支，上下经纬天地，数有迭移，失守其位，可得昭乎？岐伯曰：失之迭位者，谓虽得岁正，未得正位之司，即四时不节，即生大疫。

假令甲子阳年，土运太室，如癸亥天数有余者，年虽交得甲子，厥阴犹尚治天，地已迁正，阳明在泉，去岁少阳以作右间，即厥阴之地阳明，故不相和奉者也。癸己相会，土运太过，虚反受木胜，故非太过也，何以言土运太过，况黄钟不应太室，木既胜而金还复，金既复而少阴如至，即木胜如火而金复微，如此则甲己失守，后三年化成土疫，晚至丁卯，早至丙寅，土疫至也。大小善恶，推其天地，详乎太一。又只如甲子年，如甲至子而合，应交司而治天，即下己卯未迁正，而戊寅少阳未退位者，亦甲己未合德也，即土运非太过，而木乃乘虚而胜土也，金次又行复胜之，即反邪化也。阴阳天地殊异尔，故其大小善恶，一如天地之法旨也。

假令丙寅阳年太过，如乙丑天数有余者，虽交得丙寅，太阴尚治天也，地已迁正，厥阴司地，去岁太阳以作右间，即天太阴而地厥阴，故地不奉天化也。乙辛相会，水运太虚，反受土胜，故非太过，即太簇之管太羽不应。土胜而雨化，木复即风，此者丙辛失守其会，后三年化成水疫，晚至己巳，早至戊辰，甚即速，微即徐，水疫至也，大小善恶，推其天地数及太乙游宫。又只如丙寅年，丙至寅且合，应交司而治天，即辛巳未得迁正，而庚辰太阳未退位者，亦丙辛不合德也，即水运亦小虚而小胜，或有复，后三年化疠，名曰水疠，其状如水疫，治法如前。

假令庚辰阳年太过，如己卯天数有余者，虽交得庚辰年也，阳明犹尚治天，地已迁正，太阴司地，去岁少阴以作右间，即天阳明而地太阴也，故地不奉天也。乙己相会，金运太虚，反受火胜，故非太过也，即姑洗之管太商不应。火胜热化，水复寒刑，此乙庚失守，其后三年化成金疫也，速至壬午，徐至癸未，金疫至也，大小善恶，推本年天数及太一也。又只如庚辰，如庚至辰，且应交司而治天，即下乙未未得迁正者，即地甲午少阴未退位者，且乙庚不合德也，即下乙未柔干失刚，亦金运小虚也，有小胜或无复，后三年化疠，名曰金疠，其状如金疫也，治法如前。

假令壬午阳年太过，如辛巳天数有余者，虽交得壬午年也，厥阴犹尚治天，地已迁正，阳明在泉，去岁丙申少阳以作右间，即天厥阴而地阳明，故地不奉天者也。丁辛相合会，木运太虚，反受金胜，故非太过也，即蕤宾之管太角不应。金行燥胜，火化热复，甚即速，微即徐。疫至大小善恶，推疫至之年天数及太一。又只如壬午，如壬至午，且应交司而治天，即下丁酉未得迁正者，即地下丙申少阳未得退位者，见丁壬不合德也。即丁柔干失刚，亦木运小虚也，有小胜小复，后三年化疠，名曰木疠，其状如风疫，治法如前。

假令戊申阳年太过，如丁未天数太过者，虽交得戊申年也，太阴犹尚治天，地已迁正，厥阴在泉，去岁壬戌太阳以退位作右间，即天丁未，地癸亥，故地不奉天化也。丁癸相会，火运太虚，反受水胜，故非太过也，即夷则之管上太徵不应，此戊癸失守其会，后三年化疫也，速至庚戌，大小善恶，推疫至之年天数及太一。又只如戊申，如戊至申，且应交司而治天，即下癸亥未得迁正者，即地下壬戌太阳未退位者，见戊癸未合德也，即下癸柔干失刚，见火运小虚也，有小胜或无复也，后三年化疠，名曰火疠也，治法如前，治之法可寒之泄之。

黄帝曰：人气不足，天气如虚，人神失守，神光不聚，邪鬼干人，致有夭亡，可得闻乎？岐伯曰：人之五脏，一脏不足，又会天虚，感邪之至也。人忧愁思虑即伤心，又或遇少阴司天，天数不及，太阴作接间至，即谓天虚也，此即人气天气同虚也。又遇惊而夺精，汗出于心，因而三虚，神明失守。心为君主之官，神明出焉，神失守位，即神游上丹田，在帝太一帝君泥丸宫下，神既失守，神光不聚，却遇火不及之岁，有黑尸鬼见之，令人暴亡。人饮食劳倦即伤脾，又或遇太阴司天，天数不及，即少阳作接间至，即谓天虚也，此即人气虚而天气虚也。又遇饮食饱甚，汗出于胃，醉饱行房，汗出于脾，因而三虚，脾神失守。脾为谏议之官，智周出焉，神既失守，神光失位而不聚也，却遇土不及之年，或己年或甲年失守，或太阴天虚，青尸鬼见之，令人卒亡。人久坐湿地，强力入水即伤肾，肾为作强之官，伎巧出焉，因而三虚，肾神失守，神志失位，神光不聚，却遇水不及之年，或辛不会符，或丙年失守，或太阳司天虚，有黄尸鬼至见之，令人暴亡。人或恚怒，气逆上而不下，即伤肝也。又遇厥阴司天，天数不及，即少阴作接间至，是谓天虚也，此谓天虚人虚也。又遇疾走恐惧，汗出于肝，肝为将军之官，谋虑出焉，神位失守，神光不聚，又遇木不及年，或丁年不符，或壬年失守，或厥阴司天虚也，有白尸鬼见之，令人暴亡也。已上五失守者，天虚而人虚也，神游失守其位，即有五尸鬼干人，令人暴亡也，谓之曰尸厥。人犯五神易位，即神光不圆也，非但尸鬼，即一切邪犯者，皆是神失守位故也。此谓得守者生，失守者死，得神者昌，失神者亡。

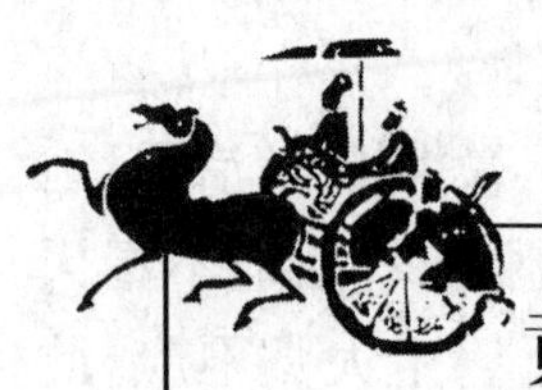

# 黄帝内经素问重要词语索引

说明：本索引主要收录《素问》中的重点词语。索引以首字笔画多少排序，首字笔画相同者以横、竖、撇、点、折笔顺排序，首字为同一字者再取第二字笔画笔顺排序，以此类推。

## 五画

## 六画

## 七画



## 八画

## 九画

## 十画

## 十一画



## 十二画

## 十三画



## 十四画

## 十五画



## 十六画



## 十七画



## 十八画以上

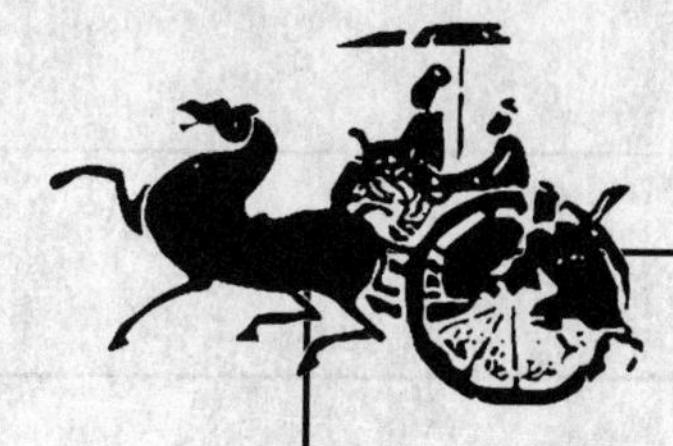

# 灵 枢 经

田代华　刘更生　整理

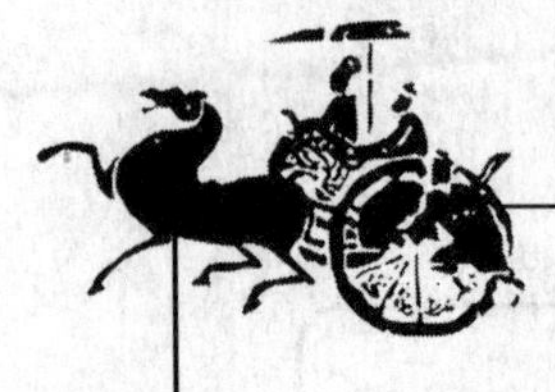

# 内容提要

《黄帝内经》由《素问》和《灵枢》组成，为我国现存最早的医学典籍，大约成书于战国至西汉时期，它集中反映了我国古代的医学成就，创立了祖国医学的理论体系，奠定了中医学发展的基础，始终指导着祖国医学的发展，直到今天仍具有重要的研究价值。《灵枢经》共 12 卷，81 篇，所论内容十分丰富。该书以整体观念为指导，以阴阳五行学说为依据，较为详尽地论述了人体生理、病理、诊断、治疗和养生的有关问题，全面阐述了五脏六腑、精神气血津液、人体气质类型等内容，成为中医基本理论的渊薮。特别是对经络腧穴理论和针刺方法的记载更为翔实，例如对针法的论述，不仅强调了守神、候气的重要性，而且提出了数十种针刺方法，还详细介绍了针具使用、针刺部位、针刺深浅、针刺禁忌、针刺与四时的关系等内容，为后世针灸学的发展奠定了坚实的基础。

由于《灵枢经》成书较早，又经历代传抄翻刻，以致误脱衍倒，文失其真，故校勘研究者代不乏人。然因受到时代的限制和个人理解的偏颇，现仍存有诸多悬而未决的问题，以致给阅读理解本书带来一定困难。为此，本次重新对该书进行了整理，选用 1963 年人民卫生出版社校勘铅印本为底本。本次整理撰有导读，书末附有重要词语索引，以方便读者学习利用。

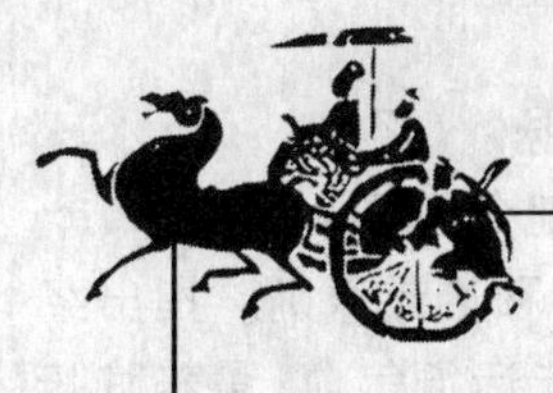

# 导 读

《灵枢经》为我国现存最早的医学典籍之一，它与《素问》共同构成中医经典医学理论著作《黄帝内经》。该书创立的中医学理论体系和针法原理，成为中医理论和针灸学发展的核心，始终指导着中医临床实践，直到今天仍具有重要的研究和实用价值，故为学习中医的必读之书。

## 一、《灵枢经》的作者与成书背景

《灵枢经》和《素问》一样，并非出自一时一人之手。该书作为《黄帝内经》的一部分，其成书时代当依凭《黄帝内经》见诸记载的史籍。《黄帝内经》见载于西汉刘向、李柱国先后编成的《七略》中，属于"医经"类 7 家中的第一家。其 18 卷中就有《灵枢经》9 卷。因此其成书时代当在秦汉及其以前的战国时期。

汉魏以来，《黄帝内经》一书在流传过程中分为《素问》9 卷和《灵枢》9 卷。张仲景《伤寒杂病论 · 自序》中称该书为《九卷》，此后又有《针经》、《九灵经》、《九墟》等不同书名。该书在北宋以前很长一段时间亡佚不传。至北宋元祐年间才由高丽回归《黄帝针经》9 卷，此即今流传的《灵枢经》祖本。南宋史崧所献为"《灵枢经》二十四卷"。元代胡氏古林书堂据史崧本重刻时又合并为 12 卷，而胡氏刻本为现存最早的《灵枢经》传本。

今本《灵枢经》12 卷(81 篇)，其内容与《素问》互有详略。《灵枢经》重点是讨论针法、经络，但在各种疾病的辨识与治疗、诊法、体质、人体解剖骨度等方面的内容也非常丰富。其 12 卷中，每卷的篇数多少不等，所论主题或同或异，各篇内容也或详或略。涉及针刺、经络方面的内容有九针形制用法、十二原穴、五输穴、十二经脉、十五络脉、十二经别、十二经筋、各种刺法及补泻操作法、针刺禁忌、五节刺、卫气循行规律及与针刺的关系等等。涉及体质的内容有人体刚柔的体质类型与寿夭关系，阴阳二十五种体质类型，阴阳太少五种不同体质类型的性格、体态、阴阳多少和针刺原则等。其他关于人体生理解剖方面的内容有体表测量(骨度、脉度)、肠胃解剖特征、经气始生、终结的部位及经脉开、阖、枢的作用，营卫生成、四季疾病及刺法、精气津液血脉、脏腑虚实五变、五行五味与五脏关系等。诊断知识则有问诊与望诊、脉诊(寸口、人迎)，以及关于梦与病邪的预测等内容。

总之，该书中医基本理论内容富有独色，尤其是对经络腧穴、针刺方法和人体体质类型等论述更为翔实，是中医针灸、经络理论、诊断、体质学说等的渊薮。晋代王叔和编《脉经》多取材于本书，皇甫谧撰《针灸甲乙经》则选用了本书的几乎全部原文。古今许多中医理论、针灸、诊断著作无不从中汲取营养。

## 二、《灵枢经》的学术特点及其对临床的指导意义

《灵枢经》和《素问》一样，都对中医理论体系的创立卓有建树。该书的许多理论(如针

刺、体质等)特点鲜明,对后世医学发展贡献最大。

**1. 针灸经络论**

《灵枢经》是全面系统论述经络学说的最早文献。该书在《经脉》、《经别》、《经水》、《经筋》、《本输》、《根结》等篇中不仅强调了经络的重要性,而且详细介绍了十二经脉、十二经别、十五别络、十二经筋、奇经八脉的循行、特定腧穴、所生病证和治疗原则。指出经络"内连于脏腑,外络于肢节",将人体连结成一个有机的整体;又能运行气血,濡养脏腑组织,同时还能调节人体的机能活动,维持其相对的平衡协调。

在针法方面,《灵枢经》介绍了九针形制和适应证,强调了守神、候气的重要性,提出了数十种针刺方法,还详细介绍了针刺原则、补泻手法、针刺与四时的关系、针刺禁忌,以及脏腑、气血、经脉、肢体各种疾病的针刺方法等内容,为后世针灸学的发展奠定了坚实的基础。现代针灸临床上大多只用毫针,其他针具已很少应用。加强对《灵枢经》九针的发掘研究,可扩大针灸的治疗范围。该书关于具体疾病的针刺方法十分丰富,涵盖临床各科疾病,包括各种痹病、厥证、痿证、癫狂、心痛、胸痹、失眠、中风、偏枯、癃闭等数十种,可为针灸临床治疗提供有益的指导。

《灵枢经》中的刺法达数十种之多,更值得发掘研究。例如针刺补泻手法,《灵枢·终始》提出以针刺深浅行补泻:"脉实者,深刺之,以泄其气;脉虚者,浅刺之,使精气无得出,以养其脉,独出其邪气。"《灵枢·官能》则提出了"方"、"员"补泻手法,指出用针泻实,必须圆活流利,快速进针,迎着经气运行的方向直达病所,且不断捻转针头,使经气通畅,然后缓慢出针,摇大针孔,使邪气快速外散。若用针补虚,必须端庄安静,先按抚腧穴周围的皮肤,轻微捻转针头,端正针身缓缓进针,且安心等待气至,然后迅速出针,掩闭针孔,揉按皮肤,以使正气内存。上述针刺手法与《素问·八正神明论》、《离合真邪论》等篇相互补充,成为后世针刺补泻手法的基础,也是取得临床疗效的主要手段。

关于针刺禁忌,《灵枢经》论述尤详。如《灵枢·逆顺》指出:"无刺熇熇之热,无刺漉漉之汗,无刺浑浑之脉,无刺病与脉相逆者。"《灵枢·终始》云:"凡刺之禁,新内勿刺,新刺勿内;已醉勿刺,已刺勿醉;新怒勿刺,已刺勿怒;新劳勿刺,已刺勿劳;已饱勿刺,已刺勿饱;已饥勿刺,已刺勿饥;已渴勿刺,已刺勿渴;大惊大恐,必定其气乃刺之。乘车来者,卧而休之,如食顷乃刺之。步行来者,坐而休之,如行十里顷乃刺之。"以上论述亦应引起当代医家的重视,以免对患者造成伤害。

**2. 人体体质论**

体质是指人体在先天禀赋的基础上,在后天环境的影响下,在生长发育的过程中,逐渐形成的物质、结构、形态、功能、性格等方面的个体特征。《灵枢经》对体质的论述极为丰富,涉及体质的形成、各种体质的类型、体质与疾病的关系、以及不同体质的针刺方法等。该书根据人体阴阳气血津液的多少比例不同,以及刚柔强弱、黑白肥瘦、年龄少长、勇怯耐痛、体态性格等的差异,区分为多种体质类型,认为不同的体质对病邪有不同的易感性,从而形成不同的病证,因而在治疗上也要因人而异。此外,《灵枢》还根据人的"白黑、肥瘦、少长"来区分体质类型,并提出相应的针刺法。又根据人的"肥瘦"将体质分为"脂、膏、肉"三型,据五行学说列举著名的二十五种体质类型特征。这些记载成为当今体质学说的重要内容。

以上论述充分说明,《灵枢经》对体质的研究不仅是中医学中最早的记载,也是内容最丰富文献资料,尽管分类尚不统一,亦参杂有主观推演的成分,但仍不失为宝贵的医学遗产。

近20年来中医界对此进行发掘，通过文献整理、社会调研、临床观察和动物实验等进行研究，取得了显著的成果。因此，禀承《灵枢经》的宗旨，进一步开展对体质的研究，不仅可以实现中医证候的规范化，而且必将提高临床的治疗效果。

《灵枢经》除提出上述重要理论外，对脏象经络、气血营卫、病因病机、诊法治则等，也有很多精辟的论述，均对中医临床治疗具有重要的指导作用，鉴于篇幅所限不再赘述，读者可通过学习研讨细心体验。

## 三、如何学习运用《灵枢经》

**1. 善于借助工具书和参考书**

由于《灵枢经》的文字经过了篆、隶、行、楷的演变，载体经过了简、帛、纸抄、印刷的变更，错简讹误在所难免。再加上文辞古奥，现代一般读者阅读起来不免会遇到诸多困难。为此，必须借助相关工具书和参考书，掌握某些校勘和注释方面的知识，才能做到全面理解、正确运用。

除运用《中医大辞典》、《内经辞典》等工具书解决一般字词的理解问题之外，重点是借用《灵枢经》校释专书。古代医家对《灵枢经》进行了较多的注释与校勘。其中以明·张介宾《类经》参考价值最大，后人认为其注既参前人之精华，又抒个人之独见，可谓详悉精准。明·李中梓则摘取《灵枢》、《素问》精要部分，撰为《内经知要》，分类简明，注解平允，对初学者十分方便。现代对《灵枢经》的校勘注释工作取得了超越前人的成就，其中刘衡如校勘的《灵枢经》，一直受到广大医家的欢迎，而河北医学院编撰的《灵枢经校释》，郭霭春主编的《黄帝内经灵枢校注语释》包含了历代注释研究的精华，对研读《素问》极有帮助。

**2. 通读原文，全面理解，重点掌握**

《灵枢经》虽然独立成篇，但各篇内容相互交叉，相同的内容常分散在不同的篇中，而不同的内容有的却合并在一篇之中，所以只有通读原文，才能做到全面理解书中的含义，正确认识中医理论的真谛。另外，由于受历史条件的限制，该书在阐述医学理论时，多采用取象比类、抽象推演的方法，虽然解决了诸多深奥的医学道理，但也有某些牵强附会、似是而非的结论，更何况该书非出自一时一人之手，有些论述相互矛盾。因此，在学习该书时必须采用历史唯物主义的观点，对书中的内容进行客观公正的评价，做到取其精华、重点掌握。对一时难以理解或论述不确之处，可暂时放置，待以后研究体会。

**3. 结合临床实践，印证《内经》理论**

理论来源于实践，又必须为实践服务。因此，要印证《内经》的理论是否正确，就必须结合临床治疗。一般而言，凡是能够指导临床治疗的理论都是正确的理论，也是中医的精华，应反复学习，全面掌握。如前面提到的"针灸经络论"、"人体体质论"，以及脏腑生理、气血营卫、病因病机、诊法治则等等，都被历代医家证明是能够指导临床治疗的理论，而且从多方面进行了补充发挥，使之更加完善。因此，今天我们学习《内经》，同样应该结合临床实践印证其理论的科学内涵，以加深对中医理论的理解，并在此基础上有所创新、有所发明，有所发展，使中医理论更加系统全面，更符合当代中医临床的需求。

田代华<br>2005年3月

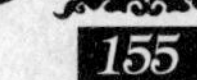

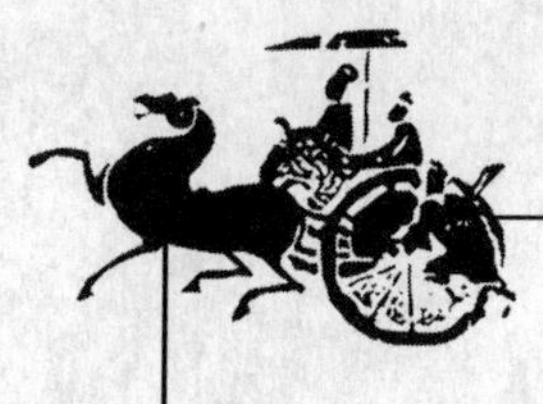

# 整理说明

《黄帝内经》由《灵枢》和《素问》两部分组成，为我国现存最早的医学典籍，大约成书于战国至西汉时期，它集中反映了我国古代的医学成就，创立了中医学的理论体系，奠定了中医学发展的基础，始终指导着中医学的临床实践，直到今天仍被视为学习中医必读之书。

《灵枢经》共12卷，分81篇，所论内容十分广泛。该书以整体观念为指导思想，以阴阳五行学说为理论依据，较为详尽地论述了人体生理、病理、诊断、治疗的有关问题，全面阐述了五脏六腑、精神气血、经络腧穴、针灸治法、体质类型等内容，特别是对经络腧穴和针刺方法的论述更为翔实，为后世针灸学的发展奠定了坚实的基础。

由于《灵枢经》成书较早，又经历代传抄翻刻，以致误脱衍倒，文失其真，故校勘研究者代不乏人。然因受到时代的限制和个人理解的偏颇，现仍存有诸多悬而未决的问题，以致给阅读理解本书带来一定困难。为此，本着严肃认真、有错必纠的原则，重新对该书进行了整理，选用1963年人民卫生出版社校勘铅印本为底本，参考了现存多种版本、注释本和相关著作加以校勘，共改正错误字句400余处。同时，对于书中的异体字、繁简字、俗写字，则以标准简化字律齐；对古今字，凡能明确其含义者，均以今字律齐，如藏与脏、府与腑、支与肢、写与泻、鬲与膈或隔等，对腧、输、俞三字则按今义书写，以免造成歧义。本次对字词、文句未作注释，欲深入学习研究者，可参考相关注释著作。另外，本次整理还于书末增附了“重要词语索引”，以方便读者检索使用。

本次整理的目的，在于借助前人的研究成果和当代学者的整理经验，对《灵枢》进行重新校勘，以便为中医临床、教学、科研工作者学习研究本书提供规范的版本。由于水平所限，疏漏之处在所难免，敬请同行专家斧正。

田代华

2005年3月于泉城

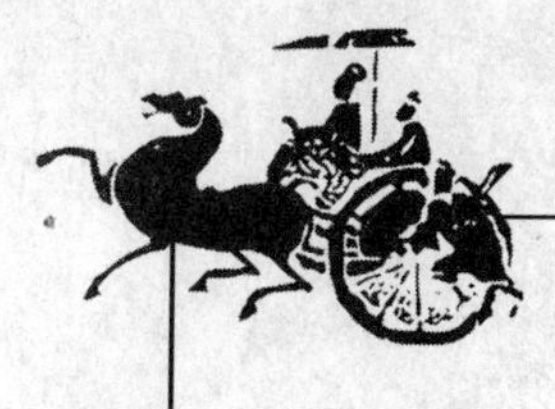

# 序

昔黄帝作《内经》十八卷,《灵枢》九卷,《素问》九卷,乃其数焉,世所奉行唯《素问》耳。越人得其一二而述《难经》,皇甫谧次而为《甲乙》,诸家之说悉自此始。其间或有得失,未可为后世法。则谓如《南阳活人书》称:咳逆者,哕也。谨按《灵枢经》曰:新谷气入于胃,与故寒气相争,故曰哕。举而并之,则理可断矣。又如《难经》第六十五篇,是越人标指《灵枢·本输》之大略,世或以为流注。谨按《灵枢经》曰:所言节者,神气之所游行出入也,非皮肉筋骨也。又曰:神气者,正气也。神气之所流行出入者,流注也。井荥输经合者,本输也。举而并之,则知相去不啻天壤之异。但恨《灵枢》不传久矣,世莫能究。夫为医者,在读医书耳,读而不能为医者有矣,未有不读而能为医者也。不读医书,又非世业,杀人尤毒于梃刃。是故古人有言曰:为人子而不读医书,犹为不孝也。仆本庸昧,自髫迄壮,潜心斯道,颇涉其理。辄不自揣,参对诸书,再行校正家藏旧本《灵枢》九卷,共八十一篇,增修音释,附于卷末,勒为二十四卷。庶使好生之人,开卷易明,了无差别。除已具状经所属申明外,准使府指挥依条申转运司选官详定,具书送秘书省国子监。今崧专访请名医,更乞参详,免误将来。利益无穷,功实有自。

时宋绍兴乙亥仲夏望日　锦官史崧题

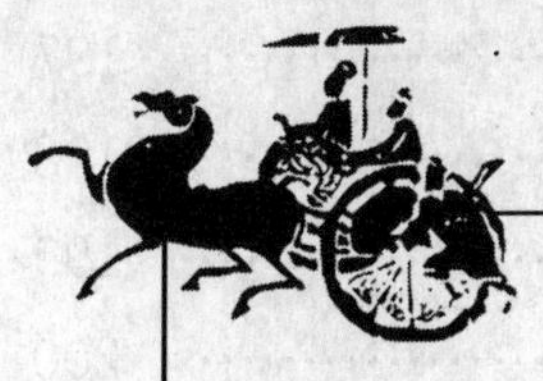

# 目 录

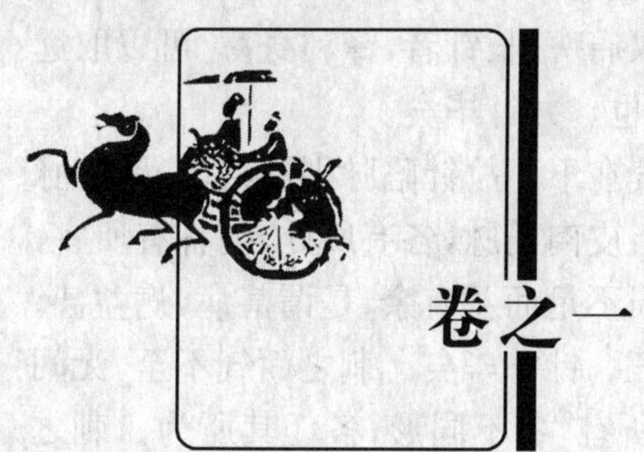

# 卷之一

## 九针十二原第一

黄帝问于岐伯曰：余子万民，养百姓，而收其租税。余哀其不给，而属有疾病。余欲勿使被毒药，无用砭石，欲以微针通其经脉，调其血气，营其逆顺出入之会，令可传于后世。必明为之法，令终而不灭，久而不绝，易用难忘，为之经纪；异其篇章，别其表里，为之终始；令各有形，先立针经。愿闻其情。岐伯答曰：臣请推而次之，令有纲纪，始于一，终于九焉。请言其道。

小针之要，易陈而难入，粗守形，上守神，神乎神，客在门，未睹其疾，恶知其原？刺之微，在速迟，粗守关，上守机，机之动，不离其空，空中之机，清静而微，其来不可逢，其往不可追。知机之道者，不可挂以发，不知机道，叩之不发。知其往来，要与之期，粗之暗乎，妙哉工独有之。往者为逆，来者为顺，明知逆顺，正行无问。逆而夺之，恶得无虚，追而济之，恶得无实，迎之随之，以意和之，针道毕矣。

凡用针者，虚则实之，满则泄之，宛陈则除之，邪胜则虚之。《大要》曰：徐而疾则实，疾而徐则虚。言实与虚，若有若无；察后与先，若存若亡；为虚与实，若得若失。虚实之要，九针最妙，补泻之时，以针为之。泻曰必持内之，放而出之，排阳得针，邪气得泄。按而引针，是谓内温，血不得散，气不得出也。补曰随之，随之意若妄之，若行若按，如蚊虻止，如留如还，去如弦绝，令左属右，其气故止，外门已闭，中气乃实，必无留血，急取诛之。持针之道，坚者为宝，正指直刺，无针左右，神在秋毫，属意病者，审视血脉，刺之无殆。方刺之时，必在悬阳，及与两衡，神属勿去，知病存亡。血脉者，在腧横居，视之独澄，切之独坚。

九针之名，各不同形：一曰鑱针，长一寸六分；二曰员针，长一寸六分；三曰鍉针，长三寸半；四曰锋针，长一寸六分；五曰铍针，长四寸，广二分半；六曰员利针，长一寸六分；七曰毫针，长三寸六分；八曰长针，长七寸；九曰大针，长四寸。鑱针者，头大末锐，去泻阳气；员针者，针如卵形，揩摩分间，不得伤肌肉，以泻分气；鍉针者，锋如黍粟之锐，主按脉勿陷，以致其气；锋针者，刃三隅，以发痼疾；铍针者，末如剑锋，以取大脓；员利针者，尖如氂，且员且锐，中身微大，以取暴气；毫针者，尖如蚊虻喙，静以徐往，微以久留之而养，以取痛痹；长针者，锋利身薄，可以取远痹；大针者，尖如梃，其锋微员，以泻机关之水也。九针毕矣。

夫气之在脉也，邪气在上，浊气在中，清气在下。故针陷脉则邪气出，针中脉则浊气出，针太深则邪气反沉，病益甚。故曰：皮肉筋脉，各有所处，病各有所宜，各不同形，各以任其所宜。无实实，无虚虚，损不足而益有余，是谓甚病，病益甚。取五脉者死，取三脉者恇；夺阴者死，夺阳者狂。针害毕矣。刺之而气不至，无问其数；刺之而气至，乃去之，勿复针。针各有所宜，各不同形，各任其所为。刺之要，气至而有效，效之信，若风之吹云，明乎若见苍天，刺之道毕矣。

黄帝曰：愿闻五脏六腑所出之处。岐伯曰：五脏五腧，五五二十五腧；六腑六腧，六六三十六腧。经脉十二，络脉十五，凡二十七气以上下。所出为井，所溜为荥，所注为俞，所行为经，所入为合，二十七气所行，皆在五腧也。节之交，三百六十五会，知其要者，一言而终，不知其要，流散无穷。所言节者，神气之所游行出入也，非皮肉筋骨也。

睹其色，察其目，知其散复。一其形，听其动静，知其邪正。右主推之，左持而御之，气至而去之。凡将用针，必先诊脉，视气之剧易，乃可以治也。五脏之气已绝于内，而用针者反实其外，是谓重竭，重竭必死，其死也静，治之者，辄反其气，取腋与膺；五脏之气已绝于外，而用针者反实其内，是谓逆厥，逆厥则必死，其死也躁，治之者，反取四末。刺之害，中而不去则精泄，不中而去则致气。精泄则病甚而恇，致气则生为痈疡。

五脏有六腑，六腑有十二原，十二原出于四关，四关主治五脏，五脏有疾当取之十二原。十二原者，五脏之所以禀三百六十五节气味也。五脏有疾也，应出十二原，而原各有所出，明知其原，睹其应，而知五脏之害矣。阳中之少阴，肺也，其原出于太渊，太渊二。阳中之太阳，心也，其原出于大陵，大陵二。阴中之少阳，肝也，其原出于太冲，太冲二。阴中之至阴，脾也，其原出于太白，太白二。阴中之太阴，肾也，其原出于太溪，太溪二。膏之原出于鸠尾，鸠尾一。肓之原出于脖胦，脖胦一。凡此十二原者，主治五脏六腑之有疾者也。胀取三阳，飧泄取三阴。

今夫五脏之有疾也，譬犹刺也，犹污也，犹结也，犹闭也。刺虽久犹可拔也，污虽久犹可雪也，结虽久犹可解也，闭虽久犹可决也。或言久疾之不可取者，非其说也。夫善用针者取其疾也，犹拔刺也，犹雪污也，犹解结也，犹决闭也。疾虽久，犹可毕也。言不可治者，未得其术也。

刺诸热者，如以手探汤；刺寒清者，如人不欲行。阴有阳疾者，取之下陵三里，正往无殆，气下乃止，不下复始也。疾高而内者，取之阴之陵泉；疾高而外者，取之阳之陵泉也。

## 本输第二

黄帝问于岐伯曰：凡刺之道，必通十二经脉之所终始，络脉之所别处，五输之所留止，六腑之所与合，四时之所出入，五脏之所溜处，阔数之度，浅深之状，高下所至，愿闻其解。岐伯曰：请言其次也。

肺出于少商，少商者，手大指端内侧也，为井木；溜于鱼际，鱼际者，手鱼也，为荥；注于太渊，太渊，鱼后一寸陷者中也，为俞；行于经渠，经渠，寸口中也，动而不居，为经；入于尺泽，尺泽，肘中之动脉也，为合。手太阴经也。

心出于中冲，中冲，手中指之端也，为井木；溜于劳宫，劳宫，掌中中指本节之内间也，为荥；注于大陵，大陵，掌后两骨之间方下者也，为俞；行于间使，间使之道，两筋之间，三寸之中也，有过则至，无过则止，为经；入于曲泽，曲泽，肘内廉下陷者之中也，屈而得之，为合。手少阴经也。

肝出于大敦，大敦者，足大指之端及三毛之中也，为井木；溜于行间，行间，足大指间也，为荥；注于太冲，太冲，行间上二寸，陷者之中也，为俞；行于中封，中封，内踝之前一寸半，陷者之中，使逆则宛，使和则通，摇足而得之，为经；入于曲泉，曲泉，辅骨之下，大筋之上也，屈膝而得之，为合。足厥阴经也。

脾出于隐白，隐白者，足大指之端内侧也，为井木；溜于大都，大都，本节之后，下陷者之中也，为荥；注于太白，太白，核骨之下也，为俞；行于商丘，商丘，内踝之下，陷者之中也，为经；入于阴之陵泉，阴之陵泉，辅骨之下，陷者之中也，伸而得之，为合。足太阴也。

肾出于涌泉，涌泉者，足心也，为井木；溜于然谷，然谷，然骨之下者也，为荥；注于太溪，太溪，内踝之后，跟骨之上，陷者中也，为俞；行于复溜，复溜，上内踝二寸，动而不休，为经；入于阴谷，阴谷，辅骨之后，大筋之下，小筋之上也，按之应手，屈膝而得之，为合。足少阴经也。

膀胱出于至阴，至阴者，足小指之端也，为井金；溜于通谷，通谷，本节之前外侧也，为荥；注于束骨，束骨，本节之后，陷者中也，为俞；过于京骨，京骨，足外侧大骨之下，为原；行于昆仑，昆仑，在外踝之后，跟骨之上，为经；入于委中，委中，腘中央，为合，委而取之。足太阳经也。

胆出于窍阴，窍阴者，足小指次指之端也，为井金；溜于侠溪，侠溪，足小指次指之间也，为荥；注于临泣，临泣，上行一寸半，陷者中也，为俞；过于丘墟，丘墟，外踝之前下，陷者中也，为原；行于阳辅，阳辅，外踝之上，辅骨之前，及绝骨之端也，为经；入于阳之陵泉，阳之陵泉，在膝外陷者中也，为合，伸而得之。足少阳经也。

胃出于厉兑，厉兑者，足大指内次指之端也，为井金；溜于内庭，内庭，次指外间也，为荥；注于陷谷，陷谷者，上中指内间，上行二寸，陷者中也，为俞；过于冲阳，冲阳，足跗上五寸，陷者中也，为原，摇足而得之；行于解溪，解溪，上冲阳一寸半，陷者中也，为经；入于下陵，下陵，膝下三寸，胻骨外三里也，为合；复下三里三寸，为巨虚上廉，复下上廉三寸，为巨虚下廉也，大肠属上，小肠属下，足阳明胃脉也。大肠、小肠皆属于胃，是足阳明经也。

三焦者，上合手少阳，出于关冲，关冲者，手小指次指之端也，为井金；溜于液门，液门，小指次指之间也，为荥；注于中渚，中渚，本节之后，陷者中也，为俞；过于阳池，阳池，在腕上，陷者之中也，为原；行于支沟，支沟，上腕三寸，两骨之间，陷者中也，为经；入于天井，天井，在肘外大骨之上，陷者中也，为合，屈肘乃得之；三焦下腧，在于足太阳之前，少阳之后，出于腘中外廉，名曰委阳，是太阳络也。手少阳经也。三焦者，足少阳太阴之所将，太阳之别也，上踝五寸，别入贯腨肠，出于委阳，并太阳之正，入络膀胱，约下焦，实则闭癃，虚则遗溺。遗溺则补之，闭癃则泻之。

小肠者，上合手太阳，出于少泽，少泽，小指之端也，为井金；溜于前谷，前谷，在手外廉本节前，陷者中也，为荥；注于后溪，后溪者，在手外侧本节之后也，为俞；过于腕骨，腕骨，在手外侧腕骨之前，为原；行于阳谷，阳谷，在锐骨之下，陷者中也，为经；入于小海，小海，在肘内大骨之外，去肘端半寸，陷者中也，伸臂而得之，为合。手太阳经也。

大肠上合手阳明，出于商阳，商阳，大指次指之端也，为井金；溜于本节之前二间，为荥；注于本节之后三间，为俞；过于合谷，合谷，在大指歧骨之间，为原；行于阳溪，阳溪，在两筋间，陷者中也，为经；入于曲池，曲池，在肘外辅骨陷者中，屈臂而得之，为合。手阳明经也。

是谓五脏六腑之腧，五五二十五腧，六六三十六腧也。六腑皆出足之三阳，上合于手者也。

缺盆之中，任脉也，名曰天突。一次任脉侧之动脉，足阳明也，名曰人迎；二次脉手阳明也，名曰扶突；三次脉手太阳也，名曰天窗；四次脉足少阳也，名曰天容；五次脉手少阳也，名曰天牖；六次脉足太阳也，名曰天柱；七次脉项中央之脉，督脉也，名曰风府。腋内动脉，手太阴也，名曰天府。腋下三寸，手心主也，名曰天池。

刺上关者，呿不能欠；刺下关者，欠不能呿；刺犊鼻者，屈不能伸；刺两关者，伸不能屈。

足阳明挟喉之动脉也，其腧在膺中。手阳明次在其腧外，不至曲颊一寸。手太阳当曲颊。足少阳在耳下曲颊之后。手少阳出耳后，上加完骨之上。足太阳挟项大筋之中发际。阴尺动脉在五里，五腧之禁也。

肺合大肠，大肠者，传道之腑；心合小肠，小肠者，受盛之腑；肝合胆，胆者，中精之腑；脾合胃，胃者，五谷之腑；肾合膀胱，膀胱者，津液之腑也。少阴属肾，肾上连肺，故将两脏。三焦者，中渎之腑也，水道出焉，属膀胱，是孤之腑也。是六腑之所与合者。

春取络脉诸荥大经分肉之间，甚者深取之，间者浅取之；夏取诸俞孙络肌肉皮肤之上；秋取诸合，余如春法。冬取诸井诸俞之分，欲深而留之。此四时之序，气之所处，病之所舍，针之所宜。转筋者立而取之，可令遂已。痿厥者张而刺之，可令立快也。

## 小针解第三

所谓易陈者，易言也。难入者，难著于人也。粗守形者，守刺法也。上守神者，守人之血气有余不足，可补泻也。神客者，正邪共会也。神者，正气也。客者，邪气也。在门者，邪循正气之所出入也。未睹其疾者，先知邪正何经之疾也。恶知其原者，先知何经之病，所取之处也。

刺之微在数迟者，徐疾之意也。粗守关者，守四肢而不知血气正邪之往来也。上守机者，知守气也。机之动不离其空者，知气之虚实，用针之徐疾也。空中之机清净以微者，针以得气，密意守气勿失也。其来不可逢者，气盛不可补也。其往不可追者，气虚不可泻也。不可挂以发者，言气易失也。扣之不发者，言不知补泻之意也，血气已尽而气不下也。知其往来者，知气之逆顺盛虚也。要与之期者，知气之可取之时也。

粗之暗者，冥冥不知气之微密也。妙哉工独有之者，尽知针意也。往者为逆者，言气之虚而少，少者逆也。来者为顺者，言形气之平，平者顺也。明知逆顺正行无问者，言知所取之处也。迎而夺之者，泻也。追而济之者，补也。

所谓虚则实之者，气口虚而当补之也。满则泄之者，气口盛而当泻之也。宛陈则除之者，去血脉也。邪胜则虚之者，言诸经有盛者，皆泻其邪也。徐而疾则实者，言徐内而疾出也。疾而徐则虚者，言疾内而徐出也。言实与虚若有若无者，言实者有气，虚者无气也。察后与先若亡若存者，言气之虚实补泻之先后也，察其气之已下与常存也。为虚与实，若得若失者，言补者佖然若有得也，泻则怳然若有失也。

夫气之在脉也，邪气在上者，言邪气之中人也高，故邪气在上也。浊气在中者，言水谷皆入于胃，其精气上注于肺，浊溜于肠胃，言寒温不适，饮食不节，而病生于肠胃，故命曰浊气在中也。清气在下者，言清湿地气之中人也，必从足始，故曰清气在下也。

针陷脉则邪气出者，取之上。针中脉则浊气出者，取之阳明合也。针太深则邪气反沉者，言浅浮之病，不欲深刺也，深则邪气从之入，故曰反沉也。皮肉筋脉各有所处者，言经络各有所主也。取五脉者死，言病在中，气不足，但用针尽大泻其诸阴之脉也。取三脉者恇，言尽泻三阳之气，令病人恇然不复也。夺阴者死，言取尺之五里，五往者也。夺阳者狂，正言也。

睹其色，察其目，知其散复，一其形，听其动静者，言上工知相五色于目，有知调尺寸小大缓急滑涩，以言所病也。知其邪正者，知论虚邪与正邪之风也。右主推之、左持而御之者，言持针而出入也。气至而去之者，言补泻气调而去之也，调气在于终始。一者，持心也。节之交，三百六十五会者，络脉之渗灌诸节者也。

所谓五脏之气已绝于内者，脉口气内绝不至，反取其外之病处与阳经之合，有留针以致阳气，阳气至则内重竭，重竭则死矣，其死也无气以动，故静。所谓五脏之气已绝于外者，脉口气外绝不至，反取其四末之俞，有留针以致其阴气，阴气至则阳气反入，入则逆，逆则死矣，其死也阴气有余，故躁。所以察其目者，五脏使五色循明，循明则声章，声章者，则言声与平生异也。

## 邪气脏腑病形第四

黄帝问于岐伯曰：邪气之中人也奈何？岐伯答曰：邪气之中人高也。黄帝曰：高下有度乎？岐伯曰：身半已上者，邪中之也；身半已下者，湿中之也。故曰：邪之中人也，无有恒常，中于阴则溜于腑，中于阳则溜于经。

黄帝曰：阴之与阳也，异名同类，上下相会，经络之相贯，如环无端。邪之中人，或中于阴，或中于阳，上下左右，无有恒常，其故何也？岐伯曰：诸阳之会，皆在于面。人之方乘虚时，及新用力，若饮食汗出腠理开，而中于邪。中于面则下阳明，中于项则下太阳，中于颊则下少阳，其中于膺背两胁亦中其经。

黄帝曰：其中于阴奈何？岐伯答曰：中于阴者，常从臂胻始。夫臂与胻，其阴皮薄，其肉淖泽，故俱受于风，独伤其阴。

黄帝曰：此故伤其脏乎？岐伯答曰：身之中于风也，不必动脏，故邪入于阴经，则其脏气实，邪气入而不能客，故还之于腑。故中阳则溜于经，中阴则溜于腑。

黄帝曰：邪之中人脏奈何？岐伯曰：愁忧恐惧则伤心，形寒寒饮则伤肺，以其两寒相感，中外皆伤，故气逆而上行。有所堕坠，恶血留内，若有所大怒，气上而不下，积于胁下，则伤肝。有所击仆，若醉入房，汗出当风，则伤脾。有所用力举重，若入房过度，汗出浴水，则伤肾。

黄帝曰：五脏之中风奈何？岐伯曰：阴阳俱感，邪乃得往。黄帝曰：善哉。

黄帝问于岐伯曰：首面与身形也，属骨连筋，同血合气耳。天寒则裂地凌冰，其卒寒或手足懈惰，然而其面不衣何也？岐伯答曰：十二经脉，三百六十五络，其血气皆上于面而走空窍，其精阳气上走于目而为睛，其别气走于耳而为听，其宗气上出于鼻而为臭，其浊气出于胃走唇舌而为味，其气之津液皆上熏于面，而皮又厚，其肉坚，故天气甚寒不能胜之也。

黄帝曰：邪之中人，其病形何如？岐伯曰：虚邪之中身也，洒淅动形；正邪之中人也微，先见于色，不知于身，若有若无，若亡若存，有形无形，莫知其情。黄帝曰：善哉。

黄帝问于岐伯曰：余闻之，见其色，知其病，命曰明。按其脉，知其病，命曰神。问其病，知其处，命曰工。余愿闻见而知之，按而得之，问而极之，为之奈何？岐伯答曰：夫色脉与尺之相应也，如桴鼓影响之相应也，不得相失也，此亦本末根叶之出候也，故根死则叶枯矣。色脉形肉不得相失也，故知一则为工，知二则为神，知三则神且明矣。

黄帝曰：愿卒闻之。岐伯答曰：色青者，其脉弦也；赤者，其脉钩也；黄者，其脉代也；白者，其脉毛；黑者，其脉石。见其色而不得其脉，反得其相胜之脉则死矣，得其相生之脉则病已矣。

黄帝问于岐伯曰：五脏之所生变化之病形何如？岐伯答曰：先定其五色五脉之应，其病乃可别也。黄帝曰：色脉已定，别之奈何？岐伯曰：调其脉之缓、急、小、大、滑、涩，而病变定矣。

黄帝曰：调之奈何？岐伯答曰：脉急者，尺之皮肤亦急；脉缓者，尺之皮肤亦缓；脉小者，尺之皮肤亦减而少气；脉大者，尺之皮肤亦贲而起；脉滑者，尺之皮肤亦滑；脉涩者，尺之皮肤亦涩。凡此六变者，有微有甚。故善调尺者，不待于寸；善调脉者，不待于色。能参合而行之者，可以为上工，上工十全九；行二者为中工，中工十全七；行一者为下工，下工十全六。

黄帝曰：请问脉之缓、急、小、大、滑、涩之病形何如？岐伯曰：臣请言五脏之病变也。心脉急甚者为瘛疭；微急为心痛引背，食不下。缓甚为狂笑；微缓为伏梁，在心下，上下行，时唾血。大甚为喉吤；微大为心痹引背，善泪出。小甚为善哕；微小为消瘅。滑甚为善渴；微滑为心疝引脐，小腹鸣。涩甚为喑；微涩为血溢维厥，耳鸣颠疾。

肺脉急甚为癫疾；微急为肺寒热，怠惰，咳唾血，引腰背胸，若鼻息肉不通。缓甚为多汗；微缓为痿瘘、偏风，头以下汗出不可止。大甚为胫肿；微大为肺痹引胸背，起恶日光。小甚为泄，微小为消瘅。滑甚为息贲上气；微滑为上下出血。涩甚为呕血；微涩为鼠瘘，在颈支腋之间，下不胜其上，其应善酸矣。

肝脉急甚者为恶言；微急为肥气，在胁下，若覆杯。缓甚为善呕；微缓为水瘕痹也。大甚为内痈，善呕衄；微大为肝痹、阴缩，咳引小腹。小甚为多饮；微小为消瘅。滑甚为㿉疝；微滑为遗溺。涩甚为溢饮；微涩为瘈挛筋痹。

脾脉急甚为瘛疭；微急为膈中，食饮入而还出，后沃沫。缓甚为痿厥；微缓为风痿，四肢不用，心慧然若无病。大甚为击仆；微大为痞气，腹裹大脓血，在肠胃之外。小甚为寒热；微小为消瘅。滑甚为癀癃；微滑为虫毒蛕蝎腹热。涩甚为肠癀；微涩为内溃，多下脓血。

肾脉急甚为骨癫疾；微急为沉厥奔豚，足不收，不得前后。缓甚为折脊；微缓为洞，洞者，食不化，下嗌还出。大甚为阴痿；微大为石水，起脐已下至小腹腄腄然，上至胃脘，死不治。小甚为洞泄；微小为消瘅。滑甚为癃癀；微滑为骨痿，坐不能起，起则目无所见。涩甚为大痈；微涩为不月、沉痔。

黄帝曰：病之六变者，刺之奈何？岐伯答曰：诸急者多寒；缓者多热；大者多气少血；小者血气皆少；滑者阳气盛，微有热；涩者多血少气，微有寒。是故刺急者，深内而久留之。刺缓者，浅内而疾发针，以去其热。刺大者，微泻其气，无出其血。刺滑者，疾发针而浅内之，以泻其阳气而去其热。刺涩者，必中其脉，随其逆顺而久留之，必先按而循之，已发针，疾按其痏，无令其血出，以和其脉。诸小者，阴阳形气俱不足，勿取以针，而调以甘药也。

黄帝曰：余闻五脏六腑之气，荥俞所入为合，令何道从入，入安连过，愿闻其故。岐伯答曰：此阳脉之别入于内，属于腑者也。

黄帝曰：荥俞与合，各有名乎？岐伯答曰：荥俞治外经，合治内府。黄帝曰：治内府奈何？岐伯曰：取之于合。黄帝曰：合各有名乎？岐伯答曰：胃合入于三里，大肠合入于巨虚上廉，小肠合入于巨虚下廉，三焦合入于委阳，膀胱合入于委中央，胆合入于阳陵泉。

黄帝曰：取之奈何？岐伯答曰：取之三里者，低跗取之；巨虚者，举足取之；委阳者，屈伸而索之；委中者，屈而取之；阳陵泉者，正竖膝予之齐，下至委阳之阳取之；取诸外经者，揄申而从之。

黄帝曰：愿闻六腑之病。岐伯答曰：面热者，足阳明病；鱼络血者，手阳明病；两跗之上脉坚若陷者，足阳明病，此胃脉也。

大肠病者，肠中切痛而鸣濯濯，冬日重感于寒即泄，当脐而痛，不能久立，与胃同候，取巨虚上廉。

胃病者，腹䐜胀，胃脘当心而痛，上支两胁，膈咽不通，食饮不下，取之三里也。

小肠病者，小腹痛，腰脊控睾而痛，时窘之后，当耳前热，若寒甚，若独肩上热甚，及手小指次指之间热，若脉陷者，此其候也。手太阳病也，取之巨虚下廉。

三焦病者，腹胀气满，小腹尤坚，不得小便，窘急，溢则为水，留即为胀，候在足太阳之外大络，大络在太阳、少阳之间，赤见于脉，取委阳。

膀胱病者，小腹偏肿而痛，以手按之，即欲小便而不得，肩上热，若脉陷，及足小指外廉及胫踝后皆热，若脉陷，取委中央。

胆病者，善太息，口苦，呕宿汁，心下澹澹，恐人将捕之，嗌中吤吤然，数唾，候在足少阳之本末，亦视其脉之陷下者灸之，其寒热者取阳陵泉。

黄帝曰：刺之有道乎？岐伯答曰：刺此者，必中气穴，无中肉节。中气穴则针游于巷，中肉节即皮肤痛，补泻反则病益笃。中筋则筋缓，邪气不出，与其真相搏，乱而不去，反还内著。用针不审，以顺为逆也。

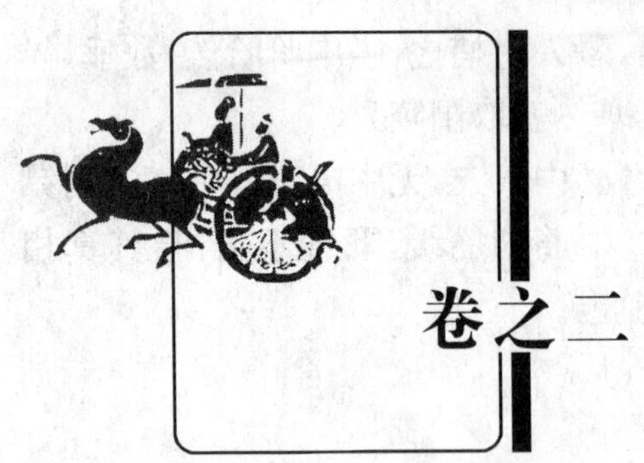

# 卷之二

## 根结第五

岐伯曰:天地相感,寒暖相移,阴阳之道,孰少孰多?阴道偶,阳道奇。发于春夏,阴气少,阳气多,阴阳不调,何补何泻?发于秋冬,阳气少,阴气多,阴气盛而阳气衰,故茎叶枯槁,湿雨下归,阴阳相移,何泻何补?奇邪离经,不可胜数,不知根结,五脏六腑,折关败枢,开阖而走,阴阳大失,不可复取。九针之玄,要在终始。故能知终始,一言而毕,不知终始,针道咸绝。

太阳根于至阴,结于命门。命门者,目也。阳明根于厉兑,结于颡大。颡大者,钳耳也。少阳根于窍阴,结于窗笼。窗笼者,耳中也。太阳为关,阳明为阖,少阳为枢。故关折则肉节渎而暴病起矣,故暴病者取之太阳,视有余不足。渎者,皮肉宛膲而弱也。阖折则气无所止息而痿疾起矣,故痿疾者取之阳明,视有余不足。无所止息者,真气稽留,邪气居之也。枢折即骨繇而不安于地,故骨繇者取之少阳,视有余不足。骨繇者,节缓而不收也。所谓骨繇者,摇也。当穷其本也。

太阴根于隐白,结于太仓。少阴根于涌泉,结于廉泉。厥阴根于大敦,结于玉英,络于膻中。太阴为关,厥阴为阖,少阳为枢。故关折则仓廪无所输膈洞,膈洞者取之太阴,视有余不足。故关折者,气不足而生病也。阖折即气绝而喜悲,悲者取之厥阴,视有余不足。枢折则脉有所结而不通,不通者取之少阴,视有余不足,有结者皆取之。

足太阳根于至阴,溜于京骨,注于昆仑,入于天柱、飞扬也。足少阳根于窍阴,溜于丘墟,注于阳辅,入于天容、光明也。足阳明根于厉兑,溜于冲阳,注于下陵,入于人迎、丰隆也。手太阳根于少泽,溜于阳谷,注于小海,入于天窗、支正也。手少阳根于关冲,溜于阳池,注于支沟,入于天牖、外关也。手阳明根于商阳,溜于合谷,注于阳谿,入于扶突、偏历也。此所谓十二经者,盛络皆当取之。

一日一夜五十营，以营五脏之精，不应数者，名曰狂生。所谓五十营者，五脏皆受气。持其脉口，数其至也。五十动而不一代者，五脏皆受气；四十动一代者，一脏无气；三十动一代者，二脏无气；二十动一代者，三脏无气；十动一代者，四脏无气；不满十动一代者，五脏无气。予之短期，要在终始，所谓五十动而不一代者，以为常也。以知五脏之期，予之短期者，乍数乍疏也。

黄帝曰：《逆顺五体》者，言人骨节之小大，肉之坚脆，皮之厚薄，血之清浊，气之滑涩，脉之长短，血之多少，经络之数，余已知之矣，此皆布衣匹夫之士也。夫王公大人，血食之君，身体柔脆，肌肉软弱，血气慓悍滑利，其刺之徐疾浅深多少，可得同之乎？岐伯答曰：膏粱菽藿之味，何可同也？气滑即出疾，气涩则出迟，气悍则针小而入浅，气涩则针大而入深，深则欲留，浅则欲疾。以此观之，刺布衣者深以留之，刺大人者微以徐之，此皆因气慓悍滑利也。

黄帝曰：形气之逆顺奈何？岐伯曰：形气不足，病气有余，是邪胜也，急泻之。形气有余，病气不足，急补之。形气不足，病气不足，此阴阳气俱不足也，不可刺之，刺之则重不足，重不足则阴阳俱竭，血气皆尽，五脏空虚，筋骨髓枯，老者绝灭，壮者不复矣。形气有余，病气有余，此谓阴阳俱有余也，急泻其邪，调其虚实。故曰：有余者泻之，不足者补之，此之谓也。故曰：刺不知逆顺，真邪相搏。满而补之，则阴阳四溢，肠胃充郭，肝肺内䐜，阴阳相错。虚而泻之，则经脉空虚，血气竭枯，肠胃偃辟，皮肤薄著，毛腠夭膲，予之死期。故曰用针之要，在于知调阴与阳，调阴与阳，精气乃光，合形与气，使神内藏。故曰上工平气，中工乱脉，下工绝气危生。故曰下工不可不慎也。必审五脏变化之病，五脉之应，经络之实虚，皮肤之柔粗，而后取之也。

## 寿夭刚柔第六

黄帝问于少师曰：余闻人之生也，有刚有柔，有弱有强，有短有长，有阴有阳，愿闻其方。少师答曰：阴中有阴，阳中有阳，审知阴阳，刺之有方，得病所始，刺之有理，谨度病端，与时相应，内合于五脏六腑，外合于筋骨皮肤。是故内有阴阳，外亦有阴阳。在内者，五脏为阴，六腑为阳；在外者，筋骨为阴，皮肤为阳。故曰：病在阴之阴者，刺阴之荥俞；病在阳之阳者，刺阳之合；病在阳之阴者，刺阴之经；病在阴之阳者，刺络脉。故曰：病在阳者命曰风，病在阴者命曰痹，阴阳俱病命曰风痹。病有形而不痛者，阳之类也；无形而痛者，阴之类也。无形而痛者，其阳完而阴伤之也，急治其阴，无攻其阳；有形而不痛者，其阴完而阳伤之也，急治其阳，无攻其阴。阴阳俱动，乍有形，乍无形，加以烦心，命曰阴胜其阳，此谓不表不里，其形不久。

黄帝问于伯高曰：余闻形气病之先后，外内之应奈何？伯高答曰：风寒伤形，忧恐忿怒伤气。气伤脏，乃病脏；寒伤形，乃应形；风伤筋脉，筋脉乃应。此形气外内之相应也。

黄帝曰：刺之奈何？伯高答曰：病九日者，三刺而已；病一月者，十刺而已。多少远近，以此衰之。久痹不去身者，视其血络，尽出其血。

黄帝曰：外内之病，难易之治奈何？伯高答曰：形先病而未入脏者，刺之半其日；脏先病而形乃应者，刺之倍其日。此外内难易之应也。

黄帝问于伯高曰：余闻形有缓急，气有盛衰，骨有大小，肉有坚脆，皮有厚薄，其以立寿夭奈何？伯高答曰：形与气相任则寿，不相任则夭。皮与肉相果则寿，不相果则夭。血气经络胜形则寿，不胜形则夭。

黄帝曰：何谓形之缓急？伯高答曰：形充而皮肤缓者则寿，形充而皮肤急者则夭，形充而脉坚大者顺也，形充而脉小以弱者气衰，衰则危矣。若形充而颧不起者骨小，骨小则夭矣。形充而大肉䐃坚而有分者肉坚，肉坚则寿矣；形充而大肉无分理不坚者肉脆，肉脆则夭矣。此天之生命，所以立形定气而视寿夭者。必明乎此立形定气，而后以临病人，决死生。

黄帝曰：余闻寿夭，无以度之。伯高答曰：墙基卑，高不及其地者，不满三十而死，其有因加疾者，不及二十而死也。

黄帝曰：形气之相胜，以立寿夭奈何？伯高答曰：平人而气胜形者寿；病而形肉脱，气胜形者死，形胜气者危矣。

黄帝曰：余闻刺有三变，何谓三变？伯高答曰：有刺营者，有刺卫者，有刺寒痹之留经者。

黄帝曰：刺三变者奈何？伯高答曰：刺营者出血，刺卫者出气，刺寒痹者内热。

黄帝曰：营卫寒痹之为病奈何？伯高答曰：营之生病也，寒热少气，血上下行。卫之生病也，气痛时来时去，怫忾贲响，风寒客于肠胃之中。寒痹之为病也，留而不去，时痛而皮不仁。

黄帝曰：刺寒痹内热奈何？伯高答曰：刺布衣者，以火焠之；刺大人者，以药熨之。

黄帝曰：药熨奈何？伯高答曰：用淳酒二十升，蜀椒一升，干姜一斤，桂心一斤，凡四种，皆㕮咀，渍酒中。用绵絮一斤，细白布四丈，并内酒中。置酒马矢煴中，盖封涂，勿使泄，五日五夜，出布绵絮，曝干之，干复渍，以尽其汁。每渍必晬其日，乃出干。干，并用滓与绵絮，复布为复巾，长六七尺，为六七巾，则用之生桑炭炙巾，以熨寒痹所刺之处，令热入至于病所；寒，复炙巾以熨之，三十遍而止。汗出，以巾拭身，亦三十遍而止。起步内中，无见风。每刺必熨，如此病已矣。此所谓内热也。

## 官针第七

凡刺之要，官针最妙。九针之宜，各有所为，长短大小，各有所施也，不得其用，病弗能移。病浅针深，内伤良肉，皮肤为痈；病深针浅，病气不泻，反为大脓。病小针大，气泻太甚，疾必为害；病大针小，气不泄泻，亦复为败。夫针之宜，大者大泻，小者不移。已言其过，请言其所施。

病在皮肤无常处者，取以镵针于病所，肤白勿取。病在分肉间，取以员针于病所。病在经络痼痹者，取以锋针。病在脉，气少当补之者，取以鍉针于井荥分输。病为大脓者，取以铍针。病痹气暴发者，取以员利针。病痹气痛而不去者，取以毫针。病在中者，取以长针。病水肿不能通关节者，取以大针。病在五脏固居者，取以锋针，泻于井荥分输，取以四时。

凡刺有九，以应九变。一曰输刺，输刺者，刺诸经荥俞、脏俞也。二曰远道刺，远道刺者，病在上，取之下，刺腑腧也。三曰经刺，经刺者，刺大经之结络经分也。四曰络刺，络刺者，刺小络之血脉也。五曰分刺，分刺者，刺分肉之间也。六曰大泻刺，大泻刺者，刺大脓以铍针也。七曰毛刺，毛刺者，刺浮痹于皮肤也。八曰巨刺，巨刺者，左取右，右取左。九曰焠刺，焠刺者，刺燔针则取痹也。

凡刺有十二节，以应十二经。一曰偶刺，偶刺者，以手直心若背，直痛所，一刺前，一刺后，以治心痹，刺此者傍针之也。二曰报刺，报刺者，刺痛无常处也，上下行者，直内无拔针，以左手随病所按之乃出针，复刺之也。三曰恢刺，恢刺者，直刺傍之，举之前后，恢筋急，以治筋痹也。四曰齐刺，齐刺者，直入一，傍入二，以治寒气小深者。或曰三刺，三刺者，治痹气小深者也。五曰扬刺，扬刺者，正内一，傍内四，而浮之，以治寒气之博大者也。六曰直针刺，直针刺者，引皮乃刺之，以治寒气之浅者也。七曰输刺，输刺者，直入直出，稀发针而深之，以治气盛而热者也。八曰短刺，短刺者，刺骨痹，稍摇而深之，致针骨所，以上下摩骨也。九曰浮刺，浮刺者，傍入而浮之，以治肌急而寒者也。十曰阴刺，阴刺者，左右率刺之，以治寒厥，中寒厥，取足踝后少阴也。十一曰傍针刺，傍针刺者，直刺傍刺各一，以治留痹久居者也。十二曰赞刺，赞刺者，直入直出，数发针而浅之出血，是谓治痈肿也。

脉之所居深不见者，刺之微内针而久留之，以致其空脉气也。脉浅者勿刺，按绝其脉乃刺之，无令精出，独出其邪气耳。所谓三刺则谷气出者，先浅刺绝皮，以出阳邪；再刺则阴邪出者，少益深，绝皮致肌肉，未入分肉间也；已入分肉之间，则谷气出。故《刺法》曰：始刺浅之，以逐邪气，而来血气；

后刺深之，以致阴气之邪；最后刺极深之，以下谷气。此之谓也。故用针者，不知年之所加，气之盛衰，虚实之所起，不可以为工也。

凡刺有五，以应五脏。一曰半刺，半刺者，浅内而疾发针，无针伤肉，如拔毛状，以取皮气，此肺之应也。二曰豹文刺，豹文刺者，左右前后针之，中脉为故，以取经络之血者，此心之应也。三曰关刺，关刺者，直刺左右尽筋上，以取筋痹，慎无出血，此肝之应也，或曰渊刺，一曰岂刺。四曰合谷刺，合谷刺者，左右鸡足针于分肉之间，以取肌痹，此脾之应也。五曰输刺，输刺者，直入直出，深内之至骨，以取骨痹，此肾之应也。

## 本神第八

黄帝问于岐伯曰：凡刺之法，先必本于神。血、脉、营、气、精神，此五脏之所藏也，至其淫泆离脏则精失，魂魄飞扬，志意恍乱，智虑去身者，何因而然乎？天之罪与？人之过乎？何谓德、气、生、精、神、魂、魄、心、意、志、思、智、虑？请问其故。岐伯答曰：天之在我者德也，地之在我者气也，德流气薄而生者也，故生之来谓之精，两精相搏谓之神，随神往来者谓之魂，并精而出入者谓之魄，所以任物者谓之心，心有所忆谓之意，意之所存谓之志，因志而存变谓之思，因思而远慕谓之虑，因虑而处物谓之智。故智者之养生也，必顺四时而适寒暑，和喜怒而安居处，节阴阳而调刚柔，如是则僻邪不至，长生久视。

是故怵惕思虑者则伤神，神伤则恐惧，流淫而不止。因悲哀动中者，竭绝而失生。喜乐者，神惮散而不藏；愁忧者，气闭塞而不行；盛怒者，迷惑而不治；恐惧者，神荡惮而不收。

心怵惕思虑则伤神，神伤则恐惧自失，破䐃脱肉，毛悴色夭，死于冬。脾愁忧而不解则伤意，意伤则悗乱，四肢不举，毛悴色夭，死于春。肝悲哀动中则伤魂，魂伤则狂妄不精，不精则不正，当人阴缩而挛筋，两胁骨不举，毛悴色夭，死于秋。肺喜乐无极则伤魄，魄伤则狂，狂者意不存人，皮革焦，毛悴色夭，死于夏。肾盛怒而不止则伤志，志伤则喜忘其前言，腰脊不可以俯仰屈伸，毛悴色夭，死于季夏。

恐惧而不解则伤精，精伤则骨酸痿厥，精时自下。是故五脏主藏精者也，不可伤，伤则失守而阴虚，阴虚则无气，无气则死矣。是故用针者，察观病人之态，以知精神魂魄之存亡得失之意，五者以伤，针不可以治之也。

肝藏血，血舍魂，肝气虚则恐，实则怒。脾藏营，营舍意，脾气虚则四肢不用，五脏不安；实则腹胀，经溲不利。心藏脉，脉舍神，心气虚则悲，实则笑不休。肺藏气，气舍魄，肺气虚则鼻塞不利，少气；实则喘喝，胸盈仰息。

肾藏精，精舍志，肾气虚则厥，实则胀，五脏不安。必审五脏之病形，以知其气之虚实，谨而调之也。

## 终始第九

凡刺之道，毕于终始，明知终始，五脏为纪，阴阳定矣。阴者主脏，阳者主腑，阳受气于四末，阴受气于五脏。故泻者迎之，补者随之，知迎知随，气可令和。和气之方，必通阴阳，五脏为阴，六腑为阳。传之后世，以血为盟，敬之者昌，慢之者亡，无道行私，必得夭殃。

谨奉天道，请言终始。终始者，经脉为纪。持其脉口人迎，以知阴阳有余不足，平与不平，天道毕矣。所谓平人者不病，不病者，脉口人迎应四时也，上下相应而俱往来也，六经之脉不结动也，本末之寒温相守司也，形肉血气必相称也，是谓平人。

少气者，脉口人迎俱小而不称尺寸也。如是者，则阴阳俱不足，补阳则阴竭，泻阴则阳脱。如是者，可将以甘药，不可饮以至剂。如此者，弗久不已；因而泻之，则五脏气坏矣。

人迎一盛，病在足少阳；一盛而躁，病在手少阳。人迎二盛，病在足太阳；二盛而躁，病在手太阳。人迎三盛，病在足阳明；三盛而躁，病在手阳明。人迎四盛，且大且数，名曰溢阳，溢阳为外格。脉口一盛，病在足厥阴；一盛而躁，在手心主。脉口二盛，病在足少阴；二盛而躁，在手少阴。脉口三盛，病在足太阴；三盛而躁，在手太阴。脉口四盛，且大且数者，名曰溢阴，溢阴为内关，内关不通死不治。人迎与太阴脉口俱盛四倍以上，命曰关格，关格者与之短期。

人迎一盛，泻足少阳而补足厥阴，二泻一补，日一取之，必切而验之，躁取之上，气和乃止。人迎二盛，泻足太阳而补足少阴，二泻一补，二日一取之，必切而验之，躁取之上，气和乃止。人迎三盛，泻足阳明而补足太阴，二泻一补，日二取之，必切而验之，躁取之上，气和乃止。脉口一盛，泻足厥阴而补足少阳，二补一泻，日一取之，必切而验之，躁取之上，气和乃止。脉口二盛，泻足少阴而补足太阳，二补一泻，二日一取之，必切而验之，躁取之上，气和乃止。脉口三盛，泻足太阴而补足阳明，二补一泻，日二取之，必切而验之，躁而取之上，气和乃止，所以日二取之者，太阴主胃，大富于谷气，故可日二取之也。人迎与脉口俱盛三倍以上，命曰阴阳俱溢，如是者不开，则血脉闭塞，气无所行，流淫于中，五脏内伤。如此者，因而灸之，则变易而为他病矣。

凡刺之道，气调而止，补阴泻阳，音气益彰，耳目聪明，反此者血气不行。所谓气至而有效者，泻则益虚，虚者脉大如其故而不坚也，大如故而益坚者，适虽言快，病未去也。补则益实，实者脉大如其故而益坚也，大如其故而不坚者，适虽言快，病未去也。故补则实，泻则虚，痛虽不随针减，病必衰去。必先通十二经脉之所生病，而后可得传于终始矣。故阴阳不相移，虚实不相倾，取之其经。

凡刺之属，三刺至谷气，邪僻妄合，阴阳易居，逆顺相反，沉浮异处，四时不得，稽留淫泆，须针而去。故一刺则阳邪出，再刺则阴邪出，三刺则谷气至，谷气至而止。所谓谷气至者，已补而实，已泻而虚，故以知谷气至也。邪气独去者，阴与阳未能调，而病知愈也。故曰补则实，泻则虚，痛虽不随针减，病必衰去矣。

阴盛而阳虚，先补其阳，后泻其阴而和之。阴虚而阳盛，先补其阴，后泻其阳而和之。

三脉动于足大指之间，必审其实虚，虚而泻之，是谓重虚，重虚病益甚。凡刺此者，以指按之，脉动而实且疾者则泻之，虚而徐者则补之，反此者病益甚。其动也，阳明在上，厥阴在中，少阴在下。

膺腧中膺，背腧中背，肩膊虚者取之上。重舌，刺舌柱以铍针也。手屈而不伸者，其病在筋；伸而不屈者，其病在骨。在骨守骨，在筋守筋。

补须一方实，深取之，稀按其痏，以极出其邪气。一方虚，浅刺之，以养其脉，疾按其痏，无使邪气得入。邪气来也紧而疾，谷气来也徐而和。脉实者，深刺之，以泄其气；脉虚者，浅刺之，使精气无得出，以养其脉，独出其邪气。刺诸痛者，其脉皆实。

故曰：从腰以上者，手太阴阳明皆主之；从腰以下者，足太阴阳明皆主之。病在上者下取之，病在下者高取之，病在头者取之足，病在腰者取之腘。病生于头者头重，生于手者臂重，生于足者足重。治病者，先刺其病所从生者也。

春气在毫毛，夏气在皮肤，秋气在分肉，冬气在筋骨。刺此病者，各以其时为齐。故刺肥人者，以秋冬之齐；刺瘦人者，以春夏之齐。病痛者阴也，痛而以手按之不得者阴也，深刺之；痒者阳也，浅刺之。病在上者阳也，病在下者阴也。

病先起于阴者，先治其阴而后治其阳；病先起于阳者，先治其阳而后治其阴。刺热厥者，留针反为寒；刺寒厥者，留针反为热。刺热厥者，二阴一阳；刺寒厥者，二阳一阴。所谓二阴者，二刺阴也；一阳者，一刺阳也。久病者，邪气入深，刺此病者，深内而久留之，间日而复刺之，必先调其左右，去其血脉。刺道毕矣。

凡刺之法，必察其形气。形肉未脱，少气而脉又躁，躁厥者，必为缪刺之，散气可收，聚气可布。深居静处，占神往来，闭户塞牖，魂魄不散，专意一神，精气不分，毋闻人声，以收其精，必一其神，令志在针，浅而留之，微而浮之，以移其神，气至乃休。男内女外，坚拒勿出，谨守勿内，是谓得气。

凡刺之禁，新内勿刺，新刺勿内；已醉勿刺，已刺勿醉；新怒勿刺，已刺勿怒；新劳勿刺，已刺勿劳；已饱勿刺，已刺勿饱；已饥勿刺，已刺勿饥；已渴勿刺，已刺勿渴；大惊大恐，必定其气乃刺之。乘车来者，卧而休之，如食顷乃刺之。步行来者，坐而休之，如行十里顷乃刺之。凡此十二禁者，其脉乱气散，逆其营卫，经气不次，因而刺之，则阳病入于阴，阴病出为阳，则邪气复生，粗工勿察，是谓伐身，形体淫泺，乃消脑髓，津液不化，脱其五味，是谓失气也。

太阳之脉，其终也，戴眼反折瘛疭，其色白，绝皮乃绝汗，绝汗则终矣。少阳终者，耳聋，百节尽纵，目系绝，目系绝一日半则死矣，其死也，色青白乃死。阳明终者，口目动作，喜惊妄言，色黄，其上下之经盛而不行，则终矣。少阴终者，面黑齿长而垢，腹胀闭塞，上下不通而终矣。厥阴终者，中热嗌干，喜溺心烦，甚则舌卷、卵上缩而终矣。太阴终者，腹胀闭，不得息，善噫善呕，呕则逆，逆则面赤，不逆则上下不通，上下不通则面黑、皮毛燋而终矣。

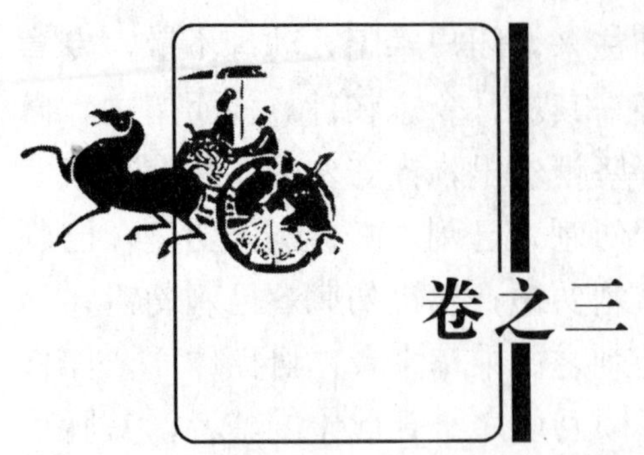

# 卷之三

## 经脉第十

雷公问于黄帝曰：《禁服》之言，凡刺之理，经脉为始，营其所行，知其度量，内次五脏，外别六腑，愿尽闻其道。黄帝曰：人始生，先成精，精成而脑髓生，骨为干，脉为营，筋为刚，肉为墙，皮肤坚而毛发长，谷入于胃，脉道以通，血气乃行。雷公曰：愿卒闻经脉之始生。黄帝曰：经脉者，所以能决死生，处百病，调虚实，不可不通。

肺手太阴之脉，起于中焦，下络大肠，还循胃口，上膈属肺，从肺系横出腋下，下循臑内，行少阴、心主之前，下肘中，循臂内上骨下廉，入寸口，上鱼，循鱼际，出大指之端；其支者，从腕后直出次指内廉，出其端。是动则病肺胀满，膨膨而喘咳，缺盆中痛，甚则交两手而瞀，此为臂厥。是主肺所生病者，咳，上气喘喝，烦心胸满，臑臂内前廉痛厥，掌中热。气盛有余，则肩背痛，风寒汗出中风，小便数而欠。气虚则肩背痛寒，少气不足以息，溺色变。为此诸病，盛则泻之，虚则补之，热则疾之，寒则留之，陷下则灸之，不盛不虚以经取之。盛者寸口大三倍于人迎，虚者则寸口反小于人迎也。

大肠手阳明之脉，起于大指次指之端，循指上廉，出合谷两骨之间，上入两筋之中，循臂上廉，入肘外廉，上臑外前廉，上肩，出髃骨之前廉，上出于柱骨之会上，下入缺盆，络肺，下膈，属大肠；其支者，从缺盆上颈贯颊，入下齿中，还出挟口，交人中，左之右，右之左，上挟鼻孔。是动则病齿痛颈肿。是主津所生病者，目黄口干，鼽衄，喉痹，肩前臑痛，大指次指痛不用。气有余则当脉所过者热肿，虚则寒栗不复。为此诸病，盛则泻之，虚则补之，热则疾之，寒则留之，陷下则灸之，不盛不虚以经取之。盛者人迎大三倍于寸口，虚者人迎反小于寸口也。

胃足阳明之脉，起于鼻，交頞中，旁纳太阳之脉，下循鼻外，入上齿中，还出挟口环唇，下交承浆，却循颐后下廉，出大迎，循颊车，上耳前，过客主人，循发际，至额颅；其支者，从大迎前下人迎，循喉咙，入缺盆，下膈，属胃络脾；其直者，从缺盆下乳内廉，下挟脐，入气街中；其支者，起于胃口，下循腹里，下至气街中而合，以下髀关，抵伏兔，下膝膑中，下循胫外廉，下足跗，入中指内间；其支者，下膝三寸而别，下入中指外间；其支者，别跗上，入大指间，出其端。是动则病洒洒振寒，善伸数欠，颜黑，病至则恶人与火，闻木声则惕然而惊，心欲动，独闭户塞牖而处，甚则欲上高而歌，弃衣而走，贲响腹胀，是为骭厥。是主血所生病者，狂疟，温淫汗出，鼽衄，口㖞唇胗，颈肿喉痹，大腹水肿，膝膑肿痛，循膺、乳、气街、股、伏兔、骭外廉、足跗上皆痛，中指不用。气盛则身以前皆热，其有余于胃，则消谷善饥，溺色黄。气不足则身以前皆寒栗，胃中寒则胀满。为此诸病，盛则泻之，虚则补之，热则疾之，寒则留之，陷下则灸之，不盛不虚以经取之。盛者人迎大三倍于寸口，虚者人迎反小于寸口也。

脾足太阴之脉，起于大指之端，循指内侧白肉际，过核骨后，上内踝前廉，上踹内，循胫骨后，交出厥阴之前，上膝股内前廉，入腹，属脾络胃，上膈，挟咽，连舌本，散舌下；其支者，复从胃别上膈，注心中。是动则病舌本强，食则呕，胃脘痛，腹胀善噫，得后与气则快然如衰，身体皆重。是主脾所生病者，舌本痛，体不能动摇，食不下，烦心，心下急痛，溏瘕泄，水闭，黄疸，不能卧，强立股膝内肿厥，足大指不用。为此诸病，盛则泻之，虚则补之，热则疾之，寒则留之，陷下则灸之，不盛不虚以经取之。盛者寸口大三倍于人迎，虚者寸口反小于人迎也。

心手少阴之脉，起于心中，出属心系，下膈，络小肠；其支者，从心系上挟咽，系目系；其直者，复从心系却上肺，下出腋下，下循臑内后廉，行太阴、心主之后，下肘内，循臂内后廉，抵掌后锐骨之端，入掌内后廉，循小指之内出其端。是动则病嗌干心痛，渴而欲饮，是为臂厥。是主心所生病者，目黄胁痛，臑臂内后廉痛厥，掌中热痛。为此诸病，盛则泻之，虚则补之，热则疾之，寒则留之，陷下则灸之，不盛不虚以经取之。盛者寸口大再倍于人迎，虚者寸口反小于人迎也。

小肠手太阳之脉，起于小指之端，循手外侧上腕，出踝中，直上循臂骨下廉，出肘内侧两骨之间，上循臑外后廉，出肩解，绕肩胛，交肩上，入缺盆，络心，循咽，下膈，抵胃，属小肠；其支者，从缺盆循颈上颊，至目锐眦，却入耳中；其支者，别颊上䪼抵鼻，至目内眦，斜络于颧。是动则病嗌痛颔肿，不可以顾，肩似拔，臑似折。是主液所生病者，耳聋目黄颊肿，颈、颔、肩、臑、肘、臂外后廉痛。为此诸病，盛则泻之，虚则补之，热则疾之，寒则留之，陷下则灸之，不盛不虚以经取之。盛者人迎大再倍于寸口，虚者人迎反小于寸口也。

膀胱足太阳之脉，起于目内眦，上额交巅；其支者，从巅至耳上角；其直者，从巅入络脑，还出别下项，循肩髆内，挟脊抵腰中，入循膂，络肾属膀胱；其支者，从腰中下挟脊，贯臀入腘中；其支者，从髆内左右别下贯胛，挟脊内，过髀枢，循髀外，从后廉下合腘中，以下贯踹内，出外踝之后，循京骨，至小指外侧。是动则病冲头痛，目似脱，项如拔，脊痛，腰似折，髀不可以曲，腘如结，踹如裂，是为踝厥。是主筋所生病者，痔，疟，狂癫疾，头囟项痛，目黄泪出，鼽衄，项、背、腰、尻、腘、踹、脚皆痛，小指不用。为此诸病，盛则泻之，虚则补之，热则疾之，寒则留之，陷下则灸之，不盛不虚以经取之。盛者人迎大再倍于寸口，虚者人迎反小于寸口也。

肾足少阴之脉，起于小指之下，邪走足心，出于然骨之下，循内踝之后，别入跟中，以上踹内，出腘内廉，上股内后廉，贯脊，属肾络膀胱；其直者，从肾上贯肝膈，入肺中，循喉咙，挟舌本；其支者，从肺出络心，注胸中。是动则病饥不欲食，面如漆柴，咳唾则有血，喝喝而喘，坐而欲起，目𥇖𥇖如无所见，心如悬若饥状，气不足则善恐，心惕惕如人将捕之，是为骨厥。是主肾所生病者，口热舌干，咽肿上气，嗌干及痛，烦心心痛，黄疸，肠澼，脊股内后廉痛，痿厥嗜卧，足下热而痛。为此诸病，盛则泻之，虚则补之，热则疾之，寒则留之，陷下则灸之，不盛不虚以经取之。灸则强食生肉，缓带披发，大杖重履而步。盛者寸口大再倍于人迎，虚者寸口反小于人迎也。

心主手厥阴心包络之脉，起于胸中，出属心包络，下膈，历络三焦；其支者，循胸出胁，下腋三寸，上抵腋下，循臑内，行太阴少阴之间，入肘中，下臂，行两筋之间，入掌中，循中指出其端；其支者，别掌中，循小指次指出其端。是动则病手心热，臂肘挛急，腋肿，甚则胸胁支满，心中憺憺大动，面赤目黄，喜笑不休。是主脉所生病者，烦心心痛，掌中热。为此诸病，盛则泻之，虚则补之，热则疾之，寒则留之，陷下则灸之，不盛不虚以经取之。盛者寸口大一倍于人迎，虚者寸口反小于人迎也。

三焦手少阳之脉，起于小指次指之端，上出两指之间，循手表腕，出臂外两骨之间，上贯肘，循臑外上肩，而交出足少阳之后，入缺盆，布膻中，散络心包，下膈，循属三焦；其支者，从膻中上出缺盆，上项，系耳后，直上出耳上角，以屈下颊至䪼；其支者，从耳后入耳中，出走耳前，过客主人前，交颊，至目锐眦。是动则病耳聋浑浑焞焞，嗌肿喉痹。是主气所生病者，汗出，目锐眦痛，颊痛，耳后、肩、臑、肘、臂外皆痛，小指次指不用。为此诸病，盛则泻之，虚则补之，热则疾之，寒则留之，陷下则灸之，不盛不虚以经取之。盛者人迎大一倍于寸口，虚者人迎反小于寸口也。

胆足少阳之脉，起于目锐眦，上抵头角，下耳后，循颈，行手少阳之前，至肩上，却交出手少阳之后，入缺盆；其支者，从耳后入耳中，出走耳前，至目锐眦后；其支者，别锐眦，下大迎，合于手少阳，抵于䪼，下加颊车，下颈，合缺盆，以下胸中，贯膈，络肝属胆，循胁里，出气街，绕毛际，横入髀厌中；其直者，从缺盆下腋，循胸过季胁，下合髀厌中，以下循髀阳，出膝外廉，下外辅骨之前，直下抵绝骨之端，下出外踝之前，循足跗上，入小指次指之间；其支者，别跗上，入大指之间，循大指歧骨内出其端，还贯爪甲，出三毛。是动则病口苦，善太息，心胁痛不能转侧，甚则面微有尘，体无膏泽，足外反热，是为阳厥。是主骨所生病者，头痛颔痛，目锐眦痛，缺盆中肿痛，腋下肿，马刀侠瘿，汗出振寒，疟，胸、胁、肋、髀、膝外至胫、绝骨、外髁前及诸节皆痛，小指次指不用。为此诸病，盛则泻之，虚则补之，热则疾之，寒则留之，陷下则灸之，不盛不虚以经取之。盛者人迎大一倍于寸口，虚者人迎反小于寸口也。

肝足厥阴之脉，起于大指丛毛之际，上循足跗上廉，去内踝一寸，上踝八寸，交出太阴之后，上腘内廉，循股阴，入毛中，环阴器，抵小腹，挟胃，属肝络胆，上贯膈，布胁肋，循喉咙之后，上入颃颡，连目系，上出额，与督脉会于巅；其支者，从目系下颊里，环唇内；其支者，复从肝别贯膈，上注肺。是动则病腰痛不可以俯仰，丈夫㿉疝，妇人少腹肿，甚则嗌干，面尘脱色。是主肝所生病者，胸满，呕逆，飧泄，狐疝，遗溺，闭癃。为此诸病，盛则泻之，虚则补之，热则疾之，寒则留之，陷下则灸之，不盛不虚以经取之。盛者寸口大一倍于人迎，虚者寸口反小于人迎也。

手太阴气绝则皮毛焦。太阴者，行气温于皮毛者也，故气不荣则皮毛焦，皮毛焦则津液去皮节，津液去皮节者，则爪枯毛折，毛折者则气先死。丙笃丁死，火胜金也。

手少阴气绝则脉不通。少阴者心脉也，心者脉之合也，脉不通则血不流，血不流则色不泽，故其面黑如漆柴者，血先死。壬笃癸死，水胜火也。

足太阴气绝则脉不荣肌肉。唇舌者，肌肉之本也，脉不荣则肌肉软，肌肉软则舌萎人中满，人中满则唇反，唇反者肉先死。甲笃乙死，木胜土也。

足少阴气绝则骨枯。少阴者冬脉也，伏行而濡骨髓者也，故骨不濡则肉不能著也，骨肉不相亲则肉软却，肉软却故齿长而垢，发无泽，发无泽者骨先死。戊笃己死，土胜水也。

足厥阴气绝则筋绝。厥阴者肝脉也，肝者筋之合也，筋者聚于阴器，而脉络于舌本也，故脉弗荣则筋急，筋急则引舌与卵，故唇青舌卷卵缩，则筋先死。庚笃辛死，金胜木也。

五阴气俱绝则目系转，转则目运，目运者为志先死，志先死则远一日半死矣。六阳气俱绝则阴与阳相离，离则腠理发泄，绝汗乃出，故旦占夕死，夕占旦死。此十二经之败也。

经脉十二者，伏行分肉之间，深而不见；其常见者，足太阴过于内踝之上，无所隐故也。诸脉之浮而常见者，皆络脉也。六经络手阳明少阳之大络，起于五指间，上合肘中。饮酒者，卫气先行皮肤，先充络脉，络脉先盛，故卫气已平，营气乃满，而经脉大盛。脉之卒然动者，皆邪气居之，留于本末；不动则热，不坚则陷且空，不与众同，是以知其何脉之病也。

雷公曰：何以知经脉之与络脉异也？黄帝曰：经脉者常不可见也，其虚实也以气口知之，脉之见者皆络脉也。

雷公曰：细子无以明其然也。黄帝曰：诸络脉皆不能经大节之间，必行绝道而出入，复合于皮中，其会皆见于外，故诸刺络脉者，必刺其结上，甚血者虽无结，急取之以泻其邪而出其血，留之发为痹也。

凡诊络脉，脉色青则寒且痛，赤则有热。胃中寒，手鱼之络多青矣；胃中有热，鱼际络赤；其暴黑者，留久痹也；其有赤有黑有青者，寒热气也。其青短者，少气也。凡刺寒热者皆多血络，必间日而一取之，血尽而止，乃调其虚实。其青而短者少气，甚者泻之则闷，闷甚则仆不得言，闷则急坐之也。

手太阴之别，名曰列缺，起于腕上分间，并太阴之经直入掌中，散入于鱼际。其病实则手锐掌热，虚则欠㰦，小便遗数，取之去腕一寸半，别走阳明也。

手少阴之别，名曰通里，去腕一寸，别而上行，循经入于心中，系舌本，属目系。其实则支膈，虚则不能言，取之腕后一寸，别走太阳也。

手心主之别，名曰内关，去腕二寸，出于两筋之间，循经以上系于心包，络心系。实则心痛，虚则为烦心，取之两筋间也。

手太阳之别，名曰支正，上腕五寸，内注少阴；其别者，上走肘，络肩髃。实则节弛肘废，虚则生肬，小者如指痂疥，取之所别也。

手阳明之别，名曰偏历，去腕三寸，别入太阴；其别者，上循臂，乘肩髃，上曲颊偏齿；其别者，入耳合于宗脉。实则龋、聋，虚则齿寒、痹隔，取之所别也。

手少阳之别，名曰外关，去腕二寸，外绕臂，注胸中，合心主。病实则肘挛，虚则不收，取之所别也。

足太阳之别，名曰飞阳，去踝七寸，别走少阴。实则鼻窒、头背痛，虚则鼽衄，取之所别也。

足少阳之别，名曰光明，去踝五寸，别走厥阴，下络足跗。实则厥，虚则痿躄，坐不能起，取之所别也。

足阳明之别，名曰丰隆，去踝八寸，别走太阴；其别者，循胫骨外廉，上络头项，合诸经之气，下络喉嗌。其病气逆则喉痹卒喑，实则狂癫，虚则足不收，胫枯，取之所别也。

足太阴之别，名曰公孙，去本节之后一寸，别走阳明；其别者，入络肠胃。厥气上逆则霍乱，实则腹中切痛，虚则鼓胀，取之所别也。

足少阴之别，名曰大钟，当踝后绕跟，别走太阳；其别者，并经上走于心包，下外贯腰脊。其病气逆则烦闷，实则闭癃，虚则腰痛，取之所别者也。

足厥阴之别，名曰蠡沟，去内踝五寸，别走少阳；其别者，循胫上睾，结于茎。其病气逆则睾肿卒疝，实则挺长，虚则暴痒，取之所别也。

任脉之别，名曰尾翳，下鸠尾，散于腹。实则腹皮痛，虚则痒搔，取之所别也。

督脉之别，名曰长强，挟膂上项，散头上，下当肩胛左右，别走太阳，入贯膂。实则脊强，虚则头重，高摇之，挟脊之有过者，取之所别也。

脾之大络，名曰大包，出渊腋下三寸，布胸胁。实则身尽痛，虚则百节皆纵，此脉若罗络之血者，皆取之脾之大络脉也。

凡此十五络者，实则必见，虚则必下，视之不见，求之上下，人经不同，络脉异所别也。

## 经别第十一

黄帝问于岐伯曰：余闻人之合于天道也，内有五脏，以应五音、五色、五时、五味、五位也；外有六腑，以应六律。六律建，阴阳诸经而合之十二月、十二辰、十二节、十二经水、十二时、十二经脉者，此五脏六腑之所以应天道。夫十二经脉者，人之所以生，病之所以成，人之所以治，病之所以起，学之所始，工之所止也，粗之所易，上之所难也。请问其离合出入奈何？岐伯稽首再拜曰：明乎哉问也！此粗之所过，上之所息也，请卒言之。

足太阳之正，别入于腘中，其一道下尻五寸，别入于肛，属于膀胱，散之肾，循膂当心入散；直者，从膂上出于项，复属于太阳，此为一经也。足少阴之正，至腘中，别走太阳而合，上至肾，当十四椎，出属带脉；直者，系舌本，复出于项，合于太阳，此为一合。成以诸阴之别，皆为正也。

足少阳之正，绕髀入毛际，合于厥阴；别者，入季胁之间，循胸里，属胆，散之肝，上贯心，以上挟咽，出颐颔中，散于面，系目系，合少阳于外眦也。足厥阴之正，别跗上，上至毛际，合于少阳，与别俱行，此为二合也。

足阳明之正，上至髀，入于腹里，属胃，散之脾，上通于心，上循咽，出于口，上颇颇，还系目系，合于阳明也。足太阴之正，上至髀，合于阳明，与别俱行，上结于咽，贯舌中，此为三合也。

手太阳之正，指地，别于肩解，入腋走心，系小肠也。手少阴之正，别入于渊腋两筋之间，属于心，上走喉咙，出于面，合目内眦，此为四合也。

手少阳之正，指天，别于巅，入缺盆，下走三焦，散于胸中也。手心主之正，别下渊腋三寸，入胸中，别属三焦，出循喉咙，出耳后，合少阳完骨之下，此为五合也。

手阳明之正，从手循膺乳，别于肩髃，入柱骨下，走大肠，属于肺，上循喉咙，出缺盆，合于阳明也。手太阴之正，别入渊腋少阴之前，入走肺，散之大肠，上出缺盆，循喉咙，复合阳明，此为六合也。

## 经水第十二

黄帝问于岐伯曰：经脉十二者，外合于十二经水，而内属于五脏六腑。夫十二经水者，其有大小、深浅、广狭、远近各不同，五脏六腑之高下、小大、受谷之多少亦不等，相应奈何？夫经水者，受水而行之；五脏者，合神气魂魄而藏之；六腑者，受谷而行之，受气而扬之；经脉者，受血而营之。合而以治奈何？刺之深浅，灸之壮数，可得闻乎？岐伯答曰：善哉问也！天至高不可度，地至广不可量，此之谓也。且夫人生于天地之间，六合之内，此天之高、地之广也，非人力之所能度量而至也。若夫八尺之士，皮肉在此，外可度量切循而得之，其死可解剖而视之，其脏之坚脆，腑之大小，谷之多少，脉之长短，血之清浊，气之多少，十二经之多血少气，与其少血多气，与其皆多血气，与其皆少血气，皆有大数。其治以针艾，各调其经气，固其常有合乎？

黄帝曰：余闻之，快于耳，不解于心，愿卒闻之。岐伯答曰：此人之所以参天地而应阴阳也，不可不察。

足太阳外合于清水，内属于膀胱，而通水道焉。足少阳外合于渭水，内属于胆。足阳明外合于海水，内属于胃。足太阴外合于湖水，内属于脾。足少阴外合于汝水，内属于肾。足厥阴外合于渑水，内属于肝。手太阳外合于淮水，内属于小肠，而水道出焉。手少阳外合于漯水，内属于三焦。手阳明外合于江水，内属于大肠。手太阴外合于河水，内属于肺。手少阴外合于济水，内属于心。手心主外合于漳水，内属于心包。

凡此五脏六腑十二经水者，外有源泉，而内有所禀，此皆内外相贯，如环无端，人经亦然。故天为阳，地为阴，腰以上为天，腰以下为地。故海以北者为阴，湖以北者为阴中之阴，漳以南者为阳，河以北至漳者为阳中之阴，漯以南至江者为阳中之太阳，此一隅之阴阳也，所以人与天地相参也。

黄帝曰：夫经水之应经脉也，其远近浅深，水血之多少各不同，合而以刺之奈何？岐伯答曰：足阳明，五脏六腑之海也，其脉大血多，气盛热壮，刺此者，不深弗散，不留不泻也。足阳明刺深六分，留十呼。足太阳深五分，留七呼。足少阳深四分，留五呼。足太阴深三分，留四呼。足少阴深二分，留三呼。足厥阴深一分，留二呼。手之阴阳，其受气之道近，其气之来疾，其刺深者皆无过二分，其留皆无过一呼。其少长大小肥瘦，以心撩之，命曰法天之常。灸之亦然。灸而过此者，得恶火，则骨枯脉涩；刺而过此者，则脱气。

黄帝曰：夫经脉之小大，血之多少，肤之厚薄，肉之坚脆，及腘之大小，可为度量乎？岐伯答曰：其可为度量者，取其中度也，不甚脱肉而血气不衰也。若失度之人，痟瘦而形肉脱者，恶可以度量刺乎！审切循扪按，视其寒温盛衰而调之，是谓因适而为之真也。

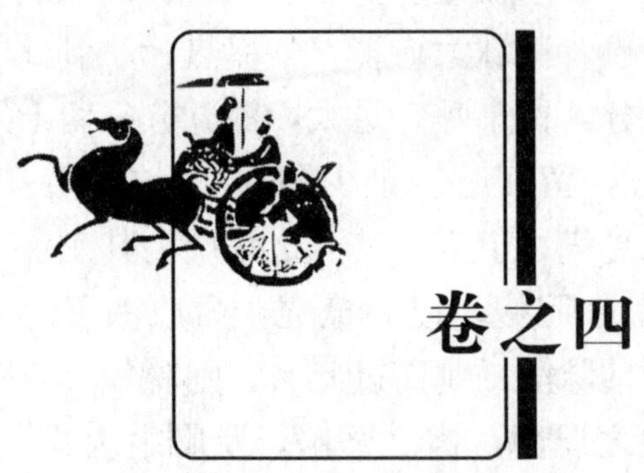

# 卷之四

## 经筋第十三

足太阳之筋，起于足小指，上结于踝，邪上结于膝，其下循足外侧，结于踵，上循跟，结于腘；其别者，结于踹外，上腘中内廉，与腘中并，上结于臀，上挟脊，上项；其支者，别入结于舌本；其直者，结于枕骨，上头下颜，结于鼻；其支者，为目上网，下结于烦；其支者，从腋后外廉，结于肩髃；其支者，入腋下，上出缺盆，上结于完骨；其支者，出缺盆，邪上出于烦。其病小指支跟肿痛，腘挛，脊反折，项筋急，肩不举，腋支缺盆中纽痛，不可左右摇。治在燔针劫刺，以知为数，以痛为腧，名曰仲春痹也。

足少阳之筋，起于小指次指，上结外踝，上循胫外廉，结于膝外廉；其支者，别起外辅骨，上走髀，前者结于伏兔之上，后者结于尻；其直者，上乘眇季胁，上走腋前廉，系于膺乳，结于缺盆；直者，上出腋，贯缺盆，出太阳之前，循耳后，上额角，交巅上，下走颔，上结于烦；支者，结于目外眦，为外维。其病小指次指支转筋，引膝外转筋，膝不可屈伸，腘筋急，前引髀，后引尻，即上乘眇季胁痛，上引缺盆膺乳，颈维筋急，从左之右，右目不开，上过右角，并跻脉而行，左络于右，故伤左角，右足不用，命曰维筋相交。治在燔针劫刺，以知为数，以痛为腧，名曰孟春痹也。

足阳明之筋，起于中三指，结于跗上，邪外上加于辅骨，上结于膝外廉，直上结于髀枢，上循胁，属脊；其直者，上循骭，结于膝；其支者，结于外辅骨，合少阳；其直者，上循伏兔，上结于髀，聚于阴器，上腹而布，至缺盆而结，上颈，上挟口，合于烦，下结于鼻，上合于太阳，太阳为目上网，阳明为目下网；其支者，从颊结于耳前。其病足中指支胫转筋，脚跳坚，伏兔转筋，髀前肿，㿗疝，腹筋急，引缺盆及颊，卒口僻，急者目不合，热则筋纵，目不开。颊筋有寒，则急引颊移口；有热，则筋弛纵缓不胜收，故僻。治之以马膏，膏其急者；以白酒和桂以涂其缓者，以桑钩钩之，即以生桑灰置之坎中，高下以坐等，以膏熨急颊，且饮美酒，噉美炙肉，不饮酒者自强也，为之三拊而已。治在燔针劫刺，以知为数，以痛为腧，名曰季春痹也。

足太阴之筋，起于大指之端内侧，上结于内踝；其直者，结于膝内辅骨，上循阴股，结于髀，聚于阴器，上腹，结于脐，循腹里，结于肋，散于胸中；其内者，著于脊。其病足大指支内踝痛，转筋痛，膝内辅骨痛，阴股引髀而痛，阴器纽痛上引脐，两胁痛引膺中，脊内 痛。治在燔针劫刺，以知为数，以痛为腧，命曰仲秋痹也。

足少阴之筋，起于小指之下，并足太阴之筋，邪走内踝之下，结于踵，与太阳之筋合，而上结于内辅之下，并太阴之筋而上循阴股，结于阴器，循脊内挟膂，上至项，结于枕骨，与足太阳之筋合。其病足下转筋，及所过而结者皆痛及转筋。病在此者，主痫瘛及痉，在外者不能俯，在内者不能仰。故阳病者腰反折不能俯，阴病者不能仰。治在燔针劫刺，以知为数，以痛为腧，在内者熨引饮药。此筋折纽，纽发数甚者，死不治。名曰孟秋痹也。

足厥阴之筋，起于大指之上，上结于内踝之前，上循胫，上结内辅之下，上循阴股，结于阴器，络诸筋。其病足大指支内踝之前痛，内辅痛，阴股痛转筋，阴器不用，伤于内则不起，伤于寒则阴缩入，伤于热则纵挺不收。治在行水清阴气。其病转筋者，治在燔针劫刺，以知为数，以痛为腧，命曰季秋痹也。

手太阳之筋，起于小指之上，结于腕，上循臂内廉，结于肘内锐骨之后，弹之应小指之上，入结于腋下；其支者，后走腋后廉，上绕肩胛，循颈出足太阳之筋前，结于耳后完骨；其支者，入耳中；直者，出耳上，下结于颔，上属目外眦。其病小指支肘内锐骨后廉痛，循臂阴入腋下，腋下痛，腋后廉痛，绕肩胛引颈而痛，应耳中鸣，痛引颔，目瞑，良久乃得视，颈筋急，则为筋瘘颈肿。寒热在颈者，治在燔针劫刺之，以知为数，以痛为腧，其为肿者，复而锐之。名曰仲夏痹也。

手少阳之筋，起于小指次指之端，结于腕，上循臂，结于肘，上绕臑外廉，上肩走颈，合手太阳；其支者，当曲颊入系舌本；其支者，上曲牙，循耳前，属目外眦，上乘颔，结于角。其病当所过者即支转筋，舌卷。治在燔针劫刺，以知为数，以痛为腧，名曰季夏痹也。

手阳明之筋，起于大指次指之端，结于腕，上循臂，上结于肘外，上臑，结于髃；其支者，绕肩胛，挟脊；直者，从肩髃上颈；其支者，上颊结于頄；直者，上出手太阳之前，上左角，络头，下右颔。其病当所过者支痛及转筋，肩不举，颈不可左右视。治在燔针劫刺，以知为数，以痛为腧，名曰孟夏痹也。

手太阴之筋，起于大指之上，循指上行，结于鱼后，行寸口外侧，上循臂，结肘中，上臑内廉，入腋下，出缺盆，结肩前髃，上结缺盆，下结胸里，散贯贲，合贲下，抵季胁。其病当所过者支转筋痛，甚成息贲，胁急吐血。治在燔针劫刺，以知为数，以痛为腧，名曰仲冬痹也。

手心主之筋，起于中指，与太阴之筋并行，结于肘内廉，上臂阴，结腋下，下散前后挟胁；其支者，入腋，散胸中，结于贲。其病当所过者支转筋，前及胸痛息贲。治在燔针劫刺，以知为数，以痛为腧，名曰孟冬痹也。

手少阴之筋，起于小指之内侧，结于锐骨，上结肘内廉，上入腋，交太阴，挟乳里，结于胸中，循贲，下系于脐。其病内急，心承伏梁，下为肘网。其病当所过者支转筋，筋痛。治在燔针劫刺，以知为数，以痛为腧，其成伏梁唾血脓者，死不治。名曰季冬痹也。

经筋之病，寒则筋急，热则筋弛纵不收，阴痿不用。阳急则反折，阴急则俯不伸。焠刺者，刺寒急也，热则筋纵不收，无用燔针。

足之阳明，手之太阳，筋急则口目为噼，眦急不能卒视，治皆如右方也。

## 骨度第十四

黄帝问于伯高曰：《脉度》言经脉之长短，何以立之？伯高曰：先度其骨节之大小、广狭、长短，而脉度定矣。

黄帝曰：愿闻众人之度，人长七尺五寸者，其骨节之大小、长短各几何？伯高曰：头之大骨围二尺六寸，胸围四尺五寸，腰围四尺二寸。发所覆者，颅至项尺二寸；发以下至颐长一尺，君子参折。

结喉以下至缺盆中长四寸，缺盆以下至髑骬长九寸，过则肺大，不满则肺小。髑骬以下至天枢长八寸，过则胃大，不及则胃小。天枢以下至横骨长六寸半，过则回肠广长，不满则狭短。横骨长六寸半，横骨上廉以下至内辅之上廉长一尺八寸，内辅之上廉以下至下廉长三寸半，内辅下廉下至内踝长一尺三寸，内踝以下至地长三寸，膝腘以下至跗属长一尺六寸，跗属以下至地长三寸。故骨围大则太过，小则不及。

角以下至柱骨长一尺，行腋中不见者长四寸，腋以下至季胁长一尺二寸，季胁以下至髀枢长六寸，髀枢以下至膝中长一尺九寸，膝以下至外踝长一尺六寸，外踝以下至京骨长三寸，京骨以下至地长一寸。

耳后当完骨者广九寸，耳前当耳门者广一尺三寸，两颧之间相去七寸，两乳之间广九寸半，两髀之间广六寸半。足长一尺二寸，广四寸半。肩至肘长一尺七寸，肘至腕长一尺二寸半，腕至中指本节长四寸，本节至其末长四寸半。项发以下至膂骨长二寸半，膂骨以下至尾骶二十一节长三尺，上节长一寸四分分之一，奇分在下，故上七节至于膂骨九寸八分分之七。

此众人骨之度也，所以立经脉之长短也。是故视其经脉之在于身也，其见浮而坚，其见明而大者，多血；细而沉者，多气也。

## 五十营第十五

黄帝曰：余愿闻五十营奈何？岐伯答曰：天周二十八宿，宿三十六分，人气行一周千八分，日行二十八宿。人经脉上下、左右、前后二十八脉，周身十六丈二尺，以应二十八宿，漏水下百刻，以分昼夜。故人一呼脉再动，气行三寸；一吸脉亦再动，气行三寸；呼吸定息，气行六寸。十息，气行六尺；二十七息，气行一丈六尺二寸，日行二分；二百七十息，气行十六丈二尺，气行交通于中，一周于身，下水二刻，日行二十分有奇；五百四十息，气行再周于身，下水四刻，日行四十分有奇；二千七百息，气行十周于身，下水二十刻，日行五宿二十分；一万三千五百息，气行五十营于身，水下百刻，日行二十八宿，漏水皆尽，脉终矣。所谓交通者，并行一数也，故五十营备，得尽天地之寿矣，凡行八百一十丈也。

## 营气第十六

黄帝曰：营气之道，内谷为宝。谷入于胃，气传之肺，流溢于中，布散于外，精专者行于经隧，常营无已，终而复始，是谓天地之纪。

故气从太阴出，注手阳明，上行至面，注足阳明，下行至跗上，注大指间，与太阴合，上行抵脾，从脾注心中，循手少阴出腋下臂，注小指，合手太阳，上行乘腋出䪼内，注目内眦，上巅下项，合足太阳，循脊下尻，下行注小指之端，循足心，注足少阴，上行注肾，从肾注心，外散于胸中，循心主脉出腋下臂，出两筋之间，入掌中，出中指之端，还注小指次指之端，合手少阳，上行注膻中，散于三焦，从三焦注胆，出胁，注足少阳，下行至跗上，复从跗注大指间，合足厥阴，上行至肝，从肝上注肺，上循喉咙，入颃颡之窍，究于畜门。其支别者，上额循巅下项中，循脊入骶，是督脉也；络阴器，上过毛中，入脐中，上循腹里，入缺盆，下注肺中，复出太阴。此营气之所行也，逆顺之常也。

## 脉度第十七

黄帝曰：愿闻脉度。岐伯答曰：手之六阳，从手至头，长五尺，五六三丈。手之六阴，从手至胸中，三尺五寸，三六一丈八尺，五六三尺，合二丈一尺。足之六阳，从足上至头，八尺，六八四丈八尺。足之六阴，从足至胸中，六尺五寸，六六三丈六尺，五六三尺，合三丈九尺。跻脉从足至目，七尺五寸，二七一丈四尺，二五一尺，合一丈五尺。督脉、任脉各四尺五寸，二四八尺，二五一尺，合九尺。凡都合一十六丈二尺，此气之大经隧也。经脉为里，支而横者为络，络之别者为孙，盛而血者疾诛之，盛者泻之，虚者饮药以补之。

五脏常内阅于上七窍也，故肺气通于鼻，肺和则鼻能知臭香矣；心气通于舌，心和则舌能知五味矣；肝气通于目，肝和则目能辨五色矣；脾气通于口，脾和则口能知五谷矣；肾气通于耳，肾和则耳能闻五音矣。五脏不和则七窍不通，六腑不和则留为痈。故邪在腑则阳脉不和，阳脉不和则气留之，气留之则阳气盛矣。阳气太盛则阴脉不和，阴脉不和则血留之，血留之则阴气盛矣。阴气太盛，则阳气不能荣也，故曰关。阳气太盛，则阴气弗能荣也，故曰格。阴阳俱盛，不得相荣，故曰关格。关格者，不得尽期而死也。

黄帝曰：跻脉安起安止，何气荣也？岐伯答曰：跻脉者，少阴之别，起于然骨之后，上内踝之上，直上循阴股入阴，上循胸里入缺盆，上出人迎之前，入頄属目内眦，合于太阳、阳跻而上行，气并相还则为濡目，气不荣则目不合。

黄帝曰：气独行五脏，不荣六腑，何也？岐伯答曰：气之不得无行也，如水之流，如日月之行不休，故阴脉荣其脏，阳脉荣其腑，如环之无端，莫知其纪，终而复始。其流溢之气，内溉脏腑，外濡腠理。

黄帝曰：跻脉有阴阳，何脉当其数？岐伯答曰：男子数其阳，女子数其阴，当数者为经，其不当数者为络也。

## 营卫生会第十八

黄帝问于岐伯曰：人焉受气？阴阳焉会？何气为营？何气为卫？营安从生？卫于焉会？老壮不同气，阴阳异位，愿闻其会。岐伯答曰：人受气于谷，谷入于胃，以传与肺，五脏六腑，皆以受气，其清者为营，浊者为卫，营在脉中，卫在脉外，营周不休，五十而复大会，阴阳相贯，如环无端。卫气行于阴二十五度，行于阳二十五度，分为昼夜，故气至阳而起，至阴而止。故曰：日中而阳陇为重阳，夜半而阴陇为重阴。故太阴主内，太阳主外，各行二十五度，分为昼夜。夜半为阴陇，夜半后而为阴衰，平旦阴尽而阳受气矣。日中为阳陇，日西而阳衰，日入阳尽而阴受气矣。夜半而大会，万民皆卧，命曰合阴，平旦阴尽而阳受气，如是无已，与天地同纪。

黄帝曰：老人之不夜瞑者，何气使然？少壮之人不昼瞑者，何气使然？岐伯答曰：壮者之气血盛，其肌肉滑，气道通，荣卫之行不失其常，故昼精而夜瞑。老者之气血衰，其肌肉枯，气道涩，五脏之气相搏，其营气衰少而卫气内伐，故昼不精，夜不瞑。

黄帝曰：愿闻营卫之所行，皆何道从来？岐伯答曰：营出于中焦，卫出于上焦。

黄帝曰：愿闻上焦之所出。岐伯答曰：上焦出于胃上口，并咽以上，贯膈而布胸中，走腋，循太阴之分而行，还至阳明，上至舌，下足阳明，常行于阳二十五度，行于阴亦二十五度，一周也，故五十度而与营俱复大会于手太阴矣。黄帝曰：人有热，饮食下胃，其气未定，汗则出，或出于面，或出于背，或出于身半，其不循卫气之道而出何也？岐伯曰：此外伤于风，内开腠理，毛蒸理泄，卫气走之，固不得循其道，此气慓悍滑疾，见开而出，故不得从其道，故命曰漏泄。

黄帝曰：愿闻中焦之所出。岐伯答曰：中焦亦并胃中，出上焦之后，此所受气者，泌糟粕，蒸津液，化其精微，上注于肺脉，乃化而为血，以奉生身，莫贵于此，故独得行于经隧，命曰营气。

黄帝曰：夫血之与气，异名同类，何谓也？岐伯答曰：营卫者精气也，血者神气也，故血之与气，异名同类焉。故夺血者无汗，夺汗者无血，故人生有两死，而无两生。

黄帝曰：愿闻下焦之所出。岐伯答曰：下焦者，别回肠，注于膀胱而渗入焉。故水谷者，常并居于胃中，成糟粕而俱下于大肠，而成下焦，渗而俱下，济泌别汁，循下焦而渗入膀胱焉。黄帝曰：人饮酒，酒亦入胃，谷未熟而小便独先下何也？岐伯答曰：酒者熟谷之液也，其气悍以清，故后谷而入，先谷而液出焉。

黄帝曰：善。余闻上焦如雾，中焦如沤，下焦如渎，此之谓也。

## 四时气第十九

黄帝问于岐伯曰：夫四时之气，各不同形，百病之起，皆有所生，灸刺之道，何者为定？岐伯答曰：四时之气，各有所在，灸刺之道，得气穴为定。故春取经血脉分肉之间，甚者深刺之，间者浅刺之。夏取盛经孙络，取分间绝皮肤。秋取经俞，邪在腑，取之合。冬取井荥，必深以留之。

温疟汗不出，为五十九痏。风㽷肤胀，为五十七痏，取皮肤之血者，尽取之。飧泄，补三阴交，上补阴陵泉，皆久留之，热行乃止。转筋于阳治其阳，转筋于阴治其阴，皆卒刺之。

徒疢，先取环谷下三寸，以铍针针之，已刺而筩之，而内之，入而复出，以尽其疢，必坚束之，束缓则烦悗，束急则安静，间日一刺之，疢尽乃止。饮闭药，方刺之时徒饮之，方饮无食，方食无饮，无食他食百三十五日。

著痹不去，久寒不已，卒取其三里。肠中不便，取三里，盛泻之，虚补之。

疠风者，素刺其肿上，已刺，以锐针针其处，按出其恶气，肿尽乃止，常食方食，无食他食。

腹中常鸣，气上冲胸，喘不能久立，邪在大肠，刺肓之原、巨虚上廉、三里。

小腹控睾，引腰脊，上冲心，邪在小肠者，连睾系，属于脊，贯肝肺，络心系。气盛则厥逆，上冲肠胃，熏肝，散于肓，结于脐。故取之肓原以散之，刺太阴以予之，取厥阴以下之，取巨虚下廉以去之，按其所过之经以调之。

善呕，呕有苦，长太息，心中憺憺，恐人将捕之，邪在胆，逆在胃，胆液泄则口苦，胃气逆则呕苦，故曰呕胆。取三里以下胃气逆，则刺少阳血络以闭胆逆，却调其虚实以去其邪。饮食不下，膈塞不通，邪在胃脘在上脘则刺抑而下之，在下脘则散而去之。

小腹痛肿，不得小便，邪在三焦约，取之太阳大络，视其络脉与厥阴小络结而血者，肿上及胃脘，取三里。

睹其色，察其目，知其散复者，视其目色，以知病之存亡也。一其形，听其动静者，持气口人迎以视其脉，坚且盛且滑者病日进，脉软者病将下，诸经实者病三日已。气口候阴，人迎候阳也。

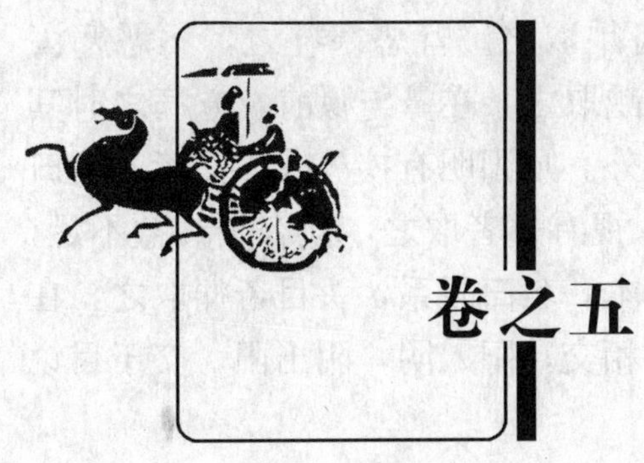

# 卷之五

## 五邪第二十

邪在肺，则病皮肤痛，寒热，上气喘，汗出，咳动肩背。取之膺中外腧，背三节之傍，以手疾按之，快然乃刺之，取之缺盆中以越之。

邪在肝，则两胁中痛，寒中，恶血在内，行善掣，节时肿。取之行间以引胁下，补三里以温胃中，取血脉以散恶血，取耳间青脉以去其掣。

邪在脾胃，则病肌肉痛；阳气有余，阴气不足，则热中善饥；阳气不足，阴气有余，则寒中肠鸣腹痛；阴阳俱有余，若俱不足，则有寒有热。皆调于三里。

邪在肾，则病骨痛阴痹，阴痹者，按之而不得，腹胀腰痛，大便难，肩背颈项痛，时眩。取之涌泉、昆仑，视有血者尽取之。

邪在心，则病心痛，喜悲，时眩仆。视有余不足而调之其腧也。

## 寒热病第二十一

皮寒热者，不可附席，毛发焦，鼻槁腊，不得汗。取三阳之络，以补手太阴。肌寒热者，肌痛，毛发焦而唇槁腊，不得汗。取三阳于下以去其血者，补足太阴以出其汗。骨寒热者，病无所安，汗注不休。齿未槁，取其少阴于阴股之络；齿已槁，死不治。骨厥亦然。骨痹，举节不用而痛，汗注烦心，取三阴之经补之。身有所伤，血出多，及中风寒，若有所堕坠，四支懈惰不收，名曰体惰，取其小腹脐下三结交。三结交者，阳明、太阴也，脐下三寸关元也。厥痹者，厥气上及腹，取阴阳之络，视主病也，泻阳补阴经也。

颈侧之动脉人迎。人迎，足阳明也，在婴筋之前。婴筋之后，手阳明也，名曰扶突。次脉，手少阳脉也，名曰天牖。次脉，足太阳也，名曰天柱。腋下动脉，臂太阴也，名曰天府。阳迎头痛，胸满不得息，取之人迎。暴喑气鲠，取扶突与舌本出血。暴聋气蒙，耳目不明，取天牖。暴挛痫眩，足不任身，取天柱。暴瘅内逆，肝肺相搏，血溢鼻口，取天府。此为天牖五部。

臂阳明有入頄遍齿者，名曰大迎，下齿龋取之。臂恶寒补之，不恶寒泻之。足太阳有入頄遍齿者，名曰角孙，上齿龋取之，在鼻与頄前。方病之时其脉盛，盛则泻之，虚则补之。一曰取之出眉外。足阳明有挟鼻入于面者，名曰悬颅，属口，对入系目本，头痛，引颔取之，视有过者取之，损有余，益不足，反者益甚。足太阳有通项入于脑者，正属目本，名曰眼系，头目苦痛取之，在项中两筋间，入脑乃别。阴跻、阳跻，阴阳相交，阳入阴，阴出阳，交于目锐眦，阳气盛则瞋目，阴气盛则瞑目。

热厥取足太阴、少阳，皆留之；寒厥取阳明、少阴于足，皆留之。舌纵涎下，烦悗，取足少阴。振寒洒洒，鼓颔，不得汗出，腹胀烦悗，取手太阴。

刺虚者，刺其去也；刺实者，刺其来也。春取络脉，夏取分腠，秋取气口，冬取经腧。凡此四时，各以时为齐。络脉治皮肤，分腠治肌肉，气口治筋脉，经腧治骨髓、五脏。

身有五部：伏兔一；腓二，腓者腨也；背三；五脏之俞四；项五。此五部有痈疽者死。病始手臂者，先取手阳明、太阴而汗出；病始头首者，先取项太阳而汗出；病始足胫者，先取足阳明而汗出。臂太阴可汗出，足阳明可汗出。故取阴而汗出甚者，止之于阳；取阳而汗出甚者，止之于阴。凡刺之害，中而不去则精泄，不中而去则致气；精泄则病甚而恇，致气则生为痈疽也。

## 癫狂第二十二

目眦外决于面者，为锐眦；在内近鼻者，为内眦。上为外眦，下为内眦。

癫疾始生，先不乐，头重痛，视举，目赤甚，作极已而烦心，候之于颜，取手太阳、阳明、太阴，血变而止。癫疾始作，而引口啼呼喘悸者，候之手阳明、太阳，左强者攻其右，右强者攻其左，血变而止。癫疾始作，先反僵，因而脊痛，候之足太阳、阳明、太阴、手太阳，血变而止。

治癫疾者，常与之居，察其所当取之处。病至，视之有过者泻之，置其血于瓠壶之中，至其发时，血独动矣。不动，灸穷骨二十壮。穷骨者，骶骨也。

骨癫疾者，顑齿诸腧分肉皆满，而骨居，汗出烦悗，呕多沃沫，气下泄，不治。筋癫疾者，身倦挛急，脉大，刺项大经之大杼。呕多沃沫，气下泄，不治。脉癫疾者，暴仆，四肢之脉皆胀而纵。脉满，尽刺之出血；不满，灸之挟项太阳，灸带脉于腰相去三寸，诸分肉本腧。呕多沃沫，气下泄，不治。癫疾者，疾发如狂者，死不治。

狂始生，先自悲也，喜忘，苦怒，善恐者，得之忧饥，治之取手太阴、阳明，血变而止，及取足太阴、阳明。狂始发，少卧不饥，自高贤也，自辩智也，自尊贵也，善骂詈，日夜不休，治之取手阳明、太阳、太阴、舌下、少阴，视脉之盛者皆取之不盛释之也。

狂，善惊、善笑、好歌乐、妄行不休者，得之大恐，治之取手阳明、太阳、太阴。狂，目妄见、耳妄闻、善呼者，少气之所生也，治之取手太阳、太阴、阳明、足太阴、头两颇。狂者多食，善见鬼神，善笑而不发于外者，得之有所大喜，治之取足太阴、太阳、阳明，后取手太阴、太阳、阳明。狂而新发，未应如此者，先取曲泉左右动脉，及盛者见血，有顷已；不已，以法取之，灸骨骶二十壮。

风逆，暴四肢肿，身漯漯，唏然时寒，饥则烦，饱则善变，取手太阴表里，足少阴、阳明之经，肉清取荥，骨清取井、经也。

厥逆为病也，足暴清，胸若将裂，肠若将以刀切之，烦而不能食，脉大小皆涩，暖取足少阴，清取足阳明，清则补之，温则泻之。厥逆腹胀满，肠鸣，胸满不得息，取之下胸二胁咳而动手者，与背腧以手按之立快者是也。内闭不得溲，刺足少阴、太阳，与骶上以长针；气逆则取其太阴、阳明、厥阴，甚取少阴、阳明动者之经也。

少气，身漯漯也，言吸吸也，骨痠体重，懈惰不能动，补足少阴。短气，息短不属，动作气索，补足少阴，去血络也。

## 热病第二十三

偏枯，身偏不用而痛，言不变，志不乱，病在分腠之间，巨针取之，益其不足，损其有余，乃可复也。痱之为病也，身无痛者，四肢不收，智乱不甚，其言微知，可治；甚则不能言，不可治也。病先起于阳，后入于阴者，先取其阳，后取其阴，浮而取之。

热病三日，而气口静、人迎躁者，取之诸阳，五十九刺，以泻其热而出其汗，实其阴以补其不足者。身热甚，阴阳皆静者，勿刺也；其可刺者，急取之，不汗出则泄。所谓勿刺者，有死征也。热病七日八日，脉口动喘而弦者，急刺之，汗且自出，浅刺手大指间。热病七日八日，脉微小，病者溲血，口中干，一日半而死；脉代者，一日死。热病已得汗出，而脉尚躁，喘且复热，勿庸刺，喘甚者死。热病七日八日，脉不躁，躁不散数，后三日中有汗；三日不汗，四日死。未曾汗者，勿庸刺之。

热病先肤痛，窒鼻充面，取之皮，以第一针，五十九刺；苛轸鼻，索皮于肺，不得，索之火，火者心也。热病先身涩，倚而热，烦悗，唇嗌干，取之脉，以第一针，五十九刺；肤胀口干，寒汗出，索脉于心，不得，索之水，水者肾也。热病嗌干多饮，善惊，卧不能安，取之肤肉，以第六针，五十九刺；

目眦青，索肉于脾，不得，索之木，木者肝也。热病面青脑痛，手足躁，取之筋间，以第四针于四逆；筋躄目浸，索筋于肝，不得，索之金，金者肺也。热病数惊，瘛疭而狂，取之脉，以第四针，急泻有余者；癫疾毛发去，索血于心，不得，索之水，水者肾也。热病身重骨痛，耳聋而好瞑，取之骨，以第四针，五十九刺；骨病不食，啮齿耳青，索骨于肾，不得，索之土，土者脾也。

热病不知所痛，耳聋不能自收，口干，阳热甚，阴颇有寒者，热在髓，死不可治。热病头痛，颞颥、目瘳脉痛，善衄，厥热病也，取之以第三针，视有余不足。热病体重，寒热痔，肠中热，取之以第四针，于其俞及下诸指间，索气于胃络，得气也。热病挟脐急痛，胸胁满，取之涌泉与阴陵泉，取以第四针，针嗌里。

热病而汗且出，及脉顺可汗者，取之鱼际、太渊、大都、太白，泻之则热去，补之则汗出；汗出太甚，取内踝上横脉以止之。热病已得汗，而脉尚躁盛，此阴脉之极也，死；其得汗而脉静者，生。热病脉尚盛躁而不得汗者，此阳脉之极也，死；脉盛躁得汗静者，生。

热病不可刺者有九：一曰汗不出，大颧发赤，哕者死；二曰泄而腹满甚者死；三曰目不明，热不已者死；四曰老人婴儿热而腹满者死；五曰汗不出，呕下血者死；六曰舌本烂，热不已者死；七曰咳而衄，汗不出，出不至足者死；八曰髓热者死；九曰热而痉者死，腰折，瘛疭，齿噤齘也。凡此九者，不可刺也。

所谓五十九刺者，两手外内侧各三，凡十二痏；五指间各一，凡八痏，足亦如是；头入发一寸傍三分各三，凡六痏；更入发三寸边五，凡十痏；耳前后口下者各一，项中一，凡六痏；巅上一，囟会一，发际一，廉泉一，风池二，天柱二。

气满胸中喘息，取足太阴大指之端，去爪甲如薤叶，寒则留之，热则疾之，气下乃止。心疝暴痛，取足太阴、厥阴，尽刺去其血络。喉痹舌卷，口中干，烦心心痛，臂内廉痛不可及头，取手小指次指爪甲下去端如韭叶。目中赤痛，从内眦始，取之阴跻。风痉身反折，先取足太阳之腘中及血络出血；中有寒，取三里。癃，取之阴跻及三毛上及血络出血。男子如蛊，女子如阻，身体腰脊如解，不欲饮食，先取涌泉见血，视跗上盛者，尽见血也。

## 厥病第二十四

厥头痛，面若肿起而烦心，取之足阳明、太阴。厥头痛，头脉痛，心悲善泣，视头动脉反盛者，刺尽去血，后调足厥阴。厥头痛，贞贞头重而痛，泻头上五行、行五，先取手少阴，后取足少阴。厥头痛，意善忘，按之不得，取头面左右动脉，后取足太阴。厥头痛，项先痛，腰脊为应，先取天柱，后取足太阳。厥头痛，头痛甚，耳前后脉涌有热，泻出其血，后取足少阳。

真头痛，头痛甚，脑尽痛，手足寒至节，死不治。头痛不可取于腧者，有所击堕，恶血在于内；若肉伤，痛未已，可即刺，不可远取也。头痛不可刺者，大痹为恶，日作者，可令少愈，不可已。头半寒痛，先取手少阳、阳明，后取足少阳、阳明。

厥心痛，与背相控，善瘛，如从后触其心，伛偻者，肾心痛也，先取京骨、昆仑，发针不已，取然谷。厥心痛，腹胀胸满，心尤痛甚，胃心痛也，取之大都、太白。厥心痛，痛如以锥针刺其心，心痛甚者，脾心痛也，取之然谷、太溪。厥心痛，色苍苍如死状，终日不得太息，肝心痛也，取之行间、太冲。厥心痛，卧若徒居，心痛间，动作痛益甚，色不变，肺心痛也，取之鱼际、太渊。

真心痛，手足清至节，心痛甚，旦发夕死，夕发旦死。心痛不可刺者，中有盛聚，不可取于腧。

肠中有虫瘕及蛟蛕，皆不可取以小针；心腹痛，侬作痛，肿聚往来上下行，痛有休止，腹热喜渴，涎出者，是蛟蛕也。以手聚按而坚持之，无令得移，以大针刺之，久持之，虫不动，乃出针也。恙腹侬痛，形中上者。

耳聋无闻，取耳中。耳鸣，取耳前动脉。耳痛不可刺者，耳中有脓，若有干耵聍，耳无闻也。耳聋，取手足小指次指爪甲上与肉交者，先取手，后取足。耳鸣，取手足中指爪甲上，左取右，右取左，先取手，后取足。

足髀不可举，侧而取之，在枢合中，以员利针，大针不可刺。病注下血，取曲泉。风痹淫泺，病不可已者，足如履冰，时如入汤中，股胫淫泺，烦心头痛，时呕时悗，眩已汗出，久则目眩，悲以喜恐，短气不乐，不出三年死也。

## 病本第二十五

先病而后逆者，治其本；先逆而后病者，治其本；先寒而后生病者，治其本；先病而后生寒者，治其本；先热而后生病者，治其本；先病而后生热者，治其本；先病而后泄者，治其本；先泄而后生他病者，治其本，必且调之，乃治其他病；先病而后中满者，治其标；先中满而后烦心者，治其本。

有客气，有固气。大小便不利，治其标；大小便利，治其本。病发而有余，本而标之，先治其本，后治其标；病发而不足，标而本之，先治其标，后治其本。谨察间甚，以意调之，间者并行，甚者独行。先小大便不利而后生他病者，治其本也。

## 杂病第二十六

厥，挟脊而痛至顶，头沉沉然，目𥆨𥆨然，腰脊强，取足太阳腘中血络。厥，胸满面肿，唇漯漯然，暴言难，甚则不能言，取足阳明。厥，气走喉而不能言，手足清，大便不利，取足少阴。厥，而腹向向然，多寒气，腹中穀穀，便溲难，取足太阴。

嗌干，口中热如胶，取足少阴。膝中痛，取犊鼻，以员利针，针发而间之，针大如氂，刺膝无疑。喉痹不能言，取足阳明；能言，取手阳明。疟不渴，间日而作，取足阳明；渴而间日作，取手阳明。齿痛，不恶清饮，取足阳明；恶清饮，取手阳明。聋而不痛者，取足少阳；聋而痛者，取手阳明。衄而不止，衃血流，取足太阳；衃血，取手太阳；不已，刺宛骨下；不已，刺腘中出血。腰痛，痛上寒，取足太阳、阳明；痛上热，取足厥阴；不可以俯仰，取足少阳。中热而喘，取足少阴、腘中血络。喜怒而不欲食，言益少，刺足太阴；怒而多言，刺足少阳。顑痛，刺手阳明与顑之盛脉出血。项痛不可俯仰，刺足太阳；不可以顾，刺手太阳也。

小腹满大，上走胃至心，淅淅身时寒热，小便不利，取足厥阴。腹满，大便不利，腹大，亦上走胸嗌，喘息喝喝然，取足少阴。腹满，食不化，腹向向然，不能大便，取足太阴。

心痛引腰脊，欲呕，取足少阴。心痛腹胀，啬啬然大便不利，取足太阴。心痛引背，不得息，刺足少阴；不已，取手少阳。心痛引小腹满，上下无常处，便溲难，刺足厥阴。心痛但短气不足以息，刺手太阴。心痛，当九节刺之，已刺按之，立已；不已，上下求之，得之立已。

顑痛，刺足阳明曲周动脉见血，立已；不已，按人迎于经，立已。气逆上，刺膺中陷者与下胸动脉。腹痛，刺脐左右动脉，已刺按之，立已；不已，刺气街，已刺按之，立已。痿厥，为四末束悗，乃疾解之，日二，不仁者十日而知，无休，病已止。哕，以草刺鼻嚏，嚏而已；无息而疾迎引之，立已；大惊之，亦可已。

## 周痹第二十七

黄帝问于岐伯曰：周痹之在身也，上下移徙，随其脉上下，左右相应，间不容空，愿闻此痛，在血脉之中邪？将在分肉之间乎？何以致是？其痛之移也，间不及下针，其慉痛之时，不及定治而痛已止矣，何道使然？愿闻其故。岐伯答曰：此众痹也，非周痹也。

黄帝曰：愿闻众痹。岐伯对曰：此各在其处，更发更止，更居更起，以右应左，以左应右，非能周也，更发更休也。黄帝曰：善。刺之奈何？岐伯对曰：刺此者，痛虽已止，必刺其处，勿令复起。

帝曰：善。愿闻周痹何如？岐伯对曰：周痹者，在于血脉之中，随脉以上，随脉以下，不能左右，各当其所。黄帝曰：刺之奈何？岐伯对曰：痛从上下者，先刺其下以遏之，后刺其上以脱之；痛从下上者，先刺其上以遏之，后刺其下以脱之。

黄帝曰：善。此痛安生？何因而有名？岐伯对曰：风寒湿气，客于外分肉之间，迫切而为沫，沫得寒则聚，聚则排分肉而分裂也，分裂则痛，痛则神归之，神归之则热，热则痛解，痛解则厥，厥则他痹发，发则如是。此内不在脏，而外未发于皮，独居分肉之间，真气不能周，故命曰周痹。故刺痹者，必先切循其下之六经，视其虚实，及大络之血结而不通，及虚而脉陷空者而调之，熨而通之，其瘛坚，转引而行之。黄帝曰：善。余已得其意矣，亦得其事也。九者经巽之理，十二经脉阴阳之病也。

## 口问第二十八

黄帝闲居，辟左右而问于岐伯曰：余已闻九针之经，论阴阳逆顺，六经已毕，愿得口问。岐伯避席再拜曰：善乎哉问也！此先师之所口传也。

黄帝曰：愿闻口传。岐伯答曰：夫百病之始生也，皆生于风雨寒暑，阴阳喜怒，饮食居处，大惊卒恐，则血气分离，阴阳破败，经络厥绝，脉道不通，阴阳相逆，卫气稽留，经脉虚空，血气不次，乃失其常。论不在经者，请道其方。

黄帝曰：人之欠者，何气使然？岐伯答曰：卫气昼日行于阳，夜半则行于阴，阴者主夜，夜者卧；阳者主上，阴者主下。故阴气积于下，阳气未尽，阳引而上，阴引而下，阴阳相引，故数欠。阳气尽，阴气盛，则目瞑；阴气尽而阳气盛，则寤矣。泻足少阴，补足太阳。

黄帝曰：人之哕者，何气使然？岐伯曰：谷入于胃，胃气上注于肺。今有故寒气与新谷气，俱还入于胃，新故相乱，真邪相攻，气并相逆，复出于胃，故为哕。补手太阴，泻足少阴。

黄帝曰：人之唏者，何气使然？岐伯曰：此阴气盛而阳气虚，阴气疾而阳气徐，阴气盛而阳气绝，故为唏。补足太阳，泻足少阴。

黄帝曰：人之振寒者，何气使然？岐伯曰：寒气客于皮肤，阴气盛，阳气虚，故为振寒寒栗，补诸阳。

黄帝曰：人之噫者，何气使然？岐伯曰：寒气客于胃，厥逆从下上散，复出于胃，故为噫。补足太阴、阳明。一曰补眉本也。

黄帝曰：人之嚏者，何气使然？岐伯曰：阳气和利，满于心，出于鼻，故为嚏。补足太阳荥、眉本。一曰眉上也。

黄帝曰：人之亸者，何气使然？岐伯曰：胃不实则诸脉虚，诸脉虚则筋脉懈惰，筋脉懈惰则行阴用力，气不能复，故为亸。因其所在，补分肉间。

黄帝曰：人之哀而泣涕出者，何气使然？岐伯曰：心者，五脏六腑之主也；目者，宗脉之所聚也，上液之道也；口鼻者，气之门户也。故悲哀愁忧则心动，心动则五脏六腑皆摇，摇则宗脉感，宗脉感则液道开，液道开故泣涕出焉。液者，所以灌精濡空窍者也，故上液之道开则泣，泣不止则液竭，液竭则精不灌，精不灌则目无所见矣，故命曰夺精。补天柱经侠颈。

黄帝曰：人之太息者，何气使然？岐伯曰：忧思则心系急，心系急则气道约，约则不利，故太息以伸出之。补手少阴、心主、足少阳，留之也。

黄帝曰：人之涎下者，何气使然？岐伯曰：饮食者皆入于胃，胃中有热则虫动，虫动则胃缓，胃缓则廉泉开，故涎下。补足少阴。

黄帝曰：人之耳中鸣者，何气使然？岐伯曰：耳者，宗脉之所聚也，故胃中空则宗脉虚，虚则下，溜脉有所竭者，故耳鸣。补客主人、手大指爪甲上与肉交者也。

黄帝曰：人之自啮舌者，何气使然？岐伯曰：此厥逆走上，脉气辈至也。少阴气至则啮舌，少阳气至则啮颊，阳明气至则啮唇矣。视主病者，则补之。

凡此十二邪者，皆奇邪之走空窍者也。故邪之所在，皆为不足。故上气不足，脑为之不满，耳为之苦鸣，头为之苦倾，目为之眩；中气不足，溲便为之变，肠为之苦鸣；下气不足，则乃为痿厥心悗。补足外踝下留之。

黄帝曰：治之奈何？岐伯曰：肾主为欠，取足少阴；肺主为哕，取手太阴、足少阴；唏者，阴盛阳绝，故补足太阳、泻足少阴；振寒者，补诸阳；噫者，补足太阴、阳明；嚏者，补足太阳、眉本；亸，因其所在，补分肉间；泣出，补天柱经侠颈，侠颈者，头中分也；太息，补手少阴、心主，足少阳留之；涎下，补足少阴；耳鸣，补客主人、手大指爪甲上与肉交者；自啮舌，视主病者，则补之；目眩头倾，补足外踝下留之；痿厥心悗，刺足大指间上二寸留之，一曰足外踝下留之。

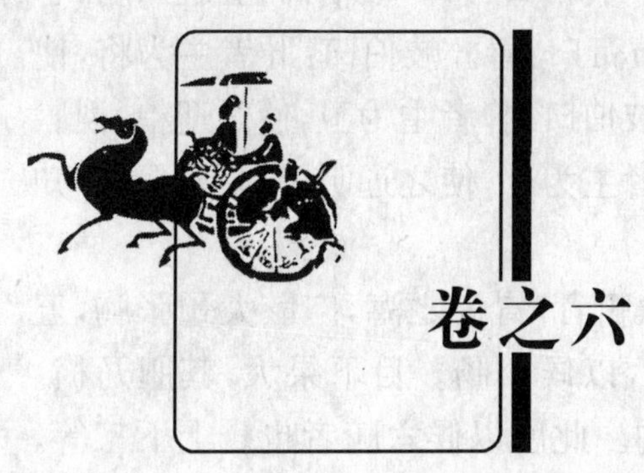

# 卷之六

## 师传第二十九

黄帝曰：余闻先师，有所心藏，弗著于方。余愿闻而藏之，则而行之，上以治民，下以治身，使百姓无病，上下和亲，德泽下流，子孙无忧，传于后世，无有终时，可得闻乎？岐伯曰：远乎哉问也！夫治民与自治，治彼与治此，治小与治大，治国与治家，未有逆而能治之也，夫惟顺而已矣。顺者，非独阴阳脉气之逆顺也，百姓人民皆欲顺其志也。

黄帝曰：顺之奈何？岐伯曰：入国问俗，入家问讳，上堂问礼，临病人问所便。

黄帝曰：便病人奈何？岐伯曰：夫中热消瘅则便寒，寒中之属则便热。胃中热则消谷，令人县心善饥，脐以上皮热；肠中热则出黄如糜，脐以下皮寒。胃中寒则腹胀，肠中寒则肠鸣飧泄。胃中寒、肠中热则胀而且泄；胃中热、肠中寒则疾饥，小腹痛胀。

黄帝曰：胃欲寒饮，肠欲热饮，两者相逆，便之奈何？且夫王公大人，血食之君，骄恣从欲，轻人而无能禁之，禁之则逆其志，顺之则加其病，便之奈何？治之何先？岐伯曰：人之情，莫不恶死而乐生，告之以其败，语之以其善，导之以其所便，开之以其所苦，虽有无道之人，恶有不听者乎？

黄帝曰：治之奈何？岐伯曰：春夏先治其标，后治其本；秋冬先治其本，后治其标。

黄帝曰：便其相逆者奈何？岐伯曰：便此者，食饮衣服，亦欲适寒温，寒无凄怆，暑无出汗。食饮者，热无灼灼，寒无沧沧，寒温中适，故气将持，乃不致邪僻也。

黄帝曰：《本脏》以身形、肢节、䐃肉，候五脏六腑之小大焉。今夫王公大人、临朝即位之君而问焉，谁可扪循之而后答乎？岐伯曰：身形肢节者，脏腑之盖也，非面部之阅也。

黄帝曰：五脏之气，阅于面者，余已知之矣。以肢节知而阅之奈何？岐伯曰：

五脏六腑者，肺为之盖，巨肩陷咽，候见其外。黄帝曰：善。岐伯曰：五脏六腑，心为之主，缺盆为之道，骺骨有余，以候髑骬。黄帝曰：善。岐伯曰：肝者主为将，使之候外，欲知坚固，视目小大。黄帝曰：善。岐伯曰：脾者主为卫，使之迎粮，视唇舌好恶，以知吉凶。黄帝曰：善。岐伯曰：肾者主为外，使之远听，视耳好恶，以知其性。

黄帝曰：善。愿闻六腑之候。岐伯曰：六腑者，胃为之海，广骸大颈张胸，五谷乃容。鼻隧以长，以候大肠。唇厚人中长，以候小肠。目下果大，其胆乃横。鼻孔在外，膀胱漏泄。鼻柱中央起，三焦乃约。此所以候六腑者也。上下三等，脏安且良矣。

## 决气第三十

黄帝曰：余闻人有精、气、津、液、血、脉，余意以为一气耳，今乃辨为六名，余不知其所以然。岐伯曰：两神相搏，合而成形，常先身生，是谓精。何谓气？岐伯曰：上焦开发，宣五谷味，熏肤、充身、泽毛，若雾露之溉，是谓气。何谓津？岐伯曰：腠理发泄，汗出溱溱，是谓津。何谓液？岐伯曰：谷入气满，淖泽注于骨，骨属屈伸，泄泽，补益脑髓，皮肤润泽，是谓液。何谓血？岐伯曰：中焦受气取汁，变化而赤，是谓血。何谓脉？岐伯曰：壅遏营气，令无所避，是谓脉。

黄帝曰：六气者，有余不足，气之多少，脑髓之虚实，血脉之清浊，何以知之？岐伯曰：精脱者，耳聋；气脱者，目不明；津脱者，腠理开，汗大泄；液脱者，骨属屈伸不利，色夭，脑髓消，胫酸，耳数鸣；血脱者，色白，夭然不泽；脉脱者，其脉空虚。此其候也。

黄帝曰：六气者，贵贱何如？岐伯曰：六气者，各有部主也，其贵贱善恶，可为常主，然五谷与胃为大海也。

## 肠胃第三十一

黄帝问于伯高曰：余愿闻六腑传谷者，肠胃之小大、长短、受谷之多少奈何？伯高曰：请尽言之。谷所从出入、浅深、远近、长短之度：唇至齿长九分，口广二寸半。齿以后至会厌深三寸半，大容五合。舌重十两，长七寸，广二寸半。咽门重十两，广一寸半，至胃长一尺六寸。胃纡曲屈，伸之长二尺六寸，大一尺五寸，径五寸，大容三斗五升。小肠后附脊，左环回周迭积，其注于回肠者，外附于脐上，回运环反十六曲，大二寸半，径八分分之少半，长三丈二尺。回肠当脐，右环回周叶积而下，回运环反十六曲，大四寸，径一寸寸之少半，长二丈一尺。广肠傅脊，以受回肠，左环叶积上下，辟大八寸，径二寸寸之大半，长二尺八寸。肠胃所入至所出，长六丈四寸四分，回曲环反三十二曲也。

## 平人绝谷第三十二

黄帝曰：愿闻人之不食，七日而死何也？伯高曰：臣请言其故。胃大一尺五寸，径五寸，长二尺六寸，横屈，受水谷三斗五升，其中之谷常留二斗，水一斗五升而满。上焦泄气，出其精微，慓悍滑疾，下焦下溉诸肠。小肠大二寸半，径八分分之少半，长三丈二尺，受谷二斗四升，水六升三合合之大半。回肠大四寸，径一寸寸之少半，长二丈一尺，受谷一斗，水七升半。广肠大八寸，径二寸寸之大半，长二尺八寸，受谷九升三合八分合之一。肠胃之长，凡五丈八尺四寸，受水谷九斗二升一合合之大半，此肠胃所受水谷之数也。

平人则不然，胃满则肠虚，肠满则胃虚，更虚更满，故气得上下，五脏安定，血脉和利，精神乃居。故神者，水谷之精气也。故肠胃之中，常留谷二斗，水一斗五升。故平人日再后，后二升半，一日中五升，七日五七三斗五升，而留水谷尽矣。故平人不食饮七日而死者，水谷精气津液皆尽故也。

## 海论第三十三

黄帝问于岐伯曰：余闻刺法于夫子，夫子之所言，不离于营卫血气。夫十二经脉者，内属于腑脏，外络于肢节，夫子乃合之于四海乎？岐伯答曰：人亦有四海、十二经水。经水者，皆注于海。海有东西南北，命曰四海。黄帝曰：以人应之奈何？岐伯曰：人有髓海，有血海，有气海，有水谷之海，凡此四者，以应四海也。

黄帝曰：远乎哉！夫子之合人天地四海也，愿闻应之奈何？岐伯答曰：必先明知阴阳表里荥腧所在，四海定矣。

黄帝曰：定之奈何？岐伯曰：胃者为水谷之海，其腧上在气街，下至三里。冲脉者为十二经之海，其腧上在于大杼，下出于巨虚之上下廉。膻中者为气之海，其腧上在于柱骨之上下，前在于人迎。脑为髓之海，其腧上在于其盖，下在风府。

黄帝曰：凡此四海者，何利何害？何生何败？岐伯曰：得顺者生，得逆者败，知调者利，不知调者害。

黄帝曰：四海之逆顺奈何？岐伯曰：气海有余，则气满胸中，悗息面赤；气海不足，则气少不足以言。血海有余，则常想其身大，怫然不知其所病；血海不足，则常想其身小，狭然不知其所病。水谷之海有余，则腹满；水谷之海不足，则饥不受谷食。髓海有余，则轻劲多力，自过其度；髓海不足，则脑转耳鸣，胫酸眩冒，目无所见，懈怠安卧。

黄帝曰：余已闻逆顺，调之奈何？岐伯曰：审守其腧，而调其虚实，无犯其害，顺者得复，逆者必败。黄帝曰：善。

## 五乱第三十四

黄帝曰：经脉十二者，别为五行，分为四时，何失而乱？何得而治？岐伯曰：五行有序，四时有分，相顺则治，相逆则乱。

黄帝曰：何谓相顺而治？岐伯曰：经脉十二者，以应十二月。十二月者，分为四时。四时者，春秋冬夏，其气各异，营卫相随，阴阳已和，清浊不相干，如是则顺之而治。

黄帝曰：何谓相逆而乱？岐伯曰：清气在阴，浊气在阳，营气顺脉，卫气逆行，清浊相干，乱于胸中，是谓大悗。故气乱于心，则烦心密嘿，俯首静伏。乱于肺，则俯仰喘喝，接手以呼。乱于肠胃，则为霍乱。乱于臂胫，则为四厥。乱于头，则为厥逆，头重眩仆。

黄帝曰：五乱者，刺之有道乎？岐伯曰：有道以来，有道以去，审知其道，是谓身宝。黄帝曰：善。愿闻其道。岐伯曰：气在于心者，取之手少阴、心主之俞。气在于肺者，取之手太阴荥、足少阴俞。气在于肠胃者，取之足太阴、阳明，不下者，取之三里。气在于头者，取之天柱、大杼，不知，取足太阳荥俞。气在于臂足，取之先去血脉，后取其阳明、少阳之荥俞。

黄帝曰：补泻奈何？岐伯曰：徐入徐出，谓之导气。补泻无形，谓之同精。是非有余不足也，乱气之相逆也。黄帝曰：允乎哉道，明乎哉论，请著之玉版，命曰治乱也。

## 胀论第三十五

黄帝曰：脉之应于寸口，如何而胀？岐伯曰：其脉大坚以涩者，胀也。黄帝曰：何以知脏腑之胀也？岐伯曰：阴为脏，阳为腑。

黄帝曰：夫气之令人胀也，在于血脉之中耶？脏腑之内乎？岐伯曰：三者皆存焉，然非胀之舍也。黄帝曰：愿闻胀之舍。岐伯曰：夫胀者，皆在于脏腑之外，排脏腑而郭胸胁，胀皮肤，故命曰胀。

黄帝曰：脏腑之在胸胁腹里之内也，若匣匮之藏禁器也，各有次舍，异名而同处，一域之中，其气各异，未解其意，愿闻其故。岐伯曰：夫胸腹者，脏腑之郭也。膻中者，心主之宫城也。胃者，太仓也。咽喉、小肠者，传送也。胃之五窍者，闾里门户也。廉泉玉英者，津液之道也。故五脏六腑者，各有畔界，其病各有形状。营气循脉，卫气逆为脉胀；卫气并脉循分为肤胀。三里而泻，近者一下，远者三下，无问虚实，工在疾泻。

黄帝曰：愿闻胀形。岐伯曰：夫心胀者，烦心短气，卧不安。肺胀者，虚满而喘咳。肝胀者，胁下满而痛引小腹。脾胀者，善哕，四肢烦悗，体重不能胜衣，卧不安。肾胀者，腹满引背央央然，腰髀痛。六腑胀：胃胀者，腹满，胃脘痛，鼻闻焦臭，妨于食，大便难。大肠胀者，肠鸣而痛濯濯，冬日重感于寒，则飧泄不化。小肠胀者，少腹䐜胀，引腰而痛。膀胱胀者，少腹满而气癃。三焦胀者，气满于皮肤中，轻轻然而不坚。胆胀者，胁下痛胀，口中苦，善太息。凡此诸胀者，其道在一，明知逆顺，针数不失。泻虚补实，神去其室，致邪失正，真不可定，粗之所败，谓之夭命。补虚泻实，神归其室，久塞其空，谓之良工。

黄帝曰：胀者焉生？何因而有？岐伯曰：卫气之在身也，常然并脉循分肉，行有逆顺，阴阳相随，乃得天和，五脏更始，四时循序，五谷乃化。然后厥气在下，营卫留止，寒气逆上，真邪相攻，两气相搏，乃合为胀也。黄帝曰：善。何以解惑？岐伯曰：合之于真，三合而得。帝曰：善。

黄帝问于岐伯曰：《胀论》言：无问虚实，工在疾泻，近者一下，远者三下。今有其三而不下者，其过焉在？岐伯对曰：此言陷于肉肓而中气穴者也。不中气穴则气内闭，针不陷肓则气不行，上越中肉则卫气相乱，阴阳相逐。其于胀也，当泻不泻，气故不下，三而不下，必更其道，气下乃止，不下复始，可以万全，乌有殆者乎！其于胀也，必审其胗，当泻则泻，当补则补，如鼓应桴，恶有不下者乎！

## 五癃津液别第三十六

黄帝问于岐伯曰：水谷入于口，输于肠胃，其液别为五。天寒衣薄则为溺与气，天热衣厚则为汗；悲哀气并则为泣；中热胃缓则为唾。邪气内逆，则气为之闭塞而不行，不行则为水胀，余知其然也，不知其何由生，愿闻其道。

岐伯曰：水谷皆入于口，其味有五，各注其海，津液各走其道。故上焦出气，以温肌肉，充皮肤，为津；其留而不行者，为液。天暑衣厚则腠理开，故汗出；寒留于分肉之间，聚沫则为痛。天寒则腠理闭，气涩不行，水下流于膀胱，则为溺与气。

五脏六腑，心为之主，耳为之听，目为之候，肺为之相，肝为之将，脾为之卫，肾为之主外。故五脏六腑之津液，尽上渗于目，心悲气并则心系急，心系急则肺举，肺举则液上溢。夫心系急，肺不能常举，乍上乍下，故咳而泣出矣。

中热则胃中消谷，消谷则虫上下作，肠胃充郭故胃缓，胃缓则气逆，故唾出。

五谷之津液，和合而为膏者，内渗入于骨空，补益脑髓，而下流于阴股。阴阳不和，则使液溢而下流于阴，髓液皆减而下，下过度则虚，虚故腰背痛而胫酸。

阴阳气道不通，四海闭塞，三焦不泻，津液不化，水谷并行肠胃之中，别于回肠，留于下焦，不得渗膀胱，则下焦胀，水溢则为水胀。此津液五别之逆顺也。

## 五阅五使第三十七

黄帝问于岐伯曰：余闻刺有五官五阅，以观五气。五气者，五脏之使也，五时之副也。愿闻其五使当安出？岐伯曰：五官者，五脏之阅也。黄帝曰：愿闻其所出，令可为常。岐伯曰：脉出于气口，色见于明堂，五色更出，以应五时，各如其常，经气入脏，必当治里。

帝曰：善。五色独决于明堂乎？岐伯曰：五官已辨，阙庭必张，乃立明堂。明堂广大，蕃蔽见外，方壁高基，引垂居外，五色乃治，平博广大，寿中百岁。见此者，刺之必已，如是之人者，血气有余，肌肉坚致，故可苦已针。

黄帝曰：愿闻五官。岐伯曰：鼻者，肺之官也；目者，肝之官也；口唇者，脾之官也；舌者，心之官也；耳者，肾之官也。黄帝曰：以官何候？岐伯曰：以候五脏。故肺病者，喘息鼻张；肝病者，眦青；脾病者，唇黄；心病者，舌卷短，颧赤；肾病者，颧与颜黑。

黄帝曰：五脉安出，五色安见，其常色殆者如何？岐伯曰：五官不辨，阙庭不张，小其明堂，蕃蔽不见，又埤其墙，墙下无基，垂角去外，如是者，虽平常殆，况加疾哉！

黄帝曰：五色之见于明堂，以观五脏之气，左右高下，各有形乎？岐伯曰：腑脏之在中也，各以次舍，左右上下，各如其度也。

## 逆顺肥瘦第三十八

黄帝问于岐伯曰：余闻针道于夫子，众多毕悉矣。夫子之道应若失，而据未有坚然者也，夫子之问学熟乎？将审察于物而心生之乎？岐伯曰：圣人之为道者，上合于天，下合于地，中合于人事，必有明法，以起度数，法式检押，乃后可传焉。故匠人不能释尺寸而意短长，废绳墨而起平水也，工人不能置规而为圆，去矩而为方。知用此者，固自然之物，易用之教，逆顺之常也。

黄帝曰：愿闻自然奈何？岐伯曰：临深决水，不用功力，而水可竭也；循掘决冲，而经可通也。此言气之滑涩，血之清浊，行之逆顺也。

黄帝曰：愿闻人之白黑、肥瘦、少长，各有数乎？岐伯曰：年质壮大，血气充盈，肤革坚固，因加以邪，刺此者，深而留之。此肥人也。广肩腋，项肉薄，厚皮而黑色，唇临临然，其血黑以浊，其气涩以迟，其为人也，贪于取与，刺此者，深而留之，多益其数也。

黄帝曰：刺瘦人奈何？岐伯曰：瘦人者，皮薄色少，肉廉廉然，薄唇轻言，其血清气滑，易脱于气，易损于血，刺此者，浅而疾之。

黄帝曰：刺常人奈何？岐伯曰：视其白黑，各为调之，其端正敦厚者，其血气和调，刺此者，无失常数也。

黄帝曰：刺壮士真骨者奈何？岐伯曰：刺壮士真骨，坚肉缓节监监然，此人重则气涩血浊，刺此者，深而留之，多益其数；劲则气滑血清，刺此者，浅而疾之。

黄帝曰：刺婴儿奈何？岐伯曰：婴儿者，其肉脆血少气弱，刺此者，以毫针，浅刺而疾发针，日再可也。

黄帝曰：临深决水奈何？岐伯曰：血清气滑，疾泻之，则气竭焉。黄帝曰：循掘决冲奈何？岐伯曰：血浊气涩，疾泻之，则经可通也。

黄帝曰：脉行之逆顺奈何？岐伯曰：手之三阴，从脏走手；手之三阳，从手走头；足之三阳，从头走足；足之三阴，从足走腹。

黄帝曰：少阴之脉独下行何也？岐伯曰：不然。夫冲脉者，五脏六腑之海也，五脏六腑皆禀焉。其上者，出于颃颡，渗诸阳，灌诸精；其下者，注少阴之大络，出于气街，循阴股内廉，入腘中，伏行骭骨内，下至内踝之后属而别；其下者，并于少阴之经，渗三阴；其前者，伏行出跗属，下循跗，入大指间，渗诸络而温肌肉。故别络结则跗上不动，不动则厥，厥则寒矣。黄帝曰：何以明之？岐伯曰：以言导之，切而验之，其非必动，然后乃可明逆顺之行也。

黄帝曰：窘乎哉！圣人之为道也，明于日月，微于毫厘，其非夫子，孰能道之也。

## 血络论第三十九

黄帝曰：愿闻其奇邪而不在经者。岐伯曰：血络是也。黄帝曰：刺血络而仆者何也？血出而射者何也？血出黑而浊者何也？血出清而半为汁者何也？发针而肿者何也？血出若多若少而面色苍苍者何也？发针而面色不变而烦悗者何也？多出血而不动摇者何也？愿闻其故。

岐伯曰：脉气盛而血虚者，刺之则脱气，脱气则仆。血气俱盛而阴气多者，其血滑，刺之则射；阳气蓄积，久留而不泻者，其血黑以浊，故不能射。新饮而液渗于络，而未合和于血也，故血出而汁别焉；其不新饮者，身中有水，久则为肿。阴气积于阳，其气因于络，故刺之血未出而气先行，故肿。阴阳之气，其新相得而未和合，因而泻之，则阴阳俱脱，表里相离，故脱色而苍苍然。刺之血出多，色不变而烦悗者，刺络而虚经，虚经之属于阴者，阴脱故烦悗。阴阳相得而合为痹者，此为内溢于经，外注于络，如是者，阴阳俱有余，虽多出血而弗能虚也。

黄帝曰：相之奈何？岐伯曰：血脉盛者，坚横以赤，上下无常处，小者如针，大者如筯，则而泻之万全也，故无失数矣。失数而反，各如其度。

黄帝曰：针入而肉著者何也？岐伯曰：热气因于针，则针热，热则肉著于针，故坚焉。

## 阴阳清浊第四十

黄帝曰:余闻十二经脉,以应十二经水者,其五色各异,清浊不同,人之血气若一,应之奈何?岐伯曰:人之血气苟能若一,则天下为一矣,恶有乱者乎?

黄帝曰:余问一人,非问天下之众。岐伯曰:夫一人者亦有乱气,天下之众亦有乱人,其合为一耳。

黄帝曰:愿闻人气之清浊。岐伯曰:受谷者浊,受气者清。清者注阴,浊者注阳。浊而清者,上出于咽;清而浊者,则下行。清浊相干,命曰乱气。

黄帝曰:夫阴清而阳浊,浊者有清,清者有浊,清浊别之奈何?岐伯曰:气之大别,清者上注于肺,浊者下走于胃。胃之清气,上出于口;肺之浊气,下注于经,内积于海。

黄帝曰:诸阳皆浊,何阳独甚乎?岐伯曰:手太阳独受阳之浊,手太阴独受阴之清。其清者上走空窍,其浊者下行诸经。诸阴皆清,足太阴独受其浊。

黄帝曰:治之奈何?岐伯曰:清者其气滑,浊者其气涩,此气之常也。故刺阴者,深而留之;刺阳者,浅而疾之;清浊相干者,以数调之也。

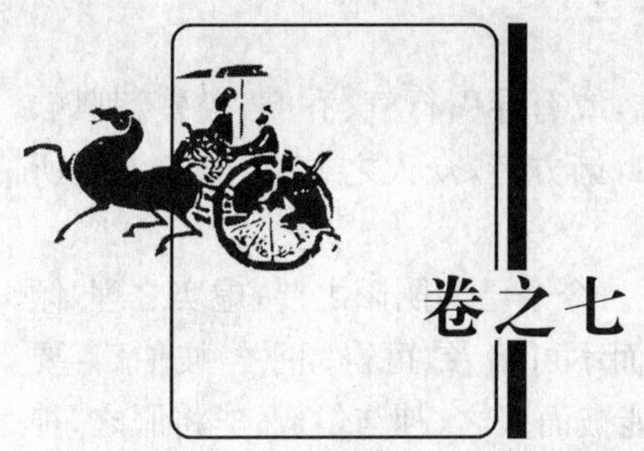

# 卷之七

## 阴阳系日月第四十一

黄帝曰：余闻天为阳，地为阴，日为阳，月为阴，其合之于人奈何？岐伯曰：腰以上为天，腰以下为地，故天为阳，地为阴。故足之十二经脉，以应十二月，月生于水，故在下者为阴。手之十指，以应十日，日主火，故在上者为阳。

黄帝曰：合之于脉奈何？岐伯曰：寅者正月之生阳也，主左足之少阳；未者六月，主右足之少阳。卯者二月，主左足之太阳；午者五月，主右足之太阳。辰者三月，主左足之阳明；巳者四月，主右足之阳明，此两阳合于前，故曰阳明。申者七月之生阴也，主右足之少阴；丑者十二月，主左足之少阴。酉者八月，主右足之太阴；子者十一月，主左足之太阴。戌者九月，主右足之厥阴；亥者十月，主左足之厥阴，此两阴交尽，故曰厥阴。

甲主左手之少阳，己主右手之少阳。乙主左手之太阳，戊主右手之太阳。丙主左手之阳明，丁主右手之阳明，此两火并合，故为阳明。庚主右手之少阴，癸主左手之少阴。辛主右手之太阴，壬主左手之太阴。

故足之阳者，阴中之少阳也；足之阴者，阴中之太阴也；手之阳者，阳中之太阳也；手之阴者，阳中之少阴也。腰以上者为阳，腰以下者为阴。

其于五脏也，心为阳中之太阳，肺为阳中之少阴，肝为阴中之少阳，脾为阴中之至阴，肾为阴中之太阴。

黄帝曰：以治之奈何？岐伯曰：正月、二月、三月，人气在左，无刺左足之阳；四月、五月、六月，人气在右，无刺右足之阳；七月、八月、九月，人气在右，无刺右足之阴，十月、十一月、十二月，人气在左，无刺左足之阴。

黄帝曰：五行以东方为甲乙木，王春，春者苍色，主肝，肝者足厥阴也。今乃以甲为左手之少阳，不合于数，何也？岐伯曰：此天地之阴阳也，非四时五行之以次行也。且夫阴阳者，有名而无形，故数之可十，离之可百，散之可千，推之可万，此之谓也。

## 病传第四十二

黄帝曰：余受九针于夫子，而私览于诸方，或有导引行气、乔摩、灸熨、刺焫、饮药之一者，可独守耶，将尽行之乎？岐伯曰：诸方者，众人之方也，非一人之所尽行也。

黄帝曰：此乃所谓守一勿失，万物毕者也。今余已闻阴阳之要，虚实之理，倾移之过，可治之属，愿闻病之变化，淫传绝败而不可治者，可得闻乎？岐伯曰：要乎哉问！道，昭乎其如日醒，窘乎其如夜瞑，能被而服之，神与俱成，毕将服之，神自得之，生神之理，可著于竹帛，不可传于子孙。

黄帝曰：何谓日醒？岐伯曰：明于阴阳，如惑之解，如醉之醒。黄帝曰：何谓夜瞑？岐伯曰：喑乎其无声，漠乎其无形，折毛发理，正气横倾，淫邪泮衍，血脉传溜，大气入脏，腹痛下淫，可以致死，不可以致生。

黄帝曰：大气入脏奈何？岐伯曰：病先发于心，一日而之肺，三日而之肝，五日而之脾，三日不已死。冬夜半，夏日中。

病先发于肺，三日而之肝，一日而之脾，五日而之胃，十日不已死。冬日入，夏日出。

病先发于肝，三日而之脾，五日而之胃，三日而之肾，三日不已死。冬日入，夏早食。

病先发于脾，一日而之胃，二日而之肾，三日而之膂膀胱，十日不已死。冬人定，夏晏食。

病先发于胃，五日而之肾，三日而之膂膀胱，五日而上之心，二日不已死。冬夜半，夏日昳。

病先发于肾，三日而之膂膀胱，三日而上之心，三日而之小肠，三日不已死。冬大晨，夏晏晡。

病先发于膀胱，五日而之肾，一日而之小肠，一日而之心，二日不已死。冬鸡鸣，夏下晡。

诸病以次相传，如是者皆有死期，不可刺也。间一脏及二、三、四脏者，乃可刺也。

## 淫邪发梦第四十三

黄帝曰：愿闻淫邪泮衍奈何？岐伯曰：正邪从外袭内，而未有定舍，反淫于脏，不得定处，与营卫俱行，而与魂魄飞扬，使人卧不得安而喜梦。气淫于腑，则有余于外，不足于内；气淫于脏，则有余于内，不足于外。

黄帝曰：有余不足有形乎？岐伯曰：阴气盛，则梦涉大水而恐惧；阳气盛，则梦大火而燔焫；阴阳俱盛，则梦相杀。上盛则梦飞，下盛则梦堕。甚饥则梦取，甚饱则梦予。肝气盛则梦怒；肺气盛则梦恐惧、哭泣、飞扬；心气盛则梦善笑、恐畏；脾气盛则梦歌乐，身体重不举；肾气盛则梦腰脊两解不属。凡此十二盛者，至而泻之，立已。

厥气客于心，则梦见丘山烟火；客于肺，则梦飞扬，见金铁之奇物；客于肝，则梦见山林树木；客于脾，则梦见丘陵大泽，坏屋风雨；客于肾，则梦临渊，没居水中；客于膀胱，则梦游行；客于胃，则梦饮食；客于大肠，则梦田野；客于小肠，则梦聚邑冲衢；客于胆，则梦斗讼自刳；客于阴器，则梦接内；客于项，则梦斩首；客于胫，则梦行走而不能前，及居深地窌苑中；客于股肱，则梦礼节拜起；客于胞脜，则梦溲便。凡此十五不足者，至而补之，立已也。

## 顺气一日分为四时第四十四

黄帝曰：夫百病之所始生者，必起于燥湿寒暑风雨，阴阳喜怒，饮食居处，气合而有形，得脏而有名，余知其然也。夫百病者，多以旦慧、昼安、夕加、夜甚何也？岐伯曰：四时之气使然。

黄帝曰：愿闻四时之气。岐伯曰：春生、夏长、秋收、冬藏，是气之常也，人亦应之。以一日分为四时，朝则为春，日中为夏，日入为秋，夜半为冬。朝则人气始生，病气衰，故旦慧；日中人气长，长则胜邪，故安；夕则人气始衰，邪气始生，故加，夜半人气入脏，邪气独居于身，故甚也。

黄帝曰：其时有反者何也？岐伯曰：是不应四时之气，脏独主其病者，是必以脏气之所不胜时者甚，以其所胜时者起也。

黄帝曰：治之奈何？岐伯曰：顺天之时，而病可与期。顺者为工，逆者为粗。

黄帝曰：善。余闻刺有五变，以主五输，愿闻其数。岐伯曰：人有五脏，五脏有五变，五变有五输，故五五二十五输，以应五时。

黄帝曰：愿闻五变。岐伯曰：肝为牡脏，其色青，其时春，其日甲乙，其音角，其味酸。心为牡脏，其色赤，其时夏，其日丙丁，其音徵，其味苦。脾为牝脏，其色黄，其时长夏，其日戊己，其音宫，其味甘。肺为牝脏，其色白，其时秋，其日庚辛，其音商，其味辛。肾为牝脏，其色黑，其时冬，其日壬癸，其音羽，其味咸。是为五变。

黄帝曰：以主五输奈何？岐伯曰：脏主冬，冬刺井；色主春，春刺荥；时主夏，夏刺俞；音主长夏，长夏刺经；味主秋，秋刺合。是谓五变以主五输。

黄帝曰：诸原安合，以致六输？岐伯曰：原独不应五时，以经合之，以应其数，故六六三十六输。

黄帝曰：何谓脏主冬，时主夏，音主长夏，味主秋，色主春？愿闻其故。岐伯曰:病在脏者,取之井;病变于色者,取之荥;病时间时甚者,取之俞;病变于音者,取之经;经满而血者,病在胃及以饮食不节得病者,取之于合,故命曰味主合。是谓五变也。

## 外揣第四十五

黄帝曰:余闻《九针》九篇,余亲受其调,颇得其意。夫九针者,始于一而终于九,然未得其要道也。夫九针者,小之则无内,大之则无外,深不可为下,高不可为盖,恍惚无穷,流溢无极,余知其合于天道、人事、四时之变也,然余愿杂之毫毛,浑束为一,可乎?岐伯曰:明乎哉问也!非独针道焉,夫治国亦然。

黄帝曰:余愿闻针道,非国事也。岐伯曰:夫治国者,夫惟道焉,非道,何可小大深浅杂合而为一乎?

黄帝曰:愿卒闻之。岐伯曰:日与月焉,水与镜焉,鼓与响焉。夫日月之明,不失其影;水镜之察,不失其形;鼓响之应,不后其声。动摇则应和,尽得其情。

黄帝曰:窘乎哉!昭昭之明不可蔽。其不可蔽,不失阴阳也。合而察之,切而验之,见而得之,若清水明镜之不失其形也。五音不彰,五色不明,五脏波荡,若是则内外相袭,若鼓之应桴,响之应声,影之似形。故远者司外揣内,近者司内揣外,是谓阴阳之极,天地之盖,请藏之灵兰之室,弗敢使泄也。

## 五变第四十六

黄帝问于少俞曰:余闻百疾之始期也,必生于风雨寒暑,循毫毛而入腠理,或复还,或留止,或为风肿汗出,或为消瘅,或为寒热,或为留痹,或为积聚,奇邪淫溢,不可胜数,愿闻其故。夫同时得病,或病此,或病彼,意者天之为人生风乎,何其异也?少俞曰:夫天之生风者,非以私百姓也,其行公平正直,犯者得之,避者得无殆,非求人而人自犯之。

黄帝曰:一时遇风,同时得病,其病各异,愿闻其故。少俞曰:善乎哉问!请论以比匠人。匠人磨斧斤、砺刀削斲材木,木之阴阳尚有坚脆,坚者不入,脆者皮弛,至其交节,而缺斤斧焉。夫一木之中,坚脆不同,坚者则刚,脆者易伤,况其材木之不同,皮之厚薄,汁之多少,而各异耶?夫木之早花先生叶者,遇春霜烈风,则花落而叶萎;久曝大旱,则脆木薄皮者,枝条汁少而叶萎;久阴淫雨,则薄皮多汁者,皮溃而漉;卒风暴起,则刚脆之木,枝折杌伤;秋霜疾风,则刚脆之木,根摇而叶落。凡此五者,各有所伤,况于人乎!

黄帝曰:以人应木奈何?少俞答曰:木之所伤也,皆伤其枝,枝之刚脆而坚,未成伤也。人之有常病也,亦因其骨节皮肤腠理之不坚固者,邪之所舍也,故常为病也。

黄帝曰：人之善病风厥漉汗者，何以候之？少俞答曰：肉不坚，腠理疏，则善病风。黄帝曰：何以候肉之不坚也？少俞答曰：䐃肉不坚而无分理者，肉不坚；肤粗而皮不致者，腠理疏。此言其浑然者。

黄帝曰：人之善病消瘅者，何以候之？少俞答曰：五脏皆柔弱者，善病消瘅。黄帝曰：何以知五脏之柔弱也？少俞答曰：夫柔弱者，必有刚强，刚强多怒，柔者易伤也。黄帝曰：何以候柔弱之与刚强？少俞答曰：此人薄皮肤，而目坚固以深者，长衡直扬，其心刚，刚则多怒，怒则气上逆，胸中蓄积，血气逆留，臗皮充肌，血脉不行，转而为热，热则消肌肤，故为消瘅。此言其人暴刚而肌肉弱者也。

黄帝曰：人之善病寒热者，何以候之？少俞答曰：小骨弱肉者，善病寒热。黄帝曰：何以候骨之小大，肉之坚脆，色之不一也？少俞答曰：颧骨者，骨之本也。颧大则骨大，颧小则骨小。皮肤薄而其肉无䐃，其臂懦懦然，其地色炲然，不与其天同色，污然独异，此其候也。然臂薄者，其髓不满，故善病寒热也。

黄帝曰：何以候人之善病痹者？少俞答曰：粗理而肉不坚者，善病痹。黄帝曰：痹之高下有处乎？少俞答曰：欲知其高下者，各视其部。

黄帝曰：人之善病肠中积聚者，何以候之？少俞答曰：皮肤薄而不泽，肉不坚而淖泽。如此则肠胃恶，恶则邪气留止，积聚乃作；脾胃之间，寒温不次，邪气稍至，稸积留止，大聚乃起。

黄帝曰：余闻病形，已知之矣，愿闻其时。少俞答曰：先立其年，以知其时。时高则起，时下则殆，虽不陷下，当年有冲通，其病必起，是谓因形而生病。五变之纪也。

## 本脏第四十七

黄帝问于岐伯曰：人之血气精神者，所以奉生而周于性命者也。经脉者，所以行血气而营阴阳，濡筋骨，利关节者也。卫气者，所以温分肉，充皮肤，肥腠理，司开阖者也。志意者，所以御精神，收魂魄，适寒温，和喜怒者也。是故血和则经脉流行，营复阴阳，筋骨劲强，关节清利矣。卫气和则分肉解利，皮肤调柔，腠理致密矣。志意和则精神专直，魂魄不散，悔怒不起，五脏不受邪矣。寒温和则六腑化谷，风痹不作，经脉通利，肢节得安矣。此人之常平也。五脏者，所以藏精神血气魂魄者也。六腑者，所以化水谷而行津液者也。此人之所以具受于天也，愚智贤不肖无以相倚也。然有其独尽天寿，而无邪僻之病，百年不衰，虽犯风雨卒寒大暑，犹弗能害也。有其不离屏蔽室内，无怵惕之恐，然犹不免于病，何也？愿闻其故。岐伯对曰：窘乎哉问也！五脏者，所以参天地，副阴阳，而连四时，化五节者也。五脏者，固有小大、高下、坚脆、端正、偏倾者；六腑亦有小大、长短、厚薄、结直、缓急。凡此二十五者各不同，或善或恶，或吉或凶，请言其方。

心小则安，邪弗能伤，易伤以忧；心大则忧不能伤，易伤于邪。心高则满于肺中，悗而善忘，难开以言；心下则脏外，易伤于寒，易恐以言。心坚则脏安守固；心脆则善病消瘅热中。心端正则和利难伤；心偏倾则操持不一，无守司也。

肺小则安，少饮，不病喘喝；肺大则多饮，善病胸痹、喉痹、逆气。肺高则上气，肩息咳；肺下则居贲迫肺，善胁下痛。肺坚则不病咳上气；肺脆则苦病消瘅易伤。肺端正则和利难伤；肺偏倾则胸偏痛也。

肝小则脏安，无胁下之病；肝大则逼胃迫咽，迫咽则苦膈中，且胁下痛。肝高则上支贲，且胁悗，为息贲；肝下则逼胃，胁下空，胁下空则易受邪。肝坚则脏安难伤；肝脆则善病消瘅易伤。肝端正则和利难伤；肝偏倾则胁下痛也。

脾小则脏安，难伤于邪也；脾大则苦凑䏚而痛，不能疾行。脾高则䏚引季胁而痛；脾下则下加于大肠，下加于大肠则脏苦受邪。脾坚则脏安难伤；脾脆则善病消瘅易伤。脾端正则和利难伤；脾偏倾则善满善胀也。

肾小则脏安难伤；肾大则善病腰痛，不可以俯仰，易伤以邪。肾高则苦背膂痛，不可以俯仰；肾下则腰尻痛，不可以俯仰，为狐疝。肾坚则不病腰背痛；肾脆则善病消瘅易伤。肾端正则和利难伤；肾偏倾则苦腰尻痛也。凡此二十五变者，人之所苦常病也。

黄帝曰：何以知其然也？岐伯曰：赤色小理者心小，粗理者心大。无髑骬者心高，髑骬小短举者心下。髑骬长者心坚，髑骬弱小以薄者心脆。髑骬直下不举者心端正，髑骬倚一方者心偏倾也。

白色小理者肺小，粗理者肺大。巨肩反膺陷喉者肺高，合腋张胁者肺下。好肩背厚者肺坚，肩背薄者肺脆。背膺厚者肺端正，胁偏疏者肺偏倾也。

青色小理者肝小，粗理者肝大。广胸反骹者肝高，合胁兔骹者肝下。胸胁好者肝坚，胁骨弱者肝脆。膺腹好相得者肝端正，胁骨偏举者肝偏倾也。

黄色小理者脾小，粗理者脾大。揭唇者脾高，唇下纵者脾下。唇坚者脾坚，唇大而不坚者脾脆。唇上下好者脾端正，唇偏举者脾偏倾也。

黑色小理者肾小，粗理者肾大。高耳者肾高，耳后陷者肾下。耳坚者肾坚，耳薄不坚者肾脆。耳好前居牙车者肾端正，耳偏高者肾偏倾也。凡此诸变者，持则安，减则病也。

帝曰：善。然非余之所问也。愿闻人之有不可病者，至尽天寿，虽有深忧大恐，怵惕之志，犹不能减也，甚寒大热，不能伤也；其有不离屏蔽室内，又无怵惕之恐，然不免于病者，何也？愿闻其故。岐伯曰：五脏六腑，邪之舍也，请言其故。五脏皆小者，少病，苦燋心，大愁忧；五脏皆大者，缓于事，难使以忧。五脏皆高者，好高举措；五脏皆下者，好出人下。五脏皆坚者，无病；五脏皆脆者，不离于病。五脏皆端正者，和利得人心；五脏皆偏倾者，邪心而善盗，不可以为人平，反复言语也。

黄帝曰:愿闻六腑之应。岐伯答曰:肺合大肠,大肠者,皮其应;心合小肠,小肠者,脉其应;肝合胆,胆者,筋其应;脾合胃,胃者,肉其应;肾合三焦膀胱,三焦膀胱者,腠理毫毛其应。

黄帝曰:应之奈何?岐伯曰:肺应皮。皮厚者大肠厚,皮薄者大肠薄,皮缓腹裹大者大肠大而长,皮急者大肠急而短,皮滑者大肠直,皮肉不相离者大肠结。

心应脉,皮厚者脉厚,脉厚者小肠厚;皮薄者脉薄,脉薄者小肠薄;皮缓者脉缓,脉缓者小肠大而长;皮薄而脉冲小者,小肠小而短;诸阳经脉皆多纡屈者,小肠结。

脾应肉,肉䐃坚大者胃厚,肉䐃么者胃薄,肉䐃小而么者胃不坚,肉䐃不称身者胃下,胃下者,下管约不利。肉䐃不坚者胃缓,肉䐃无小果累者胃急,肉䐃多小果累者胃结,胃结者,上管约不利也。

肝应爪,爪厚色黄者胆厚,爪薄色红者胆薄,爪坚色青者胆急,爪濡色赤者胆缓,爪直色白无纹者胆直,爪恶色黑多纹者胆结也。

肾应骨,密理厚皮者三焦膀胱厚,粗理薄皮者三焦膀胱薄,疏腠理者三焦膀胱缓,皮急而无毫毛者三焦膀胱急,毫毛美而粗者三焦膀胱直,稀毫毛者三焦膀胱结也。

黄帝曰:厚薄美恶皆有形,愿闻其所病。岐伯答曰:视其外应,以知其内脏,则知所病矣。

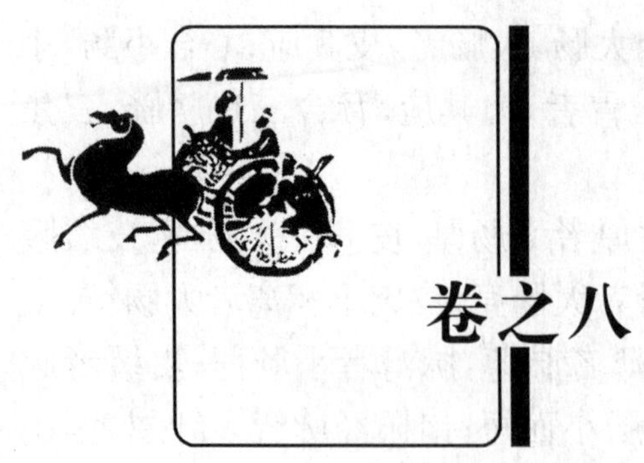

# 卷之八

## 禁服第四十八

雷公问于黄帝曰：细子得受业，通于《九针》六十篇，旦暮勤服之，久者编绝，近者简垢，然尚讽诵弗置，未尽解于意矣。《外揣》言浑束为一，未知所谓也。夫大则无外，小则无内，大小无极，高下无度，束之奈何？士之才力，或有厚薄，智虑褊浅，不能博大深奥，自强于学未若细子。细子恐其散于后世，绝于子孙，敢问约之奈何？黄帝曰：善乎哉问也！此先师之所禁，坐私传之也，割臂歃血之盟也，子若欲得之，何不斋乎？

雷公再拜而起曰：请闻命于是也。乃斋宿三日而请曰：敢问今日正阳，细子愿以受盟。黄帝乃与俱入斋室，割臂歃血。黄帝亲祝曰：今日正阳，歃血传方，有敢背此言者，必受其殃。雷公再拜曰：细子受之。黄帝乃左握其手，右授之书，曰：慎之慎之，吾为子言之。

凡刺之理，经脉为始，营其所行，知其度量，内次五脏，外别六腑，审察卫气，为百病母，调其虚实，虚实乃止，泻其血络，血尽不殆矣。雷公曰：此皆细子之所以通，未知其所约也。黄帝曰：夫约方者，犹约囊也，囊满而弗约则输泄，方成弗约则神弗与俱。雷公曰：愿为下材者，勿满而约之。黄帝曰：未满而知约之以为工，不可以为天下师。

雷公曰：愿闻为工。黄帝曰：寸口主中，人迎主外，两者相应，俱往俱来，若引绳大小齐等，春夏人迎微大，秋冬寸口微大，如是者名曰平人。

人迎大一倍于寸口，病在足少阳；一倍而躁，在手少阳。人迎二倍，病在足太阳；二倍而躁，病在手太阳。人迎三倍，病在足阳明；三倍而躁，病在手阳明。盛则为热，虚则为寒，紧则为痛痹，代则乍甚乍间。盛则泻之，虚则补之，紧痛则取之分肉，代则取血络且饮药，陷下则灸之，不盛不虚以经取之，名曰经刺。人迎四倍者，且大且数，名曰溢阳。溢阳为外格，死不治。必审按其本末，察其寒热，以验其脏腑之病。

寸口大于人迎一倍，病在足厥阴；一倍而躁，在手心主。寸口二倍，病在足少阴；二倍而躁，在手少阴。寸口三倍，病在足太阴；三倍而躁，在手太阴。盛则胀满，寒中，食不化；虚则热中，出糜，少气，溺色变。紧则痛痹，代则乍痛乍止。盛则泻之，虚则补之，紧则先刺而后灸之，代则取血络而后调之，陷下则徒灸之。陷下者，脉血结于中，中有著血，血寒故宜灸之。不盛不虚以经取之。寸口四倍者，名曰内关，内关者，且大且数，死不治。必审察其本末之寒温，以验其脏腑之病。

通其营输，乃可传于大数。大数曰：盛则徒泻之，虚则徒补之，紧则灸刺且饮药，陷下则徒灸之，不盛不虚以经取之。所谓经治者，饮药，亦曰灸刺，脉急则引，脉代以弱则欲安静，用力无劳也。

## 五色第四十九

雷公问于黄帝曰：五色独决于明堂乎？小子未知其所谓也。黄帝曰：明堂者鼻也，阙者眉间也，庭者颜也，蕃者颊侧也，蔽者耳门也，其间欲方大，去之十步，皆见于外，如是者，寿必中百岁。

雷公曰：五官之辨奈何？黄帝曰：明堂骨高以起，平以直，五脏次于中央，六腑挟其两侧，首面上于阙庭，王宫在于下极，五脏安于胸中，真色以致，病色不见，明堂润泽以清，五官恶得无辨乎？雷公曰：其不辨者，可得闻乎？黄帝曰：五色之见也，各出其色部。部骨陷者，必不免于病矣。其色部乘袭者，虽病甚，不死矣。雷公曰：官五色奈何？黄帝曰：青黑为痛，黄赤为热，白为寒，是谓五官。

雷公曰：病之益甚，与其方衰如何？黄帝曰：外内皆在焉。切其脉口，滑小紧以沉者，病益甚，在中；人迎气大紧以浮者，其病益甚，在外。其脉口浮滑者，病日进；人迎沉而滑者，病日损。其脉口滑以沉者，病日进，在内；其人迎脉滑盛以浮者，其病日进，在外。脉之浮沉及人迎与寸口气小大等者，病难已。病之在脏，沉而大者，易已，小为逆；病在腑，浮而大者，其病易已。人迎盛坚者，伤于寒；气口盛坚者，伤于食。

雷公曰：以色言病之间甚奈何？黄帝曰：其色粗以明者为间，沉夭者为甚，其色上行者病益甚，其色下行如云彻散者病方已。五色各有脏部，有外部，有内部也。色从外部走内部者，其病从外走内；其色从内走外者，其病从内走外。病生于内者，先治其阴，后治其阳，反者益甚。其病生于外者，先治其阳，后治其阴，反者益甚。其脉滑大以代而长者，病从外来，目有所见，志有所恶，此阳气之并也，可变而已。

雷公曰：小子闻风者，百病之始也；厥痹者，寒湿之起也，别之奈何？黄帝曰：常候阙中，薄泽为风，冲浊为痹厥。此其常也，各以其色言其病。

雷公曰：人不病卒死，何以知之？黄帝曰：大气入于脏腑者，不病而卒死矣。

雷公曰：病小愈而卒死者，何以知之？黄帝曰：赤色出两颧，大如母指者，病虽小愈，必卒死。黑色出于庭，大如母指，必不病而卒死。

雷公再拜曰：善哉！其死有期乎？黄帝曰：察色以言其时。雷公曰：善乎！愿卒闻之。黄帝曰：庭者，首面也；阙上者，咽喉也；阙中者，肺也；下极者，心也；直下者，肝也；肝左者，胆也；下者，脾也；方上者，胃也；中央者，大肠也；挟大肠者，肾也；当肾者，脐也；面王以上者，小肠也；面王以下者，膀胱子处也；颧者，肩也；颧后者，臂也；臂下者，手也；目内眦上者，膺乳也；挟绳而上者，背也；循牙车以上者，股也；中央者，膝也；膝以下者，胫也；当胫以下者，足也；巨分者，股里也；巨屈者，膝膑也。此五脏六腑肢节之部也，各有部分。用阴和阳，用阳和阴，当明部分，万举万当，能别左右，是谓大道，男女异位，故曰阴阳，审察泽夭，谓之良工。

沉浊为内，浮泽为外，黄赤为风，青黑为痛，白为寒，黄而膏润为脓，赤甚者为血，痛甚为挛，寒甚为皮不仁。五色各见其部，察其浮沉，以知浅深；察其泽夭，以观成败；察其散抟，以知远近；视色上下，以知病处；积神于心，以知往今。故相气不微，不知是非，属意勿去，乃知新故。色明不粗，沉夭为甚；不明不泽，其病不甚。其色散驹驹然未有聚，其病散而气痛聚未成也。

肾乘心，心先病，肾为应，色皆如是。男子色在于面王，为小腹痛，下为卵痛，其园直为茎痛，高为本，下为首，狐疝㿉阴之属也。女子在于面王，为膀胱、子处之病，散为痛，抟为聚，方员左右，各如其色形。其随而下至唇为淫；有润如膏状，为暴食不洁。左为左，右为右，其色有邪，聚散而不端，面色所指者也。

色者，青黑赤白黄，皆端满有别乡。别乡赤者，其色赤大如榆荚，在面王为不月。其色上锐，首空上向，下锐下向，在左右如法。以五色命脏，青为肝，赤为心，白为肺，黄为脾，黑为肾。肝合筋，心合脉，肺合皮，脾合肉，肾合骨也。

## 论勇第五十

黄帝问于少俞曰：有人于此，并行并立，其年之长少等也，衣之厚薄均也，卒然遇烈风暴雨，或病或不病，或皆病，或皆不病，其故何也？少俞曰：帝问何急？黄帝曰：愿尽闻之。少俞曰：春温风，夏阳风，秋凉风，冬寒风。凡此四时之风者，其所病各不同形。

黄帝曰：四时之风，病人如何？少俞曰：黄色薄皮弱肉者，不胜春之虚风；白色薄皮弱肉者，不胜夏之虚风；青色薄皮弱肉，不胜秋之虚风；赤色薄皮弱肉，不胜冬之虚风也。

黄帝曰：黑色不病乎？少俞曰：黑色而皮厚肉坚，固不伤于四时之风。其皮薄而肉不坚、色不一者，长夏至而有虚风者病矣。其皮厚而肌肉坚者，长夏至而有虚风不病矣。其皮厚而肌肉坚者，必重感于寒，外内皆然乃病。黄帝曰：善。

黄帝曰：夫人之忍痛与不忍痛者，非勇怯之分也。夫勇士之不忍痛者，见难则前，见痛则止；夫怯士之忍痛者，闻难则恐，遇痛不动。夫勇士之忍痛者，见难不恐，遇痛不动。夫怯士之不忍痛者，见难与痛，目转面盼，恐不能言，失气惊悸，颜色变更，乍死乍生。余见其然也，不知其何由，愿闻其故。少俞曰：夫忍痛与不忍痛者，皮肤之薄厚、肌肉之坚脆缓急之分也，非勇怯之谓也。

黄帝曰：愿闻勇怯之所由然。少俞曰：勇士者，目深以固，长衡直扬，三焦理横，其心端直，其肝大以坚，其胆满以傍，怒则气盛而胸张，肝举而胆横，眦裂而目扬，毛起而面苍。此勇士之由然者也。

黄帝曰：愿闻怯士之所由然。少俞曰：怯士者，目大而不减，阴阳相失，其焦理纵，䯏骬短而小，肝系缓，其胆不满而纵，肠胃挺，胁下空，虽方大怒，气不能满其胸，肝肺虽举，气衰复下，故不能久怒。此怯士之所由然者也。

黄帝曰：怯士之得酒，怒不避勇士者，何脏使然？少俞曰：酒者，水谷之精，熟谷之液也，其气慓悍，其入于胃中则胃胀，气上逆满于胸中，肝浮胆横。当是之时，固比于勇士，气衰则悔。与勇士同类，不知避之，名曰酒悖也。

## 背腧第五十一

黄帝问于岐伯曰：愿闻五脏之腧出于背者。岐伯曰：胸中大俞在杼骨之端，肺俞在三椎之傍，心俞在五椎之傍，膈俞在七椎之傍，肝俞在九椎之傍，脾俞在十一椎之傍，肾俞在十四椎之傍，皆挟脊相去三寸所，则欲得而验之，按其处，应在中而痛解，乃其俞也。灸之则可，刺之则不可。气盛则泻之，虚则补之。以火补者，毋吹其火，须自灭也。以火泻者，疾吹其火，传其艾，须其火灭也。

## 卫气第五十二

黄帝曰：五脏者，所以藏精神魂魄者也。六腑者，所以受水谷而行化物者也。其气内入于五脏，而外络肢节。其浮气之不循经者为卫气，其精气之行于经者为营气，阴阳相随，外内相贯，如环之无端，亭亭淳淳乎，孰能穷之。然其分别阴阳，皆有标本虚实所离之处。能别阴阳十二经者，知病之所生；知候虚实之所在者，能得病之高下；知六腑之气街者，能知解结契绍于门户；能知虚实之坚软者，知补泻之所在；能知六经标本者，可以无惑于天下。

岐伯曰：博哉圣帝之论！臣请尽意悉言之。足太阳之本在跟以上五寸中，标在两络命门。命门者，目也。足少阳之本在窍阴之间，标在窗笼之前。窗笼者，耳也。足少阴之本在内踝下上三寸中，标在背腧与舌下两脉也。足厥阴之本在行间上五寸所，标在背腧也。足阳明之本在厉兑，标在人迎颊挟颃颡也。足太阴之本在中封前上四寸之中，标在背腧与舌本也。手太阳之本在外踝之后，标在命门之上一寸也。手少阳之本在小指次指之间上二寸，标在耳后上角下外眦也。手阳明之本在肘骨中上至别阳，标在颜下合钳上也。手太阴之本在寸口之中，标在腋内动脉也。手少阴之本在锐骨之端，标在背腧也。手心主之本在掌后两筋之间二寸中，标在腋下三寸也。凡候此者，下虚则厥，下盛则热，上虚则眩，上盛则热痛。故实者绝而止之，虚者引而起之。

请言气街：胸气有街，腹气有街，头气有街，胫气有街。故气在头者，止之于脑。气在胸者，止之膺与背腧。气在腹者，止之背腧与冲脉于脐左右之动脉者。气在胫者，止之于气街与承山、踝上以下。取此者用毫针，必先按而在久，应于手，乃刺而予之。所治者，头痛眩仆，腹痛中满暴胀，及有新积。痛可移者，易已也；积不痛，难已也。

## 论痛第五十三

黄帝问于少俞曰：筋骨之强弱，肌肉之坚脆，皮肤之厚薄，腠理之疏密，各不同，其于针石火焫之痛何如？肠胃之厚薄、坚脆亦不等，其于毒药何如？愿尽闻之。少俞曰：人之骨强、筋弱、肉缓、皮肤厚者耐痛，其于针石之痛、火焫亦然。黄帝曰：其耐火焫者，何以知之？少俞答曰：加以黑色而美骨者，耐火焫。黄帝曰：其不耐针石之痛者，何以知之？少俞曰：坚肉薄皮者，不耐针石之痛，于火焫亦然。

黄帝曰：人之病，或同时而伤，或易已，或难已，其故何如？少俞曰：同时而伤，其身多热者易已，多寒者难已。黄帝曰：人之胜毒，何以知之？少俞曰：胃厚、色黑、大骨及肥者，皆胜毒；故其瘦而薄胃者，皆不胜毒也。

## 天年第五十四

黄帝问于岐伯曰：愿闻人之始生，何气筑为基，何立而为楯，何失而死，何得而生？岐伯曰：以母为基，以父为楯，失神者死，得神者生也。黄帝曰：何者为神？岐伯曰：血气已和，荣卫已通，五脏已成，神气舍心，魂魄毕具，乃成为人。

黄帝曰：人之寿夭各不同，或夭或寿，或卒死，或病久，愿闻其道。岐伯曰：五脏坚固，血脉和调，肌肉解利，皮肤致密，营卫之行不失其常，呼吸微徐，气以度行，六腑化谷，津液布扬，各如其常，故能长久。

黄帝曰：人之寿百岁而死，何以致之？岐伯曰：使道隧以长，基墙高以方，通调营卫，三部三里起，骨高肉满，百岁乃得终。

黄帝曰：其气之盛衰，以至其死，可得闻乎？岐伯曰：人生十岁，五脏始定，血气已通，其气在下，故好走。二十岁，血气始盛，肌肉方长，故好趋。三十岁，五脏大定，肌肉坚固，血脉盛满，故好步。四十岁，五脏六腑、十二经脉皆大盛以平定，腠理始疏，荣华颓落，发颇斑白，平盛不摇，故好坐。五十岁，肝气始衰，肝叶始薄，胆汁始减，目始不明。六十岁，心气始衰，苦忧悲，血气懈惰，故好卧。七十岁，脾气虚，皮肤枯。八十岁，肺气衰，魄离，故言善误。九十岁，肾气焦，四脏经脉空虚。百岁，五脏皆虚，神气皆去，形骸独居而终矣。

黄帝曰：其不能终寿而死者何如？岐伯曰：其五脏皆不坚，使道不长，空外以张，喘息暴疾，又卑基墙，薄脉少血，其肉不实，数中风寒，血气虚，脉不通，真邪相攻，乱而相引，故中寿而尽也。

## 逆顺第五十五

黄帝问于伯高曰：余闻气有逆顺，脉有盛衰，刺有大约，可得闻乎？伯高曰：气之逆顺者，所以应天地阴阳、四时五行也。脉之盛衰者，所以候血气之虚实有余不足。刺之大约者，必明知病之可刺，与其未可刺，与其已不可刺也。

黄帝曰：候之奈何？伯高曰：《兵法》曰：无迎逢逢之气，无击堂堂之阵。《刺法》曰：无刺熇熇之热，无刺漉漉之汗，无刺浑浑之脉，无刺病与脉相逆者。

黄帝曰：候其可刺奈何？伯高曰：上工刺其未生者也，其次刺其未盛者也，其次刺其已衰者也。下工刺其方袭者也，与其形之盛者也，与其病之与脉相逆者也。故曰：方其盛也，勿敢毁伤，刺其已衰，事必大昌。故曰：上工治未病，不治已病。此之谓也。

## 五味第五十六

黄帝曰：愿闻谷气有五味，其入五脏，分别奈何？伯高曰：胃者，五脏六腑之海也，水谷皆入于胃，五脏六腑皆禀气于胃。五味各走其所喜，谷味酸，先走肝；谷味苦，先走心；谷味甘，先走脾；谷味辛，先走肺；谷味咸，先走肾。谷气津液已行，营卫大通，乃化糟粕，以次传下。

黄帝曰：营卫之行奈何？伯高曰：谷始入于胃，其精微者，先出于胃之两焦以溉五脏，别出两行营卫之道。其大气之抟而不行者，积于胸中，命曰气海，出于肺，循喉咽，故呼则出，吸则入。天地之精气，其大数常出三入一，故谷不入，半日则气衰，一日则气少矣。

黄帝曰：谷之五味，可得闻乎？伯高曰：请尽言之。五谷：秔米甘，麻酸，大豆咸，麦苦，黄黍辛。五果：枣甘，李酸，栗咸，杏苦，桃辛。五畜：牛甘，犬酸，猪咸，羊苦，鸡辛。五菜：葵甘，韭酸，藿咸，薤苦，葱辛。

五色：黄色宜甘，青色宜酸，黑色宜咸，赤色宜苦，白色宜辛。凡此五者，各有所宜。所言五宜者，脾病者，宜食秔米饭、牛肉、枣、葵；心病者，宜食麦、羊肉、杏、薤；肾病者，宜食大豆黄卷、猪肉、栗、藿；肝病者，宜食麻、犬肉、李、韭；肺病者，宜食黄黍、鸡肉、桃、葱。

五禁：肝病禁辛，心病禁咸，脾病禁酸，肾病禁甘，肺病禁苦。

肝色青，宜食甘，秔米饭、牛肉、枣、葵皆甘；心色赤，宜食酸，犬肉、麻、李、韭皆酸；脾色黄，宜食咸，大豆、豕肉、栗、藿皆咸；肺色白，宜食苦，麦、羊肉、杏、薤皆苦；肾色黑，宜食辛，黄黍、鸡肉、桃、葱皆辛。

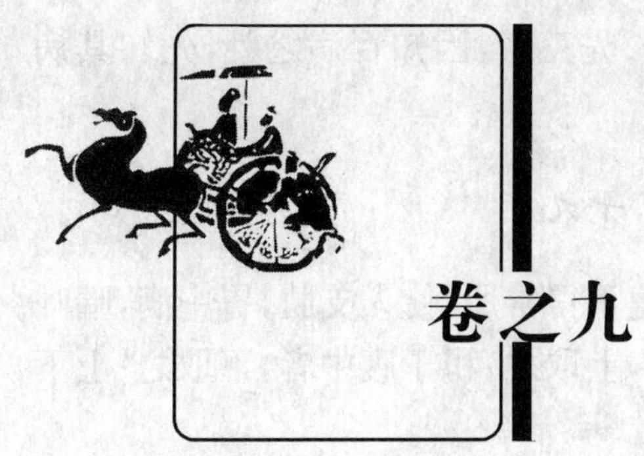

# 卷之九

## 水胀第五十七

黄帝问于岐伯曰：水与肤胀、鼓胀、肠覃、石瘕、石水，何以别之？岐伯答曰：水始起也，目窠上微肿，如新卧起之状，其颈脉动，时咳，阴股间寒，足胫瘇，腹乃大，其水已成矣。以手按其腹，随手而起，如裹水之状，此其候也。

黄帝曰：肤胀何以候之？岐伯曰：肤胀者，寒气客于皮肤之间，鼟鼟然不坚，腹大，身尽肿，皮厚，按其腹窅而不起，腹色不变，此其候也。鼓胀何如？岐伯曰：腹胀，身皆大，大与肤胀等也，色苍黄，腹筋起，此其候也。

肠覃何如？岐伯曰：寒气客于肠外，与卫气相搏，气不得荣，因有所系，癖而内著，恶气乃起，瘜肉乃生。其始生也，大如鸡卵，稍以益大，至其成如怀子之状，久者离岁，按之则坚，推之则移，月事以时下，此其候也。石瘕何如？岐伯曰：石瘕生于胞中，寒气客于子门，子门闭塞，气不得通，恶血当泻不泻，衃以留止，日以益大，状如怀子，月事不以时下。皆生于女子，可导而下。

黄帝曰：肤胀、鼓胀可刺邪？岐伯曰：先泻其胀之血络，后调其经，刺去其血络也。

## 贼风第五十八

黄帝曰：夫子言贼风邪气之伤人也，令人病焉，今有其不离屏蔽，不出室穴之中，卒然病者，非不离贼风邪气，其故何也？岐伯曰：此皆尝有所伤于湿气，藏于血脉之中，分肉之间，久留而不去；若有所堕坠，恶血在内而不去。卒然喜怒不节，饮食不适，寒温不时，腠理闭而不通。其开而遇风寒，则血气凝结，与故邪相袭，则为寒痹。其有热则汗出，汗出则受风，虽不遇贼风邪气，必有因加而发焉。

黄帝曰：今夫子之所言者，皆病人之所自知也，其毋所遇邪气，又毋怵惕之志，卒然而病者，其故何也？唯有因鬼神之事乎？岐伯曰：此亦有故邪留而未发，因而志有所恶，及有所慕，血气内乱，两气相搏。其所从来者微，视之不见，听而不闻，故似鬼神。

黄帝曰：其祝而已者，其故何也？岐伯曰；先巫者，因知百病之胜，先知其病之所从生者，可祝而已也。

## 卫气失常第五十九

黄帝曰：卫气之留于腹中，稸积不行，苑蕴不得常所，使人支胁，胃中满，喘呼逆息者，何以去之？伯高曰：其气积于胸中者，上取之；积于腹中者，下取之；上下皆满者，傍取之。

黄帝曰：取之奈何？伯高对曰：积于上者，泻人迎、天突、喉中；积于下者，泻三里与气街；上下皆满者，上下取之，与季胁之下一寸，重者鸡足取之。诊视其脉大而弦急，及绝不至者，及腹皮急甚者，不可刺也。黄帝曰：善。

黄帝问于伯高曰：何以知皮肉、气血、筋骨之病也？伯高曰：色起两眉薄泽者，病在皮。唇色青黄赤白黑者，病在肌肉。营气濡然者，病在血气。目色青黄赤白黑者，病在筋。耳焦枯受尘垢，病在骨。

黄帝曰：病形何如？取之奈何？伯高曰：夫百病变化，不可胜数，然皮有部，肉有柱，血气有腧，筋有结，骨有属。黄帝曰：愿闻其故。伯高曰：皮之部，腧于四末。肉之柱，在臂胫诸阳分肉之间与足少阴分间。血气之腧，腧于诸络，气血留居，则盛而起。筋部无阴无阳，无左无右，候病所在。骨之属者，骨空之所以受液而益脑髓者也。

黄帝曰：取之奈何？伯高曰：夫病变化，浮沉深浅不可胜穷，各在其处。病间者浅之，甚者深之，间者少之，甚者众之，随变而调气，故曰上工。

黄帝问于伯高曰：人之肥瘦大小寒温，有老壮少小，别之奈何？伯高对曰：人年五十已上为老，二十已上为壮，十八已上为少，六岁已上为小。

黄帝曰：何以度知其肥瘦？伯高曰：人有脂、有膏、有肉。黄帝曰：别此奈何？伯高曰：䐃肉坚，皮满者脂。䐃肉不坚，皮缓者膏。皮肉不相离者肉。

黄帝曰：身之寒温何如？伯高曰：膏者其肉淖，而粗理者身寒，细理者身热。脂者其肉坚，细理者热，粗理者寒。

黄帝曰：其肥瘦大小奈何？伯高曰：膏者多气而皮纵缓，故能纵腹垂腴。肉者身体容大。脂者其身收小。

黄帝曰：三者之气血多少何如？伯高曰：膏者多气，多气者热，热者耐寒。肉者多血，则充形，充形则平。脂者其血清，气滑少，故不能大。此别于众人者也。

黄帝曰：众人奈何？伯高曰：众人皮肉脂膏不能相加也，血与气不能相多，故其形不小不大，各自称其身，命曰众人。

黄帝曰：善。治之奈何？伯高曰：必先别其三形，血之多少，气之清浊，而后调之，治无失常经。是故膏人者，纵腹垂腴；肉人者，上下容大；脂人者，虽脂不能大。

## 玉版第六十

黄帝曰：余以小针为细物也，夫子乃言上合之于天，下合之于地，中合之于人，余以为过针之意矣，愿闻其故。岐伯曰：何物大于针者乎？夫大于针者，惟五兵者焉。五兵者，死之备也，非生之具。且夫人者，天地之镇也，其可不参乎？夫治民者，亦唯针焉。夫针之与五兵，其孰小乎？

黄帝曰：病之生时，有喜怒不测，饮食不节，阴气不足，阳气有余，营气不行，乃发为痈疽。阴阳不通，两热相搏，乃化为脓，小针能取之乎？岐伯曰：圣人不能使化者，为之邪不可留也。故两军相当，旗帜相望，白刃陈于中野者，此非一日之谋也。能使其民令行禁止，士卒无白刃之难者，非一日之教也，须臾之得也。夫至使身被痈疽之病，脓血之聚者，不亦离道远乎！夫痈疽之生，脓血之成也，不从天下，不从地出，积微之所生也。故圣人自治于未有形也，愚者遭其已成也。

黄帝曰：其已形，不予遭，脓已成，不予见，为之奈何？岐伯曰：脓已成，十死一生，故圣人弗使已成，而明为良方，著之竹帛，使能者踵而传之后世，无有终时者，为其不予遭也。

黄帝曰：其已有脓血而后遭乎？不导之以小针治乎？岐伯曰：以小治小者其功小，以大治大者多害，故其已成脓血者，其唯砭石铍锋之所取也。

黄帝曰：多害者其不可全乎？岐伯曰：其在逆顺焉。黄帝曰：愿闻逆顺。岐伯曰：以为伤者，其白眼青黑，眼小，是一逆也；内药而呕者，是二逆也；腹痛渴甚，是三逆也；肩项中不便，是四逆也；音嘶色脱，是五逆也。除此五者为顺矣。

黄帝曰：诸病皆有逆顺，可得闻乎？岐伯曰：腹胀，身热，脉小，是一逆也；腹鸣而满，四肢清，泄，其脉大，是二逆也；衄而不止，脉大，是三逆也；咳且溲血脱形，其脉小劲，是四逆也；咳，脱形身热，脉小以疾，是谓五逆也。如是者，不过十五日而死矣。

其腹大胀，四末清，脱形，泄甚，是一逆也；腹胀便血，其脉大时绝，是二逆也；咳溲血，形肉脱，脉搏，是三逆也；呕血，胸满引背，脉小而疾，是四逆也；咳呕腹胀，且飧泄，其脉绝，是五逆也。如是者，不及一时而死矣。工不察此者而刺之，是谓逆治。

黄帝曰：夫子之言针甚骏，以配天地，上数天文，下度地纪，内别五脏，外次六腑，经脉二十八会，尽有周纪，能杀生人，不能起死者，子能反之乎？岐伯曰：能杀生人，不能起死者也。黄帝曰：余闻之则为不仁，然愿闻其道，弗行于人。岐伯曰：是明道也，其必然也，其如刀剑之可以杀人，如饮酒使人醉也，虽勿诊，犹可知矣。

黄帝曰:愿卒闻之。岐伯曰:人之所受气者,谷也。谷之所注者,胃也。胃者,水谷气血之海也。海之所行云气者,天下也。胃之所出气血者,经隧也。经隧者,五脏六腑之大络也,迎而夺之而已矣。黄帝曰:上下有数乎?岐伯曰:迎之五里,中道而止,五至而已,五往而脏之气尽矣,故五五二十五而竭其输矣,此所谓夺其天气者也,非能绝其命而倾其寿者也。黄帝曰:愿卒闻之。岐伯曰:窥门而刺之者,死于家中;入门而刺之者,死于堂上。黄帝曰:善乎方,明哉道,请著之玉版,以为重宝,传之后世,以为刺禁,令民勿敢犯也。

## 五禁第六十一

黄帝问于岐伯曰:余闻刺有五禁,何谓五禁?岐伯曰:禁其不可刺也。黄帝曰:余闻刺有五夺。岐伯曰:无泻其不可夺者也。黄帝曰:余闻刺有五过。岐伯曰:补泻无过其度。黄帝曰:余闻刺有五逆。岐伯曰:病与脉相逆,命曰五逆。黄帝曰:余闻刺有九宜。岐伯曰:明知九针之论,是谓九宜。

黄帝曰:何谓五禁?愿闻其不可刺之时。岐伯曰:甲乙日自乘,无刺头,无发蒙于耳内。丙丁日自乘,无振埃于肩喉廉泉。戊己日自乘四季,无刺腹去爪泻水。庚辛日自乘,无刺关节于股膝。壬癸日自乘,无刺足胫。是谓五禁。

黄帝曰:何谓五夺?岐伯曰:形肉已夺,是一夺也;大夺血之后,是二夺也;大汗出之后,是三夺也;大泄之后,是四夺也;新产及大血之后,是五夺也。此皆不可泻。

黄帝曰:何谓五逆?岐伯曰:热病脉静,汗已出,脉盛躁,是一逆也;病泄,脉洪大,是二逆也;著痹不移,䐃肉破,身热,脉偏绝,是三逆也;淫而夺形,身热,色夭然白,及后下血衃,血衃笃重,是谓四逆也;寒热夺形,脉坚搏,是谓五逆也。

## 动输第六十二

黄帝曰:经脉十二,而手太阴、足少阴、阳明独动不休,何也?岐伯曰:足阳明胃脉也。胃为五脏六腑之海,其清气上注于肺,肺气从太阴而行之,其行也,以息往来,故人一呼脉再动,一吸脉亦再动,呼吸不已,故动而不止。

黄帝曰:气之过于寸口也,上十焉息?下八焉伏?何道从还?不知其极。岐伯曰:气之离脏也,卒然如弓弩之发,如水之下岸,上于鱼以反衰,其余气衰散以逆上,故其行微。

黄帝曰:足之阳明何因而动?岐伯曰:胃气上注于肺,其悍气上冲头者,循咽,上走空窍,循眼系,入络脑,出顑,下客主人,循牙车,合阳明,并下人迎,此胃气别走于阳明者也。故阴阳上下,其动也若一。故阳病而阳脉小者为逆,阴病而阴脉大者为逆。故阴阳俱静俱动若引绳，相倾者病。

黄帝曰：足少阴何因而动？岐伯曰：冲脉者，十二经之海也，与少阴之大络起于肾下，出于气街，循阴股内廉，邪入腘中，循胫骨内廉，并少阴之经，下入内踝之后，入足下；其别者，邪入踝，出属跗上，入大指之间，注诸络，以温足胫。此脉之常动者也。

黄帝曰：营卫之行也，上下相贯，如环之无端，今有其卒然遇邪气，及逢大寒，手足懈惰，其脉阴阳之道，相输之会，行相失也，气何由还？岐伯曰：夫四末阴阳之会者，此气之大络也。四街者，气之径路也。故络绝则径通，四末解则气从合，相输如环。黄帝曰：善。此所谓如环无端，莫知其纪，终而复始，此之谓也。

## 五味论第六十三

黄帝问于少俞曰：五味入于口也，各有所走，各有所病。酸走筋，多食之令人癃；咸走血，多食之令人渴；辛走气，多食之令人洞心；苦走骨，多食之令人变呕；甘走肉，多食之令人悗心。余知其然也，不知其何由，愿闻其故。

少俞答曰：酸入于胃，其气涩以收，上之两焦，弗能出入也，不出即留于胃中，胃中和温，则下注膀胱，膀胱之胞薄以懦，得酸则缩绻，约而不通，水道不行，故癃。阴者，积筋之所终也，故酸入而走筋矣。

黄帝曰：咸走血，多食之令人渴，何也？少俞曰：咸入于胃，其气上走中焦，注于脉，则血气走之，血与咸相得则凝，凝则胃中汁注之，注之则胃中竭，竭则咽路焦，故舌本干而善渴。血脉者，中焦之道也，故咸入而走血矣。

黄帝曰：辛走气，多食之令人洞心，何也？少俞曰：辛入于胃，其气走于上焦，上焦者，受气而营诸阳者也，姜韭之气熏之，营卫之气不时受之，久留心下，故洞心。辛与气俱行，故辛入而与汗俱出。

黄帝曰：苦走骨，多食之令人变呕，何也？少俞曰：苦入于胃，五谷之气皆不能胜苦，苦入下脘，三焦之道皆闭而不通，故变呕。齿者，骨之所终也，故苦入而走骨，故入而复出，知其走骨也。

黄帝曰：甘走肉，多食之令人悗心，何也？少俞曰：甘入于胃，其气弱小，不能上至于上焦，而与谷留于胃中，甘者令人柔润者也，胃柔则缓，缓则虫动，虫动则令人悗心。其气外通于肉，故甘走肉。

## 阴阳二十五人第六十四

黄帝曰：余闻阴阳之人何如，伯高曰：天地之间，六合之内，不离于五，人亦应之，故五五二十五人之形，而阴阳之人不与焉。其态又不合于众者五，余已知之矣。愿闻二十五人之形，血气之所生，别而以候，从外知内何如？岐伯曰：悉乎哉问也！此先师之秘也，虽伯高犹不能明之也。黄帝避席遵循而却曰：余闻之，得其人弗教，是谓重失，得而泄之，天将厌之。余愿得而明之，金柜藏之，不敢扬之。岐伯曰：先立五形金木水火土，别其五色，异其五形之人，而二十五人具矣。黄帝曰：愿卒闻之。岐伯曰：慎之慎之，臣请言之。

木形之人，比于上角，似于苍帝。其为人苍色，小头长面，大肩背，直身，小手足，有才，好劳心，少力，多忧劳于事。能春夏不能秋冬，秋冬感而病生，足厥阴佗佗然。大角之人，比于左足少阳，少阳之上遗遗然。左角之人，比于右足少阳，少阳之下随随然。钛角之人，比于右足少阳，少阳之上推推然。判角之人，比于左足少阳，少阳之下栝栝然。

火形之人，比于上徵，似于赤帝。其为人赤色，广朋，锐面小头，好肩背髀腹，小手足，行安地，疾行摇肩，背肉满，有气轻财，少信多虑，见事明，好颜，急心，不寿暴死。能春夏不能秋冬，秋冬感而病生，手少阴核核然。质徵之人，比于左手太阳，太阳之上肌肌然。少徵之人，比于右手太阳，太阳之下慆慆然。右徵之人，比于右手太阳，太阳之上鲛鲛然。质判之人，比于左手太阳，太阳之下支支颐颐然。

土形之人，比于上宫，似于上古黄帝。其为人黄色，圆面大头，美肩背，大腹，美股胫，小手足，多肉，上下相称，行安地，举足浮，安心，好利人，不喜权势，善附人也。能秋冬不能春夏，春夏感而病生，足太阴敦敦然。大宫之人，比于左足阳明，阳明之上婉婉然。加宫之人，比于左足阳明，阳明之下坎坎然。少宫之人，比于右足阳明，阳明之上枢枢然。左宫之人，比于右足阳明，阳明之下兀兀然。

金形之人，比于上商，似于白帝。其为人白色，方面小头，小肩背，小腹，小手足，如骨发踵外，骨轻，身清廉，急心，静悍，善为吏。能秋冬不能春夏，春夏感而病生，手太阴敦敦然。钛商之人，比于左手阳明，阳明之上廉廉然。右商之人，比于左手阳明，阳明之下脱脱然。左商之人，比于右手阳明，阳明之上监监然。少商之人，比于右手阳明，阳明之下严严然。

水形之人，比于上羽，似于黑帝。其为人黑色，面不平大头，廉颐，小肩，大腹，动手足，发行摇身，下尻长，背延延然，不敬畏，善欺绐人，戮死。能秋冬不能春夏，春夏感而病生，足少阴汗汗然。大羽之人，比于右足太阳，太阳之上颊颊然。少羽之人，比于左足太阳，太阳之下纡纡然。众之为人，比于右足太阳，太阳之下洁洁然。桎之为人，比于左足太阳，太阳之上安安然。是故五形之人二十五变者，众之所以相欺者是也。

黄帝曰：得其形，不得其色，何如？岐伯曰：形胜色，色胜形者，至其胜时年加，感则病行，失则忧矣。形色相得者，富贵大乐。

黄帝曰：其形色相胜之时，年加可知乎？岐伯曰：凡年忌下上之人，大忌常加九岁。七岁，十六岁，二十五岁，三十四岁，四十三岁，五十二岁，六十一岁，皆人之大忌，不可不自安也，感则病行，失则忧矣。当此之时，无为奸事，是谓年忌。

黄帝曰：夫子之言，脉之上下，血气之候，以知形气奈何？岐伯曰：足阳明之上，血气盛则髯美长；血少气多则髯短；故气少血多则髯少；血气皆少则无髯，两吻多画。足阳明之下，血气盛则下毛美长至胸；血多气少则下毛美短至脐，行则善高举足，足指少肉，足善寒；血少气多则肉而善瘃；血气皆少则无毛，有则稀枯悴，善痿厥足痹。

足少阳之上，气血盛则通髯美长；血多气少则通髯美短；血少气多则少髯；血气皆少则无髯，感于寒湿则善痹，骨痛爪枯也。足少阳之下，血气盛则胫毛美长，外踝肥；血多气少则胫毛美短，外踝皮坚而厚；血少气多则胻毛少，外踝皮薄而软；血气皆少则无毛，外踝瘦无肉。

足太阳之上，血气盛则美眉，眉有毫毛；血多气少则恶眉，面多小理；血少气多则面多肉；血气和则美色。足太阳之下，血气盛则跟肉满，踵坚；气少血多则瘦，跟空；血气皆少则喜转筋，踵下痛。

手阳明之上，血气盛则髭美；血少气多则髭恶；血气皆少则无髭。手阳明之下，血气盛则腋下毛美，手鱼肉以温；气血皆少则手瘦以寒。

手少阳之上，血气盛则眉美以长，耳色美；血气皆少则耳焦恶色。手少阳之下，血气盛则手卷多肉以温；血气皆少则寒以瘦；气少血多则瘦以多脉。

手太阳之上，血气盛则有多须，面多肉以平；血气皆少则面瘦恶色。手太阳之下，血气盛则掌肉充满；血气皆少则掌瘦以寒。

黄帝曰：二十五人者，刺之有约乎？岐伯曰：美眉者，足太阳之脉气血多；恶眉者，血气少；其肥而泽者，血气有余；肥而不泽者，气有余，血不足；瘦而无泽者，气血俱不足。审察其形气有余不足而调之，可以知逆顺矣。

黄帝曰：刺其诸阴阳奈何？岐伯曰：按其寸口、人迎，以调阴阳。切循其经络之凝涩，结而不通者，此于身皆为痛痹，甚则不行，故凝涩。凝涩者，致气以温之，血和乃止。其结络者，脉结血不行，决之乃行。故曰：气有余于上者，导而下之；气不足于上者，推而往之；其稽留不至者，因而迎之，必明于经隧，乃能持之。寒与热争者，导而行之；其宛陈血不结者，则而予之。必先明知二十五人，则血气之所在，左右上下，刺约毕也。

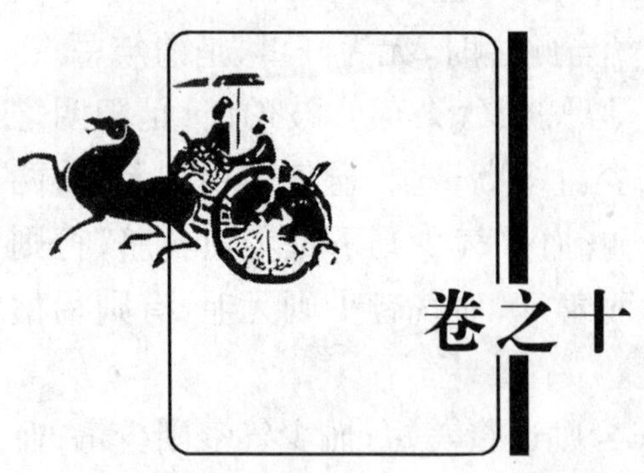

# 卷之十

## 五音五味第六十五

右徵与少徵，调右手太阳上。左商与左徵，调左手阳明上。少徵与大宫，调左手阳明上。右角与大角，调右足少阳下。大徵与少徵，调左手太阳上。众羽与少羽，调右足太阳下。少商与右商，调右手太阳下。桎羽与众羽，调右足太阳下。少宫与大宫，调右足阳明下。判角与少角，调右足少阳下。钛商与上商，调右足阳明下。钛商与上角，调左足太阳下。

上徵与右徵同，谷麦，畜羊，果杏，手少阴，脏心，色赤，味苦，时夏。上羽与大羽同，谷大豆，畜彘，果栗，足少阴，脏肾，色黑，味咸，时冬。上宫与大宫同，谷稷，畜牛，果枣，足太阴，脏脾，色黄，味甘，时季夏。上商与右商同，谷黍，畜鸡，果桃，手太阴，脏肺，色白，味辛，时秋。上角与大角同，谷麻，畜犬，果李，足厥阴，脏肝，色青，味酸，时春。

大宫与上角同，右足阳明上。左角与大角同，左足阳明上。少羽与大羽同，右足太阳下。左商与右商同，左手阳明上。加宫与大宫同，左足少阳上。质判与大宫同，左手太阳下。判角与大角同，左足少阳下。大羽与大角同，右足太阳上。大角与大宫同，右足少阳上。

右徵、少徵、质徵、上徵、判徵。右角、钛角、上角、大角、判角。右商、少商、钛商、上商、左商。少宫、上宫、大宫、加宫、左角宫。众羽、桎羽、上羽、大羽、少羽。

黄帝曰：妇人无须者，无血气乎？岐伯曰：冲脉、任脉皆起于胞中，上循脊里，为经络之海。其浮而外者，循腹上行，会于咽喉，别而络唇口。血气盛则充肤热肉，血独盛则澹渗皮肤，生毫毛。今妇人之生，有余于气，不足于血，以其数脱血也，冲任之脉不荣口唇，故须不生焉。

黄帝曰：士人有伤于阴，阴气绝而不起，阴不用，然其须不去，其故何也？宦者独去何也？愿闻其故。岐伯曰：宦者去其宗筋，伤其冲脉，血泻不复，皮肤内结，唇口不荣，故须不生。

黄帝曰:其有天宦者,未尝被伤,不脱于血,然其须不生,其故何也?岐伯曰:此天之所不足也。其任冲不盛,宗筋不成,有气无血,唇口不荣,故须不生。

黄帝曰:善乎哉!圣人之通万物也,若日月之光影,音声鼓响,闻其声而知其形,其非夫子,孰能明万物之精。是故圣人视其颜色,黄赤者多热气,青白者少热气,黑色者多血少气。美眉者太阳多血,通髯极须者少阳多血,美须者阳明多血,此其时然也。夫人之常数,太阳常多血少气,少阳常多气少血,阳明常多血多气,厥阴常多气少血,少阴常多血少气,太阴常多血少气,此天之常数也。

## 百病始生第六十六

黄帝问于岐伯曰:夫百病之始生也,皆生于风雨寒暑,清湿喜怒。喜怒不节则伤脏,风雨则伤上,清湿则伤下。三部之气,所伤异类,愿闻其会。岐伯曰:三部之气各不同,或起于阴,或起于阳,请言其方。喜怒不节则伤脏,脏伤则病起于阴也;清湿袭虚则病起于下;风雨袭虚则病起于上,是谓三部。至其淫泆,不可胜数。

黄帝曰:余固不能数,故问先师,愿卒闻其道。岐伯曰:风雨寒热不得虚,邪不能独伤人。卒然逢疾风暴雨而不病者,盖无虚,故邪不能独伤人。此必因虚邪之风,与其身形,两虚相得,乃客其形。两实相逢,众人肉坚。其中于虚邪也,因于天时,与其身形,参以虚实,大病乃成。气有定舍,因处为名,上下中外,分为三员。

是故虚邪之中人也,始于皮肤,皮肤缓则腠理开,开则邪从毛发入,入则抵深,深则毛发立,毛发立则淅然,故皮肤痛。留而不去,则传舍于络脉,在络之时,痛于肌肉,其痛之时息,大经乃代。留而不去,传舍于经,在经之时,洒淅喜惊。留而不去,传舍于输,在输之时,六经不通,四肢则肢节痛,腰脊乃强。留而不去,传舍于伏冲之脉,在伏冲之时,体重身痛。留而不去,传舍于肠胃,在肠胃之时,贲响腹胀,多寒则肠鸣飧泄,食不化,多热则溏出糜。留而不去,传舍于肠胃之外、募原之间,留著于脉,稽留而不去,息而成积。或著孙脉,或著络脉,或著经脉,或著输脉,或著于伏冲之脉,或著于膂筋,或著于肠胃之募原,上连于缓筋,邪气淫泆,不可胜论。

黄帝曰:愿尽闻其所由然。岐伯曰:其著孙络之脉而成积者,其积往来上下,臂手孙络之居也,浮而缓,不能句积而止之,故往来移行肠胃之间,水湊渗注灌,濯濯有音,有寒则腹䐜满雷引,故时切痛。其著于阳明之经,则挟脐而居,饱食则益大,饥则益小。其著于缓筋也,似阳明之积,饱食则痛,饥则安。其著于肠胃之募原也,痛而外连于缓筋,饱食则安,饥则痛。其著于伏冲之脉者,揣揣应手而动,发手则热气下于两股,如汤沃之状。其著于膂筋在肠后者,饥则积见,饱则积不见，按之不得。其著于输之脉者，闭塞不通，津液不下，孔窍干壅，此邪气之从外入内，从上下也。

黄帝曰：积之始生，至其已成奈何？岐伯曰：积之始生，得寒乃生，厥乃成积也。黄帝曰：其成积奈何？岐伯曰：厥气生足悗，悗生胫寒，胫寒则血脉凝涩，血脉凝涩则寒气上入于肠胃，入于肠胃则䐜胀，䐜胀则肠外之汁沫迫聚不得散，日以成积。卒然多食饮则肠满，起居不节、用力过度则络脉伤，阳络伤则血外溢，血外溢则衄血；阴络伤则血内溢，血内溢则后血。肠胃之络伤，则血溢于肠外，肠外有寒汁沫与血相抟，则并合凝聚不得散而积成矣。卒然外中于寒，若内伤于忧怒，则气上逆，气上逆则六输不通，温气不行，凝血蕴里而不散，津液涩渗，著而不去，而积皆成矣。

黄帝曰：其生于阴者奈何？岐伯曰：忧思伤心；重寒伤肺；忿怒伤肝；醉以入房，汗出当风伤脾；用力过度，若入房汗出浴，则伤肾。此内外三部之所生病者也。

黄帝曰：善。治之奈何？岐伯答曰：察其所痛，以知其应，有余不足，当补则补，当泻则泻，毋逆天时，是谓至治。

## 行针第六十七

黄帝问于岐伯曰：余闻九针于夫子，而行之于百姓，百姓之血气各不同形，或神动而气先针行，或气与针相逢，或针已出气独行，或数刺乃知，或发针而气逆，或数刺病益剧，凡此六者，各不同形，愿闻其方。

岐伯曰：重阳之人，其神易动，其气易往也。黄帝曰：何谓重阳之人？岐伯曰：重阳之人，熇熇蒿蒿，言语善疾，举足善高，心肺之脏气有余，阳气滑盛而扬，故神动而气先行。黄帝曰：重阳之人而神不先行者，何也？岐伯曰：此人颇有阴者也。黄帝曰：何以知其颇有阴也？岐伯曰：多阳者多喜，多阴者多怒，数怒者易解，故曰颇有阴，其阴阳之离合难，故其神不能先行也。

黄帝曰：其气与针相逢奈何？岐伯曰：阴阳和调，而血气淖泽滑利，故针入而气出，疾而相逢也。

黄帝曰：针已出而气独行者，何气使然？岐伯曰：其阴气多而阳气少，阴气沉而阳气浮，沉者内藏，故针已出，气乃随其后，故独行也。

黄帝曰：数刺乃知，何气使然？岐伯曰：此人之多阴而少阳，其气沉而气往难，故数刺乃知也。

黄帝曰：针入而气逆者，何气使然？岐伯曰：其气逆与其数刺病益甚者，非阴阳之气浮沉之势也，此皆粗之所败，工之所失，其形气无过焉。

## 上膈第六十八

黄帝曰：气为上膈者，食饮入而还出，余已知之矣。虫为下膈，下膈者，食晬时乃出，余未得其意，愿卒闻之。岐伯曰：喜怒不适，食饮不节，寒温不时，则寒汁流于肠中，流于肠中则虫寒，虫寒则积聚，守于下管，则肠胃充郭，卫气不营，邪气居之。人食则虫上食，虫上食则下管虚，下管虚则邪气胜之，积聚以留，留则痈成，痈成则下管约。其痈在管内者，即而痛深；其痈在外者，则痈外而痛浮，痈上皮热。

黄帝曰：刺之奈何？岐伯曰：微按其痈，视气所行，先浅刺其傍，稍内益深，还而刺之，毋过三行；察其沉浮，以为深浅；已刺必熨，令热入中，日使热内，邪气益衰，大痈乃溃。伍以参禁，以除其内；恬憺无为，乃能行气。后以咸苦，化谷乃下矣。

## 忧恚无言第六十九

黄帝问于少师曰：人之卒然忧恚而言无音者，何道之塞，何气不行，使音不彰？愿闻其方。少师答曰：咽喉者，水谷之道也。喉咙者，气之所以上下者也。会厌者，音声之户也。口唇者，音声之扇也。舌者，音声之机也。悬雍垂者，音声之关也。颃颡者，分气之所泄也。横骨者，神气所使，主发舌者也。故人之鼻洞涕出不收者，颃颡不开，分气失也。是故厌小而薄，则发气疾，其开阖利，其出气易；其厌大而厚，则开阖难，其气出迟，故重言也。人卒然无音者，寒气客于厌，则厌不能发，发不能下，至其开阖不利，故无音。

黄帝曰：刺之奈何？岐伯曰：足之少阴上系于舌，络于横骨，终于会厌，两泻其血脉，浊气乃辟。会厌之脉，上络任脉，取之天突，其厌乃发也。

## 寒热第七十

黄帝问于岐伯曰：寒热瘰疬在于颈腋者，皆何气使生？岐伯曰：此皆鼠瘘寒热之毒气也，留于脉而不去者也。

黄帝曰：去之奈何？岐伯曰：鼠瘘之本皆在于脏，其末上出于颈腋之间。其浮于脉中，而未内著于肌肉，而外为脓血者，易去也。

黄帝曰：去之奈何？岐伯曰：请从其本引其末，可使衰去而绝其寒热。审按其道以予之，徐往徐来以去之。其小如麦者，一刺知，三刺而已。

黄帝曰：决其生死奈何？岐伯曰：反其目视之，其中有赤脉，上下贯瞳子，见一脉，一岁死；见一脉半，一岁半死；见二脉，二岁死；见二脉半，二岁半死；见三脉，三岁而死。见赤脉不下贯瞳子，可治也。

## 邪客第七十一

黄帝问于伯高曰：夫邪气之客人也，或令人目不瞑者，何气使然？伯高曰：五谷入于胃也，其糟粕、津液、宗气分为三隧，故宗气积于胸中，出于喉咙，以贯心脉，而行呼吸焉。营气者，泌其津液，注之于脉，化以为血，以荣四末，内注五脏六腑，以应刻数焉。卫气者，出其悍气之慓疾，而先行于四末分肉皮肤之间，而不休者也，昼日行于阳，夜行于阴，常从足少阴之分间行于五脏六腑。今厥气客于五脏六腑，则卫气独卫其外，行于阳不得入于阴，行于阳则阳气盛，阳气盛则阳跻满，不得入于阴，阴虚故目不瞑。

黄帝曰：善。治之奈何？伯高曰：补其不足，泻其有余，调其虚实，以通其道而去其邪；饮以半夏汤一剂，阴阳已通，其卧立至。

黄帝曰：善。此所谓决渎壅塞，经络大通，阴阳和得者也，愿闻其方。伯高曰：其汤方：以流水千里以外者八升，扬之万遍，取其清五升煮之，炊以苇薪，火沸，置秫米一升，治半夏五合，徐炊，令竭为一升半，去其滓，饮汁一小杯，日三，稍益，以知为度。故其病新发者，覆杯则卧，汗出则已矣。久者，三饮而已也。

黄帝问于伯高曰：愿闻人之肢节，以应天地奈何？伯高答曰：天圆地方，人头圆足方以应之；天有日月，人有两目；地有九州，人有九窍；天有风雨，人有喜怒；天有雷电，人有音声；天有四时，人有四肢；天有五音，人有五脏；天有六律，人有六腑；天有冬夏，人有寒热；天有十日，人有手十指；辰有十二，人有足十指、茎、垂以应之，女子不足二节，以抱人形；天有阴阳，人有夫妻；岁有三百六十五日，人有三百六十五节；地有高山，人有肩膝；地有深谷，人有腋腘；地有十二经水，人有十二经脉；地有泉脉，人有卫气；地有草蓂，人有毫毛；天有昼夜，人有卧起；天有列星，人有牙齿；地有小山，人有小节；地有山石，人有高骨；地有林木，人有募筋；地有聚邑，人有腘肉；岁有十二月，人有十二节；地有四时不生草，人有无子。此人与天地相应者也。

黄帝问于岐伯曰：余愿闻持针之数，内针之理，纵舍之意，扞皮开腠理，奈何？脉之屈折出入之处，焉至而出，焉至而止，焉至而徐，焉至而疾，焉至而入？六腑之输于身者，余愿尽闻其序，别离之处，离而入阴，别而入阳，此何道而从行？愿尽闻其方。岐伯曰：帝之所问，针道毕矣。黄帝曰：愿卒闻之。岐伯曰：手太阴之脉，出于大指之端，内屈循白肉际，至本节之后太渊，留以澹，外屈上于本节下，内屈与诸阴络会于鱼际，数脉并注，其气滑利，伏行壅骨之下，外屈出于寸口而行，上至于肘内廉，入于大筋之下，内屈上行臑阴，入腋下，内屈走肺。此顺行逆数之屈折也。

心主之脉，出于中指之端，内屈循中指内廉、以上留于掌中，伏行两骨之间，外屈出两筋之间、骨肉之际，其气滑利，上二寸，外屈出行两筋之间，上至肘内廉，入于小筋之下，留两骨之会，上入于胸中，内络于心脉。

黄帝曰：手少阴之脉独无腧何也？岐伯曰：少阴，心脉也。心者，五脏六腑之大主也，精神之所舍也，其脏坚固，邪弗能容也，容之则心伤，心伤则神去，神去则死矣。故诸邪之在于心者，皆在于心之包络。包络者，心主之脉也。故独无腧焉。

黄帝曰：少阴独无腧者，不病乎？岐伯曰：其外经病而脏不病，故独取其经于掌后锐骨之端，其余脉出入屈折，其行之徐疾，皆如手太阴、心主之脉行也。故本腧者，皆因其气之虚实疾徐以取之，是谓因冲而泻，因衰而补，如是者，邪气得去，真气坚固，是谓因天之序。

黄帝曰：持针纵舍奈何？岐伯曰：必先明知十二经脉之本末，皮肤之寒热，脉之盛衰滑涩。其脉滑而盛者病日进，虚而细者久以持，大以涩者为痛痹，阴阳如一者病难治，其本末尚热者病尚在，其热已衰者其病亦去矣。持其尺，察其肉之坚脆、大小、滑涩、寒温、燥湿。因视目之五色，以知五脏而决死生；视其血脉，察其色，以知其寒热痛痹。

黄帝曰：持针纵舍，余未得其意也。岐伯曰：持针之道，欲端以正，安以静，先知虚实，而行疾徐，左手执骨，右手循之，无与肉果，泻欲端以正，补必闭肤，辅针导气，邪得淫泆，真气得居。

黄帝曰：扞皮开腠理奈何？岐伯曰：因其分肉，左别其肤，微内而徐端之，适神不散，邪气得去。

黄帝问于岐伯曰：人有八虚，各何以候？岐伯答曰：以候五脏。黄帝曰：候之奈何？岐伯曰：肺心有邪，其气留于两肘；肝有邪，其气流于两腋；脾有邪，其气留于两髀；肾有邪，其气留于两腘。凡此八虚者，皆机关之室，真气之所过，血络之所游，邪气恶血固不得住留，住留则伤筋络骨节，机关不得屈伸，故痀挛也。

## 通天第七十二

黄帝问于少师曰：余尝闻人有阴阳，何谓阴人？何谓阳人？少师曰：天地之间，六合之内，不离于五，人亦应之，非徒一阴一阳而已也，而略言耳，口弗能遍明也。

黄帝曰：愿略闻其意，有贤人圣人，心能备而行之乎？少师曰：盖有太阴之人，少阴之人，太阳之人，少阳之人，阴阳和平之人。凡五人者，其态不同，其筋骨气血各不等。

黄帝曰：其不等者，可得闻乎？少师曰：太阴之人，贪而不仁，下齐湛湛，好内而恶出，心抑而不发，不务于时，动而后之，此太阴之人也。

少阴之人，小贪而贼心，见人有亡，常若有得，好伤好害；见人有荣，乃反愠怒，心疾而无恩，此少阴之人也。

太阳之人，居处于于，好言大事，无能而虚说，志发于四野，举措不顾是非，为事如常自用，事虽败而常无悔，此太阳之人也。

少阳之人，諟谛好自贵，有小小官，则高自宣，好为外交而不内附，此少阳之人也。

阴阳和平之人，居处安静，无为惧惧，无为欣欣，婉然从物，或与不争，与时变化，尊则谦谦，谭而不治，是谓至治。古之善用针艾者，视人五态乃治之，盛者泻之，虚者补之。

黄帝曰：治人之五态奈何？少师曰：太阴之人，多阴而无阳，其阴血浊，其卫气涩，阴阳不和，缓筋而厚皮，不之疾泻，不能移之。

少阴之人，多阴少阳，小胃而大肠，六腑不调，其阳明脉小，而太阳脉大，必审调之，其血易脱，其气易败也。

太阳之人，多阳而少阴，必谨调之，无脱其阴，而泻其阳，阳重脱者易狂，阴阳皆脱者暴死不知人也。

少阳之人，多阳少阴，经小而络大，血在中而气在外，实阴而虚阳，独泻其络脉则强，气脱而疾，中气不足，病不起也。

阴阳和平之人，其阴阳之气和，血脉调。谨诊其阴阳，视其邪正，安其容仪，审有余不足，盛则泻之，虚则补之，不盛不虚以经取之。此所以调阴阳，别五态之人者也。

黄帝曰：夫五态之人者，相与毋故，卒然新会，未知其行也，何以别之？少师答曰：众人之属，不如五态之人者，故五五二十五人，而五态之人不与焉。五态之人，尤不合于众者也。

黄帝曰：别五态之人奈何？少师曰：太阴之人，其状黮黮然黑色，念然下意，临临然长大，䐃然未偻，此太阴之人也。

少阴之人，其状清然窃然，固以阴贼，立而躁崄，行而似伏，此少阴之人也。

太阳之人，其状轩轩储储，反身折䐃，此太阳之人也。

少阳之人，其状立则好仰，行则好摇，其两臂两肘则常出于背，此少阳之人也。

阴阳和平之人，其状委委然，随随然，颙颙然，愉愉然，暶暶然，豆豆然，众人皆曰君子，此阴阳和平之人也。

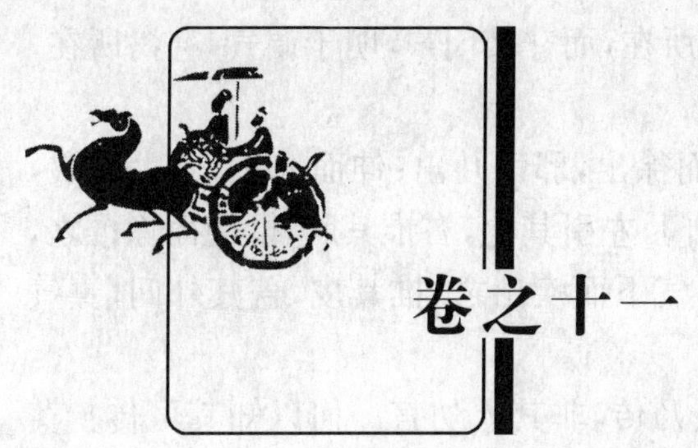

# 卷之十一

## 官能第七十三

黄帝问于岐伯曰：余闻九针于夫子众多矣，不可胜数。余推而论之，以为一纪，余司诵之，子听其理，非则语余，请正其道，令可久传，后世无患，得其人乃传，非其人勿言。岐伯稽首再拜曰：请听圣王之道。

黄帝曰：用针之理，必知形气之所在，左右上下，阴阳表里，血气多少，行之逆顺，出入之合，谋伐有过。知解结，知补虚泻实，上下气门，明通于四海，审其所在，寒热淋露，以输异处，审于调气，明于经隧，左右支络，尽知其会。寒与热争，能合而调之；虚与实邻，知决而通之；左右不调，把而行之；明于逆顺，乃知可治。阴阳不奇，故知起时，审于本末，察其寒热，得邪所在，万刺不殆。知官九针，刺道毕矣。

明于五输，徐疾所在，屈伸出入，皆有条理。言阴与阳，合于五行，五脏六腑，亦有所藏。四时八风，尽有阴阳，各得其位，合于明堂，各处色部，五脏六腑，察其所痛，左右上下，知其寒温，何经所在。审皮肤之寒温滑涩，知其所苦。膈有上下，知其气所在。先得其道，稀而疏之，稍深以留之，故能徐入之。大热在上，推而下之；从下上者，引而去之；视前痛者，常先取之。大寒在外，留而补之；入于中者，从合泻之。针所不为，灸之所宜。上气不足，推而扬之；下气不足，积而从之；阴阳皆虚，火自当之。厥而寒甚，骨廉陷下，寒过于膝，下陵三里。阴络所过，得之留止，寒入于中，推而行之；经陷下者，火则当之；结络坚紧，火所治之。不知所苦，两跻之下，男阴女阳，良工所禁。针论毕矣。

用针之服，必有法则，上视天光，下司八正，以辟奇邪，而观百姓，审于虚实，无犯其邪。是得天之露，遇岁之虚，救而不胜，反受其殃。故曰：必知天忌，乃言针意。法于往古，验于来今，观于窈冥，通于无穷，粗之所不见，良工之所贵，莫知其形，若神髣髴。

邪气之中人也，洒淅动形。正邪之中人也微，先见于色，不知于其身，若有若无，若亡若存，有形无形，莫知其情。是故上工之取气，乃救其萌芽，下工守其已成，因败其形。是故工之用针也，知气之所在，而守其门户，明于调气，补泻所在，徐疾之意，所取之处。

泻必用员，切而转之，其气乃行；疾而徐出，邪气乃出；伸而迎之，遥大其穴，气出乃疾。补必用方，外引其皮，令当其门，左引其枢，右推其肤，微旋而徐推之，必端以正，安以静，坚心无解；欲微以留，气下而疾出之，推其皮，盖其外门，真气乃存。用针之要，无忘其神。

雷公问于黄帝曰：《针论》曰：得其人乃传，非其人勿言。何以知其可传？黄帝曰：各得其人，任之其能，故能明其事。雷公曰：愿闻官能奈何？黄帝曰：明目者，可使视色；聪耳者，可使听音；捷疾辞语者，可使传论；语徐而安静，手巧而心审谛者，可使行针艾，理血气而调诸逆顺，察阴阳而兼诸方；缓节柔筋而心和调者，可使导引行气；疾毒言语轻人者，可使唾痈咒病；爪苦手毒，为事善伤者，可使按积抑痹。各得其能，方乃可行，其名乃彰。不得其人，其功不成，其师无名。故曰：得其人乃言，非其人勿传，此之谓也。手毒者，可使试按龟，置龟于器下而按其上，五十日而死矣；手甘者，复生如故也。

## 论疾诊尺第七十四

黄帝问于岐伯曰：余欲无视色持脉，独调其尺以言其病，从外知内，为之奈何？岐伯曰：审其尺之缓急、小大、滑涩，肉之坚脆，而病形定矣。

视人之目窠上微痈，如新卧起状，其颈脉动，时咳，按其手足上窅而不起者，风水肤胀也。

尺肤滑，其淖泽者，风也。尺肉弱者，解㑊安卧。脱肉者，寒热，不治。尺肤滑而泽脂者，风也。尺肤涩者，风痹也。尺肤粗如枯鱼之鳞者，水泆饮也。尺肤热甚，脉盛躁者，病温也；其脉盛而滑者，汗且出也。尺肤寒，其脉小者，泄少气。尺肤炬然，先热后寒者，寒热也。尺肤先寒，久持之而热者，亦寒热也。

肘所独热者，腰以上热；手所独热者，腰以下热。肘前独热者，膺前热；肘后独热者，肩背热。臂中独热者，腰腹热；肘后粗以下三四寸热者，肠中有虫。掌中热者，腹中热；掌中寒者，腹中寒。鱼上白肉有青血脉者，胃中有寒。尺炬然热，人迎大者，当夺血。尺坚大，脉小甚，少气；悗有加，立死。

目赤色者病在心，白在肺，青在肝，黄在脾，黑在肾。黄色不可名者，病在胸中。

诊目痛，赤脉从上下者，太阳病；从下上者，阳明病；从外走内者，少阳病。

诊寒热，赤脉上下至瞳子，见一脉，一岁死；见一脉半，一岁半死；见二脉，二岁死；见二脉半，二岁半死；见三脉，三岁死。

诊龋齿痛，按其阳明之来，有过者独热，在左左热，在右右热，在上上热，在下下热。

诊血脉者，多赤多热，多青多痛，多黑为久痹；多赤多黑多青皆见者，寒热身痛。面色微黄，齿垢黄，爪甲上黄，黄疸也；安卧，小便黄赤，脉小而涩者，不嗜食。

人病，其寸口之脉与人迎之脉小大等，及其浮沉等者，病难已也。女子手少阴脉动甚者，妊子。婴儿病，其头毛皆逆上者，必死；耳间青脉起者，掣痛，大便青瓣飧泄，脉小者，手足寒，难已；飧泄，脉小，手足温，泄易已。

四时之变，寒暑之胜，重阴必阳，重阳必阴。故阴主寒，阳主热；故寒甚则热，热甚则寒；故曰寒生热，热生寒。此阴阳之变也。故曰冬伤于寒，春生瘅热；春伤于风，夏生后泄肠澼；夏伤于暑，秋生痎疟；秋伤于湿，冬生咳嗽。是谓四时之序也。

## 刺节真邪第七十五

黄帝问于岐伯曰：余闻刺有五节奈何？岐伯曰：固有五节：一曰振埃，二曰发蒙，三曰去爪，四曰彻衣，五曰解惑。黄帝曰：夫子言五节，余未知其意。岐伯曰：振埃者，刺外经，去阳病也。发蒙者，刺腑腧，去腑病也。去爪者，刺关节肢络也。彻衣者，尽刺诸阳之奇腧也。解惑者，尽知调阴阳，补泻有余不足，相倾移也。

黄帝曰：刺节言振埃，夫子乃言刺外经，去阳病，余不知其所谓也，愿卒闻之。岐伯曰：振埃者，阳气大逆，上满于胸中，愤䐜肩息，大气逆上，喘喝坐伏，病恶埃烟，𩞯不得息。请言振埃，尚疾于振埃。黄帝曰：善。取之何如？岐伯曰：取之天容。黄帝曰：其咳上气，穷诎胸痛者，取之奈何？岐伯曰：取之廉泉。黄帝曰：取之有数乎？岐伯曰：取天容者，无过一里，取廉泉者，血变而止。帝曰：善哉！

黄帝曰：刺节言发蒙，余不得其意。夫发蒙者，耳无所闻，目无所见，夫子乃言刺腑腧，去腑病，何腧使然？愿闻其故。岐伯曰：妙乎哉问也！此刺之大约，针之极也，神明之类也，口说书卷犹不能及也。请言发蒙耳，尚疾于发蒙也。黄帝曰：善。愿卒闻之。岐伯曰：刺此者，必于日中，刺其听宫，中其眸子，声闻于耳，此其腧也。黄帝曰：善，何谓声闻于耳？岐伯曰：邪刺，以手坚按其两鼻窍而疾偃，其声必应于针也。黄帝曰：善。此所谓弗见为之，而无目视，见而取之，神明相得者也。

黄帝曰：刺节言去爪，夫子乃言刺关节肢络，愿卒闻之。岐伯曰：腰脊者，身之大关节也；肢胫者，人之所以趋翔也；茎垂者，身中之机，阴精之候，津液之道也。故饮食不节，喜怒不时，津液内溢，乃下留于睾，水道不通，日大不休，俯仰不便，趋翔不能，此病荥然有水，不上不下，铍石所取，形不可匿，常不得蔽，故命曰去爪，帝曰：善。

黄帝曰：刺节言彻衣，夫子乃言尽刺诸阳之奇腧，未有常处也，愿卒闻之。岐伯曰：是阳气有余而阴气不足，阴气不足则内热，阳气有余则外热，两热相搏，热于怀炭，外畏绵帛，衣不可近身，又不可近席；腠理闭塞则汗不出，舌焦唇槁，腊干嗌燥，饮食不让美恶。黄帝曰：善。取之奈何？岐伯曰：取之于其天府、大杼三痏，又刺中膂以去其热，补足手太阴以去其汗，热去汗稀，疾于彻衣。黄帝曰：善。

黄帝曰：刺节言解惑，夫子乃言尽知调阴阳，补泻有余不足，相倾移也，惑何以解之？岐伯曰：大风在身，血脉偏虚，虚者不足，实者有余，轻重不得，倾侧宛伏，不知东西，不知南北，乍上乍下，乍反乍复，颠倒无常，甚于迷惑。黄帝曰：善。取之奈何？岐伯曰：泻其有余，补其不足，阴阳平复。用针若此，疾于解惑。黄帝曰：善。请藏之灵兰之室，不敢妄出也。

黄帝曰：余闻刺有五邪，何谓五邪？岐伯曰：病有持痈者，有容大者，有狭小者，有热者，有寒者，是谓五邪。黄帝曰：刺五邪奈何？岐伯曰：凡刺五邪之方，不过五章，瘅热消灭，肿聚散亡，寒痹益温，小者益阳，大者必去，请道其方。

凡刺痈邪无迎陇，易俗移性不得脓，诡道更行去其乡，不安处所乃散亡。诸阴阳过痈者，取之其腧泻之。

凡刺大邪日以小，泄夺其有余乃益虚，剽其道，针其邪，肌肉亲视之，毋有反其真，刺诸阳分肉间。

凡刺小邪日以大，补其不足乃无害，视其所在迎之界，远近尽至不得外，侵而行之乃自费，刺分肉间。

凡刺热邪越而沧，出游不归乃无病，为开道乎辟门户，使邪得出病乃已。

凡刺寒邪日以温，徐往疾出致其神，门户已闭气不分，虚实得调真气存也。

黄帝曰：官针奈何？岐伯曰：刺痈者用铍针，刺大者用锋针，刺小者用员利针，刺热者用镵针，刺寒者用毫针也。

请言解论，与天地相应，与四时相副，人参天地，故可为解。下有渐洳，上生苇蒲，此所以知形气之多少也。阴阳者，寒暑也，热则滋雨而在上，根荄少汁。人气在外，皮肤缓，腠理开，汗大泄，血气减，肉淖泽；寒则地冻水冰，人气在中，皮肤致，腠理闭，汗不出，血气强，肉坚涩。当是之时，善行水者，不能往冰；善穿地者，不能凿冻；善用针者，亦不能取四厥；血脉凝结，坚搏不往来者，亦未可即柔。故行水者必待天温冰释，穿地者必待冻解，而水可行、地可穿也。人脉犹是也。治厥者，必先熨调和其经，掌与腋、肘与脚、项与脊以调之，火气已通，血脉乃行，然后视其病，脉淖泽者刺而平之，坚紧者破而散之，气下乃止。此所谓以解结者也。

用针之类，在于调气。气积于胃，以通营卫，各行其道。宗气留于海，其下者注于气街，其上者走于息道。故厥在于足，宗气不下，脉中之血凝而留止，弗之火调，弗能取之。用针者，必先察其经络之实虚，切而循之，按而弹之，视其应动者，乃后取而下之。六经调者，谓之不病，虽病，谓之自已也。一经上实下虚而不通者，此必有横络盛加于大经，令之不通，视而泻之。此所谓解结也。

上寒下热，先刺其项太阳，久留之，已刺则熨项与肩胛，令热下合乃止，此所谓推而上之者也。上热下寒，视其虚脉而陷之于经络者取之，气下乃止。此所谓引而下之者也。

大热遍身，狂而妄见、妄闻、妄言，视足阳明及大络取之，虚者补之，血而实者泻之，因令偃卧，居其头前，以两手四指挟按颈动脉，久持之，卷而切推，下至缺盆中，而复止如前，热去乃止。此所谓推而散之者也。

黄帝曰：有一脉生数十病者，或痛、或痈、或热、或寒、或痒、或痹、或不仁，变化无穷，其故何也？岐伯曰：此皆邪气之所生也。

黄帝曰：余闻气者，有真气，有正气，有邪气，何谓真气？岐伯曰：真气者，所受于天，与谷气并而充身也。正气者，正风也，从一方来，非实风，又非虚风也。邪气者，虚风之贼伤人也，其中人也深，不能自去。正风者，其中人也浅，合而自去，其气来柔弱，不能胜真气，故自去。

虚邪之中人也，洒淅动形，起毫毛而发腠理。其入深，内搏于骨，则为骨痹。搏于筋，则为筋挛。搏于脉中，则为血闭不通，则为痈。搏于肉，与卫气相搏，阳胜者则为热，阴胜者则为寒，寒则真气去，去则虚，虚则寒。搏于皮肤之间，其气外发，腠理开，毫毛摇，气往来行，则为痒；留而不去，则痹；卫气不行，则为不仁。

虚邪偏客于身半，其入深，内居荣卫，荣卫稍衰，则真气去，邪气独留，发为偏枯。其邪气浅者，脉偏痛。

虚邪之入于身也深，寒与热相搏，久留而内著，寒胜其热，则骨疼肉枯；热胜其寒，则烂肉腐肌为脓，内伤骨，内伤骨为骨蚀。有所疾前筋，筋屈不得伸，邪气居其间而不反，发为筋瘤。有所结，气归之，卫气留之不得反，津液久留，合而为肠瘤，久者数岁乃成，以手按之柔。已有所结，气归之，津液留之，邪气中之，凝结日以易甚，连以聚居，为昔瘤，以手按之坚。有所结，深中骨，气因于骨，骨与气并，日以益大，则为骨瘤。有所结，中于肉，宗气归之，邪留而不去，有热则化而为脓，无热则为肉瘤。凡此数气者，其发无常处，而有常名也。

## 卫气行第七十六

黄帝问于岐伯曰：愿闻卫气之行，出入之合，何如？岐伯曰：岁有十二月，日有十二辰，子午为经，卯酉为纬，天周二十八宿，而一面七星，四七二十八星，房昴为纬，虚张为经。是故房至毕为阳，昴至心为阴，阳主昼，阴主夜。故卫气之行，一日一夜五十周于身，昼日行于阳二十五周，夜行于阴二十五周，周于五脏。

是故平旦阴尽，阳气出于目，目张则气上行于头，循项下足太阳，循背下至小指之端。其散者，别于目锐眦，下手太阳，下至手小指之端外侧。其散者，别于目锐眦，下足少阳，注小指次指之间。其散者，循手少阳之分，下至小指次指之间。别者，以上至耳前，合于颔脉，注足阳明，以下行至跗上，入五指之间。其散者，从耳下下手阳明，入大指之间，入掌中。其至于足也，入足心，出内踝下，行阴分，复合于目，故为一周。

是故日行一舍，人气行于身一周与十分身之八；日行二舍，人气行于身三周与十分身之六；日行三舍，人气行于身五周与十分身之四；日行四舍，人气行于身七周与十分身之二；日行五舍，人气行于身九周；日行六舍，人气行于身十周与十分身之八；日行七舍，人气行于身十二周与十分身之六；日行十四舍，人气二十五周于身有奇分与十分身之二，阳尽于阴，阴受气矣。其始入于阴，常从足少阴注于肾，肾注于心，心注于肺，肺注于肝，肝注于脾，脾复注于肾，为一周。是故夜行一舍，人气行于阴脏一周与十分脏之八，亦如阳行之二十五周，而复合于目。阴阳一日一夜，合有奇分十分身之二与十分脏之二，是故人之所以卧起之时有早晏者，奇分不尽故也。

黄帝曰：卫气之在于身也，上下往来不以期，候气而刺之奈何？伯高曰：分有多少，日有长短，春秋冬夏，各有分理，然后常以平旦为纪，以夜尽为始。是故一日一夜，水下百刻；二十五刻者，半日之度也。常如是毋已，日入而止，随日之长短，各以为纪而刺之。谨候其时，病可与期；失时反候者，百病不治。故曰：刺实者，刺其来也；刺虚者，刺其去也。此言气存亡之时，以候虚实而刺之。是故谨候气之所在而刺之，是谓逢时。病在于三阳，必候其气在于阳而刺之；病在于三阴，必候其气在阴分而刺之。

水下一刻，人气在太阳；水下二刻，人气在少阳；水下三刻，人气在阳明；水下四刻，人气在阴分。水下五刻，人气在太阳；水下六刻，人气在少阳；水下七刻，人气在阳明；水下八刻，人气在阴分。水下九刻，人气在太阳；水下十刻，人气在少阳；水下十一刻，人气在阳明；水下十二刻，人气在阴分。水下十三刻，人气在太阳；水下十四刻，人气在少阳；水下十五刻，人气在阳明；水下十六刻，人气在阴分。水下十七刻，人气在太阳；水下十八刻，人气在少阳；水下十九刻，人气在阳明；水下二十刻，人气在阴分。水下二十一刻，人气在太阳；水下二十二刻，人气在少阳；水下二十三刻，人气在阳明；水下二十四刻，人气在阴分。水下二十五刻，人气在太阳。此半日之度也。从房至毕一十四舍，水下五十刻，半日之度也；从昴至心，亦十四舍，水下五十刻，终日之度也。日行一舍，水下三刻与七分刻之四。大要常以日之加于宿上也，人气在太阳。是故日行一舍，人气行三阳与阴分，常如是无已，与天地同纪，纷纷盼盼，终而复始，一日一夜，水下百刻而尽矣。

# 九宫八风第七十七

## 合八风虚实邪正

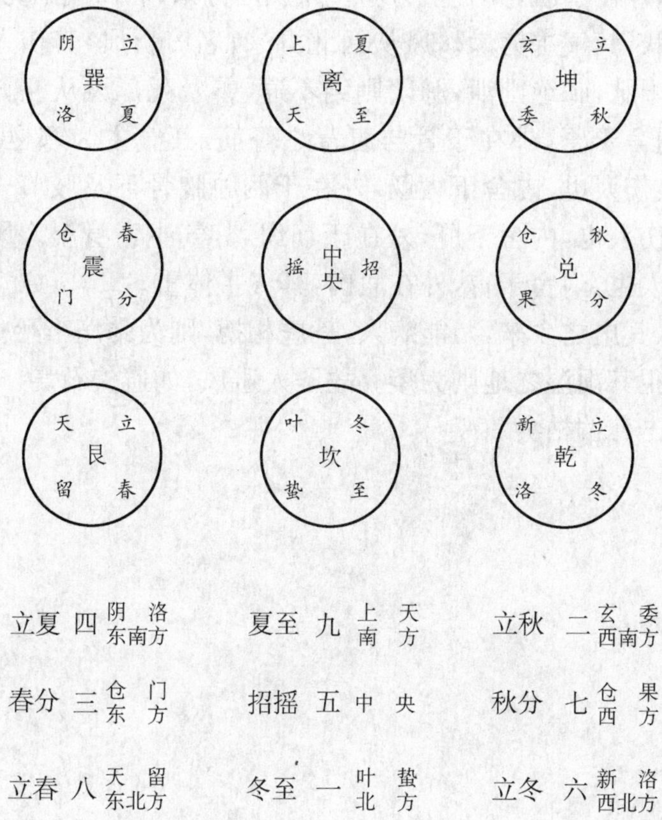


太一常以冬至之日，居叶蛰之宫四十六日，明日居天留四十六日，明日居仓门四十六日，明日居阴洛四十五日，明日居上天四十六日，明日居玄委四十六日，明日居仓果四十六日，明日居新洛四十五日，明日复居叶蛰之宫，曰冬至矣。

太一日游，以冬至之日，居叶蛰之宫，数所在日，从一处至九日复反于一，常如是无已，终而复始。

太一移日，天必应之以风雨，以其日风雨则吉，岁美民安少病矣。先之则多雨，后之则多旱。

太一在冬至之日有变，占在君；太一在春分之日有变，占在相；太一在中宫之日有变，占在吏；太一在秋分之日有变，占在将；太一在夏至之日有变，占在百姓。所谓有变者，太一居五宫之日，疾风折树木，扬沙石。各以其所主占贵贱，因视风所从来而占之。风从其所居之乡来为实风，主生长养万物；从其冲后来为虚风，伤人者也，主杀主害者。谨候虚风而避之，故圣人日避虚邪之道，如避矢石然，邪弗能害，此之谓也。

是故太一入徙，立于中宫，乃朝八风，以占吉凶也。风从南方来，名曰大弱风，其伤人也，内舍于心，外在于脉，其气主为热。风从西南方来，名曰谋风，其伤人也，内舍于脾，外在于肌，其气主为弱。风从西方来，名曰刚风，其伤人也，内舍于肺，外在于皮肤，其气主为燥。风从西北方来，名曰折风，其伤人也，内舍于小肠，外在于手太阳脉，脉绝则泄，脉闭则结不通，善暴死。风从北方来，名曰大刚风，其伤人也，内舍于肾，外在于骨与肩背之膂筋，其气主为寒也。风从东北方来，名曰凶风，其伤人也，内舍于大肠，外在于两胁腋骨下及肢节。风从东方来，名曰婴儿风，其伤人也，内舍于肝，外在于筋纽，其气主为身湿。风从东南方来，名曰弱风，其伤人也，内舍于胃，外在肌肉，其气主体重。

此八风皆从其虚之乡来，乃能病人，三虚相搏，则为暴病卒死。两实一虚，病则为淋露寒热，犯其雨湿之地则为痿。故圣人避风，如避矢石焉。其有三虚而偏中于邪风，则为击仆偏枯矣。

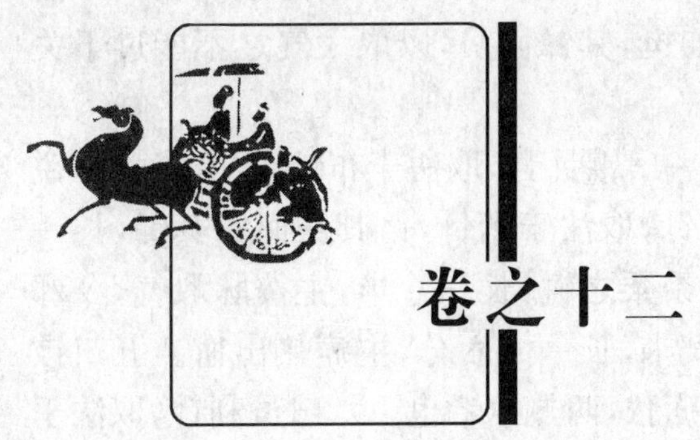

# 卷之十二

## 九针论第七十八

黄帝曰：余闻九针于夫子，众多博大矣。余犹不能寤，敢问九针焉生？何因而有名？岐伯曰：九针者，天地之大数也，始于一而终于九。故曰：一以法天，二以法地，三以法人，四以法时，五以法音，六以法律，七以法星，八以法风，九以法野。

黄帝曰：以针应九之数奈何？岐伯曰：夫圣人之起天地之数也，一而九之，故以立九野；九而九之，九九八十一，以起黄钟数焉，以针应数也。

一者天也，天者阳也，五脏之应天者肺，肺者五脏六腑之盖也，皮者肺之合也，人之阳也。故为之治针，必以大其头而锐其末，令无得深入而阳气出。

二者地也，地者土也，人之所以应土者肉也。故为之治针，必筩其身而员其末，令无得伤肉分，伤则气竭。

三者人也，人之所以成生者血脉也。故为之治针，必大其身而员其末，令可以按脉勿陷，以致其气，令邪气独出。

四者时也，时者四时八风之客于经络之中，为瘤病者也。故为之治针，必筩其身而锋其末，令可以泻热出血，而瘤病竭。

五者音也，音者冬夏之分，分于子午，阴与阳别，寒与热争，两气相搏，合为痈脓者也。故为之治针，必令其末如剑锋，可以取大脓。

六者律也，律者调阴阳四时而合十二经脉，虚邪客于经络而为暴痹者也。故为之治针，必令尖如氂，且员且锐，中身微大，以取暴气。

七者星也，星者人之七窍，邪之所客于经，舍于络，而为痛痹者也。故为之治针，令尖如蚊虻喙，静以徐往，微以久留，正气因之，真邪俱往，出针而养者也。

八者风也，风者人之股肱八节也，八正之虚风伤人，内舍于骨解腰脊节腠之间，为深痹也。故为之治针，必薄其身，锋其末，可以取深邪远痹。

九者野也，野者人之节解皮肤之间也，淫邪流溢于身，如风水之状，而溜不能过于机关大节者也。故为之治针，令尖如挺，其锋微员，以取大气之不能过于关节者也。

黄帝曰：针之长短有数乎？岐伯曰：一曰鑱针者，取法于布针，去末半寸卒锐之，长一寸六分，主热在头身也。二曰员针，取法于絮针，筩其身而卵其锋，长一寸六分，主治分间气。三曰鍉针，取法于黍粟之锐，长三寸半，主按脉取气，令邪出。四曰锋针，取法于絮针，筩其身，锋其末，长一寸六分，主痈热出血。五曰铍针，取法于剑锋，广二分半，长四寸，主大痈脓，两热争者也。六曰员利针，取法于氂，微大其末，反小其身，令可深内也，长一寸六分，主取痈痹者也。七曰毫针，取法于毫毛，长一寸六分，主寒热痛痹在络者也。八曰长针，取法于綦针，长七寸，主取深邪远痹者也。九曰大针，取法于锋针，其锋微员，长四寸，主取大气不出关节者也。针形毕矣，此九针大小长短法也。

黄帝曰：愿闻身形应九野奈何？岐伯曰：请言身形之应九野也，左足应立春，其日戊寅己丑；左胁应春分，其日乙卯；左手应立夏，其日戊辰己巳；膺喉首头应夏至，其日丙午；右手应立秋，其日戊申己未；右胁应秋分，其日辛酉；右足应立冬，其日戊戌己亥；腰尻下窍应冬至，其日壬子。六腑、膈下三脏应中州，其大禁，大禁太一所在之日及诸戊己。凡此九者，善候八正所在之处。所主左右上下身体有痈肿者，欲治之，无以其所直之日溃治之，是谓天忌日也。

形乐志苦，病生于脉，治之以灸刺。形苦志乐，病生于筋，治之以熨引。形乐志乐，病生于肉，治之以针石。形苦志苦，病生于咽嗌，治之以甘药。形数惊恐，筋脉不通，病生于不仁，治之以按摩醪药。是谓五形志也。

五脏气：心主噫，肺主咳，肝主语，脾主吞，肾主欠。六腑气：胆为怒，胃为气逆为哕，大肠小肠为泄，膀胱不约为遗溺，下焦溢为水。

五味：酸入肝，辛入肺，苦入心，甘入脾，咸入肾，淡入胃，是谓五味。

五并：精气并肝则忧，并心则喜，并肺则悲，并肾则恐，并脾则畏，是谓五精之气并于脏也。

五恶：肝恶风，心恶热，肺恶寒，肾恶燥，脾恶湿，此五脏气所恶也。

五液：心主汗，肝主泣，肺主涕，肾主唾，脾主涎，此五液所出也。

五劳：久视伤血，久卧伤气，久坐伤肉，久立伤骨，久行伤筋，此五久劳所病也。

五走：酸走筋，辛走气，苦走血，咸走骨，甘走肉，是谓五走也。

五裁：病在筋无食酸，病在气无食辛，病在骨无食咸，病在血无食苦，病在肉无食甘。口嗜而欲食之，不可多也，必自裁也，命曰五裁。

五发：阴病发于骨，阳病发于血，以味发于气，阳病发于冬，阴病发于夏。

五邪：邪入于阳则为狂，邪入于阴则为血痹，邪入于阳搏则为癫疾，邪入于阴搏则为喑，阳入之于阴病静，阴出之于阳病喜怒。

五藏：心藏神，肺藏魄，肝藏魂，脾藏意，肾藏精志也。

五主：心主脉，肺主皮，肝主筋，脾主肌，肾主骨。

阳明多血多气，太阳多血少气，少阳多气少血，太阴多血少气，厥阴多血少气，少阴多气少血。故曰：刺阳明出血气，刺太阳出血恶气，刺少阳出气恶血，刺太阴出血恶气，刺厥阴出血恶气，刺少阴出气恶血也。

足阳明太阴为表里，少阳厥阴为表里，太阳少阴为表里，是谓足之阴阳也；手阳明太阴为表里，少阳心主为表里，太阳少阴为表里，是谓手之阴阳也。

## 岁露论第七十九

黄帝问于岐伯曰：《经》言夏日伤暑，秋必病疟，疟之发以时，其故何也？岐伯对曰：邪客于风府，病循膂而下，卫气一日一夜常大会于风府，其明日日下一节，故其日作晏。此其先客于脊背也，故每至于风府则腠理开，腠理开则邪气入，邪气入则病作，此所以日作尚晏也。卫气之行风府，日下一节，二十一日下至尾底，二十二日入脊内，注于伏冲之脉，其行九日出于缺盆之中，其气上行，故其病稍益早，其内搏于五脏，横连募原，其道远，其气深，其行迟，不能日作，故次日乃稸积而作焉。

黄帝曰：卫气每至于风府，腠理乃发，发则邪入焉。其卫气日下一节，则不当风府奈何？岐伯曰：风无常府，卫气之所应，必开其腠理，气之所舍，则其府也。

黄帝曰：善。夫风之与疟也，相与同类，而风常在，而疟特以时休何也？岐伯曰：风气留其处，疟气随经络沉以内搏，故卫气应乃作也。帝曰：善。

黄帝问于少师曰：余闻四时八风之中人也，故有寒暑，寒则皮肤急而腠理闭，暑则皮肤缓而腠理开，贼风邪气因得以入乎？将必须八正虚邪乃能伤人乎？少师答曰：不然。贼风邪气之中人也，不得以时，然必因其开也其入深，其内极病，其病人也卒暴；因其闭也其入浅以留，其病也徐以迟。

黄帝曰：有寒温和适，腠理不开，然有卒病者，其故何也？少师答曰：帝弗知邪入乎？虽平居，其腠理开闭缓急，其故常有时也。黄帝曰：可得闻乎？少师曰：人与天地相参也，与日月相应也。故月满则海水西盛，人血气积，肌肉充，皮肤致，毛发坚，腠理郄，烟垢著，当是之时，虽遇贼风，其入浅不深。至其月郭空，则海水东盛，人气血虚，其卫气去，形独居，肌肉减，皮肤纵，腠理开，毛发残，膲理薄，烟垢落，当是之时，遇贼风则其入深，其病人也卒暴。

黄帝曰：其有卒然暴死暴病者何也？少师答曰：得三虚者，其死暴疾也；得三实者，邪不能伤人也。黄帝曰：愿闻三虚。少师曰：乘年之衰，逢月之空，失时之和，因为贼风所伤，是谓三虚。故论不知三虚，工反为粗。帝曰：愿闻三实。少师曰：逢年之盛，遇月之满，得时之和，虽有贼风邪气，不能危之也，命曰三实。黄帝曰：善乎哉论！明乎哉道！请藏之金匮。然此一夫之论也。

黄帝曰：愿闻岁之所以皆同病者，何因而然？少师曰：此八正之候也。黄帝曰：候之奈何？少师曰：候此者，常以冬至之日，太一立于叶蛰之宫，其至也，天必应之以风雨者矣。风雨从南方来者为虚风，贼伤人者也。其以夜半至者，万民皆卧而弗犯也，故其岁民少病；其以昼至者，万民懈惰而皆中于虚风，故万民多病。虚邪入客于骨而不发于外，至其立春，阳气大发，腠理开，因立春之日风从西方来，万民又皆中于虚风，此两邪相搏，经气结代者矣。故诸逢其风而遇其雨者，命曰遇岁露焉。因岁之和而少贼风者，民少病而少死；岁多贼风邪气，寒温不和，则民多病而多死矣。

黄帝曰：虚邪之风，其所伤贵贱何如？候之奈何？少师答曰：正月朔日，太一居天留之宫，其日西北风，不雨，人多死矣。正月朔日，平旦北风，春，民多死。正月朔日，平旦北风行，民病多者十有三也。正月朔日，日中北风，夏，民多死。正月朔日，夕时北风，秋，民多死。终日北风，大病死者十有六。正月朔日，风从南方来，命曰旱乡；从西方来，命曰白骨，将国有殃，人多死亡。正月朔日，风从东方来，发屋，扬沙石，国有大灾也。正月朔日，风从东南方行，春有死亡。正月朔日，天和温不风，籴贱，民不病；天寒而风，籴贵，民多病。此所谓候岁之风，䟽伤人者也。二月丑不风，民多心腹病；三月戌不温，民多寒热；四月巳不暑，民多瘅病；十月申不寒，民多暴死。诸所谓风者，皆发屋，折树木，扬沙石，起毫毛，发腠理者也。

## 大惑论第八十

黄帝问于岐伯曰：余尝上于清冷之台，中阶而顾，匍匐而前，则惑。余私异之，窃内怪之，独瞑独视，安心定气，久而不解，独转独眩，披发长跪，俯而视之，后久之不已也。卒然自止，何气使然？

岐伯对曰：五脏六腑之精气，皆上注于目而为之精。精之窠为眼，骨之精为瞳子，筋之精为黑眼，血之精为络，其窠气之精为白眼，肌肉之精为约束，裹撷筋、骨、血、气之精而与脉并为系，上属于脑，后出于项中。故邪中于项，因逢其身之虚，其入深，则随眼系以入于脑，入于脑则脑转，脑转则引目系急，目系急则目眩以转矣。邪中其精，其精所中不相比也，则精散，精散则视歧，视歧见两物。目者，五脏六腑之精也，营卫魂魄之所常营也，神气之所生也。故神劳则魂魄散，志意乱，是故瞳子、黑眼法于阴，白眼、赤脉法于阳也。故阴阳合抟而精明也。目者，心之使也。心者，神之舍也。故神分精乱而不抟，卒然见非常处，精神魂魄散不相得，故曰惑也。

黄帝曰：余疑其然。余每之东苑，未曾不惑，去之则复，余唯独为东苑劳神乎？何其异也？岐伯曰：不然也。心有所喜，神有所恶，卒然相感，则精气乱，视误故惑，神移乃复，是故间者为迷，甚者为惑。

黄帝曰：人之善忘者，何气使然？岐伯曰：上气不足，下气有余，肠胃实而心肺虚，虚则营卫留于下，久之不以时上，故善忘也。

黄帝曰：人之善饥而不嗜食者，何气使然？岐伯曰：精气并于脾，热气留于胃，胃热则消谷，谷消故善饥；胃气逆上，则胃脘塞，故不嗜食也。

黄帝曰：病而不得卧者，何气使然？岐伯曰：卫气不得入于阴，常留于阳，留于阳则阳气满，阳气满则阳跻盛，不得入于阴则阴气虚，故目不瞑矣。

黄帝曰：病目而不得视者，何气使然？岐伯曰：卫气留于阴，不得行于阳，留于阴则阴气盛，阴气盛则阴跻满，不得入于阳则阳气虚，故目闭也。

黄帝曰：人之多卧者，何气使然？岐伯曰：此人肠胃大而皮肤涩，而分肉不解焉。肠胃大则卫气留久，皮肤涩则分肉不解，其行迟。夫卫气者，昼日常行于阳，夜行于阴，故阳气尽则卧，阴气尽则寤。故肠胃大，则卫气行留久；皮肤涩，分肉不解，则行迟。留于阴也久，其气不精，则欲瞑，故多卧矣。其肠胃小，皮肤滑以缓，分肉解利，卫气之留于阳也久，故少瞑焉。

黄帝曰：其非常经也，卒然多卧者，何气使然？岐伯曰：邪气留于上膲，上膲闭而不通，已食若饮汤，卫气留久于阴而不行，故卒然多卧焉。

黄帝曰：善。治此诸邪奈何？岐伯曰：先其脏腑，诛其小过，后调其气，盛者泻之，虚者补之，必先明知其形志之苦乐，定乃取之。

## 痈疽第八十一

黄帝曰：余闻肠胃受谷，上焦出气，以温分肉，而养骨节，通腠理。中焦出气如露，上注溪谷，而渗孙脉，津液和调，变化而赤为血，血和则孙脉先满溢，乃注于络脉，络脉皆盈，乃注于经脉。阴阳已张，因息乃行，行有经纪，周有道理，与天合同，不得休止。切而调之，从虚去实，泻则不足，疾则气减，留则先后。从实去虚，补则有余，血气已调，形气乃持。余已知血气之平与不平，未知痈疽之所从生，成败之时，死生之期，期有远近，何以度之，可得闻乎？

岐伯曰：经脉流行不止，与天同度，与地合纪。故天宿失度，日月薄蚀；地经失纪，水道流溢，草蓂不成，五谷不殖，径路不通，民不往来，巷聚邑居，则别离异处。血气犹然，请言其故。夫血脉营卫，周流不休，上应星宿，下应经数。寒邪客于经络之中则血泣，血泣则不通，不通则卫气归之，不得复反，故痈肿。

寒气化为热，热胜则腐肉，肉腐则为脓，脓不泻则烂筋，筋烂则伤骨，骨伤则髓消，不当骨空，不得泄泻，血枯空虚，则筋骨肌肉不相荣，经脉败漏，熏于五脏，脏伤故死矣。

黄帝曰：愿尽闻痈疽之形与忌日名。岐伯曰：痈发于嗌中，名曰猛疽。猛疽不治，化为脓，脓不泻，塞咽，半日死；其化为脓者，泻已则含豕膏，无令食，三日而已。

发于颈，名曰夭疽。其痈大以赤黑，不急治，则热气下入渊腋，前伤任脉，内熏肝肺，熏肝肺十余日而死矣。

阳气大发，消脑留项，名曰脑烁。其色不乐，项痛而如刺以针，烦心者，死不可治。

发于肩及臑，名曰疵痈。其状赤黑，急治之。此令人汗出至足，不害五脏。痈发四五日，逞焫之。

发于腋下赤坚者，名曰米疽。治之以砭石，欲细而长，疏砭之，涂以豕膏，六日已，勿裹之。其痈坚而不溃者，为马刀挟瘿，急治之。

发于胸，名曰井疽，其状如大豆，三四日起，不早治，下入腹，不治，七日死矣。

发于膺，名曰甘疽。色青，其状如榖实菰瓠，常苦寒热，急治之，去其寒热。不急治，十日死，死后出脓。

发于胁，名曰败疵。败疵者，女子之病也。久之，其病大痈脓，其中乃有生肉，大如赤小豆。治之，剉陵翘草根各一升，以水一斗六升煮之，竭为取三升，则强饮厚衣，坐于釜上，令汗出至足已。

发于股胫，名曰股胫疽。其状不甚变，而痈脓搏骨，不急治，三十日死矣。

发于尻，名曰锐疽。其状赤坚大，急治之。不治，三十日死矣。

发于股阴，名曰赤施。不急治，六十日死。在两股之内，不治，十日而当死。

发于膝，名曰疵疽。其状大痈，色不变，寒热而坚者勿石，石之者死，须其柔乃石之者生。

诸痈疽之发于节而相应者，不可治也。发于阳者百日死，发于阴者三十日死。

发于胫，名曰兔啮。其状赤至骨，急治之，不治害人也。

发于内踝，名曰走缓。其状痈色不变，数石其输，而止其寒热，不死。

发于足上下，名曰四淫。其状大痈，不急治之，百日死。

发于足傍，名曰厉痈。其状不大，初如小指发，急治之，去其黑者；不消辄益，不治，百日死。

发于足指，名曰脱疽，其状赤黑，死不治；不赤黑，不死。治之不衰，急斩之，不则死矣。

黄帝曰：夫子言痈疽，何以别之？岐伯曰：营气稽留于经脉之中，则血泣而不行，不行则卫气从之而不通，壅遏而不得行，故热。大热不止，热胜则肉腐，肉腐则为脓，然不能陷于骨髓，骨髓不为燋枯，五脏不为伤，故命曰痈。

黄帝曰：何谓疽？岐伯曰：热气淳盛，下陷肌肤，筋髓枯，内连五脏，血气竭，当其痈下筋骨良肉皆无余，故命曰疽。疽者，上之皮夭以坚，上如牛领之皮。痈者，其皮上薄以泽。此其候也。

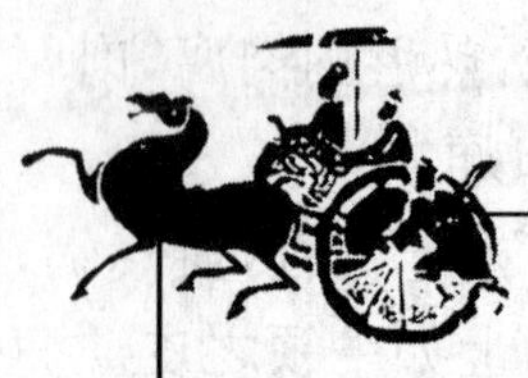

# 灵枢经重要词语索引

说明：本索引主要收录《灵枢经》中的重点词语。索引以首字笔画多少排序，首字笔画相同者以横、竖、撇、点、折笔顺排序，首字为同一字者再取第二字笔画笔顺排序，以此类推。

## 一画



## 二画



## 三画

## 四画

## 五画

## 六画

## 七画

## 八画

## 九画

## 十画

## 十一画

## 十二画

## 十三画

## 十四画

## 十五画



## 十六画



## 十七画

## 十八画以上

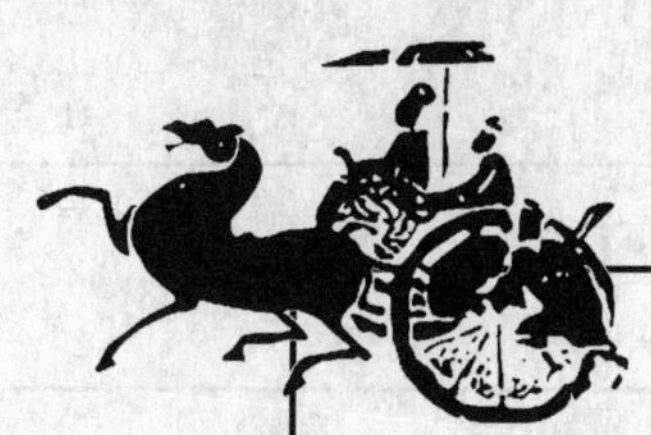

# 素问玄机原病式

金·刘完素　撰
孙洽熙　孙峰　整理

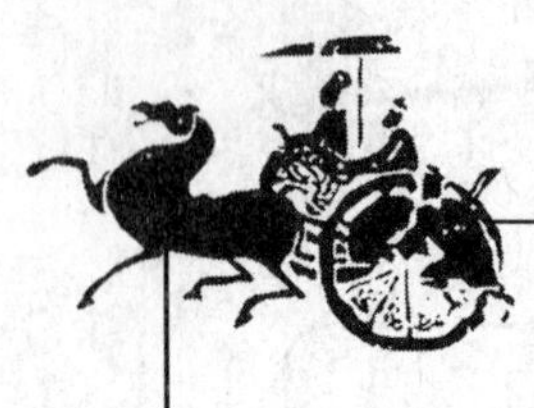

# 内容提要

本书据明朝宣德六年辛亥(1431)本整理。本书以《素问》提出的病机十九条为基础,将常见疾病进行了比较系统的归类,并对这些疾病的病因病理作了分析,对病机十九条加以深入的阐发和补充,对五运六气学说作了浅近和形象的解释。同时作者结合自己多年的学习心得和临证经验,探讨了病因与症状之间的内在联系,以及疾病发生变化规律。首倡"六气皆从火化",提出辛凉解表和泻热养阴为治疗热性病的法则,为后世温病学说的形成奠定了理论基础。本书对现代中医临床有重要指导作用。

本次整理撰有导读,方便读者学习。

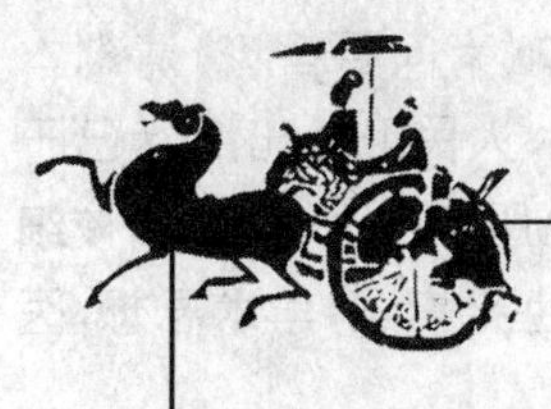

# 导　读

《素问玄机原病式》，金·刘完素撰，约成书于南宋孝宗淳熙八年辛丑（金大定二十一年，即公元 1181 年），初刊于淳熙十三年丙午（金大定二十六年，即公元 1186 年）前后，是阐发刘氏火热学术观点的代表作。本书既对中医理论之火热为病方面做了详尽的论述，对中医临床有很大的指导意义，也为后世温病学说的形成奠定了理论基础。是中医教学、科研、临床工作者重要的参考书籍之一。

## 一、《素问玄机原病式》与作者

本书作者刘完素，名完素，字守真，自号通玄处士，河北省河间市人，故世称“刘河间”，并以“河间”名重天下，乃金元四大医学家之首。约生于北宋徽宗宣和二年庚子（1120）至南宋宁宗庆元六年庚申（1200）之间，享年 80 岁左右。刘氏自“二十有五，志在《内经》，日夜不辍，殆至六旬。”数十年的刻苦研习，加之其丰富的临床实践，终于“目至心灵，大有开悟”，使其于《内经》，尤其是其中的五运六气，深有灵悟，洞悉运气有常有变及其对发病之影响。根据《素问》病机十九条，加之北方地高天寒，“其民淳朴，习于勤苦，兼以饮食醇酞，久而蕴热”，病则因“寒包火”而病热者居多的客观实际情况，强调火热为病，力倡“六气皆从火化”，力辟《局方》用药燥热之偏。主张辛凉解表，泄热益阴，善用寒凉药物，“尊之经，断自我”，创制凉血解毒、泄热益阴“奇而妥”之方剂，以应火热之疾。“左右逢源，百发百中”，自成一家。从而创立了祖国医学著名的火热学说，成为金元四大医学家之一。这一学说，不仅造福了当代，且对后世影响深远，为明清之季温病学说的形成，奠定了理论基础。

为伸己说，刘氏以《素问》病机十九条 176 字，加其所补之“诸涩枯涸，干劲皴揭，皆属于燥”，演为 277 字，以为纲领，极力阐发，反复辩难，凡两万余言，而成《素问玄机原病式》一书。由于本书大旨主于火热，力倡“六气皆从火化”，因之可谓是刘氏火热学说的代表作，对后世温热学说的形成大有启迪作用，奠定了温病学说的理论基础，是研习刘氏学术、温病学说的珍籍。

本书自问世以来，即以其鲜明的学术观点，极高的学术价值，深受医者青睐，延至当今，依然如此，深受中医教学、科研、临床工作者喜爱。历代刻刊甚多，流传甚广，据《全国中医图书联合目录》等记载，现在国内所存之历代刻本达二十种之多，建国后出版的各种版本，也有数十种。

据史料所载，刘氏医著甚丰，自撰及其门人、私淑者编撰的著述，除本书外，还有《素问要旨论》、《黄帝素问宣明论方》、《素问病机气宜保命集》、《伤寒直格》、《伤寒标本心法类萃》、《三消论》、《河间伤寒心要》、《刘河间伤寒医鉴》、《河间刘先生十八剂》、《治病心印》、《素问药注》和《保童秘要》等。因年移代革，灾害兵燹，后四种已失传，诚为憾事。海内现存的前九种,20世纪80年代初,被卫生部列入重点中医古籍整理出版规划,并定为国家级中医科研项目,下达给在下。余率同道,收集海内所存之重要版本及孤本(如《素问要旨论》清刻本等),精校细勘,历时五年,圆满完成此辑校工作,名之曰《河间医集》,人民卫生出版社已于1998年1月出版,十六开,繁体竖排精装本。此书乃首次将刘氏海内所存的医著,经精校细勘、精当训释而集成者,医界同仁及广大读者,如欲全面了解刘氏的生平事迹,学术思想,医学建树,阅之即得。

## 二、主要学术观点及对临床的指导意义

本书包括五运主病、六气主病两部分。五运主病部分,简约而篇幅小,六气主病部分,浩繁而篇幅大。五运主病部分,论述主气(脏气)偏盛所致之疾病,六气主病部分,论述客气(风、热、湿、火、燥、寒等外邪)偏盛所致之疾病。刘氏以《素问》病机十九条,加其所补之"诸涩枯涸,干劲皴揭,皆属于燥",演为277字为纲,分为肝木、心火、脾土、肺金、肾水、风类、热类、湿类、火类、燥类、寒类等,条分缕析,详加阐释,反复辩难,探微诀奥,彰显《素问》病机之幽微,并以之指导临床治疗。

五运主病之纲曰:"诸风掉眩,皆属肝木。诸痛痒疮疡,皆属心火。诸湿肿满,皆属脾土。诸气愤郁,病痿,皆属肺金。诸寒收引,皆属肾水"。与《素问》病机十九条基本相同,惟将痿病归之于肺金。刘氏释之曰:"痿,谓手足痿弱,无力以运动也。由肺金本燥,燥之为病,血液衰少,不能荣养百骸也。"与《素问·痿论》:"肺热叶焦,则皮毛虚弱急薄,着则生痿躄也"相符,可见刘氏本之《素问》。六气为病之纲曰:"诸暴强直,支痛软戾,里急筋缩,皆属于风(风类)。诸病喘呕吐酸,暴注下迫,转筋,小便浑浊,腹胀大,鼓之如鼓,痈疽疡疹,瘤气结核,吐下霍乱,瞀郁肿胀,鼻窒鼽衄,血溢血泄,淋闷,身热恶寒战慄,惊惑悲笑谵妄,衄衊血汙,皆属于热(热类)。诸痉项强,积饮,病膈中满,霍乱吐下,体重胕肿,肉如泥,按之不起,皆属于湿(湿类)。诸热瞀瘛,暴瘖暴昧,躁扰狂越,骂詈惊骇,胕肿酸痛,呃逆冲上,禁慄,如丧神守,嚏呕,疮疡,喉痹,耳鸣及聋,呕涌溢,食不下,目昧不明,暴注瞤瘛,暴病暴死,皆属于火(火类)。诸涩枯涸,干劲皴揭,皆属于燥(燥类)。诸病上下所出水液,澄澈清冷,症瘕癞疝,坚痞腹满急痛,下利清白,食已不饥,吐利腥秽,屈伸不便,厥逆禁固,皆属于寒(寒类)。"刘氏既曰"类",乃属归类者,因之与《素问》病机十九条相比,内容大增。对《素问》六气为病之病机作如此归类者,惟独刘氏,是其独创,是这位医学革新者主要建树之一。其释文广引博采,取类比象,深入浅出,反复辩难,以伸己说。尤其对《素问》火热病机,阐发透彻精湛,使人耳目一新。其所补"诸涩枯涸,干劲皴揭,皆属于燥",与《素问》病机十九条若符节之合,足见刘氏对《素问》病机研究之深透,造诣之高深。

纵观全书释文,五运主病部分,详于肝木、心火、肺金而疏于脾土、肾水,六气主病部分,详于热类、火类而疏于风类、湿类、燥类、寒类。由此可见,刘氏学术,精于火热为病。

然六气为病各"类"提纲之末的小字释文,即风类末之"厥阴风木,乃肝、胆之气也",热类末之"手少阴君火之热,乃真心、小肠之气也",湿类末之"足太阴湿土,乃脾、胃之气也",火类末之"少阳相火之热,乃心包络、三焦之气也"、燥类末之"阳明燥金,乃肺与大肠之气也",寒类末之"足太阳寒水,乃肾与膀胱之气也",与《素问》不符。《素问》经文为:厥阴风木,手厥阴心包,足厥阴肝;少阴君火,手少阴心,足少阴肾;少阳相火,手少阳三焦,足少阳胆;太阴湿

土，手太阴肺，足太阴脾；阳明燥金，手阳明大肠，足阳明胃；太阳寒水，手太阳小肠，足太阳膀胱。而刘氏之风类、热类、湿类、火类、燥类、寒类提纲内容，也分别系六气外侵，致使肝与心包、心与肾、脾与肺、胆与三焦、胃与大肠、膀胱与小肠之气偏盛之临床表现，因之在下认为，当本之《素问》，刘氏之论，仅是一家之言尔。后世医书，关于相火之说，尤为混乱，有谓肝为相火者，有谓肾为相火者，有谓心包为相火者，恐受刘氏此说影响有关。相火，仅手少阳三焦、足少阳胆二者。胆本甲木，然五行之气，木能生火，胆气之郁，最易化火，病则现相火亢旺之相。如《伤寒论》少阳提纲："少阳之为病，口苦，咽干，目眩也。"乃伤寒三日，表不解，风寒之邪传于少阳之经，经气郁滞，内传胆腑，胆以甲木化生相火使然。其治，仲景虽未明言，然推之当系黄芩汤，君黄芩，臣芍药，共奏清泄相火之功，则口苦咽干目眩立愈。推之，内伤之眩晕，因血压高所致者，中医本科教材谓之肝阳上亢所致，实为甲木(胆)化生相火，相火上炎使然，即胆火上炎所致者。投之黄芩，立竿见影，由此也可证眩晕乃胆火(相火)上炎所致。

## 三、如何学习《素问病机原病式》

学习刘氏此书，当与《素问》对照学习。对照此书提纲与《素问》经文异同之处，从中领会刘氏归类优在哪里。遇《素问》经文与本书提纲不同之处，不要轻易断为刘氏篡改经文，因近千年前刘氏所本之《素问》版本，可能优于当今之《素问》通行本，亦未可知。对照此书释文与古今诠释《素问》诸大家之说，以判断孰是孰非，孰优孰劣，取其精准，为我所用。

世上任何事物都是一分为二的，刘氏此书，也不例外。此书之优点造诣，前已尽述，在此不赘，仅就其不足者，举例说明，以供读者参考。如吐酸一症，刘氏在此书提纲中数次提到，均谓火热所为，归之火热类内。虽刘氏此说本之《素问》，然《素问》所谓"属火"，有指虚火、虚热者，刘氏则不然，统指为实火、实热。尽管不排除刘氏所处地域时代与《内经》作者有异，当年刘氏通过临床观察确属火热所为者，然与当今临床所见不尽相符，学者慎勿将刘氏之说囫囵吞枣，施之临床，因而致误。征之临床，吐酸之症，绝大部分因脾肾湿寒所致，而非火热。虽因脾湿肾寒、肝脾郁陷而致胆胃上逆，化生相火，相火上炎，而见口苦咽干，口渴思饮，胆木横冲，携其相火，克伐胃土，而见胃灼嘈杂，酷似火热，然此乃虚热。热在肝胆(肝胆互为表里，此由胆热及肝者)，而不在脾胃，究其脾胃，实属虚寒，观其虽渴而不思饮，饮而不多，且喜热饮可知。以健脾利湿、温胃除酸、暖肾潜阳之品治之，立竿见影。若依刘氏之论，统以清热泄火、益阴伐阳之品治之，其身体尚健者泛酸益剧，身体渐虚，其身体虚弱者，非但泛酸益剧，甚者有致败之虞。前人谓："是书亦因地因时，各明一义，补前人所未及耳。医者拘泥成法，不察虚实，概以攻伐戕生气，譬诸检谱角觝，宜其致败，其过实不在谱也。""刘氏之术，利于松柏而不利于蒲柳。""偏主于热，岂能尽六气之变乎，遂令后世喜用寒凉，伐天和而罔悟，伊谁之咎也。"诚哉斯言，实刘氏医术之镜鉴也。

西安市中医医院　孙洽熙

2005年3月

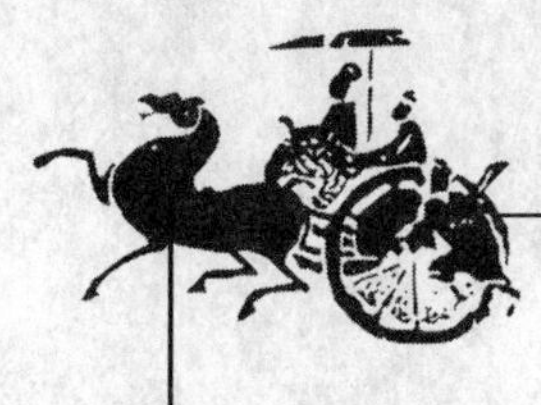

# 整理说明

《素问玄机原病式》，简称《原病式》，又名《素问玄机》，金·刘完素撰，成书于南宋孝宗淳熙八年辛丑（金大定二十一年，即公元1181年）前后，初刊于淳熙十三年丙午（1186）之前，早已失传。历代刻刊甚多，据《全国中医图书联合目录》等记载，海内现存者记有宣德本、嘉靖本等二十多种刻本。此次整理以宣德本为底本，其内容不删节，不改篇，以保持本书之原貌。

此次整理做了以下工作：

1. 底本中确系明显的错字、讹字、俗字、别字及笔划小误者（如日月曰混淆，己已巳不分等），均予径改，不出校记。

2. 底本错讹脱衍，需辩明者，则据校本改正或增删，并出注说明，可改可不改者，一般不改，出注录以校本之文，以供读者参考。

3. 刘氏引用他书之文献，多有删节或缩写改动。凡不失原意者，置之不论，以保持本书原貌；出入较大或错讹者，均据其出处改正，并出注说明。

4. 对原文的异体字、通假字、古今字一律径改，不出注文。

5. 本书原为繁体竖排版，本次出版将繁体字一律改为规范的简体字，同时将竖排版改为横排版。

6. 原书方剂中"右件……"，径改为"上件……"。

笔者才疏学浅，孤陋寡闻，虽经悉心校勘，不遗余力，然谬误之处，仍在所难免。敬盼大家同道，广大读者，不吝赐教，加以斧正。此书但能对读者了解刘氏学术建树，研究刘氏学术思想有所帮助，则余愿足矣。

西安市中医医院　孙洽熙

2005年3月

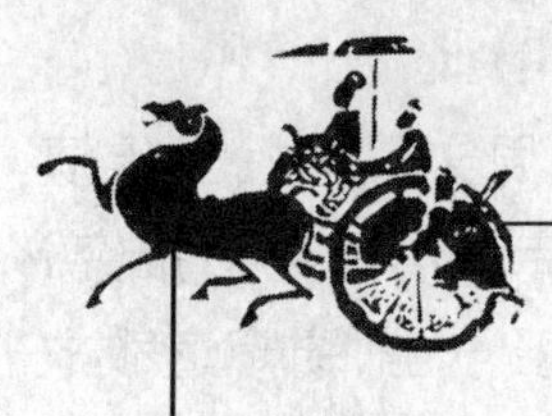

# 自 序

夫医教者，源自伏羲，流于神农，注于黄帝，行于万世，合于无穷，本乎大道，法乎自然之理。孔安国序《书》曰：伏羲、神农、黄帝之书，谓之三坟，言大道也，少昊、颛顼、高辛、唐、虞之书，谓之五典，言常道也。盖五典者，三坟之末也，非无大道，但专明治世之道；三坟者，五典之本也，非无常道，但以大道为体，常道为用，天下之事毕矣。然而玄机奥妙，圣意幽微，浩浩乎不可测，使之习者虽贤智明哲之士，亦非轻易可得而悟矣。

洎乎周代，老氏以精大道，专为道教，孔子以精常道，专为儒教，由是儒道二门之教著矣，归其祖，则三坟之教一焉。儒道二教之书，比之三坟之经，则言象义理，昭然可据，而各得其一意也。故诸子百家，多为著述，所宗之者，庶博知焉。

呜呼！余之医家，自黄帝之后，二千五百有余年。汉末之魏，有南阳太守张机仲景，恤于生民多被伤寒之疾损害横夭，因而辄考古经，以述《伤寒卒病方论》一十六卷，使后之学者，有可依据。然虽所论未备诸病，仍为要道，若能以意推之，则思过半矣。且所述者众，所习者多，故自仲景至今，甫仅千岁，凡著述医书，过往古者八九倍矣。夫三坟之书者，大圣人之教也，法天象地，理合自然，本乎大道。仲景者，亚圣也，虽仲景之书未备圣人之教，亦几于圣人，文亦玄奥，以致今之学者，尚为难焉。故今人所习，皆近代方论而已，但究其末，而未求其本。况仲景之书，复经晋太医王叔和撰次遗方，宋开宝中，节度使高继冲编集进上。虽二公操心用智，自出心意，广其法术，杂于旧说，亦有可取，其间或失仲景本意，未符古圣之经，愈令后人学之难也。况仲景之世四升，乃唐宋之一升，四两为之一两，向者人能胜毒，及多㕮咀，汤剂有异今时之法，故今人未知其然，而妄谓时世之异，以为无用，而多不习焉。唯近世朱奉议多得其意，遂以本仲景之论，而兼诸书之说，编集作《活人书》二十卷。其门多，其方众，其言直，其类辩，使后学者易为寻检施行，故今之用者多矣。然而其间亦有未合圣人之意者，往往但相肖而已，由未知阴阳变化之道，所谓木极似金，金极似火，火极似水，水极似土，土极似木者也。故经曰：亢则害，承乃制，谓己亢过极，则反似胜己之化也。俗未之知，认似作是，以阳为阴，失其意也。嗟夫！医之妙用，尚在三坟，观夫后所著述者，必欲利于后人，非但矜炫而已，皆仁人之心也，非不肖者所敢当。其间互有得失者，由乎言本求其象，象本求其意，意必合其道，故非圣人而道未全者，或尽其善也鲜矣，岂欲自涉非道而乱圣经，以惑人志哉！

自古如视圣伏羲画卦，非圣人孰能明其意，二万余言足，周文王方始立象演卦，而周公述爻，后五百余年，孔子以作《十翼》，而《易》书方完。然后易为推究，所习者众，而注说者多。其间或所见不同，而互有得失者，未及于圣，窃窥道教故也。易教体乎五行八卦，儒教存乎三纲五常，医家要乎五运六气，其门三，其道一，故相须以用，而无相失，盖本教一而已矣。若忘其根本，而求其华实之茂者，未之有也。故经曰：夫五运阴阳者，天地之道也，万物之纲纪，变化之父母，生杀之本始，神明之府也，可不通乎！《仙经》曰：大道不可以筹算，道不在数故也。可以筹算者，天地之数也，若得天地之数，则大道在其中矣。经曰：天地之至数，始于一而终于九，数之可十，推之可百，数之可千，推之可万，万之大，不可胜数，然其要一也。又云：知其要者，一言而终，不知其要，流散无穷。又云：至数之机，迫迮而微，其来可见，其往可追，敬之者昌，慢之者亡，无道行私，必得夭殃。又云：治不法天之纪，地之理，则灾害至矣。又云：不知年之所加，气之盛衰，虚实之所起，不可以为工矣。由是观之，则不知运气，而求医无失者，鲜矣。

今详《内经·素问》，虽已校正改误音释，往往尚有失古圣之意者。愚俗闻之，未必不曰：尔何人也，敢言古圣贤之非！嗟夫！圣人之所为，自然合于规矩，无不中其理者也。虽有贤哲，而不得自然之理，亦岂能尽善而无失乎？况经秦火之残文，世本稀少，故自仲景之后，有缺第七一卷，天下至今无复得其本。然虽存者，布行于世，后之传写镂版，重重差误，不可胜举。以其玄奥，而俗莫能明，故虽舛讹，而孰知之。故近代□勒孙奇、高宝衡、林亿等校正，孙兆改误。其序有言曰：正谬误者六千余字，增注义者二千余条。若专执旧本，以谓往古圣贤之书，而不可改易者，信则信矣，终未免泥于一隅。及夫唐·王冰次注序云：世本纰谬，篇目重叠，前后不伦，文义悬隔，施行不易，披会亦难，岁月既淹，袭以成弊。或一篇重出而别立二名，或两论并合而都为一目，或问答未已而别树篇题，或脱简不书而云世阙，重经合而冠针服，并方宜而为咳篇，隔虚实而为逆从，合经络而为论要，节皮部而为经络，退至教以先针，诸如此流，不可胜数。又曰：其中简脱文断，义不相接者，搜求经论，有所迁移，以补其处。篇目坠缺，指事不明者，量其意趣，加字以昭其义。篇论吞并，义不相涉，阙漏名目者，区分事类，别目以冠篇首。君臣请问，理义乖失者，考校尊卑，增益以光其意。错简碎文，前后重叠者，详其旨趣，削去繁杂，以存其要。辞理秘密，难粗论述者，别撰《玄珠》，以陈其道。凡所加字，皆朱书其文，使今古必分，字不杂揉。然则岂但仆之言哉！设若后人或怒王冰、林亿之辈言旧有讹谬者，弗去其注，而惟攻其经，则未必易知而过其意也。

然而王冰之注，善则善矣，以其仁人之心，而未备圣贤之意，故其注或有失者也。由是校正改误者，往往证当王冰之所失，其间不见其失而不以改证者，不为少矣，虽称校正改误，而或自失者，亦多矣。呜呼！不惟注未尽善，而王冰迁移加减之经，亦有臆说，而不合古圣之意者也。虽言凡所加字，皆朱书其文，既传于后，即世文皆为墨字也。凡所改易之间，或不中其理者，使智哲以理推之，终莫得其真意，岂知未达真理而不识其伪所致也。近世所传之书，若此说者多矣。然而非其正理而求其真意者，未之有也，但略相肖而已。虽今之经与注皆有舛讹，比之旧者，则亦易为学矣。若非全元起本及王冰次注，则林亿之辈，未必知若是焉。后之智者，多因之也。今非先贤之说者，仆且无能知之。盖因诸旧说而方入其门，耽玩既久，而粗见得失。然诸旧失，而今有得者，非谓仆之明也。因诸旧说之所得者，以意类推而得其真理，自见其伪，亦皆古先圣贤之道也，仆岂生而知之者哉！

夫别医之得失者，但以类推运气造化之理，而明可知矣。观夫世传运气之书多矣，盖举大纲，乃学之门户，皆歌颂钤图而已，终未备其体用，及互有得失，而惑人志者也。况非其人，百未得于经之一二，而妄撰运气之书传于世者，是以矜己惑人而莫能彰验，致使学人不知其美，俾圣经妙典日远日豫，而习之者鲜矣。悲夫！世俗或以谓运气无征，而为惑人之妄说者，或但言运气为大道玄机，若非生而知之，则莫能学之者，由是学者寡而知者鲜。设有攻其本经，而后有注说雕写之误也，况乎造化玄奥之理，未有比物立象以详说者也。仆虽不敏，以其志慕兹道，而究之以久，略得其意。惜乎天下尚有未若仆之知者，据乎所见，而辄伸短识。本乎三坟之圣经，兼以众贤之妙论，编集运气要妙之说，十万余言，九篇三部，勒成一部，命曰《内经运气要旨论》，备见圣贤经之用矣。然妙则妙矣，以其妙道，乃为对病临时处方之法。犹恐后学未精贯者，或难施用，复宗仲景之书，率参圣贤之说，推夫运气造化自然之理，以集伤寒杂病脉证方论之文，一部三卷，十万余言，目曰《医方精要宣明论》。凡有世说之误者，详以此证明之，庶令学者真伪自分，而易为得用。且运气者，得于道同，盖明大道之一也。观夫医者，唯以别阴阳虚实，最为枢要识病之法，以其病气归于五运六气之化，明可见矣。仅率经之所言二百余字，兼以语辞，二百七十七言，绪归五运六气而已。大凡明病阴阳虚实，无越此法。虽已并载前之二帙，复虑世俗多出妄说，有违古圣之意，今特举二百七十七字，独为一本，名曰《素问玄机原病式》。遂以比物立象，详论天地运气造化自然之理，注二万余言，仍以改正世俗谬说。虽不备举其误，其意足可明矣，虽未备论诸疾，以此推之，则识病六气阴阳虚实，几于备矣。盖求运气言象之意，而得其自然神妙之情理。

《易》曰：书不尽言，言不尽意，然则圣人之意，其不可见乎！子曰：圣人立象以尽意，设卦以尽情伪，系辞焉以尽其言，变而通之以尽利，鼓之舞之以尽神。

《老子》曰：不出户，知天下，不窥牖，见天道，其出弥远，其知弥少，盖由规矩而取方员也。夫运气之道者，犹诸此也。嗟夫！仆勉述其文者，非但欲以美于己而非于人，矜于名而苟于利也，但贵学者易为晓悟而行无枉错耳。如通举《内经运气要旨论》及《医方精要宣明论》者，欲令习者求其备也。其间或未臻其理者，幸冀将来君子以改正焉。但欲同以宣扬古圣之妙道，而普救后人之生命尔。

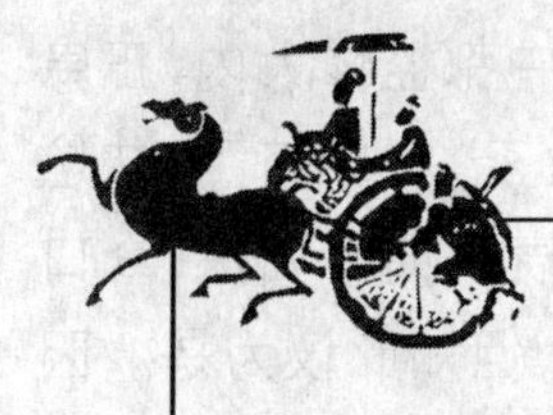

# 素问玄机原病式序

夫梓人之巧，不能逃绳墨之式，冶者之工，不能出规模之制，故绳墨规模者，天下之通用，古今之不易，本圣人之所制作者也。且医道幽微，玄之又玄，典人性命，非圣人孰能与于此。原自伏羲，得《河图》之象，始画八卦，引而伸之，触类而长之，天下之能事毕矣。因而重之为六十四卦，则天地三才之道，万物之象备焉。故轩辕得之，谓人寿命，本道统天地阴阳造化而生，其寿夭修短，莫不有数。能持而守之者，得尽终其数，不能持守，恣情纵欲，忧患所伤，以致夭亡者，不为少矣。故与天师岐伯参酌天地，三阴三阳，六气行运，一岁十二月之间，分布在人，为手足三阴三阳十二经，左右之要会，作八十一篇，垂为世范，名曰《内经·素问》。至今用之，而为医家绳墨规模者也。故知其要者，一言而终，不知其要者，流散无穷，盖知要之人鲜矣。

粤自守真先生者，本河间人也，姓刘，名完素，字守真。夙有聪慧，自幼年耽嗜医书。千经百论，往往过目无所取，皆谓非至道造化之书。因披玩《素问》一经，朝勤夕思，手不释卷，三五年间，废寝忘食，参详其理。至于意义深远，研精覃思，期于必通。一日，于静室中澄神宴坐，沉然毕虑，探索难解之义，神识否冥。似寤寐间，有二道士者，自门而入，授先生美酒一小盏，若橡□许，咽而复有，如此三二十次，咽不能尽。二道者笑曰：如厌饫，反吐于盏中。复授道者，倒于小葫中。道者出，恍然一醒，觉而亦酒香，杳无所据。急于内外追之，不见。而后因至心灵，大有开悟。此说几乎诞妄，默而不言，以仆为知言，先生故以诚告。与夫史称扁鹊遇长桑君，饮药，以此视病，尽见五脏□结，特以诊脉为名，亦何异焉！因著医书《内经运气要旨论》、《医方精要宣明论》二部，总一十七万余言，精微浩瀚，造化详悉。而又述习医要用《直格》，并药方，已版行于世。外又作《素问玄机原病式》，并注二万余言。特采摭至真要大论一篇病机气宜之说，撮其枢要，自成一家，精贯古今，无非神授。盖天之未丧斯文也，复生其人，发明医道。乃今时五宗教之师，以致于此，莫不效验。直明五运六气之至要，伤寒杂病之指归。其言简，其理明，易为披究，足以察阴阳二证之隐显，医家前后之得失。如《式》中所说：木极似金、火极似水之类，谓亢则害，承乃制，郁极乃发，变化之理，大为要妙，非智者焉能及此。可谓旨意昭昭，万举万全，神圣工巧，能事毕矣，真知要之书也。但见今之医人，窃用先生诸药，得效者众多。以今十数年，犹殆其名，耻言凉药，谓去热药为非，不称其人,反成毁谤。其道难行也如此,哀哉!哀哉!是知中人以下,不可以语上,信矣。

仆自幼年,气弱多病,医书脉证,粗明所以。天德四年,在中都监修大内,正患腰脚疼痛之疾。殆时二年,服食汤药,皆姜附硫黄,种种热燥之药,中脘脐下,艾炷十数,终无一效,愈觉膝寒胃冷,少力多睡,饮食日少,精神日衰。询诸名医,众口一辞,佥曰肾部虚寒,非热药不能疗,及自体究,亦觉恶寒喜暖,但知此议为是。因谘后医董系者,彼云肾经积热,气血不通故也。洎与谈论,惟举五行旨略,黔断语言,用药治病,止五七方而已,其余医书脉诀,一无所有。仆意寡学不通之人,不能信之。及试用通经凉药,但脏腑滑利,伏困愈甚,以至舍而不问。后相识数月,见治诸人伤寒杂病,止用寒凉疏通乎医,十医十愈,其应如神。贫者酬劳,辞而不受,及有周急之者。以此渐渐信之,日加敬重,似有所得。再论脚疾,彼陈五行造化胜负伏造真理,始似唤醒,洒然不疑,方肯听信。再用辛甘寒药,泻十二经之积热,日三四服,通利十余行。数十日后,觉痛减,饮食有味,精力爽健,非旧日之比。心甚喜,悛服药不辍。迤逦觉热,热势滋甚。自后饮食服饵,皆用寒凉,数年之间,疾去热除,神清体健。以此知平昔将摄失宜,医药差错之过也。举世医工,亦未尝语此。自尔处病用药,治身治家,及其他亲识外人,但来求医,不避巇危,意无图报,专一治疗,无不痊愈。大率计之,三十有余年间,所疗伤寒,三二日至五七日间,使之和解痊安者,可四五千人,汗前汗后,诸般恶证,危笃至死,众医不救者,活及二百余人。百发百中,千不失一,率因董医始以传授,次得《玄机原病式》,大明终始,开发良多。在后亲见守真先生,详加请益,参推要妙,愈究愈精。始知董氏之学,始得先生《原病式》简要之书施行故也,兼传泽承觇者,乃先生门下高弟子,真良医也!并已过世,同为一家,与世医可谓冰炭。自天德五年以后,董氏医名大著,传闻远近,病者生,危者安,士夫之家,极为推重,十数年间,所获数万。其举荐称扬,仆有力焉。

仆自是应历任所,不惜此书,教授诸医,复与开说《素问》要妙至理,使之解悟,改革前非,以救生灵之疾病。至于士人有求问学医者,仆皆一一直与传授,使知要妙治法及方。伊等虽不能通明造化,但能用药治病,得验者亦不下百数。

大定二十二年,予自京兆运使移邢台。下车视事之余,擢医者数人,与说《素问》,兼授以知要之法。众中有孙执中者,尤为好事。一日,请求《原病式》,欲为之开版,广传于世,庶几普救生民夭横之厄,兼证医家从来所传相习之非。予悯其仁者之用心,欣而授之。非唯得截要治法历行于世,兼以揄扬先生特达奇才,独得要妙造化之理,著成方书,流行于世,岂非规模绳墨者欤?又非《活人书》之较焉?

呜呼!自秦越人、张仲景之后,迨今千数余年,此道湮沦。苟非斯人,真伪混淆,似是而非,触目而已。有孙子彼告,予愿为之后序,故不揆狂斐,而作是语,聊以旌表先生事业之万一云。

时大定二十二年九月□日安国军节度使开国侯程道济序

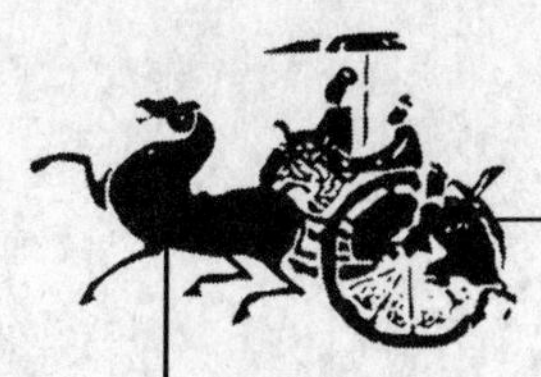

# 目　录

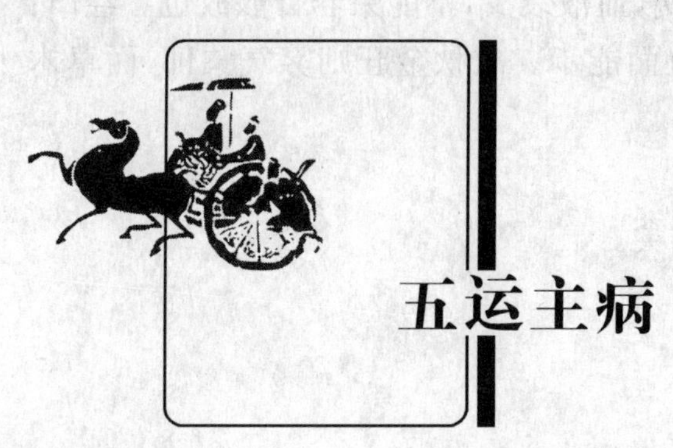

## 五运主病

诸风掉音吊。眩，皆属肝木。

掉，摇也，眩，昏乱旋运也，风主动故也。所谓风气甚而头目眩运者，由风木旺，必是金衰不能制木，而木复生火。风火皆属阳，多为兼化，阳主乎动，两动相搏，则为之旋转。如春分至小满，为二之气，乃君火之位，自大寒至春分，七十三日，为初之气，乃风木之位，故春分之后，风火相搏，则多起飘风，俗谓之旋风是也。四时皆有之，由五运六气，千变万化，冲荡击搏，安得失时，而便谓之无也，但有微甚而已。人或乘车跃马，登舟环舞，而眩运者，其动不正，而左右纡曲，故经曰：曲直动摇，风之用也。眩运而呕吐者，风热甚故也。

诸痛痒疮疡，皆属心火。

人近火气者，微热则痒，热甚则痛，附近则灼而为疮，皆火之用也。或痒痛如针轻刺者，犹飞迸火星灼之然也。痒者，美疢也。故火旺于夏，而万物蕃鲜荣美也，灸之以火，渍之以汤，而痒转甚者，微热之所使也。因而痒去者，热令皮肤纵缓，腠理开通，阳气得泄，热散而去故也。或夏热皮肤痒，而以冷水沃之，不去者，寒能收敛，腠理闭密，阳气郁结，不能散越，怫热内作故也。痒得爬而解者，爬为火化，微则亦能令痒，甚则痒去者，爬令皮肤辛辣，而属金化，辛能散，故金化见则火力分而解矣。或云痛为实、痒为虚者，非谓虚为寒也，正谓热之微甚也。或疑疮疡皆属火热，而反腐烂出脓水者，何也？犹谷肉果菜，至于热极，则腐烂而溃为汙水也。溃而腐烂者，水之化也。所谓五行之理，过极则胜己者反来制之，故火热过极，则反兼于水化。又如盐能固物，令不腐烂者，咸寒水化，制其火热，使不过极，故得以固也。万物皆然。

诸湿肿满，皆属脾土。

地之体也土，湿极盛则痞塞肿满。物湿亦然，故长夏属土，则庶物隆盛也。

诸气膹郁，病痿，皆属肺金。

膹，谓膹满也。郁，谓奔迫也。痿，谓手足痿弱，无力以运动也。大抵肺主气，气为阳，阳主轻清而升，故肺居上部，病则其气膹满奔迫，不能上升。至于手足痿弱，不能收持，由肺金本燥，燥之为病，血液衰少，不能荣养百骸故也。经曰：手指得血而能摄，掌得血而能握，足得血而能步。故秋金旺则雾气蒙郁，而草木萎落，病之象也。萎，犹痿也。

诸寒收引，皆属肾水。

收敛引急，寒之用也，故冬寒则拘缩矣。

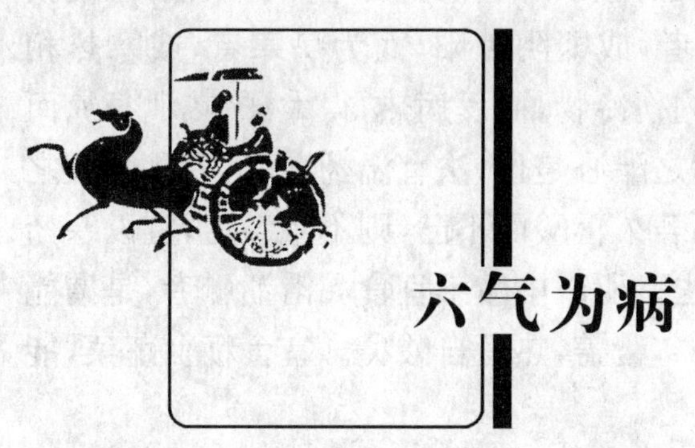

# 六气为病

## 风类

诸暴强直，支痛緛音软。戾，里急筋缩，皆属于风。厥阴风木，乃肝胆之气也。

暴，卒也，虐害也。强，劲有力而不柔和也。直，筋劲强也。支痛，支持也，坚固支持，筋挛不柔而痛也。緛戾，緛，缩也，戾，乖戾也，谓筋缩里急，乖戾失常而病也。然燥金主于紧敛短缩劲切，风木为病，反见燥金之化，由亢则害，承乃制也，况风能胜湿，而为燥也。亦十月风病势甚，而成筋缓者，燥之甚也。故诸风甚者，皆兼于燥。

## 热类

诸病喘呕吐酸，暴注下迫转筋，小便浑浊，腹胀大，鼓之如鼓，痈疽疡疹，瘤气结核，吐下霍乱，瞀郁肿胀，鼻窒鼽衄，血溢血泄，淋闷，身热恶寒战栗，惊惑悲笑谵妄，衄衊血汗，皆属于热。手少阴君火之热，乃真心、小肠之气也。

喘，火气甚为夏热，衰为冬寒，故病寒则气衰而息微，病热则气甚而息粗。又，寒水为阴，主乎迟缓，热火为阳，主乎急数，故寒则息迟气微，热则息数气粗，而为喘也。呕，胃膈热甚则为呕，火气炎上之象也。吐酸，酸者，肝木之味也，由火盛制金，不能平木，则肝木自甚，故为酸也。如饮食热，则易于酸矣。或言吐酸为寒者，误也。又如，酒之味苦而性热，能养心火，故饮之则令人色赤气粗，脉洪大而数，语涩谵妄，歌唱悲笑，喜怒如狂，冒昧健忘，烦渴呕吐，皆热证也，其吐必酸，为热明矣。况热则五味皆厚，经曰：在地为化，化生五味，皆属土也。然土旺胜水，不能制火，则火化自甚，故五味热食，则味皆厚也。是以肝热则口酸，心热则口苦，脾热则口甘，肺热则口辛，肾热则口咸，或口淡者，胃热也。胃属土，土为万物之母，故胃为一身之本，淡为五味之本。然则吐酸，其为寒者欤？所以妄言为寒者，但谓多伤生鞕黏滑，或伤冷物，而喜噫醋吞酸，故俗医主于温和脾胃。岂知经言：人之伤于寒也，则为病热，盖寒伤皮毛，则腠理闭密，阳气怫郁，不能通畅，则为热也。故伤寒身表热者，热在表也，宜以麻黄汤类甘辛热药发散，以使腠理开通，汗泄热退而愈也。凡内伤冷物者，或即阴胜阳，而为病寒者，或寒热相击，而致肠胃阳气怫郁，而为热者，亦有内伤冷物，而反病热，得大汗，热泄身凉而愈也。或微而不为他病，止为中酸，俗谓之醋心是也，法宜温药散之，亦犹解表之义，以使肠胃结滞开通，怫热散而和也。若久喜酸而不已，则不宜温之，宜以寒药下之，后以凉药调之，结散热去，则气和也。所以中酸不宜食黏滑油腻者，是谓能令阳气壅塞郁结，不通畅也。如饮食在器，覆盖，热而自酸矣。宜食粝食蔬菜，能令气之通利也。

暴注，卒暴注泄也。肠胃热甚，而传化失常，火性疾速，故如是也。下迫，后重里急，窘迫急痛也。火性急速，而能燥物故也。转筋，经云：转，反戾也，热气燥烁于筋，则挛瘛而痛，火主燔灼，燥动故也。或以为寒客于筋者，误也。盖寒虽主于收引，然止为厥逆禁固，屈伸不便，安得为转筋也。所谓转者，动也，阳动阴静，热证明矣。夫转筋者，多因热甚，霍乱吐泻所致。以脾胃土衰，则肝木自甚，而热燥于筋，故转筋也。大法，渴则为热，凡霍乱转筋，而不渴者，未之有也。或不因吐泻，但外冒于寒，而腠理闭密，阳气郁结，怫热内作，热燥于筋，则转筋也。故诸转筋，以汤渍之，而使腠理开泄，阳气散，则愈也。因汤渍而愈，故俗反疑为寒者，误也。

小便混浊，天气热则水混浊，寒则清洁，水体清而火体浊故也。又如，清水为汤，则自然浑浊也。腹胀大，鼓之如鼓，气为阳，阳为热，气甚则如是也。

痈，浅而大也。经曰：热胜血，则为痈脓也。疽，深而恶也。疡，有小头疮也。疹，浮小瘾疹也。瘤气，赤瘤、丹熛，热胜气也。结核，火气热甚，则郁结坚鞕，如果中核也。不必溃发，但令热气散，则自消矣。

吐下霍乱，三焦为传化之道路，热气甚则传化失常，而吐泻霍乱，火性燥动故也。或云热无吐泻，止是停寒者，误也。大法，吐泻，烦渴为热，不渴为寒。或热吐泻始得之，亦有不渴者。若不止，则亡液，而后必渴。或寒本不渴，若亡津液过多，则亦燥而渴也。但寒者脉当沉细而迟，热者脉当实大而数。或损气亡液过极，则脉亦不能实数，而反弱缓，虽尔，亦为热矣。又曰：泻白为寒，青黄红赤黑，皆为热也。盖泻白者，肺之色也，由寒水甚而制火，不能平金，则金肺自甚，故色白也。如浊水凝冰，则自然清莹而明白。利色青者，肝木之色也，由火甚制金，不能平木，则木肝自甚，故色青也。或言利色青为寒者，误也。仲景法曰：少阴病，下利青水，色纯青者，热在里也，大承气汤下之，及夫小儿热甚急惊，利色多青，为热明矣。利色黄者，由火甚则水必衰，而脾土自旺，故色黄也。利色红为热者，心火之色也。或赤者，热深甚也。至若利色黑，亦言为热者，由火热过极，则反兼水化制之，故色黑也。如伤寒阳明病，热极则日晡潮热，甚则不识人，循衣摸床，独

 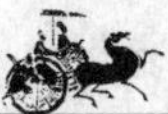

语如见鬼状，法当大承气汤下之。大便不黑者易治，黑者难治。诸痢同法。然辨痢色以明寒热者，更当审其饮食药物之色。如小儿病热，吐利霍乱，其乳未及消化，而痢尚白者，不可便言为寒，当以脉证别之。大法，泻痢，小便清白不涩为寒，赤色者为热。又，完谷不化，而色不变，吐利腥秽，澄澈清冷，小便清白不涩，身凉不渴，脉迟细而微者，寒证也。谷虽不化，而色变非白，烦渴，小便赤黄，而或涩者，热证也。凡谷消化者，无问色及他证，便为热也。寒泄而谷消化者，未之有也，由寒则不能消化谷也。或火性疾速而热甚，则传化失常，谷不能化而飧泄者，亦有之矣。仲景曰：邪热不杀谷，然热得于湿，则飧泄也。或言下利白为寒，误也。若果为寒，则不能消谷，何由反化为脓也！所谓下痢，谷反为脓血，如世之谷肉果菜，湿热甚则自然腐烂溃发，化为汙水。故食于腹中，感人湿热邪气，则自然溃发，化为脓血也。其热为赤，热属心火故也。其湿为黄，湿属脾土故也。燥郁为白，燥属肺金也。经曰：诸气膹郁，皆属于肺，谓燥金之化也。王冰注曰：郁谓奔迫，气之为用，金气同之。然诸泻痢，皆兼于湿，今反言气燥者，谓湿热甚于肠胃之内，而肠胃怫热郁结，而又湿主乎痞，以致气液不得宣通，因以成肠胃之燥，使烦渴不止也。假如下痢赤白，俗言寒热相兼，其说犹误。岂知水火阴阳寒热者，犹权衡也，一高则必一下，一盛则必一衰，岂能寒热俱甚于肠胃，而同为痢乎！如热生疮疡，而出白脓者，岂可以白为寒欤！由其在皮肤之分，属肺金，故色白也。次在血脉之分，属心火，故为血疖也。在肌肉，属脾土，故作黄脓。在筋部，属肝木，故其脓色入苍。深至骨，属肾水，故紫黑血出也。各随五脏之部，而现五色，是谓标也，本则一，出于热，但分深浅而已。大法，下迫窘痛，后重里急，小便赤涩，皆属燥热，而下痢白者，必多有之，然则为热明矣。或曰：白痢既为热病，何故服辛热之药，亦有愈者耶？盖辛热之药，能开发肠胃郁结，使气液宣通，流湿润燥，气和而已。然病微者可愈，甚者郁结不开，其病转加而死矣。凡治热甚吐泻，亦然。夫治诸痢者，莫若以辛苦寒药治之，或微加辛热佐之则可，盖辛热能发散开通郁结，苦能燥湿，寒能盛热，使气宣平而已，如钱氏香连丸之类是也。故治诸痢者，黄连、黄柏为君，以其至苦大寒，正主湿热之病。乃若世传辛热金石毒药，治诸吐泻下痢，或有愈者，以其善开郁结故也。然虽亦有验者，或不中效，反更加害。凡用大毒之药，必是善药不能取效，不得已而用之可也。幸有善药，虽不能取效，但有益而无损者，何必用大毒之药，而谩劳巇崄也！经曰：宁小勿其大，宁善勿其毒，此之谓也。至如带下之理，犹诸痢也，但分经络与标之殊，病之本气则一。举世皆言白带下为寒者，误矣。所谓带下者，任脉之病也。经曰：任脉者，起于中极之下，以上毛际，循腹里，上关元，至咽喉，上颐，循面，入目，络舌。任脉自胞上过带脉，贯脐而上，然其病所发，正在过带脉之分，而淋沥以下，故曰带下也。赤白与下痢义同，而无寒者也。大法，头目昏眩，口苦舌干，咽嗌不利，小便赤涩，大便秘滞，脉实而数者，皆热证也。凡带下者，亦多有之，果为病寒，岂能若此！经曰：亢则害，承乃制，谓亢过极，则反兼胜己之化，制其甚也。如以火炼金，热极则反为水，又如六月热极，则物反出液而湿润，林木流津。故肝热甚则出泣，心热甚则出汗，脾热甚则出涎，肺热甚则出涕，肾热甚则出唾，犹煎汤，热甚则沸溢，及热气熏蒸于物，而生津者也。故下部任脉，湿热甚者，津液涌溢，而为带下也。且见俗医治白带下者，但依近世方论，而用辛热之药。病之微者，虽或误中，能令郁结开通，气液宣行，流湿润燥，热散气和而愈。其或势甚，而郁结不能开通者，旧病转加，热证新起，以至于死，终无所悟。曷若以辛苦寒药，按法治之，使微者甚者皆得郁结开通，湿去燥除，热散气和而愈，无不中其病而免加其害。且如一切怫热郁结者，不必止以辛甘热药能开发也。如石膏、滑石、甘草、葱、豉之类寒药，皆能开发郁结，以其本热，故得寒则散也。夫辛甘热药，皆能发散者，以力强开冲也，然发之不开者，病热转加也。如桂枝、麻黄类辛甘热药，攻表不中病者，其热转甚也。是故善用之者，须加寒药，不然则恐热甚发黄、惊狂或出矣。如表热当发汗者，用辛甘热药，苟不中病，尚能加害，况里热郁结，不当发汗，而误以热药发之不开者乎！又如，伤寒表热怫郁，燥而无汗，发令汗出者，非谓辛甘热药属阳，能令汗出也，由怫热郁结开通，则热蒸而自汗出也。不然，则平人表无怫热者服之，安有如斯汗出也！其或伤寒日深，表热入里，而误以辛甘热药汗之者，不惟汗不能出，而又热病转加，古人以为当死者也。又如，表热服石膏、知母、甘草、滑石、葱、豉之类寒药，汗出而解者，及热病半在表、半在里，服小柴胡汤寒药，能令汗出而愈者，热甚，服大柴胡汤下之，更甚者，小承气汤、调胃承气汤、大承气汤下之，发黄者，茵陈蒿汤下之，结胸者，陷胸汤、丸下之，此皆大寒之利药也，反能中病，以令汗出而愈。然而中外怫热郁结，燥而无汗，岂但由辛甘热药为阳，而能开发汗出也，况或病微者，不治自然作汗而愈者也。所以能令作汗之由者，但怫热郁结，复得开通，则热蒸而作汗也。凡治上下中外一切怫热郁结者，法当仿此。随其浅深，察其微甚，适其所宜而治之，慎不可悉如发表，但以辛甘热药而已。大抵人既有形，不能无病，有生不能无死，然而病者，当按法治之。其有病已危极，未能取效者，或已衰老，而真气倾竭，不能扶救而死者，此则非医者之过也。若阴阳不审，标本不明，误投汤药，实实虚虚，而致死者，谁之过欤！且如酒之味苦而性热，能养心火，久饮之，则肠胃怫热郁结，而气液不能宣通，令人心腹痞满，不能多食。酒气内发，而不能宣通于肠胃之外，故喜噫而或下气也。腹空，水谷衰少，则阳气自甚，而又洗漱劳动，兼汤渍之，则阳气转甚，故多呕而或昏眩也，俗云酒隔病耳。夫表里怫热郁结者，得暖则稍得开通而愈，得寒则转闭而病加，由是喜暖而恶寒。今酒隔者，若饮冷酒，或酒不佳，或不喜而强饮者，肠胃郁结转闭，而满闷不能下也。或至饮兴者，或热饮醇酒者，或喜饮者，能令郁结开通，善多饮

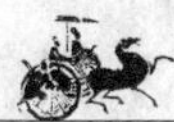

也。因而过醉，则阳气益甚，而阴气转衰，酒力散则郁结转甚，而病加矣。夫中酒热毒，反热饮以复投者，令郁结得开，而气液皆复得宣通也。凡酒病者，必须续续饮之，不然则病甚，不能饮，郁结不得开故也。凡郁结甚者，转恶寒而喜暖，所谓亢则害，承乃制，而阳极反似阴者也。俗未明之，因而妄谓寒病，误以热药攻之，或微者郁结开通，而不再结，气利而愈也，甚者稍得开通，而药力尽则郁结转甚也，其减即微，其加即甚。俗无所悟，但云药至即稍减，药去即病加，惟恨药小，未能痊除，因而志心服之，以至怫热太甚，则中满腹胀而䐜肿也。若小便涩而湿热内甚者，故发黄也，犹物湿热者，蒸之而发黄也。世俗多用巴豆大毒热药以治酒隔者，以其辛热能开发肠胃之郁结也。微者结散而愈，甚者郁结不开，怫热转甚，而病加也。恨其满闷，故多服以利之，或得结滞开通而愈者，以其大毒性热。然虽郁结得开，奈亡血液，损其阴气，故或续后怫热再结，而病转甚者也。因思得利时愈，而复利之，如前之说，以利三五次，间则阴气衰残，阳热太甚，而大小便赤涩发黄，腹胀肿满也，或湿热内甚，而时复濡泄也。或但伤饮食，而怫热郁结，亦如酒病，转成水肿者，不为少矣。终不知怫热内作，则脉必沉数而实。法当辛苦寒药治之，结散热退，气和而已。或热甚郁结，不能开通者，法当辛苦寒药下之，热退结散，而无郁结也。所谓结者，怫郁而气液不能宣通也，非谓大便之结硬耳。或云水肿者，由脾土衰虚，而不能制其肾水，则水气妄行，而脾主四肢，故水气游走，四肢身面俱肿者，似是而实非也。夫治水肿腹胀，以辛苦寒药为君，而大利其大小便也。经曰：中满者，治之于内，然则岂为脾土之虚也！此说与《素问》相反。经曰：诸湿肿满，皆属脾土，又云：太阴所主，胕肿，又云：湿胜则濡泄，甚则水闭胕肿，皆所谓太阴脾土湿气之实甚也。又，经曰：诸胀腹大，皆属于热，又云：诸病胕肿，疼酸惊骇，皆属于火，又曰：热胜则胕肿，皆所谓心火实热，而安得言脾虚不能制肾水之实甚乎！故诸水肿者，湿热之相兼也。如六月，湿热太甚，而庶物隆盛，水肿之象，明可见矣。故古人制以辛苦寒药治之，盖以辛散结而苦燥湿，以寒除热而随其利，湿去结散，热退气和而已。所以妄谓脾虚不能制其肾水者，但谓数下致之，又多水液故也，岂知巴豆热毒，耗损肾水阴气，则心火及脾土自甚，湿热相抟，则怫郁痞隔，小便不利，而水肿也。更宜下之者，以其辛苦寒药，能除湿热怫郁痞隔故也。亦由伤寒下之太早，而热入以成结胸者，更宜陷胸汤、丸寒药下之。又如，伤寒误用巴豆热毒下之，而热势转甚，更宜调胃承气汤寒药下之者也。若夫世传银粉之药，以治水肿而愈者，以其善开怫郁痞隔故也，慎不可过度而加害尔！况银粉亦能伤牙齿者，谓毒气感于肠胃，而精神气血水谷不能胜其毒，故毒气循经上行而至齿龈嫩薄之分，则为害也。上下齿缝者，足阳明胃之经也，凡用此药，先当固剂尔。或云阴水遍身，而又恶寒，止是寒者，非也。经言：少阴所主，为惊惑，恶寒战栗，悲笑谵妄，谓少阴君火热气之至也。详见下文恶寒战栗论中。

瞀，昏也，热气甚则浊乱昏昧也。郁，怫郁也，结滞壅塞，而气不通畅，所谓热甚则腠理闭密而郁结也。如火炼物，热极相合，而不能相离，故热郁则闭塞而不通畅也。然寒水主于闭藏，而今反属热者，谓火热亢极，则反兼水化制之故也。肿胀，热盛于内，则气郁而为肿也，阳热气甚，则腹胀也。火主长而高茂，形貌彰显，升明舒荣，皆肿胀之象也。

鼻窒，窒，塞也，火主膹膸肿胀，故热客阳明，而鼻中膹胀，则窒塞也。或谓寒主闭藏，妄以鼻窒为寒者，误也。盖阳气甚于上，而侧卧则上窍通利而下窍闭塞者，谓阳明之脉，左右相交，而左脉注于右窍，右脉注于左窍，故风热郁结，病偏于左，则右窍反塞之也。俗不知阳明之脉左右相交，注于鼻孔，但见侧卧则上窍通利，下窍窒塞，反疑为寒尔。所以否泰之道者，象其肺金之盈缩也。鼽者，鼻出清涕也。夫五行之理，微则当其本化，甚则兼有鬼贼，故经曰亢则害，承乃制也。《易》曰：燥万物者，莫熯乎火。以火炼金，热极而反化为水，及身热极，则反汗出也，水体柔顺，而寒极则反冰如地也，土主湿阴云雨而安静，土湿过极，则反为骤注烈风雨淫溃也，木主温和而生荣，风大则反凉而毁折也，金主清凉，秋凉极而万物反燥也，皆所谓过极则反兼鬼贼之化，制其甚也。由是肝热甚则出泣，心热甚则出汗，脾热甚则出涎，肺热甚则出涕，肾热甚则出唾也。经曰：鼻热者，出浊涕。凡痰、涎、涕、唾稠浊者，火热极甚，销铄致之然也。或言鼽为肺寒者，误也。彼但见鼽、嚏、鼻窒冒寒则甚，遂以为然，岂知寒伤皮毛，则腠理闭密，热极怫郁，而病愈甚也。衄者，阳热怫郁，干于足阳明而上热甚，则血妄行，为鼻衄也。血溢者，上出也。心养于血，故热甚则血有余而妄行。或谓呕吐紫凝血为寒者，误也。此非冷凝，由热甚销铄，以为稠浊，而热甚则水化制之，故亦见黑，而为紫也。血泄，热客下焦，而大小便血也。

淋，小便涩痛也，热客膀胱，郁结不能渗泄故也。或曰小便涩而不通者为热，遗尿不禁者为冷，岂知热客于肾部，干于足厥阴之经，廷孔郁结极甚，而气血不能宣通，则痿痹而神无所用，故液渗入膀胱而旋溺遗失，不能收禁也。经曰：目得血而能视，耳得血而能听，手得血而能摄，掌得血而能握，足得血而能步，脏得血而能液，腑得血而能气，夫血随气运，气血宣行，则其中神自清利，而应机能为用矣。又曰：血气者，人之神，不可不谨养也，故诸所运用，时习之则气血通利，而能为用，闭壅之则气血行微，而其道不得通利，故劣弱也。若病热极甚，则郁结而气血不能宣通，神无所用，而不遂其机。随其郁结之微甚，有不用之大小焉。是故目郁则不能视色，耳郁则不能听声，鼻郁则不能闻香臭，舌郁则不能知味，至如筋痿骨痹，诸所出不能为用，皆热甚郁结之所致也。故仲景论少阴病热极曰：溲便遗失，狂言，目反直视者，肾先绝也。《灵枢经》曰：肾主二阴，然水衰虚，而怫热客其部分，二阴郁结，则痿痹而神无所用，故溲便遗失而不能禁之，然则热证明矣。是故世传方论，虽曰冷淋，复用榆皮、黄芩、瞿麦、茯苓、通草、鸡苏、郁李仁、栀子之类寒药治之而已。其说虽妄，其方乃是，由不明气运变化之机，宜乎认是为非也。或谓：患淋而服茴香、益智、滑石、醇酒，温药而愈者，然则非冷欤！殊不知此皆利小便之要药也，盖醇酒、益智之性虽热，而茴香之性温，滑石之性寒，所以能开发郁结，使气液宣通，热散而愈也。闷，俗作秘，大便涩滞也。热耗其液，则粪坚结，而大肠燥涩紧敛故也。谓之风热结者，谓火甚制金，不能平木，则木自旺故也。或大便溏而闷者，燥热在于肠胃之外，而湿热在内故也，义同泄痢后重之义，见下迫论中。

身热恶寒，此热在表也。邪在表而浅，邪畏其正，故病热而反恶寒也。或言恶寒为寒在表，或言身热恶寒为热在皮肤，寒在骨髓者，皆误也。仲景法曰：无阳病寒，不可发汗，又言：身热恶寒，麻黄汤汗之，汗泄热去，身凉即愈，然则岂有寒者欤！又如热生痈肿疮疡，而恶寒者，亦由邪热在于表也。虽尔，不可汗之，故仲景曰：患疮者，汗之则作痉。大法，烦躁多渴，欲寒恶热，为病热也。亦有亢则害，承乃制之，则病热甚而反觉其冷者也。虽觉其冷，而病为热，实非寒也。其病热郁甚而反恶寒，得寒转甚而得暖少愈者，谓暖则腠理疏通而阳气得散，怫热少退，故少愈也。其寒则腠理闭密，阳气怫郁，而热转甚，故病加尔。上下中外，周身皆然。俗因之妄谓寒病，误以热药投之，为害多矣。假令或因热药，以使怫热稍散，而少愈者，药力尽则病反甚也。其减则微，其加则甚，俗无所悟，但云服之而获效，力尽而病加，因而加志服之，由是诸热病皆生矣。阳热发则郁甚于上，故多目昏眩，耳聋鸣，上壅癫疾。上热甚而下热微，俗辈复云肾水衰弱，不能制心火，妄云虚热也。抑不知养水泻火，则宜以寒，反以热药，欲养肾水，而令胜退心火，因而成祸，不为少矣，可不慎欤！战者，动摇，火之象也。阳动阴静，而水火相反，故厥逆禁固，屈伸不便，为病寒也。栗者，寒冷也。或言寒战为脾寒者，未明变化之道也。此由心火热甚，亢极而战，反兼水化制之，故寒栗也。然寒栗者，由火甚似水，实非兼有寒气也，故以大承气汤下之。多有燥粪，下后热退，则战栗愈矣。或平人冒极寒而战栗者，由寒主闭藏，而阳气不能散越，则怫热内作故也，如冬寒而地中反暖也。或云冬阳在内而阴在外，故地上寒而地中暖，夏则反此者，乃真理也。假令冬至为地阴极而生阳上升，至夏则阳在上而阴在地中者，当地上热而地中寒可也，奈何夏至为天阳极而生阴下降，至冬则入地反暖，地上反寒欤？或曰冬后阳升而出，则阴降而入，夏后阳降而入，则阴升而出者，乃妄意也。如冬至子正一阳生，而得其复䷗，《易》：地雷复卦。至于巳则阴绝而六阳备，是故得其纯乾䷀，八纯乾。夏至午正则一阴生，而得姤䷫，天风姤。至于亥则阳绝而六阴备，是故得其纯坤䷁。八纯坤。至于冬至，则阳复也。然子后面南，午后面北，视卦之爻，则子后阳升，午后阴降明矣，安得反言冬后阴降而夏后阳降耶！所谓四时天气者，皆随运气之盛衰也。然岁中五运之气者，风暑燥湿寒，各主七十三日五刻，合为期岁也。岁中六部之主位者，自大寒至春分属木，故温和而多风也，春分至小满属君火，故暄暖也，小满至大暑属相火，故炎热也，大暑至秋分属土，故多湿阴云雨也，秋分至小雪属金，故凉而物燥也，小雪至大寒属水，故寒冷也，然则岂由阴阳升降于地之内外乎！其地中寒燠者，经言火热主于出行，寒水主于闭藏，故天气热则地气通泄而出行，故地中寒也，犹人汗出之后体凉，天气寒则地气凝冻而闭塞，气难通泄，故怫郁而地中暖也。经言：人之伤于寒也，则为病热。又如水本寒，寒极则水冰如地，而冰下之水，反不寒也，冰厚则水温，即闭藏之道也。或大雪加冰，闭藏之甚，则水大温而鱼乃死矣。故子正一阳生，而至于正月寅，则三阳生而得其泰☷☰，地天泰。泰者，通利而非否塞也，午后一阴生，而至于七月申，则三阴生而得其否☰☷，天地否。否者，否塞而非通泰也。然而否极则泰，泰极则否，故六月泰极，则地中至寒，十二月否极，则地中至暖。然则地中寒暖，明可见焉，故知人之冒于寒而内为热者，亦有之矣。或问曰：人冬阳在内而热，夏阴在内而寒者，何也？答曰：俗已误之久矣。夫一身之气，皆随四时五运六气而盛衰，而无相反矣，适其脉候，明可知也。如夏月心火生而热，则其脉滑数洪大而长，烦热多渴，岂为寒也！余候皆然。或平人极恐而战栗者，由恐为肾志，其志过度，则劳伤本脏，故恐则伤肾，肾水衰则心火自甚，而为寒栗也。又如，酒苦性热，养于心火，故饮之过多，则心火热甚，而为战栗，俗谓之酒噤也。经曰：阳并于阴，阴则实而阳明虚，阳虚则寒栗而鼓颔也。注曰：阳并于阴，言阳气入于阴分也。阳明，胃脉也，故不足则恶寒战栗而鼓颔振动也。然阳明经络在表而主于肌肉，而气并于里，故言阳明虚也。又，经曰：夫疟之始发也，阳气并于阴，当是时，阳虚阴实，而外无阳气，故先寒栗也。阴气逆极，则复出之阳，阳与阴复并于外，则阴虚而阳实，故先热而渴。然阴气逆极，则复出之阳者，是言阳为表而里为阴也。其气复出，而并之于表，非谓阴寒之气出之于表，而反为阳热也。又，经曰：夫疟气者，并于阳则阳胜，并于阴则阴胜，阴胜则寒，阳胜则熱。然气并于阳而在于表，故言阳胜，气并于阴而在于里，故言阴胜，此乃表里阴阳之虚实，非寒热阴阳之胜负，但阳气之出入耳。如伤寒病日深，表证已罢，而热入于里，若欲作大汗，则阳气必须出之于外，郁极乃发。而阳热大作于里，亢则害，承乃制，故为战栗，而后阳气出之于表，则蒸热作而腠理开，大汗泄而病气已矣。或战栗无汗而愈者，必因发汗吐下亡津液过多，则不能作汗，但热退气和而愈也。或不战栗而汗解者，虽因日深，表热不罢，内外俱热，阳不并阴，而外气不衰，里无亢极，故无害，承乃制，则无战栗也。或不战栗而亦无汗愈者，阳不并阴，而气液虚损故也。故诸战栗者，表之阳气与邪热并甚于里，热极而水化制之，故寒栗也。虽尔，为热极于里，乃火极而似水化也。

惊，心卒动而不宁也。火主于动，故心火热甚也。虽尔，止为热极于里，乃火极似水，则喜惊也。反兼肾水之恐者，亢则害，承乃制故也。所谓恐则喜惊者，恐则伤肾而水衰，心火自甚，故喜惊也。惑，疑惑犹预浊乱，而志不一也。象火参差而惑乱，故火实则水衰，失志而惑乱也。志者，肾水之神也。悲，肺金之志也。金本燥，能令燥者火也。心火主于热，喜痛，故悲痛苦恼者，心神烦热躁乱，而非清静也。所以悲哭而五液俱出者，火热亢极，而反兼水化制之故也。夫五脏者，肝心脾肺肾也。五脏之志者，怒喜悲思恐也，悲，一作忧。若志过度，则劳伤本脏。凡五志所伤，皆热也。如六欲者，眼耳鼻舌身意也。七情者，喜怒哀乐惧恶欲，一作好爱恶。情之所伤，则皆属火热。所谓阳动阴静，故形神劳则躁不宁，静则清平也，是故上善若水，下愚若火。先圣曰：六欲七情，为道之患，属火故也。如中风偏枯者，由心火暴甚，而水衰不能制之，则火能克金，金不能克木，则肝木自甚，而兼于火热，则卒暴僵仆，多因五志七情过度，而卒病也。又如，酒醉而热，则五志七情竞起。故经曰：战栗、惊惑、悲笑、谵妄、歌唱、骂詈、癫狂，皆为热病也，故热甚癫狂者，皆此证也。笑，蕃茂，鲜淑，舒荣，彰显，火之化也。故喜为心火之志也，喜极而笑者，犹燔烁火喜而鸣，笑之象也，故病笑者，火之甚也。或心本不喜，因侮戏而笑者，俗谓之冷笑。由是违已心则喜笑，涉人非道而伐之，使惭然失志。或以轻手扰人颈腋腹胁股腘足趺，令人痒而笑者，由动乱扰挠，火之用也。静顺清谧，水之化也，皮肤彰显之分，属于火也，嫩薄隐藏之分，属于水也，以火用挠其水分，使人惭然失志而痒，则水衰火旺而为笑也。以手自挠而不笑者，不羞不痒故也。然羞惭而痒者，心火之化也。人失信志则羞惭者，水衰火实故也。志与信者，肾水之化也。但痒而不羞，羞而不痒，皆不能为笑者，化微不能变动故也。谵，多言也。言为心声，犹火燔而鸣，故心火热则多言，犹醉而心热，故多言也。或寐而多言者，俗云睡语，热之微也。若热甚，则虽睡寐而神昏不清，则谵妄也。自汗惊悸咬牙皆然。所谓寐则营卫不能宣行于外，而气郁于内，是故里热发也。夫上善若水，下愚如火，故六欲七情，上善远之，而下愚迁之。其梦中喜怒哀乐惧恶欲之七情，非分而过，其不可胜者，寐则内热郁甚故也。凡人梦者，乃俗云梦中之梦，离道愈远，梦之觉者，尚为道之梦也，故成道是为大觉，则六欲七情，莫能干也。古人言，梦者，神迷也。热病而能迁七情者，水衰道远故也。妄，虚妄也。火为阳，故外清明而内浊昧，其主动乱，故心火热甚，则肾水衰而志不精一，虚妄见闻，而自为问答，则神志失常，如见鬼神也。或以鬼神为阴，而见之则为阴极阳脱而无阳气者，妄意之言也。

衄衊血汙，血出也。汙者，浊也。心火热极，则血有余，热气上甚，则为血溢，热势亢极，则燥而汙浊，亢则害，承乃制，则色兼黑而为紫也。

## 湿　　类

诸痉强直，积饮痞隔中满，霍乱吐下，体重胕肿，肉如泥，按之不起，皆属于湿。足太阴湿土，乃脾胃之气也。

诸痉强直，筋劲强直，而不柔和也。土主安静故也。阴痉曰柔痓，阳痉曰刚痓。亢则害，承乃制，故湿过极，则反兼风化制之。然兼化者虚象，而实非风也。

积饮，留饮积蓄，而不散也。水得燥则消散，得湿则不消，以为积饮也，土湿主否故也。痞与否同，不通泰也，谓精神营卫气血津液出入流行之纹理闭密，而为痞也。隔，阻滞也，谓肠胃隔绝，而传化失其常也。中满，湿为积饮痞隔，而土主形体，位在中央，故中满也。

霍乱吐下，湿为留饮痞隔，而传化失常，故甚则霍乱吐泻也。

体重，轻清为天，重浊为地，故土湿为病，则体重宜也。胕肿，肉如泥，按之不起，泥之象也。土过湿，则为泥。湿为病也，积饮痞隔中满，霍乱吐下，体重，故甚则胕肿矣。

## 火　　类

诸热瞀瘛，暴喑冒昧，躁扰狂越，骂詈惊骇，胕肿疼酸，气逆冲上，禁栗，如丧神守，嚏呕，疮疡喉痹，耳鸣及聋，呕涌溢，食不下，目昧不明，暴注，瞤瘛，暴病暴死，皆属于火。少阳相火之热，乃心包络、三焦之气也。

瞀，昏也，如酒醉而心火热甚，则神浊昧而瞀昏也。瘛，动也，惕跳动瘛，火之体也。

暴喑，猝痖也。肺金主声，故五行惟金响。金应于乾，乾为天，天为阳，为健，为动，金本燥，为涸，为收，为敛，为劲切，为刚洁，故能诸鸣者，无越于此也。凡诸发语声者，由其形气之鼓击也。鼓击者，乃健动之用也。所谓物寒则能鸣者，水实制火，火不克金也。其或火旺水衰，热乘肺金，而神浊气郁，则暴喑而无声也。故经言：内夺而厥，则为喑俳，此肾虚也。俳者，废也。冒昧，非触冒，乃昏冒也。昧，昏暗也。气热则神浊冒昧，火之体也。

躁扰，躁动烦热，扰乱而不宁，火之体也。热甚于外，则肢体躁扰，热甚于内，则神志躁动，返复癫狂，一作颠倒。懊侬心烦，不得眠也。或云呕哕而为胃冷心疼者，非也。故烦心心痛者，腹空热生而发，得食热退而减也。或逆气动躁者，俗谓之咽喉，由水衰火旺，而犹火之动也。故心胸躁动，谓之怔忡，俗云心忪，皆为热也。狂越，狂者，狂乱而无正定也，越者，乖越理法，而失常也。夫外清而内浊，动乱参差，火之体也，静顺清朗，准则信平，水之体也，由是肾水主志，而水火相反，故心火旺则肾水衰，乃失志而狂越也。或云重阳者狂，重阴者癫，则与《素问》之说不同也。经注曰：多喜为癫，多怒为狂。然喜为心志，故心热甚则多喜而为癫也，怒为肝志，火实制金，不能平木，故肝实则多怒而为狂也。况五志所发皆为热，故狂者五志间发，但怒多尔！凡热干中，则多干阳明胃经也。经曰：阳明之厥，则癫疾欲走，腹满不得卧，面赤而热，妄言。又曰：阳明病，洒洒振寒，善伸数欠，或恶人与火，闻木音则惕然而惊，心欲动，独闭户牖而处，欲上高而歌，弃衣而走，贲响腹胀，骂詈不避亲疏。又，经曰：热中消中，皆富贵人也，今禁膏粱，是不合其心，禁芳草、石药，是病不愈，愿闻其说。岐伯曰：芳草之气美，石药之气悍，二者其气急疾坚劲，故非缓心和人，不可服此二者。夫热气慓悍，药气亦然，二者相遇，恐内伤脾。注曰：膏，谓油腻肥脂也。粱，粮米也。芳草，谓芳美之味也。芳，香美也。悍，利也。坚，固也。劲，硬也。慓，疾也。盖服膏粱、芳草、石药，则热气坚劲疾利，而为热中消中，发为癫狂之疾，夫岂癫为重阴者欤！詈，言为心之声也，骂詈，言之恶也。夫水数一，道近而善，火数二，道远而恶。水者内清明而外不彰，器之方员，物之气味，五臭五色，从而不违，静顺信平，润下而善利万物，涤洗浊秽，以为清静，故上善若水，水火相反，则下愚如火也。火者外明耀而内烦浊，燔焫万物，为赤为热，为苦为焦，以从其己，躁乱参差，炎上而烈，害万物，熏燎鲜明，以为昏昧。水生于金，而复润母燥，火生于木，而反害母形，故《易》曰：润万物者，莫润乎水。又言，离火为戈兵。故火上有水制之，则为既济，水在火下，不能制火，为未济也，是知水善火恶。而今病阳盛阴虚则水弱，火强制金，金不能平木，而善去恶发，骂詈不避亲疏，喜笑恚怒而狂，本火热之所生也。平人怒骂亦同。或本心喜而无怒，以为戏弄之骂，亦心火之用也。故怒骂者，亦因心喜骂于人也。怒而恶发可嗔者，内心喜欲，怒于人也。

惊骇，骇，惊愕也。君火义同。胕肿，热胜肉，而阳气郁滞故也。疼酸，酸疼也，由火实制金，金不能平木，则木旺而为兼化，故为酸痛也。

气逆冲上，火气炎上故也。禁栗，如丧神守，栗，战栗也，禁，冷也，又义见君火化中，俗作噤，如丧神守者，神能御形，而反禁栗，则如丧失保守形体之神也。

嚏，鼻中因痒而气喷作于声也。鼻为肺窍，痒为火化，心火邪热，干于阳明，发于鼻而痒，则嚏也。或故以物扰之，痒而嚏者，扰痒属火故也。或视日而嚏者，由目为五脏神华，太阳真火晃耀于目，则心神躁乱而发热于上，则鼻中痒而嚏也。伤寒病，再经，衰而或嚏者，由火热已退，而虚热为痒，痒发之鼻，则嚏也。或风热上攻，头鼻壅滞，脉浮而无他证者，内药鼻中，得嚏则壅滞开通而愈也。或有痛处，因嚏而痛甚不可忍者，因嚏之气攻冲结痛，而不得通利故也。呕，疮疡，君火同化。喉痹，痹，不仁也，俗作闭，犹闭塞也，火主胕胀，故热客上焦，而咽嗌肿胀也。

耳鸣，有声，非妄闻也。耳为肾窍，交会手太阳、少阳、足厥阴、少阴、少阳之经，若水虚火实，而热气上甚，客其经络，冲于耳中，则鼓其听户，随其脉气微甚，而作诸音声也，经言阳气上甚而跃，故耳鸣也。声之为病，俗医率以慓悍燥烈之药治之，往往谓肾水虚冷故也。夫岂知水火之阴阳，心肾之寒热，荣卫之盛衰，犹权衡也，一上则必一下，是故高者抑之，下者举之，此平治之道也。夫心火本热，虚则寒矣，肾水本寒，衰则热矣，肾水既少，岂能反为寒病耶！经言：足少阴肾水虚，则腹满身重，濡泻，疮疡流水，腰股痛发，腘腨股膝不便，烦冤，足痿清厥，意不乐，大便难，善恐心惕，如人将捕，口苦舌干咽肿，上气，嗌干及痛，烦心心痛，黄疸，肠澼下血，脊臀股内后廉痛，痿厥，嗜卧，足下热而痛，以此见肾虚为病，皆是热证。经又曰：有所远行劳倦，逢大热而渴，渴则阳气内伐，内伐则热舍于肾。肾者，水脏也，骨枯而髓虚，故发骨痿。注言：阳气内伐，谓伐腹中之阴气也。水不胜火，以热舍于肾中也。经又曰：骨痿者，生于大热也。又曰：肾热者，色黑而齿槁。凡色黑齿槁之人，证必身瘦而耳焦也。所以然者，水虚则火实而热，亢极则害，承乃制，故反兼水之黑也。肾水衰少，不能润泽，故黑干焦槁也，齿耳属肾故甚也。如疮疡热极无液，则肉干焦而色黑也。然则水衰为热明矣，岂可反言寒耶！故《仙经》以息为六字之气，应于三阴三阳、脏腑之六气，实则行其本化之字泻之，衰则行其胜己之字泻之，是为杀其鬼贼也。所谓六字之气者，肝吁、心呵、相火唏、脾呼、肺呬、肾本吹也。故吹去肾寒则生热，呵去心热则生寒。故曰春不呼，夏不呬，秋不吁，冬不呵。四时常有唏，谓三焦无不足，八节不得吹，谓肾状难得实。然以吹验之，吹去肾水寒气，则阳热暴甚，而目瞑昏眩，虚为热证明矣，岂可反言肾虚为冷，而以热药养水耶！况水少不能胜火，又服热药，宁无损欤！经言以寒治热，谓寒养水而泻火，以热治寒，谓热助火而耗水也。经虽或言以热治热，谓病气热甚，能与寒药交争，而寒药难下，故反热服，顺其病热，热气既消，寒性乃发，则病热除愈，如承气汤寒药，反以热服之类是也。伤寒同法。经曰寒因热用，热因寒用，亦是治热类也。故治病之道，泻实补衰，平而已矣。或谓病热火，实水虚，反言肾虚为冷，心迷正理，不敢用对证寒药，误以食前服其助阳热药，欲令下部水胜，退上焦心火，食后兼服微凉之药，而退火热，岂知十益不足一损也。病本热而无寒，又得热药，则病热转甚，食后虽服大寒之药，亦难解其势之甚也，况以微凉乎！岂不详热药证中，止言治寒助热，安有养水泻火之言哉！经言五脏以平为期，及夫一法，无问五脏生克盛衰，一概言热为实，寒为虚者，通言阳气之盛衰也。假令下部寒者，谓下焦火气之虚也，故以热药补之，非助肾水之药尔，由水虚不能反为寒也。凡诸疾之所起也，不必脏腑兴衰，变动相乘而病，但乘内外诸邪所伤，即成病矣。大凡治病，必求所在。病在上者治其上，病在下者治其下，中外脏腑经络皆然。病气热则除其热，寒则退其寒，六气同法。泻实补虚，除邪养正，平则守常，医之道也，岂可见病已热，而反用热药，复言养水而胜心火者！可谓道在迩而求诸远，事在易而求诸难，深可戒哉！所以或言肾虚而下部冷者，非谓肾水虚也。所谓肾有两枚，经曰：七节之傍，中有小心，杨上善注《太素》曰：人之脊骨，有二十一节，从下第七节之傍，左者为肾，右者为命门，命门者，小心也。《难经》言：心之源，出于大陵，然大陵穴者，属手厥阴包络相火，小心之经也，《玄珠》言刺大陵穴曰：此泻相火小心之原也。然则右肾命门为小心，乃手厥阴相火包络之脏也。《仙经》曰：先生右肾则为男，先生左肾则为女，谓男为阳火，女为阴水故也。或言女子左肾为命门者，误也。《难经》止言右肾为命门，男子以藏精，女子以系胞，岂相反也！然右肾命门小心，为手厥阴胞络之脏，故与手少阳三焦合为表里，神脉同出，现于右尺也。二经俱是相火，相行君命，故曰命门尔！故《仙经》曰：心为君火，肾为相火，是言右肾属火而不属水也，是以右肾火气虚，则为病寒也。君相虽为二火，论其五行之气，则一于为热也。夫五行之理，阴中有阳，阳中有阴，孤阴不长，独阳不成。但有一物，全备五行，递相济养，是谓和平，交互克伐，是谓盛衰，变乱失常，灾害由生。是以水少火多，为阳实阴虚，而为病热也，水多火少，为阴实阳虚，而病寒也，故俗以热药，欲养肾水，胜退心火者，岂不误欤！至如或因恣欲而即病，或因久忧而成病者，俗以为元气虚损而病寒者，皆误也。然所谓动乱劳伤，乃为阳火之化，神狂气乱，而为病热者多矣，故经言消瘅热中，及夫热病，阴阳变易，房劳之病证也。所以热病未复及大醉以不禁入房，而为祸甚速者，阳热易为暴甚故也。夫太乙天真元气，非阴非阳非寒非热也，是以精中生气，气中生神，神能御其形也，由是精为神之本。形体之充固，则众邪难伤，衰则诸疾易染，何止言元气虚而为寒尔！故老人之气衰，多病头目昏眩，耳鸣或聋，上气喘咳，涎唾稠粘，口苦舌干，咽嗌不利，支体焦痿，筋脉拘挛，中外燥涩，便溺闷结，此皆阴虚阳实之热证也。俗悉言老弱为虚冷而无热也，纵见热证，谁云少水不胜多火，而反言肾水虚则为寒，此乃举世受误之由也。但须临时识其阴阳虚实，则无横夭之冤，慎不可妄以热药养其真气，则真气何由生也。故《西山记》曰：饵之金石，当有速亡之患。《内经》言：石药发癫狂，热甚之所生也。或欲以温药平补者，经言积温成热，则变生热疾，故温药不可妄服也。夫养真气之法，饮食有节，起居有常，不妄作劳，无令损害，阴阳和平，自有益矣。《仙经》虽有服饵之说，非其人不可也，况乎齐于气味平和无毒之物，但以调其气尔！真修道者，以内事为功，外事为行，非服饵而望成于道也。故《仙经》又曰：服饵不备五味四气，而偏食之，久则腑脏偏倾，而生其病矣，然则岂可误服热药，而求其益！所谓聋者，由水衰火实，热郁于上，而使听户玄府壅塞，神气不得通泄也。其所验者，《仙经》言：双手闭耳如鼓音，是谓鸣天鼓也。由脉气流行，而闭之于耳，气不得泄，冲鼓耳中，故闻之也。或有壅滞，则天鼓微闻，天鼓无闻，则听户玄府闭绝，而耳聋无所闻也。故一法含浸针砂酒，以磁石附耳，欲导其气，令通泄也。

或问曰：聋既为热，或服干蝎、生姜、附子、醇酒之类辛热之物，而或愈者，何也？答曰：欲以开发玄府，而令耳中郁滞通泄也。故《养生方》言：药中其效，则如闻百攒乐音岳。音，由阳气开冲耳中也。凡治聋者，适其所宜，若热证已退，而聋不已者，当以辛热发之，三两服不愈者，则不可久服，恐热极而成他病耳！若聋有热证相兼者，宜以退风散热凉药调之，热退结散而愈。然聋甚闭绝，亦为难矣，慎不可攻之过极，反伤正气。若非其病，不可服其药，饮食同法。当所宜者过度，则反伤正气，病已则止药。欲求不病无损而已矣。故经云：大毒治病，十去其六，常毒治病，十去其七，小毒治病，十去其八，无毒治病，十去其九，谷肉果菜，食养尽之，勿令过度，反伤其正。不尽，复行其法。故曰：必先岁气，无伐天和，无实实，无虚虚，而遗夭殃，无致邪，无失正，绝人长命。帝曰：其病久者，有气从而不康，病去而瘠，奈何？岐伯曰：昭乎哉圣人之问也！化不可代，时不可违，夫经络以通，气血以从，复其不足，与众齐同，养之和之，静以待时，谨守其气，无使倾移，其形乃彰，其气以长，命曰圣王。故《大要》曰：无代化，无违时，必养必和，待其来复，此之谓也。

呕涌溢，食不下，火气炎上，胃膈热甚，则传化失常故也。

目昧莫贝切。不明，目赤肿痛，翳膜眦疡，皆为热也。及目瞑，俗谓之眼黑，亦为热也。或平白目无所见者，热气郁之甚也。或言目昧为肝肾虚冷者，误也。是以妄谓肝主于目，肾主瞳子，故妄言目昧为虚而冷也。然肾水，冬阴也，虚则当热，肝木，春阳也，虚则当凉，肾阴肝阳，岂能同虚而为冷者欤！或通言肝肾之中，阴实阳虚，而无由目昧也。俗妄谓肝肾之气衰少，而不能至于目也，不知经言热甚目瞑眼黑也，岂由寒尔！又如仲景言：伤寒病，热极则不识人，乃目盲也。《正理》曰：由热甚怫郁于目，而致之然也。然皮肤之汗孔者，谓泄气液之孔窍也，一名气门，谓气之门也，一名腠理者，谓气液出行之腠道纹理也，一名鬼门者，谓幽冥之门也，一名玄府者，谓玄微府也。然玄府者，无物不有，人之脏腑皮毛肌肉筋膜骨髓爪牙，至于世之万物，尽皆有之，乃气出入升降之道路门户也。夫气者，形之主，神之母，三才之本，万物之元，道之变也，故元阳子解《清静经》曰：大道无形。非气不足以长养万物，由是气化则物生，气变则物易，气甚即物壮，气弱即物衰，气正即物和，气乱即物病，气绝即物死。经曰：出人废则神机化灭，升降息则气立孤危，故非出入则无以生长壮老已，非升降则无以生长化收藏，是以升降出入，无器不有。人之眼耳鼻舌身意神识能为用者，皆由升降出入之通利也。有所闭塞者，不能为用也。若目无所见，耳无所闻，鼻不闻臭，舌不知味，筋痿骨痹，齿腐，毛发堕落，皮肤不仁，肠不能渗泄者，悉由热气怫郁，玄府闭密，而致气液血脉营卫精神不能升降出入故也，各随郁结微甚，而察病之轻重也。故知热郁于目，无所见也。故目微昏者，至近则转难辩物，由目之玄府闭小，如隔缣视物之象也。

或视如蝇翼者，玄府有所闭合者也。或目昏而见黑花者，由热气甚而发之于目，亢则害，承乃制，而反出其泣，气液昧之，以其至近，故虽视而亦见如黑花也。及冲风泣而目暗者，由热甚而水化制之也。故经言：厥则目无所见。夫人厥则阳气并于上，阴气并于下，阳气并于上，则火独光也，阴气并于下，则足寒，足寒则胀也。夫一水不胜五火，故目视盲。是以冲风泣下而不止，夫风之中于目也。阳气内守于精，是火气燔目，故见风泣下。

暴注，卒泻。君火义同。

瞤瘛，惕跳动也。火主动，故夏热则脉洪大而长，瞤瘛之象也。况脉者，心火之所养也。

暴病暴死，火性急速故也。斯由平日衣服饮食，安处动止，精魂神志，性情好恶，不循其宜，而失其常，久则气变盛衰，而为病也。或心火暴甚，而肾水衰弱，不能制之，热气怫郁，心神昏冒，则筋骨不用，卒倒而无所知，是为僵仆也。甚则水化制火，热甚而生涎，至极则死。微则发过如故。至微者，但眩瞑而已，俗云暗风，由火甚制金，不能平木，故风木自甚也。或风热甚而筋惕瘛疭，僵仆，口出涎沫，俗云风痫病也。欲知病有兼风者，阴阳变化之道也。故阴阳相搏，刚柔相摩，五行相错，六气相荡，变而为病，则无穷矣。大法，我子能制鬼贼，则已当自实，而与子同为病者，不必皆然，由乎六气阴阳同异不等故也。故经曰：风热火，同阳也，寒燥湿，同阴也。又，燥湿，小异也，然燥金虽属秋阴而异于寒湿，故反同其风热也。故火热胜，金衰而风生，则风能胜湿，热能耗液而反燥，阳实阴虚，则风热胜于水湿，而为燥也。凡人风病，多因热甚，而风燥者，为其兼化，以热为其主也。俗云风者，言末而忘其本也。所以中风瘫痪者，非谓肝木之风实甚而卒中也，亦非外中于风尔。由于将息失宜而心火暴甚，肾水虚衰不能制之，则阴虚阳实而热气怫郁，心神昏冒，筋骨不用，而卒倒无所知也。多因喜怒思悲恐之五志有所过极而卒中者，由五志过极，皆为热甚故也。若微，则但僵仆，气血流通，筋脉不挛缓者，发过如故。或热气太甚，郁结壅滞，气血不能宣通，阴气暴绝，则阳气后竭而死，俗谓中不过尔。或即不死，而偏枯者，由经络左右双行，而热甚郁结，气血不得宣通，郁极乃发，若一侧得通，则痞者痹而瘫痪也。其人已有怫热郁滞，而气血偏行，微甚不等，故经言汗出偏沮，令人偏枯。然汗偏不出者，由怫热郁结，气血壅滞故也。所谓肥人多中风者，盖人之肥瘦，由气血虚实使之然也。气为阳而主轻微，血为阴而主形体。故西方金北方水为阴而刚也，东方木南方火为阳而柔也。故血实气虚则肥，气实血虚则瘦，所以肥者能音奈。以下皆读作奈。寒不能热，瘦者能热不能寒。由寒则伤血，热则伤气，损其不足，则阴阳愈偏，故不能也。损其有余者，平调，是故能之矣。故瘦者腠理疏通而多汗泄，血液衰少而为燥热，故多为劳嗽之疾也。俗以为卒暴病甚而为热劳，徐久病微而为冷劳者，是以迟缓为言，而病非冷也。识其证候，为热明矣，但热有微甚而已。或言肥人多中风，由气虚，非也。所谓腠理致密而多郁滞，气血难以通利，若阳热又甚而郁结，故卒中也。故肥人反劳者，由暴然亡液，损血过极故也，瘦人反中风者，由暴然阳热太甚，而郁结不通故也。所谓中风口噤，筋脉紧急者，由阳热暴甚于内，亢则害，承乃制，津液涌溢，聚于胸膈，热燥以为痰涎。初虞世言：涎也，乃遍身之脂脉津液也。然阳实阴虚，而风热太甚，以胜水湿，因而成燥。肝主于筋，而风气自甚，又燥热加之，液还聚于胸膈，则筋太燥也。然燥金主于收敛，劲切紧涩，故为病筋脉劲强紧急而口噤也。夫破伤中风之由者，因疮热甚郁结，而营卫不得宣通，怫热因之遍体，故多发白痂。是时疮口闭塞，气难通泄，故阳热易为郁结而热甚，则生风也。不已，则表传于里。亦由面首触冒寒邪，而怫热郁甚，周身似为伤寒之疾，不解则表传于里者也。但有风热微甚兼化，故殊异矣。大法，破伤中风，风热燥甚，怫郁在表，而里气尚平者，善伸数欠，筋脉拘急，或时恶寒，或筋惕而搐，脉浮数而弦也，宜以辛热治风之药，开冲结滞，营卫宣通而愈，犹伤寒表热怫郁，而以麻黄汤辛热发散者也。凡用辛热开冲风热结滞，或以寒药佐之犹良，免致药不中病而风热转甚也，犹《伤寒论》热药发之不中效，则热转甚也。故夏热用麻黄、桂枝汤类热药发表，须加寒药，不然则热甚发黄或斑出矣。故发表诸方，佐以黄芩、石膏、知母、柴胡、地黄、芍药、栀子、茵陈、葱白、豆豉之类寒药，消息用之。如世以甘草、滑石、葱、豉寒药发散，甚妙！是以甘草甘能缓急，湿能润燥，滑石淡能利窍，滑能通利，葱辛甘微寒，豉咸寒润燥，皆散结缓急、润燥除热之物。因热服之，因热而玄府郁结宣通，而怫郁无由再作。病势虽甚，而不得顿愈者，亦获小效，而无加害尔。此方散结，无问上下中外，但有益而无损矣。散结之方，何必辛热而已耶！若破伤中风，表不已而渐入于里，则病势渐甚。若里未太甚，而脉在肌肉者，宜以退风热、开郁滞之寒药调之，或以微加治风辛热，亦得以意消息，不可妄也。此犹伤寒，病势半在表半在里，而以小柴胡汤和解之也。若里势已甚，而舌强口噤，项背反张，惊搐惕搦，涎唾稠粘，胸腹满塞，而或便溺闷结，或时汗出，脉洪数而弦也。然汗出者，由风热郁甚于里，而表热稍罢，则腠理疏泄，而心火热甚，故汗出也。大法，风热怫郁，因汗当解，今不解者，若里热出之于表，因汗而结散热去，则气和而愈也，今风热郁甚于里，而非出之于表，故虽汗泄而热不退，则不能解也。犹阳明证，热甚于里，而日晡潮热，大汗虽出，热不退而不能解也，故当大承气汤下之其里热也，是以亢则害，承乃制。而今火热极甚，筋劲急而口噤尔，风热加之，故惊而搐也。风热燥并郁甚于里，故烦满而或闷结也。法宜除风散结，寒药下之，以使郁滞流通，而后以退风热、开结滞之寒药调之，而热退结散，则风自愈矣。呜呼！俗医所治破伤中风，不明浅深，但以辛热燥药，任其天命而已！若始觉风热郁结于表，而里尚平，未传也，或以寒物佐之亦佳，如至宝丹。治风痹，虽用硫磺、钟乳、木香、桂心之类辛热，是亦能令开结也，佐以牛黄、脑子、苦参、芒硝之类寒物，以使结散而无复郁也，况至宝丹乃散风热郁闭之寒药也。凡治风热结滞，宜戒热药过甚。凡破伤中风，宜早令导引摩按。自不能者，令人以屈伸按摩挽之，使筋脉稍得舒缓，而气得通行，及频以橛斡牙关，勿令口噤不开，而粥药不能下也。及风痫之发作者，由热甚而风燥，为其兼化，涎溢胸膈，燥热而瘛疭昏冒僵仆也。或惊风者，亦由心火暴甚而制金，不能平木，故风火相抟，而昏冒惊悸潮搐也。凡此诸证，皆由热甚而生风燥，各有异者，由风热燥各微甚不等故也。所谓中风或筋缓者，因其风热胜湿而为燥，乃燥之甚也。然筋缓不收而痿痹，故诸膹郁病痿，皆属肺金，乃燥之化也。如秋深燥甚，则草木痿落而不收，病之象也。是以手得血而能握，足得血而能步，夫燥之为病，血液衰少也，而又气血不能通畅，故病然也。或云筋挛有力，则为实热，筋缓不收，则为虚寒者，或谓寒主收引，而热主舒缓，则筋挛为寒，筋缓为热者，皆误也。凡治诸风方，通言主疗筋脉挛缓，岂分寒热虚实之异耶，但有微甚而已。故诸筋挛，虽势恶而易愈也，诸筋缓者，难以平复，明可知也。或云中风为肝木实甚，则大忌脏腑脱泄，若脾胃土气虚损，则土受肝木鬼贼之邪，而当死也，当以温脾补胃，令其土实，肝木不能克，乃治未病之法也，所谓似是而非者也。或云脾为中州，而当温者，亦误也。所以寒暑燥湿风火之六气，应于十二经络脏腑也，以其本化，则能补之，相反之者，则能泄之。然脾胃土，本湿也，湿气自甚，则为积饮痞隔，或为肿满，以药燥去其湿，是谓泻其脾胃土之本也。或病燥热太甚，而脾胃干涸，成消渴者，土湿之气衰也，宜以寒湿之药，补阴泻阳，除热润燥，而土气得其平，是谓补其脾土之本也。故仲景言伤寒里热太甚，而胃中干涸烦渴者，急下之，救其胃气。方用甘草、大黄、芒硝大寒之药，谓之调胃承气汤者，达其至理也。所以阴阳异用，而寒湿同性，然土为阴，故异于风热燥也。土为万物之母，水为万物之元，故水土同在于下，而为万物之根本也。地干而无水湿之性，则万物根本不润，而枝叶衰矣。经言动物神机为根，在于中，故食入于胃，而脾为变磨，布化五味，以养五脏之气，而养荣百骸，固其根本，则胃中水谷润泽而已，亦不可水湿过与不及，犹地之旱涝也。故五脏六腑，四肢百骸，受气皆在于脾胃土湿润而已。经言积温成热，岂可以温药补于湿土也！温属春木，正以胜其土湿尔。或以脏腑，不分六气，而为假令之法，一概言阳气甚而热为实，阳气衰而寒为虚者，乃寒热阴阳之虚实，而非五行兴衰克伐之道也。然脏腑经络，不必本气兴衰而能为其病，六气互相干而病也。假令胃寒为虚冷者，是胃中阴水实而阳火虚也，当以温补胃中阳火之虚而退其阴水之实，非由胃土本虚而补其湿也。夫补泻脾胃之本者，燥其湿则为泻，润其燥则为补。今夫土本湿也，若阳实阴虚，风热胜其水湿，而成燥者，则为水湿衰也，可以退风散热，养液润燥，而救其已衰之阴湿。若反以温补，欲令脏腑而无壅塞，不亦妄谬之甚邪！或言中风由肾水虚冷者，误也。盖阴水既衰，则阳火自甚而热，岂能反为寒者耶？以证验之，则为热明矣。或云中风既为热甚，治法或用乌附之类热药，何也？答曰：欲令药气开通经络，使气血宣行，而无壅滞也。然亦以消风热、开结滞之类寒药佐之，可以制其药之热也。若服峻热药而热证转加者，不可服也。郁结不通，而强以攻之，则阴气暴绝而死矣。故诸方中，至宝、灵宝丹最为妙药。今详《本草》言至宝丹之药味，合而为一，乃寒药尔，灵宝丹虽用温热之味，而复用寒物制之，参而为一，亦平药也，况皆能散风壅，开结滞，而使气血宣通，怫热除而愈矣。此方虽有治风之热药，当临时消息，适其所宜，扶其不足，损其有余，慎不可以峻热攻闭，而反绝其已衰之阴气也。

## 燥　类

诸涩枯涸，干劲皴揭，皆属于燥。阳明燥金，乃肺与大肠之气也。

涩，物湿则滑泽，干则涩滞，燥湿相反故也。如遍身中外涩滞，皆属燥金之化，故秋脉濇，濇，涩也。或麻者，亦由涩也，由水液衰少而燥涩，气行壅滞，而不得滑泽通利，气强攻冲，而为麻也。如平人抑其手足，则气行之微，道路平着，乍以放之，则其气顿行之甚，而涩滞壅碍，不得通利，而脉亦犹鼓物之象也。其不欲动者，动则为阳，使气行之转甚，故转麻也。俗方治麻病多用乌附者，令气行之暴甚，以故转麻，因之冲开道路，以得通利，药气尽则平气通行，而麻愈也。然六气不必一气独为病，气有相兼，若亡液为燥，或麻无热证，即当此法，或风热胜湿为燥，因而病麻，则宜以退风散热、活血养液、润燥通气之凉药调之，则麻自愈也。治诸燥涩，悉如此法。

枯，不荣旺也，涸，无水液也，干，不滋润也，劲，不柔和也，春秋相反，燥湿不同故也。大法，身表热为热在表，渴饮水为热在里，身热饮水，表里俱有热，身凉不渴，表里俱无热。经所以不取水化渴者，谓渴非特为热，如病寒吐利，亡液过极，则亦燥而渴也，虽病风热，而液尚未衰，则亦不渴，岂可止言渴为热而否为寒也！夫燥渴之为病也，多兼于热，故《易》曰：燥万物者，莫熯于火，今言渴为燥，则亦备矣。如大法，身凉不渴，为表里俱无热，故不言为寒也，谓表里微热，则亦有身不热而不渴者，不亦宜乎！

皴揭，皮肤启裂也。乾为天，而为燥金，坤为地，而为湿土，天地相反，燥湿异用，故燥金主紧敛，所以秋脉紧细而微，湿土主于纵缓，所以六月其脉缓大而长也。如地湿则纵缓滑泽，干则紧敛燥涩，皴揭之理，明可见焉。俗云皴揭为风者，由风能胜湿而为燥也。经言：厥阴所至，为风府，为璺启，由风胜湿而为燥也。所谓寒月甚而暑月衰者，由寒能收敛，腠理闭密，无汗而燥，故病甚也，热则皮肤纵缓，腠理疏通而汗润，故病衰也。或以水湿皮肤，而反喜皴揭者，水湿自招风寒故也。

## 寒　类

诸病上下所出水液，澄彻清冷，癥瘕㿗疝，坚痞腹满急痛，下利清白，食已不饥，吐利腥秽，屈伸不便，厥逆禁固，皆属于寒。足太阳寒水，乃肾与膀胱之气也。

澄彻清冷，湛而不浑浊也。水体清净，而其气寒冷，故水谷不化，而吐利清冷。水液为病，寒也，如天气寒，则浊水自澄清也。

癥，腹中坚硬，按之应手，谓之癥也。《圣惠方》谓：癥犹征也。然水体柔顺，而今反坚硬如地，亢则害，承乃制也。故病湿过极则为痓，反兼风化制之也，风病过极则反燥，筋脉劲急，反兼金化制之也，病燥过极则烦渴，反兼火化制之也，病热过极而反出五液，或为战栗恶寒，反兼水化制之也。其为治者，但当泻其过甚之气，以为病本，不可反误治其兼化也。然而兼化者，乃天机造化，抑高之道，虽在渺冥恍惚之间，而有自然之理，亦非显形而有气也，病虽为邪，而造化之道，在其中矣。夫五行之理，甚而无以制之，则造化息矣。如春木旺而多风，风大则反凉，是反兼金化制其木也，大凉之下，天气反温，乃火化承于金也。夏火热极而体反出液，是反兼水化制其火也，因而湿蒸云雨，乃土化承于水也。雨湿过极而兼烈风，乃木化制其土也，飘骤之下，秋气反凉，乃金化承于木也。凉极而万物反燥，乃火化制其金也，因而以为冬寒，乃水化承于火也。寒极则水凝如地，乃土化制其水也，凝冻极而起东风，乃木化承土而周岁也。凡不明病之标本者，由未知此变化之道也。瘕，腹中虽硬，而忽聚忽散，无有常准。故《圣惠方》云：瘕，犹假也，以其病瘕未成癥也。经注曰：血不流而寒薄，故血内凝而成瘕也。一云腹内结病也。经曰：小肠移热于大肠，为虙瘕，为沉。注曰：小肠热已移入大肠，两热相抟，则血溢而为伏瘕也。血濇不利，则月事沉滞而不行，故云虙瘕为沉。虙与伏同。瘕，一为疝，传写误也。然则经言瘕病亦有热者也，或阳气郁结，怫热壅滞，而坚硬不消者，非寒癥瘕也，宜以脉证别之。㿗疝，少腹控卵，肿极绞痛也，寒主拘缩故也。寒极而土化制之，故肿满也。经言丈夫㿗疝，谓阴器连少腹急痛也。故言妇人少腹肿，皆肝足厥阴之脉也。经注曰：寒气聚而为疝也。又，按《难经》言：五脏皆有疝，但脉急也。注言：脉急者，寒之象也。然寒则脉当短小而迟，今言急者，非急数而洪也，由紧脉主痛，急为痛甚，病寒虽急，亦短小也，所以有痛而脉紧急者。脉为心之所养也，凡六气为痛，则心神不宁，而紧急不得舒缓，故脉亦从之而现也。欲知何气为其痛者，适其紧急相兼之脉，而可知也。如紧急洪数，则为热痛之类也。又，经言：脾传之肾，名曰疝瘕，少腹烦冤而痛，出白蛊。注言：少腹痛，溲出白液也。一作客热内结，销烁脂肉，如虫之食，故名白虫也。然经之复言热为疝瘕，则亦不可止言为寒，当以脉证别之。

坚痞腹满急痛，寒主拘缩，故急痛也，寒极则血脉凝沍，而反兼土化制之，故坚痞而腹满也。或热郁于内而腹满结痛者，不可言寒也。

下利清白，水寒则清净明白也。

食已不饥，胃热则消谷善饥，故病寒则食虽已而不饥也，胃膈润泽而无燥热故也。或邪热不杀谷，而腹热胀满，虽数日不食，而不饥者，不可言为寒也。由阳热太甚而郁结，传化失常，故虽不食而亦不饥也。亦犹热病虽甚，而无困倦，病愈而始困无力，由实热之气去也。

吐利腥秽，肠胃寒而传化失常，我子能制鬼贼，则己当自实，故寒胜火衰金旺，而吐利腥秽也。腥者，金之臭也，由是热则吐利酸臭，寒则吐利腥秽也。亦犹饭浆，热则易酸，寒则水腥也。

屈伸不便，厥逆禁固，阴水主于清净，故病寒则四肢逆冷而禁止坚固，舒卷不便利也。故冬脉沉短以敦，病之像也。或病寒尚微，而未至于厥逆者，不可反言为热，或热甚而成阳厥者，不可反以为寒也。然阴厥者，元病脉候，皆为阴证，身凉不渴，脉迟细而微，未尝见于阳证也。其阳厥者，元病证候，皆为阳证，热极而反厥，时复反温，虽厥而亦烦渴谵妄身热而脉数也。若阳厥极深，而至于身冷，反现阴脉，微欲绝者，此为热极而欲死也。俗皆妄谓变成阴病，且曰阴阳寒热反变而不可测也，仍取阳主于生、阴主于死之说，急以火艾热药温其表里，助其阳气，十无一生。俗因之，以为必死之证，致使举世大惧阴证。而疑似阴者，急以温之，唯恐救之不及，而反招暴祸，岂知热病之将死者，鲜有逃于此证也。殊不知一阴一阳之谓道，偏阴偏阳之谓疾，阴阳以平为和，而偏为疾，万物皆以负阴抱阳而生，故孤阴不长，独阳不成。阳气极甚而阴气极衰，则阳气怫郁，阴阳偏倾而不能宣行，则阳气蓄聚于内而不能营运于四肢，则手足厥冷，谓之阳厥。故仲景曰：热深则厥亦深，热微则厥亦微。又曰：厥当下之，下后厥愈，为以除其里之热也。故病热甚则厥，又以失下，则热甚而反为阴证，非反变为寒病尔。夫病之传变者，谓中外、上下、经络、脏腑，部分而传受，为病之邪气也，非寒热阴阳之反变也。法曰：阴阳平则和，偏则病。假令阳实阴虚，为病热也，若果变而为寒，则此之热气退去，寒欲生时，阴阳平而当愈也，岂能反变之为寒病欤！然虽疟论言阴胜则寒、阳胜则热者，谓里气与邪热并之于表，则为阳胜而发热也，表气与邪气并之于里，则为阴胜而寒栗也。由表气虚而里气热，亢则害，承乃制，故反战栗也，大抵本热，非病寒也。或伤寒病寒热往来者，由邪热在表而浅，邪恶其正，故恶寒也，邪热在里而深，邪甚无畏，物恶其极，故不恶寒而反恶热也，表里进退不已，故为寒热往来也。此气不并于表里，故异于疟而寒热微也。皆热传于表里之阴阳，而非病气寒热之阴阳反变也。或病热而寒攻过极，阳气损虚，阴气暴甚，而反寒者，虽亦有之，因药过度而致之，非自然寒热之反变也。夫六气变乱而为病者，乃相兼而同为病，风热燥同，多兼化也，寒湿性同，多兼化也。性异而兼化者有之，亦已鲜矣。或制甚而兼化者，乃虚像也。如火热甚而水化制之，反为战栗者，大抵热甚，而非有寒气之类也，故渴为热在里，而寒战反渴引饮也。又如以火炼金，热极而反化为水，虽化为水，止为热极而为金汁，实非寒丹也。或燥热太甚而肠胃郁结，饮冷过多而痞膈不通，留饮不能传化，浸润而寒极，蓄于胃中。燥热太甚，郁于胸腹而膜胀满，烦渴不已，反令胃膈冷痛，呕哕浆水，而水浆难下。欲止其渴，而强饮于水，则满痛呕哕转甚，而渴亦不止，不强饮之，则烦渴不可以忍，令人烦冤闷绝，而但欲死。若误治之，即死，不治亦为难已。每用大承气汤热服，下咽而肠胃郁结痞膈即得宣通，而留饮传化浸润，则寒湿散去，肠胃之外，得其润泽，热退而烦渴满痛呕哕遂止，须臾得利而已矣。然而病诸气者，必有所因，病本热而变为寒者，实亦鲜矣。大凡阳实则脉当实数而身烦渴，热甚则为阳厥，至极则身冷脉微而似阴证，以至脉绝而死，故阳证现阴脉者死，谓其脉近乎绝也。病虽热甚而不已，则必须厥冷而脉微，以至身冷脉绝而死矣。或病本热势太甚，或按法治之不已者，或失其寒药调治，或因失下，或误服热药，或误熨音运。烙熏灸，以使热极而为阳厥者，以承气汤之类寒药下之，热退而气得宣通，则厥愈矣。慎不可用银粉、巴豆性热大毒丸药下之，则反耗阴气而衰竭津液，使燥热转甚，而为懊憹喘满，结胸腹痛，下利不止，血溢血泄，或为淋闷发黄，惊狂谵妄，诸热变证，不可胜举。由此为破癥瘕坚积之药，非下热养阴之药也！古人谓，治伤寒热病，若用银粉、巴豆之类丸药下之，则如刀剑刃人也。及尝有阳厥而尚不下，以至身冷脉微而似阴证，反误以热药投之，病势转甚，身冷脉微而欲绝，唯心胸微暖，昏冒不知人事，而不能言，主病者或欲以暖药急救其阳，恐阳气绝而死也。答曰：此因势极失下，反又温补而致之，若又以热药助其阳气，则阴气暴绝，阳气亦竭而死，何由生也！或又曰：何不急下之？答曰：此阳胜伐阴，而阴欲先绝，则阳亦将竭矣，于此时而下之，则阴阳俱绝，而立死矣。不救亦死，但及于期则缓而救之，则当以寒药养阴退阳，但不令转泻，若得阴气渐生，则可救也。宜用凉膈散，一服则阴气渐生。何以知之？盖以候其心胸温暖渐多，而脉渐生尔。终日三服，其脉生。至沉数而实，身表复暖，而唯厥逆，与水善饮，有时应人之问，谵妄而舌强难言，方以调胃承气汤下之，获汗而愈。所谓寒药反能生脉，而令身暖者，由阳实阴衰，欲至于死，身冷脉微，今以寒药养阴退阳，而复不至于死故也。

大凡治病，必先明其标本。标，上首也，本，根元也。故经言先病为本，后病为标。标本相传，先以治其急者。又言六气为本，三阴三阳为标，故病气为本，受病经络脏腑，谓之标也。夫标本微甚，治之逆从，不可不通也。故经言知逆与从，正行无问，明知标本，万举万当，不知标本，是谓妄行。阴阳之逆从标本，之谓道也，斯其理欤？

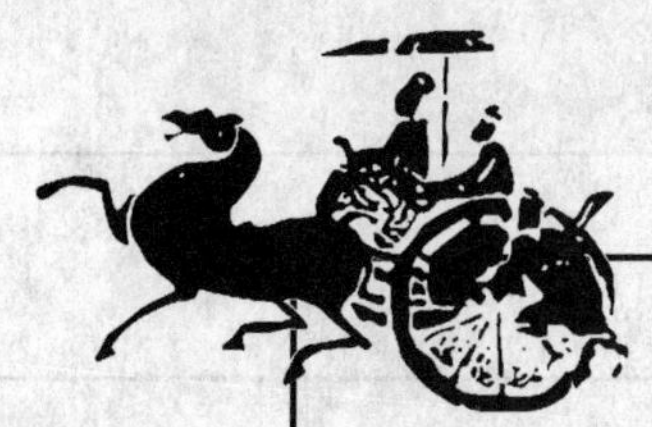

# 素问病机气宜保命集

金·刘完素　　撰
孙洽熙　孙峰　整理

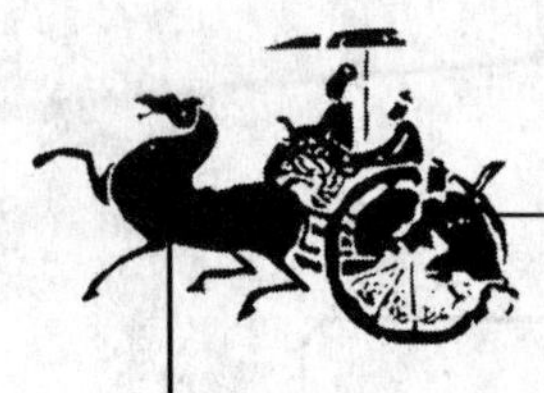

# 内容提要

本书据明万历二十九年辛丑(1601)《古今医统正脉全书》本整理。全书3卷。上卷总论医理,广泛阐述有关养生、诊法、病机、本草等理论问题。中、下卷分述内科、妇产、小儿等科多种常见病的证候及治疗。本书系作者晚年总结其临床心得之作,其中不少见解和治疗经验对当今中医临床有很好的借鉴作用。本次整理撰有导读和方剂索引,便于读者学习查阅。

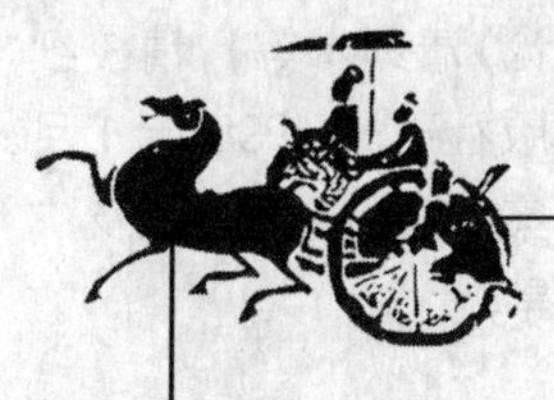

# 导读

《素问病机气宜保命集》，金·刘完素撰，成书于南宋孝宗淳熙十三年丙午（金大定二十六年，即公元 1186 年），初刊于南宋理宗淳佑十一年辛亥（1251），是阐述刘氏临床经验及阐发其学术观点之作，乃寒凉派著作之一。此书是中医临床、科研、教学工作者重要的参考书籍之一。

## 一、《素问病机气宜保命集》与作者

本书作者刘完素，名完素，字守真，自号通玄处士，河北省河间市人，故世称"刘河间"，并以"河间"名重天下，乃金元四大医学家之首。约生于北宋徽宗宣和二年庚子（1120）至南宋宁宗庆元六年庚申（1200）之间，享年 80 岁左右。刘氏自"二十有五，志在《内经》，日夜不辍，殆至六旬。"数十年的刻苦研习，加之其丰富的临床实践，终于"目至心灵，大有开悟"，使其于《内经》，尤其是其中的五运六气，深有灵悟，洞悉运气有常有变及对发病之影响。根据《素问》病机十九条，加之北方地高天寒，"其民淳朴，习于勤苦，兼以饮食醇酞，久而蕴热"，病则因"寒包火"而病热者居多的客观实际情况，强调火热为病，力倡"六气皆从火化"，力辟《局方》用药燥热之偏。主张辛凉解表，泄热益阴，善用寒凉药物，"尊之经，断自我"，创制凉血解毒、泄热益阴"奇而妥"之方剂，以应火热之疾。"左右逢源，百发百中"，自成一家。从而创立了祖国医学著名的火热学说，成为金元四大医学家之一。这一学说，不仅造福了当代，且对后世影响深远，为明清之季温病学说的形成，奠定了理论基础。

为伸己说，刘氏将其数十年的临床心得及其中医理论方面的灵悟，记而述之，勒成一部，而成《素问病机气宜保命集》一书。其理法方药，与刘氏所撰之《素问玄机原病式》、《素问要旨论》、《黄帝素问宣明论方》等一脉相承，互为羽翼，是研习刘氏学说的必读之书。

本书撰成之后，刘氏因"此集非崖略之说，盖得轩岐要妙之旨，故用之可以济人命，舍之无以活人生，得乎心髓"，所以"秘之笑笥，不敢轻以示人，非绝仁人之心，盖圣人之法，不遇当人（适合承业之人），未易授示"，而未公诸于世。明·矐仙曰："始守真靳惜无传，至胡元宪宗（铁木真之孙，蒙古大汗蒙哥，公元 1251 年至 1259 年在位，庙号宪宗）元年辛亥，乃宋理宗淳佑十一年也，相去六十五年矣，大卤（太原）焉政亨（杨威）谓天下之宝，当与天下共之，不可泯也，乃锓诸梓人"，"使先生之道，出于茆茨荆棘（民间）中"，而初刻传世。历代刻刊及现代排印本较多，据《全国中医图书联合目录》等记载，有十余种版本存世。

据史料所载，刘氏医著甚丰，自撰及门人、私淑者编撰的著述，除本书外，还有《素问要旨论》、《黄帝素问宣明论方》、《素问玄机原病式》、《伤寒直格》、《伤寒标本心法类萃》、《三消论》、《河间伤寒心要》、《刘河间伤寒医鉴》《河间刘先生十八剂》、《治病心印》、《素问药注》和《保童秘要》等。因年移代革，灾害兵燹，后 4 种已失传，诚为憾事。海内现存的前九种，20

世纪80年代初，被卫生部列入重点中医古籍整理出版规划，并定为国家级中医科研项目下达给在下，余率同道，收集海内所存之重要版本及孤本（如《素问要旨论》清刻本等），精校细勘，历时5年，圆满完成此辑校工作，名之曰《河间医集》，人民卫生出版社已于1998年1月出版。此书乃首次将刘氏海内所存的医著，经精校细勘、精当训释而集成者，医界同仁及广大读者，如欲全面了解刘氏的生平事迹，学术思想，医学建树，阅之即得。

## 二、主要学术观点及对临床的指导意义

本书分上、中、下三卷，共三十二篇。上卷九篇，名之曰原道论、原脉论、摄生论、阴阳论、察色论、伤寒论、病机论、气宜论、本草论。分别对天人合一、病机、运气、诊法、治则、药物及养生等进行了深入地探讨，特别对风热湿火燥寒六气外感、肝心脾肺肾五脏之主气木火土金水偏盛而内伤所致疾病之病机，进行了详尽深入的探讨。旁征博引，深入浅出，阐发《素问》之幽隐，彰显《素问》之真谛，既对中医理论进行了深入剖析，又对中医临床有很大的指导价值。中、下两卷，共二十三篇，其中病论二十二篇，名之曰中风论、疠风论、破伤风论、解利伤寒论、热论、内伤论、疟论、吐论、霍乱论、泻痢论、心病论、咳嗽论、虚损论、消渴论、肿胀论、眼目论、疮疡论、瘰疬论、痔病论、妇人胎产论（附带下论）、大头论（附雷头风、附耳论）、小儿斑疹论，药略一篇（附针法、附诸吐方法）。病论每篇均为对该病先论述，后处方，内容宏富，多有阐发，读之对该病的原始要终，理法方药，一目了然，极有利于学者之临床。如泻痢论，刘氏曰："论曰：脏腑泻痢，其证多种，大抵从风、热、湿论。是知寒少而热多，寒则不能久也，故曰暴泻非阳，久泻非阴。论曰：春宜缓形，形动则肝木乃荣，反静密，则是行秋令，金能制木，风气内藏，夏至则火盛而金去，独火木旺，而脾土损矣，轻则飧泄，身热，脉洪，谷不能化，重则下痢，脓血稠粘，皆属于火。经曰：溲而便脓血，知气行而血止也，宜大黄汤下之，是为重剂，黄芩芍药汤，为之轻剂，是实则泄其子，木能自虚，而脾土实矣。故经曰：春伤于风，夏必飧泄，此逆四时之气，人所自为也。有自太阴受湿，而多水泄虚滑，微满身重，不知谷味。假令春，宜益黄散补之，夏宜泻之。法云宜补、宜和、宜止，假令和，则芍药汤是也，止则诃子汤是也。久则防变，而为脓血。轻则传肾，谓之贼邪，故难愈。若先痢而后滑，谓之微邪，故宜痊。此皆脾土受湿，天行为也，虽圣智不能逃。……故法曰：后重则易下，腹痛则宜和，身重则除湿，脉弦则去风，血脓稠粘，以重药竭之，身冷自汗，以毒药温之，风邪内缩，宜汗之则愈，鹜溏为利，当温之。又云：在表者发之，在里者下之，在上者涌之，在下者竭之，身表热者内疏之，小便涩者分利之。又曰：盛者和之，去者送之，过者止之。《兵法》云：避其来锐，击其惰归，此之谓也。……黄芩芍药汤，治泻痢腹痛，或后重身热，久而不愈，脉洪疾者，及下痢脓血稠粘。黄芩、芍药各一两，甘草五钱。右为粗末，每服半两，水一盏半，煎至一盏，滤清，温服，无时。如痛，则加桂少许。……大黄汤……芍药汤……白术黄芪汤……防风芍药汤……白术芍药汤……苍术芍药汤……苍术防风汤……苍术地榆汤……。"可见刘氏对此证之论述本之《素问》，旁纳诸大家之经验，以尽其美。治法灵活，随证而施，切合病情。处方列二十八首之多，以便学者随证选方。由此可见刘氏医术精湛、临床经验精深之一斑。药略列临床常用药一百零九味及其主治，简练易记，切于临床。

## 三、如何学习《素问病机气宜保命集》

学习刘氏此书，当与《素问》对照学习。此书与刘氏所撰之《素问要旨论》、《素问玄机原

病式》、《黄帝素问宣明论方》等一脉相承，互为羽翼，应互相参照学习，以便理解其深蕴，而为我所用。此书虽一脉相承地阐扬刘氏的火热观点，但其处治则非概用寒凉，汗、吐、下、和、温、清、消、补诸法，该用何法用何法，该用何方用何方。可见刘氏作为一代医宗，虽强调其火热论点，善用寒凉方药，但不偏执，以病为转移，此乃其所以为大家也。刘氏虽力辟《局方》燥热之偏，然并非一律排斥，如咳嗽论水煮金花丸方后语曰："《局方》中川芎丸、防风丸皆可用也"，白术丸方后语曰："《局方》中防己丸亦可用"等等，也是刘氏以病为本者。

西安市中医医院　孙洽熙

2005年3月

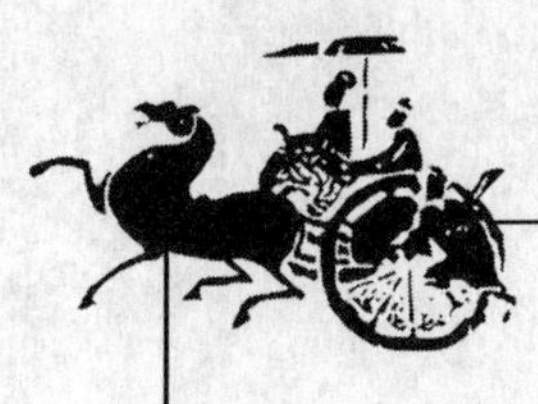

# 整理说明

《素问病机气宜保命集》，又名《素问玄机气宜保命集》、《病机气宜保命集》、《素问保命集》、《素问病机》，简称《保命集》，金·刘完素撰，成书于南宋孝宗淳熙十三年丙午（金大定二十六年，即公元1186年），初刊于南宋理宗淳佑十一年辛亥（1251），早已失传。海内现存之版本，据《全国中医图书联合目录》等记载，有正脉本、吴本、怀德堂本等。其中以正脉本（明万历二十九年辛丑吴勉学校刻的《古今医统正脉全书》所含之《素问病机气宜保命集》刻本）为优，因之此次整理，以正脉本为底本，其内容不删节，不改篇，以保持本书之原貌。

此次整理做了以下工作：

1. 底本中确系明显的错字、讹字、俗字、别字及笔画小误者（如日月曰混淆，己已巳不分等），均予径改，不出校记。

2. 底本错讹脱衍，需辩明者，则据校本改正或增删，一般不出注说明，可改可不改者，一般不改。

3. 刘氏引用他书之文献，多有删节或缩写改动。凡不失原意者，置之不论，以保持本书原貌；出入较大或错讹者，均据其出处改正，一般不出注说明。

4. 对原文的异体字，通假字、古今字一律径改不出注文。

5. 本书原为繁体竖排版，本次出版，将繁体字一律改为规范的简体字，同时将竖排版改为横排版，故原书方剂中“右件……”一律径改为“上件……”。

笔者才疏学浅，孤陋寡闻，虽经悉心校勘，不遗余力，然谬误之处，仍在所难免。敬盼大家同道，广大读者，不吝赐教，加以斧正。此书但能对读者了解刘氏学术建树，研究刘氏学术思想、临床造诣有所帮助，则余愿足矣。

西安市中医医院　孙洽熙

2005年3月

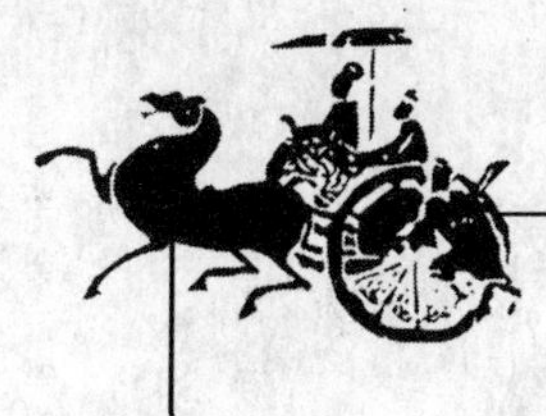

# 自　序

夫医道者，以济世为良，以愈疾为善。盖济世者，凭乎术，愈疾者，仗乎法，故法之与术，悉出《内经》之玄机，此经固不可力而求，智而得也。况轩岐问答，理非造次，奥藏金丹，宝典深隐，生化玄文，为修行之经路，作达道之天梯。得其理者，用如神圣，失其理者，似隔水山。其法玄妙，其功深远，固非小智所能窥测也。若不访求师范，而自生穿凿者　徒劳皓首耳。

余二十有五，志在《内经》，日夜不辍，殆至六旬。得遇天人，授饮美酒，若橡斗许，面赤若醉。一醒之后，目至心灵，大有开悟，衍其功疗，左右逢原，百发百中。

今见世医，多赖祖名，倚约旧方，耻问不学，特无更新之法，纵闻善说，反怒为非。呜呼！患者遇此之徒，十误八九，岂念人命死而不复生者哉！仁者鉴之，可不痛欤！以此观之，是未知阴阳之道，况木极似金，金极似火，火极似水，水极似土，土极似木。故经曰：亢则害，承乃制，谓己亢极，反似胜己之化。俗流未知，故认似作是，以阳为阴，失其本意。经所谓诛罚无过，命曰大惑。医徒执迷，反肆谤识，纵用获效，终无了然之悟，其道难与语哉！

仆见如斯，首述玄机，刊行于世者，已有《宣明》等三书。革庸医之鄙陋，正俗论之舛讹，宣扬古圣之法则，普救后人之生命。今将余三十年间信如心手，亲用若神，远取诸物，近取诸身，比物立象，直明真理，治法方论，裁成三卷，三十二论，目之曰《素问病机气宜保命集》。此集非崖略之说，盖得轩岐要妙之旨，故用之可以济人命，舍之无以活人生。得乎心髓，秘之箧笥，不敢轻以示人。非绝仁人之心，盖圣人之法，不遇当人，未易授尔。后之明者，当自传焉。

时大定丙午闰七月中元日河间刘完素守真述

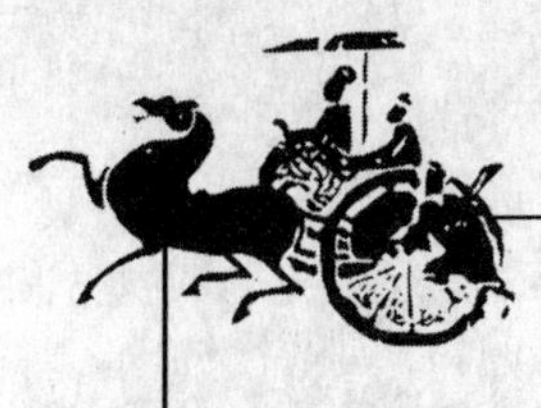

# 王连环词

圣号连环，法明《素问》、三坟中，别是奇绝。义如渊海，理若丘山，万法千机，下手处全无半捻。包藏天地，斡运阴阳，造化形质，极救羸劣。三卷九篇，其间终始，圣心难为与决。披寻数载，造奥寻真，似水底浸捞明月。君休笑饶贤，惠期颜闵，才压苏黄，无师匠亦难提挈。

细寻思，皇天不负苦学人。近来遇明师，敲开玉结，才见玄中玄，天外法。只此是全身诀自从会得，凡骨投入仙胎，似地囚反登天阙，换尽心腹意气，从今别始觉灵台皎洁。

幼年之岁，造《原病》、《宣明》、《要旨》、《直格》，略明轩岐。发明圣心玄妙，具在《病机》中。书就深藏囊箧，待百年之后，自有高人，恁待宣扬圣策。此至精至微之道，休与俗人谈，除对知音说。

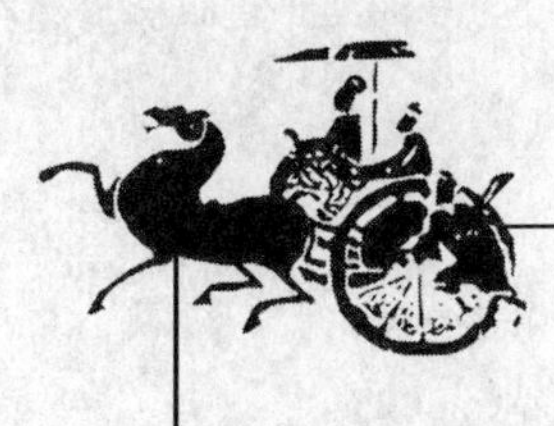

# 素问病机气宜保命集序

天兴末，予北渡，寓东原之长清。一日，过前太医王庆先家，于几案间得一书，曰《素问病机气宜保命集》。试问之，乃刘高尚守真先生之遗书稿也。其文则出自《内经》中，摭其要而述之者。朱涂墨注，凡三卷，分三十二门，门有资次，合理契经。如原道则本性命之源，论脉则尽死生之说，摄生则语存神存气之理，阴阳则讲抱元守一之妙，病机则终始有条有例，治病之法，尽于此矣。本草则驱用有佐有使，处方之法，尽于此矣。至于解伤寒，论气宜，说曲尽前圣意。读之使人廓然有醒悟，恍然有所发明，使六脉、十二经、五脏、六腑、三焦、四肢，目前可得而推见也。后二十三论，随论出证，随证出方，先后加减，用药次第，悉皆蕴奥，精妙入神。尝试用之，十十皆中，真良医也，虽古人不过是也，虽轩岐复生，不废此书也。然先生有序，序己行藏，言幼年已有《直格》、《宣明》、《原病式》三书，虽义精悫，犹有不尽圣理处，今是书也复出，与前三书相为表里，非日后之医者龟镜欤！至如平昔不治医书者得之，随例验证，度己处药，则思亦过半矣。予谓是书，虽在农夫、工贩、缁衣、黄冠、儒宗，人人家置一本可也。若己有病，寻阅病源，不至乱投汤剂，况医家者凭者哉！

惜哉！先生卒，书不世传，使先生之道，窃入小人口，以为已尽者有之。予悯先生道，屏翳于茆茨荆棘中，故存心精较，今数年矣。命工镂版，拟广世传，使先生之道出于茆茨荆棘中，亦起世膏肓之一端也。

岁辛亥正月望日大卤杨威序

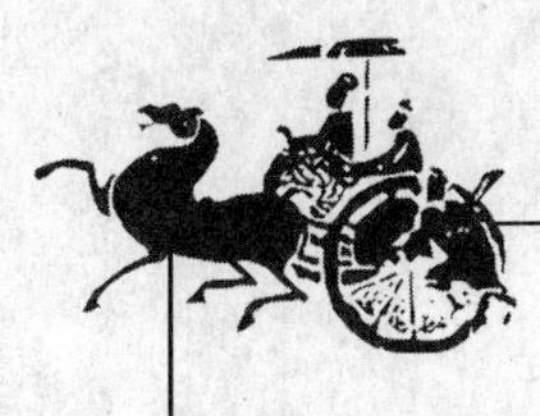

# 重刻保命集序

粤自轩岐而下，数千载间，虽有跗缓卢扁之于前，其道不行其后。后之学者，如盲执炬，夜行穷谷，其道愈失矣。

然医道漂没已久，天固生守真刘通玄于河间。素有奇遇，得天人之旨，而能尽其术，乃撰《宣明》等书，一十七万余言，开导后学。年几六十，再遇异人，授以玄酝一橡斗许，一醉乃醒，豁然有悟，复撰是书。自谓穷理尽性，精微至要，莫出乎是也。

盖医之所以为医者，必先知其人之所以为人之道。人与天地一，故体天之道以察四时，因地之理以审百病。其神圣工巧、格物致知之理，不在乎药，而在乎医之何如耳。尝闻鹖冠子曰：昔者伊尹医殷，吕望医周，奚生医秦，申麃医郢，原季医晋，陶朱医越，夷吾医齐。故魏文侯有曰：管子用政行医，术以扁鹊之道，桓公其霸乎，其说有自矣。今是书也，其摄生之法，与夫修齐之道理无二，歧道同一轨，大有益于医道也。后之学者，诚能推究其理，审乎病源，体乎天道，顺乎地利，以治其疾，将有囿于寿域者也。

缘是书者，金世宗大定二十六年丙午守真所撰之书也，时在宋孝宗淳熙十三年焉。始守真靳惜无传，至胡元宪宗元年辛亥，乃宋理宗淳祐十一年也，相去六十五年矣。大卤焉政亨谓天下之宝，当与天下共之，不可泯也，乃锓诸梓人乎。

古版毁于兵燹，不存久矣。世无其传，今命工重刊。既完，必用序以纪其实，姑书于篇端云。

或曰：不书中国之正，朔用金虏之正者何？曰：当宋季也，河间为金虏所有，而用之故也。

岁在宣德辛亥三月初二日矐仙书

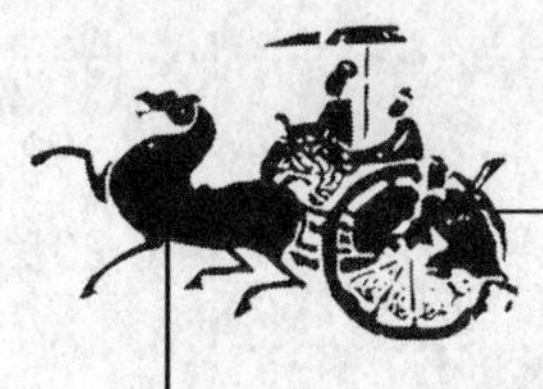

# 目　录

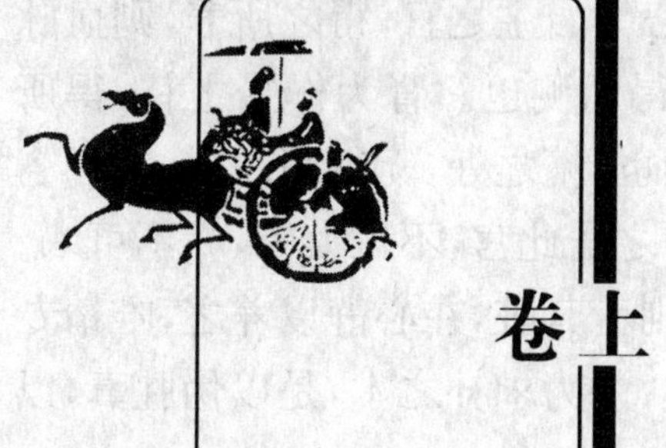

# 卷上

河间处士刘完素守真　述
新安吴勉学师古　校

## 原道论第一

经曰:观天之道,执天之行,尽矣。盖天一而地二,北辨而南交,入精神之运以行矣。拟之于象,则水火也,书之于卦,则坎离也。两者相须,弥满六合,物物得之,况于人乎。

盖精神生于道者也,是以上古真人,把握万象,仰观日月,呼吸元气,运气流精,脱骨换形,执天机而行六气,分地纪而运五行,食乳饮血,省约俭育,日夜流光,独立守神,肌肉若一,故能寿敝天地,无有终时,此其道生之要也。

夫道者,能却老而全形,安身而无疾。夫水火,用法象也,坎离,言交变也,万亿之书,故以水为命,以火为性。土为人,人为主性命者也,是以主性命者在乎人,去性命者亦在乎人,养性命者亦在乎人。何则?修短寿夭,皆自人为。故经曰:精神内守,病安从来。又曰:务快其心,逆于生乐。所以然者,性命在乎人。故人受天地之气,以化生性命也。是知形者,生之舍也,气者,生之元也,神者,生之制也。形以气充,气耗形病,神依气位,气纳神存。修真之士,法于阴阳,和于术数,持满御神,专气抱一,以神为车,以气为马,神气相合,可以长生。故曰:精有主,气有元,呼吸元气,合于自然,此之谓也。智者明乎此理,吹嘘呼吸,吐故纳新,熊径鸟伸,导引按跻,所以调其气也。平气定息,握固凝想,神宫内视,五脏昭彻,所以守其气也。法则天地,顺理阴阳,交媾坎离,济用水火,所以交其气也。神水华池,含虚鼓漱,通行营卫,入于元宫,溉五脏也。服气于朝,闭息于暮,阳不欲迭,阴不欲覆,练阴阳也。以至起居适晏,出处协时令,忍怒以全阴,抑喜以全阳,泥丸欲多栉,天鼓欲常鸣,形欲常鉴,津欲常咽,体欲常运,食欲常少。眼者,身之鉴也,常居欲频修。耳者,体之牖也,城廓欲频治。面者,神之庭也,神不欲覆。发者,脑之华也,脑不欲减。体者,精之元也,精不欲竭。明者,身之宝也,不欲耗。补泻六腑,淘练五精,可以固形,可以全生,此皆修真之要也。故修真之要者,水火欲其相济,生土金欲其相养。是以全生之术,形气贵乎安,安则有伦而不乱，精神贵乎保，保则有要而不耗。故保而养之，初不离于形气精神。及其至也，可以通神明之出。神明之出，皆在于心，独不观心为君主之官，得之所养，则血脉之气王而不衰，生之本，无得而摇也，神之变，无得而测也。肾为作强之官，得所养，则骨髓之气荣而不枯，蛰封藏之本，无得而倾也，精之处，无得而夺也。

夫一身之间，心居而守正，肾下而立始，精神之居此宫，不可太劳，亦不可竭。故精太劳则竭其属，在肾可以专涩之也，神太用则劳其脏，在心静以养之，唯精专然后可以内守。故昧者不知于此，欲拂自然之理，谬为求补之术，是以伪胜真，以人助天，其可得乎！

## 原脉论第二

大道之浑沦，莫知其源，然至道无言，非立言无以明其理，大象无形，非立象无以测其奥。道象之妙，非言不明，尝试原之。脉者，何也？非气非血，动而不息，营行脉中，卫行脉外。经曰：脉者，血之府也。自《素问》而下，迄于今，经所不载，无传记而莫闻其名焉。然而玄机奥妙，圣意幽微，虽英俊明哲之士，非轻易可得而悟也。

夫脉者，果何物乎？脉者有三名，一曰命之本，二曰气之神，三曰形之道，经所谓天和者是也。至于折一肢，瞽二目，亦不为害生，而脉不可须臾失，失则绝命害生矣。

经曰：春弦、一曰长。夏洪、一曰钩。秋毛、一曰涩。冬石，一曰沉。此言正脉，同天真造化之元气也。巡于春夏秋冬，木火金水之位，生长收藏，参和相应，故禀二仪而生，不离于气，故于脉有生死之验。经曰：脉者，血之府也，如世之京都州县，有公府廨署也。国因置者，所以禁小人为非道也。今府不立，则善者无以伸其枉，恶者无以罚其罪，邪正混同，贤愚杂处，而乱之根也。经曰：五运阴阳者，天地之道也，万物之纲纪，变化之父母，生杀之本始，神明之府也。既阴阳为神明之府，脉为血之府，而明可见焉。血之无脉，不得循其经络部分，周流于身，滂派奔迫，或散或聚，气之无脉，不能行其筋骨脏腑上下，或暴或蹶。故经曰：出入废则神机化灭，升降息则气立孤危，故气化则物生，气变则物易，气盛则物壮，气弱则物衰，气绝则物死，气正则物和，气乱则物病，皆随气之盛衰而为变化也。脉字者，从肉、从永、从爪、从血，四肢百骸，得此真元之气，血肉筋骨爪发荣茂，可以倚凭而能生长也。长久永固之道，故从肉、从永者是也，从爪、从血者，巡之如水，分流而布遍周身，无所不通也。《释名》：脉，幕也，如幔幕之遮覆，幕络一体之形导，太一真元之气也。元气者，在气非寒、非热、非暖、非凉，在脉者非弦、非洪、非涩、非沉，不为气而浮沉，不为血而流停，乃冲和自然之气也，故春温、夏热、秋凉、冬寒。所以然者，为元气动而不息，巡于四方，木火水金之位，温凉寒暑之化，生生相续，新新不停，日月更出，四序迭迁，脉不为息。故人有身形之后，五脏既生，身中元气即生焉。故春弦、夏洪、秋毛、冬石，此四时之气也，而脉者，乃在其中矣。《道经》曰：视之不见，听之不闻，搏之不得，迎之不见其首，随之不见其后，此如脉之谓也。又云：埏埴以为器，当其无，有器之用，故有之以为利，无之以为用。又曰：吾不知名，字之曰道，强为之名，曰大，斯立脉之名之本意也。故道者万物之奥，脉者百骸之灵，奥灵之妙，其道乃同。

元气者，无器不有，无所不至，血因此而行，气因此而生。故营行脉中，卫行脉外，瞻之在前，忽然在后，而不匮者，皆由于脉也。分而言之，曰气、曰血、曰脉，统而言之，唯脉运行血气而已。故经曰：血气者，人之神，不可不谨养也。

阴阳别论曰：所谓阳者，胃脘之阳也，此阳者，言脉也，胃者，土也。脉乃天真造化之气也，若土无气，则何以生长收藏，若气无土，何以养化万物，是无生灭也，以平人之气常禀于胃。《正理论》曰：谷入于胃，脉道乃行，阴阳交会，胃和脉行。人禀天地之候，故春胃微弦曰平，但弦而无胃曰死，夏胃微钩曰平，但钩而无胃曰死，长夏微软曰平，但弱而无胃曰死，秋胃微毛曰平，但毛而无胃曰死，冬胃微石曰平，但石而无胃曰死。

阴者，真脏也，见则为败，败则必死。五脏为阴，肝脉至，中外急，如循刀刃，责责然，如按琴弦，心脉至，坚而搏，如循薏苡仁，累累然，肺脉至，大而虚，如以毛羽中人皮肤，肾脉至，搏而绝，如以指弹石，辟辟然，脾脉至，弱而乍数乍疏。夫如此脉者，皆为脏脉独现而无胃脉，五脏皆至悬绝而死。故经曰：别于阳者，知病忌时，别于阴者，知生死之期。故人性候，躁急怀促，迟缓软弱，长短大小，皮坚肉厚，各随其状，而脉应之。

常以一息四至为准者，言呼出心与肺，吸入肾与肝。五者，胃兼主四旁，在呼吸之间也。数则为热，迟则为寒，如天之春秋二分，阴阳两停，昼夜各得五十度。自此添一遭则热，减一遭则寒，脉之妙道，从此可知矣。或如散叶，或如燃薪，或如丸泥，或如丝缕，或如涌泉，或如土颓，或如偃刀，或如转索，或如游鱼，假使千变万化，若失常者，乃真元之气离绝，五脏六腑不相管辖，如丧家之狗，元气散失，而命绝矣。

经曰：积阳为天，积阴为地，阳化气，阴成形，此言一气判而清浊分也。元气者，天地之本，天和者，血气之根。华佗云：脉者，谓血气之先也。孔子曰：天不言而四时行焉，百物生焉，而脉亦如之。又，经曰：自古通天者，生之本，皆通乎天气也。通天者，谓通元气天真也，然形体者，假天地之气而生，故奉生之气，通计于天。禀受阴阳，而为根本，天地合气，命之曰人。天气不绝，真灵内属，动静变化，悉与天通。

《易》云：乾坤成列，而易立乎其中矣，故天地之体，得易而后生，天地之化，得易而后成。故阳用事则春生夏长，阴用事则秋收冬藏，寒往则暑来，暑往则寒来，始而终之，终而复始，天地之化也，而易也默然于其间，而使其四序，各因时而成功。至于寒不凌暑，暑不夺寒，无愆阳伏阴之变，而不至于大肃大温，故万物各得其冲和之气，然后不为过而皆能中节也。

《道经》曰：万物负阴而抱阳，冲气以为和，百姓日用而不知，斯脉之道也。故脉不得独浮沉、独大小、独盛衰，独阴阳。须可沉中有浮，浮中沉，大中有小，小中有大，盛中有衰，衰中有盛，阴中有阳，阳中有阴，充塞一身之中，盈溢百骸之内，无经络不有，无气血不至，养筋骨毛发，坚壮腻泽，非心非肾，非肝非脾，五脏之盛，真气固密，不为邪伤。若忧愁思虑，饥饱劳逸，风雨寒暑，大惊卒恐，真气耗乱，气血分离，为病之本。噫！夫万物之中，五常皆备，审脉之道，而何独无五常邪！

夫仁固卫一身，充盈五脏，四肢百骸，皆得荣养，无冲和之气，独真脏脉现，则死矣。生则不现，死则独现，好生恶死，此仁之谓也。分布躯体，和调气血，贵之在头目耳鼻，贱之在蹠臀阴篡，不得上而有，不得下而无，无所不至，此义之谓也。长人脉长，短人脉短，肥人脉沉，瘦人脉浮，大人脉壮，小人脉弱，若长人短，短人长，肥人浮，瘦人沉，大人弱，小人壮，夫如此者，皆不中理而为病，此礼之谓也。现在寸，则上病，现在关，则中病，现在尺，则下病，五脏有疾，各有部分，而脉出现，不为潜藏伏匿，一一得察有余不足，而愈其病，此智之谓也。春弦、夏洪、秋毛、冬石，太阳之至，其脉沉，太阴之至，其脉大而长，少阴之至，其脉浮，阳明之至，其脉涩而短，少阳之至，其脉钩，厥阴之至，其脉弦。四序不失其期，六气为常准者，此信之谓也。非探颐索隐，钩深致远，学贯天人，旁通物理者，未能达于此矣。

## 摄生论第三

论曰：《内经》谓法于阴阳，和于术数，饮食有节，起居有常，不妄作劳，故能形与神俱，而尽终其天年，度百岁乃去。今时之人，不然也，以酒为浆，以妄为常，醉以入房，以欲竭其精，以耗散其真，不知持满，不时御神，务快其心，逆于生乐，起居无节，故半百而衰也。具饮食起居，乃人生日用之法，从恣不能知节，而欲传精神服天气者，不亦难乎！又，经曰：饮食自倍，肠胃乃伤，起居如惊，神气乃浮。是以圣人春木旺，以膏香助胃，夏火旺，以膏腥助肺，金用事，膳膏臊以助肝，水用事，膳膏膻以助心，所谓因其不胜而助之也。故饮食之常，保其生之要者，五谷、五果、五畜、五菜也。脾胃待此而仓廪备，三焦待此而道路通，营卫待此以清以浊，筋骨待此以柔以正。故经云：盖五味相济，斯无五宫之伤，所以养其形也。

虽五味为之养形，若味过于酸，肝气以津，脾气乃绝，味过于咸，大骨气劳，短肌，心气抑，味过于甘，心气喘满，色黑，肾气不衡，味过于苦，脾气不濡，胃气乃厚，味过于辛，筋脉沮弛，精神乃央，所谓失五味之常，而损其形也。王冰注曰：味有伦，缘脏有偏绝，此之谓也。

饮食者，养其形，起居者，调其神。是以圣人春三月，夜卧早起，被发缓形，见于发陈之时，且曰以使志生，夏三月，夜卧早起，无厌于日，见于蕃秀之时，且曰使志无怒，使气得泄，秋三月，早卧早起，与鸡俱兴，见于容平之时，收敛神气，且曰使志安宁，以应秋气，冬三月，早卧晚起，去寒就温，见于闭藏之时，且曰使志若伏若匿，若有私意，若已有得，此顺生长收藏之道。春夏养阳，秋冬养阴，顺四时起居法，所以调其神也。经所谓逆于春气，则少阳不生，肝气内变，逆于夏气，则太阳不长，心气内洞，逆于秋气，则太阴不收，肺气焦满，逆于冬气，则少阴不藏，肾气独沉，此失四时之气，所以伤其神也。智者顺四时，不逆阴阳之道，而不失五味损益之理，故形与神俱久矣，乃尽其天年而去。与夫务快其心，逆于生乐者，何足与语此道哉！故圣人行之，贤者佩之，岂虚语哉！

## 阴阳论第四

论曰：天地者，阴阳之本也，阴阳者，天地之道也，万物之纲纪，变化之父母，生杀之本始，神明之府也。故阴阳不测谓之神，神用无方谓之圣，倘不如此，谓天自运乎，地自处乎，岂足以语造化之全功哉！

大哉乾元，万物资始，至哉坤元，万物资生，所以天为阳，地为阴，水为阴，火为阳。阴阳者，男女之血气，水火者，阴阳之征兆，惟水火既济，血气变革，然后刚柔有体，而形质立焉。经所谓天覆地载，万物悉备，莫贵乎人。人禀天地之气生，四时之法成，故人生于地，悬命于天。

人生有形，不离阴阳，盖人居天之下，地之上，气交之中，不明阴阳，而望延年，未之有也。何则？苍天之气，不得无常也，气之不袭，是谓非常，非则变矣。王注曰：且苍天布气，尚不越于五行，人在气中，岂不应于天道。《左传》曰：违天不祥。系辞云：一阴一阳谓之道。《老子》曰：万物负阴而抱阳，故偏阴阳谓之疾。

夫言一身之中，外为阳，内为阴，气为阳，血为阴，背为阳，腹为阴，腑为阳，脏为阴，肝心脾肺肾五脏皆为阴，胆胃大肠小肠膀胱三焦六腑皆为阳。盖阳中有阴，阴中有阳，岂偏枯而道哉。

经所谓治病者必求其本，是明阴阳之大体，水火之高下，盛衰之补泻，远近之大小，阴阳之变通。夫如是，唯达人可知也。

## 察色论第五

论曰：声合五音，色合五行，声色符人，然后定立脏腑之荣枯。若滋荣者，其气生，如翠羽、鸡冠、蟹腹、豚膏、乌羽是也，枯夭者，其气败，如草兹、衃血、枳实、枯骨、如炲是也。至于青赤见于春，赤黄见于夏，黄白见于长夏，白黑见于秋，黑青见于冬，是谓五脏之生者，以五行之相继也。得肝脉色见青白，心脉色见赤黑，脾脉色见黄青，肺脉色见白赤，肾脉色见黑黄，是谓真脏之见者，以五行相克也。若乃肺风而眉白，心风而口赤，肝风而目青，脾风而鼻黄，肾风而肌黑，以风善行而数变故尔。肝热而左颊赤，肺热而右颊赤，心热而颜赤，脾热而鼻赤，肾热而颐赤，以诸热皆属火故尔。以至青黑为痛，黄赤为热，青白为寒，以九气不同故尔。鼻青为腹水，黑为水气，白为无血，黄为寒，赤为风，鲜明为留饮，而五色取决于此故尔。

然审病者，又皆以真脾之为本。盖真脾之黄，是谓天之气，五色又明，病虽久而面黄必生者，以其真气外荣也。此数者，虽皆成法，然自非心清见晓于冥冥，不能至于此，故五色微诊，可以目察，尤难。《难经》曰：望而知之谓之神，为见五色于外，故决死生也。

## 伤寒论第六

论曰：夫热病者，皆伤寒之类也，或愈或死，止于六七日间。若两感于寒者，必不免于死。经所谓人所伤于寒者，则为病热，热虽甚不死。盖伤寒者，非杂病所比，非仲景孰能明于此，故张仙公深得玄机之理趣，达六经之标本，知汗下之浅深。若投汤剂，正与不正，祸福影响，何暇数日哉！然仲景分三百九十法，一百一十三方，其证有六，其治有四。

经云：一日巨阳受之，其脉尺寸俱浮。二日阳明受之，其脉尺寸俱长。三日少阳受之，其脉尺寸俱弦。四日太阴受之，其脉尺寸俱沉。五日少阴受之，其脉尺寸俱微缓。六日厥阴受之，其脉尺寸俱沉涩。其太阳病者，标本不同，标热本寒，从标则太阳发热，从本则膀胱恶寒。若头项痛，腰脊强，太阳经病也，故宜发汗。其阳明病者，虽从中气，标阳本实，从标则肌热，从本则谵语。若身热目痛鼻干，不得卧，阳明经病，故宜解肌。太阳传阳明，非表里之传。若谵语，从本为实，故宜下便。王注曰：以阳感热。其少阳病者，标阳本火，从标则发热，从本则恶寒，前有阳明，后有太阴。若胸胁痛而耳聋，往来寒热，少阳经病，故宜和解。其太阴病者，标阴本湿，从标则身目黄，从本则腹满而嗌干。太阴经病，故宜泄满下湿，从其本，治其标。少阴病者，标阴本热，从标则爪甲青而身冷，从本则脉沉实而发渴。若口燥舌干而渴，少阴经病，故宜温标下本。其厥阴病者，故厥阴之中气宜温也。若烦满囊缩，厥阴经病，故为热，宜苦辛下之。故经曰：所谓知标知本，万举万当，不知标本，是谓妄行。又曰：各通其脏，乃惧汗泄，非宜之谓也。故明斯六经之标本，乃知治伤寒之规矩，此所谓证有六也。且如发汗，桂枝、麻黄之辈，在皮者，若汗而发之，葛根、升麻之辈，因其轻而扬之法也。承气、陷胸之辈，下者因而竭之法也。泻心、十枣之辈，中满泄之法也。瓜蒂、栀豉者，高者因而越之法也。故明此四治之轻重，可为了伤寒之绳墨，此之谓其治有四也。若明六经四法，岂有发黄、生斑、蓄血之坏证，结胸、痞气之药过。

《内经》所谓：未满三日，可汗而已，其满三日，可泄而已。故仲景曰：太阳病，脉浮紧，无汗，身疼痛，八九日不解，表证仍在，当发其汗，宜麻黄汤，少阴病，得之二三日，口燥咽干者，急宜大承气下之，孰敢执于三四日汗泄之定法也！是以圣人书不尽言，言不尽意，说其大概，此之谓也。

经所谓发表不远热，攻里不远寒，余自制双解、通圣辛凉之剂，不遵仲景，法桂枝、麻黄发表之药，非余自炫，理在其中矣。故此一时，彼一时，奈五运六气有所更，世态居民有所变，天以常火，人以常动，动则属阳，静则属阴，内外皆扰，故不可峻用辛温大热之剂，纵获一效，其祸数作。岂晓辛凉之剂，以葱白、盐豉，大能开发郁结，不惟中病，令汗而愈，免致辛热之药攻表不中，其病转甚。发惊狂，衄血，斑出，皆属热药所致，故善用药者，须知寒凉之味，况兼应三才造化通塞之理也。故经所谓：不知年之所加，气之盛衰，虚实之所起，不可以为工矣。

大抵杂病者，气之常也，随方而异，其治不同，卒病者，气之异，其治则同，其愈则异。昔黄帝兴四方之问，岐伯举四治之能，故伤寒之法备矣哉。

大矣哉！若视深渊，如迎浮云，莫知其际。是以知发表攻里之药性，察标本虚实之并传，量老少壮弱之所宜，劳逸缓急之禀性，切脉明阴阳之部分，详证知邪之浅深，故可宜会通之法矣。《内经》曰：谨熟阴阳，无与众谋，此之谓也。

## 病机论第七

论曰：察病机之要理，施品味之性用，然后明病之本焉。故治病不求其本，无以去深藏之大患。故掉眩收引，膹郁肿胀，诸痛痒疮疡，皆根于内。

夫百病之生也，皆生于风寒暑湿燥火，以知化之变也。经言：盛者泻之，虚者补之，余锡方士，而方士用之，尚不能十全，余欲令要道必行，桴鼓相应，犹拔刺雪汙，工巧神圣，可得备闻。《灵枢经》曰：刺深而犹可拔，汙深而犹可雪。《庄子》曰：雪，犹洗也。岐伯曰：审察病机，无失气宜，此之谓也。

黄帝曰：愿闻病机何如？岐伯对曰：诸风掉眩，皆属于肝。少虑无怒，风胜则动。肝者，罢极之本，魂之居也，其华在爪，其充在筋，以生血气，其味酸，其色苍，为将军之官，谋虑出焉，为阴中之少阳，通于春气，其脉弦。王注曰：肝有二布叶，一小叶，如木甲拆之状，故经所谓其用为动。乃木之为动，火太过之，政亦为动。盖火木之主暴速，所以掉眩也。掉，摇也，眩，昏乱也，旋运皆生风故也。是以风火皆属阳，阳主动。其为病也，胃脘当心痛，上支两胁，隔咽不通，食饮不下。甚则耳鸣眩转，目不识人，善暴僵仆，里急软戾，胁痛呕泄。甚则掉眩巅疾，两胁下痛引少腹，令人善怒也。虚则目䀮䀮，而无所见，耳无所闻，善恐，如人将捕之。凡病肝木风疾者，以热为本，以风为标，故火本不燔，遇风冽乃焰。肝本不甚热，因金衰而旺，肺金不胜心火，木来侮于金，故诸病作矣。其为治也，燥胜风。王注曰：风自木生，燥为金化，风余则治之以燥，肝胜治之以清凉。清凉之气，金之气也，木气之下，金气承之。又曰：风淫于内，治以辛凉。肝欲散，急食辛以散之。故木主生荣而旺春，其性温，故风大则反凉而毁折，是兼金化制其木也。故风病过极，而反中外燥涩，是反兼金化也。故非为金制，其本自甚则如此。中风偏枯者，由心火暴胜，而水衰不能制，则火实克金，金不能平木，则肝木胜而兼于火热，则卒暴僵仆。凡治消瘅、仆击、偏枯、痿厥、气满、发肥，贵膏粱之疾也。故此脏气平则敷和，太过则发生，不及则委和。

诸痛痒疮疡，皆属于心。静则神明，热胜则肿。心者，生之本，神之变也，其华在面，其充在血脉，为阳中之太阳，通于夏气，其脉钩，其味苦，其色赤，为君主之官，神明出焉，此阳中之阳也。王注曰：心形如未敷莲花，中有七空，以导引天真之气，神明之宇也。经所谓其用为躁，火性躁动，其明于外，热甚火赫，烁石流金，火之极变也。燔焫山川，旋反屋宇，火之灾眚也。故火非同水，水智而火愚，其性暴速。其为病也，当胸中热，嗌干，右胠满，皮肤痛，寒热，咳喘，唾血，血泄，鼽衄，嚏呕，溺色变。甚则疮疡胕肿，肩背臑缺盆中痛，疡疹，身热，惊惑，恶寒战栗，谵妄，衄蔑，语笑，疮疡血流，狂妄目赤，胸中痛，胁下痛，背膺肩甲间痛，两臂痛。虚则胸腹大，胁下与腰背相引而痛。其为治法，以寒胜热。王注曰：小热之气，凉以和之。大热之气，寒以取之。甚热之气，汗以发之。发之不尽，逆治之。治之不尽，求其属以衰之。又曰：壮水之主，以制阳光。经曰：气有多少，病有盛衰，治有缓急，方有大小，此之谓也。是以热淫于内，治以咸寒，佐以甘苦，以酸收之，以苦发之。心欲耎，急食咸以软之。君火之下，阴精承之，火气之下，水气承之，是故火主暴虐，故燥万物者，莫熯乎火。夏月火热极甚，则天气熏昧，而万物反润，以水出液，林木津流，及体热极，而反汗液出，是火极而反兼水化。俗以难辨认，以是作非，不治已极，反攻旺气，是不明标本，但随兼化之虚象，妄为其治，反助其病，而害于生命多矣。故此脏平则升明，太过则赫曦，不及则伏明。王注曰：百端之起，皆自心生。

诸湿肿满，皆属脾土。味和气化，湿胜则濡泄。脾者，仓廪之本，营之居也，名曰器，能化糟粕，转味而入出者也，其华在唇，其充在肌，其味甘，其色黄，故为仓廪之官，又名谏议之官，五味出焉，此至阴之类，通于土气，为阴中之至阴脾也，其脉缓。王注曰：脾形象马蹄，内包胃脘，象土形也。其用为化，兼四气聚散，复形群品，以主溉灌肝心肺肾，不主四时，寄旺四季，经所谓善不可见，恶不可见也。

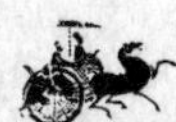

其变骤注，其灾霖溃。其为病也，跗肿骨痛，阴痹，按之不得，腰脊头颈痛，时眩，大便难，阴器不用，饥不欲食，咳唾则有血，积饮痞膈，中满，霍乱吐下，肌肉痿，足痿不收，行善瘛，呕吐，泄注下。王注曰：脾热则生，虚则腹满肠鸣飧泄。食不化者，有胃之寒者，有胃之热者。色白，澄澈清冷，皆属寒，色黄，水赤混浊，皆属于热。故仲景曰：邪热不杀谷，火性疾速，此之谓也。其为治也，风胜湿。湿自土生，风为木化，土余则制之以风，湿盛治之以燥。故湿伤肉，湿胜则濡泄，甚则水闭跗肿。王注曰：湿为水，水盛则肿，水下形肉已消。又曰：湿气为淫，皆为肿满，但除其湿，肿满自衰。若湿气在上，以苦吐之，湿气在下，以苦泻之，以淡渗之。治湿之法，不利小便，非其治也。故湿淫所胜，平以苦热，佐以酸辛，以苦燥之，以淡泄之。若湿上甚而热，治以苦温，佐以甘辛，以汗为故而止。湿淫于内，治以苦热，佐以酸淡，以苦燥之，以淡泄之，脾苦湿，急食苦以燥之。又曰：土气之下，木气承之。《本草》曰：燥可去湿，桑白皮、赤小豆之属。王注曰：半身以上，湿气有余，火气复郁，所以明其热能生湿。经云：风寒在下，燥热在上，湿气在中，火游行其间，是以热之用矣。故土主湿黔云雨而宏静，风热极甚，则飘骤散落，是反兼风化，制其土也。若热甚土自壅，燥去其湿，以寒除热。脾土气衰，以甘缓之。所以燥泄、积饮、痞膈、肿满、湿热、干涸、消渴，慎不可以温药补之，故积温成热，性之温，乃胜气之药也。故此脏喜新而恶陈，常令滋泽，无使干涸。土平则备化，太过则敦阜，不及则卑监。

诸气膹郁，病痿，皆属于肺金。常清气利，燥胜则干。肺者，气之本，魄之处也，其华在毛，其充在皮，其味辛，其色白，而为相傅之官，治节出焉，为阴中之少阴，通于秋气，其脉毛。王注曰：肺之形象，有二布叶，一小叶，中有二千四空，行列以布，分诸藏清浊之气。经所谓其用为固，其变肃杀，其眚苍落。其为病也，骨节内变，左胠胁痛，寒清于中，感而疟，大凉革候，咳，腹中鸣，注泻骛溏，咳逆，心胁满，引少腹，善暴痛，不可反侧，嗌干，面尘色恶，腰痛，丈夫㿉疝，妇人少腹痛，浮虚，鼽，尻阴股髀腨胻皆痛，皴揭。实则喘咳逆气，肩背痛，汗出。虚则少气，不能报息，耳聋，嗌干。其为治也，热胜燥。燥自金生，热为火化，金余则制之以火，肺胜则治之以苦。又曰：金气之下，火气承之，燥淫于内，治以苦温，佐以苦辛，以苦下之。若肺气上逆，急食苦以泄之。王注曰：制燥之胜，必以苦温。故受干病生焉。是以金主于秋而属阴，其气凉，凉极天气清明而万物反燥，故燥若火，是金极而反兼火化也，故病血液衰也。燥金之化极甚，则烦热气郁，痿弱而手足无力，不能收持也。凡有声之病，应金之气。故此脏平气则审平，太过则坚成，不及则从革。

诸寒收引，皆属于肾水。能养动耗，寒胜则浮。肾者主蛰，封藏之本，精之处也，其华在发，其充在骨，其味咸，其色黑，为作强之官，技巧出焉，为阴中之阴，通于冬气，其脉石。王注曰：肾脏有二，形如豇豆，相并而曲附于膂筋，外有脂裹，里白表黑，主藏精。故《仙经》曰：心为君火，肾为相火，是言在肾属火而不属水也。经所谓膻中者，臣使之官，喜乐出焉，故膻中者，在两乳之间，下合于肾水，是火居水位，得升则喜乐出焉。虽君相二火之气，论其五行造化之理，同为热也。故左肾属水，男子以藏精，女了以系胞，右肾属火，游行三焦，盛衰之道由于此。故七节之傍，中有小心，是言命门相火也。经所谓其变凝洌，其眚冰雹。其为病也，寒客心痛，腰腿痛，大关节不利，屈伸不便，若厥逆痞坚，腹满寝汗。实则腹大胫肿，喘咳身重，汗出憎风。虚则胸中痛，大小腹痛，清厥，意不乐。王注曰：大小腹，大小肠也，此所谓左肾水发痛也。若夫右肾命门相火之为病，少气，疮疡，疥癣，痈肿，胁满，胸背首面四肢浮肿，腹胀呕逆，瘛疭，骨痛，节有动，注下，温疟，腹中暴痛，血溢，流注精液，目赤心热。甚则瞀昧，暴喑，胸闷懊侬，嚏呕，疮疡，惊躁，喉痹，耳鸣，呕涌，暴注，瞤瘛，暴死，瘤气，结核，丹熛，皆相火热之胜也。其为治也，寒胜热，燥胜寒。若热淫于内，治以咸寒，火淫所胜，治以咸冷。故相火之下，水气承之，如寒淫于内，治以甘热，佐以甘辛，寒淫所胜，平以辛热。又曰：肾苦燥，急食辛以润之，肾欲坚，急食苦以坚之。故水本寒，寒急则水冰如地，而能载物，水发而雹雪，是水寒亢极，反似克水之土化，是谓兼化也。所谓寒病极者，反肾满也。左肾不足，济之以水，右肾不足，济之以火。故此脏平则静顺，不及则涸流，太过则流衍。

诸厥固泄，皆属于下。厥谓气逆，固谓禁固，则肝肾失守，失守则不能禁固，出入无度，燥湿不恒，故气下则愈也。经所谓厥气上行，满脉去形。

诸痿喘呕逆，皆属于上。肺者，脏之长也，为心之华盖，故肺热叶焦，发痿躄，是气郁不利，病喘息而呕也。呕谓呕酸水，火气上炎之象也，胃膈热甚，则为呕也。若衰火之炎，痿躄则愈，利肺之气，喘息自调也，道路开通，呕吐则除。凡病呕涌溢食，皆属火也。王注曰：内格呕逆，食不得入，是有火也。经所谓三阳有余，则为痿易。王注曰：易，有变常用，自痿弱无力也。故此者，热之明矣。

诸热瞀瘛，皆属于火。热气胜，则浊乱昏昧也。瞀，示乃昏也。经所谓病筋脉相引而急，名曰瘛者，故俗谓之搐是也。热胜风抟，并于经络，故风主动而不宁，风火相乘，是以热，瞀瘛而生矣。治法，祛风涤热之剂，折其火势，瞀瘛可立愈。若妄加灼火，或饮以发表之药，则死不旋踵。

诸禁鼓栗，如丧神守，皆属于火。禁栗惊惑，如丧神守，悸动怔忪，皆热之内作。故治当以治火，制其神守，血荣而愈也。

诸痉项强，皆属于湿。寒湿同性，水火同居，故足太阳膀胱经属水而位下，所以湿可伤也。其脉起目内眥，上额，交于巅上，其支别从巅入络于脑，还出下项，故主项强。太阳表中风，加之以湿客于经中，内挟寒湿，则筋脉抽急，故痉，项强

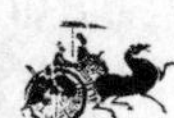

而不柔和也。此太阳寒湿，当详有汗无汗，治以流湿祛风，兼发表而愈也。

诸逆冲上，皆属于火。冲，攻也，火气炎上，故呕涌溢，食不下也。

诸胀腹大，皆属于热。肺主于气，贵乎通畅，若热甚则郁于内，故肿胀而腹大。是以火主长而高茂，形现彰显，升明舒荣，皆肿之象也。热去而见自利也。

诸躁狂越，皆属于火。火实则四肢实，而能登高也。故四肢者，诸阳之本。经所谓阴不胜阳，则脉流薄疾，病乃狂，是以阳盛则使人妄语骂詈，不避亲疏，神明之乱也。故上善若水，下愚若火，此之谓也。治之以补阴泻阳，夺其食，则病已。

诸暴强直，皆属于风。暴，虐而害也，强，劲有力而木不柔也，乃厥阴风木势甚而成。王注曰：阳郁于内，而阴行于外。《千金》曰：强直为风，治以泻火补金，木能自平也。

诸病有声，鼓之如鼓，皆属于热。腹胀大而鼓之有声如鼓者，热气甚则然也。经所谓热甚则肿，此之类也。是以热气内郁，不散而聚，所以叩之如鼓也。诸腹胀大而鼓之，皆为里证，何以明之？仲景曰：少阴病，腹胀，不大便者，急下之，宜大承气汤。所谓土坚胜水则干，急与大承气汤下之，以救肾水。故知无寒，其热明矣。

诸病胕肿，疼酸惊骇，皆属于火。胕肿，热甚，内则阳气滞故也。疼酸，由火实制金，不能平木，则木旺而为酸，酸者，肝之味也。故经所谓二阳一阴发病，主惊骇。王注曰：肝主惊，然肝主之原，其本也，自心火甚则善惊，所以惊则心动不宁也。故火衰木平，治之本也。

诸转反戾，水液浑浊，皆属于热。热气燥，烁于筋，故筋转而痛应，风属于肝也。甚则吐不止，暍热之气，加之以泄，湿胜也。若三气杂，乃为霍乱。仲景曰：呕吐而利，名为霍乱。故有干霍乱，有湿霍乱。得其吐利，邪气得出，名湿霍乱也，十存八九，若不得吐利，挥霍撩乱，邪无由出，名曰干霍乱，十无一生者。皆以冒暑中热，饮食不节，寒热气不调，清浊相干，阴阳乖隔，则为此病。若妄言寒者，大误矣。故热则小便浑而不清，寒则洁而不浊，井水煎沸，则自然浑浊也。

诸病水液，澄澈清冷，皆属于寒。水液，为寒病也，故水清净，其气寒冷，水谷不化而吐利，其色白而腥秽，传化失常，食已不饥。虽有邪热不杀谷而不饥者，无倦而常好动，其便色黄而酸。王注曰：寒者，上下所出，及吐出溺出也。又法曰：小寒之气，温以和之。

诸呕吐酸，暴注下迫，皆属于热。流而不腐，动而不蠹，故吐呕酸者，胃膈热甚，则郁滞于气，物不化而为酸也。酸者，肝木之味。或言吐酸为寒者，误也。暴注者，注泄也，乃肠胃热而传化失常，经所谓清气在下，则生飧泄。下迫者，后重里急，窘迫急痛也，火性急速，而能造物故也，俗云虚坐努责而痛也。

诸涩枯涸，干劲皴揭，皆属于燥。涩枯者，水液气衰少，血不荣于皮肉，气不通利，故皮肤皴揭而涩也。及甚，则麻痹不仁。涸干者，水少火多。系辞云：燥万物者，莫熯乎火。故火急热甚，水液干而不润于身，皮肤乃启裂，手足有如斧伤，而深三二分者，冬月甚而夏月衰。故法曰：寒能收敛，收敛则燥涩皴揭，热能纵缓，纵缓则滋荣润泽，皆属燥金之化也。王注曰：物之生滑利，物之死枯涩。其为治也，宜开通道路，养阴退阳，凉药调之，营血通流，麻木不仁、涩涸干劲皴揭皆得其所，慎无服乌附之药。

经所谓金木水火土，运行之数，寒暑燥湿火风，临御之化，不失其道，则民病可调。凡受诸病者，皆归于五行六气胜复盛衰之道矣。王注曰：人生有形，不能无患，既有其患，亦常有逃，生化出阴阳者也。故曰：谨守病机，各司其属，有者求之，无者求之，盛者责之，虚者责之，必先五胜，疏其血气，令得调达，而致和平，此之谓也。

## 气宜论第八

论曰：治病必明六化分治，五味五色所主，五脏所宜，五行之运行数，六气之临御化，然后明阴阳三才之数。故数之可数者，人中之阴阳也，然所合之数，可得见也。夫阴阳者，数之可十，推之可万，故天地阴阳者，不以数推，以象之谓也。

经曰：丹天之气，经于牛女戊分，黅天之气，经于心尾己分，苍天之气，经于危室柳鬼，素天之气，经于亢氐昴毕，玄天之气，经于张翼娄胃。所谓戊己分者，奎壁角轸，则天地之门户也。是以将前三数与天象，俱明始终之六气，所司之高下，在泉浅深之胜复，左右之间同与不同，三纪太过不及之理，故可分天地之化产，民病之气宜矣。

经所谓太阳司天之政，故岁宜苦以燥之温之。阳明司天之政，故岁宜以辛苦汗之清之散之，又宜以咸。少阳司天之政，故岁宜以咸宜辛宜酸，渗之泄之，渍之发之，观气寒温，以调其气。太阴司天之政，故岁宜以苦燥之温之，甚者发之泄之，不发不泄，则温气外溢，肉溃皮坼，而水血交流。少阴司天之政，故岁宜咸以软之，而调其土，甚则以苦发之，以酸收之，而安其下，甚则以苦泄之。厥阴司天之政，故岁宜以辛调之，以咸润之。必折其郁气，先资其化原，是以迎而夺之，王气之法也。

故云：六气者余，用热远热，用温远温，用寒远寒，用凉远凉，食宜同法，此其道也。故王注曰：夏寒甚则可以热犯热，不甚则不可犯也。若有表证，若有里证，故法云发表不远热，攻里不远寒。不发不攻，而犯寒犯热，使寒热内贼，其病益甚，故无者生之，有者甚之。所以不远热则热至，不远寒则寒至。其寒至，则坚痞、腹痛急、下利之病生矣，热至，则身热、吐下、霍乱、痈疽、疮疡、瞀昧、昏郁、注下、瞤瘛、肿胀、呕吐、衄血、衄血、头痛、骨节变、肉痛、血溢、血泄、淋閟之病生矣。

王注曰：食已不饥，吐利腥秽，亦寒之疾也，暴喑冒昧，目不识人，躁扰狂越，谵语骂詈，惊痫，亦热之病也。

故经所谓无失天信，无逆气宜，无赞其胜，无赞其复，是谓至也。傥不知斯，寒热内贼，失气之宜，因不知四时五行，因加相胜，释邪攻正，绝人长命，术不通经，为粗工之戒。是以六气上司九宫，中司九元，下司九宜。三数俱明，各分主客，胜复淫治，克伐主病，岁物气味之厚薄。故经所谓气味有厚薄，性用有躁静，治保有多少，力化有浅深。故少阳在泉，寒毒不生，太阳在泉，热毒不生，故其气专，其味正，少阴在泉，寒毒不生，太阴在泉，燥毒不生，此所谓天化地产。故天地气合，六节分而万物生矣。经所谓谨察病机，无失气宜。病机者，寒暑燥湿风火，金木水火土，万病悉自而生矣。故谨察病机之本，得治之要者，乃能愈疾。亦常有不明六气五行之所宜，气味厚薄之所用，人身为病之所由，而能必获其效者，鲜矣哉！

## 本草论第九

论曰：流变在乎病，主治在乎物，制用在乎人，三者并明，则可以语七方十剂。宣、通、补、泻、轻、重、涩、滑、燥、湿，是十剂也，大、小、缓、急、奇、偶、复，是七方也。是以制方之体，欲成七方十剂之用者，必本于气味生成，而成方焉。

其寒热温凉四气者，生乎天，酸苦辛咸甘淡六味者，成乎地。气味生成，而阴阳造化之机存焉。是以一物之中，气味兼有，一药之内，理性不无。故有形者谓之味，无形者谓之气。若有形以无形之治，喘息昏昧乃生，无形以有形之治，开肠洞泄乃起。

经所谓阴味出下窍，阳气出上窍。王注曰：味有质，故下流便泻之窍，气无形，故上出呼吸之门。故阳为气，阴为味，味归形，形归气，气归精，精归化，精食气，形食味。王注曰：气化则精生，味化则形长，是以有生之人，形精为本。故地产养形，形不足者温之以气，天产养精，精不足者补之以味，形精交养，充实无亏，虽有奇疾，弗能为害。故温之以气者，是温之以肺，补之以味者，是补之以肾。

是以人为万物之灵，备万物之养，饮和食德，以化津液，以淫筋脉，以行营卫。故经所谓阴之所生，本在五味。气味合而服之，以补精益气，所以为全生之术。故五畜五菜五果，甘苦酸辛咸，此为补养之要也。何则？谷入于口，而聚于胃，胃为水谷之海，喜谷而恶药，药之所入邪，不若谷气之先达，故治病之法，必以谷气为先。是以圣人论真邪之气者，谓汗生于谷，不归于药石，辨死生之候者，谓安谷则生。过期不惟数于五脏，凡明胃气为本，以此知五味能养形也。虽毒药攻邪，如国之用兵，盖出于不得已也。是以圣人发表不远热，攻里不远寒。辛甘发散为阳，酸苦涌泄为阴。故辛散、酸收、甘缓、苦坚、咸软，随五脏之病证，施药性之品味，然后分奇偶大小缓急之制也。

故奇偶者，七方四制之法，四制者，大小缓急也。所谓气有多少，病有盛衰，治有缓急，方有大小。故大小者，君一臣二，奇之制也，君二臣四，偶之制也，君二臣三，奇之制也，君二臣六，偶之制也。又曰：奇方云君一臣二、君二臣三，偶方云君二臣四、君二臣六。所以七方者，四制之法，奇偶四制。何以明之？假令小承气、调胃承气，为奇之小方也，大承气、抵当汤，为奇之大方也，所谓因其攻下而为之用者如此。桂枝、麻黄，为偶之小方，葛根、青龙，为偶之大方，所谓因其发而用之者如此。

经所谓近者奇之，远者偶之，身之表者为远，身之里者为近。汗者不以奇，下者不以偶，不以者，不用也。故补上治上制以缓，补下治下制以急，急则气味厚，缓则气味薄。故味厚者为阴，薄为阴之阳，为味不纯粹者也。故味所厚，则泄之以下，味所薄，则通气者也。王注曰：味厚则泄，薄则通，气厚者为阳，薄者为阳之阴，故附子、干姜，味甘温大热，为纯阳之药，为气厚者也，丁香、木香，味辛温平薄，为阳之阴，气不纯粹者也。故气所厚则发热，气所薄则发泄，经曰薄则发泄，厚则发热。王注曰：阴气润下，故味薄则发泄，阳气炎上，故气厚则发热。味薄为阴少，故通泄，气薄为阳少，故汗出。是以论气味之薄厚，合奇偶之大小。肾肝位远，数多则其气缓，不能速达于下，必大剂而数少，取其迅急可以走下也。心肺位近，数少则其气急，不能发散于上，必小剂而数多，取其气宜散可以补上也。王注曰：肺服九，心服七，脾服五，肝服三，肾服一，乃五脏生成之常数也。

若奇之不去，则偶之，是谓重方也。偶之不去，则反佐以取之，是谓寒热温凉反从其病也。王注曰：是以圣人反其佐以同其气，令声气应合，复令寒热参合，使其终异而始同，燥润而败坚刚，强必折，柔脆自消尔。故逆者正治，从者反治，从少从多，观其可也。仲景曰：少阴病，下利而脉微者，与白通汤。利不止，厥逆无脉者，干呕烦者，白通加猪胆、人尿。王注曰：若调寒热之逆，冷热必行，则热物冷服，下咽之后，冷体其消，热性便发，由是病气随愈，呕秽皆除，情且不违，而致大益。此加人尿、猪胆汁咸苦寒物于白通汤热剂中，要其气相从，可去格拒之寒也。经所谓热因热用，寒因寒用，塞因塞用，通因通用，必伏其所主，而先其所因，其始则同，其终则异，可使破积，可使溃坚，可使气和，可使必已，此之谓也。若病所远而中道气味乏者，食而过之，无越其制度。王注曰：假令病在肾，而心之气味饲而冷，是仍急过之，不饲以气味，肾药凌心，心腹益衰。与上下远近例同。是以圣人治上不犯下，治下不犯上，和中上下俱无犯。故经所谓诛罚无过，命曰大惑，此之谓也。

有中外不相从，治其主病，皆论标本，不令妄攻也。故从所来者为本，其所受者为标。是以内者内调，外者外治，内者调之不言其治，外者治之不言其调。经

所谓上淫于下，所胜平之，外淫于内，所胜治之，此之谓也。若从内之外盛于外，先调其内而后治其外，从外之内而盛于内者，先治其外而后调其内。王注曰：皆谓先除其根底，后削其条也。是故病发有余，本而标之，后治其标。故仲景曰：伤寒，医下之，续得下利清谷，身疼痛者，急当救里，身疼痛，清便自调者，急当救表，救里四逆汤，救表宜桂枝汤。故里不足，必先救之，清便自调，知里气已调，然后急与桂枝汤以救表，是谓病发本而标之，先治其本，后治其标，此以寒为本也。故知标本者，万举万全，不知标本，是谓妄行，此之谓也。

虽《本草》曰：上药一百二十种为君，应天，中药一百二十种为臣，应人，下药一百二十种为使，应地，若治病者，特谓此三品之说，末也。经所谓有毒无毒，所治为主，适其小大为制也。故主病者为之君，佐君者为之臣，应臣者为之使，非上中下三品之谓也。王注曰：但能破积愈疾，解急脱死，即为良方，非必要以先毒为是，后毒乃非，有毒为是，无毒为非，必量病轻重大小之常也。帝曰：三品何谓也？岐伯曰：所以明善恶之殊贯也。是以圣人有毒无毒，服自有约。故病有新久，方有大小，有毒无毒，宜合常制矣。

大毒治病，十去其六，常毒治病，十去其七，小毒治病，十去其八，无毒治病，十去其九，谷肉果菜，食养尽之，无使过之，伤其正也。不尽，行复如法。王注曰：法，谓前四约也。余病未尽，然再行之，毒之大小，如约而止，必无大过矣。是以上古圣人谓：重身之毒，有故无殒，衰其大半而止。故药之性味，本以药治疾，诚能处以中庸，以疾适当，且如半而止之，亦何疑于攻治哉，此之谓也。

故非调气而得者，治之奈何？有毒无毒，何先何后？愿闻其道。王注曰：夫病生类，其有四焉。一者，始因气动，而内有所成，为积聚、癥瘕、瘤气、瘿起、结核、癫痫之类是也。二者，始因气动，而外有所成者，为痈肿、疮疡、痂疥、疽痔、掉瘛、浮肿、目赤、熛胗、胕肿、痛痒之类是也。三者，不因气动，而病生于内，为留饮、澼食、饥饱、劳损、宿食、霍乱、悲恐喜怒、想慕忧结之类是也。四者，不因气动，而病生于外，为瘴气、贼魅、蛊毒、蜚尸、鬼击、冲薄、随坠、风寒暑湿、斫射刺割捶扑之类是也。如此四类者，有独治内而可愈，大小承气、陷胸、抵当、三花、神佑、藏用之类是也。有兼治内而愈者，大小柴胡、通圣、洗心、凉膈、黄连解毒之类是也。有独治外而愈者，善应膏、拔毒散、点眼生肌之类是也。有兼治外而愈者，拨云散、苦参散、千金内托散之类是也。有先治内、后治外而愈者，熛胗、丹毒、疮疡、疹麸痘之类，悉因三焦相火，热甚于内，必先疏启其中，凉苦寒之剂，荡涤脏腑，或以砭射、敷扫、涂抹于外者是也。有先治其外、后治其内而愈者，伤寒、刺割、破伤，皆因风寒之邪从外之内，先以发散其外，发之不已，量其浅深峻泄之。有齐毒而攻击者，暴病、大小便不利、胎死、坚积、满胀之类是也。有复无毒而调引者，痰滞、气痞、胃虚、脾弱、气不往来，以通经利其气之药之类是也。方法所施，或胜或复，寒者热之，热者寒之，温者清之，散者收之，抑者散之，燥者润之，急者缓之，刚者软之，衰者补之，强者泻之，坚者削之，留者攻之，客者除之，劳者温之，温养也。结者散之，燥者濡之，损者益之，补也。逸者行之，劳者动之，惊者平之，平，常也，常见常闻。上之，吐之，下之，泄之，磨之，灸之，浴之，薄之，劫之，燔之，针劫其下。开之，发之。适可为故，各安其气，必清必净，则病气衰去，归其所宗，此治之大体也。是以圣人法无定体，体变布施，药不执方，合宜而用。故论言：治寒以热，治热以寒，而方士不能废绳墨而更其道也。

有病热者，寒之而热，有病寒者，热之而寒，二者皆在，新病复起，奈何治？诸寒之而热者，取之以阴，热之而寒者，取之以阳，所谓求其属也。王注曰：谓治之而病不衰退，反因热寒而随生寒热，病之新也。谓其益火之原，以消阴翳，壮水之主，以制阳光，故曰求其属也。夫取心者，不必齐以热，取肾者，不必齐以寒，取但益心之阳，寒亦通行，若强肾之阴，热之犹可。此论五味所归五脏，寒热温凉之主也。

呜呼！圣人之道久塞，而后之人独不能之也。王注曰：言少可以贯多，举浅可以料深，何法之明也如此！故非圣人之道，孰能至于是耶。是以治病之本，须明气味之厚薄，七方十剂之法也。方有七，剂有十，故方不七不足以尽方之变，剂不十不足以尽剂之用。方不对病，非方也，剂不蠲疾，非剂也。今列而论之。

七方者，大、小、缓、急、奇、偶、复。大方之说有二，一则病有兼证，而邪不专，不可以一二味治之，宜君一臣三佐九之类是也，二则治肾肝在下而远者，宜分两多而顿频服之是也。小方之说有二，一则病无兼证，邪气专一，可以君一臣二小方治之也，二则治心肺在上而迫者，宜分两微而频频少服之，亦为小方之治也。缓方之说有五，有甘以缓之为缓方者，为糖、蜜、甘草之类，取其恋膈也，有丸以缓之为缓方者，盖丸之比汤、散药力宣行迟故也，有品味群冢之缓方者，盖药味众多，各不能骋其性也，有无毒治病之缓方者，盖药性无毒，则功自缓也，有气味薄而缓方者，药气味薄，则常补于上，比至其下，药力既已衰，为补上治上之法也。急方之说有四，有急病急攻之急方者，如心腹暴痛，前后闭塞之类是也，有急风荡涤之急方者，谓中风不省口噤是也，取汤剂荡涤，取其易散，而施攻速者是也，有药有毒之急方者，如上涌下泄，夺其病之大势者是也，有气味厚之急方者，药之气味厚者，直趣于下，而力不衰也，谓补下治下之法也。奇方之说有二，有古之单行之奇方者，为独一物也，有病近而宜用奇方者，为君一臣二、君二臣三，数合于阳也，故宜下，不宜汗也。偶方之说有二，有两味相配而为偶方者，盖两方相合者是也，有病远而宜用偶方者，君二臣四、君四臣六，数合于阴也，故宜汗，不宜下也。复方之说有二，有二三方相合之为复方者，如桂枝二越婢一汤之类是也，有分两匀同之复方者，如胃风汤各等分之类是也。又曰：重复之复，二三方相合而用也。反覆之覆，谓奇之不去则偶之是也。

十剂者，宣、通、补、泻、轻、重、涩、滑，燥、湿。宣者，郁而不散为壅，必宣剂以散之，如痞满不通之类是也。《本草》曰：宣可去壅，必宣剂以散之，如姜、橘之属攻其里则宣者，上也。泄者，下也。涌剂，则瓜蒂、栀豉之类是也。发汗通表亦同。通，留而不行为滞，必通剂以行之，如水病、痰癖之类也。《本草》曰：通可去滞，通草、防己之属攻其内则通者，行也，甘遂、滑石、茯苓、芫花、大戟、牵牛、木通之类是也。补，不足为弱，必补剂以扶之，如气形羸弱之类是也。《本草》曰：补可去弱，人参、羊肉之属攻其里则补养也。经所谓言而微，终日乃复言者，此夺气也。故形不足，温之以气，精不足，补之以味。是以膏粱致疾，药石蠲疾，五谷五畜能补善养也。泻，有余为闭，必泄剂以逐之，如腹胀、脾约之类是也。《本草》曰：泄可去闭，即葶苈、大黄之属。经所谓浊气在上，则生䐜胀，故气不施化，而郁闭不通。所以葶苈、大黄味苦大寒，专能泄热去湿下气。仲景曰：趺阳脉浮而涩，浮则胃气强，涩则小便数，浮涩相抟，大便则难，其脾为约。故约束津液，不得四布，苦寒之剂，通塞润燥，而能泄胃强也。轻，实则气壅，欲其扬也，如汗不发而腠密，邪胜而中蕴，必轻剂以扬之。《本草》曰：轻可去实，麻黄、葛根之属。经所谓邪在皮者，汗而发之，其实者，散而泄之。王注曰：阳实则发散。重，怯则气浮，欲其镇也，如丧神守，而惊悸气上，厥逆癫疾，必重剂以镇之。《本草》曰：重可去怯，即磁石、铁粉之属。经所谓厥成为癫疾，故惊乃平之，所以镇涎也。故使其物体之重，则下涎而用之也。涩，滑则气脱，欲其收敛也，如开肠洞泄，便溺遗失，必涩剂以收之。《本草》曰：涩可去脱，则牡蛎、龙骨之属，如宁神、宁圣之类是也。滑，涩则气着，欲其利也，如便难、内闭，必滑剂以利之。《本草》曰：滑可去着，即冬葵、榆皮之属。滑能养窍，故润利也。燥，湿气淫胜，肿满脾湿，必燥剂以除之。《本草》曰：燥可去湿，即桑白皮、赤小豆之属。所以湿甚于上，以苦吐之，淡以泄之是也。湿，津耗为枯，五脏痿弱，营卫涸流，必湿剂以润之。《本草》曰：湿可去枯，即紫石英之属，故痿弱者用之。王注曰：心热甚则火独光，火炎上，肾之脉常不行，令火盛而上炎用事，故肾脉亦随火炎烁而逆上行也。阴气厥逆，火复内焰，阴上隔阳，下不守位，心气通脉，故生脉痿。是故腕枢纽如折去而不相提挈，胫筋纵缓而不能任用故也，可下数百行而愈。

故此十剂七方者，乃太古先师设绳墨而取曲直，何叔世方士出规矩以为方圆？王注曰：呜呼！人之死者但曰命，不谓方士愚昧而杀之邪。是以物各有性，以谓物之性有尽也，制而用之，将使之无尽，物之用有穷也，变而通之，将使之无穷。夫惟性无尽，用无穷，故施于品剂，以佐使斯人，其功用亦不可一而足也。于是有因其性而为用者，有因其所胜为制者，有气同则相求者，有气相克则相制者，有气有余而补不足者，有气相感则以意使者，有质同而性异者，有名异而实同者。故蛇之性上窜而引药，蝉之性脱而退翳，虻饮血而用以治血，鼠善穿而用以治漏，所谓因其性而为用者如此。弩牙速产，以机发而不括也，杵糠下噎，以杵筑下也，谓因其用为使者如此。萍不沉水，可以胜酒，独活不摇风，可以治风，所谓其所胜而为之用制也如此。麻木壳而治风，水豆壳而治水，所谓气相同则相求者如此。牛土畜，乳可以止渴疾，豕水畜，心可以镇恍惚，所谓因其气相克则相制也如此。熊肉振羸，兔肝明目，所谓因其气有余补不足也如此。鲤之治水，鹜之利水，所谓因其气相感则以意使者如此。蜂蜜成于蜂，蜜温而蜂寒，油本生于麻，麻温而油寒，兹同质而异性也。蘼芜生于芎䓖，蓬虆生于覆盆，兹名异而实同者也。所以如此之类，不可胜举。

故天地赋形，不离阴阳，形色自然，皆有法象。毛羽之类，生于阳而属于阴。鳞介之类，生于阴而属于阳。空青法木，色青而主肝。丹法火，色赤而主心。云母法金，色白而主肺。磁石法水，色黑而主肾。赤石脂法土，色黄而主脾。故触类而长之，莫不有自然之理也。

欲为医者，上知天文，下知地理，中知人事。三者俱明，然后可以愈人疾病。不然，则如无目夜游，无足登涉，动致颠殒，而欲愈疾者，未之有也。故治病者，必明天地之道理，阴阳更胜之先后，人之寿夭生化之期，乃可以知人之形气矣。王注曰：不明天地之理，又昧阴阳之候，则以寿为夭，以夭为寿，难尽上圣救生之道心，明经脉药石之妙，犹未免世中之诬斥也。明乎医者，幸详究焉。

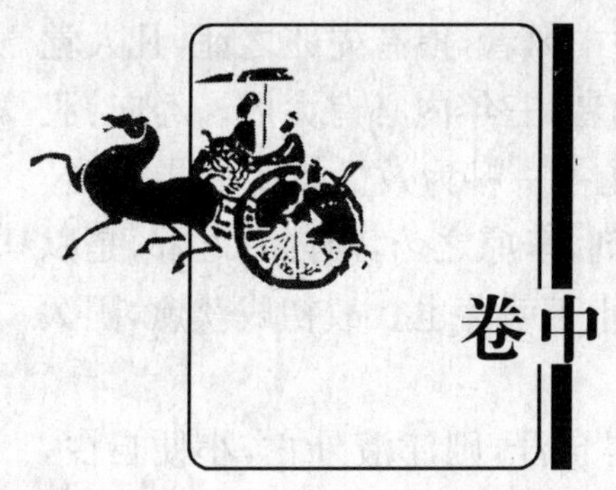

# 卷中

河间处士刘完素守真　述
新安吴勉学师古　校

## 中风论第十

论曰：经云风者百病之始，善行而数变。行者，动也。风本生于热，以热为本，一风为标，凡言风者，热也。叔和云：热则生风，冷生气，是以热则风动，宜以静胜其躁，是养血也。治须少汗，亦宜少下。多汗则虚其卫，多下则损其营，汗下各得其宜，然后易治。经虽有汗下之戒，而有中脏中腑之说。中腑者，宜汗之，中脏者，宜下之。此虽合汗下，亦不可过也。仲景曰：汗多则亡阳，下多则亡阴，亡阳则损其气，亡阴则损其形。经曰：血气者，人之神，不可不谨养也。初谓表里不和，须汗下之，表里已和，是易治之，在经也。其中腑者，面加五色，有表证，脉浮而恶寒，拘急不仁，或中身之后，或中身之前，或中身之侧，皆曰中腑也，其治多易。中脏者，唇吻不收，舌不转而失音，鼻不闻香臭，耳聋而眼瞀，大小便秘结，皆曰中脏也，其治多难。

经曰：六腑不和，留结为痈，五脏不和，九窍不通，若外无留结，内无不通，必知在经也。初证既定，宜以大药养之。当顺时令而调阴阳，安脏腑而和营卫，察病机，审气宜，而少有愈者。若风中腑者，先以加减续命汤，随证发其表。若风中脏者，则大便多秘涩，宜以三化汤，通其滞。表里证已定，别无他变，故以大药和治之。大抵中腑者多着四肢，中脏者多滞九窍，虽中腑者，多兼中脏之证。至于舌强失音，久服大药，能自愈也。有中风湿者，夏月多有之，其证身重如山，不能转侧，宜服除湿去热之药治之，不可用针，可用灸。

今具六经，续命汤通治八风、五痹、痿厥等疾。以一岁为总，以六经为别，春夏加石膏、知母、黄芩，秋冬加桂、附。又于六经，别药随证细分加减。自古名医，不能越此。

凡觉中风，必先审六经之候，慎勿用大热药乌、附之类。故阳剂刚胜，积火燎原，为消狂疮肿之属，则天癸竭而营卫涸，是以中风有此诫。故经所谓邪风之至，疾如风雨。《易》曰：挠万物者，莫疾乎风。若感之浅者，留于肌肤，感之深者，达于骨髓。盖祸患之机，藏于细微，非常人之豫见，及其至也，虽智者不能善其后，是以圣人之教下，皆谓之虚邪贼风，避之有时。故中风者，俱有先兆之证，凡人觉大拇指及次指麻木不仁，或手足不用，或肌肉蠕动者，三年内必有大风。经曰：肌肉蠕动，名曰微风，宜先服八风散、愈风汤、天麻丸各一料为效。故手大指次指，手太阴、阳明经，风多着此经也，先服祛风涤热之剂，辛凉之药，治内外之邪，是以圣人治未病，不治已病。又曰：善治者治皮毛，是止于萌芽也。故初成获愈，固久者伐形，是治病之先也。

中风之人，如小便不利，不可以药利之。既得自汗，则津液外亡，小便自少，若利之，使营卫枯竭，无以制火，烦热愈甚，当候热退汗止，小便自行也。兼此证，乃阳明，大忌利小便，须当识此。中风之人，能食者。凡中风，多能食，盖甲已化土，脾盛，故能食。因是多食，则脾气愈盛，土克制肾水，水亏，则病增剧也。病宜广服药，不欲多食，病能自愈。中风多食者，风木也，盛则克脾，脾受敌，求助于食，经曰：实则梦与，虚则梦取是也。当泻肝木，治风安脾，脾安则食少，是其效也。中风之人，不宜用龙、麝、犀、珠，譬之提铃巡于街，使盗者伏而不出，益使风邪入于骨髓，如油入面，莫能出也，此之类焉。若痰潮不省，昏愦不知人事，宜用药下其痰涎。故风者，乃百病之长，庸可忽诸。

**小续命汤**

麻黄去节　人参　黄芩　芍药　防己　桂枝　川芎　甘草各一两　防风一两半　附子半两　杏仁一两

上除附子、杏仁外，捣为粗末，后入二味，令匀，每服五七钱，水一盏半，生姜五片，煎至一盏，去滓，稍热服，食前。

凡中风，不审六经之加减，虽治之，不能去其邪也。《内经》云：开则淅然寒，闭则热而闷，知暴中风邪，宜先以加味续命汤随证治之。

中风无汗恶寒，麻黄续命主之。

麻黄　防风　杏仁

依本方添加一倍。宜针太阳、至阴、出血。昆仑、阳跻。

中风有汗恶风，桂枝续命主之。

桂枝　芍药　杏仁

依本方添加一倍。宜针风府。

已上二证，皆太阳经中风也。

中风无汗，身热，不恶寒，白虎续命主之。

石膏　知母一料中各加二两　甘草

依本方加一倍。

中风有汗，身热，不恶风，葛根续命主之。

葛根二两　桂枝　黄芩

依本方加一倍。宜针陷谷，刺厉兑。针陷谷去阳明之贼，刺厉兑者，泻阳明经之实热也。

已上二证，皆阳明经中风也。

中风无汗，身凉，附子续命主之。

附子加一倍　干姜加二两　甘草加三两

宜刺隐白穴，去太阴之贼也。

此证，太阴经中风也。

中风有汗，无热，桂枝续命主之。

桂枝　附子　甘草

依本方加一倍。宜针太溪。

此证，少阴经中风也。

中风，六经混淆，系之于少阳、厥阴，或肢节挛痛，或麻木不仁，宜羌活连翘续命主之。小续命八两，加羌活四两、连翘六两。

古之续命混淆，无六经之别。今各分经疗治，又分经针刺法。厥阴之井大敦，刺以通其经，少阳之井绝骨，灸以引其热，是针灸同众法，治之大体也。

中风，外无六经之形证，内无便溺之阻格，知血弱不能养筋，故手足不能运动，舌强不能言语，宜养血而筋自柔，大秦艽汤主之。

**大秦艽汤**

秦艽三两　甘草二两　川芎二两　当归二两　白芍药二两　细辛半两　川羌活　防风　黄芩各一两　石膏二两　吴白芷一两　白术一两　生地黄一两　熟地黄一两　白茯苓一两　川独活二两

上十六味，剉，每服一两，水煎，去渣，温服，无时。如遇天阴，加生姜七八片煎。如心下痞，每两加枳实一钱，同煎。

中风，外有六经之形证，先以加减续命汤随证治之，内有便溺之阻格，复以三化汤主之。

**三化汤**

厚朴　大黄　枳实　羌活各等分

上剉如麻豆大，每服三两，水三升，煎至一升半，终日服之。以微利为度，无时。

法曰：四肢不举，俗曰瘫痪。故经所谓太过则令人四肢不举。又曰：土太过，则敦阜。阜，高也，敦，厚也，既厚而又高，则令除去。此真所谓膏粱之疾，非肝肾经虚。何以明之？经所谓三阴三阳发病，为偏枯痿易，四肢不举。王注曰：三阴不足，以发偏枯，三阳有余，则为痿易。易为变易常用，而痿弱无力也。其治则泻，令气弱阳衰，土平而愈，或三化汤、调胃承气汤，选而用之。若脾虚，则不用也。经所谓土不及则卑陷。卑，下也，陷，坑也，故脾病四肢不用。四肢皆禀气于胃，而不能至经，必因于脾，乃得禀受也。今脾不能与胃行其津液，四肢不能禀水谷气，日以衰，脉道不利，筋骨肌肉皆无气以生，故不用焉。其治，可补，十全散、加减四物，去邪留正。

**愈风汤** 中风证，内邪已除，外邪已尽，当服此药，以行导诸经，久服大风悉去。纵有微邪，只从此药加减治之。然治病之法，不可失其通塞，或一气之微汗，或一旬之通利，如此为常治之法也。久则清浊自分，营卫自和。如初觉风动，服此不致倒仆。

羌活 甘草 防风 蔓荆子 川芎 细辛 枳壳 人参 麻黄 甘菊 薄荷 枸杞子 当归 知母 地骨皮 黄芪 独活 杜仲 吴白芷 秦艽 柴胡 半夏 前胡 厚朴 熟地黄 防己各二两 茯苓 黄芩各五两 石膏四两 芍药三两 生地黄 苍术各四两 桂枝一两。以上三十三味，通七十八两

上锉，每服一两，水二盏，煎至一盏，去渣，温服。如遇天阴，加生姜煎，空心一服，临卧再煎药柤服。俱要食远服。空心一服，嚥下二丹丸，为之重剂，临一服，嚥下四白丹，为之轻剂，重以安神，轻以清肺。假令一气之微汗，用愈风汤三两、麻黄一两，均作四服，一服生姜五片，空心服，以粥投之，得微汗则佳。如一旬之通利，用愈风汤三两、大黄一两，亦均作四服，如前煎，临卧服，得利则妙。常服之药，不可失四时之转。如望春大寒之后，加半夏二两，通四两，柴胡二两，通四两，人参二两，通四两，谓迎而夺少阳之气也。初夏之月半，加石膏二两，通六两，黄芩二两，通七两，知母二两，通四两，谓迎而夺阳明之气也。季夏六月，加防已二两，通四两，白术二两，茯苓三两，谓胜脾土之湿也。初秋大暑之后，加厚朴二两，通四两，藿香二两，桂一两，通二两，谓迎而夺太阴之气也。霜降之后，望冬，加附子一两，桂一两，通二两，当归二两，通四两，谓胜少阴之气也。得春减冬，四时类此。虽立法于四时之加减，又宜临病之际，审病之虚实热寒，土地之宜，邪气之多少。

此药具七情六欲四气，无使五脏偏胜，及不动于营卫。如风秘服之，永不燥结。如久服之，则能自调。初觉风气，便能服此药及新方中天麻丸各一料，相为表里，治未病之圣药也。及已病者，更宜常服。无问男子妇人及小儿惊痫搐、急慢惊风等病，服之神效。如解利四时伤风，随四时加减法。又疗脾肾虚，筋弱，语言难，精神昏愦，及治内弱风湿。内弱者，乃风湿火炎，体重者，乃风湿土余。内弱之为病，或一臂肢体偏枯，或肥而半身不随，或恐而健忘，喜以多思。故思忘之道，皆精不足也，是以心乱则百病生，心静则万病悉去。故此能安心养神，调阴阳，无偏胜，及不动营卫。

**四白丹** 能清肺气，养魄。谓中风者，多昏冒，气不清利也。

白术半两 白芷一两 白茯苓半两 白檀一两半 人参半两 知母三钱 缩砂仁半两 羌活二钱半 薄荷三钱半 独活二钱半 防风 川芎各五钱 细辛二钱 甘草五钱 甜竹叶二两 香附子五钱，炒 龙脑半钱，另研 麝香一字，另研 牛黄半钱 藿香一钱半

上件二十味，计八两六钱三字，为细末，炼蜜为丸，每两作十丸，临卧嚼一丸，分五七次嚼之。上清肺气，下强骨髓。

**二丹丸** 治健忘，安神定志和血，内安心神，外华腠理。

丹参一两半 丹砂二钱，为衣 远志去心，半两 茯神一两 人参五钱 菖蒲五钱 熟地黄一两半 天门冬一两半，去心 甘草一两

上为细末，炼蜜为丸，如桐子大，每服五十丸至一百丸，空心，食前。常服，安神定志。一药清肺，一药安神，故清中清者，归肺以助天真，清中浊者，坚强骨髓，血中之清，荣养于神，血中之浊，荣华腠理。

如素有痰，久病中风，津液涌溢在胸中，气所不利，用独圣散吐之，后用利气泻火之剂。本方在后。

**泻清丸** 治中风自汗，昏冒，发热，不恶寒，不能安卧，此是风热，烦躁。

当归 龙胆 川芎 栀子 羌活 大黄 防风各等分

上为细末，炼蜜为丸，如弹子大，每服一丸，竹叶汤化下。

**天麻丸** 系新方中。

天麻三两，酒浸三日，曝干，秤 牛膝六两，同上浸 当归十两 杜仲七两，炒，去丝 玄参六两 羌活十两 萆薢六两，别碾为细末，秤 生地黄十六两 附子一两

上为细末，炼蜜为丸，如桐子大，常服五七十丸，病大至百丸，空心，食前温酒或白汤下。平明服药，至日高饥则止服药。大忌壅塞，失于通利，故服药半月，稍觉壅微，以七宣丸轻疏之，使药再为用也。

牛膝、萆薢治筋骨，杜仲使筋骨相着，天麻、羌活利风之圣药，当归、地黄养血，能和营卫，玄参主用，附子佐之行经也。

**独圣散** 治诸风膈疾，诸痫痰涎津液涌溢。杂病亦然。

瓜蒂一两

上锉如麻豆大，炒令黄色，为细末，每服量虚实久新，或三钱药末、茶一钱、酸齑汁一盏调下。

若用吐法，天气晴明，阴晦无用。如病卒暴者，不拘于此法。吐时，辰巳午前，故《内经》曰：平旦至日中，天之阳，阳中之阳也。论四时之气，仲景曰：大法春宜吐，是天气在上，人气亦在上。一日之气，卯辰寅候也，故宜早不宜夜也。先令病人隔夜不食，服药。不吐，再用热齑水投之。

如吐风痫病者，加全蝎半钱，微炒。如有虫者，再用狗油五七点、雄黄末一钱，甚者加芫花末半钱，立吐，其虫出。如湿肿满者，加赤小豆末一钱。

故此不可常用，大要辨其虚实，实则瓜蒂散，虚则栀子豉汤，满加厚朴，不可一概用之。吐罢，服降火利气安神定志之剂。

治风痫病不能愈者，从厚朴丸。宜春秋加添，外又于每一料中加人参、菖蒲、茯神（去术）各一两半。上以厚朴丸春秋加添法和剂服饵。厚朴丸方，在吐论中。

**防风通圣散**

防风　川芎　当归　芍药　大黄　芒硝　连翘　薄荷　麻黄不去节。各半两　石膏　桔梗　黄芩各一两　白术　山栀子　荆芥穗各二钱半　滑石三两　甘草二两

上为粗末，每服一两，生姜同煎，温服，日再服。

劳汗当风，寒薄为皶，郁乃痤。劳汗出于玄府，脂液所凝，去芒硝、倍加芍药、当归，发散玄府之风，当调其营卫，俗云风刺。或生瘾疹，或赤或白，倍加麻黄、盐豉、葱白，出其汗，麻黄去节，亦去芒硝。咸走血而内凝，故不能发汗。罢，依前方中加四物汤、黄连解毒，三药合而饮之，日二服。故《内经》曰：以苦发之，谓热在肌表，连内也。小便淋闭，去麻黄，加滑石、连翘，煎药汤，调木香末二钱。麻黄主表，不主于里，故去之。腰胁痛，走注疼痛者，加硝石、当归、甘草，一服各二钱，调车前子末、海金沙各二钱。《内经》曰：腰者，肾之府。破伤风者，如在表，则辛以散之，在里，则苦以下之，无散之。汗下后，通利血气，祛逐风邪，每一两内加荆芥穗、大黄各二钱，调全蝎末一钱、羌活末一钱。诸风潮搐，小儿急慢惊风，大便秘结，邪热暴甚，肠胃干燥，寝汗咬牙，上窜睡语，筋转惊悸，肌肉蠕动，每一两加大黄二钱、栀子二钱，调茯苓末二钱，如肌肉蠕动，调羌活末一钱。故经曰：肌肉蠕动，命曰微风。风伤于肺，咳嗽喘急，每一两加半夏、桔梗、紫菀各二钱。如打扑伤损，肢节疼痛，腹中恶血不下，每一两加当归、大黄各三钱半，调没药、乳香末各二钱。解利四时伤寒，内外所伤，每一两内加益元散一两、葱白十茎、盐豉一合、生姜半两，水一碗，同煎至五七沸，或煎一小碗，令冷，服一半，以箸探之，即吐，吐罢后，服一半，稍热服，汗出立解。如饮酒中风，身热，头痛如破者，加黄连须二钱、葱白十茎，依法立愈，慎勿用桂枝、麻黄解之。头旋脑热，鼻塞，浊涕时下，每一两加薄荷、黄连各二钱半。《内经》曰：胆移热于脑，则辛頞鼻渊。鼻渊者，浊涕下不已也。王注曰：胆移热于脑，胆液下澄，则为浊涕，下不已，如水泉，故曰鼻渊也。此为足太阳脉与阳明脉俱盛也。如气逆者，调木香末一钱。

## 疠风论第十一

《内经》曰：疠风者，有营气热胕，其气不清，故使鼻柱坏而色败，皮肤疡溃，故先风寒客于脉而不去，名曰疠风。又曰：脉风成于疠，俗云癞病也。故治法云：大

风，骨节重，须眉堕，名曰大风，刺肌肉，病故汗出百日。王注曰：泄卫气之怫热，刺骨髓，汗出百日，泄营气之怫热，凡三百日，须眉生而止针。怫热屏退，阴气内复，故多汗出，须眉生也。

先桦皮散，从少至多，服五七日后，灸承浆穴七壮。灸疮轻，再灸，疮愈，停灸。后服二圣散，泄热，祛血中之风邪。戒房室三年。

针灸药止述类象形，此治肺风之法也，然非止肺脏有之。俗云鼻属肺，而病发于肺端而言之。不然，如此者，既鼻准肿赤胀，但为疮之类，乃谓血随气化，既气不施化，则血聚矣，血既聚，使肉腐烂而生虫也。谓厥阴主生五虫，厥阴为风木，故木生五虫。盖三焦相火，热甚而制金，金衰，故木来克侮，经曰：侮，胜也。宜泻火热利气之剂，虫自不生也。法云：流水不腐，户枢不蠹，此之谓也。故此疾，血热明矣。当以药缓疏泄之，煎《局方》内升麻汤，下钱氏内泻青丸，余各随经言之。故病风者，阳气先受伤也。

**桦皮散**　治肺脏风毒，遍身疮疥，及瘾疹搔之成疮。又治面风刺，及妇人粉刺。

桦皮四两，烧灰　荆芥穗二两　甘草半两，炙　杏仁二两，去皮尖，用水一碗，于银器内熬去水一半，放令干　枳壳四两，去穰，用炭火烧，于湿纸上令冷

上件除杏仁外，余药为末，将杏仁别研细，次用诸药令均，磁盒放之，每服三钱，食后温酒调下。

**二圣散**　治大风疠疾。

大黄半两　皂角刺三钱，烧炭

上，将皂角刺一二斤烧灰研细，煎大黄半两，汤调下二钱，早服，中煎升麻汤下泻青丸，晚服二圣散。此数等之药，皆为缓疏，泻血中之风热也。

七圣散《局方》中、七宣丸《局方》中，皆治风壅邪热，润利大肠，中风、风痫、疠风大便秘涩，皆可服之。此方，《局方》中。治法曰：虽诃子味苦涩而能止脏腑，此利药中用诃子，令大黄、枳实缓缓而推陈，泄去邪气，若年老风秘涩者，乃津液内亡也，故不可用峻剂攻之。《内经》：年四十而气自半也，起居衰矣。年五十，体重，耳目不聪明矣。年六十，阴痿，气大衰，九窍不利，下虚上实，涕泣出矣。故曰知之则强，不知则老。举世皆言年老之人无热俱虚，岂不明年四十而阴气自半，故阴虚阳盛明矣。是以阴虚其下，阳甚于上，故上实下虚，此理明矣。

## 破伤风论第十二

论曰：夫风者，百病之始也。清静则腠理闭拒，虽有大风苛毒，而不能为害也。故破伤风者，通于表里，分别阴阳，同伤寒证治。闾阎往往有不知者，只知有发表者，不知有攻里者，和解者。此汗、下、和之法也，亦同伤寒证。有在表者，有

在里者，有半在表有半在里者。在里宜下，在表宜发汗，在表里之间宜和解。然汗下亦不可过其法也，又不可妄意处治，各通其脏脉，免汗泄之非宜也。

故破伤风者，从外至内，甚于内者，则病也。此因卒暴伤损，风袭其间，传播经络，至使寒热更作，身体反强，口噤不开，甚者邪气入脏，则分汗下之治。诸疮不瘥，营卫虚，肌肉不生。疮眼不合者，风邪亦能外入于疮，为破伤风之候。故诸疮不瘥，举世皆言着灸为上，是为热疮，而不知火热客毒逐经诸变，不可胜数。微则发热，甚则生风而搐，或角弓反张，口噤目斜。皆因疮郁结于营卫，不得宣通而生。亦有破伤不灸而病此者，疮着白痂，疮口闭塞，气虽通泄，故阳热易为郁结而热甚，则生风也。

故表脉浮而无力，太阳也，脉长而有力者，阳明也，脉浮而弦小者，少阳也。太阳宜汗，阳明宜下，少阳宜和。若明此三法，而治不中病者，未之有也。

**羌活防风汤**　治破伤风，邪初传在表。

羌活　防风　川芎　藁本　当归　芍药　甘草各一两　地榆　华细辛各二两

上㕮咀，每服五七钱，水一盏半，同煎至七分，去滓，热服，不拘时候。量紧慢加减用之，热则加大黄二两，大便秘则加大黄一两，缓缓令过。

**白术防风汤**　若服前药之过，有自汗者，宜服此药。

白术一两　防风二两　黄芪一两

上㕮咀，每服五七钱，水一盏半，煎至一盏，去滓，温服，不拘时候。脏腑和而有自汗，可用此药。

破伤风，脏腑秘，小便赤，自汗不止者，因用热药，汗出不休，故知无寒也。宜速下之，先用芎黄汤三二服，后用大芎黄汤下之。

**芎黄汤**

川芎一两　黄芩六钱　甘草二钱

上㕮咀，每服五七钱，水一盏半，同煎至七分，去粗，温服，不拘时候。三服即止，再用下药。

**大芎黄汤**

川芎一两　羌活　黄芩　大黄各二两

上㕮咀，依前煎服。宜利为度。

**发表雄黄散**

雄黄一钱　防风二钱　草乌一钱

上为细末，每服一字，温酒调下。里和，至愈可服，里不知，不可服。

**蜈蚣散**

蜈蚣一对　鳔五钱　左盘龙五钱，炒，烟尽为度。野鸽粪是也

上件为细末，每服一钱，清酒调下。治法依前。里和至愈可服，有里证，不可

服。次当下之，用前蜈蚣散四钱，烧饭为丸，如绿豆大，每服一丸，渐加至六七丸，清酒调蜈蚣散少许送下，宜利为度。

内外风去，可常服羌活汤，缓缓而治，不拘时候服。羌活汤者，治半在表半在里也。

**羌活汤**

羌活　菊花　麻黄　川芎　防风　石膏　前胡　黄芩　细辛　甘草　枳壳　白茯苓　蔓荆子各一两　薄荷半两　吴白芷半两

上㕮咀，每服五钱，水一盏半，入生姜五片，同煎至一盏，去渣，稍热服，不拘时候。日进二服。

**防风汤**　治破伤风同伤寒表证未解入里，宜急服此药。

防风　羌活　独活　川芎各等分

上㕮咀，每服五钱，水一盏半，煎至七分，去滓，温服。二三服后，宜调蜈蚣散，大效。

**蜈蚣散**

蜈蚣一对　鳔三钱

上为细末，用防风汤调下。

如前药解表不已，觉转入里，当服左龙丸微利。看大便硬软，加巴豆霜服之。

**左龙丸**

左盘龙五钱，炒　白僵蚕　鳔炒。各五钱　雄黄一钱

上为细末，烧饼为丸，如桐子大，每服十五丸，温酒下。

如里证不已，当于左龙丸末一半内入巴豆霜半钱，烧饼为丸，如桐子大，每服一丸，同左龙丸一处合服。每服药中加一丸，如此渐加，服至利为度。

若利后更服后药，若搐痓不已，亦宜服。后药，羌活汤也。

**羌活汤**

羌活　独活　防风　地榆各一两

上㕮咀，每服五钱，水一盏半，煎至一盏，去滓，温服。如有热，加黄芩。有涎，加半夏。

若病日久，气血渐虚，邪气入胃，宜养血为度。

**养血当归地黄散**

当归　地黄　芍药　川芎　藁本　防风　白芷各一两　细辛五钱

上㕮咀，依前煎服。

**雄黄散**　治表药。

天南星三钱　半夏　天麻各五钱　雄黄二钱半

上为细末，每服一钱，温酒调下。如有涎，于此药中加大黄，为下药。

**地榆防风散** 治破伤中风，半在表半在里，头微汗，身无汗。不可发汗，宜表里治之。

地榆 防风 地丁香 马齿苋各等分

上件为细末，每服三钱，温米饮调下。

**白术汤** 治破伤风，大汗不止，筋挛搐搦。

白术 葛根各一两 升麻 黄芩各半两 芍药二两 甘草二钱半

上㕮咀，每服一两，水一盏半，煎至一盏，去滓，温服，不拘时候。

**江鳔丸** 治破伤风，惊而发搐，脏腑秘涩，知病在里，可用江鳔丸下之。

江鳔半两，剉，炒 野鸽粪半两，炒 雄黄一钱 白僵蚕半两 蜈蚣一对 天麻一两

上件为细末，又将药末作三分，用二分，烧饼为丸，如桐子大，朱砂为衣，后将一分，入巴豆霜一钱，同和，亦以烧饼为丸，如桐子大，不用朱砂为衣，每服朱砂为衣者二十丸，入巴豆霜者一丸，第二服二丸，加至利为度，再服朱砂为衣药，病愈止。

**没药散** 治刀箭所伤，止血定痛。

定粉一两 风化灰一两 枯白矾三钱，另研 乳香半钱 没药一字。各研

上件各研为细末，同和均，再研，掺之。

## 解利伤寒论第十三

论曰：伤寒之法，先言表里，及有缓急。三阳表当急里当缓，三阴表当缓里当急。又曰：脉浮当汗，脉沉当下。脉浮汗急而下缓，三阳表也，脉沉下急而汗缓，三阴里也。麻黄汤谓之急，麻黄附子细辛汤谓之缓。《内经》云：有渍形以为汗，为汗之缓，里之表也，又曰：在皮者，汗而发之，为汗之急，表之表也。急汗者太阳，缓汗者少阴，是脏腑之输应也。假令麻黄附子细辛汤，是少阴证始得，发热脉沉，里和无汗，故渍形以为汗，假令麻黄汤，是太阳证，头项痛，腰脊强，脉浮无汗，里和是也，在皮者汗而发之也。经曰：治主以缓，治客以急，此之谓也。

**麻黄汤**

麻黄去节，五钱 桂枝三钱 甘草二钱，炙 杏仁去皮尖，炒，二十个

上㕮咀，都作一服，水煎，去滓，温服。

假令得肝脉，其外证善洁，面青，善怒，其三部脉俱弦而浮，恶寒，里和，谓清便自调也，麻黄汤内加羌活、防风各三钱，谓肝主风，是胆经受病。大便秘，或泄下赤水无数，皆里不和也。假令得心脉，其外证面赤，口干，善笑，其尺寸脉俱浮而洪，恶寒，里和，谓清便自调也，麻黄汤内加黄芩、石膏各三钱，谓心主热，是小肠受病也。假令得脾脉，其外证面黄，善噫，善怒，善思，善味，尺寸脉

俱浮而缓，里和，恶寒，麻黄汤内加白术、防已各五钱，谓脾主湿，是胃经受病也。假令得肺脉，其外证面白，善嚏，悲愁不乐，欲哭，其尺寸脉俱浮而涩，里和，恶寒，麻黄汤内加桂枝、生姜各三钱，谓肺主燥，是大肠受病也。假令得肾脉，其外证面黑，善恐，其尺寸脉俱浮，里和，恶寒，麻黄汤内加附子、生姜，谓肾主寒，是膀胱受病也。已上五证，皆表之表，谓在皮者，急汗而发之也，皆腑受病。

表之里者，下之当缓。谓随脏表证外显，尺寸脉俱浮，而复有里证。谓发热饮水，便溺赤涩，或泄下赤水，按之内实，或痛，麻黄汤去麻黄、杏仁，余随脏。凡加药同煎，作五服，每下一证。初一服，加大黄半钱，邪尽则止。未尽，第二服，加大黄一钱。邪未尽，第三服，加大黄一钱半。如邪未尽，又加之，邪尽则止。此所谓先缓而后急，是表之里证，下之当缓也。

**麻黄附子细辛汤**

麻黄半两，去根节　细辛半两，去苗土　附子一钱二分半，炮制，去皮脐

上㕮咀，都作一服，水煎，去滓，温服。

假令得肝脉，其内证满闭，淋溲，便难，转筋，其尺寸脉俱沉而弦，里和，恶寒，肝经受病，麻黄附子细辛汤内加羌活、防风各三钱。假令得心脉，其内证烦心，心痛，掌中热而哕，其尺寸脉俱沉，里和，恶寒，心经受病，加黄芩、石膏各三钱。假令得脾脉，其内证腹胀满，食不消，怠惰嗜卧，其尺寸脉俱沉，里和，恶寒，脾经受病，加白术、防已各三钱。假令得肺脉，其内证喘咳，洒淅寒热，其尺寸脉俱沉，里和，恶寒，肺经受病，加生姜、桂枝各三钱。假令得肾脉，其内证泄如下重，足胫寒而逆，其尺寸脉俱沉，里和，恶寒，肾经受病，更加附子、生姜各三钱。已上五证，里之表也，宜渍形以为汗，皆脏受病也。

里之里者，下之当急。谓随脏内证已显，尺寸脉俱沉，复有里证者。谓大小便秘涩，或泄下赤水，或泻无数，不能饮食，不恶风寒，发热，引饮，其脉俱沉，或按之内实而痛。此谓里实，宜速下之，麻黄附子细辛汤内去麻黄、附子，余随脏。凡加药内，分作三服，每下一证。初一服，加大黄三钱，邪尽则止。如邪未尽，再一服，加大黄二钱。又未尽，第三服，加大黄一钱。此先急而后缓，谓里之里也，当速下之也。

通解利伤寒，不问何经所受，皆能混然解之，谓不犯各经之受病。虽不解尽，亦无坏证。

**羌活汤**

羌活二两　防风一两　川芎一两　黄芩一两　细辛三钱半　甘草一两，炒　黑地黄一两，炒　白术三两。如无，用苍术，加一两

上㕮咀，每服五七钱，水二盏，煎至一盏，无时，温服清。如觉发热引饮，加黄芩、甘草各一两。更随证加。

头痛恶风，于白术汤一两内加羌活散三钱，都作一服。

**羌活散**

羌活一两半　川芎七钱　细辛根二钱半

如身热，依前加石膏汤四钱。

**石膏汤**

石膏二两　知母半两　白芷七钱

如腹中痛者，加芍药散三钱。

**芍药散**

芍药二两　桂枝五钱

如往来寒热而呕，加柴胡散二钱半。

**柴胡散**

柴胡根一两　半夏五钱，洗

加生姜煎。如心下痞，加枳实一钱。如有里证，加大黄，初一服一钱，次二钱，又三钱，邪尽则止。

论曰：有汗不得服麻黄，无汗不得服桂枝，然春夏汗孔疏，虽有汗，不当用桂枝，宜用黄芪汤和解，秋冬汗孔闭，虽无汗，不当用麻黄，宜用川芎汤和解。春夏有汗，脉乃微而弱，恶寒者，乃太阳证秋冬之脉也，亦宜黄芪汤，无汗，亦宜川芎汤。秋冬有汗，脉盛而浮，发热身热者，乃阳明证春夏之脉也，亦宜黄芪汤，无汗，亦宜川芎汤。大抵有汗者皆可用黄芪汤，无汗者皆可用川芎汤。

**黄芪汤**　有汗则可止也。

黄芪　白术　防风各等分

上㕮咀，每服五七钱至十余钱，或半两一两，水煎，温服清。汗多，恶风甚者，加桂枝。

**川芎汤**　无汗则可发也。

川芎　白术　羌活各等分

上㕮咀，同黄芪汤煎法，稍热服。恶寒甚，则尺寸脉浮大，加麻黄。

法云：五脏之脉，寸关尺也，今止言尺寸，阴阳也。如阳缓而阴急，表和而里病，阴缓而阳急，里和而表病也。

若伤寒食少发渴，只可和胃止渴，不可大凉药止之。然恐凉药止之，损着胃气，必不能食也。

**和胃白术汤**

白术　茯苓

起卧不能，谓之湿，身重是也，小柴胡汤、黄芩芍药汤。起卧不安，眠睡不稳，谓之烦，栀豉汤、竹叶石膏汤。解利四时伤寒，混解六经，不犯禁忌。

**大白术汤**

白术二两　防风　羌活　川芎各一两　黄芩五钱　细辛三钱　白芷一两半　石膏二两　知母七钱　甘草五钱或一两　枳实五钱，去穰

上为粗末，每服半两，水一盏半，煎至一盏，温服清。未解，更一服。两服药滓，又作一服。春倍防风、羌活，夏倍黄芩、知母，季夏雨淫，倍白术、白芷，秋加桂枝五钱，冬加桂枝八钱或一两。

立夏之后至立秋、处暑之间伤寒者，身多微凉，微有自汗，四肢沉重，谓之湿温，又谓之湿淫，宜苍术石膏汤。

**苍术石膏汤**

苍术半两　石膏三钱　知母一钱半　甘草一钱

上剉细，同和均，都作一服，水二盏，煎至一盏，温服清。谓内有湿热也，多不欲饮水。

如身热脉洪，无汗多渴者，是热在上焦，积于胸中，宜桔梗散治之。

**桔梗散**

薄荷　黄芩　甘草　山栀各一钱　桔梗半两　连翘二钱

上剉，每服五钱或七钱，称半两，水煎，加竹叶。如大便秘结，加大黄半钱。

## 热论第十四

论曰：有表而热者，谓之表热也。无表而热者，谓之里热也。有暴发而为热者，乃久不宣通而致也。有服温药过剂而为热者。有恶寒战栗而热者。盖诸热之属者，心火之象也。王注曰：百端之起，皆自心生，故上善若水，下愚若火。治法曰：少热之气，凉以和之。大热之气，寒以取之。甚热之气，则汗发之。发之不尽，则逆治之。治之不尽，求其属以衰之。故曰：苦者以治五脏，五脏属阴而居于内，辛者以治六腑，六腑属阳而在于外，故内者下之，外者发之。又宜养血益阴，其热自愈，此所谓不治而治也。故不治谓之常治，治之不治，谓之暴治。经所谓诸寒而热者取之阴，诸热而寒者取之阳，此所谓求其属也。王注曰：益火之原，以消阴翳，壮水之主，以制阳光，此之谓也。

病有暴热者，病在心肺，有积热者，病在肾肝。暴热者，宜《局方》中雄黄解毒丸，积热者，《局方》中妙香丸。暴热上喘者，病在心肺，谓之高喘，木香金铃子散。上焦热而烦者，牛黄散。脏腑秘者，大黄牵牛散。上焦热，无他证者，桔梗汤。有虚热，不能食而热者，脾虚也，宜以厚朴、白术、陈皮之类治之。有实热，能食而热者，胃实也，宜以栀子黄芩汤或三黄丸之类治之，郁金、柴胡之类亦是也。有病久憔悴，发热盗汗，谓五脏齐损，此热劳骨蒸病也。瘦弱虚烦，肠澼下血，皆蒸劳也。

宜养血益阴，热能自退，当归、生地黄或钱氏地黄丸是也。

**木香金铃子散** 治暴热，心肺上喘不已。

大黄半两 金铃子 木香各三钱 轻粉少许 朴硝二钱

上为细末，柳白皮汤调下三钱或四钱，食后服。以利为度，喘止即止。

**牛黄散** 治上焦热而烦，不能睡卧。

栀子半两 大黄半两 郁金半两 甘草二钱半

上为细末，每服五钱，水煎，温服，食后。微利则已。

**大黄牵牛散** 治相火之气游走脏腑，大便秘结。

大黄一两 牵牛头末，五钱

上为细末，每服三钱，有厥冷，用酒调三钱，无厥冷而手足烦热者，蜜汤调下，食后。微利为度。此谓不时而热者，湿热也。

**地黄丸** 治久新憔悴，寝汗发热，五脏齐损，瘦弱虚烦，肠澼下血，骨蒸，痿弱无力，不能运动。

熟地黄一两 山茱萸四钱 干山药四钱 牡丹皮 白茯苓 泽泻各三钱

上为细末，炼蜜为丸，如桐子大，每服五十丸，空心温酒送下。

如烦渴，皮肤索泽，食后煎服防风饮子，空心服地黄丸。

**防风当归饮子**

柴胡 人参 黄芩 甘草各一两 大黄 当归 芍药各半两 滑石三钱

上为粗末，每服五钱，水一盏半，生姜三片，同煎至七分，去滓，温服。如痰实咳嗽，加半夏。

如大便黄，米谷完出，惊惧，溺血淋闭，咳血衄血，自汗，头痛，积热肺痿，后服大金花丸。

**大金花丸**

黄连 黄柏 黄芩 山栀子各等分

上为细末，滴水为丸，如小豆大，每服一百丸，温水下，日二三服。或大便实，加大黄。自利不用大黄。如中外有热者，作散，剉，名解毒汤。或腹满呕吐，欲作痢者，每服半两，解毒汤中加半夏、茯苓、厚朴各三钱，生姜三片。如白脓下痢后重者，加大黄三钱。

**凉膈散**加减附于后。

连翘 山栀子 大黄 薄荷叶 黄芩各半两 甘草一两半 朴硝二钱半

上件为粗末，每服半两，水一盏半，煎至一盏，去滓，入蜜一匙，微煎，温服。咽嗌不利，肿痛，并涎嗽者，加桔梗一两、荆芥穗半两。咳而呕者，加半夏二钱半，生姜煎。如鼻衄呕血者，加当归、芍药、生地黄各半两。一料内。如淋闭者，加滑石四两、茯苓一两。

或闭而不通，脐下状如覆碗，痛闷不可忍者，乃肠胃干涸，膻中气不下。故经所谓膀胱者，州都之官，津液藏焉，气化则能出矣。故膻中者，臣使之官，名三焦相火，下合右肾，为气海也。王注曰：膀胱，津液之府，胞内居之，小腹处间毛内，藏胞器者。得气海之气旋化，则溲便注下，气海之不及，则闷涩不通，故不得便利也。先用沉香、木香各三钱，酒调下，或八正散，甚则宜上涌之，令气通达，小便自通，经所谓病在下，上取之。王注曰：热攻于上，不利于下。气盛于上，则温辛散之，苦以利之可也。

**当归承气汤**

当归　大黄各一两　甘草半两　芒硝九钱

上剉如麻豆大，每服二两，水一大碗，入生姜五片、枣十枚，同煎至半碗，去滓，热服。

若阳狂，奔走骂詈，不避亲疏，此阳有余阴不足，大黄、芒硝去胃中实热，当归补血益阴，甘草缓中，加生姜、枣，胃属土，此引至于胃中也，经所谓微者逆之，甚者从之，此之谓也，以大利为度。微缓，以瓜蒂散加防风、藜芦吐，其病立愈。后调法，洗心散、凉膈散、解毒汤等药调治之。

**牛黄膏**　治热入血室，发狂，不认人者。

牛黄二钱半　朱砂　郁金　牡丹皮各三钱　脑子甘草各一钱

上为细末，炼蜜为丸，如皂子大，新汲水化下。

治暴热者，《局方》中雄黄解毒丸。治久热者，《局方》中妙香丸。治虚劳骨蒸，烦热下血者，钱氏地黄丸。治虚热不能食者，脾虚也，宜以厚朴、白术、陈皮之类治之。治实热能食者，胃实也，宜以栀子、黄芩或三黄丸之类治之，郁金、柴胡亦可。治表热恶寒而渴，白虎汤也。治肤如火燎而热，以手取之不甚热，为肺热也，目白睛赤烦躁，或引饮，独黄芩一味主之，水煎。两胁下肌热，脉浮弦者，柴胡饮子主之。两胁肋热，或一身尽热者，或日晡肌热者，皆为血热也，四顺饮子主之。夜发热，主行阴，乃血热也，四顺、桃核承气选用。当视其腹痛、血刺痛与有表、入里、腹中转矢气、燥结之异，昼则明了，夜则谵语。四顺饮子与桃核承气相似，不可不辨也。发热，虽无胁热，亦为柴胡证。昼则行阳二十五度，气也，大抵柴胡，夜则行阴二十五度，血也，大抵四顺饮子。

## 内伤论第十五

论曰：人之生也，由五谷之精，化五味之备，故能生形。经曰：味归形，若伤于味，亦能损形。今饮食反过其节，肠胃不能胜，气不及化，故伤焉。经曰：壮火食气，气食少火，壮火散气，少火生气。痹论曰：饮食自倍，肠胃乃伤，或失四时之调养，故能为人之病也。

经曰：气口紧而伤于食，心胸满而口无味，与气口同。气口者，乃脾之外候，故脾胃伤则气口紧盛。夫伤者，有多少，有轻重。如气口一盛，脉得六至，则伤于厥阴，乃伤之轻也，槟榔丸主之。气口二盛，脉得七至，则伤于少阴，乃伤之重也，煮黄丸、厚朴丸主之。气口三盛，脉得八至，则伤于太阴，䐜塞闷乱，甚则心胃大痛，兀兀欲吐，得吐则已，俗呼食迷风是也。经曰：上部有脉，下部无脉，其人当吐，不吐则死，宜吐之，以瓜蒂散，如不能，则无治也。经曰：高者因而越之，下者引而竭之是也。

**槟榔丸**

槟榔一钱半　陈皮去白，一两　木香二钱半　牵牛头末，半两

上为细末，醋糊为丸，如桐子大，每服十五丸至二十丸，米饮下，生姜汤亦可。

**煮黄丸**

雄黄一两，另研　巴豆五钱，生用，去皮，研烂，入雄黄末

上二味再研，入白面二两，同再和研均，滴水为丸，如桐子大，每服时先煎浆水令沸，下药二十四丸，煮三十沸，捞入冷浆水中，沉冰冷，一时下二丸，一日二十四时也。加至微利为度，浸药水送下。此药治胁下痃癖痛如神。

**瓜蒂散**

瓜蒂三钱　赤小豆三钱

上为细末，温水调，一钱，以吐为度。

如伤之太重，备急丸、独行丸，皆急药也。

**金露丸**　治天行时疾，内伤饮食，心下痞闷。

大黄二两　枳实五钱，麸炒　牵牛头末，二两　桔梗二两

上为细末，烧饼为丸，如桐子大，每服三五十丸，食后温水下。如常服十丸二十丸，甚妙。

**枳实丸**　治气不下降，食难消化。常服进食逐饮。

枳实五钱，麸炒　白术一两

上为细末，烧饼为丸，如桐子大，每服五十丸，米饮下。

治饮食不化，心腹胀闷，槟榔丸主之。如甚则胁肋虚胀，煮黄丸主之。治气不下降，饮食难消，金露丸主之。

## 疟论第十六

经曰：夏伤于暑，秋必病疟，盖伤之浅者近而暴发，伤之重者远而痎疟。痎者，久疟也。是知夏伤于暑，湿热闭藏，而不能发泄于外，邪气内行，至秋而发为疟也。

初不知何经受之，随其动而取之。有中三阳者，有中三阴者。大抵经中邪气，其证各殊，同伤寒论之也。故《内经》曰：五脏皆有疟，其治各别。在太阳经

者，谓之风疟，治多汗之。在阳明经者，谓之热疟，治多下之。在少阳经者，谓风热疟，治多和之。此三阳经受病，皆谓之暴疟，发在夏至后、处暑前，此乃伤之浅者，近而暴也。在阴经则不分三经，总谓之湿疟，当从太阴经，则不分其病发在处暑后、冬至前，此乃伤之重也，远而为痎疟。痎者，老也，故谓之久疟。气居西方，宜毒药疗之。

疟之为疾，因内积暑热之气，不能宣泄于外，而为疟也。当盛夏之时，能食寒凉之物，而助阴气者，纵使有暑热之气，微者自消矣，更时复以药疏利脏腑，使邪气自下。《内经》曰：春食凉，夏食寒，秋食温，冬食热，是谓春夏养阳，秋冬养阴。人能于饮食起居之间，顺四时之气而行之，邪气何由得生也！

治疟病，处暑前，头痛项强，脉浮，恶风有汗，桂枝羌活汤。

**桂枝羌活汤**

桂枝　羌活　防风　甘草炙。各等分

上为粗末，每服半两，水一盏半，煎至一盏，温服清，迎发而服之。如吐者，加半夏曲等分。

治疟病，头痛项强，脉浮，恶风无汗者，麻黄羌活汤。

麻黄去节　羌活　防风　甘草炙。各半两

同前煎服。如吐者，加半夏曲等分。

治疟，如前病证，而夜发热者，麻黄桂枝汤主之。

**麻黄桂枝汤**

麻黄一两，去节　甘草炙，三钱　桃仁三十个，去皮尖　黄芩五钱　桂枝三钱

上五味，同为细末，依前服。

桃仁味苦甘辛，肝者血之海，血聚则肝气燥，经所谓肝苦急，急食甘以缓之，故桃仁散血缓肝。谓邪气深远而入血，故夜发，乃阴经有邪，此汤发散血中风寒之剂。

治疟病，身热目痛，热多寒少，脉长，睡卧不安，先以大柴胡汤下之，微利为度。如下过，外微邪未尽者，宜服白芷汤，以尽其邪。

**白芷汤**

白芷一两　知母一两七钱　石膏四两

上为粗末，同前煎服。

治疟，无他证，隔日发，先寒后热，寒少热多，宜桂枝石膏汤。

**桂枝石膏汤**

桂枝五钱　石膏　知母各一两半　黄芩一两

上为粗末，分作三服，每服水一盏，同前煎服。

间日者，邪气所舍深也。

治疟，寒热大作，不论先后，皆太阳阳明合病也，谓之大争。寒作则必战动，经曰热胜而动也，发热则必汗泄，经曰汗出不愈，知为热也。阳盛阴虚之证，当内实外虚，不治必传入阴经也，桂枝芍药汤主之。

**桂枝芍药汤**

桂枝三钱　黄芪　知母　石膏　芍药各一两

上为粗末，每服五七钱至半两，水煎，如前药服之。

寒热转大者，知太阳阳明少阳三阳合病也，宜桂枝黄芩汤和之。

**桂枝黄芩汤**

柴胡一两二钱　黄芩四钱半　人参　甘草各四钱半　半夏四钱　石膏　知母各五钱　桂枝二钱

上为粗末，依前服之。

服药已，如外邪已罢，内邪未已，再诠下药。从卯至午时发者，宜以大柴胡、承气汤下之。从午至申时发者，知其邪在血也，宜以桃核承气汤下之。前项下药，微利为度，以小柴胡汤彻其微邪之气。立秋之后及处暑前发疟，渐瘦，不能食者，谓之痎疟，此邪气深远而中阴经，为久疟也。

治久疟，不能饮食，胸中郁郁如吐，欲吐不能吐者，宜吐则已，当以藜芦散、雄黄散吐之。

**藜芦散**

大藜芦末，半钱

温齑水调下，以吐为度。

**雄黄散**

雄黄　瓜蒂　赤小豆各一钱

上为细末，每服半钱，温齑水调下，以吐为度。

治秋深久疟，胃中无物，又无痰癖，腹高而食少，俗谓疟气入腹，宜苍术汤主之。

**苍术汤**

苍术四两　草乌头一钱　杏仁三十个

上为粗末，都做一服，水三升，煎至一半，均作三服，一日服尽，迎发而服。

《局方》中七宣丸，治疟之圣药也。《局方》中神效饮子，乃疟疾之圣药也，又名交结饮子。

从酉至子时发者，或至寅时，知邪气在血也，宜桃核承气汤下之。微利后，宜调治之，在桂枝黄芩汤条下。

## 吐论第十七

论曰：吐有三，气、积、寒也，皆从三焦论之。上焦在胃口，上通于天气，主纳而不出。中焦在中脘，上通天气，下通地气，主腐熟水谷。下焦在脐下，下通地气，主出而不纳。是故上焦吐者，皆从于气，气者，天之阳也，其脉浮而洪，其证食已暴吐，渴欲饮水，大便燥结，气上冲而胸发痛，其治也，当降气和中。中焦吐者，皆从于积，有阴有阳，食与气相假，为积而痛，其脉浮而弱，其证或先痛而后吐，或先吐而后痛，法当以毒药去其积，槟榔、木香行其气。下焦吐者，皆从于寒，地道也，其脉沉而迟，其证朝食暮吐，暮食朝吐，小便清利，大便秘而不通，治法当以毒药通其闭塞，温其寒气，大便渐通，复以中焦药和之，不令大便秘结，而自愈也。

治上焦气热上冲，食已暴吐，脉浮而洪，宜先和中，桔梗汤。

**桔梗汤**

桔梗一两　半夏曲二两　陈皮一两，去白　枳实一两，麸炒　白茯苓一两，去皮　白术一两半　厚朴一两，姜制，炒香

上㕮咀，每服一两，水一盏，煎至七分，取清，温服，调木香散二钱，隔夜空腹食前服之。三服之后，气渐下，吐渐止，然后去木香散，加芍药二两、黄耆一两半，每料中扣算加上件分两，依前服之，病愈则已。如大便燥结，食不尽下，以大承气汤去硝微下之，少利为度，再服前药补之。如大便复结，又依前，再微下之。

**木香散**

木香　槟榔各等分

上为细末，煎药调服。

治暴吐者，上焦气热所冲也。

经曰：诸呕吐酸，暴注下迫，皆属于火，脉洪而浮，荆黄汤主之。

**荆黄汤**

荆芥穗一两　人参五钱　甘草二钱半　大黄三钱

上为粗末，都作一服，水二盏，煎至一盏，去滓，调槟榔散二钱，空心服。

**槟榔散**

槟榔二钱　木香一钱半　轻粉少许

上为细末，用前药调服。如为丸，亦可用水浸蒸饼为丸，如小豆大，每服二十丸，食后服。

治上焦吐，头发痛，有汗，脉弦，青镇丸主之。

**青镇丸**

柴胡二两，去苗　黄芩七钱半　甘草半两　半夏汤洗，半两　青黛二钱半　人参半两

上为细末，姜汁浸蒸饼为丸，如桐子大，每服五十丸，生姜汤，食后服。

**白术汤** 治胃中虚损，及痰而吐者。

半夏曲半两 白术一钱 槟榔二钱半 木香一钱 甘草一钱 茯苓二钱

上六味，同为细末，每服二钱，煎生姜汤调下。

食前吐而食，脉弦者，肝盛于脾而吐，乃由脾胃之虚，宜治风安脾之药。

**金花丸**

半夏汤洗，一两 槟榔二钱 雄黄一钱半

上为细末，姜汁浸蒸饼为丸，如桐子大，小儿另丸，生姜汤下，从少至多，渐次服之，以吐止为度。

羁绊于脾，故饮食不下。

**紫沉丸** 治中焦吐食，由食积为寒气相假，故吐而痛，宜服之。

半夏曲三钱 乌梅二钱，去核 代赭石三钱 杏仁一钱，去皮尖 丁香二钱 缩砂仁三钱 沉香一钱 槟榔二钱 木香一钱 陈皮三钱 白豆蔻半钱 白术一钱 巴豆霜半钱，另研

上为细末，入巴豆霜，令均，醋糊为丸，如黍米大，每服五十丸，吐愈则止。小儿另丸。

治小儿食积，吐食亦大妙。

一法：治翻胃吐食，用橘皮一个，浸少时，去白，裹生姜一块，面裹，纸封，烧令熟，去面，外生姜为三番，并橘皮煎汤，下紫沉丸一百丸，一日二服。得大便通，至不吐，则止。此主治寒、积、气皆可。

治呕吐，腹中痛者，是无积也。胃强而干呕有声无物，脾强而吐食，持实击强，是以腹中痛矣。

**木香白术散**

木香一钱 白术半两 半夏曲一两 槟榔二钱 茯苓半两 甘草四钱

上为细末，浓煎芍药生姜汤，调下一二钱。

有积而痛，手按之愈痛。无积者，按之不痛。

治下焦吐食，朝食暮吐，暮食朝吐，大便不通，宜附子丸。

**附子丸**

附子炮，五钱 巴豆霜一钱 砒一豆许

上同研极细，熔黄蜡为丸，如桐子大，每服一二丸，冷水送下，利则为度。后更服紫沉丸，常服不令再闭。

**厚朴丸** 主反胃吐逆，饮食噎塞，气上冲心，腹中诸疾。加法在后。乌头减半更妙。

厚朴二两半 黄连二两半 紫菀去苗土 吴茱萸汤洗七次 菖蒲 柴胡去苗 桔

梗　皂角去皮弦子，炙　茯苓去皮　官桂刮　干姜炮。各二两　人参二两　川乌头炮制，去皮脐，二两半　蜀椒二两，去目、闭口者，微炒出汗

上为细末，入巴豆霜一两，和均，炼蜜和为丸剂，旋丸，桐子大，每服三丸，渐次加至以利为度，生姜汤下，食后临卧服。

此药治疗，与《局方》温白丸同，及治处暑以后秋冬间脏腑下利，大效。春夏再加黄连二两，秋冬再加厚朴二两。治风痫病，不能愈者，从厚朴丸，依春秋加添外，又于每料中加人参、菖蒲、茯苓各一两半。又，依前法和剂为服饵，治翻胃。

又，大便不通者，是肠胜胃也，服《局方》中厚朴丸一二百丸。如大便秘，用后药。

附子半两　巴豆二枚　砒一豆许

上为极细末，生姜糊为丸，如绿豆大，每服一丸，白汤下。

## 霍乱论第十八

论曰：医之用药，如将帅之用兵。《本草》曰：良医不能以无药愈疾，犹良将无兵不足以胜敌也，故用药如用兵。转筋霍乱者，治法同用兵之急，不可缓也。

故吐泻不止者，其本在于中焦。或因渴大饮，或因饮而过量，或饥而饱甚，或湿内甚，故阴阳交而不和，是为吐泻。仲景曰：邪在上焦则吐，邪在下焦则泻，邪在中焦则既吐且泻，此为急病也。然吐利为急，十死其一二，如挥霍撩乱，而不得吐泻，此名干霍乱，必死！法曰：既有其入，必有其出，今有其入而不得其出者，否也，塞也。

故转筋吐泻者，其气有三，一曰风，二曰火，三曰湿。吐为暍热也。王注曰：炎热薄烁心之气也，火能炎上，故吐也。泻为湿也。叔和云：湿多成五泄。《内经》曰：湿胜则濡泻。又曰：风胜则动，筋属肝而应于风木，故脚转筋，燥急也。《内经》曰：诸转反戾，水液混浊，皆属于热。

故仲景治法曰：热多，欲饮水，五苓散，寒多，不饮水者，理中丸。凡觉此证，或先五苓、益元、桂苓甘露饮，乃吐泻之圣药也，慎无与粟米粥汤，谷入于胃，则必死！《本草》曰：粟米味咸，微寒，无毒，主养胃气，去脾胃中热，益气。霍乱者，脾胃极损，不能传化，加以粟米，如人欲毙，更以利刀锯其首，岂有能生者耶！如吐泻多时，欲住之后，宜微以粥饮，渐渐养之，以迟为妙。

**半夏汤**　治霍乱转筋，吐泻不止。

半夏曲　茯苓　白术各半两　淡桂二钱半　甘草炙，二钱半

上为细末，渴者凉水调下，不渴者温水调下，不拘时候服。

**五苓散**

白术　茯苓　木猪苓各一两　泽泻二两半　桂枝一两

上为细末，冷水调下，或水煎三沸，冷服亦得。

**理中丸**

白术　人参　干姜　甘草各等分

上为细末,炼蜜为丸,如弹子大,每服一丸,冷水化下。

如吐泻不止,身出冷汗,无脉者,可服后泻痢论中浆水散,兼桂枝汤、白术汤皆可服。后痢门中药,亦可选用。

凡霍乱,不可饮热白米粥,饮之死,必不救,切须慎之!

## 泻痢论第十九

论曰:脏腑泻痢,其证多种,大抵从风、湿、热论。是知寒少而热多,寒则不能久也,故曰暴泻非阳,久泻非阴。

论曰:春宜缓形,形动则肝木乃荣,反静密,则是行秋令,金能制木,风气内藏,夏至则火盛而金去,独火木旺,而脾土损矣。轻则飧泄,身热,脉洪,谷不能化,重则下痢,脓血稠黏,皆属于火。经曰:溲而便脓血,知气行而血止也,宜大黄汤下之,是为重剂,黄芩芍药汤,为之轻剂。是实则泄其子,木能自虚,而脾土实矣。故经曰:春伤于风,夏必飧泄,此逆四时之气,人所自为也。有自太阴经受湿,而为水泄虚滑,微满身重,不知谷味。假令春,宜益黄散补之,夏宜泻之。法云:宜补、宜和、宜止。假令和,则芍药汤是也,止则诃子汤是也。久则防变,而为脓血,脾经传肾,谓之贼邪,故难愈。若先痢而后滑,谓之微邪,故易痊。此皆脾土受湿,天行为也,虽圣智不能逃。口食味,鼻食气,从鼻而入,留积于脾,而为水泻。有厥阴经动,下利不止,其脉沉而迟,手足厥逆,涕唾脓血,此为难治,宜麻黄汤、小续命汗之。法曰:谓有表邪缩于内,当散表邪而愈。有暴下无声,身冷自汗,小便清利,大便不禁,气难布息,脉微呕吐,急以重药温之,浆水散是也。故法云:后重则宜下,腹痛则宜和,身重则除湿,脉弦则去风,血脓稠黏,以重药竭之,身冷自汗,以毒药温之,风邪内缩,宜汗之则愈,鹜溏为利,当温之。又云:在表者发之,在里者下之,在上者涌之,在下者竭之,身表热者内疏之,小便涩者分利之。又曰:盛者和之,去者送之,过者止之。《兵法》云:避其来锐,击其惰归,此之谓也。

凡病泄而恶风寒,是太阴传少阴,土来克水也,用除湿,白术、茯苓安脾,芍药、桂、黄连破血也,火邪不能胜水也。太阴经不能传少阴,而反火邪上乘肺经而痢,必白脓也,加黄连、当归之类。又,里急后重,脉大而洪实,为里热而甚蔽,是有物结坠也,若脉浮大甚,不宜下。虽里急后重,而脉沉细弱者,谓寒邪在内而气散也,可温养而自愈。里急后重,闭者,大肠经气不宣通也,宜加槟榔、木香,宣通其气。如痢或泻而呕者,胃中气不和也。上焦不和,治以生姜、橘皮,中焦不和,治以芍药、当归、桂、茯苓,下焦不和,寒,治以轻热,甚以重热药。大便虚秘涩,久不愈，恐太阴传少阴，多传变为痢。太阴传少阴，是为贼邪，先以枳实厚朴汤，以防其变。若四肢懒倦，小便少或不利，大便走，沉困，饮食减，宜调胃去湿，白术、芍药、茯苓三味，水煎服。以白术之甘，能入胃而除脾胃之湿，芍药之酸涩，除胃中之湿热，四肢困，茯苓之淡泄，能通水道走湿，此三味，泄痢须用此。如发热恶寒，腹不痛，加黄芩为主。如未见脓而恶寒，乃太阴欲传少阴，加黄连为主，桂枝佐之。如腹痛甚者，加当归，倍芍药。如见血，加黄连为主，桂、当归佐之。如烦躁，或先白脓后血，或发热，或恶寒，非黄芩不止，上部血也。如恶寒脉沉，或腰痛，或血痢，脐下痛，非黄连不能止，此中部血也。如恶寒脉沉，先血后便，非地榆不能止，此下部血也。如便脓血相杂，而脉浮大，慎不可以大黄下之，下之必死，谓气下竭也，而阳无所收也。凡阴阳不和，惟可以分阴阳药治之。又云：暴泄非阳，久泄非阴。大便完谷下，有寒有热者，脉疾，身多动，音声响亮，暴注下迫，此阳也，寒者，脉沉而细疾，身不动作，目睛不了了，饮食不下，鼻准气息者，姜附汤主之。若身重，四肢不举，术附汤主之。

**黄芩芍药汤**　治泄利腹痛，或后重身热，久而不愈，脉洪疾者，及下痢脓血稠黏。

黄芩　芍药各一两　甘草五钱

上为粗末，每服半两，水一盏半，煎至一盏，滤清，温服，无时。如痛，则加桂少许。

**大黄汤**　治泄痢久不愈，脓血稠黏，里急后重，日夜无度，久不愈者。

大黄一两

上细剉，好酒两大盏，同浸半日许，再同煎至一盏半，去大黄，将酒分为二服，顿服之。利止一服，如未止，再服，以利止为度。服芍药汤以和之，痢止再服黄芩芍药汤和之，以彻其毒也。

**芍药汤**　下血调气。经曰：溲而便脓血，气行而血止，行血则便自愈，调气则后重自除。

芍药二两　当归　黄连各半两　槟榔二钱　木香二钱　甘草二钱，炙　大黄三钱　黄芩半两　官桂一钱半

上㕮咀，每服半两，水二盏，煎至一盏，食后温服清。如血痢，则渐加大黄。如汗后脏毒，加黄柏半两，依前服。

**白术黄芪汤**　眼前药，痢虽已除，犹宜此药和之。

白术一两　黄芪七钱　甘草三钱

上㕮咀，均作三服，水一盏半，煎至一盏，去滓，温服之。

**防风芍药汤**　治泄痢飧泄，身热脉弦，腹痛而渴，及头痛微汗。

防风　芍药　黄芩各半两

上㕮咀，每服半两或一两，水三盏，煎至一盏，滤清，温服。

治太阴脾经受湿，水泄注下，体微重微满，困弱无力，不欲饮食，暴泄无数，水谷不化，先宜白术芍药汤和之，身重暴下，是大势来，亦宜和之。

**白术芍药汤**

白术一两　芍药一两　甘草五钱

上剉，每服一两，水二盏，煎至一盏，滤清，温服。

如痛甚者，宜苍术芍药汤。

**苍术芍药汤**

苍术二两　芍药一两　黄芩半两

上剉，每服一两，加淡味桂半钱，水一盏半，煎至一盏，温服清。

如脉弦，头微痛者，宜苍术防风汤。

**苍术防风汤** 上使。

苍术　防风各二两

上剉，同前煎服。

如下血者，宜苍术地榆汤。

**苍术地榆汤** 下使。

苍术二两　地榆一两

上剉，同前煎服。

已上证，如心下痞，每服加枳实一钱。如小便不利，每服各加茯苓二钱。

如腹痛渐已，泻下微少，宜诃子散止之，经云大势已去，而宜止之。

**诃子散**

诃子一两半　木香半两　黄连三钱　甘草三钱

上为细末，每服二钱，以白术芍药汤调下。如止之不已，宜归而送之也，诃子散加厚朴一两，竭其邪气也。

虚滑久不愈者，多传变为痢疾，太阴传少阴，是为鬼邪，先以厚朴枳实汤，防其传变。

**厚朴枳实汤**

厚朴一两　枳实一两　诃子一两，半生半熟　木香半两　黄连二钱　甘草三钱，炙　大黄二钱

上为细末，每服三五钱，水一盏半，煎至一盏，去滓，温服。

**浆水散**　治暴泄如水，周身汗出，一身尽冷，脉微而弱，气少而不能语，其甚者，加吐。此谓急病，治之宜以此。

半夏二两，汤洗　附子半两，炮　干姜五钱　良姜二钱半　桂枝五钱　甘草五钱，炙

上为细末，每服三五钱，浆水二盏，煎至一盏，去滓，热服，甚者三四服，微者三服。

太阳经动下利，为鹜溏，大肠不能禁固，卒然而下，成小泊光色，其中或有硬物，欲起而又下，欲了而不了，小便多清，此寒也，宜温之，春夏桂枝汤，秋冬白术汤。

**桂枝汤**

桂枝　白术　芍药各半两　甘草二钱，炙

上剉，每服半两，水一盏，煎至七分，去滓，取清，宜温服之。

**白术汤**

白术　芍药各三钱　干姜半两，炮　甘草二钱，炙

上剉为粗末，如前煎服之。甚者，去干姜，加附子三钱，辛能发也。

治厥阴经动为泻利者，寸脉沉而迟，手足厥逆，下部脉不至，咽喉不利，或涕唾脓血，泻痢不止者，为难治，宜升麻汤或小续命汤以发之。法曰：谓表邪缩于内，故下痢不止，当散表邪于四肢，布于络脉外，无其邪，则脏腑自安矣。

诸泻利入胃，名曰溢饮，滑泄，渴能饮水，水下复泻，而又渴，此无药证，当灸大椎。

诸泻利久不止，或暴下者，皆太阴受病，故不可离于芍药。若不受湿，不能下利，故须用白术。是以圣人立法，若四时下痢，于芍药、白术内，春加防风，夏加黄芩，秋加厚朴，冬加桂、附。然更详外证寒热处之，如里急后重，须加大黄，如身困倦，须加白术，如通身自汗，逆冷，气息微，加桂、附以温之，如或后重，脓血稠黏，虽在盛冬，于温药内亦加大黄。

诸下利之后，小便利而腹中虚痛不可忍者，此谓阴阳交错不和之甚也，当服神效越桃散。

**神效越桃散**

大栀子三钱　高良姜三钱

上和均，每服三钱，米饮或酒调下，其痛立效。

治大便后下血，腹中不痛，谓之湿毒下血，宜服黄连汤。

**黄连汤**

黄连去须　当归各半两　甘草三钱，炙

上㕮咀，每服五钱，水一盏，煎至七分，食后温服。

治大便后下血，腹中痛者，谓热毒下血，当服芍药黄连汤。

**芍药黄连汤**

芍药　当归　黄连各半两　大黄一钱　桂淡味，半钱　甘草二钱，炙

上㕮咀，每服半两，同前煎服。如痛甚者，调木香、槟榔末一钱服之。

治久病肠风，痛痒不任，大便下血，宜服地榆汤。

**地榆汤**

苍术去皮，四两　地榆二两

上㕮咀，每服一两，水一盏，煎至七分，食前。多服除根。

治湿泻，茯苓汤。

**茯苓汤**

白术一两　茯苓去皮，七钱半

上㕮咀，水煎一两，食前服。食入而泻，谓胃中有宿谷也，当加枳实五钱。酒入而泻，湿热泻也，加黄芩五钱。

治寒积痢，男子妇人小儿皆不问，赤白或清痢如水，不后重者，寒也。经云：澄澈清冷，皆属于寒。皆为虚寒中有积，宜附子、巴豆之类下之，见利则愈，空心服。

治泻利久，脏腑不止，虚滑，谷不化，用苍术汤下桃花丸。

**苍术汤**

苍术二两　防风一两

上剉为细末，用水一碗，煎至一大盏，绞清汁，下桃花丸八十丸，立愈。

如小便涩少，以五苓散下桃花丸或赤白石脂丸，小便利则愈。

太阳为协热利，凉膈散主之。阳明为痼瘕，进退大承气汤主之，《珍珠囊》中有。少阳风气自动，其脉弦，大柴胡汤主之。太阴湿胜濡泻，不可利而可温，四逆汤主之。少阴蛰封，不动禁固，可涩，赤石脂丸、干姜汤主之。厥阴风泄，以风治风，小续命汤、消风散主之。

治下痢脓血，里急后重，日夜无度，导气汤。

**导气汤**

芍药一两　当归五钱　大黄　黄芩各一钱半　黄连　木香各一钱　槟榔一钱

上为末，每服三五钱，水一盏，煎至七分，去滓，温服。如未止，再服，不后重，则止。

**杂例**

溲而便脓血者，大肠泄也。脉五至之上洪者，宜以七宣丸。如脉平者，立秋至春分，宜香连丸，春分至立秋，宜芍药檗皮丸。四季通用，宜加减平胃散、七宣丸之类。后宜服此药，去其余邪，兼平胃气。

**芍药蘗皮丸**

芍药　黄蘗各等分

上为细末，醋糊为丸，如桐子大，每服五七十丸至二百丸，温水下，食前服。

**加减平胃散**

白术　厚朴　陈皮各一两　甘草七钱　槟榔三钱　木香三钱　桃仁　黄连　人参　阿胶各半两　白茯苓去皮，半两

上为细末，同平胃散煎服。血多，加桃仁。泄，加黄连。小便涩，加茯苓。气不下，后重，加槟榔、木香。腹痛，加芍药、甘草。脓，加阿胶。湿，加白术。脉洪，

加大黄。

四时以胃气为本，久下血痢，则脾虚损，而血不流于四肢，入于胃中为血，宜滋养脾胃则愈。

夫五泄之病，其治法各不同者，外证各异也。胃泄者，饮食不化，色黄，承气汤下。脾泄者，腹胀满，泄注，食即呕吐逆，建中及理中汤。大肠泄者，食已窘迫，大便色白，肠鸣切痛，干姜附子汤。小肠泄者，溲便脓血，少腹痛，承气汤。大瘕泄者，里急后重，数至圊而不能便，足少阴是也，茎中痛，急利小便。此五泄之病也。胃、小肠、大瘕三证，皆清凉饮子主之，其泄自止，后厥阴、少阴二证，另有治法。厥阴证，加甘草，谓主茎中痛，是肝也，《内经》曰：肝苦急，急食甘以缓之。少阴证，多里急后重，故加大黄，令急推过，物去则轻矣，《内经》曰：因其重而减之。又曰：在下者，引而竭之。又有太阴、阳明二经证，当进退大承气汤主之。太阴证，不能食，当先补而后泻之，乃进药法也，先煎厚朴半两，俱依本方加制，水一盏半，煎至一半服之。若三两服后未已，胃有宿食不消，又加枳实二钱，同煎服。三两服，泄又未已，如稍加食，尚有热毒，又加大黄三钱推过，泄止住药。如泄未止，谓肠胃有久尘垢滑黏，加芒硝半合，宿垢去尽，则愈矣。阳明证，能食是也，当先泻而后补，谓退药法也。先用大承气汤五钱，水一盏，依前法煎至七分，稍热服。如泄未止，去芒硝。后稍热退，减大黄一半，煎两服。如热气虽已，其人必腹满，又减去大黄，枳实厚朴汤，又煎三两服。如是腹胀满退，泄亦自愈，后服厚朴汤数服而已。

又，寒热水泄之例于后。泄者，一也，总包五法，谓之六义，曰六解。《难经》有五泄，叔和云湿多成五泄，仲景解四经，泄利有不可汗、有不可下者，可吐、可灸者。仲景随经，自言之：假令渴，引饮者，是热在膈上。水多入，则下膈，入胃中。胃经本无热，不胜其水，名曰水恣，故使米谷一时下。此证当灸大椎三五壮，立已，乃泻督也。如用药，乃使车前子、雷丸、白术、茯苓之类，可选用之，五苓散也可。又有寒泄者，大腹满而泄。又有鹜溏者，是寒泄也。鸭溏者，大便如水，中有少结粪者是也。如此者，当用升麻、附子、干姜之类是也。

又，法曰：泄有虚实寒热。虚则无力，黏衣，不便已泄出，谓不能禁固也。实则数至圊而不能便，俗云虚坐努责是也，里急后重，皆依前法，进退承气汤主之。一说，《素问》云：春伤于风，夏必飧泄。又云：久风为飧泄者，乃水谷不化而完出尔，非水入胃而成此证，非前水恣也。此一证，不饮水而谷完出，名曰飧泄，治法于后。先以宣风散导之，出钱氏方中四味者是也，后服苍术防风汤。

**苍术防风汤**

苍术去皮，四两　麻黄去根节，四两　防风去芦苗，五钱

上为粗末，每服一两，生姜七片，水二盏，煎至一盏，去滓，温服。

泄止后，服椒术丸。

**椒术丸**

苍术二两　小椒一两，去目，炒

上为极细末，醋糊为丸，如桐子大，每服二十丸或三十丸，食前温水下。一法，恶痢久不愈者，加桂。如小儿病，丸如黍米大。

**地榆芍药汤**　治泻利脓血，乃至脱肛。

苍术一两　地榆二两　卷柏三两　芍药三两

上㕮咀，每服一两，水一大盏半，煎至一半，温服。病退药止。

五泄乃分三节，初说暴，次说中，后说久泄，此说在《难经·二十二难》。是三节内包十五法，初以暴药，中以的对证药后，疾得中也，末治久泄法，仲景论厥阴经治法是也。

治久泄法，先进缩煎小续命汤，是发其汗，使邪气不能以外侵于内，然后治其利。秋冬间下利，风吐论中加减厚朴丸，大效。

凡脏腑之秘，不可一例治疗。有虚秘，有实秘，胃实而秘者，能饮食，小便赤，当以麻仁汤、七宣丸之类主之，胃虚而秘者，不能饮食，小便清利，厚朴汤主之。

**厚朴汤**

厚朴姜制，五两　白术五两　半夏二两　枳实一两，炒　陈皮去白，二两　甘草二两，炙

上为粗末，每服三五钱，水一盏半，生姜五片、枣三枚，煎至一盏，去滓，温服，空心。

实秘者，物也。虚秘者，气也。

**平胃丸**　治病久虚弱，厌厌不能食，而脏腑或秘或溏。此胃气虚弱也，当服和中消痰去湿，及厚肠胃，进饮食。

厚朴一两　白术一两二钱　陈皮八钱，去白　木香一钱　生半夏汤洗，一两　槟榔二钱　枳实五分　甘草三钱，炙

上为细末，姜汁浸蒸饼为丸，桐子大，每服三五十丸，生姜汤或温水下。

## 心痛论第二十

论曰：诸心痛者，皆少阴厥气上冲也。有热厥心痛者，身热足寒，痛甚则烦躁而吐，额自汗出，知为热也，其脉洪大。当灸太溪及昆仑，谓表里俱泻之，是谓热病汗不出，引热下行，表汗通身而出者，愈也。灸毕，服金铃子散，痛止，服枳术丸，去其余邪也。有大实心中痛者，因食时受气，卒然发痛，大便或秘久而注，闷，心胸高起，按之愈痛，不能饮食。急以煮黄丸利之，利后以藁本汤去其余邪。有寒厥心痛者，手足逆而通身冷汗出，便利溺清，或大便利而不渴者，气微力弱，急以术附汤温之。寒厥暴痛，非久病也，朝发暮死，当急救之。是知久痛无寒，而暴痛非热。

治热厥心痛，或发或止，久不愈者，当用金铃子散。

**金铃子散**

金铃子　玄胡各一两

上为细末，每服三钱，酒调下。

**煮黄丸**　大实心痛。

雄黄一两，研　巴豆五钱，去皮，生用，研细，入雄黄末内

上再研二味，白面二两同和，再研均，滴水丸如桐子大，每服时，先煎浆水令沸，下药二十四丸，煮一二十沸，捞入冷浆水，沉冷，一时服二丸，一日二十四丸，加至以利为度，用浸药水送下。

此治胁下痃癖痛，如神！

治大实心痛，大便已利，宜藁本汤，彻其余毒。

**藁本汤**

藁本五两　苍术一两

上为粗末，每服一两，水二盏，煎至一盏，温服清。

治寒厥暴痛，脉微气弱，宜术附汤。

**术附汤**

附子一两，煮，去皮脐，细切半两　白术一两　甘草二两，炙

上为粗末，入附子，令均，每服三钱，水一大盏半，入生姜五片、枣一枚（劈破），同煎至一盏，去滓，温服，食前。

此药又治风湿相抟，身重痛烦，不能转侧，不呕不渴，大便坚硬，小便自利，及风虚而目眩重者，不知食味，嗳气。补中，助阳气，止自汗。

治男子妇人心经搐热，如痫病状，宜服妙香丸。风痫者，煎羌活为引，下妙香丸。血痫，当归汤引下。

刺心痛者，列之于后。真心痛，手足青至节，痛甚，旦发夕死，夕发旦死。心痛腹胀，涩涩然大便不利，取足太阴。心痛引腰脊，欲呕，刺足少阴。心痛引少腹，满，上下无常处，便溺难，刺足厥阴。心痛短气，刺手太阴。心痛，当九节刺之，立已，不已，上下求之，得之则已，按经三法。心痛与背相接，善恐，如从后触其心，伛偻者，肾心痛也，先刺绝骨、昆仑，不已，刺合谷。心痛腹胀胸满，心尤痛者，胃心痛也，刺大都、太白二穴。心痛如锥刺，乃脾心痛也，刺然谷、太溪。心痛苍然如死状，终日不得休息，乃肝心痛，取行间、太冲。心痛卧若徒居，心痛间，动作益痛甚者，其色不变，此肺心痛也，刺鱼际、太渊。宣通气行，无所凝滞，则病愈也。

太溪穴，足少阴肾经，土也，为输，在足内踝后跟骨上陷中，可灸三壮、五七壮，此泻厥热心痛。昆仑，足太阳膀胱经，水也，在足外踝后跟骨上陷中，可灸三壮或五七壮，亦可泻厥热心痛。

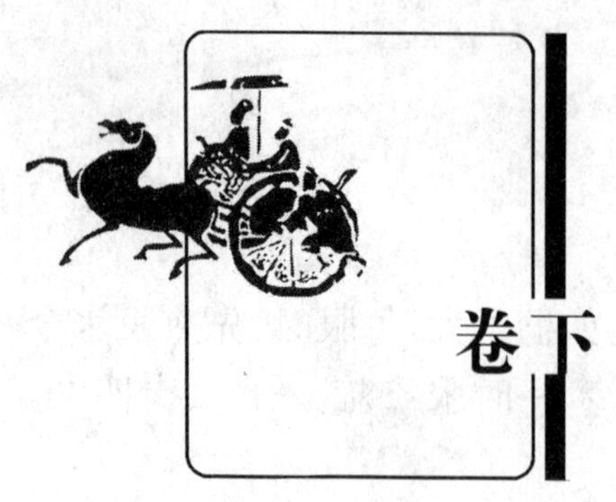

# 卷下

河间处士刘完素守真　述
新安吴勉学师古　校

## 咳嗽论第二十一

论曰：咳谓无痰而有声，肺气伤而不清也。嗽是无声而有痰，脾湿动而为痰也。咳嗽谓有痰而有声，盖因伤于肺气，动于脾湿，咳而为嗽也。

脾湿者，秋伤于湿，积于脾也，故《内经》曰：秋伤于湿，冬必咳嗽。大抵素秋之气宜清，频反动之，气必上冲而为咳，甚则动于脾湿，发而为痰焉。是知脾无留湿，虽伤肺气，而不为痰也。有痰，寒少而热多。

故咳嗽者，非专主于肺而为病，以肺主皮毛而司于外，故风寒先能伤之也。《内经》曰：五脏六腑皆能令人咳，非独肺也，各以其时主之而受病焉，非其时，各传而与之也。所病不等，寒暑燥湿风火六气，皆令人咳嗽。唯湿病痰饮入胃，留之而不行，上入于肺，则为咳嗽。假令湿在于心经，谓之热痰，湿在脾经，谓之风痰，湿在肺经，谓之气痰，湿在肾经，谓之寒痰。

所治不同，宜随证而治之。若咳而无痰者，以辛甘润其肺。故咳嗽者，治痰为先，治痰者，下气为上，是以南星、半夏，胜其痰而咳嗽自愈，枳壳、陈皮，利其气而痰饮自除。咳而能食者，大承气汤微下之，少利为度。咳而不能食者，厚朴汤治之。夏月嗽而发热者，谓之热痰嗽，小柴胡四两加石膏一两、知母半两用之。冬月嗽而发寒热，谓之寒嗽，小青龙加杏仁服之。然此为大例，更当随证随时加减之，量其虚实。此治法之大体也。蜜煎生姜汤、蜜煎橘皮汤、烧生姜、胡桃，此者皆治无痰而嗽者，当辛甘润其肺故也。如但用青陈皮药，皆当去白。《本草》云：陈皮味辛，理上气，去痰气滞塞，青皮味苦，理下气，二味俱用，散三焦之气也。故《圣济》云：陈皮去痰，穰不除即生痰。麻黄发汗，节不去而止汗。

**水煮金花丸**　治风痰热咳嗽，其脉弦，面青，四肢满闷，便溺秘涩，心多躁怒。

南星　半夏各一两，生用　天麻五钱　雄黄三钱　白面三两　寒水石一两，烧存性

上为细末，滴水为丸，每服五七十丸至百丸，煎浆水沸，下药煮，令浮为度，漉出，淡浆水浸，另用生姜汤下。或通圣加半夏，及《局方》中川芎丸、防风丸皆可用也。

**小黄丸** 治热痰咳嗽，脉洪面赤，烦热心痛，唇口干燥，多喜笑，宜小黄丸。

南星汤洗 半夏洗。各一两 黄芩一两半

上为细末，生姜汁浸，蒸饼为丸，桐子大，每服五十丸至七十丸，食后姜汤下。及小柴胡汤中加半夏亦可。

**白术丸** 治湿痰咳嗽，脉缓面黄，肢体沉重，嗜卧不收，腹胀而食不消化，宜白术丸。

南星 半夏俱汤洗，各一两 白术一两半

上为细末，面糊为丸，桐子大，每服五七十丸，生姜汤下。及《局方》中防己丸亦可用。

**玉粉丸** 治气痰咳嗽，脉涩面白，上喘气促，洒淅恶寒，愁不乐，宜服之。

南星 半夏俱洗，各一两 官桂去皮，一两

上为细末，面糊为丸，如桐子大，每服五七十丸，生姜汤下，食后。及《局方》中防己丸亦可。玉粉丸加减在后。心下痞者，加枳实五钱。身热甚者，加黄连五钱。体重者，加茯苓一两。气上逆者，加葶苈五钱。喘促者，加人参、桔梗各五钱。浮肿者，加郁李仁、杏仁各五钱。大便秘者，加大黄五钱。

**双玉散** 治痰热而喘，痰涌如泉。

寒水石 石膏各等分

上为细末，煎人参汤调下三钱，食后服。

**治痰千缗汤**

半夏生，末，二两 大皂角去皮弦，半两，剉

上同于绢袋中盛之，用水三升，生姜七大片，同煎至一半，以手操洗之，取清汁，分作三服，食后并服。二服效。

**防风丸** 治痰嗽，胸中气不清利者。枳术丸亦效。

防风半两 枳壳半两，去穰，麸炒 白术一两

上为细末，烧饼为丸，每服五七十丸，生姜汤下。

**天麻丸**

天麻一两 半夏 南星各一两 雄黄少许

上以白面二两，滴水为丸，如桐子大，每服五十丸至百丸，煎淡浆水令沸，下药，煮十余沸，漉出，食前生姜汤下。

**利膈丸** 主胸中不利，痰嗽喘促，利脾胃壅滞，调秘泻藏，推陈致新，消进饮食，治利膈气之胜药也。

木香一钱半 槟榔一钱半 人参三钱 当归二钱 藿香一钱半 大黄酒浸，焙，一两 厚朴姜制，三两 枳实一两，炒 甘草三钱，炙

上为细末，滴水为丸，如桐子大，每服三五十丸，食后。诸饮皆下。

**款气丸** 治久嗽痰喘，肺气浮肿。

青皮去白 陈皮去白 槟榔 木香 杏仁去皮尖 郁李仁去皮 茯苓 泽泻 当归 茂炮 马兜铃 苦葶苈以上各三两 人参 防已各五钱 牵牛取头末，一两

上为细末，生姜汁、面糊为丸，如桐子大，每服一二十丸，加至五七十丸，生姜汤下，食后服。

**玉粉丸** 治痰结咽喉不利，语音难出。

半夏洗，五钱 草乌一字，炒 桂一字，炙

上同为末，生姜汁浸，蒸饼为丸，如鸡头大，每服一丸，至夜含化。多岁不愈者亦效。

**枳壳汤** 治久痰，胸膈不利者，多上焦发热。

枳壳麸炒，去穰，二两 桔梗三两 黄芩一两半

上同剉，每日早用二两半，水三盏，煎至二盏，匀作三服，早时一服，中时一服，临卧时一服。三日七两半药服尽，服生半夏汤。

**生半夏汤**

半夏不以多少，洗七遍，切作片子

上，每服称三钱，水一盏半，入生姜五大片，同煎至一盏，和滓，食后服，一日三二服。服三日毕，再服枳术丸，尽其痰为度。论曰：先消胸中气，后去膈上疾，再服枳术丸，谓首尾合，尽消其气，谓令痰不复作也。

**清镇丸** 治热嗽。

小柴胡汤内加人参一倍、青黛半两。

上为细末，面糊为丸，如桐子大，每服五十丸，生姜汤下。

**半夏丸** 治因伤风而痰作喘逆，兀兀欲吐，恶心欲倒。

半夏二两，汤洗，切 雄黄研，三钱

上同为末，生姜汁浸，蒸饼为丸，桐子大，每服三十丸，生姜汤下。已吐，加槟榔三钱。

**白术散** 治夏暑大热，或醉饮冷，痰湿滑，膈不利。

白术 茯苓 半夏洗 黄芩各等分

上为粗末，每服五钱至七钱，水二盏，入生姜十片，煎至一盏，去滓，调陈皮末一钱、神曲末一钱，食后服。

法曰：大热大饮，盖酒味热而引饮冷，冷与热凝于胸中不散而成湿，故痰作矣。甚者宜吐之，吐后服五苓、甘露胜湿去痰之剂。

**白术汤** 治痰潮上如涌泉，久不可治者。

白术 白茯苓 半夏等分

上为末，每服半两，病大者一两，水二盏，生姜七片，煎至一盏，取清，调神曲

末二钱，顿服之。病甚者，下玉壶丸一百丸，大效，永除根。

**天冬丸**　治妇人喘，手足烦热，骨蒸寝汗，口干引饮，面目浮肿。

天门冬十两，去心，称　麦冬去心，八两　生地黄三斤，取汁为膏子

上二味为末，膏子和丸，如桐子大，每服五十丸，煎逍遥散送。逍遥散中去甘草，加人参。或服王氏《博济方》中人参荆芥散亦可。如面肿不已，经曰面肿曰风，故宜汗，麻黄、桂枝可发其汗，后服柴胡饮子，去大黄。

论曰：治脏者，治其俞，治腑者，治其合，浮肿者，治其经。治俞者，治其土也，治合者，亦治其土也，如兵家围魏救赵之法也。

## 虚损论第二十二

论曰：虚损之疾，寒热因虚而感也。感寒则损阳，阳虚则阴盛，损自上而下，治之宜以辛甘淡，过于胃，则不可治也。感热则损阴，阴虚则阳盛，故损自下而上，治之宜以苦酸咸，过于脾，则不可治也。

自上而损者，一损损于肺，皮聚而毛落，二损损于心，血脉虚少，不能荣养脏腑，妇人月水不通，三损损于胃，饮食不为肌肤。自下而损者，一损损于肾，骨痿不能起于床，二损损于肝，筋缓不能自收持，三损损于脾，饮食不能消克。论曰：心肺损而色蔽，肾肝损而形痿，谷不能化而脾损。感此病者，皆损之病也。渐渍之深，皆虚劳之疾也。

**四君子汤**　治肺损而皮聚毛落，益气可也。

白术　人参　黄芪　茯苓各等分

上为粗末，每服五六钱至十钱，水一盏，煎至七分，去滓，食远温服。

**八物汤**　治心肺虚损，皮聚而毛落，血脉虚损，妇人月水衍期，宜益气和血。

白术　人参　黄芪　茯苓　川芎　熟地黄　当归　芍药各等分

上为粗末，每服五七钱，水一盏，煎至七分，去滓，食后温服。

**十全散**　治心肺虚损及胃，饮食不为肌肤，宜益气和血调饮食。

白术　人参　黄芪　茯神　桂枝　熟地黄　当归　芍药　川芎　甘草各等分

上为末，加生姜、枣同煎，水一大盏，药五钱，煎至七分，食前，日三服。

**金刚丸**　治肾损，骨痿不能起于床，宜益精。

萆薢　杜仲炒，去丝　苁蓉酒浸　菟丝子酒浸。各等分

上为细末，酒煮猪腰子为丸，每服五七十丸，空心酒下。

**牛膝丸**　治肾肝虚损，骨痿不能起于床，筋缓不能收持，宜益精缓中。

牛膝酒浸　萆薢　杜仲炒，去丝　苁蓉酒浸　防风　菟丝子　白蒺藜各等分　桂半之

上为细末，酒煮猪腰子捣丸，桐子大，空心酒下五七十丸。

**煨肾丸**　治肾肝损及脾损，谷不化，宜益精缓中消谷。

牛膝　萆薢　杜仲　苁蓉　菟丝子　防风　白蒺藜　胡芦巴　破故纸各等分　桂半之

上和剂，服饵如金刚丸法。腰痛不起者，甚效。

黑地黄丸加五味子，名肾气丸，治阳盛阴虚，脾肾不足，房室虚损，形瘦无力，面多青黄，而无常色，宜此药养血益肾。

**肾气丸**

苍术一斤，米泔浸　熟地黄一斤　川姜冬一两，夏五钱，春七钱　五味子半斤

上为细末，枣肉为丸，如桐子大，每服一百丸至二百丸，食前米饮下，或酒。治血虚又痔，甚效。

经曰：肾苦燥，急食辛以润之，开腠理，致津液，通气。五味子味酸，故酸收之。此虽阳盛，不燥热，乃是五藏虚损于内，故可益血收气也。此药类象神品药也。

治阳虚阴盛，心肺不足，宜八味丸。若形体瘦弱无力，多困倦怠，阴阳先损，夏月地黄丸，春秋宜肾气丸，冬月宜八味丸。

## 消渴论第二十三

论曰：消渴之疾，三焦受病也，有上消、中消、肾消。上消者，上焦受病，又谓之膈消，肺也，多饮水而少食，大便如常，或小便清利，知其燥在上焦也，治宜流气润燥。中消者，胃也，渴而饮食多，小便黄，经曰热能消谷，知热在中，法云宜下之，至不欲饮食则愈。肾消者，病在下焦，初发为膏淋，下如膏油之状，至病成而面色黧黑，形瘦而耳焦，小便浊而有脂，治法宜养血以肃清，分其清浊，而自愈也。

法曰：上燥而渴，辛甘而补，用润肺，故可用蜜煎生姜汤，大器顿之，时时呷之。法云：心肺之病，莫厌频而少饮。《内经》云：补上治上宜以缓。又曰：辛以润之，开腠理，致津液，津液通则肺气下流，故气下火降而燥衰矣，其渴乃止。又，经曰：二阳结为消。王注曰：二阳结于胃及大阳，俱热也。肠胃燥热，则善消水谷。用甘辛降火之剂，黄连末一斤，生地黄自然汁、白莲花藕自然汁、牛乳各一斤，熬成膏子，黄连末为丸，如桐子大，每服三十丸，少呷温水送下，日进十服，渴病立止。

治上焦膈消而不欲多食，小便清利，宜小柴胡汤，或加白虎汤，或钱氏方中地骨皮散内加芍药、黄芪、石膏、黄芩、桔梗之类是也。

**人参石膏汤**　治膈消，上焦烦渴，不欲多食。

人参半两　石膏一两　知母七钱　甘草四钱

上为粗末，每服五钱至七钱，水煎，食后温服。

**顺气散**　治中消，热在胃而能食，小便赤黄。

厚朴姜制，一两　大黄四两　枳实二钱，炒

上剉，每服五钱，水煎，食远服。微利之为效，不可多利。服此药渐渐利之，

不欲多食则愈。

**茴香散**　治肾消病，下焦初病，小便如油膏。

茴香炒　苦楝炒

上为细末，每服二钱，食前服。

**八味丸**　治肾消大病。

加减法：本方内倍加山药外，桂、附从四时加减。假令方内桂、附一两，春各用三钱，夏用一钱，秋用五钱，冬全用一两。

**珍珠粉丸**　治白淫，梦泄，遗精及滑出而不收。

黄檗一斤，于新瓦上烧令通赤为度　真蛤粉一斤

上为细末，滴水丸如桐子大，每服一百丸，空心酒下。

法曰：阳盛乘阴，故精泄也，黄檗降火，蛤粉咸而补肾阴也。又治思想无穷，所愿不得之证。

**竹笼散**　治消渴。

五灵脂　黑豆去皮脐

上等分，为细末，每服三钱，冬瓜汤调下，无冬瓜，苗叶皆可，日二服。小渴，二三服效。渴定，不可服热药，唯服八味丸，去附子，加五味子。

## 肿胀论第二十四

《灵枢·胀论》云：帝问岐伯胀形如何？岐伯曰：夫心胀者，烦心短气，卧不安。肺胀者，虚满而喘咳。肝胀者，胁下满而痛引小腹。脾胀者，善哕，四肢烦悗，体重，不能胜衣，卧不安。肾胀者，腹满引背央央然，腰髀痛。六腑胀：胃胀者，腹满，胃脘痛，鼻闻焦臭，妨于食，大便难。大肠胀者，肠鸣而痛濯濯，冬日重感于寒，则飧泄食不化。小肠胀者，小腹䐜胀，引腰而痛。膀胱胀者，小腹气满而气癃。三焦胀者，气满于皮肤中，轻轻然而不坚。胆胀者，胁下痛胀，口苦，善太息。又，水胀篇云：帝问岐伯水胀何如？答曰：水始起也，目窠上微肿，如新卧起之状，其颈脉动，时咳，阴股间寒，足胫肿，腹乃大，其水已成矣。以手按其腹，随手而起，如裹水之状，此其候也。

帝曰：肤胀何如？岐伯曰：肤胀者，寒气客于皮中，鼟鼟然不坚，腹大，身尽肿，皮厚，按其腹，窠而不起，腹色不变，此其候也。鼓胀何如？答曰：腹胀，身皆大，大与肤胀等也，色苍黄，腹筋起，此其候也。肠覃何如？答曰：寒气客于肠外，与卫相抟，气不得荣，因有所系，辟而内着，恶气乃起，瘜肉生。其始生也，大如鸡子，稍以益大，至其成，如怀子状，久者离岁，按之则坚，推之则移，月事以时下，此其候也。石瘕何如？答曰：石瘕生于胞中，寒气客于子门，子门闭塞，气不通，恶血当泻不泻，衃以留止，日久益大，状如怀子，月事不时，皆生于女子，可导而下。

帝曰：肤胀、鼓胀可刺耶？岐伯曰：先泻其胀之血络，复调其经，刺去其血络可也。经云：平治权衡，去菀陈莝，开鬼门，洁净府。平治权衡者，察脉之浮沉也。去菀陈莝者，疏涤肠胃也。开鬼门、洁净府者，发汗利小便也。又，鼓胀之病，治以鸡屎醴也。

《名医》云：其肿，有短气不得卧，为心水，两胁痛，为肝水，大便鸭溏，为肺水，四肢皆肿，为脾水，腰痛足冷，为肾水，口苦咽干，为胆水，乍虚乍实，为大肠水。各随其经络，分其内外，审其脉证而别之。夫有风水、皮水、石水、黄汗，归各脏以论之。风合归肝，皮合归肺，黄汗归脾，石水归肾。风水脉浮，必恶风，皮水脉亦浮，按下没指，石水脉沉，腹满不喘，黄汗脉沉迟，发热而多涎，久而不愈，必致痈脓。水肿脉浮带数，即是虚寒潜止其间，久必沉伏，沉伏则阳虚阴实，为水必矣，要知水脉必沉是也。论曰：脉出者死，与病不相应也。诸唇黑则伤肝，缺盆盈平则伤心，脐出则伤脾，足平则伤肾，背平则伤肺，此五者，必不可疗也。

治法云：腰以上，宜发汗，腰以下，利小便。钱氏论虚实腹胀，实则不因吐泻、久病之后，亦不因下利。胀而喘急闷乱，更有痰，有热及有宿食不化而胀者，宜服大黄丸、白饼子、紫霜丸下之。更详认大小便，如俱不通，先利小便，后利大便。虚则久病、吐泻后，其脉微细。肺主目胞，胞虚肿，手足冷，当先服塌气丸，后服异功散及和中丸、益黄散温其气。因于气肿者，橘皮煎丸。因于湿为肿，煎防己黄芪汤调五苓散。因于热为肿者，服八正散。又一法，燥热于肺为肿者，乃绝水之原也，当清肺除燥，水自生矣，于栀豉汤中加黄芩。如热在下焦，阴消，使气不得化者，当益阴，则阳气自化也，黄檗、黄连是也。

五脉论五水灸法：青水灸肝井，赤水灸心荥，黄水灸脾俞，白水灸肺经，黑水灸肾合。

妇人蛊胀无脉，烧青丸，五皮散亦是。

论诸蛊胀者有二，肿若从胃，则旦食而不能夜食，旦则不胀而夜则胀者也，若水肿证，濡泄者是也。《内经》曰：蛊胀之病，治以鸡屎醴，酒调服。

水肿之病，当开鬼门，洁净府也，白茯苓汤，治变水。

**白茯苓汤**

白茯苓　泽泻各二两　郁李仁二钱

上㕮咀，作一服，水一碗，煎至一半，常服无时，从少至多服。或煎得，澄入生姜自然汁在内，和面或作粥饭，作常食。

五七日后，觉胀下再中，以白术散。

**白术散**

白术　泽泻各半两

上为细末，每服三钱，煎茯苓汤调下。或丸亦可，服三十丸。

末治之药，服黄芪芍药建中之类，以调养之。平复后，忌房室、猪、鱼、盐、面等物。

治水气蛊胀，洁净府，楮实子丸。

**楮实子丸**

楮实子一斗，水二斗，熬成膏子　白丁香一两半　茯苓三两，去皮

上二味，为细末，同楮实子膏为丸，如桐子大，不计丸数，从少至多，服至小便清利及腹胀减为度。

后服中治药、末治药、调养药，疏启其中。忌甘、苦、酸、补。其下五补七宜。

取穴法：治肿治其经，治金火也。井、荥、输、经，阴经金也，金、木、水、火，阳经火也。

治肿，木香散。

**木香散**

木香　大戟　白牵牛各等分

上为细末，每服三钱，猪腰子一对，劈开，掺药在内，烧熟，空心服之。如左则塌左，右则塌右。

如水肿不能全去，于腹上涂甘遂末在绕脐满腹，少饮甘草水，其肿便去也。

治水肿，蝼蛄，去头尾，与葡萄心同研，露七日，曝干，为细末，淡酒调下。暑月湿，用尤佳。又方：枣一斗，锅内入水，上有四指，用大戟并根苗盖之遍，盆合之，煮熟为度，去大戟不用，旋旋吃无时。尽枣，绝愈，神效！

## 眼目论第二十五

论曰：眼之为病，在腑则为表，当除风散热，在脏则为里，宜养血安神。暴发者为表而易治，久病者在里而难愈。除风散热者，泻青丸主之，养血安神者，定志丸，妇人，熟地黄丸是也。或有体肥气盛，风热上行，目昏涩者，槐子散主之，此由胸中浊气上行也。重则为痰厥，亦能损目。常使胸中气清，无此病也。又有因目疾服药多而损气者，久之眼渐昏弱，乍明乍暗，不欲视物，此目少血之验也，熟干地黄丸、消风散、定志丸相须而养之。或有视物不明，见黑花者，此谓之肾气弱也，宜补肾水，驻景丸是也。或有暴失明者，谓眼居诸阳之会也，而阴反闭之，此风邪内满，当有不侧之疾也。翳膜者，风热重而有之，或瘫入眼，此肝气盛而发在表也。翳膜已生，在表明矣，当发散而去之。反疏利，则邪气内蓄，为翳则深也。邪气未定，谓之热翳而浮，邪气一定，谓之冰翳而沉。邪气牢而深者，谓之陷翳，当以焮发之物，使其邪气再动，翳膜乃浮，辅之退翳之药，则能自去也。病久者，不能速效，当以岁月除之。

**散热饮子**　治眼赤，暴发肿。

防风　羌活　黄芩　黄连各一两

上剉，每服半两，水二盏，煎至一盏，食后温服。如大便秘涩，加大黄一两。如痛甚者，加当归、地黄。如烦躁，不能眠睡，加栀子一两。

**川芎散** 治风热上冲，头目眩，热肿及胸中不利。

川芎 槐子各一两

上为细末，每服三钱，如胸中气滞不利，生姜汤调，目疾茶调。风热上攻，㕮咀一两，水煎，食后服。

**地黄汤** 治眼久病，昏涩因发，而久不愈者。

防风 羌活 黄芩 黄连 地黄 当归 人参 茯神各等分

上为粗末，每服五七钱，水一盏半，煎至一盏，去滓，温服，食后。

**槐子散**

槐子 黄芩 木贼 苍术各等分

上为细末，茶清调下，食后。

治眼生翳膜，及瘢入眼，焮赤已过者，泻青丸主之，当半减大黄。如大便秘，焮气未定，依方服之。

治冰翳久不去者，羚羊角散主之。

**羚羊角散**

羚羊角 升麻 细辛各等分 甘草半之

上为细末，一半为散，一半蜜为丸，如桐子大，每服五七十丸，以羚羊角散下之，食后临卧米泔水煎服。

**桔梗丸** 治太阳经卫虚血实，肿赤睑重，头中湿淫，肤脉睛痛，肝风盛，眼黑，肾虚。

桔梗一斤 牵牛头末，三两

上二味为末，炼蜜为丸，桐子大，每服四五十丸，加至百丸，食前温水下，日二服。

**金丝膏** 点眼药。

生姜四两，取汁 白沙蜜一斤，炼，去滓 猔猪胆汁三钱 黄连四两，捶，用水一斗浸，煎取五升

上先煎黄连水，后人姜汁，次入蜜，同煎，去沫净，次入下项药末。

脑子四钱 麝香三钱 硇砂四钱 硼砂三钱 轻粉五钱 熊胆四钱 青盐三钱

上极细末，搅匀，熬令稀膏，点眼。

**救苦丸** 治眼暴赤，发嗔，痛不可忍者。

黄连一两 当归二钱 甘草一钱

上同剉细，新汲水半碗浸一宿，以慢火熬，约至一半，以绵滤去滓，以净为妙，用火再熬作稠膏子为度，摊在碗上倒合，以物盖之，用熟艾一大弹子许，底下燃之，用艾熏膏子，艾尽为度，再入下项药。

朱砂一钱，飞 脑子半钱 乳香 没药等分

上同研极细末，入黄连膏内，搜和丸，如粟米大，每用二丸，点眼大角内，仰面卧，药化则起。

**宣毒散** 治眼发赤肿，毒气侵睛，胀痛。

盆硝 雄黄 乳香 没药各等分

上为极细末，以少许鼻内嗃之。

**宣风散** 治眼风毒发肿，鼻中欲嚏，嚏多大损而生疮。

川芎 甘菊各二钱 乳香 没药各一钱

上和匀，再研极细，以少许鼻内嗃之。

目能远视不能近视，《局方》中定志丸，目能近视不能远视，万寿地芝丸。

**万寿地芝丸**

生姜四两，焙 天门冬四两，去心 枳壳二两，去穰，炒 甘菊二两

上为细末，炼蜜为丸，如桐子大，茶清或温酒下一百丸，食后。此药能愈大风热。

**洗眼药**

诃子三两 黄丹四两 蜜八两 柳枝四十寸

上以河水两碗，熬至半碗，热水化洗之，石器内熬。

治眼赤瞎，以青埿蛆，不以多少，掏净晒干，末之，令害眼人仰卧，合目，用药一钱，散在眼上。须臾药行，待少时去药，赤瞎亦无。

治倒睫，无名异，末之，掺卷在纸中，作捻子，点着到药处，吹杀，以烟熏睫，自起。

## 疮疡论第二十六

论曰：疮疡者，火之属，须分内外，以治其本。《内经》曰：膏粱之变，足生大疔，其原在里，发于表也，受持如虚，言内结而发诸外。未知从何道而出，皆是从虚而出也。假令太阳经虚，从背而出，少阳经虚，从鬓而出，阳明经虚，从髭而出，督脉经虚，从脑而出。又，经曰：地之湿气，感则害人，皮肤筋脉其在外，盛则内行。若其脉沉实，当先疏其内，以绝其原也。其脉浮大，当先托里，恐气伤于内。有内外之中者，邪气至甚，遏绝经络，故发痈肿。经曰：营气不行，逆于肉理，乃生痈疽。此因失托里，及失疏通，又失和营卫也。

治疮之大要，须明托里、疏通、行营卫三法。托里者，治其外之内，疏通者，治其内之外，行营卫者，治其中也。内之外者，其脉沉实，发烦躁，内无焮赤痛，其邪气深于内也，故先疏通，以绝其原。外之内者，其脉浮数，焮肿在外，形证外显，恐邪气极而内行，故先托里。内外之中者，外无焮恶之气，内亦脏腑宣通，知其在经，当和营卫也。用此三法之后，虽未差，必无变证，亦可使邪气峻减而易痊愈。故经曰：诸痛疡疮，皆属心火。又曰：知其要者，一言而终，不知其要，流散无穷。

针灸法曰：凡疮疡可灸刺者，须分经络部分，血气多少，俞穴远近。若从背而

出，当从太阳五穴，随证选用，或刺或灸，泄其邪气，凡太阳，多血少气，至阴、通谷、束骨、昆仑、委中。从鬓而出者，当从少阳五穴，随证选用，少阳少血多气，窍阴、夹溪、临泣、阳辅、阳陵泉。从髭而出者，当从阳明五穴，随证选用，阳明多血多气，厉兑、内庭、陷谷、冲阳、解溪。从脑而出者，初觉脑痛不可忍，且欲生疮也，脑者髓之海，当灸刺绝骨，以泄邪气。髓者，舍也，故脉浮者，从太阳经，依前选用，脉长者，从阳明经，依前选用，脉弦者，从少阳经，依前选用。

论曰：诸经各有井荥俞经合，井主心下满及疮色青，荥主身热及疮赤色，俞主体重节痛，疮黄色，经主咳嗽寒热，疮白色，合主气逆而泄，疮黑色。随经病而有此证者，或宜灸宜针，以泄邪气。经曰：邪气内蓄，则肿热，宜砭射之也。《内经》曰：夫癖气之急者，宜以针开除之。气盛血聚者，宜石而泄之。王注曰：石，砭也，可以破大痈，出脓，今以排针代之。凡疮疡已觉微漫肿硬，皮肉不变色，脉沉不痛者，当外灸之，引邪气出而方止。如已有脓水者，不可灸，当刺之。浅者，亦不可灸。经曰：陷者灸之。如外微觉木硬而不痛者，当急灸之，是邪气深陷也。漫者不可灸，慎之！

诸病疡疮，如呕者，是湿气浸于胃也，药中宜倍加白术服之。

**内疏黄连汤** 治呕哕心逆，发热而烦，脉沉而实，肿硬木闷，而皮肉不变色，根深大，病在内，脏腑秘涩，当急疏利之。

黄连 芍药 当归 槟榔 木香 黄芩 山栀子 薄荷 桔梗 甘草以上各一两 连翘二两

上除槟榔、木香二味为细末外，并剉，每服一两，水一盏半，煎至一盏，先吃一二服。次每服加大黄一钱，再服加二钱，以利为度。

如有热证，止服黄连汤。大便秘涩，加大黄。觉无热证，少煎内托复煎散，时时服之。如实无热，及大小便通，止服复煎散。稍有热证，却服黄连汤，秘则加大黄。如此内外皆通，营卫和调，则经络自不遏绝矣。

治肿焮于外，根盘不深，形证在表，其脉多浮，痛在皮肉，邪气盛则必侵于内，急需内托，以救其里也，服内托复煎散。

**内托复煎散**

地骨皮 黄芪 芍药 黄芩 白术 茯苓 人参 柳桂味淡者 甘草 防己 当归以上各一两 防风二两

上㕮咀，先煎苍术一斤，用水五升，煎至三升，去术滓，入前药十二味，再煎至三四盏，绞取清汁，作三四服，终日服之。又煎苍术滓为汤，去滓，依前煎服十二味滓。此除湿，散郁热，使胃气和平。如或未已，再作半料服之。若大便秘及烦热，少服黄连汤。及烦热已过，却服复煎散半料。如此，使营卫俱行，邪气不能内侵也。

治诸疮疡，脏腑已行，如痛不可忍者，可服当归黄芪汤。并加减在后。

**当归黄芪汤**

当归　黄芪　地黄　地骨皮　川芎　芍药等分

上㕮咀，每服一两，水一碗，煎至五分，去滓，温服。如发热者，加黄芩。烦热，不能卧者，加栀子。如呕，是湿气侵胃也，倍加白术。

**膏药方**

好芝麻油半斤　当归半两　杏仁四十九个，去皮　桃柳枝各四十九条，长四指

上，用桃柳二大枝，新绵一叶包药，系于一枝上，内油中，外一枝，搅于铁器内，煎成，入黄丹三两，一处熬，水中滴成不散如珠子为度。

治金丝疮，一云红丝瘤，其状如线，或如绳，巨细不等，经所谓丹毒是也，但比熛毒不甚广阔。人患此疾，头手有之，下行至心则死，下有之，上往亦然。当于疮头截经而刺之，以出血，后嚼萍草根涂之，立愈。

**苦杖散**　治从高坠下，涎潮昏冒，此惊恐得也。

苦杖不以多少

上为细末，热酒调下。如产后瘀血不散或聚血，皆治之。

**夺命散**　治疔疮。

乌头尖　附子底　蝎梢　雄黄各一钱　蜈蚣一对　硇砂　粉霜　轻粉　麝香　乳香各半钱　信二钱半　脑子少许

上为细末，先破疮，出恶血毕，以草枝头将纸带入于内，以深为妙。

**木香散**　治疮难消，不能作脓，痛不止。

地骨皮一两，去上皮　木香半两　穿山甲二钱半，炙黄　麝香一字

上为细末，酒调下三钱。及小儿斑后生痈，米饮调下，效如神。

治疔疮，毒气入腹，昏闷不食。

紫花地丁　蝉壳　贯众各半两　丁香　乳香各一钱

上为细末，每服二钱，温酒调下。

治恶疮有死肉者，及追脓。

白丁香　轻粉　粉霜　雄黄　麝香各一钱　巴豆三个，去油

上同研细，新饭和作锭子用之。

**如神三生散**　治诸疮疼痛，不变肉色，漫肿光色，名曰附骨痈。

露蜂房　蛇蜕皮　头发洗净。各等分

三味烧灰存性，研细，酒调，三钱。

治膀胱移热于小肠，上为口糜，好饮酒人，多有此疾，当用导赤散、五苓散各半两，煎服。

**半夏散**　治少阴口疮。若声绝不出者，是风寒遏绝，阳气不伸也。

半夏一两，制　桂一字　草乌头一字

上同煎一盏水，作二服，其效如神。

**甘矾散** 治太阴口疮。

生甘草一寸 白矾一栗子大

上噙化，咽津。

**乳香散** 治赤口疮。

乳香 没药各一钱 白矾飞，半钱 铜绿少许

为细末，掺用。

**没药散** 治白口疮。

没药 乳香 雄黄各一钱 轻粉半钱 巴豆霜少许

上为细末，干掺。

诸疮疡痛，色变紫黑者，回疮，金银花汤。

**金银花汤**

金银花连衣，二两 黄芪四两 甘草一两

上三味剉细，酒一升，入瓶内，闭口，重汤内煮三二时，取出，去滓，放温服之。

诸疮肿已破未破，焮肿甚，当归散主之。

**当归散**

当归 黄芪 栝蒌 木香 黄连各等分

上为粗末，煎一两服。如痛而大便秘，加大黄三钱。

**乳香散** 治疮口痛大者。

寒水石烧，一两 滑石一两 乳香 没药各五分 脑子少许

上各研细，同和匀，少掺疮口上。

**雄黄散** 治诸疮有恶肉不能去者。

雄黄一钱，研 巴豆一个，去皮，研

上二味同研如泥，入乳香、没药少许，再研细，少上，恶肉自去也。

**木香散** 治疮口久不敛。

木香 槟榔各一钱 黄连二钱

上为细末，掺上。如痛，加当归一钱，贴之，自收敛。

又方

小椒去目，炒黑色，一钱，另研 定粉一两 风化石灰五钱 白矾二钱半，飞过 乳香 没药各一钱

上为细末，掺疮口上。

**针头岁** 治疮疡焮肿木硬。

蟾酥 麝香各一钱

上同研极细，以乳汁调和泥，入磁盒内盛，干不妨，每用以唾津调，拨少许于

肿处，更以膏药敷之。毒气自出，不能为疮，虽有疮亦轻。

## 瘰疬论第二十七

夫瘰疬者，经所谓结核是也。或在耳前后，连及颐颔，下连缺盆，皆为瘰疬，或在胸及胸之侧，下连两胁，皆为马刀，手足少阳主之。此经多气少血，故多坚而少软，脓白而稀，如泔水状。治者，求水清可也。如瘰疬生去别经，临时于铜人内随其经络部分对证之穴灸之，并依经内药用之。独行而小者，为结核。续数连结者，为瘰疬。形表如葛者，为马刀。

**连翘汤** 治马刀。

连翘二斤 瞿麦一斤 大黄三两 甘草一两

上㕮咀，每用一两，水二盏，煎至一盏半，早食后一时服。

在项两边，是属少阳经，服药十余日后，可于临泣穴灸五七壮，服药不可住了，至六十日，决效。

有一方，加大黄，不用甘草，更加贝母五两、雄黄七分、槟榔半两，同末，热水调下三五钱。

**文武膏**桑椹也。治瘰疬。

文武实二斗，黑熟者

上以布袋取汁，银石器中熬成薄膏，白汤点一匙，日三服。

## 痔疾论第二十八

论曰：手阳明大肠，名曰害蜚。蜚，虫也。六元正纪大论：阳明又曰司杀府，手阳明属金。大肠名害蜚，谓金能害五虫。又曰：司杀府，谓金主杀。既有此二名，何以自生虫？盖谓三焦相火盛，能制阳明金，故木来相侮。《内经》曰：侮，谓胜己也。木主生五虫。叔和云：气主生于脾脏傍，大肠疼痛阵难当，渐觉稍泻三焦热，莫漫多方立纪纲。此言饮酒，多食热物，脾生大热，而助三焦气盛，火能生土也。当泻三焦，火热退，使金得气，而反制木，木受制，则五虫不生，病自愈矣。

**苍术泽泻丸**

苍术四两，去皮 泽泻二两 枳实二两 地榆一两 皂子二两，烧存性

上为细末，烧饭为丸，桐子大，每服三十丸，食前酒或米饮下。

又方

川乌炮 古石灰等分

依前丸服。

**淋洗药**

天仙子 荆芥 小椒 蔓荆子各等分

上以水煎,洗。

黑地黄丸,治痔之圣药也,在虚损门下有方。

## 妇人胎产论第二十九

论曰:妇人童幼,天癸未行之前,皆属少阴,天癸既行,皆从厥阴论之,天癸已绝,乃属太阴也,治胎产之病,从厥阴经者,是祖生化之源也。厥阴与少阳为表里,故治法无犯胃气及上二焦,为三禁,不可汗,不可下,不可利小便。发汗者,同伤寒下早之证,利大便,则脉数而已动于脾,利小便,则内亡津液,胃中枯燥。制药之法,能不犯三禁,则营卫自和,营卫和而寒热止矣。外则和于营卫,内则调于清便,先将此法为之初治,次后详而论之,见证消息,同坏证伤寒,为之缓治。

或小便不利,或大便秘结,或积热于肠胃之间,或已成痿,或散血气,而为浮肿,盖产后多门,故同伤寒坏证。如发渴,用白虎,气弱则黄芪,血刺痛而用以当归,腹中痛而加之以芍药。以上例证,不犯三禁,皆产后之久病也。凡产后暴病,禁犯不可拘也。如产后热入血室者,桃仁承气、抵当汤之类是也。胃坚燥者,大承气,不可以泄药言之。产后,世人多用乌金四物,是不知四时之寒热,不明血气之虚实,盲然一概用药。如此而愈加增剧,是医人误之耳。大抵产病天行,从增损柴胡,杂病从加添四物,然春夏虽从柴胡,秋冬约同四物,药性寒热,病证虚实,不可不察也。

四物汤,常病服饵,四时各有增损,今俱增损于后,春倍川芎,一曰春,二曰脉弦,三曰头痛。夏倍芍药,一曰夏,二曰脉洪,三曰泄。秋倍地黄,一曰秋,二曰脉涩,三曰血虚。冬倍当归。一曰冬,二曰脉沉,三曰寒而不食。此常服,顺四时之气,而有对证不愈者,谓失其辅也。春防风四物,加防风,倍川芎。夏黄芩四物,加黄芩,倍芍药。秋天门四物,加天门冬,倍地黄。冬桂枝四物,加桂枝,倍当归。此四时常服,随证用之也。如血虚而腹痛,微汗而恶风,四物加芪、桂,谓之腹痛六合。如风虚眩运,加秦艽、羌活,谓之风六合。如气虚弱,起则无力,尫然而倒,加厚朴,陈皮,谓之气六合。如发热而烦,不能安卧者,加黄连、栀子,谓之热六合。如虚寒脉微,气难布息,不渴,清便自调,加干姜、附子,谓之寒六合。如中湿,身沉重无力,身凉微汗,加白术,茯苓,谓之湿六合。此妇人常病及产后病通用之药也。

治妇人虚劳,《局方》中,谓之首尾六合者。如大圣散下熟地黄丸,是治无热虚劳,专其养也。中道药,牡丹煎丸,空心食前,人参荆芥散,临卧食后,是治有热虚劳药也。

**枳壳汤** 治妇人怀胎腹胀。

枳壳三两,炒 黄芩一两

上为粗末,每服半两,水一盏半,煎一盏,去滓,温服。

治产前胀满，身体沉重，枳壳汤中加白术一两。

治产前寒热，小柴胡汤中去半夏，谓之黄龙汤。

**二黄汤** 治怀孕胎漏。

生地黄 熟地黄各等分

上为细末，加白术，枳壳汤调下一两，日二服。

**地黄当归汤** 治有孕胎痛。

当归一两 熟地黄二两

上为粗末，作一服，水三升，煎至升半，去滓，顿服。

**束胎丸**

白术 枳壳去穰，炒。等分

上为末，烧饭为丸，如桐子大，每月一日食前服三五十丸，温热水下，胎瘦易生也。服至产前已。

产间药，治胎衣不下，或子死腹中，或血冲上昏闷，或血暴下，及胞干而不能产者，宜服半夏汤。

**半夏汤**

半夏曲一两半 桂十一钱半，去皮 大黄五钱 桃仁三十个，去皮尖，炒

上为细末，先服四物汤三两，服次，服半夏汤三两，生姜三片，水一盏，煎去三分，食后。

如末效，次服下胎丸。

**下胎丸**

半夏生 白敛各半两

上为细末，滴水为丸，如桐子大，食后用半夏汤下三二丸，续续加至五七丸。

如有未效者，须广大其药，榆白皮散主之。又不效，大圣散主之。有宿热人，宜服人参荆芥散。

产后药，治产后经水过适断，感于异邪，手足牵搐，咬牙昏冒，宜增损柴胡汤。

**增损柴胡汤**

柴胡八钱 黄芩四钱半 人参三钱 半夏三钱 石膏四钱 知母三钱 黄芪五钱 甘草四钱，炙

上为粗末，每服半两，生姜五片、枣四个，水一盏半，煎至一盏，温服清，无时。

前证已去，次服秦艽汤，去其风邪。

**秦艽汤**

秦艽八钱 人参三两 防风四钱半 芍药半两 柴胡八钱 黄芩四钱半 半夏三钱 甘草四钱，炙

上为粗末，每服五七钱，水一盏，煎至七分，温服清，无时。

二三日经水复行，前证退，宜服荆芥散，小柴胡小料中加荆芥穗五钱、枳壳五钱（麸炒，去穰），同小柴胡汤煎服。

二三日后，宜正脾胃之气，兼除风邪，宜服防风散。

**防风散**

苍术四两　防风三两　当归一两半　羌活一两半

上为粗末，每服一二两，水三盏，煎至一盏半，取清，续续常服，无时。

凡胎前之药，无犯胎气。产后变化，并同伤寒。杂证，尽从加减四物汤。

治产后腹大坚满，喘不能卧，白圣散。

**白圣散**

樟柳根三两　大戟一两半　甘遂一两，炒

上为极细末，每服二三钱，热汤调下，取大便宣利为度。此药主水气之圣药也。

治产后风气在表，面目四肢浮肿，宜加减《局方》中七圣丸，每服二十九，白汤下，日加三四丸，以利为度。如浮肿喘嗽，加木香，槟榔倍之，谓气多浮则肿。如头目昏冒，加羌活、川芎，谓风多也。如只浮肿，依七圣丸本方服之。

治产后日久虚劳，虽日久而脉浮疾者，宜服三元汤。

**三元汤**

柴胡八钱　黄芩　人参　半夏洗　甘草炙。以上各三钱　芍药　熟地黄　当归各一钱半　川芎三分

上为粗末，同小柴胡汤煎服。

如日久虚劳，微有寒热，脉沉而虚者，宜柴胡四物汤。

**柴胡四物汤**

川芎　熟地黄　当归　芍药各一两半　柴胡八钱　人参　黄芩　甘草　半夏曲以上各三钱

上为粗末，同四物煎服。

如日久虚劳，针灸、小药俱不效者，宜服三分散。

**三分散**

白术　茯苓　黄芪　川芎　芍药　熟地黄　当归各一两　柴胡一两六钱　黄芩六钱　半夏六钱　甘草六钱　人参二两六钱

上为粗末，每服一两，水一盏，煎至半盏，温服清，日一服。

产后虚劳，不能食，宜十全散。

**十全散**

白术　茯苓　黄芪各二两　人参　川芎　芍药　熟地黄　当归各一两　桂一两半　甘草一两半，炙

上剉如麻豆大，每服半两，水一盏半，入生姜五片、枣三枚，同煎至七分，空心食前温服清。

凡虚损病者，浅深治有次第，虚损论中详论之。

治产后诸风，痿挛无力，血风汤。

**血风汤**

秦艽　羌活　防风　白芷　川芎　芍药　当归　地黄　白术　茯苓各等分

上为细末，一半炼蜜为丸，如桐子大，一半散，温酒调下丸子五七十九，甚妙。

治产后诸积，不可攻，当养阴去热，其病自退，宜服芍药汤。

**芍药汤**

芍药一斤　黄芩　茯苓各六两

上三味为粗末，每服半两，水煎，日三服，去滓，温服。

**黑白散**　治产后儿枕大痛。

乌金石烧红，酒淬七遍，另为细末　寒水石烧存性，末

上二味，各等分，另顿放，临服各抄末一钱半，粥饮汤下。痛止便不可服，未止，再服，大效。

**桃花散**　治产后不烦而渴。

新石灰一两　黄丹半钱

上为细末，渴时冷浆水调一钱服。

**紫金丹**　治产后冲胀，胸中有物状，是噎气不降。

代赭石　磋砺石各等分

上为细末，醋糊为丸，如桐子大，每服三五十丸，酒下。胸中痛，以当归汤下。久服治血癖。

又方：

代赭石一两　桃仁三钱，炒，去皮尖　大黄五钱

上为细末，薄荷水糊为丸，如桐子大，每服三五十丸，温水下，无时。

治脐腹痛不可忍，四物汤一两，加玄胡三钱半。

治血癖腹痛及血刺腰痛，四物汤细末二两，加酒煮玄胡细末三两，每服三钱，酒调下。

治血运血结，血聚于胸中，或偏于小腹，或偏于胁肋，四物汤四两，倍当归、川芎，加鬼箭、红花、玄胡各一两，同为末，如四物汤煎服，取清，调没药散服之。

**没药散**

虻虫一钱，去足羽，炒　水蛭一钱，炒　麝香　没药三钱

上为细末，煎前药调服。血下痛止，只服前药。

**加减四物汤**　治产后头痛，血虚痰癖寒厥，皆令头痛。

羌活　川芎　防风　香附子炒　白芷以上各一两　石膏二两　细辛二钱　当归五钱　熟地黄一两　甘草五钱　苍术一两六钱，去皮

上为粗末，每服一两，水煎服，无时。如有汗者，是气弱头痛也，方中加芍药三两、桂一两半，加生姜煎。如痰癖头痛，加半夏三两、茯苓一两半，加生姜煎。如热厥头痛，又加白芷三两、石膏三两、知母一两半。寒厥头痛，加天麻三两、附子一两半，生姜煎。

**荆芥散**　治产后风虚血眩，精神昏昧。

荆芥穗一两三钱　桃仁五钱，去皮尖，炒

上为细末，温水调服三钱。微喘，加杏仁去皮尖，炒、甘草炙各三钱。

**立效散**　治产前证，胎不动，如重物下坠，腹冷如冰。

川芎　当归各等分

上为粗末，每服称三钱，水二盏，煎至一盏，去滓，食前服。

**枳壳汤**　治妇人胎漏，及因事下血。

枳壳半两　黄芩半两　白术一两

上为粗末，每服五七钱，水一盏，煎至七分，食前空心服。

治妇人筋骨痛及头痛，脉弦，憎寒如疟，宜服风六合汤，四物汤四两，加羌活、防风各一两。

治妇人血气上冲，心腹胁下闷，宜服气六合汤，四物汤四两，加木香、槟榔各半两。

治妇人脐下冷，腹痛，腰脊痛，宜服玄胡六合汤，四物汤内加玄胡、苦楝炒，各一两。

治妇人气充经脉，月事频并，脐下痛，宜服芍药六合汤，四物汤内倍加芍药。

治妇人月事欲行，脐腹绞痛，宜服八物汤，四物内加玄胡、苦楝各一两，槟榔、木香各半两。

治妇人经水过多，别无余证，四物内加黄芩、白术各一两。

治妇人经水涩少，四物内葵花煎。

治妇人虚劳气弱，喘嗽胸满，宜服气六合汤，四物汤内加厚朴一两制、枳实半两炒。

以上煎法，并同四物服之。

四物主治法：熟地黄，补血，如脐下痛，非熟地黄不能除，此通肾经之药也。川芎，治风，泻肝木，如血虚头痛，非川芎不能除去，此通肝经之药也。芍药，和血理脾，治腹痛，非芍药不能除，此通脾经之药也。当归，和血，如血刺痛，非当归不能除，如刀刺状，此通心经之药也。以上四味治法，如显一证，于四物汤内各加二味用之。如小腹痛，四物汤四两，加延胡索、苦楝各一两。经水暴多，四

物四两，加黄芩一两。如腹痛者，只加黄连，如夏月用，不去黄芩。经水如黑豆水，加黄连、黄芩各一两。如经水少而血色和者，四物四两，加熟地黄、当归各一两。如经水适来、适断，往来寒热者，先服小柴胡，以去其寒热，后以四物汤调治之。如寒热不退，勿服四物，是谓变证，表邪犹存，不能效也，依前论中变证，随证用药调治之。

治妇人血积，增四物汤，四物汤内加广术、京三棱、桂、干漆，皆以法制，各加一两，如四物煎服。

治妇人产后，血昏血崩，月事不调，远年干血气皆治之，名曰红花散。

**红花散**

干荷叶　牡丹皮　当归　红花　蒲黄炒

上各等分，为细末，每服半两，酒煎，和滓，温服。如衣不下，另末，榆白皮煎汤调半两，立效。

治妇人恶物不下。

当归炒　芫花炒

上为细末，酒调三钱。

又，好墨，醋淬，末之，小便、酒调下，妙。

又，治胎衣不下，蛇退皮，炒焦，细末，二钱，酒调下。

**生地黄散**　诸见血，无寒，衄血、下血、吐血、溺血，皆属于热，但血家证，皆宜服此药。

生地黄　熟地黄　枸杞子　地骨皮　天门冬　黄芪　芍药　甘草　黄芩

上各等分，同剉，每服一两，水一盏半，煎至一盏，去滓，温服。脉微身凉恶风，每一两加桂半钱，吐血者多有此证。

**麦门冬饮子**　治衄血不止。

麦门冬　生地黄

上等分，剉，每服一两，煎服。

又，衄血，先朱砂、蛤粉，次木香、黄连。

大便结，下之，大黄、芒硝、甘草、生地黄。溏软，栀子、黄芩、黄连可选用。

## 附带下论

论曰：赤者，热入小肠，白者，热入大肠，原其本也，皆湿热结于脉，故津液涌溢，是为赤白带下。本不病，缘五脉经虚，结热屈滞于带，故女子脐下㽲痛而绵绵，阴器中时下也。

故《内经》曰：任脉为病，男子内结七疝，女子带下瘕聚。王注曰：任脉自胞上，过带脉，贯于脐上，故男子内结七疝，女子带下。带脉起于季胁章门，如束带状,今湿热冤结不散,故为病也。经曰:脾传之肾,病名曰瘕疝,小腹冤热而痛,出白,一名曰蛊,所以为带下,冤屈也。冤,结也,屈,滞而病热不散。先以十枣汤下之,后服苦楝丸,大玄胡散调下之,热去湿除,病自愈也。

如女子不月,泻心火,血自下也。《内经》曰:二阳之病发心脾,有不得隐曲,故女子不月。其传为风消。王注曰:大肠胃发病也,心脾受之。心主血,心病则血不流,脾主味,脾病则味不化,味不化则精不足,故其证不月。精血已亏,则风邪胜而真气愈消也。又,经曰:月事不来者,胞脉闭也。胞脉属于心而络于胞中,今气上迫,心气不得下通,故月事不来。先服降心火之剂,后服《局方》中五补丸,后以卫生汤治脾养血也。

**苦楝丸** 治妇人赤白带下。

苦楝碎,酒浸 茴香炒 当归

上等分,为细末,酒糊为丸,如桐子大,每服三五十丸,空心,酒下。

腰腿疼痛,四物汤四两,加羌活、防风各一两。

**卫生汤**

当归 白芍药各二两 黄芪三两 甘草一两

上为粗末,每服半两,水二盏,煎至一盏,去滓,温服,空心。如虚者,加人参一两。

## 大头论第三十

夫大头病者,是阳明邪热太甚,资实少阳相火而为之也。多在少阳,或在阳明,或传太阳,视其肿势在何部分,随经取之。湿热为肿,木盛为痛,此邪见于头,多在两耳前后先出,皆主其病也。治之大不宜药速,速则过其病,所谓上热未除,中寒复生,必伤人命。

此病是自外而之内者,是血病,况头部分受邪,见于无形迹之部,当先缓而后急。先缓者,谓邪气在上,着无形迹之分部,既着无形,无所不至,若用急剂速下,过其病,难已。虽用缓药,若急服之,或食前,或顿服,皆失缓体,则药不能得除病,当徐徐浸渍无形之邪也。或药性味形体拟象,皆要不离缓体是也。后急者,谓缓剂已泻,邪气入于中,是到阴部,染于有形质之所,若不速去,则损阴也。此终治却为客邪,当急去之,是治客以急也。且治主当缓者,谓阳邪在上,阴邪在下,各本家病也,若急治之,不能解纷,而益乱也,此故治主当缓。治客以急者,谓阳分受阴邪,阴分受阳邪,此客气,急除去之也。

假令少阳、阳明为病,少阳为邪,出于耳之前后也,阳明为邪者,首大肿是也。先以黄芩黄连甘草汤,通炒过,剉,煎,少少不住服。或剂毕,再用大黄煨、鼠黏子新瓦上炒香,煎药成,去滓,内芒硝,俱各等分,亦时时呷之,无令饮食在前。得微利及邪气已，只服前药。如不已，再同前次第服之，取大利。邪气已即止。如阳明渴者，加石膏，如少阳渴者，加栝蒌根。阳明行经，升麻、芍药、葛根、甘草，太阳行经，羌活、防风之类。

## 附雷头风

夫治雷头风者，诸药不效，为与证不相对也。夫雷头风者，震卦主之，震仰盂，故予制药内加荷叶，谓象其震之形，其色又青，乃述类象形也。当煎《局方》中升麻汤。

**升麻汤**

升麻一两　苍术一两　荷叶一个，全者

上为细末，每服五钱，水一盏，煎至七分，温服，食后。或烧全荷叶一个，研细，调煎药服，亦妙。

## 附耳论

论曰：耳者，盖非一也，以窍言之是水也，以声言之金也，以经言之，手足少阳俱会其中也。有从内不能听者，主也，有从外不能入者，经也。有若蝉鸣者，有若钟声者，有若火熇状者，各随经见之，其间虚实不可不察也。

假令耳聋者，肾也，何以治肺？肺主声。鼻塞者，肺也，何以治心？心主臭。如推此法，皆从受气为始。肾受气于巳，心受气于亥，肝受气于甲，肺受气于寅，脾正四季。此法皆长生之道也。

## 小儿斑疹论第三十一

论曰：斑疹之病，其状各异。疮发焮肿于外，属少阳三焦相火，谓之斑，小红，靥行于皮肤之中不出者，属少阴君火也，谓之疹。

凡显斑证者，若自吐泻者，慎勿治，则多吉，谓邪气上下皆出也。大凡斑疹，首尾皆不可下，恐妄动而生变，此谓少阳通表，宜和之也。当先安其里以解毒，次微发之。安里解毒者，谓能安和五脏，防风汤是也。如大便不秘，次微发之。微发之药，钱氏方甚多，宜选用之。如大便过秘，微利之，当归丸，枣变百祥丸是也。初知是斑疹，若便发之，令斑并出，小儿难禁，是使别生他证也。首尾不可下者，首曰上焦，尾曰下焦。若已吐利，不可下也，便宜安里药三五服。能食，大便秘者，内实，宜微疏利之。若内虚而利者，宜安里药三五服。末后一服，调微发之药服之。大抵用安里之药多，发表之药少。秘则微疏之，邪气不并出，能作番次，使小儿宜禁也。

身温者顺，心凉者逆，则宜服防风汤以和之。

**防风汤**

防风一两　地骨皮　黄芪　芍药　枳壳　荆芥穗　牛蒡子以上各半两

上为细末，温水调下。或为粗末，煎服二三钱，更妙。

治大便秘而内实，能食，宜当归丸。

**当归丸**

当归五钱　黄连二钱半　大黄二钱　甘草一钱，炙

先将当归熬作膏子，入药三味为丸，渐冷服，十丸。

**枣变百祥丸**　治斑疹大便秘结。

大戟去骨，一两　枣三个，去核

上二味，用水一碗，煎至水尽为度，占大戟不用，将枣焙干，可和剂，旋丸，从少至多，以利为度。

五脏病，各有所见证，热则从心，寒则从肾，嗽而气上则从肺，风从肝，泻从脾。假令泻，见嗽而气上，脾肺病也，泻白散、益黄散合而服之，又宜黄芩厚朴汤、白术厚朴汤。谓脾苦湿，肺苦燥，气则上逆也，其证先泻，又兼面色黄，肠鸣呦呦者是也。如口渴热多者，当服厚朴汤，不渴热少者，当服白术厚朴汤。其他五脏，若有兼证，皆如此类。然更详后说，四时经移用药。

假令春分前，风寒也，宜用地黄、羌活、防风，或地黄丸及泻青丸相兼服之。春分后，风热也，宜用羌活、防风、黄芩、或泻青丸，用导赤散下之。立夏后，热也，用三黄丸、导赤散。夏至后，湿热也，宜导赤散、泻黄散合而服之，或黄芩、甘草、白术、茯苓之类，为胜湿热之药。立秋后，宜用益黄散、泻白散、陈皮，厚朴、人参、木香之类。秋分后，用泻白散。立冬之后，地黄丸主之，谓肾不受泻也。

大凡小儿斑疹已发，有疮有声音者，乃形病气不病也，无疮无声音者，乃气病形不病也，有疮而无声音者，是形气俱病也。后一证，当清利肺气，八风汤或凉膈散，大黄、芒硝亦可，或如圣汤加大黄，或八味羌活汤加大黄。此是春时发斑，谓之风斑耳。

疮疹者，《内经》云：诸痛痒疮疡，皆属心火。斑子者，是相君行令，三焦真阳气所作也。若气入肺，变脓胞，入肝为水，胞自病为斑。心乃君火，入于皮，作瘾疹。为肺主皮毛，心不害肺金，此乃君之德也。

未疮而发搐，为外感风邪，内发心热而发搐，用茶汤下解毒丸，或犀角地黄汤主之。已发便稠密，形势如针头者，当轻发其表，凉其内，连翘升麻汤主之。若斑已发，稠密甚而微喘，饮水，有热证，当以去风药微下之。若出不快，清便自调，知为在表不在里，当微发之，升麻葛根汤主之。若有干黑陷，身不大热，大小便涩，则知热在内，当煎大黄汤下宣气散。身表大热者，表证未罢，不可利大便。若斑

疹已出，见少热，小便不利者，当利小便。已发后，有余毒不散，为复有身热、痈疮之类，当用解毒之药。

## 药略第三十二 附针法

**羌活** 治肢节痛，太阴经风药也。

**防风** 疗风通用。

**甘草** 和中，调诸药。

**肉桂** 通气，助阳。

**桂枝** 闭汗和表。

**麻黄** 发太阳、太阴经汗。

**桃仁** 滋血破血。

**黄芩** 泻肝气。

**雄黄** 去风。

**白芷** 治正阳明头痛。

**知母** 泄肾火，助阴。

**石膏** 泻肺火，是阳明大凉药。

**半夏** 去痰。

**柴胡** 治少阳、厥阴寒热往来。

**芍药** 止脾痛，安太阴。

**人参** 补气，和中。

**瓜蒂** 治湿在头，去中脘痰涎，吐药。

**赤豆** 利小便。

**杏仁** 润肺除嗽。

**苍术** 温中，去湿，强肾。

**草乌头** 热行经。

**南星** 治风痰须用。

**天麻** 治头风。

**神曲** 消食强胃。

**白术** 与苍术同功。

**陈皮** 益气。

**枳实** 治心下痞。

**枳壳** 利胸中气，消痞。

**黄连** 泄心火。

**白茯苓** 止泻，利小便，太阴经药。

苦葶苈　泻肺火。

桔梗　治咽喉痛，利肺气。

大黄　泄实热。

厚朴　治胀满，厚肠。

黄芪　止汗，治诸气虚不足。

槟榔　破气，下行。

荆芥　清利头目。

乌梅肉　助脾收胃饮食。

沉香　益气和神。

肉豆蔻　治大肠肠滑。

附子　补命及心火。

朴硝　寒咸去燥。

栀子　除烦，利气，行小便。

当归　补三阴血不足。

川芎　太阳头痛。

地黄　补肾真阴不足，脐下痛。

萆薢　补肾不足。

杜仲　壮腰壮筋骨两全。

牛膝　补筋，益脾。

苁蓉　益阳道及命门火衰。

沙苑蒺藜　补肾水，益阴。

破故纸　补命门不足。

五味子　补五脏气不足。

巴豆　去湿痰，过药。

细辛　少阴头痛，不足。

升麻　阳明经和解药。

蛇蜕　去皮肤风燥。

茴香　利小便，补肾，去湿寒，助阳。

苦楝子　去小肠痛。

广茂　去积聚。

干姜　益气和中。

生地黄　凉血。

没药　除血痛，和血之圣药也。

地榆　治下部有血。

**泽泻** 治少阴不渴而小便不利，及膀胱中有留垢。

土 黑 平 甘 中

火 白 凉 苦 重

水 黄 温 咸 轻

木 赤 热 酸 实

金 青 寒 辛 虚

形 色 性 味 体

真 深 急 厚 润

假 浅 缓 薄 枯

轻、枯、虚、薄、缓、浅、假，宜上，厚、重、实、润、深、真、急，宜下，其中平者，宜中，余形色性味，皆随脏腑所宜，此处方用药之大概耳。知者用心，则思过半矣。

流注针法

心痛，脉沉，肾经原穴，弦，肝经原穴，涩，肺经原穴，浮，心经原穴，缓，脾经原穴。腰痛，身之前，足阳明原穴，冲阳。身之后，足太阳原穴，京骨。身之侧，足少阳原穴。丘墟。

针之最要：两胁痛，针少阳经丘墟。心痛，针少阴经太溪、涌泉及足厥阴经原穴。腰痛不可忍，针昆仑及刺委中出血。太阴喘满痰实，口中如胶，针太溪穴。哕呕无度，针手厥阴大陵穴。头痛不可忍，针足厥阴、太阳经原穴。热无度，不可止，刺陷谷穴出血。骨热不可治，前板齿干燥，当灸骨会大椎。小腹疝痛，当利刺厥阴肝经太冲穴。血不止，鼻衄，大小便皆血，血崩，当刺足太阴井隐白。喉闭，刺少阳手足井，并刺少商及足太阴井。大烦热，昼夜不息，刺十指间出血，谓之八关大刺。目疾睛痛，欲出赤，大刺八关。百节疼痛，实无所知，三棱针刺绝骨出血。眼大眦痛，刺手太阳井穴少泽。小眦痛，刺足少阳井穴关冲。阴头中痛，不可忍者，卒疝也，妇人阴中痛，皆刺足厥阴井大敦穴。

《素问》五气五行稽考：珞琭子云：天元一气，定侯伯之迁荣，盖论元气也。许负曰：木瘦、金方、火尖、水肥、土厚，盖论五行以元气为根，富贵寿夭系之。由有尫羸而寿考，亦有壮盛而暴亡。元气固藏，则尫羸而无害，及其散慢，则壮盛而愈危，是以元气为根本，五行为枝叶。

夫元气者，兑之位也，元始之祖，先天地生，圆而无隙，寂而不动，感而遂通，虚而生神，乾体成焉。乾为天，天一生水，故一水二火三木四金五土，五行形焉。四方之民，均受元气，一也，及其生焉，各类五行，形体殊异。是故西北之人金水，象金方水肥，人方正肥厚，东南之人木火，象木瘦火尖，人多瘦长尖小，北人肥，南人瘦，理宜然也。北人赋性沉厚，体貌肥，上长下短，头骨大，腰骨小，此本体也。若光明磊落，机见疾速，腰背丰隆者，元气固藏，富贵寿考，坎中藏真火，升真水而为雨露也。南人赋性急暴,体貌尖瘦,下长上短,头骨扁,腰骨软,此本体也。若宽大度,机谋详缓,脑额圆耸,元气固藏,富贵寿考,离中藏真水,降真火而为利气也。又有南人似北,北人似南人,不富则贵。以此推之,要在察元气,观五行,分南北,定寿夭,则攻守有方,调养有法,不妄药人也。亦犹有刑漕,总其权使,执法者不私,巡禁者申具禁,使出涂者不扰,朝庭在于上,明赏罚于百官,施力气于万民,故君得以尊,无为而治,天下和平,灾害不生。君臣和于上,百官和于朝,万民和于下,庶物和于野,驯而行之,千万年计也。医者明方术,制法度,以疗民病。养性之药,防其渐也,犹巡尉也。治病之药,减其毒,犹守令也。保命之药,济其弱,犹漕宪也。延年之药,防其危,犹朝庭也。良工总其要,明虚实于三部,调和气于百骸,故心得以宁,神得以清,则四大和平,疾患不生。神气和于上,五脏和于中,步履和于下,脉络和于体,驯而行之,不死之道也。

人之生也,自幼而壮,自壮而老,血气盛衰,其各不同,不可一概治之。六岁至十六岁者,和气如春,日渐滋长,内无思想之患,外无爱慕之劳,血气未成,不胜寒暑。和之违也,肤腠疏薄,易为感冒。和之伤也,父母爱之,食饮过伤。其治之之道,节饮食,适寒暑,宜防微杜渐,行巡尉之法,用善性之药,以全其真。二十岁至五十岁,和气如夏,精神鼎盛,内有思想之患,外有爱慕之劳,血气方刚,不畏寒暑。和之违也,劳伤筋骨,冒犯八邪。和之伤也,以酒为浆,醉以入房。其治之之道,辨八邪八劳,宜行守令之法,宜治病之药,当减其毒,以全其真。五十岁至七十岁者,和气如秋,精耗血衰,血气凝泣,思虑无穷,形体伤惫。和之违也,百骸疏漏,风邪易乘。和之伤也,风雨晦明,饮食迟进。其治之之道,顺神养精,腑和脏行,宪漕之权,施赈济之法,守令内恤,巡尉外护,宜保命之药,以全其真。七十岁至百岁者,和气如冬,五脏空洞,犹蜕之蝉,精神浮荡,筋骨沮弛。和之违也,触物易伤,衣饮厚薄。和之伤也,大寒振溧,大暑煎燔。其治之之道,餐精华,处奥庭,行相傅之道,燮理阴阳,周流和气,宜延年之药,以全其天真。如是则调御中节,治疗得阴阳协和,营卫流畅,凡厥有生,同跻寿域矣乎。

## 附诸吐方法

仲景云:伤寒三四日,邪气未传于里,其邪气在上,用瓜蒂散吐而瘥,岂可俟其汗。又云:伤寒六七日,胸中微痞,不能言,懊侬昏眩,无下证,仲景用栀子豉汤吐之,立可。

又,忽然中风,不知人事,亦不出汗,喉中呷嗜之声,用稀涎散吐之亦可。

又,有小儿惊风潮搐,手足掣缩,用验命散吐之。

又云:风头痛,经云若不吐涎,久则瞽目而不治,用瓜蒂散吐之,三吐而瘥。

又,暴嗽,风涎上壅,咽嗌不利,用茶调散吐之。

又，阳痫久不愈，未成痴癔，用导涎散吐之。又，阴痫，用二圣散吐之。

又，膏粱之人，食物多食生脍，胸中不下，化虫伏于胸中，胸膈不快，噎食不下，用藜芦散吐之。

又，久病患胁痛，诸药莫能治，用独圣散加蝎稍半钱吐之。

诸痫不时发作，不知人事，用半生半熟汤吐之。

暗风病，久病不差，发过如故，用郁金散吐之。

痎疟久不差，发寒热无时，用常山散吐之。

蛟龙瘕痛，腹胀如蛊，用球糖散吐之。

人初患伤食，或用冷，心腹闷乱，身热，见食则啘，用赤小豆散吐之。

妇人筋挛骨痛，用神应散吐之。或曰：筋病吐之为何？答曰：木郁达之。所谓达者，令其条达也。

或又有打扑坠堕，先吐之，用金花散，后下之，用承气汤。盖承者，顺也。

偏枯证，半身不遂是也，用追风散吐之。

须风后有目疾，眼有半明，可救之，用防风汤吐之。

小儿上喘，朝热，先用郁金散吐之，后用镇亭散下之，立效。

治癫狂病，久不已，用三圣散吐之，后大下之。

风，掉摇强直，不知人事，便用悬豆膏，涎出，立效。

胸膈满闷皆痛，或臂痛，可先用祛风汤吐之，后服乌药散。

疠风，或疮疡恶疮，便用三圣散吐之，后服苦参丸。

诸厥、气厥、中风，不省人事，便用神圣散鼻内灌之，吐出涎，立效。

破伤风，牙关紧急，角弓反张，便与神圣散吐之，后汗之、下之，效，三法俱用之。

又，有人患咬龙瘕痛，久不愈，欲死，用毬糖散吐之。吐出其物，形如蜥蜴，长七八寸，立可。

吐法者，上古高医用之。今庸下之流，止看诸方，不知治法，不识病源，即不行圣人之法，去圣远矣，可不恐欤！

治黄肿诗曰：白酒煎飞面，青矾百草霜，依方炮制作，消却几多黄。

绿矾四两　五倍子　百草霜各一两　木香二钱

上为细末，用酒煎，飞面为丸，如梧桐子大，每服五丸，空心酒下，二三服。

又方

平胃散四两　青矾二两

醋糊为丸，米饮下。

又方

平胃散　乌沉汤各四两　青矾二两

酒糊为丸。

又方

好川当归四两，用附子酒浸七日　青矾四两，制，煅赤色，成朱子，为细末　百草霜一两。同研细用

当归酒同研细为丸，如梧桐子大，每服五丸至七丸。

服后一月黄去，立效。此方祖传七世。

**茯苓散**　治诸气肿。

芫花醋水炒　泽泻　郁李仁　甜葶苈　汉防己　藁本各二钱半　陈皮去白　白茯苓　白槟榔　瞿麦各半两　滑石　大戟各七钱半

上为细末，每服一钱，浓煎，桑白皮汤空心调下，取下碧录水如羊脂即效。如未尽，隔日又服。肿消不服。忌食盐一百日。

治疬疮方：

烂至胸前，两腋下有块，如茄子大，或牵至两肩上，四五年不能痊者，并皆治之，其验如神。常州府武进县朱守仁传。其项不能回顾，数日减可。减可始看疮烂破胸前者，用荆芥根下段，剪碎，煎沸，待温，洗疮。良久看疮破处紫黑，用针刺，一一出血，再洗，三四次洗。用真芝麻油，将樟脑和雄黄为细末，用油调，鸡翎扫疮上，以出水下。次日再洗，乃用前药扫三日。又用韭菜地上蚯蚓粪，五更早晨收，作圆虎口大，用炭火上烧，煅红，取出，净碾为末，每一丸添乳香、没药、轻粉各半钱少些，穿山甲九片，煅红色，为末，用芝麻油调敷患处，其妙如神！千金漏芦汤，加心槟榔。

**点眼神效紫金膏**

轻粉　雄黄　铜青　川芎　龙脑　麝香　黄连　硇砂　明砂各三钱　没药一钱　炉甘石二两　童便制，七分　黄丹二两　白丁香二分　青盐　海螵蛸　当归　乳香　血竭以上各五钱　朱砂三钱

先将十九味乳制，极细无声，白砂蜜一斤，先将黄连末熬后，下炉甘石、黄丹前，用槐枝搅，不住手，煎如紫色，用磁器盛，用油纸七片封口，窑土内去火，十日方用，神效！

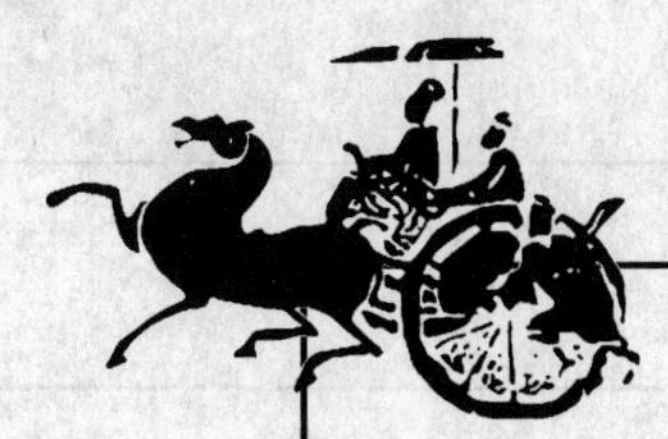

# 内经知要

明·李中梓　**辑注**
胡晓峰　**整理**

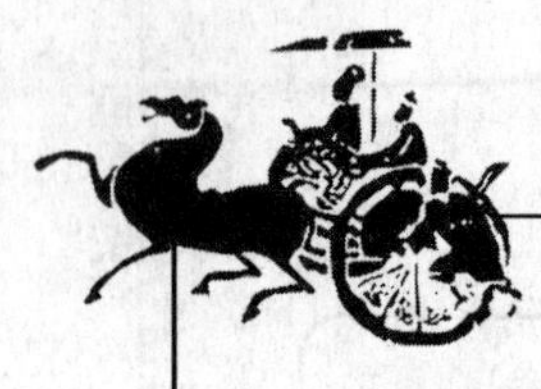

# 内容提要

《内经知要》为明·李中梓辑注。全书2卷。上卷有道生、阴阳、色诊、脉诊、藏象5篇；下卷有经络、治则、病能3篇。书中将《内经》重要原文节录归类，并加以注释。所选内容少而精，可概括中医学的基础理论，又分类清楚，注释简要，为研究《内经》各家所推崇。

本次整理，以乾隆二十九年甲申扫叶山房刻本为底本，经过精心校勘而成。撰有导读，便于读者学习理解。本书可供中医院校师生、临床医生参考使用。

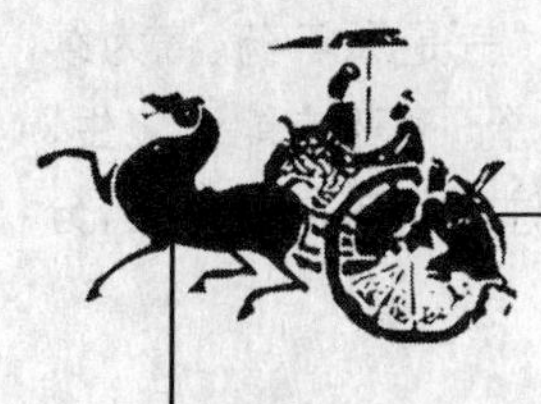

# 导 读

明代著名医家李中梓所撰《内经知要》是一部节选注释《内经》的著作，选文精，分类简，阐理明，是初学《内经》的必读之书。

## 一、《内经知要》与作者

李中梓（1588—1655），字士材，号念莪，又号尽凡居士，江苏南汇（今上海市南汇县）人。明代兵部主事李尚衮之子。早年习举业，为诸生，有文名。后因体弱多病，自学岐黄之术，由儒转医，勤求古训，博采众方，遍究中医古籍及金元四大家诸书，颇有心得，受张仲景、张元素学说影响尤深。从医数十年，临证多获奇效，以医名著称。与王肯堂、施笠泽、秦昌遇、喻嘉言等名医交往甚密。明代著名医家王肯堂，年八十岁患脾泄，延中梓诊视，中梓曰："公体肥多痰，愈补愈滞，法宜用迅利药涤之。"乃用巴豆霜，下痰涎数升而愈，神效如此。学术以平正不偏见长，著作甚多，颇有益于初学。除撰有《内经知要》二卷外，还著有《医宗必读》十卷、《药性解》二卷、《伤寒括要》三卷、《颐生微论》四卷、《诊家正眼》二卷、《本草通玄》二卷、《病机沙篆》一卷等。

李氏根据自身学医的体会，认为《内经》乃医学之渊薮，理奥趣深，非一般医家所能解，且卷帙浩繁不易卒读。于是精选《内经》重要篇章条文，依据其理论体系重新编次，分为 8 类，以己见为主，参考杨上善、王冰、滑寿、张景岳等人的注释，逐条详释《内经》原文，于明崇祯十五年（1642）编成《内经知要》。全书分上下两卷，上卷论述道生、阴阳、色诊、脉诊、藏象，下卷论述经络、治则、病能（病态），共 8 篇，每篇末加按语，画龙点睛，归纳小结。分类虽简，却将人体生理、病理、经络、诊断、治疗、养生等医学理论涵盖殆尽。注释文字，立论审慎而平正，说理透彻，切于临床，常能由博反约，言简意赅。于玄奥难通之处，则能层层剖析，发其余蕴。全书具有选文精，分类简，阐理明的特点，在《内经》节注本中享有盛誉，为初学《内经》者必读之书。后经清代名医薛生白精校加按予以重刊，流行甚广。

## 二、主要学术特点及对临床的指导意义

### 1. 主要学术特点

（1）节选精要：李氏在深入研读理解《内经》的基础上，由博返约，删繁就简，节选重要条文，实属不易。正如李氏按语中所说："《素问》、《灵枢》各九卷，何字非尊生之诀？"薛氏序言中称赞其"至简至要，方便时师不及，用功于鸡声灯影者，亦可以稍有准则于其胸中也。"

（2）分类得当：李氏将节录《内经》之条文重新分为道生、阴阳、色诊、脉诊、藏象、经络、治则、病能（病态）8 类，便于读者对经文的理解和掌握，尤其是新分类与临床结合更加紧密，促进了《内经》的普及。

(3)注释明晰:作者学识渊博,广征各家论述,间或阐发己见,深入浅出,层层剖析,说理透彻,便于读者对经文的理解。例如注释“饵舌下津”时,引《仙经》言:“气是添年药,津为续命芝,世上漫忙兼漫走,不知求我更求谁?”《悟真篇》言:“咽津纳气是人行,有药方能造化生,炉内若无真种子,犹将水火煮空铛。”又如对魂、魄、意、志、思、虑、智的注释则是层层递进,分步阐明。

**2. 临床指导意义**

《黄帝内经》简称《内经》,原为 18 卷,即《素问》和《针经》(唐以后称为《灵枢》)各 9 卷,是现存最早的中医基础理论著作。全书注重整体观念,既强调人体本身是一整体,又强调人与自然环境密切相关,运用阴阳五行学说解释生理、病理现象,指导诊断与治疗,全面总结了秦汉以前的医学成就,是中医学理论基础的奠基经典著作。其中有关阴阳、脏腑、经络、诊断、治则等方面的论述,是临床实践的重要法则,至今仍在指导中医临床实践。李氏从实用角度出发,将《内经》原文节录为道生、阴阳、色诊、脉诊、藏象、经络、治则、病能(病态)8 篇,均与临证实践密切相关,加上深入浅出的注解,尤其便于初学者理解和应用,对临床疾病的诊疗也有重要指导意义。

## 三、如何学习应用《内经知要》

**1. 学习方法**

对照《内经》原文。由于节选的原因,书中个别文字与《内经》原文有出入,有些条文出处不准确,阅读时应该对照《内经》原文,避免因文字不同导致理解方面的偏差。

参考他人注释。历代医家注释《内经》者数不胜数,其中许多经典注文,与《内经》原文同时广泛流传,不可不读。例如《黄帝内经素问》王冰注:“壮水之主,以制阳光;益火之源,以消阴翳。”阅读时参考他人注释,有助于开阔视野,解放思维,不囿于一家之言。清代张志聪等人编撰的《黄帝内经素问集注》、《黄帝内经灵枢集注》等,汇集了前贤经典注释;当代也有许多关于《内经》经文注释的文章和著作,均可以辅助学习。

对《内经知要》的注释。清代钱荣光撰《内经知要讲义》,对《内经知要》予以注释,融会前贤精论,附以个人见解,补充不足。当代秦伯未编《内经知要浅解》,对《内经知要》各篇予以解题,概括要领,于条文下增加体会、应用、补充等项,对经文本旨作更详细的注释和义理发挥。阅读这些《内经知要》的注释著作,对学习《内经知要》大有裨益。

理论联系临床。学习中医理论的目的是要用理论指导实践,最终为临床实践服务。应该结合临床需求,带着问题有针对性地学习。

**2. 学习重点**

虽然《内经知要》已经是节选本,仍然可以从中选取重点条文阅读,即所谓重中之重。可以在全书 8 类内容中,按类选取部分条文,主要选择与临床实践密切相关的内容。中医药高等院校《内经》教材选录的原文均为重要原文,可参考。

李氏注文,多引用前贤观点,也有很多是李氏独到见解,包括对《内经》原文的评价,是为本书特色之处,应该认真阅读。例如对“邪气盛则实,精气夺则虚”的评价:“此二语为医宗之纲领,万世之准绳。其言若浅而易明,其旨实深而难究。”

每篇末尾处以“愚按”为标题加李氏按语,寥寥数语,言简意赅,对每篇内容归纳小结,指明要点,实属画龙点睛之笔。例如关于“病能”的按语:“人之有病,犹树之有蠹也;

病之有能，犹蠹之所在也。不知蠹之所在，遍树而斫之，蠹未必除而树先槁矣。不知病之所在，广络而治之，病未必去而命先尽矣。"诚为经典之论。

**3. 注意事项**

关于"七损八益"的解释。《素问·阴阳应象大论》："能知七损八益，则二者可调；不知用此，则早衰之节也。"《内经》中对"七损八益"没有明确的解释，历代医家的相关注释见仁见智，颇有分歧。李氏注解为："二者，阴阳也。七为少阳之数，八为少阴之数。七损者，阳消也；八益者，阴长也。"1973年长沙马王堆三号汉墓出土竹简《天下至道谈》，对七损八益有明确的解释。该书原文如下："气有八益，又有七损。不能用八益、去七损，则行年四十而阴气自半也，五十而起居衰，六十而耳目不聪明，七十下枯上脱，阴气不用，唾泣流出。……八益：一曰治气，二曰致沫，三曰知时，四曰蓄气，五曰和沫，六曰积气，七曰待盈，八曰定倾。七损：一曰闭，二曰泄，三曰竭，四曰勿，五曰烦，六曰绝，七曰费。" 该书"七损"是指性生活中对身体有损害的七种现象，"八益"则是指性生活中对身体有益的八种措施。此种论述与《内经》原文基本吻合，应成定论。但是，目前学术界对"七损八益"解释仍然争论不休，相当一部分人否定《内经》中"七损八益" 即是房中术的观点。

胡晓峰

2007年3月

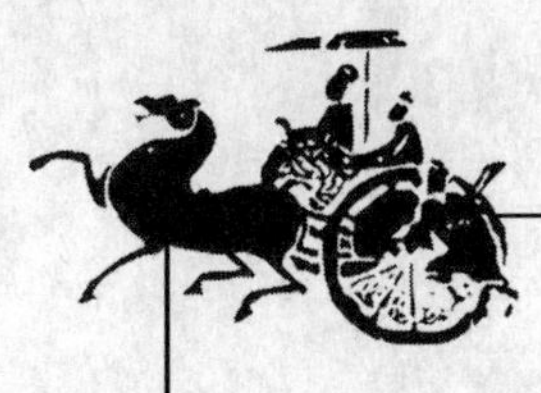

# 整理说明

明代著名医家李中梓所撰《内经知要》是一部节注《内经》的著作。成书于明崇祯十五年(1642),在《内经》节注本中极负盛名。后经清代名医薛雪精校加按予以重刊,流行甚广。现存主要版本有:明刻本、日本宽文二年壬寅(1662)武村市兵卫刻本、乾隆二十九年甲申(1764)扫叶山房刻本、清道光五年乙酉(1885)太邑赵道南校刻本、清咸丰十年庚申(1860)抄本,以及清光绪年间多种刻本等。

本次整理选用乾隆二十九年甲申(1764)扫叶山房刻本为底本,清光绪九年(1883)刻本为校本,个别文字依校本改正,不出注。

原书竖排改为横排,繁体字、异体字均改为通行简化字,不出注。

原书表示上下之意的“右”字,直接改为“上”字,不出注。

书中一些通假字、古今字,如“脏腑”作“藏府”、“早”作“蚤”、“泻”作“写”,“版”作“板”,“拇”作“母”等,直接改为通行规范字,不出注。

原书无目录,今据正文增补,在此说明。

# 序

古云：为人子者，不可以不知医。此言似乎专指孝友中之一端而言之者也。何也？夫人之禀体，毋论其他，六淫戕其外，七情贼其中，苟不知节，鲜不病且殆也。为人子者，可以父母、伯叔、兄弟、妻子及诸眷属付之庸医之手乎？故不可不自知之。然知之为知之则可，若强不知以为知，不如无知。从来偾事皆属一知半解之流，而不知奴隶之夫、乳臭之子，一朝而苟得权势，侥幸而世拥多资，便肆其骄慢之气，役医如吏，藐医如工。家有病人，遂促其调治，并以生死之权责成之。初不闻扁鹊有云：臣能使之起，不能使之复生乎？在医者亦不思往古分医为十四科，使其各治一科为专科，志在济人。今则率皆相习成风，趋炎奔竞，其志不过啖名谋食而已，岂不卑哉！要知此道之源，出自轩皇君臣，以羲皇一画之旨，终日详论世人疾病之所以然，垂教天下后世以治法之所当然。而药物则又出乎炎帝，躬行阅历，察四时山川水土之宜，考五金八石之性，尝水陆草木之味，以定其有毒无毒、寒热温平、攻补缓急之用。相传各有遗书，轩皇者曰《素问》、曰《灵枢》，炎帝者曰《本草》。《素问》自王冰注后，嗣出者不下数十余家。《本草》自陶氏《别录》外，历代以来何止汗牛充栋。无奈时师心喜置身于时路，茫茫然朝值衙门，退候缙绅，第应乡党。惟恐一人不悦，则谤端百出，飞祸无穷，所以无日不卑躬屈节，寝食俱废，岂有余力孳孳于诵读者哉！以故卷帙繁多，如李时珍、张介宾之所集，罔弗望涯而退，奚能念及此言似乎专指孝友中之一端而发者。扪心惝恍，务必旁通一贯，由亲亲而兼及于仁民耶。余久遭老懒，自丙子岁后，竟作退院老僧，绝口不谈此道矣。一日偶然忆及云间李念莪先生所辑诸书，惟《内经知要》比余向日所辑《医经原旨》，尤觉近人。以其仅得上下两卷，至简至要，方便时师之不及，用功于鸡声灯影者，亦可以稍有准则于其胸中也。叩之书贾，佥云其板已没久矣，遂嗾余为之重刊。惜乎书可补读，理可渐明，其如笼中药物，悉非古之道地所产及时采取者矣。医岂易知而易为者哉？然亦不可不知者也。

乾隆甲申夏日牧牛老朽薛雪书时年八十又四

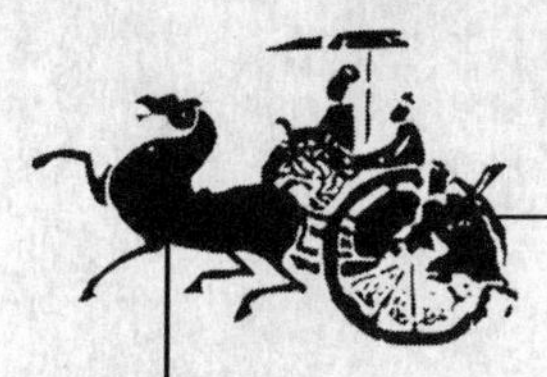

# 目 录

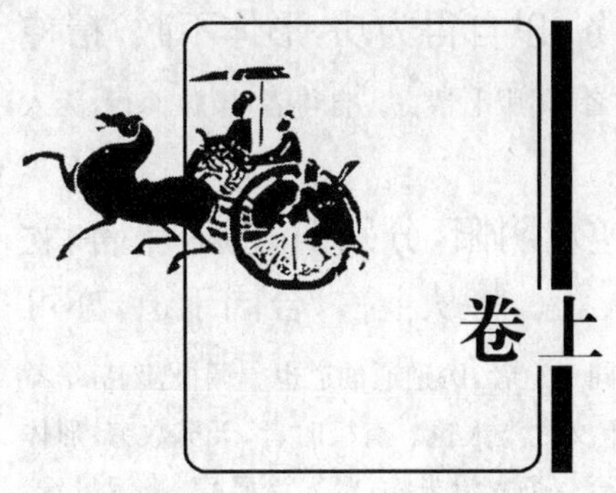

# 卷上

云间李念莪先生　原辑

河东薛生白校正　重刊

## 道　生

上古天真论曰：夫上古圣人之教下也，皆谓之虚邪贼风，避之有时教下者，教民避害也。风从冲后来者，伤人者也，谓之虚邪贼风。如月建在子，风从南来，对冲之火反胜也；月建在卯，风从西来，对冲之金克木也；月建在午，风从北来，对冲之水克火也；月建在酉，风从东来，对冲之木反胜也。必审其方，随时令而避之也，恬憺虚无，真气从之，精神内守，病安从来恬者，内无所营。憺者，外无所逐。虚无者，虚极静笃，即恬憺之极，臻于自然也。真气从之者，曹真人所谓神是性兮气是命，神不外弛气自定。张虚静曰：神一出便收来，神返身中气自回。又曰：人能常清静，天地悉皆归，真一之气，皆来从我矣。精无妄伤，神无妄动，故曰内守。如是之人，邪岂能犯，病安从生乎？

有真人者，提挈天地，把握阴阳，呼吸精气，独立守神，肌肉若一真，天真也。不假修为，故曰真人；心同太极，德契两仪。提挈，把握也。全真之人，呼接天根，吸接地脉，精化为气也。独立守神，气化为神也。精气皆化，独有神存，故曰独立。肌肉若一者，神还虚无，虽有肌肉而体同虚空也。仙家所谓抱元守一。又曰：了得一，万事毕。即形与神俱之义也，故能寿敝天地，无有终时，此其道生天地有质，劫满必敝。真人之寿，前乎无始，后乎无终，天地有敝，吾寿无终矣。此非恋于形生，盖形神俱微妙，与道合真，故曰此其道生者，明非形生也。

有至人者，淳德全道，和于阴阳，调于四时至者，以修为而至者也。淳者，厚也。德厚道全，不愆于阴阳，不逆于四时，庶几奉若天时者矣，去世离俗，积精全神去世离俗，藏形隐迹也。积精全神者，炼精化气，炼气化神也，游行天地之间，视听八远之外全神之后，便能出隐显之神，故游行天地之间；尘纷不乱，便能彻耳目之障，故视听八远之外，此盖益其寿命而强者也，亦归于真人前之真人，则曰道生；此言至人，则曰寿命、曰强，但能全形而已。亦归于真人者，言若能炼神还虚，亦可同于真人，此全以修为而至者也。

有圣人者，处天地之和，从八风之理圣者，大而化之，亦人中之超类者，与天地合德，四时合序，故能处天地之和，而气赖以养，从八风之理，而邪弗能伤也。八风者，《灵枢·九宫八风》篇云：风从所居之乡来者为实风，主生长，养万物；从其冲后来者为虚风，伤人者也，主杀主害；从南方来，名曰大弱风；从西南方来，名曰谋风；从西方来，名曰刚风；从西北方来，名曰折风；从北方来，名曰大刚风；从东北方来，名曰凶风；从东方来，名曰婴儿风；从东南方来，名曰弱风，适嗜欲于世俗之间，无恚嗔之心，行不欲离于世，被服章，举不欲观于俗饮食有节，起居有常，适嗜欲也。摄情归性，无恚嗔也。和光混俗，不离世也。被服章者，皋陶谟曰：天命有德，五服五章哉。圣人之心，不磷不淄，虽和光混俗，而未尝观效于俗也，外不劳形于事，内无思想之患，以恬愉为务，以自得为功，形体不敝，精神不散，亦可以百数外不劳形则身安，内无思想则神静。恬愉者，调服七情也。自得者，素位而行，无入不自得也。如是者，形不受贼，精神不越，而寿可百矣。

有贤人者，法则天地，象似日月，辨列星辰，逆从阴阳，分别四时贤人者，精于医道者也。法天地阴阳之理，行针砭药石之术。智者能调五脏，斯人是已，将从上古，合同于道，亦可使益寿而有极时将从者，有志慕古，未能与之同其归也。合同于道者，医道通仙道也。调摄营卫，培益本元，勿干天地之和，自无夭札之患，故曰亦可益寿。亦者，次别上文之圣人也。有极时者，天癸数穷，形体衰惫，针砭药饵无可致力矣。真人者，无为而成；至人者，有为而至。圣人治未病，贤人治已病，修诣虽殊，尊生则一也。按有物浑成，先天地生，强名曰道，无迹象之可泥，岂形质之能几。白玉蟾所以有四大一身皆属阴，不知何物是阳精之说也。返本还元，湛然常寂，名之曰道。积精全神，益寿强命，名之曰术。《文始经》云忘精神而超生，见精神而久生是也。忘精神者，虚极静笃，精自然化气，气自然化神，神自然还虚也。见精神者，虚静以为本，火符以为用，炼精成气，炼气成神，炼神还虚也。嗟！吾人处不停之运，操必化之躯，生寄死归，谁其获免？贪求者忘殆，自弃者失时。即有一二盲修瞎炼，皆以身内为工夫，独不闻《胎息经》云：胎从伏气中结，气从有胎中息，气入身来谓之生，神去离形谓之死，知神气者可以长生。气有先天后天之别，后天者，呼吸往来之气也；先天者，无形无象，生天生地，生人生物者也。康节云：乾遇巽时观月窟，地逢雷处见天根，天根月窟间来往，三十六宫都是春。真既醉于先天之说也。惜乎下手无诀，讹传错教，妄以两目为月窟，阳事为天根，令人捧腹。若得诀行持，不过一时辰许，先天祖气忽然来归，鼻管如迎风之状，不假呼吸施为，不事闭气数息，特须一言抉破，可以万古长存。若非福分深长，鲜不闻而起谤，甚有俗医笑其迂妄。不知医道通仙，自古记之，亦在乎人而已矣。

四气调神论曰：春三月，此谓发陈发，生发也。陈，敷陈也。发育万物，敷布寰区，故曰发陈。天地俱生，万物以荣敷和之纪，木德周行。俱生者，絪缊之气也。天地絪缊，万物化醇。荣者，显也，发也；夜卧早起，广步于庭此言在天主发生之令，在人须善养之方。夫人卧与阴俱，起与阳并，卧既夜矣，起复早焉，令阳多而阴少，以象春升之气也。广步者，动而不休，养阳之道也；被发缓形，以使志生被发者，舒在头之春气也。缓者，和缓以应令也。如是则神志调适，肖天气之生矣；生而勿杀，予而勿夺，赏而勿罚《尚书纬》曰：东方青帝，好生不贼。禹禁云：春三月，山林不登斧。管子云：解怨赦罪，皆所以奉发生之德也。此春气之应，养生之道也四时之令，春生夏长，秋收冬藏。以上诸则，乃养生气之道也。逆之则伤肝，夏为寒变，奉长者少逆者，不能如上养生之道也。奉者，禀承也。肝木旺于春，春逆其养则肝伤，而心火失其所奉，故当夏令火不足而水侮之，因为寒变。寒变者，变热为寒也。春生之气既逆，夏长之气不亦少乎。

夏三月，此谓蕃秀布叶曰蕃，吐华曰秀，万物亨嘉之会也。天地气交，万物华实即司天在泉，三四气之交。六元正纪大论所谓上下交互，气交主之是也。阳气生长于前，阴气收成于后，故万物华实；夜卧早起，毋厌于日卧起同于春令，亦养阳之物也。按荀子云：夏不宛暍，言当避赫曦之暍，毋为日所厌苦；使志无怒，使华英成秀，使气得泄，若所爱在外怒则气上，助火亢炎，故使志无怒，则生意畅遂，譬如华英渐至成秀也。气泄者，肤腠宣通，法畅遂之时令也。发舒之极，遍满乾坤，其用外而不内，人奉之以养生，故所爱若在外，不知正所以调其中也。此夏气之应，养长之道也。逆之则伤心，秋为痎疟，奉收者少夜卧以下皆顺夏令养长之道也，否则与令为逆，乘时秉政之心王不亦拂其性乎？心伤则暑乘之，秋金收肃，暑邪内郁，必为痎疟。夏长既逆，则奉长气而秋收者少矣，冬至重病心火受伤，绵延至冬，则水来克火，病将重矣。

秋三月，此谓容平阴升阳降，大火西行，万物之容，至此平定，故曰容平。天气以急，地气以明风气劲疾曰急，物色清肃曰明；早卧早起，与鸡俱兴早卧以避初寒，早起以从新爽；使志安宁，以缓秋刑阳德日减，阴惨日增，故须神志安宁，以缓肃杀之气；收敛神气，使秋气平；无外其志，使肺气清。此秋气之应，养收之道也曰收敛，曰无外，皆秋气之应，养收之道。逆之则伤肺，冬为飧泄，奉藏者少肺金主秋，秋失其养，故伤肺。肺伤则肾失其主，故当冬令而为飧泄。飧泄者，水谷不分，肾主二便，失封藏之职故也。

冬三月，此谓闭藏阳气伏藏，闭塞成冬也。水冰地坼，无扰乎阳阴盛阳衰，君子固密，则不伤于寒，即无扰乎阳也；早卧晚起，必待日光所以避寒也，即养藏也；使志若伏若匿，若有私意，若已有得曰伏曰匿，曰私曰得，皆退藏于密，法闭藏之本也；去寒就温，无泄皮肤，使气亟夺去寒就温，所以养阳。无使泄夺，所以奉藏。真氏曰：闭藏不密，温无霜雪，则来年阳气无力，五谷不登。人身应天地，可不奉时耶。此冬气之应，养藏之道也。逆之则伤肾，春为痿厥，奉生者少水归冬旺，冬失所养，则肾伤而肝木失主。肝主筋，故当春令筋病为痿。冬不能藏，则阳虚为厥。冬藏既逆，承气而为春生者少矣。

天气，清静光明者也静当作净。清阳之气，净而不杂，天之体也；居上而不亢，下济而光明，天之用也。藏德不止，故不下也藏德者，藏其高明而不肯自以为高明也。不止者，健运不息也。惟藏而不止，虽下降而实不之下，曷尝损其居上之尊乎，故曰不下也。天明则日月不明，邪害空窍惟天藏德，不自为用，故日月显明以表造化。使天不藏德而自露其光明，则日月无以藉之生明。大明见者小明灭矣。此喻身中元本不藏，发皇于外，明中空而邪凑也。阳气者闭塞，地气者冒明天气自用，则孤阳上亢而闭塞乎阴气，地气隔绝而冒蔽乎光明矣。云雾不精，则上应白露不下地气上为云雾，天气下为雨露。上下否隔，则地气不升，而云雾不得输精于上；天气不降，而雨露不得施布于下。人身上焦如雾，膻中气化则通调水道，下输膀胱。气化不及州都，则水道不通，犹之白露不降矣。交通不表，万物命故不施，不施则名木多死独阳不生，独阴不成。若上下不交，则阴阳乖而生道息，不能表见于万物之命，故生化不施而名木多死。恶气不发，风雨不节，白露不下，则菀藁不荣恶气不发，浊气不散也。风雨不节，气候乖乱也。白露不下，阴精不降也，即不表不施之义也。菀藁不荣，言草木抑菀枯藁，不能发荣，即名木多死之义也。上文言天地不交，此则专言天气不降也。贼风数至，暴雨数起，天地四时不相保，与道相失，则未央绝灭阴阳不和，贼风暴雨，数为侵侮，生长收藏不保其常，失阴阳惨舒自然之道矣。央，中半也。未及中半而早已绝灭矣。惟圣人从之，故身无奇病，万物不失，生气不竭从之者，法天地四时也，存神葆真以从其藏德，勇猛精勤以从其不止，收视返听以从其不自明，通任会督以从其阴阳之升降，则合乎常经，尚安得有奇病？万物不失，与时偕行，生气满乾坤也。不竭者，无未央绝灭之患也。

愚按：四时者，阴阳之行也；刑德者，四时之合也。春凋秋荣，冬雷夏雪，刑德易节，贼气至而灾。夫德始于春，长于夏；刑始于秋，流于冬。刑德不失，四时如一。刑德离乡，时乃逆刑，故不知夫若天时，非尊生之典也。是以天真论曰调于四时，曰分别四时。四气者，天地之恒经；调神者，修炼之要则。故春夏养阳，秋冬养阴，以从其根。根者，人本于天，天本于道，道本自然，此皆治未病之方，养生者所切亟也。

阴阳应象论曰：能知七损八益，则二者可调，不知用此，则早衰之节也二者，阴阳也。七为少阳之数，八为少阴之数。七损者，阳消也；八益者，阴长也。阴阳者，生杀之本始，生从乎阳，阳惧其消也；杀从乎阴，阴惧其长也。能知七损八益，察其消长之机，用其扶抑之术，则阳常盛而阴不乘，二者可以调和，常体春夏之令，永获少壮康强，是真把握阴阳者矣。不知用此，则未央而衰。用者，作用也。如复卦一阳生，圣人喜之，则曰不远复，无祇悔，元吉。垢卦一阴生，圣人谨之，则曰系于金柅，贞吉，有攸往，见凶，羸豕孚蹢躅，此即仙家进阳火、退阴符之妙用也。朱紫阳曰：老子言治人事天莫若啬。夫惟啬，是谓早服，早服是谓重积德。早服者，言能啬则不远，而复便在此也。重积德，言先有所积，而复养以啬，是又加积之也。此身未有所损，而又加以啬养，是谓早服而重积。若损而后养，仅足以补其所损，不得谓之重积矣。知此，则七阳将损，八阴将益，便早为之所；阳气不伤，阴用不张，庶调燮阴阳，造化在手之神用也。华元化曰：阳者生之本，阴者死之基。阴宜常损，阳宜常益，顺阳者生，顺阴者灭。数语可作七损八益注疏。年四十，而阴气自半也，起居衰矣二十为少阳，三十为壮阳。东垣云：行年五十以上，降气多而升气少。降者阴也，升者阳也。由是则四十之时，正升阳之气与降阴之气相半，阳胜阴则强，阴胜阳则衰，阴阳相半，衰兆见矣。年五十，体重，耳目不聪明矣阳气者，轻而善运；阴气者，重而难舒。五十阴盛，故体重也。阳主通达，阴主闭塞，故耳不聪；阳为显明，阴为幽暗，故目不明。年六十，阴痿，气大衰，九窍不利，下虚上实，涕泣俱出矣阳气大衰，所以阴痿也。九窍不利者，阳气不充，不能运化也。下虚者，少火虚也。上实者，阴乘阳也。涕泣俱出，阳衰不能摄也。故曰：知之则强，不知则老知七损八益而调之，则强；不知，则阴渐长而衰老。故同出而异名耳同出者，阴与阳也；异名者，强与老也。智者察同，愚者察异智者洞明阴阳之故，故曰察同。愚者徒知强老之形，故曰察异。愚者不足，智者有余。有余则耳目聪明，身体轻强，老者复壮，壮者益治愚者阴长，日就衰削，故不足；智者阳生，日居强盛，故有余。有余则聪明轻健，虽既老而复同于壮，壮者益治，即老子早服重积之说也。是以圣人为无为之事，乐恬憺之能无为者，自然之道也。恬憺者，清静之乐也。老子之无为而无不为，庄子之乐全得大是也。从欲快志于虚无之守，故寿命无穷，与天地终从欲者，如孔子之从心所欲也。快志，即《大学》之自慊也。至虚极，守静笃，虚无之守也。天下之受伤者，实也，有也，与虚无同体，不受坏矣。故寿命无穷，与天地终。愚按：阳者轻清而无象，阴者重浊而有形。长生之术必曰虚无，得全于阳也。故仙真之用在阴尽阳纯，仙真之号曰纯阳全阳，皆以阳为要也。《中和集》云：大修行人，分阴未尽则不仙；一切凡人，分阳未尽则不死。明乎此，而七损八益灼然不疑矣。

遗篇刺法论曰，肾有久病者，可以寅时面向南，净神不乱思，闭气不息七遍，以引颈咽气顺之，如咽甚硬物，如此七遍后，饵舌下津无数肾为水脏，以肺金为母，肺金主气。咽气者，母来顾子之法也。咽津者，同类相亲之道也。人生于寅，寅为阳旺之会，阳极于午，午为向明之方。神不乱思者，心似太虚，静定凝一也。闭气不息者，止其呼吸，气极则微微吐出，不令闻声。七遍者，阳数也。引颈者，伸之使直，气易下也。如咽甚硬物者，极力咽之，汩汩有声，以意用力送至丹田气海。气为水母，气足则精自旺也。饵舌下津者，为命门在两肾之间，上通心肺，开窍于舌下，以生津。古人制活字，从水从舌者，言舌水可以活人也。舌字从千从口，言千口水成活也。津与肾水，原是一家，咽归下极，重来相会，既济之道也。《仙经》曰：气是添年药，津为续命芝，世上漫忙兼漫走，不知求我更求谁。气为水母，水为命根，勤而行之，可以长生。《悟真篇》曰：咽津纳气是人行，有药方能造化生，炉内若无真种子，犹将水火煮空铛。此言虚极静笃，精养灵根气养神，真种子也。

愚按:《素问》、《灵枢》各九卷,何字非尊生之诀?兹所摘者,不事百草而事守一,不尚九候而尚三奇。盖观天之道,执天之行,进百年为万古尊生之道,于是为大矣。因知不根于虚静者,即是邪术;不归于易简者,即是旁门。诚能于此精求,则道德五千,丹经五卷,岂复有余蕴哉!

## 阴　阳

阴阳应象论曰:阴阳者,天地之道也太极动而生阳,静而生阴,天主于动,地主于静。《易》曰:一阴一阳之谓道。阴阳者,本道体以生;道者,由阴阳而显,万物之纲纪总之为纲,大德敦化也;纷之为纪,小德川流也,变化之父母《经》曰:物生谓之化,物极谓之变。《易》曰:在天成象,在地成形,变化见矣。朱子曰:变者化之渐,化者变之成。阴可变为阳,阳可变为阴,然变化虽多,靡不统于阴阳,故为父母,生杀之本始阴阳交则物生,阴阳隔则物死,阳来则物生,阴至则物死,万物之生杀,莫不以阴阳为本始也,神明之府也变化不测之谓神,品物流形之谓明。府者,言变化流形,皆从此出也。治病必求于本人之疾病,虽非一端,然而或属虚,或属实,或属寒,或属热,或在气,或在血,或在脏,或在腑,皆不外于阴阳,故知病变无穷,而阴阳为之本。《经》曰知其要者,一言而终是也。但明虚实,便别阴阳,然疑似之间大难剖别。如至虚有盛候,反泻含冤;大实有羸状,误补益疾;阴症似阳,清之者必败;阳症似阴,温之者必亡。气主煦之,血主濡之,气药有生血之功,血药无益气之理。病在腑而误攻其脏,谓之引贼入门;病在脏而误攻其腑,譬之隔靴搔痒。洞察阴阳,直穷病本,庶堪司命。若疑似之际,混而弗明,攻补之间,畏而弗敢,实实虚虚之祸尚忍言哉。

故积阳为天,积阴为地。阴静阳躁积者,汇萃之称也。合一切之属于阳者,莫不本乎天;合一切之属于阴者,莫不本乎地。阴主静,阳主躁,其性然也,阳生阴长,阳杀阴藏阳之和者为发育,阴之和者为成实,故曰阳生阴长,此阴阳之治也。阳之亢者为焦枯,阴之凝者为封闭,故曰阳杀阴藏,此阴阳之乱也。天元纪大论曰:天以阳生阴长,地以阳杀阴藏。夫天为阳,阳主于升,升则向生,故曰天以阳生阴长,阳中有阴也。地为阴,阴主于降,降则向死,故曰地以阳杀阴藏,阴中有阳也,此言岁纪也。上半年为阳升,天气主之,故春生夏长;下半年为阴降,地气主之,故秋收冬藏。阳不独立,得阴而后成,如发生赖于阳和,而长养由乎雨露,故曰阳生阴长。阴不自专,因阳而后行,如闭藏因于寒冽,而肃杀出乎风霜,故曰阳杀阴藏。按:三说俱通,故并存之。第二则本乎经文,尤为确当。愚意万物皆听命于阳,而阴特为之顺承者也。阳气生旺,则阴血赖以长养;阳气衰杀,则阴血无由和调,此阴从阳之至理也。阳化气,阴成形阳无形,故化气;阴有质,故成形。寒极生热,热极生寒冬寒之极,将生春夏之热,冬至以后,自复而之乾也。夏热之极,将生秋冬之寒,夏至以后,自姤而之坤也。

寒气生浊,热气生清寒属阴,故生浊。热属阳,故生清。清气在下,则生飧泄;浊气在上,则生䐜胀清阳主升,阳陷于下而不能升,故为飧泄,完谷不化也。浊阴主降,阴逆于上而不能降,故为䐜胀,胸膈胀满也。

清阳为天,浊阴为地,地气上为云,天气下为雨此以下明阴阳之升降,天人一理也。阴在下者为精,精即水也,精升则化为气,云因雨而出也。阳在上者为气,气即云也,气降即化为精,雨由云而生也。自下而上者,地交于天,故地气上为云。自上而下者,天交于地,故天气下为雨。就天地而言,谓之云雨;就人身而言,谓之精气。人身一小天地,讵不信然。

故清阳出上窍,浊阴出下窍上有七窍,耳目口鼻也。下有二窍,前阴、后阴也;清阳发腠理，浊阴走五脏；清阳实四肢，浊阴归六腑阳位乎外，阴位乎内，腠理四肢皆在外者，故清阳居之，五脏六腑皆在内者，故浊阴居之。

水为阴，火为阳水润下而寒，故为阴；火炎上而热，故为阳。炎上者，欲其下降；润下者，欲其上升，谓之水火交而成既济。火不制其上炎，水不禁其就下，谓之水火不交而成未济。肾者水也，水中生气，即真火也。心者火也，火中生液，即真水也。阴中有阳，阳中有阴，水火互藏，阴阳交体，此又不可不知者也；阳为气，阴为味；味归形，形归气气无形而升，故为阳；味有质而降，故为阴。味归形者，五味入口，生血成形也。形归气者，血皆依赖于气，气旺则自能生血，气伤而血因以败也；气归精，精归化气者，先天之元气与后天之谷气并而充身者也。肺金主之，金施气以生水，水即精也。精者，坎府之真铅，天一之最先也。精施则能化生，万化之本元也；精食气，形食味气为精母，味为形本。食者，子食母乳之义也；化生精，气生形万化之生必本于精，形质之生必本于气；味伤形，气伤精味本归形，味或不节，反伤形也。气本归精，气或不调，反伤精也；精化为气，气伤于味气本归精，气为精母也。此云精化为气者，精亦能生气也。如不好色者，气因以旺也。水火互为之根，即上文天地云雨之义也。味不节则伤形，而气不免焉。如味过于酸，肝气以津，脾气乃绝之类。阴味出下窍，阳气出上窍味为阴，故下；气为阳，故上；味厚者为阴，薄为阴之阳；气厚者为阳，薄为阳之阴味属阴，味厚为纯阴，味薄为阴中之阳。气属阳，气厚为纯阳，气薄为阳中之阴。味厚则泄，薄则通；气薄则发泄，厚则发热阴味下行，味厚者能泄于下，味薄者能通利也。阳气上行，故气薄者能泄于表，气厚者能发热也。壮火之气衰，少火之气壮；壮火食气，气食少火；壮火散气，少火生气火者，阳气也。天非此火不能发育万物，人非此火不能生养命根，是以物生必本于阳。但阳和之火则生物，亢烈之火则害物，故火太过则气反衰，火和平则气乃壮。壮火散气，故云食气。少火生气，故云食火。阳气者，身中温暖之气也。此气绝，则身冷而毙矣。运行三焦，熟腐五谷，畴非真火之功，是以《内经》谆谆反复，欲人善养此火，但少则壮，壮则衰，特须善为调剂。世之善用苦寒、好行疏伐者，讵非岐黄之罪人哉。

阴胜则阳病，阳胜则阴病；阳胜则热，阴胜则寒阴阳和则得其平，一至有偏胜，病斯作矣；重寒则热，重热则寒阴阳之变，水极则似火，火极则似水，阳盛则隔阴，阴盛则隔阳，故有内真寒而外假热，内真热而外假寒之症。不察其变，妄轻投剂，如水益深，如火益热。虽有智者，莫可挽救矣；寒伤形，热伤气寒属阴，形亦属阴，故寒则形消也。热为阳，气亦为阳，故热则气散也；气伤痛，形伤肿气喜宣通，气伤则壅闭而不通，故痛。形为质象，形伤则稽留而不化，故肿。故先痛而后肿者，气伤形也；先肿而后痛者，形伤气也气先伤而后及于形，气伤为本，形伤为标也。形先伤而后及于气，形伤为本，气伤为标也。

喜怒伤气，寒暑伤形举喜怒而悲恐忧统之矣。内伤人情，如喜则气缓，怒则气上，悲则气消，恐则气下，忧则气结，故曰伤气。举寒暑而风湿燥统之矣。外伤天气，如风胜则动，热胜则肿，燥胜则干，寒胜则浮，湿胜则泻，故曰伤形。

天不足西北，故西北方阴也，而人右耳目不如左明也。地不满东南，故东南方阳也，而人左手足不如右强也天为阳，西北阴方，故天不足西北。地为阴，东南阳方，故地不满东南。日月星辰，天之四象，犹人之有耳目口鼻，故耳目之左明于右，以阳胜于东南也。水火金木，地之四体，犹人之有皮肉筋骨，故手足之右强于左，以阴强于西北也。

阳之汗，以天地之雨名之汗出从表，阳也，而本于阴水之属，故以天地之雨应之。雨虽属阴，非天之阳气降，则不雨也。知雨之义者，知汗之故矣；阳之气，以天地之疾风名之气为阳，阳胜则气逆喘急，如天地之疾风，阳气鼓动也。

金匮真言论曰：平旦至日中，天之阳，阳中之阳也；日中至黄昏，天之阳，阳中之阴也；合夜至鸡鸣，天之阴，阴中之阴也；鸡鸣至平旦，天之阴，阴中之阳也子、午、卯、酉，天之四正也。平旦至日中，自卯至午也；日中至黄昏，自午至酉也；合夜至鸡鸣，自酉至子也；鸡鸣至平旦，自子至卯也。以一日分四时，则子、午当二至，卯、酉当二分，日出为春，日中为夏，日入为秋，夜半为冬也。

夫言人之阴阳，则外为阳，内为阴以表里言；言人身之阴阳，则背为阳，腹为阴以前后言；言人身之脏腑中阴阳，则脏者为阴，腑者为阳；肝、心、脾、肺、肾五脏皆为阴，胆、胃、大肠、小肠、膀胱、三焦六腑皆为阳五脏属里，藏精气而不泻，故为阴。六腑属表，传化物而不藏，故为阳。

故背为阳，阳中之阳，心也；背为阳，阳中之阴，肺也；腹为阴，阴中之阴，肾也；腹为阴，阴中之阳，肝也；腹为阴，阴中之至阴，脾也老子曰：负阴而抱阳，是以腹为阳、背为阴也。《内经》乃以背为阳、腹为阴，何也？邵子曰：天之阳在南，故日处之；地之刚在北，故山处之。然则老子之说言天象也，《内经》之说言地象也。况阳经行于背，阴经行于腹，人身脏腑之形体，本为地象也。第考伏羲六十四卦方圆二图，其义显然。夫圆图象天，阳在东南，方图象地，阳在西北，可以洞然无疑矣。心肺为背之阳，肝脾肾为腹之阴，何也？心肺在膈上，连近于背，故为背之二阳脏。肝脾肾在膈下，附近于腹，故为腹之三阴脏。然阳中又分阴阳者，心象人身之日，故为阳中阳；肺象人身之天，天体虽阳，色玄而不自明，包藏阴德，比之太阳有间，故肺为阳中之阴。阴中又分阴阳者，肾属水，故为阴中之阴；肝属木，故为阴中之阳；脾属坤土，故为阴中之至阴也。

生气通天论曰：阳气者，若天与日，失其所，则折寿而不彰。故天运当以日光明此明人生全赖乎阳气也。日不明则天为阴晦，阳不固则人为夭折，皆阳气之失所者，故天不自明，明在日月。月体本黑，得日乃明。此天运当以日光明也。太阳在午则为昼，而日丽中天，显有象之神明，离之阳在外也。太阳在子则为夜，而火伏水中，涵无形之元气，坎之阳在内也。天之运行，惟日为本，天无此日，则昼夜不分，四时失序，晦冥幽暗，万物不彰矣。在于人者，亦惟此阳气为要。苟无阳气，孰分清浊，孰布三焦，孰为呼吸，孰为运行，血何由生，食何由化，与天之无日等矣。欲保天年，其可得乎？《内经》一百六十二篇，惟此节发明天人大义，最为切要，读者详之。

凡阴阳之要，阳密乃固。两者不和，若春无秋，若冬无夏，因而和之，是谓圣度阴主内守，阳主外护，阳密于外，则邪不能侵，而阴得以固于内也。不和者，偏也。偏于阳，若有春而无秋；偏于阴，若有冬而无夏。和之者，泻其太过，补其不足，俾无偏胜，圣人之法度也。故阳强不能密，阴气乃绝阳密则阴固，阳强而亢，岂能密乎？阴气被扰，将为煎厥而竭绝矣；阴平阳秘，精神乃治阴血平静于内，阳气秘密于外，阴能养精，阳能养神，精足神全，命之曰治。

五常政大论曰：阴精所奉其人寿，阳精所降其人夭岐伯本论东南阳方，其精降下而多夭；西北阴方，其精向上而多寿。余尝广之，此阴阳之至理，在人身中者亦然。血为阴，虽肝藏之，实肾经真水之属也。水者，先天之本也。水旺则阴精充而奉上，故可永年，则补肾宜急也。气属阳，虽肺主之，实脾

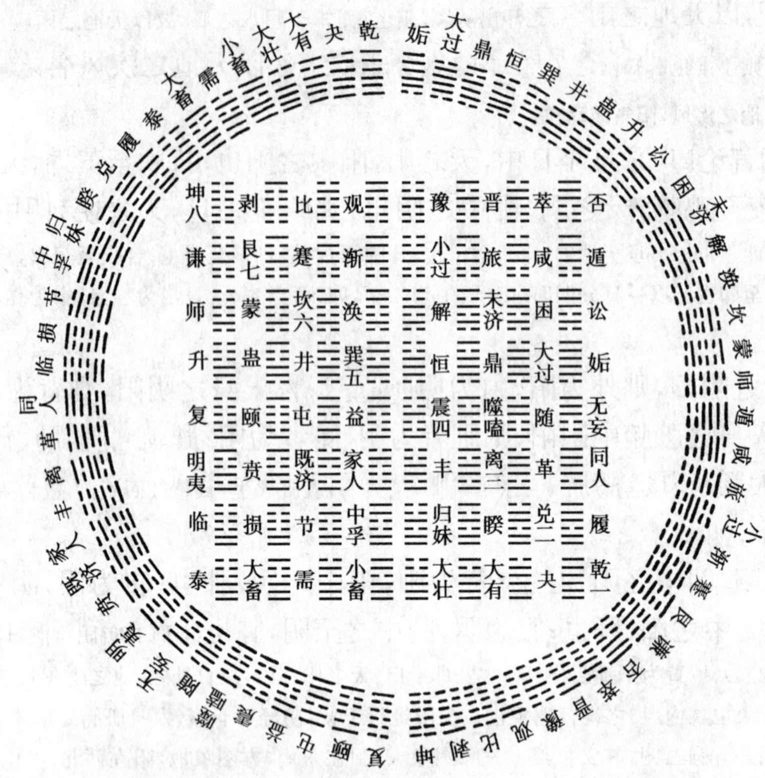


**六十四卦方圆图**

圆图象天，乾居东南，坤居西北。

方图象地，乾居西北，坤居东南。

土饮食所化也。土者，后天之本也。土衰则阳精败而下陷，故当夭折，则补脾宜亟也。先哲云：水为天一之元，土为万物之母，千古而下，独薛立斋深明此义，多以六味地黄丸壮水，为奉上之计，兼以补中益气汤扶土，为降下之防。盖洞窥升降之微，深达造化之旨者欤。

愚按：医经充栋，不越于阴阳。诚于体之脏腑腹背、上下表里，脉之左右尺寸、浮沉迟数，时令之春夏秋冬，岁运之南政北政，察阴阳之微而调其虚实，则万病之本咸归掌握，万卷之富只在寸中，不亦约而不漏，简而可据乎！

## 色　诊

脉要精微论曰：夫精明五色者，气之华也精明见于目，五色显于面，皆气之华也，言气而血在其中矣，赤欲如白裹朱，不欲如赭；白欲如鹅羽，不欲如盐；青欲如苍璧之泽，不欲如蓝；黄欲如罗裹雄黄，不欲如黄土；黑欲如重漆色，不欲如地苍五色之欲者，皆取其润泽。五色之不欲者，皆恶其枯槁也。五色精微象见矣，其寿不久也此皆五色精微之象也，凶兆既见，寿不久矣。夫精明者，所以视万物，别黑白，审长短，以长为短，以白为黑，如是则精衰矣脏腑之精气，皆上朝于目而为光明，故曰精明。若精明不能上奉，则颠倒错乱，岂能保其生耶。

《灵枢·五色》篇曰：明堂者鼻也，阙者眉间也，庭者颜也，蕃者颊侧也，蔽者耳门也。其间欲方大，去之十步，皆见于外，如是者寿必中百岁庭者，天庭也，俗名额角。蕃蔽者，屏蔽四旁也。十步之外而部位显然，则方大可知，故寿可百岁也。

明堂骨高以起，平以直，五脏次于中央，六腑挟其两侧，首面上于阙庭，王宫在于下极，五脏安于胸中，真色以致，病色不见，明堂润泽以清五脏之候皆在中央，六腑之候皆在四旁。次者，居也。挟者，附也。下极，居两目之中，心之部也。心为君主，故称王宫。若五脏安和，正色自显，明堂必清润也。五色之见也，各出其色部。部骨陷者，必不免于病矣。其色部乘袭者，虽病甚不死矣五色之见，各有部位。若有一部骨弱陷下之处，则邪乘之而病。若色部虽有变见，但得彼此生王，有乘袭而无克贼者，病虽甚不死矣。青黑为痛，黄赤为热，白为寒此言五色之所主也。

其色粗以明，沉夭者为甚，其色上者病益甚，其色下行如云彻散者病方已粗者，明爽之义。沉夭者，晦滞之义。言色贵明爽，若晦滞者为病甚也。色上行者，浊气方升，故病甚。下行者，浊气已退，故病已。五色各有脏部，有外部，有内部也。色从外部走内部者，其病从外走内；其色从内走外者，其病从内走外。病生于内者，先治其阴，后治其阳，反者益甚；其病生于阳者，先治其外，后治其内，反者益甚五色各有脏部，言脏而腑在其中矣。外部者，六腑之表，六腑挟其两侧也，内部者，五脏之里，五脏次于中央也。凡病色先起外部，而后及内部者，其病自表入里，是外为本而内为标，当先治其外，后治其内。若先起内部，而后及外部者，其病自里出表，是阴为本而阳为标，当先治其阴，后治其阳。若反之者，皆为误治，病必转甚矣。

常候阙中，薄泽为风，冲浊为痹，在地为厥，此其常也，各以其色言其病阙中，眉间也，肺之部也。风病在阳，皮毛受之，故色薄而泽。痹病在阴，肉骨受之，故色冲而浊。厥逆为寒湿之变，病起于下，故色之先于地。地者，相家所谓地阁，即巨分巨屈之处也。

大气入于脏腑者，不病而卒死大气者，大邪之气也，如水色见于火部，火色见于金部之类。此元气大虚，贼邪已至，虽不病，必卒然而死矣。

赤色出两颧，大如拇指者，病虽小愈，必卒死。黑色出于庭，大如拇指，必不病而卒死形如拇指，最凶之色。赤者出于颧，颧者应在肩，亦为肺部，火色克金，病虽愈必卒死。天庭处于最高，黑者干之，是肾绝矣。虽不病，必卒死也。

庭者，首面也天庭处于最高，应首面之有疾。阙上者，咽喉也阙上者，眉心之上也，应咽喉之有疾。阙中者，肺也阙中者，正当两眉之中也，色见者，其应在肺。下极者，心也下极者，眉心之下也，相家谓之山根。心居肺下，故下极应心。直下者，肝也下极之下为鼻柱，相家谓之年寿。肝在心之下，故直下应肝。肝左者，胆也胆附于肝之短叶，故肝左应胆，而在年寿之左右也。下者，脾也年寿之下，相家谓之准头，亦名土星，木经谓之面王，又名明堂。准头居面之中央，故属土应脾。方上者，胃也准头两旁为方上，即迎香之上，鼻隧是也。相家谓之兰台廷尉，与胃为表里，脾居中而胃居外，故方上应胃。中央者，大肠也人中外五分迎香穴，大肠之应也，亦在面之中，故曰中央。挟大肠者，肾也挟大肠迎香穴者，颊之上也。四脏皆一，惟肾有两，四脏居腹，惟肾附脊，故四脏次于中央，而肾独应于两颊。当肾者，脐也肾与脐对，故当肾之下应脐。面王以上者，小肠也面王，鼻准也。小肠为腑，应挟两侧，故面王之上，两颧之内，小肠之应也。面王以下者，膀胱子处也面王以下者，人中也，乃膀胱子处之应。子处者，子宫也。凡人人中，平浅而无髭者，多主无子。妇人亦以人中深长者，善产育。此以上皆五脏六腑之应也。颧者，肩也此下皆言肢节之应也。颧为骨之本，居中部之上，故以应肩。颧后者，臂也臂接于肩，故颧后以应臂。臂下者，手也。目内眦上者，膺乳也目内眦上者，阙下两旁也。胸两旁高处为膺，膺乳者，应胸前也。挟绳而上者，背也颊之外曰绳，身之后曰背，故背应于挟绳之上。循牙车以下者，股也牙车，牙床也。牙车以下主下部，故以应股。中央者，膝也中央者，牙车之中央也。膝以下者，胫也。当胫以下者，足也胫次于膝，足接于胫，以次而下也。巨分者，股里也巨分者，口旁大纹处也。股里者，股之内侧也。巨阙者，膝膑也巨阙，颊下曲骨也。膝膑者，膝盖骨也。此盖统指膝部而言。

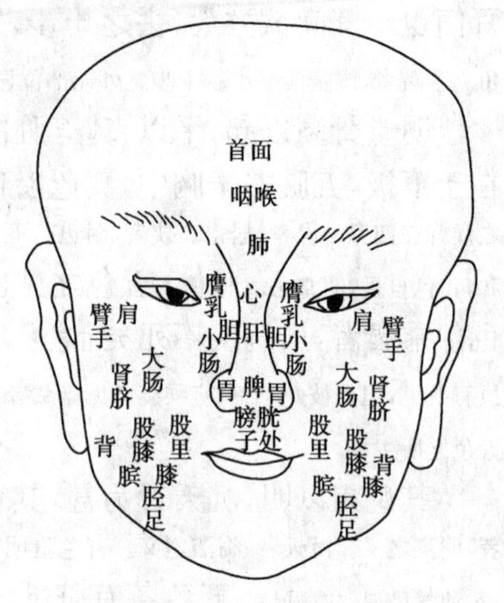

《灵枢》脏腑肢节应于面之图

各有部分，有部分，用阴和阳，用阳和阴，当明部分，万举万当部分既明，阴阳不爽，阳亢则滋其阴，谓之用阴和阳。阴寒则补其火，谓之用阳和阴。故明部分而施治法，万举万当也。能别左右，是谓大道；男女异位，故曰阴阳，审察泽夭，谓之良工阳左阴右，左右者，阴阳之道路也，故能别左右，是为大道。男女异位者，男子左为逆、右为从，女子右为逆、左为从，故曰阴阳。阴阳既辨，然后审其色之润泽枯夭，以决死生，医之良也。沉浊为内，浮泽为外色之沉浊晦滞者为里，色之浮泽光明者为表；黄赤为风，青黑为痛，白为寒，黄而膏润为脓，赤甚者为血；痛甚为挛，寒甚为皮不仁凡五色之见于面者，可因是而测其病矣。痛甚即青黑之极也，寒甚即白之极也。五色各见其部，察其浮沉，以知浅深；察其泽夭，以观成败；察其散抟音团，以知远近；视色上下，以知病处色之浮者病浅，色之沉者病深；润泽者有成，枯夭者必败；散而不聚者病近，抟而不散者病远。上下者，即前脏腑肢节之见于面者也。

色明不粗，沉夭为甚；不明不泽，其病不甚粗者，显也。言色之光明不显，但见沉滞枯夭，病必甚也。若虽不明泽，而不至于沉夭者，病必不甚也。其色散，驹驹然未有聚，其病散而气痛，聚未成也驹，马之小者，未装鞍辔，散而不聚也。譬色之散而无定者，病亦散而无坚积聚也。即有痛者，不过因无形之气耳。肾乘心，心先病，肾为应，色皆如是肾乘心者，水邪克火也。心先病于内，而肾之色则应于外，如黑色见于下极是也。不惟心肾，诸脏皆然，此举一以例其余也。男子色在于面王，为小腹痛，下为卵痛，其圜直为茎痛，高为本，下为首，狐疝㿉阴之属也面王上，应有上字。面王上为小肠，下为膀胱子处。卵者，睾丸也。圜直，指人中水沟穴也，人中有边圜而直者，故人中色见主阴茎作痛。在人中上半者曰高，为茎根痛，在人中下半者为茎头痛，凡此皆狐疝㿉阴之病也。㿉即癞也。女子在于面王，为膀胱子处之病，散为痛，抟为聚，方圆左右，各如其色形。其随而下至胝为淫，有润如膏状，为暴食不洁面王下，宜有下字。面王下为人中，主膀胱子处。色散为痛，无形之气滞也。色抟为聚，有形之血凝也。积之或方或圆，或左或右，各如其外见之形。若其色从下行而至尾骶，则为浸淫带浊，有润如膏之物，此症多因暴食不洁所致。不洁犹言不节，非污秽之谓也。或多食冷物，或多食热物，一切非宜之物皆是也。

色者，青黑赤白黄，皆端满有别乡。别乡赤者，其色亦大如榆荚，在面为不日五色皆宜端满。端者，正色也。满者，充润也。别乡犹言它乡，即别部位也。如赤者心色，应见于两目之间，是其本乡。今见于面王，是别乡矣。不日者，不日而愈也。火色见于土位，是其相生之乡也。此举赤色为例，而五色缪见者，皆可类推矣。其色上锐，首空上向，下锐下向，在左右如法邪色之见，各有所向。其尖锐之处是乘虚所犯之方，故上锐者以首虚，故上向也。下锐亦然，其在左右者皆同此法。

五脏生成论曰：面黄目青，面黄目赤，面黄目白，面黄目黑者，皆不死黄者，中央土之正色。五行以土为本，胃气犹在，故不死也。面青目赤，面赤目白，面青目黑，面黑目白，面赤目青，皆死色中无黄，则胃气已绝，故皆死也。

愚按：望闻问切，谓之四诊，而望色居四诊之先，未有独凭一脉可以施疗者。《经》曰：切脉动静而视精明，察五色，观五脏有余不足，六腑强弱，形之盛衰，以此参伍，决死生之分。又曰：形气相得，谓之可治。色泽以浮，谓之易已。又曰：能合色脉，可以万全。仲景尝以明堂阙庭尽不见察，为世医咎。好古尝论治妇人不能行望色之神，为病家咎。则色固不要欤，而医顾可忽欤？

## 脉　诊

脉要精微论曰：诊法常以平旦，阴气未动，阳气未散，饮食未进，经脉未盛，络脉调匀，气血未乱，乃可诊有过之脉人身营卫之气，昼则行于阳分，夜则行于阴分，至平旦皆会于寸口，故诊脉当以平旦为常也，阴气正平而未动，阳气将盛而未散，饮食未进，虚实易明，经脉未盛，络脉调匀，气血未常因动作而扰乱，乃可诊有过之脉。过者，病也。切脉动静而视精明，察五色，观五脏有余不足，六腑强弱，形之盛衰，以此参伍，决死生之分切者，切近也，手按近体也。切脉之动静，诊阴阳也；视目之精明，诊神气也。察五色以观脏腑之虚实，审形体以别病势之盛衰。以此数者，与脉参伍推求，则阴阳表里、虚实寒热自无遁状，可以决死生之分矣。不齐之谓参，剖其异而分之也。相类之谓伍，比其同而合之也。脉惟一端，诊有数法，此医家之要道也。

尺内两傍，则季胁也关前曰寸，关后曰尺。季胁，小肋也，在胁之下，为肾所近，故有季胁之下，皆尺内主之，尺外以候肾，尺里以候腹尺外，尺脉前半部也；尺里，尺脉后半部也。前以候阳，后以候阴，人身以背为阳，肾附于背，故外以候肾。腹为阴，故里以候腹，而大小肠、膀胱、命门皆在其中矣。诸部言左右，此独不分者，以两尺皆主乎肾也。中附上，左外以候肝，内以候膈中附上者，言附尺之上而居乎中，即关部也。左外言左关之前半部。内者，言左关之后半部也。肝为阴中之阳，而亦附近于背，故外以候肝。内以候膈，举膈而中焦之膈膜、胆腑，皆在其中矣；右外以候胃，内以候脾右关前半候胃，右关后半候脾，脾胃皆处中州，而以表里言之，则胃为阳，脾为阴，故外以候胃，内以候脾。上附上，右外以候肺，内以候胸中上附上者，上而又上，则寸部也。五脏之位，肺处至高，故右寸前以候肺。右寸后以候胸中，言胸中而膈膜之上皆是矣；左外以候心，内以候膻中左寸之前以候心，左寸之后以候膻中。膻中者，即心胞络也。按：灵兰秘典有膻中而无胞络，以膻中为臣使之官，喜乐出焉。《灵枢》叙经脉，有胞络而无膻中，而曰动则喜笑不休，正与喜乐出焉之句相合。夫喜笑属火之司，则知膻中与心应，即胞络之别名也。

平人气象论曰：人一呼脉再动，一吸脉亦再动，呼吸定息脉五动，闰以太息，命曰平人。平人者，不病也动，至也。一呼再动，一吸再动，一呼一吸合为一息，是一息四至也。呼吸定息脉五动者，当其闰以太息之时也。历家三岁一闰，五岁再闰，人应天道，故三息闰一太息，五息再闰一太息。太息者，长息也。此言平人无病之脉，当以四至为准。若五至便为太过，惟当闰以太息之时，故得五至。苟非太息，仍四至也。

人一呼脉一动，一吸脉一动，曰少气呼吸各一动，是一息二至也。二至为迟，迟主寒疾。夫气为阳，气虚则阳虚，故曰少气。人一呼脉三动，一吸脉三动而躁，尺热曰病温，尺不热、脉滑曰病风，脉涩曰痹呼吸各三动，是一息六至也。六至为数，躁者数之义也。尺热者，尺中六至也。病温犹言患热，非伤寒之温病也。左尺为水，而数则水涸而热也；右尺为火，而数则火炎而热也，故咸曰病温。尺不数而诸脉滑者，阳邪盛也，故当病风。涩为血凝气滞，故当病痹也。人一呼脉四动以上曰死，脉绝不至曰死，乍疏乍数曰死一呼四动，则一息八至矣，况以上乎，故知必死。脉绝不至，则营卫已绝。乍疏乍数，则气血溃乱，不死安待。

《灵枢·根结》篇曰：一日一夜五十营，以营五脏之精，不应数者，名曰狂生营者，运也。人之经脉运行于身者，一日一夜凡五十周，以运五脏之精。凡周身上下前后左右计二十七脉，共长十六丈二尺。人之宗气积于胸中，主呼吸而行经络，一呼气行三寸，一吸气行三寸，呼吸定息，脉行六寸。以一息六寸推之，则一昼一夜凡一万三千五百息，通计五十周于身，脉八百一十丈，其有太过不及，则不应此数矣。狂生者，妄生也，其生未可保也。所谓五十营者，五脏皆受气。持其脉口，数其至也五十营者，五脏所受之气。持寸口而数其至数，则虚实可考也。

五十动而不一代者，以为常也，以知五脏之期当作气。予之短期者，乍数乍疏也以为常者，经常之脉也，可因以知五脏之气也。若乍数乍疏，则阴阳乖乱，死期近矣。短者，近也。

三部九候论曰：独小者病，独大者病，独疾者病，独迟者病，独热者病，独寒者病，独陷下者病此言七诊之法也。独者，谓于三部九候之中，以其独异于诸部者，而推其病之所在也。

方盛衰论曰：形气有余，脉气不足，死；脉气有余，形气不足，生此言脉重于形气也。形气有余，外貌无恙也。脉气不足，内脏已伤也，故死。若形虽衰而脉未败，根本犹存，尚可活也。故三部九候论曰：形肉已脱，九候虽调，犹死。盖脱则大肉去尽，较之不足，殆有甚焉。脾主肌肉，肉脱者脾绝，决无生理。

脉要精微论曰：持脉有道，虚静为保虚者，心空而无杂想也。静者，身静而不喧动也。保而不失，此持脉之道也。春日浮，如鱼之游在波春阳虽动，而未全彰，故如鱼之游在波也；夏日在肤，泛泛乎万物有余夏气畅达，万物皆备而无亏欠也。泛泛，盛满之貌；秋日下肤，蛰虫将去秋金清肃，盛者渐敛，如蛰虫之将去而未去也；冬日在骨，蛰虫周密，君子居室冬令闭藏，沉伏在骨，如蛰畏寒，深居密处。君子法天时而居室，退藏于密也。故曰：知内者，按而纪之，知外者，终而始之。此六者，持脉之大法内言脏气，脏象有位，故可按而纪也。外言经气，经脉有序，故可终而始也。明此四时内外六法，则病之表里阴阳，皆可灼然明辨，故为持脉之大法。

玉机真脏论曰：春脉者，肝也，东方木也，万物之所以始生也。故其气来，软弱轻虚而滑，端直以长，故曰弦，反此者病端直以长，状如弓弦，则有力矣。然软弱轻虚而滑，则弦不至于太劲，宛然春和之象也。

其气来实而强，此谓太过，病在外；其气来不实而微，此谓不及，病在中实而强大，则不能软弱轻虚矣。不实而微，不能端直以长矣，皆弦脉之反也。故上文曰反此者病。外病多有余，内病多不足，大抵然也。

太过则令人善忘，忽忽眩冒而巅疾；其不及则令人胸痛引背，下则两胁胠满忘，当作怒。本神篇曰：肝虚则恐，实则怒。气交变大论曰：岁木太过，忽忽善怒，眩冒巅疾。眩者，目花也。冒者，神昏也。足厥阴之脉会于巅，贯膈布胁，故见症乃尔。

夏脉者，心也，南方火也，万物之所以盛长也，故其气来盛去衰，故曰钩，反此者病钩义如木之垂枝，即洪脉也。其来则盛，其去则衰，阳盛之象。

其气来盛去亦盛，此谓太过，病在外；其气来不盛去反盛，此谓不及，病在中来盛去盛，钩之过也。来不盛去反盛，钩之不及也。去反盛者，非强盛也。凡脉自骨出肤谓之来，自肤入骨谓之去。

太过则令人身热而肤痛，为浸淫；其不及则令人烦心，上见咳唾，下为气泄太过则阳有余而病在外，故身热肤痛。浸淫者，湿热之甚也。不及则君火衰而病在内，故为心不足而烦，火乘金而咳。气泄者，阳气下陷也。

秋脉者，肺也，西方金也，万物之所以收成也，故其气来轻虚以浮，来急去散，故曰浮，反此者病浮者，轻虚之别名也。来急去散，亦是状浮之象也，即毛也。

其气来毛而中央坚，两旁虚，此谓太过，病在外；其气来毛而微，此谓不及，病在中毛而有力为中央坚，毛而无力为微。

太过则令人逆气而背痛，愠愠然；其不及则令人喘，呼吸少气而咳，上气见血，下闻病音肺主气，故太过则气逆背痛。愠愠者，气郁貌。不及则气短而咳。气不归原，故上气。阴虚内损，故见血。下闻病音者，肠鸣泄气也。

冬脉者，肾也，北方水也，万物之所以合藏也，故其气来沉以搏，故曰营，反此者病营者，退藏于密之义也，即沉石之义也。

其气来如弹石者，此谓太过，病在外；其去如数者，此谓不及，病在中弹石者，坚强之象也。如数者，非真数也，言去之速也。

太过则令人解㑊，脊脉痛而少气不欲言，其不及则令人心悬如病饥，䏚中清，脊中痛，少腹满，小便变解者，懈怠而肢体不收也。㑊者，形迹困倦也。脊痛者，肾脉所过也。邪气太过，则正气少而不欲言矣，心肾不交，故心中如饥。䏚中者，季胁下空软处，肾之所居也。肾脉贯脊属肾络膀胱，故为脊痛、腹满、便变诸症。

脾脉者，土也，孤脏以灌四旁者也脾属土，土为万物之母，运行水谷，变化精微，以灌溉于南心北肾、东肝西肺，故曰四旁。孤脏者，位居中央，寄旺四时之末各十八日，四季共得七十二日。每季三月，各得九十日，于九十中除去十八日，则每季只七十二日，而为五行分旺之数，总之五七三百五，二五一十，共得三百六十日以成一岁也。

善者不可得见，恶者可见善者，脾之平脉也。脾何以无平脉可见乎？土无定位，亦无定象，古人强名之曰不浮不沉，不大不小，不疾不徐。意思欣欣，悠悠扬扬，难以名状。此数语者，未尝有定象可指、定形可见也。不可得见者，即难以名状也。恶者，即太过不及之病脉也。

其来如水之流者，此谓太过，病在外；如乌之喙者，此谓不及，病在中按平人气象论曰:坚锐如乌之喙,如水之流,故脾死。夫如乌之喙者,硬而不和,如水之流者,散而无纪,土德有惭,病在不治,即所谓恶者可见也。

平人气象论曰:夫平心脉来,累累如连珠,如循琅玕,曰心平,夏以胃气为本连珠、琅玕,喻其盛满温润,即微钩之义也,即胃气之脉也,故曰心平。病心脉来,喘喘连属,其中微曲,曰心病喘喘连属,急数之象也。其中微曲,钩多胃少之义也。死心脉来,前曲后居,如操带钩,曰心死前曲者,轻取之而坚大。后居者,重取之而牢实,如持革带金钩,而冲和之意失矣,故曰心死。

平肺脉来,厌厌聂聂,如落榆荚,曰肺平,秋以胃气为本厌厌聂聂,涩之象也。如落榆荚,毛之象也。轻浮和缓,为有胃气,此肺之平脉也。病肺脉来,不上不下,如循鸡羽,曰肺病不上不下,亦涩也。如循鸡羽,亦毛也,但毛多胃少,故曰肺病。死肺脉来,如物之浮,如风吹毛,曰肺死如物之浮,则无根矣。如风吹毛,则散乱矣。但毛无胃,故曰肺死。

平肝脉来,软弱招招,如揭长竿末梢,曰肝平,春以胃气为本招招,犹迢迢也。揭,高举也。高揭长竿,梢必和软,和缓弦长,弦而有胃气者也,为肝之平脉。病肝脉来,盈实而滑,如循长竿,曰肝病盈实而滑,弦之太过也。长竿无梢,则失其和缓之意,此弦多胃少,故曰肝病。死肝脉来,急益劲,如新张弓弦,曰肝死劲,强急也。新张弓弦,弦而太过,但弦无胃者也,故曰肝死。

平脾脉来,和柔相离,如鸡践地,曰脾平,长夏以胃气为本和柔者,悠悠扬扬也。相离者,不模糊也。如鸡践地,缓而不迫,胃气之妙也,是为脾平。病脾脉来,实而盈数,如鸡举足,曰脾病实而盈数,强急不和也。如鸡举足之象,此即弱多胃少,为脾之病。死脾脉来,锐坚如乌之喙,如鸟之距,如屋之漏,如水之流,曰脾死如乌之喙,硬也;如鸟之距,急也;如屋之漏,乱也;如水之流,散也。脾气已绝,见此必死。

平肾脉来,喘喘累累如钩,按之而坚,曰肾平,冬以胃气为本喘喘累累如钩,皆心脉之阳也,兼之沉石,则阴阳和平,肾脉之有胃气者。病肾脉来,如引葛,按之益坚,曰肾病引葛者,牵连蔓引也。按之益坚,石多胃少也。死肾脉来,发如夺索,辟辟如弹石,曰肾死索而曰夺,则互引而劲急矣。辟辟如弹石,但石无胃矣,肾死之诊也。

脉要精微论曰:夫脉者,血之府也营行脉中,故为血府。然行是血者,是气为之司也。逆顺篇曰:脉之盛衰者,所以候血气之虚实,则知此举一血而气在其中,即下文气治气病,义益见矣。长则气治,短则气病气足则脉长,气虚则脉短,数则烦心,大则病进心为丙丁之原,故数则烦心。邪盛则脉满,故大则病进,上盛则气高上盛者,寸脉盛也,气高者,火亢气逆也,下盛则气胀下盛者,关尺脉盛也。邪入于下,故为胀满,代则气衰,细则气少代脉见而气将绝,细脉见而气不充。曰衰,则少之甚者也,涩则心痛血凝气滞则脉涩,故主心痛,浑浑革至如涌泉,病进而色弊;绵绵其去如弦绝,死浑浑者,汹涌之貌。革脉之至,如皮革之坚急也。涌泉,状其盛满也。见此脉者,病渐增进而色夭不泽也。绵绵弦绝,则胃气绝无,真脏脉见,故死。

大奇论曰:脉至浮合,浮合如数,一息十至以上,是经气予不足也,微见九十日死此以下皆定死期也。浮合者,如浮波之合,后浪催前,泛泛无纪。如数者,似数而非数也。数太过为血热也,如数者血败也,浮合者气败也。一息十至以上,死期大迫。此云九十日者,误也,十字直衍。微见者，初见也。初见此脉，九日当死。脉至如火薪然，是心精之予夺也，草干而死脉如火然，是火旺过极之脉，心经之精气夺尽矣。夏令火旺，尚可强支，水令草干，阳尽而死矣。脉至如散叶，是肝气予虚也，木叶落而死散叶者，浮泛无根，肝气虚极也。木叶落则金旺而未绝，其死宜也。脉至如省客，省客者，脉塞而鼓，是肾气予不足也，悬去枣华而死省客，省问之客，时来时去者也。塞者，涩而代也。鼓者，坚且搏也。涩代为精败，坚搏为胃少，至于枣华吐，则土旺水衰立尽矣。脉至如泥丸，是胃精予不足也，榆荚落而死泥丸者，泥弹之状，动短之脉也，主胃中精气不足。榆荚至春深而落，木旺之时，土必败矣。脉至如横格，是胆予不足也，禾熟而死横格者，长大坚劲，木之真脏脉也，胆之衰败也。禾熟于秋，金王而木乃绝矣。脉至如弦缕，是胞精予不足也。病善言，下霜而死，不言，可治弦者，喻其劲急。缕者，喻其细小。胞者，心胞络也，舌为心苗，火动则善言。冬月飞霜，水来克火而死矣。不言则所伤犹浅，故可救也。脉至如交漆，交漆者，左右傍至也，微见三十日死交漆者，模糊而大，即泻漆之义也。左右傍至，大可知也。微者，初也，月令易而死期至矣。脉至如涌泉，浮鼓肌中，太阳气予不足也，少气，味韭英而死涌泉者，如泉之涌，有升无降，而浮鼓于肌表之间，是足太阳膀胱气不足也。膀胱为三阳而主表也，今表实里虚，故为少气。韭英，韭花也。发于长夏，土克水，故死。脉至如颓土之状，按之不得，是肌气予不足也。五色先见黑，白垒发死上下虚则颓。脉来虚大，按之不可得，正下虚之象也。脾主肌肉，肌气即脾气也。黑为水色，土败而木反侮之。垒，藟同，即莲藟也，藟有五，而白者发于春，木旺之时，土其绝矣。脉至如悬雍，悬雍者，浮揣切之益大，是十二俞之予不足也，水凝而死悬雍者，喉间下垂肉乳也，俗名喉咙花。浮揣之而大，是有阳无阴，孤阳亢上之象。十二俞者，脏腑十二经所输也。水凝而死者，阴气盛而孤阳绝也。脉至如偃刀，偃刀者，浮之小急，按之坚大急，五脏菀热，寒热独并于肾也。如此其人不得坐，立春而死偃刀，卧刀也。浮之小急，如刀口也。按之坚大急，如刀背也。重按之肾之应也，肾虚则阴消，而五脏咸热，虽五脏有郁菀之热而发为寒热，其原则独归并于肾也。肾因亏损，腰脊痠疼，不能起坐。冬令水旺，未即败绝，遇春乃死。脉至如丸滑不直手，不直手者，按之不可得也，是大肠气予不足也。枣叶生而死如丸者，流利之状，正滑脉也。不直手者，滑而不应手，按之则无也。大肠与肺金相为表里，枣叶生于初夏，火盛则金绝，故当死。脉至如华者，令人善恐，不欲坐卧，行立常听，是小肠气予不足也，季秋而死如华者，盛满而轻浮也。小肠与心相为表里，小肠虚则心亦虚，故善恐、不得坐卧也。行立常听，恐惧多而狐疑也。丙火墓于戌，故当季秋死。

三部九候论曰：形盛脉细，少气不足以息者死形盛者，脉亦盛，其常也。形盛脉细，脉不应形矣，甚而少气难以布息，死不旋踵。形瘦脉大，胸中多气者死形小脉小，其常也。形瘦脉大，既不相应，甚而胸中多逆上之气，阴败阳孤，不死安待，形气相得者生身形与脉气相得，如形小脉小、形大脉大是也，参伍不调者病三以相参，伍以相类。谓之不调者，或大或小，或迟或疾，或滑或涩，不合常度，皆病脉也，三部九候皆相失者死三部者，上中下三部，分天地人，分胸膈腹也。九候者，每部有浮中沉三候，三部各三，合而为九候也。或应浮大而反沉细，应沉细而反浮大，谓之相失，而不合于揆度也。

形肉已脱，九候虽调犹死脾主肌肉，为脏之本。若肌肉脱则脾绝矣，九候虽调无益也。七诊虽见，九候皆从者不死七诊者，独大、独小、独疾、独迟、独热、独寒、独陷下也。从，顺也，合也。

脉顺四时之令及合诸经之体者，虽见七诊之脉，不至于死。

凡持真脏之脏脉者，肝至悬绝急，十八日死悬绝者，真脏脉见，胃气已无，悬悬欲绝也。十八日者，为木金成数之余，金胜木而死也。心至悬绝，九日死九日者，为火水生成数之余，水胜也。肺至悬绝，十二日死十二日，为金火生成数之余，火胜金也。肾至悬绝，七日死七日者，为水土生数之余，土胜水也。脾至悬绝，四日死四日者，为木生数之余，木胜土也。

妇人手少阴脉动甚者，妊子也手少阴，心脉也。动甚者，流利滑动，血旺而然也，故当妊子。

阴搏阳别，谓之有子阴搏阳别，言阴脉搏动，与阳脉迥别也。阴阳二字所包者广，以左右言，则左为阳、右为阴；以部位言，则寸为阳、尺为阴；以九候言，则浮为阳、沉为阴。旧说以尺脉洪实为阴，与阳脉迥别似矣。然则手少阴脉动甚亦在寸也，何取于阳别之旨乎，故因会通诸种阴阳而后可决也。

征四失论曰：诊病不问其始，忧患饮食之失节，起居之过度，或伤于毒，不先言此，卒持寸口，何病能中？妄言作名，为粗所穷此言临脉者，必先察致病之因，而后参之以脉，则阴阳虚实不致淆讹。若不问其始，是不求其生也。如忧患饮食，内因也；起居过度，外因也；伤于毒者，不内外因也。不先察其因而卒持寸口，自谓脉神，无假于问，岂知真假逆从？脉病原有不合者，仓卒一诊，安能尽中病情？妄言作名，欺世卖俗，误治伤生，损德不小矣。

愚按：脉者，血气之征兆也。病态万殊，尽欲以三指测其变化，非天下之至巧者，孰能与于斯？许叔微云，脉之理幽而难明，吾意所解，口莫能宣也。可以笔墨传、口耳授者，皆粗迹也。虽然，粗者未谙，精者从何而出？析而言之，二十四字犹嫌其略；约而归之，浮沉迟数已握其纲，所以脉不辨阴阳，愈索而愈惑也。阴阳之义已见于前阴搏阳别之条。又，滑伯仁曰：察脉须辨上、下、来、去、至、止，不明此六字，则阴阳不别也。上者为阳，来者为阳，至者为阳，下者为阴，去者为阴，止者为阴。上者，自尺上于寸，阳生于阴也。下者，自寸下于尺，阴生于阳也。来者，自骨肉而出于皮肤，气之升也。去者，自皮肤而还于骨肉，气之降也。应曰至，息曰止。此义至浅而至要，行远自迩，登高自卑，请事斯语矣。

## 藏　象

灵兰秘典论曰：心者，君主之官，神明出焉心者一身之主，故为君主之官。其藏神，其位南，有离明之象，故曰神明出焉。肺者，相傅之官，治节出焉位高近君，犹之宰辅，故为相傅之官。肺主气，气调则脏腑诸官听其节制，无所不治，故曰治节出焉。肝者，将军之官，谋虑出焉肝为震卦，壮勇而急，故为将军之官。肝为东方龙神，龙善变化，故为谋虑所出。胆者，中正之官，决断出焉胆性刚直，为中正之官。刚直者善决断，肝虽勇急，非胆不断也。膻中者，臣使之官，喜乐出焉胀论云：膻中者，心主之宫城也。贴近君主，故称臣使。脏腑之官，莫非王臣。此独泛言臣，又言使者，使令之臣，如内侍也。按十二脏内有膻中而无胞络，十二经内有胞络而无膻中，乃知膻中即胞络也。况喜笑属火，此云喜乐出焉，其配心君之府，较若列眉矣。脾胃者，仓廪之官，五味出焉胃司纳受，脾司运化，皆为仓廪之官，五味入胃，脾实转输，故曰五味出焉。大肠者，传道之官，变化出焉大肠居小肠之下，主出糟粕，是名变化传导。小肠者，受盛之官，化物出焉小肠居胃之下，受盛胃之水谷而分清浊，水液渗于前，糟粕归于后，故曰化物。肾者，作强之官，伎巧出焉肾处北方而主骨，宜为作强之官。水能化生万物，故曰伎巧出焉。三焦者，决渎之官，水道出焉上焦如雾，中焦如沤，下焦如渎。三焦气治，则水道疏通，故名决渎之官。膀胱者，州都之官，津液藏焉，气化则能出矣膀胱位居卑下，故名州都之官。《经》曰：水谷循下焦而渗入膀胱。盖膀胱有下口而无上口，津液之藏者，皆由气化渗入，然后出焉。旧说膀胱有上口而无下口者，非也。凡此十二官者，不得相失也失则不能相使，而疾病作矣。故主明则下安，以此养生则寿，殁世不殆，以为天下则大昌主明则十二官皆奉令承命，是以寿永。推此以治天下，则为明君而享至治。主不明则十二官危，使道闭塞而不通，形乃大伤，以此养生则殃，以为天下者，其宗大危，戒之戒之君主不明，则诸臣旷职或谋不轨，自上及下，相使之道皆不相通，即不奉命也。在人身则大伤而命危，在朝廷则大乱而国丧矣。心为阳中之阳，独尊重之者，以阳为一身之主，不可不奉之，以为性命之根蒂也。

六节藏象论曰：心者，生之本，神之变也；其华在面，其充在血脉，为阳中之太阳，通于夏气根本发荣之谓生，变化不测之谓神。心为太阳，生身之本也，心主藏神，变化之原也。心主血，属阳而升，是以华在面，充在血脉也。心居上为阳脏，又位于南离，故为阳中之太阳而通于夏也。肺者，气之本，魄之处也；其华在毛，其充在皮，为阳中之太阴，通于秋气肺统气，气之本也。肺藏魄，魄之舍也。肺轻而浮，故其华其充乃在皮毛也。以太阴之经居至高之分，故为阳中之太阴而通于秋气也。肾者，主蛰，封藏之本，精之处也；其华在发，其充在骨，为阴中之少阴，通于冬气位居亥子，职司闭藏，犹之蛰虫也。肾主水，受五脏六腑之精而藏之，精之处也。发色黑而为血之余，精足者血充，发受其华矣。肾之合，骨也，故充在骨。以少阴之经居至下之地，故为阴中之少阴，通于冬也。肝者，罢极之本，魂之居也；其华在爪，其充在筋，以生血气，其味酸，其色苍，此为阳中之少阳，通于春气筋劳曰罢，主筋之脏是为罢极之本。肝主藏魂，非魂之居乎。爪者筋之余，充其筋者，宜华在爪也。肝为血海，自应生血，肝主春升，亦应生气。酸者木之味，苍者木之色，木旺于春，阳犹未壮，故为阳中之少阳，通于春气。脾、胃、大肠、小肠、三焦、膀胱者，仓廪之本，营之居也，名曰器，能化糟粕，转味而入出者也；其华在唇四白，其充在肌，其味甘，其色黄，通于土气六经皆受水谷，故均有仓廪之名。血为营，水谷之精气也，故为营之所居。器者，譬诸盛物之器也。胃受五谷，名之曰入。脾与大小肠、三焦、膀胱，皆主出也。唇四白者，唇之四围白肉际也。唇者脾之荣，肌者脾之合，甘者土之味，黄者土之色。脾为阴中之至阴，分旺四季，故通于土。六经皆为仓廪，皆统于脾，故曰至阴之类。凡十一脏取决于胆也五脏六腑，其为十一脏，何以皆取决于胆乎？胆为奇恒之府，通全体之阴阳，况胆为春升之令，万物之生长化收藏，皆于此托初禀命也。

《灵枢·本输》篇曰：肺合大肠，大肠者，传道之府。心合小肠，小肠者，受盛之府。肝合胆，胆者，中清之府。脾合胃，胃者，五谷之府。肾合膀胱，膀胱者，津液之府也。少阳属肾，肾上连肺，故将两脏此言脏腑各有所合，为一表一里也。将，领也。独肾将两脏者，以手少阳三焦正脉指天，散于胸中，而肾脉亦上连于肺。三焦之下腧属膀胱，而膀胱为肾之合，故三焦者亦合于肾也。夫三焦为中渎之府，膀胱为津液之府，肾以水脏而领水府，故肾得兼将两脏。本脏论曰肾合三焦、膀胱是也。三焦者，中渎之府也，水道出焉，属膀胱，是孤之府也中渎者，身中之沟渎也。水之入于口而出于便者，必历三焦，故曰中渎之府，水道出焉。在本篇曰属膀胱，在血气形志篇曰少阳与心主为表里，盖在下者为阴，属膀胱而合肾水，在上者为阳，合胞络而通心火，三焦所以际上极下，象同六合，而无所不包也。十二脏中惟三焦独大，诸脏无与匹者，故称孤府。《难经》及叔和、启玄皆以三焦有名无形，已为误矣。陈无择创言三焦有形如脂膜，更属不经。《灵枢》曰：密理厚皮者，三焦厚。粗理薄皮者，三焦薄。又曰，勇士者，三焦理横；怯士者，其焦理纵。又曰：上焦出于胃上口，并咽以上贯膈而布胸中。中焦亦并胃中，出上焦之后，泌糟粕，蒸精液，化精微而为血。下焦者，别回肠，注于膀胱而渗入焉。水谷者，居于胃中，成糟粕，下大肠而成下焦。又曰：上焦如雾，中焦如沤，下焦如渎。既曰无形，何以有厚薄，何以有纵有横，何以如雾如沤如渎，何以有气血之别耶。

金匮真言论曰：东方青色，入通于肝，开窍于目，藏精于肝，其病发惊骇，其味酸，其类草木，其畜鸡《易》曰：巽为鸡，东方风木之畜也，其谷麦麦成最早，故应东方春气，其应四时，上为岁星，是以春气在头也春气上升，其音角，其数八《易》曰：天三生木。地八成之，是以知病之在筋也，其臭臊《礼·月令》云其臭膻，膻即臊也。

南方赤色，入通于心，开窍于耳阴阳应象论曰：心在窍为舌，肾在窍为耳。此云开窍于耳，则耳兼心肾也，藏精于心，故病在五脏心为五脏之君，心病则五脏应之，其味苦，其类火，其畜羊五常政大论曰其畜马，此云羊者，或因午未俱在南方耳，其谷黍黍色赤，宜为心家之谷。五常政大论云其谷麦。二字相似疑误也，其应四时，上为荧惑星，是以知病之在脉也，其音徵，其数七地二生火，天七成之，其臭焦焦为火气所化。

中央黄色，入通于脾，故病在舌本脾之脉连舌本，散舌下，其味甘，其类土，其畜牛牛属丑而色黄。《易》曰：坤为牛，其谷稷稷，小米也，粳者为稷，糯者为黍，为五谷之长，色黄属土，其应四时，上为镇星，是以知病之在肉也，其音宫，其数五，其臭香。

西方白色，入通于肺，开窍于鼻，藏精于肺，故病在背肺虽在胸中，实附于背也，其味辛，其类金，其畜马肺为乾象，《易》曰乾为马，其谷稻稻色白，故属金，其应四时，上为太白星，是以知病之在皮毛也，其音商，其数九地四生金，天九成之，其臭腥。

北方黑色，入通于肾，开窍于二阴，藏精于肾，故病在溪《气穴论》云：肉之大会为谷，肉之小会为溪。溪者，水所流注也。其味咸，其类水，其畜彘《易》曰：坎为水，其谷豆黑者属水，其应四时，上为辰星，是以知病之在骨也。其音羽，其数六天一生水，地六成之，其臭腐腐为水气所化。《礼·月令》云：其臭朽。朽即腐也。

阴阳应象大论曰：东方生风，风生木，木生酸，酸生肝，肝生筋，筋生心木生火也，肝主目。其在天为玄玄者，天之本色，此总言五脏，不专指肝也，在人为道道者，生天生地生物者也。肝主生生之令，故比诸道，在地为化化，生化也。自无而有，自有而无，总名曰化。肝主春生，故言化耳。化生五味，道生智生意不穷，智所由出，玄生神玄冥之中，不存一物，不外一物，莫可名状，强名曰神。按：在天为玄至此六句，以下四脏皆无，独此有之，以春贯四时，元统四德，盖兼五行六气而言，非独指东方也。观天元纪大论有此数语，亦总贯五行，义益明矣，神在天为风飞扬散动，周流六虚，风之用也，六气之首也，在地为木，在体为筋，在脏为肝，在色为苍，在变动为握握者，筋之用也，在窍为目，在味为酸，在志为怒。怒伤肝，悲胜怒悲为肺志，金胜木也；风伤筋，燥胜风燥为肺气，金胜木也；酸伤筋，辛胜酸辛为肺味，金胜木也。

南方生热，热生火，火生苦，苦生心，心生血，血生脾火生土也，心主舌舌为心之官也。其在天为热，在地为火，在体为脉，在脏为心，在色为赤，在音为徵，在声为笑，在变动为忧心有余则笑，不足则忧，在窍为舌，在味为苦，在志为喜。喜伤心，恐胜喜恐为肾志，水胜火也；热伤气壮火食气，寒胜热水胜火也，苦伤气苦为心味，气属金家，火克金也。苦为大寒，气为阳主，苦则气不和也，咸胜苦咸为肾味，水克火也。

中央生湿，湿生土，土生甘，甘生脾，脾生肉，肉生肺土生金也。脾主口，其在天为湿，在地为土，在体为肉，在脏为脾，在色为黄，在音为宫，在声为歌，在变动为哕，在窍为口，在味为甘，在志为思。思伤脾，怒胜思木胜土也；湿伤肉，风胜湿木胜土也；甘伤肉，酸胜甘木味胜土。

西方生燥，燥生金，金生辛，辛生肺，肺生皮毛，皮毛生肾金生水也。肺主鼻，其在天为燥，在地为金，在体为皮毛，在脏为肺，在色为白，在音为商，在声为哭悲哀则哭，肺之声也，在变动为咳，在窍为鼻，在味为辛，在志为忧金气燥凄，故令人忧，忧甚则悲矣。忧伤肺悲忧则气消，喜胜忧；热伤皮毛，寒胜热水制火也；辛伤皮毛，苦胜辛火制金也。

北方生寒，寒生水，水生咸，咸生肾，肾生骨髓，髓生肝水生木也。肾主耳，其在天为寒，在地为水，在体为骨，在脏为肾，在色为黑，在音为羽，在声为呻，在变动为栗寒则战栗，恐则战栗，肾水之象也，在窍为耳，在味为咸，在志为恐。恐伤肾恐则足不能行，恐则遗尿，恐则阳痿，是其伤也，思胜恐土制水也；寒伤血阴阳应象大论云：寒伤形，血为有形，形即血也，燥胜寒燥则水涸，故胜寒。若五行之常，宜土湿胜水寒，然湿与寒同类，不能制也；咸伤血，甘胜咸土胜水也。新校正云：在东方曰风伤筋，酸伤筋；中央曰湿伤肉，甘伤肉，是自伤也；南方曰热伤气，苦伤气；北方曰寒伤血，咸伤血，是伤我所胜也；西方云热伤皮毛，是所不胜伤己也，辛伤皮毛，是自伤也。五方所伤，有此三例不同。

《灵枢·本神》篇曰：天之在我者德也，地之在我者气也，德流气薄而生者也理赋于天者德也，形成于地者气也，天地细缊，德下流而气上薄，人乃生焉。故生之来谓之精来者，所从来也。生之来，即有生之初也。阴阳二气各有其精，精者即天一生水，地六成之，为五行之最初，故万物初生。其来皆水。《易》曰男女媾精，万物化生是也，两精相搏谓之神两精者，阴阳也。相搏者，交媾也。《易》曰：天数五，地数五，五位相得而各有合。周子曰：二五之精，妙合而凝，即两精相搏也。神者，至灵至变，无形无象，奈何得之精搏之后乎？天元纪大论曰：阴阳不测之谓神。《易》曰：知变化之道者，其知神之所为乎。神者，即虚极之本，生天生地者也。弥满乾坤，无之非是，故《易》曰神无方，即天之所以为天，地之所以为地者。二五妙合之后，宛然小天地矣，故云，随神往来者谓之魂，并精而出入者谓之魄阳神曰魂，阴神曰魄。人之生也，以气养形，以形摄气，气之神曰魂，形之灵曰魄，生则魂载于魄，魄检其魂，死则魂归于天，魄归于地。魂喻诸火，魄喻诸镜，火有光焰，物来便烧，镜虽照见，不能烧物。夫人梦有动作，身常静定，动者魂之用，静者魄之体也。夫精为阴，神为阳，魂为阳，魄为阴，故随神往来、并精出入，各从其类也，所以任物者谓之心神虽藏于心，神无形而体虚，心有形而任物，君言之官，万物皆任也，心有所忆谓之意心已起而未有定属者，意也，意之所存谓之志意已决而确然不变者，志也，因志而存变谓之思志虽定而反复计度者，思也，因思而远慕谓之虑思之不已，必远有所慕。忧疑辗转者，虑也，因虑而处物谓之智虑而后动，处事灵巧者，智也。五者各归所主之脏，而统于心，故诸脏为臣使，而心为君主。

心怵惕思虑则伤神，伤神则恐惧自失，破䐃脱肉，毛悴色夭，死于冬神藏于心，心伤则神不安，失其主宰也。心者脾之母，心虚则脾亦薄，肉乃消瘦也。毛悴者，憔悴也。色夭者，心之色赤，赤欲如白裹朱，不欲如赭。火衰畏水，故死于冬。

脾愁忧而不解则伤意，意伤则悗乱，四肢不举，毛悴色夭，死于春忧本伤肺，今以属脾者，子母相通也。忧则气滞而不运，故悗闷也。四肢禀气于胃，而不得至经，必因于脾乃得禀也，故脾伤则四肢不举。脾之色黄，黄欲如罗裹雄黄，不欲如黄土。土衰畏木，故死于春。

肝悲哀动中则伤魂，魂伤则狂忘不精，不精则不正，当人阴缩而挛筋，两胁骨不举，毛悴色夭，死于秋悲哀亦肺之志，而伤肝者，金伐木也。肝藏魂，魂伤则或为狂乱，或为健忘。不精者，失见精明之常，则邪妄而不正也。肝主筋，故阴缩挛急。两胁者肝之分，肝败则不举。肝色青，青欲如苍璧之泽，不欲如蓝。木衰畏金，故死于秋。

肺喜乐无极则伤魄，魄伤则狂，狂者意不存人，皮革焦，毛悴色夭，死于夏喜乐属心，而伤肺者，火乘金也。肺藏魂，魂伤则不能镇静而狂。意不存人者，旁若无人也。肺主皮，故皮革焦也。肺色白，白欲如鹅羽，不欲如盐。金衰畏火，故死于夏。

肾盛怒而不止则伤志，志伤则喜忘其前言，腰脊不可以俯仰屈伸，毛悴色夭，死于季夏怒者肝志，而伤肾者，子母相通也。肾藏志，志伤则喜忘其前言。腰为肾之府，脊为肾之路，肾伤则不可俯仰屈伸。肾色黑，黑欲如重漆色，不欲如地苍。水畏土，故死于季夏。恐惧而不解则伤精，精伤则骨痠痿厥，精时自下此亦肾伤也，特伤于本脏之志，为异于前耳。恐则气下，故精伤。肾主骨，精伤则骨痠。痿者阳之痿，厥者阳之衰。闭藏失职，则不因交感，精自下矣。

经脉别论曰：食气入胃，散精于肝，淫气于筋精者，食之轻清者也。肝主筋，故胃家散布于肝，则浸淫滋养于筋也。食气入胃，浊气归心，淫精于脉浊者，食之厚浊者也。心主血脉，故食气归心，则精气浸淫于脉也，脉气流经，经气归于肺，肺朝百脉，输精于皮毛淫于脉者，必流于经，经脉流通必由于气，气主于肺，而为五脏之华盖，故为百脉之朝会。皮毛者，肺之合也，是以输精。毛脉合精，行气于府肺主毛，心主脉，肺藏气，心生血，一气一血奉以生身，一君一相皆处其上，而行气于气府，即膻中也，府精神明，留于四脏，气归于权衡膻中即心胞络，为心之府，权所受之精，还禀命于神明，神明属心，五脏之君主。留当作流。流其精于四脏，则四脏之气咸得其平，而归于权衡矣。权衡者，平也，故曰主明则下安，主不明则十二官危，权衡以平，气口成寸，以决死生脏腑既平，必朝宗于气口，成一寸之脉，以决死生也。

饮入于胃，游溢精气，上输于脾，脾气散精，上归于肺水饮入胃，先输于脾，是以中焦如沤也。脾气散精，朝于肺部，象地气上升而蒸为云雾，是以上焦如雾也，通调水道，下输膀胱肺气运行，水随而注，故通调水道，下输膀胱，是以下焦如渎也。若气不能下化，则小便不通，故曰膀胱者，州都之官，津液藏焉，气化则能出矣。水精四布，五经并行，合于四时五脏阴阳，揆度以为常也脉化气以行水，分布于四脏，则五脏并行矣。合于四时者，上输象春夏之升，下输象秋冬之降也。五脏阴阳者，即散精、淫精、输精是也。如是则不愆于道揆法度矣，故以为常也。

五运行大论：帝曰：病之生变何如？岐伯曰：气相得则微，不相得则甚相得者，彼此相生，则气和而病微。不相得者，彼此相克，则气乘而病甚。帝曰：主岁何如？岐伯曰：气有余，则制己所胜而侮所不胜；其不及，则己所不胜侮而乘之，己所胜轻而侮之主岁，谓五运六气各有所主之岁也。己所胜,我胜彼也。所不胜,彼胜我也。假令木气有余,则制己所胜,而土受其克,湿化乃衰。侮所不胜,则反受木之侮也。木气不足,则己所不胜者,金来侮之。己所胜者,土亦侮之。侮反受邪,侮而受邪,寡于畏也恃我能胜,侮之太甚,则有胜必复,反受其邪。如木来克土,侮之太甚,则脾土之子,实肺金也,乘木之虚,来复母仇。如吴王起倾国之兵,与中国争,越乘其虚,遂入而灭吴矣。此因侮受其邪,五行胜复之自然者也。

《灵枢·决气》篇曰:两神相搏,合而成形,常先身生,是谓精两神相搏,即阴阳交媾,精互而成形,精为形先也。本神篇曰两精相搏谓之神,此又曰两神云云者,盖神为精宰,精为神用,神中有精,精中亦有神也。盖以见神之虚灵,无在不有,精且先身而生,神复先精而立,前乎无始,后乎无终,知此者可与言神矣。上焦开发,宣五谷味,熏肤,充身泽毛,若雾露之溉,是谓气气属阳,本乎天者亲上,故在上焦开发宣布,上焦如雾者是也。邪客篇云:宗气积于胸中,出于喉咙,以贯心肺而行呼吸焉。刺节真邪论曰:真气受于天,与谷气并而充身者也。营卫篇曰:人受气于谷,谷入于胃,以传于肺,五脏六腑皆以受气。故能熏肤,充身泽毛。腠理发泄,汗出溱溱,是谓津津者,阳之液。汗者,津之发也。

谷入气满,淖泽注于骨,骨属屈伸,泄泽,补益脑髓,皮肤润泽,是谓液液者,阴之精。谷入于胃,气满而化液,故能润骨。骨受润,故能屈伸。经脉流,故能泄泽。内而补脑髓,外而润皮肤,皆液也。中焦受气取汁,变化而赤,是谓血水谷必入于胃,故中焦受谷,运化精微,变而为汁,又变而赤,以奉生身,是名为血。壅遏营气,令无所避,是谓脉壅遏者,堤防也,犹道路之界,江河之岸也,俾营气无所避而必行其中者,谓之脉。脉者,非气非血,所以行气行血者也。

精脱者,耳聋耳为肾窍,精脱则耳失其用矣;气脱者,目不明脏腑之阳气皆上注于目,气脱则目失其用矣;津脱者,腠理开,汗大泄汗,阳津也。汗过多则津必脱,故曰汗多亡阳;液脱者,骨属屈伸不利,色夭,脑髓消,胫痠,耳数鸣液脱则骨髓枯,故屈伸不利、脑消胫痠、色亦枯夭也。耳鸣者,液脱则肾虚也;血脱者,色白,夭然不泽色之荣者,血也。血脱者,色必枯白也。

愚按:脏腑攸分,固微渺也,指而列之,则有象可按矣。古之至神者,若见垣,若内照,咸用此耳。然变变化化有不可以常法律者,则象也而神矣,故曰废象者暗行,胶象者待兔。

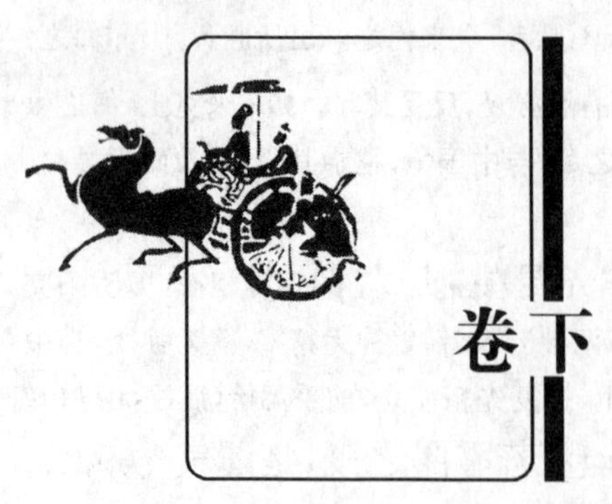

# 卷下

云间李念莪先生　原辑
河东薛生白校正　重刊

## 经　络

《灵枢·经脉》篇曰：肺手太阴之脉，起于中焦手之三阴，从脏走手，故手太阴肺脉起于中焦，当胃之中脘也。十二经者，营也，故曰营行脉中。首言肺者，肺朝百脉也，循序相传，尽于肝经，终而复始，又传于肺，是为一周，下络大肠肺与大肠为表里，故络大肠。凡十二经相通，各有表里，在本经者曰属，他经者曰络，还循胃口还，复也。循，绕也。下络大肠，还上循胃口，上膈属肺身中膈膜，居心肺之下，前齐鸠尾，后齐十一椎，周围相着以隔浊气，不使熏于肺也，从肺系横出腋下肺系，喉咙也。腋下者，膊下胁上也，下循臑内臑者，膊之内侧，上至腋，下至肘也，行少阴心主之前少阴者，心也。心主者，胞络也。手之三阴，太阴在前，厥阴在中，少阴在后，下肘中，循臂内膊与臂之交曰肘。内者，内侧也，上骨下廉，入寸口骨，掌后高骨也。下廉，骨下侧也。寸口，即动脉也，上鱼，循鱼际手腕之上，大指之下，肉隆如鱼，故曰鱼。寸口之上，鱼之下曰鱼际穴，出大指之端端，指尖也，手太阴肺经止于此；其支者，从腕后直出次指内廉，出其端支者，如木之枝也。正经之外，复有旁分之络。此本经别络，从腕后直出次指之端，交商阳穴，而接手阳明经也。

大肠手阳明之脉，起于大指次指之端次指，食指也。手之三阳，从手至头，循指上廉，出合谷两骨之间上廉，上侧也。凡诸经脉，阳行于外，阴行于内，后诸经皆同。合谷，穴名。两骨，即大指次指后歧骨也，俗名虎口，上入两筋之中腕中上侧两筋陷中，阳溪穴也，循臂上廉，入肘外廉，上臑外前廉，上肩，出髃骨之前廉肩端骨罅为髃骨，上出于柱骨之会上背之上颈之根，为天柱骨。六阳皆会于督脉之大椎，是为会上，下入缺盆络肺，下膈属大肠自大椎而前，入缺盆络肺，复下膈，当脐旁，属于大肠；其支者，从缺盆上颈贯颊，入下齿中耳下曲处为颊，还出挟口，交人中，左之右，右之左，上挟鼻孔人中，即督脉之水沟穴。由人中而左右互交，上挟鼻孔，手阳明经止于此，自山根交承泣而接足阳明经也。

胃足阳明之脉，起于鼻之交頞中頞，鼻茎也，又名山根。足之三阳，从头走足，旁纳太阳之脉纳，入也。足太阳起于目内眦，与頞交通，下循鼻外，入上齿中，还出挟口，环唇，下交承浆环，绕也。承浆，任脉穴，却循颐后下廉，出大迎腮下为颔，颔下为颐，循颊车，上耳前，过客主人，循发际，至额颅颊车在耳下，本经穴也。客主人在耳前，足少阳经穴也。发之前际为额颅；其支者，从大迎前下人迎，循喉咙，入缺盆，下膈属胃络脾络脾者，胃与脾为表里也；其直者，从缺盆下乳内廉，下挟脐，入气街中气街，即气冲也，在毛际两旁鼠鼷上一寸；其支者，起于胃口，下循腹里，下至气街中而合胃口者，胃之下口，即幽门也。支者与直者，会合于气街，以下髀关，抵伏兔，下膝膑中，下循胫外廉，下足跗，入中指内间抵，至也。髀关、伏兔，皆膝上穴也。膝盖曰膑，骺骨曰胫，足面曰跗。由跗而入足之中指内间，足阳明经止于此；其支者，下廉三寸而别，下入中指外间；其支者，别跗上，入大指间，出其端阳明别络，入中指外间。又其支者，别行入大指间，斜出足厥阴行间之次，循大指出其端，而接足太阴经也。

脾足太阴之脉，起于大指之端足之三阴，从足走腹，故足太阴脉发于此，循指内侧白肉际，过核骨后，上内踝前廉核骨，在足大指本节后圆骨也，滑氏误作孤拐骨，上踹音传，循胫骨后，交出厥阴之前足肚曰踹。交出厥阴之前，即地机、阴陵泉也，上膝股内前廉股，大腿也。前廉者，上侧也，当血海、箕门之次，入腹属脾络胃脾胃为表里，故属脾络胃，上膈挟咽，连舌本，散舌下；其支者，复从胃别上膈，注心中足太阴外行者，由腹上府舍、腹结等穴，散于胸中而止于大包。其内行而支者，自胃脘上膈注心而接手少阴经也。

心手少阴之脉，起于心中，出属心系心当五椎之下，其系有五，上系连肺，肺下系心，心下三系连脾、肝、肾，故心通五脏而为之主也，下膈络小肠心与小肠为表里，故下膈当脐上二寸，下脘之分络小肠也，其支者，从心系上挟咽，系目系；其直者，复从心系却上肺，下出腋下出腋下，上行极泉穴，手少阴经行于外者始此，下循臑内后廉，行太阴、心主之后臑内后廉，青灵穴也。手之三阴，少阴居太阴、厥阴之后，下肘内，循臂内后廉，抵掌后锐骨之端手腕下踝为锐骨，神门穴也，入掌内后廉，循小指之内，出其端手少阴经止于此，乃交小指外侧，而接手太阳经也。滑氏曰：心为君主，尊于他脏，故其交经授受，不假支别云。

小肠手太阳之脉，起于小指之端，循手外侧上腕，出踝中前谷、后溪、腕骨等穴，直上循臂骨下廉，出肘内侧两筋之间循臂下廉，阳谷等穴。出肘内侧两骨尖陷中，小海穴也，上循臑外后廉行手阳明、少阳之外，出肩解，绕肩胛，交肩上肩后骨缝曰肩解。肩胛者，臑腧、天宗等处。肩上者，秉风、曲垣等穴，左右交于两肩之上，会于督脉之大椎，入缺盆络心心与小肠为表里。循咽下膈，抵胃属小肠循咽下膈抵胃，当脐上二寸，属小肠，此本经之行于内者，其支者，从缺盆循颈上颊，至目锐眦却入耳中以支行于外者，出缺盆，循颈中之天窗、上颊后之天容，由颧髎以入耳中听宫穴也，手太阴经止于此；其支者，别循颊上䪼抵鼻，至目内眦，斜络于颧目下为䪼，目内角为内眦。颧，即颧髎穴，手太阳自此交目内眦而接足太阳经也。

膀胱足太阳之脉，起于目内眦，上额交巅由攒竹上额，历曲差、五处等穴。自络却穴左右斜行，而交于巅顶之百会；其支者，从巅至耳上角支者，由百会旁行，至耳上角，过足少阳之曲鬓、率谷、天冲、浮白、窍阴、完骨，故此六穴者皆足太阳、少阳之会；其直者，从巅入络脑自百会、通天、络郄、玉枕，入络于脑，还出别下项，循肩髆内，挟脊抵腰中脑后复出别下项，由天柱而下会督脉之大椎、陶道，却循肩髆内作四行而下，挟脊抵腰，入循膂，络肾属膀胱肾与膀胱为表里也。夹脊两旁之肉曰膂；其支者，从腰中下挟脊，贯臀，入腘中尻旁大肉曰臀。膝后曲处曰腘；其支者，从髆内左右，别下贯胛，挟脊内此支言肩髆内，大杼下，外两行也。左右贯胛，去脊各三寸别行，历附分、魄户、膏肓等穴，挟脊下过髀枢，过髀枢，循髀外从后廉下合腘中会于足少阳之环跳，循髀外后廉，去承扶一寸五分之间下行，复与前之入腘中者相会合，以下贯踹内，出外踝之后，循京骨，至小指外侧小指本节后大骨曰京骨，足太阳经穴止此，乃交于小指之下，而接足少阴经也。

肾足少阴之脉，起于小指之下，邪走足心，出于然谷之下，循内踝之后，别入跟中然谷，在内踝前，大骨下。内踝之后，别入跟中，即太溪、大钟等穴，以上踹内，出腘内廉，上股内后廉，贯脊属肾络膀胱上股内后廉，结于督脉之长强。以贯脊而后属于肾，前当关元、中极，而络于膀胱，相为表里也；其直者，从肾上贯肝膈，入肺中，循喉咙，挟舌本其直行者，从肓俞属肾处上行，循商曲、石关、阴都、通谷诸穴，贯肝上循幽门上膈，历于步廊入肺中，循神封、灵墟、神藏、彧中、俞府，而上循喉咙，并人迎挟舌本而终；其支者，从肺出络心，注胸中支者，自神藏之际，从肺络心至胸，以上俞府诸穴，足少阴经止于此，而接手厥阴经也。

心主手厥阴心包络之脉，起于胸中心主者，心之所主也。胞络为心之府，故名，出属心胞络，下膈，历络三焦胞络为心君之外卫，三焦为脏腑之外卫，故为表里而相络。诸经皆无历字，独此有之，达上中下也，其支者，循胸出胁，下腋三寸腋下三寸天池，手厥阴经穴始此，上抵腋，下循臑内，行太阴、少阴之间上抵腋下之天泉，循臑内行太阴、少阴之间，以手之三阴，厥阴在中也，入肘中，下臂行两筋之间入肘中，曲泽也。下臂行两筋之间，郄门、间使、内关、大陵也，入掌中，循中指出其端掌中，劳宫也。中指端，中冲也，手厥阴经止于此，其支者，别掌中，循小指次指出其端次指者，无名指也。支者自劳宫别行无名指端，而接乎手少阳经也。

三焦手少阳之脉，起于大指次指之端，上出两指之间即小指次指之间，液门、中渚穴，循手表腕，出臂外两骨之间手表腕，阳池也。臂外两骨间，外关、支沟等穴，上贯肘，循臑外上肩，而交出足少阳之后上贯肘之天井，循臑外历清冷渊、消泺、臑会，上肩髎，自天髎而交出足少阳之后也，入缺盆，布膻中，散络心包，下隔，循属三焦内行者入缺盆，复由足阳明之外下布膻中，散络心包，相为表里。自上焦下膈，循中焦以约下焦；其支者，从膻中上出缺盆，上项，系耳后直上，出耳上角以屈下颊至䪼其支行于外者，自膻中上缺盆，会于督脉之大椎，循天牖，系耳后之翳风、瘈脉、颅息，出耳上角，过足少阳之悬厘、颔厌，下行耳颊至䪼；其支者，从耳后入耳中，出走耳前，过客主人前，交颊，至目锐眦此支从耳后翳风入耳中，过手太阳之听宫，出走耳前，过足少阳之客主人，交颊上丝竹空，至目锐眦，会于瞳子髎，手少阳经止于此，而接足少阳经也。

胆足少阳之脉，起于目锐眦，上抵头角，下耳后由听会、客主人抵头角，下耳后，行天冲、浮白、窍阴、完骨，循颈行手少阳之前，至肩上，却交出手少阳之后，入缺盆循颈过手少阳之天牖，行少阳之前，下至肩上，循肩井，复交出手少阳之后，过督脉之大椎，而入于足阳明缺盆之外；其支者，从耳后入耳中，出走耳前，至目锐眦后从耳后颞颥，过手少阳之翳风，过手太阳之听宫，出走耳前，复自听会至目锐眦；其支者，别锐眦，下大迎，合于手少阳，抵于䪼支者，别自目外眦，下足阳明大迎，由手少阳之丝竹、和髎而抵于䪼，下加颊车，下颈合缺盆自颊车下颈，循本经之前，与前之入缺盆者会合，以下胸中，贯膈络肝属胆，循胁里，出气街，绕毛际，横入髀厌中下胸当手厥阴天池之分贯膈，足厥阴期门之分络肝，本经日月之分属胆而相为表里，乃循胁里由足厥阴章门下行，出足阳明气街，绕毛际，合于足厥阴以横入髀厌中环跳穴；其直者，从缺盆下腋，循胸过季胁，下合髀厌中直而行于外者，从缺盆下行，复与前之入髀厌者会合，以下循髀阳，出膝外廉，下外辅骨之前髀阳，髀之外侧也。辅骨，膝两旁高骨也。由髀阳历中渎、阳关，出膝外廉，下外辅骨之前，自阳陵泉以下阳交等穴，直下抵绝骨之端，下出外踝之前，循足跗上，入小指次指之间外踝上骨际曰绝骨，阳辅穴也。下行悬钟，循足面入小指次指之间，至窍阴穴，足少阳经止于此；其支者，别跗上，入大指之间，循大指歧骨内出其端。还贯爪甲，出三毛足大指次指本节后骨缝为歧骨。大指爪甲后二节间为三毛，自此接足厥阴经。

肝足厥阴之脉，起于大指丛毛之际丛毛，即三毛也，上循足跗上廉，去内踝一寸足面上，行间、太冲也。内踝一寸，中封也，上踝八寸，交出太阴之后，上腘内廉上踝过足太阴之三阴交，历蠡沟、中都，交出太阴之后，上腘内廉，至膝关、曲前也，循股阴，入毛中，过阴器股阴，内侧也。循股内之阴包、五里、阴廉，上会于足太阴之冲门、府舍，入阴毛中急脉，左右相交，环绕阴器而会于任脉之曲骨，抵小腹，挟胃属肝络胆入小腹会于任脉之中极、关元，循章门至期门挟胃属肝，下足少阳日月之所络胆，肝胆相为表里也，上贯膈，布胁肋贯膈行足太阴食窦之外，大包之里布胁肋，上足少阳渊液、手太阴云门，足厥阴经穴止此，循喉咙之后，上入颃颡，连目系，上出额，与督脉会于巅颃颡，咽颡也。目内深处为目系。其内行而上者，循喉咙后入颃颡，行足阳明大迎、地仓、四白之外，内连目系，上出足少阳阳白之外，临泣之里，与督脉会于巅之百会穴；其支者，从目系下颊里；环唇内，从目系下行任脉之外，本经之里，下颊环唇，其支者，复从肝别贯膈，上注肺从前期门属肝之所，行足太阴食窦之外，本经之里，别贯膈上注肺。下行挟中脘之分，复接手太阴肺经，十二经一周已尽也。

任脉者，起于中极之下，以上毛际，循腹里，上关元，至咽喉，上颐循面入目以下任、督、冲、跷皆奇经也，无表里配合，故谓之奇。中极，任脉穴也，在曲骨上一寸。中极之下为胞宫，任、督、冲三脉皆起于胞宫而出于会阴。任由会阴而行腹，督由会阴而行背，冲由会阴出，并少阴而散胸中。

冲脉者，起于气街，并少阴之经，侠脐上行，至胸中而散起者，外脉所起，非发源也。气街，即气冲，在毛际两旁。起于气街，并足少阴之经，会于横骨、大赫等十一穴，侠脐上行，至胸中而散，此冲脉之前行者也。然少阴之脉上股内后廉，贯脊属肾，冲脉亦入脊内伏冲之脉。然则冲脉之后行者，当亦并少阴无疑也。

任脉为病，男子内结七疝，女子带下瘕聚任脉自前阴上毛际，行腹里，故男女之为病若此也。

冲脉为病，逆气里急冲脉侠脐上行至胸，气不顺则逆，血不和则急也。

督脉为病，脊强反折督脉贯脊，故病如此。

督脉，起于少腹以下骨中央，女子入系廷孔少腹乃胞宫之所居。骨中央者，横骨下近外之中央也。廷，正也，直也。廷孔，溺孔也，其孔，溺孔之端也女人溺孔在前阴中横骨之下，孔之上际谓之端，乃督脉外起之所。虽言女子，然男子溺孔亦在横骨下中央，第为宗筋所函，故不见耳。其络循阴器，合篡间，绕篡后篡者，交篡之义，即前后二阴之间也，别绕臀，至少阴与巨阳中络者合，少阴上股内后廉，贯脊属肾足少阴之脉，上股内后廉。足太阳之脉，外行者过髀枢，中行者挟脊贯臀，故此督脉之别，绕臀至少阴之分。与巨阳中络者，合少阴之脉并行，而贯脊属肾也，与太阳起于目内眦，上额交巅，上入络脑，还出别下项，循肩髆内，侠脊抵腰中，入循膂络肾此亦督脉之别络，并足太阳经上头下项，侠脊抵腰，复络于肾。其直行者，自尻上脊下头，由鼻而至人中也；其男子循茎下至篡，与女子等，其少腹直上者，贯脐中央，上贯心，入喉上颐环唇，上系两目之下中央此自小腹直上者，皆任脉之道，而此列为督脉，启玄子引古经云：任脉循背谓之督脉。自少腹直上者，谓之任脉，亦谓之督脉。此生病，从少腹上冲心而痛，不得前后，为冲疝此督脉自脐上贯心，故为病如此，名为冲疝，实兼冲、任而为病也；其女子不孕、癃痔、遗溺、嗌干女子诸症，虽由督脉所生，实亦任、冲之病。王氏曰：任脉者，女子得之以任养也。冲脉者，以其气上冲也。督脉者，督领诸脉之海也，三脉皆由阴中而上，故其病如此。

督脉生病治督脉，治在骨上，甚者在齐下营骨上，谓曲骨上毛际中。齐下营，谓脐下一寸阴交穴也，皆任脉之穴。而治督脉之病，正以脉虽有三，论治但言督脉，而不云任、冲，所用之穴亦以任为督，可见三脉同体，督即任、冲之纲领，任、冲即督之别名耳。

跻脉者，少阴之别，起于然骨之后跻脉有二，曰阴跻、曰阳跻。少阴之别，肾经之别络也。然谷之后，照海也。此但言阴跻，未及阳跻，惟缪刺论曰：邪客于足阳跻之脉，刺外踝之下半寸所。盖阳跻为太阳之别，故《难经》曰：阳跻脉起于跟中，循外踝上行入风池。阴跻者，亦起于跟中，循内踝上行至咽喉，交贯冲脉。故阴跻为足少阴之别，起于照海；阳跻为足太阳之别，起于申脉，庶得其详也，上内踝之上，直上循阴股入阴，上循胸里入缺盆，上出人迎之前，入頄属目内眦，合于太阳、阳跻而上行，气并相还则为濡目，气不荣则目不能合自内踝直上，入阴循胸，皆并足少阴上行也。然足少阴之直者，循喉咙而挟舌本，此则入缺盆，上出人迎之前，入頄属目内眦，以合于足太阳之阳跻，是跻脉有阴阳之异也。阴跻、阳跻之气并行回还而濡润于目，若跷气不荣，则目不能合。

按：阴维脉起于诸阴之交，其脉发于足少阴筑宾穴，为阴维之郄，在内踝上五寸腨肉分中。上循股内廉，上行入少腹，会足太阴、厥阴、少阴、阳明于府舍，上会足太阴于大横、腹哀，循胁肋会足厥阴于期门，上胸膈挟咽，与任脉会于天突、廉泉，上至顶泉而终。

阳维脉起于诸阳之会，其脉发于足太阳金门穴，在足外踝下一寸五分，上外踝七寸，会足少阳于阳交，为阳维之郄。循膝外廉，上髀厌，抵小腹侧，会足少阳于居髎，循胁肋，斜上肘，上会手阳明、足太阳于臂臑，过肩前，与手少阳会于臑会、天髎，却会手足少阳、足阳明于肩井，入肩后，会手太阳、阳跻于臑俞，上循耳后，会手足少阳于风池，上脑空、承灵、正营、目窗、临泣，下额与手足少阳、阳明五脉会于阳白，循头入耳，上至本神而止。

带脉起于季胁足厥阴之章门穴，同足少阳循带脉，围身一周如束带然，又与足太阳会于五枢、维道。

二跻为病，苦癫痫寒热，皮肤淫痹，少腹痛，里急，腰及髋窌下相连阴中痛，男子阴疝，女子漏下。

二维为病，阴阳不能相维，则怅然失志，溶溶不能自收持。阳维为病苦寒热，阴维为病苦心痛。阳维主表，阴维主里。

带脉为病，腹满，腰溶溶如坐水中，妇人小腹痛，里急后重，瘈疭，月事不调，赤白带下。

李濒湖云：奇经八脉者，阴维也、阳维也、阴跻也、阳跻也、冲也、任也、督也、带也。阳维起于诸阳之会，由外踝而上行于卫分。阴维起于诸阴之交，由内踝而上行于营分，所以为一身之纲维也。阳跷起于跟中，循外踝上行于身之左右。阴跷起于跟中，循内踝上行于身之左右，所以使机关之跷捷也。督脉起于会阴，循背而行于身之后，为阳脉之总督，故曰阳脉之海。任脉起于会阴，循腹而行于身之前，为阴脉之承任，故曰阴脉之海。冲脉起于会阴，夹脐而行，直冲于上，为诸脉之冲要，故曰十二经之海。带脉则横围于腰，状如束带，所以总约诸脉者也。是故阳维主一身之表，阴维主一身之里，以乾坤言也。阳跻主一身左右之阳，阴跻主一身左右之阴，以东西言也。督主身后之阳，任、冲主身前之阴，以南北言也。带脉横束诸脉，以六合言也。是故医而知乎八脉，则十二经十五络之大旨得矣。

愚按：直行曰经，旁支曰络。经有十二，手之三阴三阳、足之三阴三阳也。络有十五者，十二经各有一别络，而脾又有一大络，并任、督二络，为十五络也。合计二十七气，如泉之流，不舍昼夜，阴脉营于五脏，阳脉营于六腑，终而复始，如环无端。其流溢之气入于奇经，转相灌溉，八脉无表里配合，不成偶，故曰奇也。正经犹沟渠，奇经犹湖泽，譬之雨降沟盈，溢于湖泽也。脏腑者，经络之本根。经络者，脏腑之枝叶。谙于经络，则阴阳表里、气血虚实了然于心目。初学者必先于是，神良者亦不外于是。第粗工昧之，诋其迂远不切，智士察之，谓其应变无穷耳。

## 治则

阴阳应象大论曰：阴阳者，天地之道也，万物之纲纪，变化之父母，生杀之本始，神明之府也，治病必求其本 此明天地万物，变化生杀，总不出于阴阳，察乎此者可以当神明矣。故治病者万绪纷然，必求于本，或本于阴，或本于阳，阴阳既得，病祟焉逃。芩连姜附，尽可回春，参术硝黄，并能起死。此之未辨，畏攻畏补，忧热忧寒，两歧必至于误生，广络遗讥于圣哲，本顾可弗求乎哉。

谨守病机，各司其属，有者求之，无者求之，盛者责之，虚者责之，必先五胜，疏其血气，令其调达而致和平此言病状繁多，各宜细察，然总不外于虚实也。谨守者，防其变动也。病而曰机者，状其所因之不齐，而治之不可不圆活也。属者，有五脏之异、六腑之异、七情之异、六气之异、贵贱之异、老少之异，禀畀有虚实之异，受病有标本之异，风气有五方之异，运气有胜复之异，情性有缓急之异，有常贵后贱之脱营，常富后贫之气离守，各审其所属而司其治也。有者求之二句，言一遇病症，便当审其所属之有无也。盛者责之二句是一章之大纲，于各属有无之间分别虚实而处治也。然至虚似实，大实似虚，此又不可不详为之辨也。必先五胜者，如木欲实，金当平之之类是也。疏其血气，非专以攻伐为事，或补之而血气方行，或温之而血气方和，或清之而血气方治，或通之而血气方调，正须随机应变，不得执一定之法，以应无穷之变也。此治虚实之大法，一部《内经》之关要也。

至真要大论曰：君一臣二，奇之制也；君二臣四，偶之制也；君二臣三，奇之制也；君二臣六，偶之制也君者，品味少而分两多。臣者，品味多而分两少。奇制从阳，偶制从阴。故曰：近者奇之，远者偶之；汗者不可以偶，下者不可以奇病在上者为近，属阳，故用奇方，取其轻而缓也。病在下者为远，属阴，故用偶方，取其重而急也。汗者不以偶，阴沉不能达表也。下者不以奇，阳升不能降下也；补上治上制以缓，补下治下制以急。急则气味厚，缓则气味薄。适其至所，此之谓也上药宜缓，欲其曲留上部；下药宜急，欲其直达下焦。欲急者，须气味之厚，欲缓者，须气味之薄。缓急得宜，厚薄合度，则适其病至之所，何患剂之弗灵乎。病所远而中道气味之者，食而过之，无越其制度也病之所在远，而药则必由于胃，用之无法则未达病所，则中道先受其气味矣。当于食为度，而使远近适宜，是过之也。过，犹达也。欲其近者，药在食后，则食载药而留止于上。欲其远者，药在食前，则食坠药而疾走于下。服药有疾徐，根梢有升降，气味有缓急，药剂有汤丸膏散，各须合法，无越其度也。是故平气之道，近而奇偶，制小其服也。远而奇偶，制大其服也。大则数少，小则数多，多则九之，少则二之近病远病，各有阴阳表里之分，故远方近方，各有奇偶相兼之法，或方奇而分两偶，或方偶而分两奇，此奇偶互用也。近而奇偶，制小其服，小则数多而尽于九。盖数多则分两轻，性力缓而仅及近病也。远而奇偶，制大其服，大则数少，而止于二。盖数少则分两重，性力专而直达远病也。是皆奇偶互用法之变也，奇之不去则偶之，是谓重方。偶之不去，则反佐以取之，所谓寒热温凉，反从其病也此变通之法也。始用药奇而病不去，变而为偶，奇偶迭用，是曰重方。重者，复也。若偶之而又不去，则当求其微甚真假，反佐以取之。反佐者，顺其性也，如以热治寒而寒拒热，则反佐以寒而入之；以寒治热而热格寒，则反佐以热而入之。又如寒药热服，热药冷服，皆变通之妙用也。王太仆曰：热与寒背，寒与热违，微上之热为寒所折，微小之冷为热所消，大寒大热必能与违性者争，与异气者格，是以圣人反其佐以同其气，令声应气求也。

至真要大论曰：辛甘发散为阳，酸苦涌泄为阴，咸味涌泄为阴，淡味渗泄为阳，六者或收或散，或缓或急，或燥或润，或软或坚，以所利而行之，调其气使其平也涌，吐也。泄，泻也。渗泄，利小便也。辛主散主润，甘主缓，酸主收主急，苦主燥主坚，咸主软，淡主渗泄，各因其利而行之，气可平矣。

寒者热之，热者寒之，微者逆之，甚者从之义见上，坚者削之，客者除之，劳者温之，结者散之，留者攻之，燥者濡之，急者缓之，散者收之，损者益之，逸者行之，惊者平之，上之下之，摩之浴之，薄之劫之，开之发之，适事为故温之，甘温能除大热也。逸，即安逸也。饥饱劳逸皆能成病，过于逸则气脉凝滞，故须行之。上者，吐也。摩者，按摩也。薄者，即薄兵城下之义。适事为故，犹云中病为度，适可而止，毋太过以伤正，毋不及以留邪也。

逆者正治，从者反治，从少从多，观其事也从少谓一从而二逆，从多为二从而一逆也。事即病也，观其病之轻重，而为之多少也。

热因寒用，寒因热用，塞因塞用，通因通用，必伏其所主，而先其所因，其始则同，其终则异，可使破积，可使溃坚，可使气和，可使必已寒病宜热，然寒甚者格热，须热药冷服，此热因寒用也。热病宜寒，然热甚者格寒，须寒药热服，此寒因热用也。塞因塞用者，如下气虚乏，中焦气壅，欲散满则更虚其下，欲补下则满甚于中，治不知本而先攻其满，药入或减，药过依然，气必更虚，病必转甚，不知少服则壅滞，多服则宣通，峻补其下则下自实，中满自除矣。通因通用者，或挟热而利，或凝寒而泄，寒者以热下之，热者以寒下之。伏其所主，利病之本也。先其所因者，求病之由也。其始则同，言正治也。其终则异，言反治也，明于反治，何病不愈。

诸寒之而热者取之阴，热之而寒者取之阳，所谓求其属也用寒药治热病，而热反增，非火有余，乃阴不足也，阴不足则火亢，故当取之阴，但补阴则阳自退耳。用热药治寒症，而寒反增，非寒有余，乃阳不足也，阳不足则阴寒，故当取之阳，但补水中之火，则寒自消耳。求其属者，求于本也。一水一火，皆于肾中求之，故王太仆曰：益火之源以消阴翳，壮水之主以制阳光，六味、八味二丸是也。

夫五味入胃，各归所喜攻，酸先入肝，苦先入心，甘先入脾，辛先入肺，咸先入肾。久而增气，物化之常也，气增而久，夭之由也增气者，助其气也。如黄连之苦，本入心泻火，多服黄连，反助心火。故五味各归，久而增气，气增必夭折，可不慎欤。

阴阳应象大论曰：因其轻而扬之，因其重而减之，因其衰而彰之轻者在表，宜扬而散之。重者在内，宜减而泻之。衰者不补，则幽潜沉冤矣，补则再生，故曰彰。形不足者，温之以气；精不足者，补之以味此彰之之法也。阳气衰微则形不足，温之以气，则形渐复也。阴髓枯竭则精不足，补之以味，则精渐旺也。其高者，因而越之高者，病在上焦。越者，吐也，越于高者之上也；其下者，引而竭之下者，病在下焦。竭者，下也，引其气液就下也，通利二便皆是也。或云引者，蜜导、胆导之类。竭者，承气、抵当之类；中满者，泻之于内中满，非气虚中满也，如胀满而有水有积，伤寒而结胸便闭是也。内字与中字照应。其有邪者，渍形以为汗渍，浸也，如布桃枝以取汗，或煎汤液以熏蒸，或表清邪重，药不能汗，或冬月天寒，发散无功，非渍形之法不能汗也；其在皮者，汗而发之邪在皮则浅矣，但分经汗之可也；其慓悍者，按而收之慓者，急也。悍者，猛也，怒气伤肝之症也。按者，制伏酸收，如芍药之类是也；其实者，散而泻之阴实者，以丁、姜、桂、附散其寒。阳实者，以芩、连、栀、柏泻其火。审其阴阳，以别柔刚审病之阴阳，施药之柔刚，阳病治阴，阴病治阳阳胜者阴伤，治其阴者，补水之主也；阴胜者阳伤，治其阳者，补水中之火也，定其血气，各守其乡或血或气，用治攸分，各不可紊也。血实宜决之导之下流，如决江河也，气虚宜掣引之提其上升，如手掣物也。

五常政大论曰：病有久新，方有大小，有毒无毒，固宜常制矣病久者，宜大剂；病新者，宜小剂。无毒者，宜多用；有毒者，宜少用。大毒治病，十去其六，常毒治病，十去其七，小毒治病，十去其八，无毒治病，十去其九药不及则病不痊，药太过则正乃伤，大毒治病，十去其六，便当止矣。毒轻则可任，无毒则可久任也。谷肉果菜，食养尽之，无使过之，伤其正也病虽去而有未尽去者，当以饮食养正，而余邪自尽。若药饵太过，便伤正气。必先岁气，毋伐天和五运有纪，六气有序，四时有令，阴阳有节，皆岁气也。人气应之以生长收藏，此天和也。于此未明，则犯岁气、伐天和矣。

六元正纪大论：黄帝问曰：妇人重身，毒之何如？岐伯曰：有故无殒，亦无殒也有孕曰重身。毒之，用毒药也。故者，如下文大积大聚之故。有是故而用是药，所谓有病则病当之，故孕妇不殒，胎亦不殒也。帝曰：愿闻其故何谓也？岐伯曰：大积大聚，其可犯也，衰其大半而止大积大聚，非毒药不能攻，然但宜衰其大半，便当禁止，所谓大毒治病，十去其六者是也。

愚按：论治之则，载由经籍，圆通之用，妙出吾心。如必按图索骥，则后先易辙，未有不出者矣。子舆氏曰：梓匠轮舆，能与人以规矩，不能使人巧。故夫揆度阴阳，奇恒五中，决以明堂，审于终始，其亦巧于规矩者乎！

## 病 能

至真要大论曰：诸风掉眩，皆属于肝诸风者，风病不一也。掉，摇动也。眩，昏花也。风木善动，肝家之症也，掉眩虽同，而虚实有别，不可不察焉；诸寒收引，皆属于肾收，敛束也。引，牵急也。经脉挛急本是肝症，而属于肾者，一则以肾肝之症同一治，一则肾主寒水之化，肾虚则阳气不充，营卫凝泣，肢体挛踡，所谓寒则筋急也；诸气膹郁，皆属于肺膹者，喘急上逆。郁者，否塞不通。肺主气，气有余者，本经自伏之火；气不足者，则火邪乘之。虚实之分，极易淆误，所当精辨。近世庸者，概指为肺热而攻其有余，虚实之祸，良可嗟悼；诸湿肿满，皆属于脾脾司湿化，又主肌肉，内受湿淫，肌体肿满，故属于脾。土气太过，则湿邪盛行，其病骤至，法当分疏。土气不及，则木乘水侮，其病渐成，法当培补，二者易治，比于操刃；诸热瞀瘛，皆属于火昏闷曰瞀，抽掣曰瘛。邪热伤神则瞀，亢阳伤血则瘛，虽皆属火，亦有虚实之分。丹溪曰：实火可泻，芩连之属；虚火可补，参芪之属。仁人之言哉；诸痛痒疮，皆属于心热甚则疮痛，热微则疮痒，心主热火之化，故痛痒诸疮，皆属于心也；诸厥固泄，皆属于下厥者，自下而逆上也。阴衰于下，则为热厥；阳衰于下，则为寒厥。固者，二便不通也。阳虚则无气，而清浊不化，寒也。火盛则水衰，而精液干枯，热也。泄者，二便不固也。命门火衰则阳虚失禁，寒也。肾宫水衰则火迫注泄，热也。肾开窍于二阴，肾主二便，居下故也；诸痿喘呕，皆属于上痿废应属下部而属于上者，何也？肺热叶焦，发为痿躄。气急曰喘，病在肺也。有声无物曰呕，肺胃司之，总属在上之症；诸禁鼓栗，如丧神守，皆属于火禁，即噤也，寒厥咬牙曰噤。鼓，鼓颔也。栗，战栗也。寒战而神不自持，如丧神守，皆火也。心火亢极，反兼胜己之化，此火实也。阳虚阴盛，气不卫外而寒战者，此火虚也；诸痉项强，皆属于湿痉者，风湿而屈伸不利也。项属足太阳寒水，水即湿也，故皆属于湿；诸逆冲上，皆属于火喘咳呕吐，气满逆急，皆冲逆之症，火性炎上，故皆属于火；诸腹胀大，皆属于热热气内淫，变为烦满，故曰皆属于热。近世执此一句，因而误人不可胜数，独不闻《经》曰：寒水太过，腹大胫肿。岁火不及，胁满腹大。流衍之纪，病胀。水气之发，善胀。太阳之胜，腹满。阳明之复，腹胀。又曰，适寒凉者胀。又曰：脏寒生满病。又曰：胃中寒则胀满。此九者，皆言寒胀也。故东垣曰：大抵寒胀多，热胀少，良有本矣；诸躁狂越，皆属于火躁者，烦躁也。狂者，妄乱也。越者，如登高而歌之类。火入于肺则烦，火入于肾则躁。又有阴盛发躁。成无己曰：阴躁欲坐井中，但欲饮水，不得入口。东垣曰：阴躁欲坐井中，阳已先亡，医犹不悟，重以寒药投之，其死何疑？故曰内热而躁者，有邪之热也，属火，外热而躁者，无根之火也，属寒。《经》之论狂屡见，属虚寒者凡四条，是狂亦有寒热之辨矣；诸暴强直，皆属于风暴，猝也。强者，筋强。直者，体直而不能屈伸也。肝主筋，其化风，故曰属风，非天外入风也。内风多燥，若用风剂则益燥，故有治风先治血，血行风自灭之说也。轻与疏风则益燥，且腠理开张，反招风矣；诸病有声，鼓之如鼓，皆属于热有声，谓肠鸣也，鼓之如鼓，谓腹胀也，皆阳气逆壅，故曰属热。二症多有属于寒者，尽信不如无书，其是之谓耶；诸病胕肿，疼酸惊骇，皆属于火胕肿者，浮肿也。疼酸者，火在经也。惊骇者，火在脏也。然胕肿酸疼，属于寒湿者不少，惊骇不宁，属于不足者常多也；诸转反戾，水液浑浊，皆属于火转筋挛踡，燥热所致，小便浑浊，清化不及，故皆属热，然而寒则筋急，喻如冬月严寒，则角弓增劲。心肾不足，多有便浊。经云：中气不足，溲便为之变。读者盖通之可耳；诸病水液，澄澈清冷，皆属于寒澄澈清冷者，寒水之本体，故皆属寒；诸呕吐酸，暴注下迫，皆属于热呕逆者，火炎之象。吐酸者，肝木之实。暴注者，火性疾速。下迫者，火能燥物，此特道其常耳。虚寒之变，数症常作，不可不知也。

按：经言十九条，道其常也。余每举其反者，尽其变也。王太仆深明病机之变，其所注疏，真《内经》画龙点睛手也。启玄曰：如大寒而甚，热之不热，是无火也，当助其心。又如大热而甚，寒之不寒，是无水也；热动复止，倏忽往来，时动时止，是无水也，当助其肾。内格呕逆，食不得入，是有火也。病呕而吐，食入反出，是无火也。暴速注下，食不及化，是无水也。溏泄而久，止发无恒，是无水也。故心盛则热，肾盛则寒，肾虚则寒动于中，心虚则热收于内。又热不得寒，是无水也，寒不得热，是无火也。夫寒之不寒，责之无水，热之不热，责其无火。热之不久，责心之虚，寒之不久，责肾之少。方有治热以寒，寒之而火食不入，攻寒以热，热之而昏躁以生，此为气不疏通，壅而为是也。余以太仆此语为岐黄传神，常自诵忆，并勉同志。

生气通天论曰：因于寒，欲如运枢，起居如惊，神气乃浮阳气不固，四时之邪乃能干之。《经》曰：冬三月，此谓闭藏。水冰地坼，无扰乎阳。又曰：冬日在骨，蛰虫周密，君子居室。皆言冬令宜闭藏也。因者，病因也。因寒而动者，内而欲心妄动，如运枢之不停，外而起居不节，如惊气之震动，则与天令相违，神气不能内敛，皆浮越于外矣；因于暑汗，烦则喘喝，静则多言此言动而得之，为中热之候也。炎蒸劳役，病属于阳，故多汗而烦，气高喘喝。即感之轻而静者，亦精神内乱，言语无伦也，体若燔炭，汗出而散此言静而得之，为中暑之候也。纳凉饮冷，病属于阴，热气抑遏，体如燔炭，必得发汗，而阴郁之气始散也。香薷一味为夏月发汗之要药，其性温热，止宜于中暑之人。若中热者误服之，反成大害，世所未知；因于湿，首如裹，湿热不攘，大筋緛短，小筋弛长；緛短为拘，弛长为痿土旺四季之末，发无常期。首如裹者，湿伤则头面壅重也。湿久成热，须药以攘夺之，苟为不夺，则热伤阴血，筋无以荣，大筋拘而不伸，小筋弛而无力矣；因于气，为肿，四维相代，阳气乃竭肺金主气，病因于气者，秋令之邪也。肿者，气化失宜，乃为肿胀也。四维者，四肢也。相代者，言足肿不能行，手代之以扶倚也，气不能治，终归于竭矣。

阳气者，烦劳则张，精绝，辟积于夏，使人煎厥阳春主生发之气，此言春令之邪也。气方生而烦劳太过，则气张于外，精绝于内。春令邪辟之气，积久不散，至夏未痊，则火旺而真阴如煎，火炎而虚气逆上，故曰煎厥。按脉解篇曰肝气失治，善怒者名曰煎厥。则此节指春令无疑。旧疏从未及之，岂非千虑一得。

大怒则形气绝；而血菀菀，茂也，结也于上，使人薄厥怒气伤肝，肝为血海，怒则气上，气逆则绝，所以血菀上焦。相迫曰薄，气逆曰厥，气血俱乱，故为薄厥。盖积于上者，势必厥而吐也。薄厥者，气血之多而盛者也。有伤于筋，纵，其若不容怒伤而至于血厥，则筋无以荣，缓纵不收，若不能容矣。汗出偏沮，使人偏枯偏者，或左或右，止出半边也。沮者，言此既偏出，彼即阻滞矣。久则卫气不固，营气失守，当为偏枯，即半身不遂也。汗出见湿，乃生痤音锄疿音沸。汗出则玄府开张，若凉水浴之，即见湿矣，留于肤腠，甚者为痤，微者为疿。痤，小疖也。疿，暑疹也。高粱之变，足生大疔，受如持虚高粱，即肥甘也。变，病也。足，能也。厚味不节，蓄为灼热，能生大疔。日积月累，感发最易，如持虚之器以受物也。劳汗当风，寒薄为皶音渣，郁乃痤形劳汗出，坐卧当风，寒气薄之，液凝为皶，即粉刺也。若郁而稍重，乃若小疖，其名曰痤。

开阖不得，寒气从之，乃生大偻夏则腠理开而发泄，冬则腠理阖而闭藏，与时偕行也。若当开不开，当闭不闭，不得其宜，为寒所袭，留于筋络之间，緛急不舒，形为俯偻矣。陷脉为瘘，留连肉腠陷脉者，寒气自筋络而陷入脉中也。瘘，鼠瘘之属，邪久不散，则渐深矣。俞气化薄，传为善畏，及为惊骇寒气渐深，自脉而流于经俞，侵及脏腑，故为恐畏惊骇也。营气不从，逆于肉理，乃生痈肿营行脉中，邪气陷脉，则营气不从，故逆于肉而痈肿生焉。魄汗未尽，形弱而气烁，穴俞已闭，发为风疟肺主皮毛，汗之窍也，肺实藏魄，故名魄汗。汗出未透，则热郁于内，形气俱烁，俞穴以闭，留止之邪必为风疟矣。

春伤于风，邪气留连，乃为洞泄春伤于风，则肝木侮土，故为洞泄；夏伤于暑，秋为痎疟夏伤于暑，伏而不发，秋气收束，寒郁为热，故寒热交争而成痎疟。痎者，疟之通称，非有别义；秋伤于湿，上逆而咳，发为痿厥土旺于四季之末，秋末亦可伤湿，秋气通于肺，湿郁成热，上乘肺金，气逆而咳，曰上逆者，湿从下受故也；冬伤于寒，春必温病冬伤于寒，寒毒藏于阴分，至春始发。名为温病，以时令得名也，春不发而至于夏，即名热病矣。

味过于酸，肝气以津，脾气乃绝曲直作酸，肝之味也。过于食酸，久而增气，木乘土位，脾气乃绝；味过于咸，大骨气劳，短肌，心气抑咸为肾味，过食则伤肾，肾主骨，故大骨气劳。咸走血，血伤故肌肉短缩。咸从水化，水胜则火囚，故心气抑；味过于甘，心气喘满，色黑，肾气不衡甘归土味，过食则缓滞上焦，故心气喘满。甘从土化，土胜则水病，故黑色见而肾气不衡矣。衡，平也；味过于苦，脾气不濡，胃气乃厚苦味太过，则心伤而脾失其养，且苦者性燥，故不濡也。五味论曰：苦入于胃，谷气不能胜苦，苦入下脘，三焦之道闭而不通，故变呕。可见苦寒损中，令脾之正气不濡，胃之邪气乃厚。厚者，胀满之类也；味过于辛，筋脉沮弛，精神乃央味过于辛，则肺气乘肝，肝主筋，故筋脉沮弛。辛味多散，则精耗神伤，故曰央。央当作殃。

阴阳别论曰：二阳之病发心脾，有不得隐曲，女子不月阳明为二阳，胃伤而心脾受病者，何也？脾与胃为夫妻，夫伤则妻亦不利也。心与胃为子母，子伤则母亦不免焉。不得隐曲，阳事病也。胃为水谷气血之海，化营卫而润宗筋。厥论曰：前阳者，宗筋之所聚，太阴、阳明之所合也。痿论曰：阴阳总宗筋之会，而阳明为之长。故胃病则阳事衰也。女子不月者，心主血，脾统血，胃为血气之海，三经病而血闭矣，其传为风消，其传为息贲者，死不治胃家受病，久而传变，则肝木胜土，风淫而肌体消削，胃病则肺失所养，故气息奔急。隐曲害者精伤，精伤则火亢乘金，元本败而贼邪兴，死不治矣。

三阳为病发寒热，下为痈肿，及为痿厥腨痟，其传为索泽，其传为颓疝太阳为三阳，属表，故发寒热与痈肿。足太阳之脉从头下背，贯臀入腘，循腨抵足，故足膝无力而痿，逆冷而厥，足肚酸疼而为腨痟。表有寒热，则润泽之气必皆消索。颓疝者，小腹控引睾丸而痛也。

一阳发病，少气，善咳，善泄，其传为心掣，其传为膈少阳为一阳，胆与三焦也。胆属木，三焦属火，壮火食气，相火刑金，故少气善咳。木旺则侮土，故善泄。三焦火动，则心掣而不宁。胆气乘脾，则隔塞而不利。二阳一阴发病，主惊骇、背痛、善噫、善欠，名曰风厥二阳，胃与大肠也。一阴，肝与心主也。肝胃二经皆主惊骇。《经》曰：东方通于肝，其病发惊骇。又曰足阳明病，闻木音则惕然而惊是也。手阳明之筋皆夹脊，故背痛。噫，嗳气也，其主在心。《经》曰：上走心为噫者，阴盛而上走于阳明，阳明络属心也。欠虽主于肾，而经云足阳明病为数欠，则胃亦病欠也。肝主风，心包主火，风热相搏，故病风厥。二阴一阳发病，善胀、心满、善气二阴，心与肾也。一阳，胆与三焦也。胆乘心则胀，肾乘心则满，三焦病则上下不通，故善气。三阴三阳发病，为偏枯痿易，四肢不举三阳，膀胱、小肠也。三阴，脾、肺也。膀胱之脉自头背下行两足，小肠之脉自两手上行肩胛，且脾主四肢，肺主气，四经俱病，当为偏枯等症。易，变易也。强者，变而为痿也。

所谓生阳、死阴者，肝之心谓之生阳得阳则生，失阳则死，故曰生阳、死阴也。自肝传心，以木生火，得之生气，是谓生阳，不过四日而愈，心之肺，谓之死阴心传肺者，为火克金，故曰死阴，不过三日死，肺之肾，谓之重阴肺金肾水，虽曰子母相传，而金水俱病，则重阴而阳绝矣，肾之脾，谓之辟阴，死不治土本制水，而水反侮脾，是谓辟阴。辟者，放僻也。

结阳者，肿四肢阳，六阳也，四肢为诸阳之本，故云；结阴者，便血一升，再结二升，三结三升阴，六阴也。阴主血，邪结阴分，故当便血。病浅者，一升即愈。若不愈而再结，邪甚于前矣，故便血二升。更不愈为尤甚，故便血三升。阴阳结斜，多阴少阳，曰石水，少腹肿斜，当作邪。六阴六阳诸经皆能结聚水邪，若多在阴经，少在阳经，病生石水。沉坚在下，症则少腹肿也；二阳结，谓之消胃与大肠经也。阳邪结于肠胃，则成三消之症，多饮而渴不止为上消，多食而饥不止为中消，多溲而膏浊不止为下消；三阳结，谓之隔膀胱、小肠二经也。邪结膀胱，则气化不行，津液阻绝。小肠居大肠之上、胃之下，盛水谷而分清浊者也。邪乘之则水液不前，糟粕不后，二者皆否隔之象也；三阴结，谓之水脾肺二经也。脾土制水，土受邪则水反侮之。肺金生水，金气病则水不能输，故寒结三阴而水胀之症作矣；一阴一阳结，谓之喉痹一阴，肝与心主也。一阳，胆与三焦也。肝胆属木，心主三焦属火，四经皆亢上，其脉并络于喉，阳邪内结，痹症乃生。痹者，闭也。

《灵枢·经脉》篇曰：肺，手太阴也，是动则病肺，胀满膨膨而喘咳动者，变也，变常而病也。肺脉起中焦，循胃上鬲属肺，故病如此，缺盆中痛，甚则交两手而瞀，此谓臂厥缺盆近肺，肺病则痛。瞀，麻木也。肺脉出腋下行肘臂，故臂厥。是主肺所生病者，咳，上气喘渴，烦心胸满，臑臂内前廉痛厥，掌中热喘者，气上而声粗息急也。渴者，金令燥也。太阴之别，直入掌中，故为痛厥掌热。气盛有余，则肩背痛，风寒，汗出中风，小便数而欠肺之筋结于肩背，故气盛则痛。肺主皮毛，风寒在表，故汗出中风。母病传子，故肾病而小便数且欠也。气虚则肩背痛寒，少气不足以息，溺色变肩背处上焦为阳分，气虚则阳病，故为痛为寒为少气。金衰则水涸，故溺色变为黄赤。

大肠，手阳明也，是动则病齿痛颈肿阳明支脉从缺盆上颈贯颊，入下齿中。是主津液所生病者大肠或泄或闭，皆津液病也，目黄口干，鼽衄喉痹，肩前臑痛，大指次指痛不用皆本经之脉所过，故如此。气有余则当脉所过者热肿，虚则寒栗不复不复，不易温也。

胃，足阳阴也，是动则病洒洒振寒，善呻数欠，颜黑振寒者，肝风胜也。呻者，胃之郁也。欠与颜黑，肾象也，土虚水侮，故肾之象见。病至则恶人与火，闻木音则惕然而惊，心欲动，独闭户塞牖而处，甚则欲上高而歌，弃衣而走阳明热甚，则恶人与火。惊闻木音者，土畏木也。欲闭户者，火动则畏光明也。上高而歌者，火性上越且阳盛，则四肢实也。弃衣而走者，中外皆热也，贲响腹胀，是为骭厥贲响者，腹如雷鸣也。骭，足胫也。阳明之脉，自膝下胫，故胫骭厥逆。是主血所生病者阳明为受谷而多血之经，狂疟温淫汗出，鼽衄，口㖞唇胗，颈肿喉痹热甚则狂，风甚则疟，且汗出衄血、口㖞唇疮等症，皆本经经脉之所过也，大腹水肿，膝膑肿痛，循膺、乳、气街、股、伏兔、骭外廉、足跗上皆痛，中指不用阳明脉从缺盆下乳挟脐腹、前阴，由股下足，以入中指，故病状如上。气盛则身以前皆热，其有余于胃，则消谷善饥，溺色黄此阳明实热，在经在脏之辨也。气不足则身以前寒栗，胃中寒则胀满此阳明虚寒在经在脏之辨也。

脾，足太阴也，是动则病舌本强，食则呕脉连舌本故强，脾虚不运故呕，胃脘痛，腹胀，善噫脾脉入腹络胃，故为痛为胀。阴盛而上走阳明，故气滞为噫，得后与气则快然如衰后，大便也。气，转失气也，气通故快，身体皆重脾主肌肉，脾主湿，湿伤则体重。是主脾所生病者，舌本痛，体不能动摇，食不下，烦心，心下急痛，溏、瘕泄，水闭，黄疸，不能卧，强立股膝内肿厥，足大指不用支者，上膈注心，故为烦心与痛。溏者，水泄也。瘕者，痢疾也。水闭者，土病不能治水也，水闭则湿热壅而为疸，为不卧。脾脉起于足拇，以上膝股，肿与厥之所由生也。

心，手少阴也，是动则病嗌干，心痛，渴而欲饮，是为臂厥。是主心所生病者支者，从心系上咽，故嗌干心痛。火炎故渴。脉循臂内，故为臂厥，目黄胁痛，臑臂内后廉痛厥，掌中热痛脉系目系，故目黄。出腋下，故胁痛。循臂入掌，故有热痛等症。

小肠，手太阳也，是动则病嗌痛颔肿，不可以顾，肩似拔，臑似折经脉循咽下膈，支者循颈上颊，循臑绕肩，故为病如上。是主液所生病者小肠分水谷，故主液，耳聋目黄颊肿，颈颔肩臑肘臂外后廉痛皆经脉所及也。

膀胱，足太阳也，是动则病冲头痛本经脉上额入脑，故邪气冲而头痛。目似脱，项如拔，脊痛腰似折，髀不可以曲，腘如结，踹如裂，是为踝厥皆经脉所及之病也。是主筋所生病者周身之筋，惟足太阳至多至大，故凡筋症，皆足太阳水亏也，痔疟狂巅疾脉入肛，故为痔。经属表，故为疟。邪入太阳，故为狂癫，头囟项痛，目黄泪出鼽衄，项背腰尻腘踹脚皆痛，小指不用皆本经所过之症。

肾，足少阴也，是动则病饥不欲食水中有火，为脾之母。真火不生土则脾虚，虽饥不能食矣，面如漆柴，咳唾则有血，喝喝而喘肾之本色见者，精衰故也。吐血与喘，水虚而火刑金也，坐而欲起，目䀮䀮如无所见坐而欲起，阴虚则不能静也。肾虚则瞳神昏眩，故无所见也，心如悬若饥状相火不宁，君主亦不自安也。如悬若饥，心肾不交也，气不足则善恐，心惕惕如人将捕之，是为骨厥肾志恐，故如捕也。肾主骨，故为骨厥。是主肾所生病者，口热舌干，咽肿上气，嗌干及痛，烦心心痛经脉之病也，黄疸肠澼黄疸肠澼，咎由湿热，水虚者多有之，脊股内后廉痛，痿厥嗜卧，足下热而痛皆经脉所及之病。精竭者神疲，故嗜卧。身半以下，肾所主也，故足痛。

心主，手厥阴心包络也，是动则病手心热，臂肘挛急，腋肿，甚则胸胁支满，心中憺憺大动皆经脉之所及，面赤目黄，喜笑不休心之华在面，在声为笑，故见症如此。是主脉所生病者心主血脉，烦心心痛，掌中热经脉病也。

三焦，手少阳也，是动则病耳聋，浑浑焞焞，嗌肿喉痹经脉所过之病。是主气所生病者三焦为水府，水病必由于气，汗出，目锐眦痛，颊痛，耳后肩臑肘臂外皆痛，小指次指不用三焦出气，以温肌肉，充皮肤，故为汗出诸病，皆经脉所过也。

胆，足少阳也，是动则病口苦，善太息胆病汁溢，故口苦。胆郁则太息，心胁痛不能转侧别脉贯心循胁，甚则面微有尘，体无膏泽别脉散于面，胆受金残，则燥症见矣，足外反热，是为阳厥本经脉出外踝之前，故足外反热。热上逆，名阳厥。是主骨所生病者胆而主骨病者，乙癸同元也，头痛颔痛，目锐眦痛，缺盆中肿痛，腋下肿，马刀侠瘿马刀，瘰疬也。侠瘿，侠颈之瘤也，汗出振寒，疟少阳居三阳之中，半表半里，故阳胜则汗出，风胜则振寒而为疟也，胸胁肋髀膝外至胫绝骨外踝前，及诸节皆痛，小指次指不用皆经脉所过之病。

肝，足厥阴也，是动则病腰痛，不可以俯仰支别者，与太阴、少阳之脉同结腰踝，故腰痛，丈夫㿉疝，妇人少腹肿脉绕阴器，故控睾而痛为疝症。妇人少腹肿，亦疝也，甚则嗌干，面尘脱色脉循喉上额，支者从目系下颊，故其病如此。是肝所生病者，胸满呕逆飧泄，狐疝遗溺闭癃上行者挟胃贯膈，下行者过阴器，故为是诸病。

通评虚实论曰：邪气盛则实，精气夺则虚此二语为医宗之纲领，万世之准绳。其言若浅而易明，其旨实深而难究。夫邪气者，风、寒、暑、湿、燥、火。精气，即正气，乃谷气所化之精微。盛则实者，邪气方张名为实证，三候有力名为实脉。实者泻之，重则汗吐下，轻则清火降气是也。夺则虚者，忘精失血，用力劳神，名为内夺；汗之下之，吐之清之，名为外夺。气怯神疲名为虚证，三候无力名为虚脉。虚者补之，轻则温补，重则热补是也。无奈尚子和、丹溪之说者，辄曰泻实；尚东垣、立斋之说者，辄曰补虚，各成偏执，鲜获圆通，此皆赖病合法耳，岂所谓法治病乎？精于法者，止辨虚实二字而已。其中大实大虚，小实小虚，似实似虚，更贵精详。大虚者，补之宜峻宜温，缓则无功也。大实者，攻之宜急宜猛，迟则生变也。小虚者，七分补而三分攻，开其一面也。小实者，七分攻而三分补，防其不测也。至于似虚似实，举世淆讹，故曰至虚有盛候，反泻含冤；大实有羸状，误补益疾，辨之不可不精，治之不可不审也。或攻邪而正始复，或养正而邪自除，千万法门，只图全其正气耳。嗟乎！实而误补，固必增邪，尚可解救，其祸犹小；虚而误攻，真气立尽，莫可挽回，其祸至大。生死关头，良非渺小，司命者其慎之哉。

调经论：帝曰：阳虚则外寒，阴虚则内热，阳盛则外热，阴盛则内寒，不知其所由然也。岐伯曰：阳受气于上焦，以温皮肤分肉之间，寒气在外，则上焦不通，上焦不通，则寒气独留于外，故寒栗阳气者，卫外而为固者也。阳虚则无气以温皮肤，命曰无火。上焦所以不通，独有寒气而已矣。帝曰：阴虚生内热奈何？岐伯曰：有所劳倦，形气衰少，谷气不盛，上焦不行，下脘不通，胃气热，热气熏胸中，故内热阴气营于内者也。有所劳倦，则脾胃受伤。脾主肌肉，亦主运化，谷气以生真气，土衰则形肉与中气俱衰，谷气减少，脾虚下陷则上焦不行，下脘不通矣。脾阴不足则胃热，肺居胸中，热上熏肺则内热也。此言劳倦伤脾，故见症如上。若色欲所伤，真水耗竭，火无所畏，亢而刑金，此之内热，尤为难疗。帝曰：阳盛则外热奈何？岐伯曰：上焦不通，则皮肤致密，腠理闭塞，玄府不通，卫气不得泄越．故外热阳主在上，又主在表，故阳亢则上壅而表热，此伤寒之候也。帝曰：阴盛生内寒奈何？岐伯曰：厥气上逆，寒气积于胸中而不泻，不泻则温气去，寒独留，则血凝泣，凝则脉不通，其脉盛大以涩，故中寒寒气入脏，则阳气去矣。寒独留者，如冬令严寒，万物闭蛰之象，故脉不通而涩。此内伤之候也。

调经篇云：因饮食劳倦，损伤脾胃，始受热中，末传寒中始受者，病初起也。末传者，久而不愈也。初起病时，元气未虚，邪气方实，实者多热，及病之久，邪气日退，正气日虚，虚者多寒。古人立法，于始受热中者，实则泻其子。夫肺金为脾土之子而实主气，气有余便是火，故凡破气清火之剂皆所以泻其子也。于末传寒中者，虚则补其母。夫少火为脾土之母而实主运行三焦，熟腐五谷，故凡温中益火之剂皆所以补其母也。每见近世不辨虚实，一遇脾病，如胀满、如停滞、如作痛、如发热之类，概以清火疏气之药投之，虚虚之祸可胜数哉。

玉机真脏论曰：脉盛，皮热，腹胀，前后不通，闷瞀，此谓五实实者，邪气实也。心受邪则脉盛，肺受邪则皮热，脾受邪则腹胀，肾受邪则前后不通，肝受邪则闷瞀，肝脉贯膈，气逆上也；脉细，皮寒，气少，泄利前后，饮食不入，此谓五虚虚者，正气虚也。心虚则脉细，肺虚则皮寒，肝虚则气少，肾虚则泄利前后，脾虚则饮食不入。五实五虚，皆死候也。

浆粥入胃，泄注止，则虚者活治虚之法，先扶根本。浆粥入胃则脾土将复，泄注既止则肾水渐固，虽犯虚死，自可回生也；身汗得后利，则实者活治实之法，汗下为要，身既得汗则表邪解，后既得利则里邪去，虽犯实死之条，邪退则活矣。

举痛论：帝曰：余知百病生于气也，怒则气上，喜则气缓，悲则气消，恐则气下，寒则气收，热则气泄，惊则气乱，劳则气耗，思则气结，九气不同，何病之生？岐伯曰：怒则气逆，甚则呕血及飧泄，故气上矣肝木主春升之令，怒伤之，如雷奋九天，故气逆也。血属阴，主静定而润下，肝逆而上，且为血海，则阴血不得安其静定之常，故呕逆也。木旺侮脾，脾伤则不化谷而飧泄，是以气逆而上也。喜则气和志达，荣卫通利，故气缓矣和达通利，若不为病矣。不知大喜则气散而不收，缓慢不能摄持，故本神篇曰喜乐者，神惮散而不藏是也。悲则心系急，肺布叶举，而上焦不通，荣卫不散，热气在中，故气消矣悲生于心，故心系急。并于肺则肺叶举，不通不散则气壅而为火，火主刑金，金主气，故气消也。恐则精却，却则上焦闭，闭则气还，还则下焦胀，故气不行矣恐伤肾则精却，却者，退而不能上输也。上焦闭则失上升之路，还而下陷。夫气以上升为行，下陷则不行矣。寒则腠理闭，气不行，故气收矣寒束其外，则腠理闭密，阳气不舒，冻而收敛矣，炅则腠理开，营卫通，汗大泄，故气泄矣炅者，热也。如天行夏令，腠理开通，气从汗散，故曰气泄。惊则心无所倚，神无所归，虑无所定，故气乱矣卒然惊骇则神志飘荡，动而不宁。主不明则天下乱，即气乱之旨也。劳则喘息汗出，外内皆越，故气耗矣用力太过，则疲劳而气动，内则奔于肺而为喘，外则达于表而为汗，故曰外内皆越，而气自耗矣。思则心有所存，神有所归，正气留而不行，故气结矣思则志凝神聚，气乃留而不散，故名为结。

风论曰：风者，善行而数变，腠理开则洒然寒，闭则热而闷风属阳而性动，故善行数变，其寒也则衰食饮，其热也则消肌肉，故使人怢栗而不能食寒则胃气不能健运，故食衰。热则津液润泽，故消瘦。怢栗，即战栗也。

风气与阳明入胃，循脉而上至目内眦，其人肥则风气不得外泄，则为热中而目黄；人瘦则外泄而寒，则为寒中泣出风气入胃，胃脉上行目系，人肥则腠密而邪不得泄，故热中而目黄。人瘦则腠疏而邪气易泄，故寒中而泣出。风气与太阳俱入，行诸脉俞，散于分肉之间，与卫气相干，其道不利，故使肌肉愤䐜而有疡；卫气有所凝而不行，故其肉有不仁也五脏六腑之俞，皆附于背，故风由太阳经入者，邪必行诸脉俞而散于分肉。分肉者，卫气之所行也，卫气昼行于阳，自太阳始。风与卫相薄，故气道涩而不利。风气凝结，故愤䐜肿胀而为疮疡。卫气因风，时或不行，则痹而不仁也。疠者，有营气热胕，其气不清，故使鼻柱坏而色败，皮肤疡溃。风寒客于脉而不去，名曰厉风风寒客于血脉，则营气热而胕溃。气者，肺所治也，不清则金化不行，鼻与皮毛皆肺主之，故鼻柱坏。色败者，皮毛槁也。脉要精微论曰脉风或为厉也。厉者，恶也。

风中五脏六腑之俞，亦为脏腑之风，各入其门户所中，则为偏风风入于脏腑之俞，随俞左右而偏中之，则为偏风，即偏枯也。风气循风府而上，则为脑风风府，督脉穴名。风入系头，则为目风、眼寒太阳之脉起于目内眦，故目风眼寒。饮酒中风，则为漏风酒性温散，善开玄府，故醉后易于中风。漏者，言汗漏而风客也。入房汗出中风，则为内风内耗其精，外开腠理，风乘虚犯，名为内风。新沐中风，则为首风。久风入中，则为肠风、飧泄风久而传入肠胃，热则肠风下血，寒则飧泄泻利。外在腠理，则为泄风偶当汗泄，而风客于腠，名为泄风。故风者，百病之长也。至其变化，乃为他病也，无常方，然致有风气也长者，始也。骨空论曰风为百病之始，风之始入，自浅而深。至于变化，乃为他病，故为百病之长。无常方者，言风病变化，无常方体，而其致之者，则皆因于风耳。

评热病论曰：邪之所凑，其气必虚元气充周，病无从入。气虚则不能卫外而为固，玄府不闭，风邪因而客焉。

厥论曰：阳气衰于下，则为寒厥；阴气衰于下，则为热厥厥者，逆也。下气逆上，忽眩仆不知人事，轻者渐苏，重则即死。阴阳之气衰于下，则寒热二厥由之而生也。前阴者，宗筋之所聚，太阴、阳明之所合也宗筋者，众筋之所聚也，足之三阴、阳明、少阳及冲、任、督、跻筋脉皆聚于此，独言太阴、阳明之合，重水谷之脏也。胃为水谷之海，主润宗筋，又阴阳总宗筋之会，会于气街，而阳明为之长也。春夏则阳气多而阴气少，秋冬则阴气盛而阳气衰。此人者质壮，以秋冬夺于所用，下气上争不能复，精气溢下，邪气因从之而上也秋冬之令，天气收藏，恃壮而喜内，则与令违，此夺于所用也。精竭于下，必上争而求救于母气，肾所去者太过，肺所生者不及，故不能复也。既已不足，精气复下，则阳虚而阴邪胜之，故寒气逆上也；气因于中上则肺主气，下则肾纳气，上下之气皆因谷气所化，水谷在胃，土居中州，故曰气因于中，阳气衰，不能渗营其经络，阳气日损，阴气独在，故手足为之寒也四肢皆禀气于胃，胃中之阳气衰，不能充满其经络，阳败则阴胜，故手足寒也。

酒入于胃，则络脉满而经脉虚经脉在内深而不见，属阴者也；络脉在外浮而可见，属阳者也。酒者，熟谷之液，其气悍疾，为阳，故先充络脉。酒热伤阴，故阳脉满而经脉虚也，脾主为胃行其津液者也，阴气虚则阳气入，阳气入则胃不和，胃不和则精气竭，精气竭则不营其四肢也胃受水谷，脾则行其津液，湿热伤脾，则阴虚阳亢，胃乃不和，水谷之精气竭矣，岂能营四肢乎。此人必数醉若饱以入房，气聚于脾中不得散，酒气与谷气相薄，热盛于中，故热遍于身，内热而溺赤也。夫酒气盛而慓悍，肾气日衰，阳气独胜，故手足为之热也醉饱入房，脾肾交伤，阴日竭而阳日亢，故手足热也。按：厥有寒热，未有不本于酒色，故知慎饮食、远房帏者，厥其免夫。

刺热篇曰：肝热病者，左颊先赤；心热病者，额先赤；脾热病者，鼻先赤；肺热病者，右颊先赤；肾热病者，颐先赤肝应东方，故左颊先赤；心应南方，故额庭先赤；脾应中央，故鼻先赤；肺应西方，故右颊先赤，肾应北方，故两颐先赤。

热论篇：帝曰：今夫热病者，皆伤寒之类也。或愈或死，其死皆以六七日间，其愈皆以十日以上者何也伤寒者，受冬月寒邪也。冬三月者为正伤寒，至春变为温病，至夏变为热病，不曰至秋变为凉病者，太阳寒水之邪，遇长夏之土而胜也？岐伯对曰：巨阳者，诸阳之属也巨阳者，太阳也，太阳为六经之长，总摄诸阳，其脉连于风府，故为诸阳主气也。人之伤于寒也，则为病热，热虽盛不死寒郁于内，皮肤闭而为热，寒散即愈，故曰不死；其两感于寒而病者，必不免于死两感者，一日太阳与少阴同病，在膀胱则头痛，在肾则口干烦满；二日阳明与太阴同病，在胃则身热谵语，在脾则肢满不欲食；三日少阳与厥阴同病，在少阳则耳聋，在厥阴则囊满。三日传遍，再三日则死不待言矣。

一日，巨阳受之，故头项痛，腰脊强太阳为三阳之表，而脉连风府，故伤寒多从太阳始。太阳经脉从头项下肩，挟脊抵腰，故其病如此；二日阳明受之，阳明主肉，其脉侠鼻络于目，故身热目疼而鼻干，不得卧也胃不和则卧不安是也；三日少阳受之，少阳主胆，其脉循胁络于耳，故胸胁痛而耳聋邪传少阳者，三阳已尽，将传太阴，故为半表半里，邪在阴则寒，在阳则热，在半表半里，故寒热往来也。三阳经络皆受其病，而未入于脏者，故可汗而已三阳为表，属腑，故可汗而愈也。未入于脏者，深明入脏则不可轻汗也。四日太阴受之，太阴脉布胃中络于嗌，故腹满而嗌干邪在三阳，失于汗解，则传三阴，自太阴始也。五日少阴受之，少阴脉贯肾络于肺，系舌本，故口燥舌干而渴肾本属水，而热邪耗之，故燥渴也；六日厥阴受之，厥阴脉循阴器而络于肝，故烦满而囊缩传至厥阴而六经遍矣，邪热已极，故为烦满。三阴三阳，五脏六腑皆受病，荣卫不行，五脏不通，则死矣六经传遍而邪不解，脏腑皆受病矣。气血乏竭，营卫不行，则五脏之经脉不通，不死安待。

其未满三日者，可汗而已；其满三日者，可泄而已已者，愈也。未满三日，其邪在表，发汗则病已。满三日者，邪已传里，攻下则病已。此言大概也。日数虽多，脉浮而有三阳证者，当汗之。日数虽少，脉沉而有三阴证者，当下之。此至要之法也。

疟论：帝曰：夫痎疟皆生于风，其蓄作有时者何也凡秋疟皆名痎，即其皆生于风，皆字知诸疟之通称也？岐伯对曰：疟之始发也，先起于毫毛，伸欠乃作，寒栗鼓颔，腰脊俱痛；寒去则内外皆热，头痛如破，渴欲冷饮。阴阳上下交争，虚实更作，阴阳相移也阳主上行，阴主下行，邪乘之则争矣。阳虚则外寒，阴虚则内热，阳盛则外热，阴盛则内寒。邪入于阴，则阴实阳虚，邪入于阳，则阳实阴虚，故曰更作，曰相移也。阳并于阴，则阴实而阳虚，阳明虚则寒栗鼓颔也阳明虚则阳虚而阴实，故寒栗也。脉循颐颊，故鼓颔也，巨阳虚则腰背头项痛；三阳俱虚则阴气胜，阴气胜则骨寒而痛终始篇曰：病痛者，阴也。阴盛故头痛，骨亦痛也；寒生于内，故中外皆寒；阳盛则外热，阴虚则内热，外内皆热，则喘而渴，故欲冷饮也邪在阳分，则内外皆热，故喘渴而冷饮。此皆得之夏伤于暑，热气盛，藏于皮肤之内，肠胃之外，此营气之所舍也夏暑汗泄，何病之有？或凄怆水寒，或乘风纳凉，是热大盛，不能发越，邪气以营为舍矣。此令人汗空疏，腠理开此明风邪易客也，因得秋气，汗出遇风，及得之以浴，水气舍于皮肤之内，与卫气并居暑邪既伏，秋风收之，又因浴水而疟作矣。卫气者，昼日行于阳，夜行于阴，此气得阳而外出，得阴而内薄，内外相薄，是以日作卫气之行于身也，一日一周。邪气与卫气并居，与卫气同行，故疟亦一日一作，此卫受邪浅而易治也。

其气之舍深，内薄于阴，阳气独发，阴邪内着，阴与阳争不得出，是以间日而作也邪之所居者，深入于脏，是内薄于阴分矣。阳气独发者，卫阳之行犹故也，而邪之薄于阴者，迟而难出，故间日而作。

邪气客于风府，循膂而下风府，督脉穴也。膂者，脊两旁也。下者，下行至尾骶也，卫气一日一夜大会于风府，其明日下一节，故其作也晏卫气之行也，每日一会于风府。若邪客风府必循膂而下，其气渐深，则日下一节，自阳就阴，其会渐迟，故其作渐晏也。

其出于风府，日下一节，二十五日下至骶骨，二十六日入于脊内，注于伏膂之内项骨三节，脊骨二十一节，共二十四节。邪自风府日下一节，故二十五日下至尾骶，复自后而前，二十六日入于脊内，注伏膂之脉，其气上行，九日出于缺盆之中，其气日高，故作日益早也邪在伏膂，循脊而上，无关节之阻，故九日而出缺盆。其气日高，则自阴就阳，其邪见退，故作渐早也。

夫寒者阴气也，风者阳气也，先伤于寒而后伤于风，故先寒而后热也，病以时作，名曰寒疟。先伤于风而后伤于寒，故先热而后寒也，亦以时作，名曰温疟时作者，或一日，或间日，不愆其期也。其但热而不寒者，阴气先绝，阳气独发，则少气烦冤，手足热而欲呕，名曰瘅疟。

邪气与卫气客于六腑，有时相失，不能相得，故休数日乃作也此即三日疟也，邪气深重，病在三阴，邪气不能与卫并出，故休数日乃发。数字当作三字。

温疟者，得之冬中于风寒，气藏于骨髓之中，至春则阳气大发，邪气不能自出，因遇大暑，脑髓烁，肌肉消，腠理发泄，或有所用力，邪气与汗皆出，此病藏于肾，其气先从内出之于外也肾主冬令，其应在骨，故冬受风寒，邪伏骨髓，至春夏有触而发，自内而达于外者也。如是者，阴虚而阳盛，阳盛则热矣，衰则气复反入，入则阳虚，阳虚则寒矣，故先热而后寒，名曰温疟此冬受寒邪，至春发为温疟，即伤寒也，故《伤寒论》有温疟一症，盖本诸此。

瘅疟者，肺素有热气盛于身，厥逆上冲，中气实而不外泄，因有所用力，腠理开，风寒舍于皮肤之内、分肉之间而发，发则阳气盛，阳气盛而不衰则病矣。其气不及于阴，故但热而不寒。气内藏于心，而外舍于分肉之间，令人消烁脱肉，故命曰瘅疟肺素有热，气藏于心，即此二语，火来乘金，阴虚阳亢，明是不足之症挟外邪而然，故温疟、瘅疟皆非真疟也。

咳论曰：皮毛者，肺之合也，皮毛先受邪气，邪气以从其合也。其寒饮食入胃，从肺脉上至于肺则肺寒，肺寒则内外合邪，因而客之，则为肺咳。五脏各以其时受病，非其时，各传以与之。

人与天地相参，故五脏各以时治，感于寒则受病，微则为咳，甚则为泄为痛。乘秋则肺先受邪，乘春则肝先受之，乘夏则心先受之，乘至阴则脾先受之，乘冬则肾先受之五脏六腑皆能成咳，然必肺先受邪而传之于各经也。邪，寒邪也。所谓形寒饮冷则伤肺是也。五脏各以其时受病，轻者浅而在皮毛，重者深而在肠胃。故咳，外症也，泄，里症也。寒在表则身痛，寒在里则腹痛。曰先受之者，次必及乎肺而为咳也。

肺咳之状，咳而喘息有音，甚则唾血肺主气而司呼吸，故喘息有音。心咳之状，咳则心痛，喉中介介如梗状，甚则咽肿喉痹心脉上挟于咽，故喉中如梗，至于痹则痛矣。肝咳之状，咳则两胁下痛，甚则不可以转，转则两胠下满肝之脉布胁肋，故胁下痛。胠，胁之下也。脾咳之状，咳则右胠下痛，阴阴引肩背，甚则不可以动，动则咳剧脾脉上膈挟咽，其支者复从胃别上膈，脾处右，故右胠下痛，痛引肩背也。脾土喜静，动则违其性，故增剧也。肾咳之状，咳则腰背相引而痛，甚则咳涎肾脉贯脊，系于腰背，故相引而痛。肾属水，主涎，故为咳涎也。

五脏之久咳，乃移于六腑。脾咳不已，则胃受之，胃咳之状，咳而呕，呕甚则长虫出胃者，脾之妻也，故脾咳必传于胃而为呕唾。长虫处于胃，呕甚则随气而出也。肝咳不已，则胆受之，胆咳之状，咳呕胆汁胆汁者，苦汁也。肺咳不已，则大肠受之，大肠咳状，咳而遗矢遗矢者，大便不禁也。心咳不已，则小肠受之，小肠咳状，咳而失气，气与咳俱失大肠之气由于小肠之化，故小肠咳则气达于大肠，而转失气也。肾咳不已，则膀胱受之，膀胱咳状，咳而遗溺膀胱为津液之府，故遗溺。久咳不已，则三焦受之，三焦咳状，咳而腹满，不欲食饮久咳，则上中下三焦俱病，一身之气皆逆，故腹满不能食饮也。此皆聚于胃，关于肺，使人多涕唾而面浮肿气逆也聚于胃者，胃为五脏六腑之本也。关于肺者，肺为皮毛之合也。涕唾者，肺与胃司之。面浮肿者，气上逆而急也。

经脉别论曰：夜行则喘出于肾，淫气病肺夜属于阴，行则劳其身半以下，且夜行多恐，故喘出于肾也。肾水伤，则无以禁火之炎，而肺金受贼矣。有所堕恐，喘出于肝，淫气害脾坠而恐者，伤筋损血，故喘出于肝，肝木伐土，故害脾也。有所惊恐，喘出于肺，淫气伤心且惊且恐，则气衰而神乱。肺主气，心藏神，故二脏受伤也。度水跌仆，喘出于肾与骨水气通于肾，跌仆伤其骨，故喘出焉。当是之时，勇者气行则已，怯者着而为病也勇者气足神全，故一时所动之气，旋即平复，不足之人随所受而成病矣。

腹中论曰：心腹满，旦食则不能暮食，名为鼓胀胀甚则腹皮绷急，中空无物，鼓之如鼓，故名鼓胀。治之以鸡矢醴，一剂知，二剂已鸡胃能消金石，其矢之性等于巴硇，通利二便，消积下气，但宜于壮实之人，虚者服之，祸不旋踵。即《经》云一剂便知其效，二剂便已其病，亦状其猛利也。用干羯鸡矢一升，炒微焦，入无灰酒三碗，煎至减半，取清汁，五更热饮即腹鸣，辰巳时行二三次，皆黑水也。饮一剂，觉足有皱纹，饮二次即愈矣。

《灵枢·胀论》曰：夫心胀者，烦心短气，卧不安；肺胀者，虚满而喘咳；肝胀者，胁下满而痛引小腹；脾胀者，善哕，四肢烦悗，体重不能胜衣，卧不安；肾胀者，腹满引背，央央然，腰髀痛此五脏之胀也。闷乱曰悗。央央者，困苦之貌。

胃胀者，腹满，胃脘痛，鼻闻焦臭，妨于食，大便难；大肠胀者，肠鸣而痛濯濯，冬日重感于寒，则飧泄不化；小肠胀者，小腹䐜胀，引腰而痛；膀胱胀者，少腹满而气癃；三焦胀者，气满于皮肤中，轻轻然而不坚；胆胀者，胁下痛胀，口中苦，善太息此六腑之胀也。濯濯，肠鸣水声也。飧泄，完谷不化也。气癃者，小便不利也。

厥气在下，营卫留止，寒气逆上，真邪相攻，两气相搏，乃合为胀也厥逆之气自下而上，则营卫之行失其常度，真气与邪气相攻，合而为胀也。

《灵枢·水胀》篇曰：目窠上微肿，如新卧起之状目之下为目窠，如新卧起者，形如卧蚕也，其颈脉动，时咳颈脉，足阳明人迎也。阳明之脉自人迎下循腹里，而水邪乘之，故为颈脉动。水之标在肺，故时咳，阴股间寒，足胫肿，腹乃大，其水已成矣。以手按其腹，随手而起，如裹水之状，此其候也此上皆言水肿之候。

肤胀者，寒气客于皮肤之间，鼟鼟然不坚，腹大，身尽肿，皮厚鼟鼟，鼓声也。寒气客于皮肤，阳气不行，病在气分，故有声如鼓。气本无形，故不坚。气无所不至，故腹大、身尽肿而皮厚也，按其腹，窅而不起，腹色不变，此其候也气在肤间，按散者不能猝复，故窅而不起。皮厚，故腹色不变也。

鼓胀者，腹胀身皆大，大与肤胀等也，色苍黄，腹筋起，此其候也鼓胀、肤胀，大同小异，只色苍黄、腹筋起为别耳。

夫肠覃者，寒聘客于肠外，与卫气相搏，气不得荣，因有所系，癖而内着，恶气乃起，息肉乃生覃之为义，延布而深也。寒气薄卫，滞而不行，留于肠外，故癖积起、息肉生也。其始生也，大如鸡卵，稍以益大，至其成如怀子之状，久者离岁，按之则坚，推之则移，月事以时下，此其候也离岁，越岁也。邪在肠外，不在胞中，故无妨于月事。皆由汁沫所聚，非血病可知也。

石瘕生于胞中，寒气客于子门，子门闭塞，气不得通，恶血当泻不泻，衃音不以留止，日以益大，状如怀子，月事不以时下，皆生于女子，可导而下衃，败血凝聚也。子门闭塞，衃血留止，其坚如石，故名石瘕。月事不以时下，无经可至也，可以导血之剂下之。按：肠覃、石瘕皆言月事，则此二症惟女人有之，故曰皆生于女子也。

平人气象论曰：颈脉动，喘疾咳，曰水颈脉，乃结喉旁动脉，足阳明之人迎也。水气上逆，则侵犯阳明，故颈脉动。水溢于肺，则喘而咳。目裹微肿，如卧蚕起之状，曰水目之下胞曰目裹，胃脉之所至，脾脉之所主。若微肿如卧蚕状，是水气犯脾胃也。溺黄赤安卧者，黄疸溺色黄赤而安卧自如，必成黄疸也。已食如饥者，胃疸胃热善消谷，故虽食常饥，此名胃疸。面肿曰风风为阳邪，故曰高巅之上，惟风可到，此面肿所以属风也。足胫肿曰水水为阴邪，润下之品，故足肿，肿者为水也。目黄者，黄疸诸经有热皆上熏于目，故黄疸者目黄。

举痛论曰：经脉流行不止，环周不休，寒气入经而稽迟，泣而不行，客于脉外则血少，客于脉中则气不通，故卒然而痛泣者，涩而不利也。

寒气客于脉外则脉寒，脉寒则缩踡，缩踡则脉绌急，绌急则外引小络，故卒然而痛，得炅则痛立止经脉受寒则缩，缩则急，故卒痛。然客于脉外者，其邪浅，故才得炅气则立止也。因重中于寒，则痛久矣重者，重复受寒也。伤之深，故不易愈也。寒气客于经脉之中，与炅气相薄则脉满，满则痛而不可按也营行脉中，血不足者，脉中常热，新寒与故热相薄，则邪实而脉满，按之则痛愈甚，故不可按也。寒气客于肠胃之间，膜原之下，血不得散，小络急引故痛。按之则血气散，故按之痛止膜，脂膜与筋膜也。原者，肓之原，即腹中空隙之处。血凝则小络急痛，按着空处，则寒散络缓，故痛止。非若经脉之无罅隙者，按之愈痛也。寒气客于侠脊之脉则深，按之不能及，故按之无益也侠脊者，足太阳经也。其最深者，则伏冲、伏膂之脉，故手按不能及其处也。寒气客于冲脉，冲脉起于关元，随腹直上，寒气客则脉不通，脉不通则气因之，故喘动应手矣冲脉起于胞中，即关元也。其脉并足少阴肾经夹脐上行，会于咽喉，而肾脉上连于肺，犯寒则脉不通，而气因以逆，故喘。曰应手者，动之甚也。寒气客于背俞之脉则脉泣，脉泣则血虚，血虚则痛，其俞注于心，故相引而痛。按之则热气至，热气至则痛止矣背俞，五脏俞也，皆足太阳经穴。太阳之脉循膂当心，上出于项，故寒气客之则脉泣血虚，背与心相引而痛，因其俞注于心也。血虚而痛，故按之而痛止。寒气客于厥阴之脉，厥阴之脉者，络阴器，系于肝，寒气客于脉中，则血泣脉急，故胁肋与少腹相引痛矣少腹、胁肋，皆肝之部分也。厥气客于阴股，寒气上及少腹，血泣在下相引，故腹痛引阴股厥气，寒而上逆之气也。阴股、少腹，乃足三阴、冲脉所由行也。寒气客于小肠膜原之间，络血之中，血泣不得注于大经，血气稽留不得行，故宿昔而成积矣小肠为受盛之府，化物出焉。寒气客于膜原及小络，则血涩不得注于大经，化物失职，久而成积矣。寒气客于五脏，厥逆上泄，阴气竭，阳气未入，故卒然痛死不知人，气复反则生矣五脏皆受邪，厥逆而泄越于上，阴气暴竭，阳气未能遽入，故卒然痛死。或得炅，则气复反而生矣。寒气客于肠胃，厥逆上出，故痛而呕也胃为水谷之海，肠为水谷之道，皆主行下者也。寒邪伤之，则逆而上出，故痛而呕。寒气客于小肠，小肠不得成聚，故后泄腹痛矣小肠与丙火为表里，成聚，即受盛之义也。则失其受盛之常，故泄而腹痛。热气留于小肠，肠中痛，瘅热焦渴则坚干而不得出，故痛而闭不通矣大抵营卫脏腑之间，得热则行，遇冷即凝，故痛皆因于寒也。此一条独言热痛，却由于便闭不通，故痛。仍非火之自为痛也，故曰通则不痛，痛则不通。

痹论曰：风寒湿三气杂至，合而为痹也痹者，闭也，不仁也。六气之中，风寒湿为阴邪。阴气合病，则闭塞成冬之象。故血气不流，经络壅闭而痹斯作矣。其风气胜者为行痹风属阴中之阳，善行而数变，故为行痹。凡走注历节疼痛之类，俗名流火是也，寒气胜者为痛痹阴寒之气乘于肌肉筋骨，则凝泣稽留，闭而不通，故为痛痹，即痛风也，湿气胜者为着痹也着痹者，重着不移，湿从土化，故病在肌肉，不在筋骨也。

肺痹者，烦满喘而呕肺在上焦，脉循胃口，故为烦满，喘而且呕。心痹者，脉不通，烦则心下鼓，暴上气而喘，嗌干善噫，厥气上则恐脉者，心之合也。心受病则脉不通。心脉支者上挟咽，直者却上肺，故其病如此。厥逆则水邪侮火，故神伤而恐。恐者，肾志也。肝痹者，夜卧则惊，多饮数小便，上为引如怀肝受邪则魂不安宁，故夜卧多惊。闭而为热，故多饮数小便也。上为引者，引饮也。如怀者，腹大如怀物也，木邪侮土，故为病如此。肾痹者，善胀，尻以代踵，脊以代头肾者胃之关，肾痹则邪并及胃，故腹善胀。尻以代踵者，足挛不能伸也。脊以代头者，身偻不能直也。脾痹者，四肢解惰，发咳呕汁，上为大塞脾主四肢，又主困倦，故为解惰，土伤则金亦伤，故咳。妻病故夫亦病，故呕。坤已不升，乾金不降，大塞之象也。肠痹者，数饮而出不得，中气喘争，时发飧泄肠痹则下焦之气闭而不行，故数饮而溺不得出，气化不及州都，返而上逆，故喘争也。小便不利，则水液混于大肠，故飧泄也。胞痹者，少腹膀胱按之内痛，若沃以汤，涩于小便，上为清涕胞，溺之脬也。膀胱气闭则水液壅满，故按之内痛也，气闭则热如汤之沃也。膀胱之脉从巅络脑，故小便下涩，清涕上出也。

痛者，寒气多也，有寒故痛也寒则血气凝泣，故痛。终始篇曰：病痛者，阴也。病久入深，营卫之行涩，经络时疏，故不痛此言病则营卫涩而必痛，其不痛者经络有疏散之时，则不涩，故不痛也，皮肤不营，故为不仁皮肤之间，无血以和之，故不仁也。阳气少，阴气多，与病相益，故寒也痹病本属阴寒，若阳气不足之人，则寒从内起，与外病相助益，故寒也。阳气多，阴气少，病气胜，阳遭阴，故为痹热其人阳气素盛，而遭阴寒之气，病气反为阳气胜矣，故为热痹。其多汗而濡者，此其逢湿甚也，阳气少，阴气盛，两气相感，故汗出而濡也两气者，身中之气与外客之气。两气皆阴，互相感召，故汗出。脉要精微论曰阴气有余为多汗身寒是也。凡痹之类，逢寒则急，逢热则纵寒则筋挛，故急。热则筋弛，故纵。

痿论曰：肺热叶焦，则皮毛虚弱急薄，着则生痿躄也火来乘金，在内为肺叶焦枯，在外为皮毛虚薄。热气着而不去，则为痿躄。躄者，足不能行也。心气热，则下脉厥而上，上则下脉虚，虚则生脉痿，枢折挈，胫纵而不任地也心火上炎，则三阴在下之脉亦厥逆而上，上盛则下虚，乃生脉痿。四肢关节之处如枢纽之折，而不能提挈，足肿纵缓而不能任地也。肝气热，则胆泄口苦，筋膜干，筋膜干则筋急而挛，发为筋痿肝热则胆亦热，故汁溢而口苦。血海干枯，筋无以荣，则挛急而痿。脾气热，则胃干而渴，肌肉不仁，发为肉痿脾与胃为夫妻，而开窍于口，故脾热则胃干而渴。脾主肌肉，热淫于内，则脾阴耗损，故肉不仁而为痿。肾气热，则腰脊不举，骨枯而髓减，发为骨痿腰者肾之府，脊者肾之所贯也，肾主骨，故骨枯为痿。

肺者，脏之长也，为心之盖也肺位至高，故谓之长。覆于心上，故谓之盖，有所失亡，所求不得，则发肺鸣，鸣则肺热叶焦有志不遂，则郁而生火。火来乘金，不得其平则自鸣。肺鸣者，其叶必焦。

大经空虚，发为肌痹，传为脉痿血不足则大经空虚，无以充养肌肉，故先为肌痹，而后传于心为脉痿也。思想无穷，所愿不得，意淫于外，入房太甚，宗筋弛纵，发为筋痿，及为白淫思而不得，则意淫于外，入房太过，则精伤于内，阴伤而筋失所养，故为纵为痿。火动于中，水亏于下，乃为白淫。白淫者，男浊女带也。

有渐于湿，以水为事，若有所留，居处相湿，肌肉濡渍，痹而不仁，发为肉痿渐，染也。以水为事，常近水也，久于水则有所留矣。居处之地又当卑湿，则肌肉受湿而濡渍，故顽痹而成肉痿也。

有所远行劳倦，逢大热而渴，渴则阳气内伐，内伐则热舍于肾。肾者水脏也，今水不胜火，则骨枯而髓虚，故足不任身，发为骨痿远行劳倦则所伤在骨。逢大热者，或逢天令之热，或阴不足而本热。火则气太过，水液必耗，故骨枯髓虚而为痿也。

治痿者独取阳明，何也？阳明者，五脏六腑之海，主润宗筋，宗筋主束骨而利机关也足阳明胃主纳水谷，变化气血，以充一身，故为五脏六腑之海而下润宗筋。宗筋者，前阴所聚之筋，为诸筋之会，一身之筋皆属于此，故主束骨而利机关。冲脉者，经脉之海也，主渗灌溪谷，与阳明合于宗筋冲脉为十二经之血海，故主渗灌溪谷。冲脉起于气街，并少阴之经夹脐上行，阳明脉亦夹脐旁下行，故皆合于宗筋。阴阳总宗筋之会，会于气街，而阳明为之长，皆属于带脉，而络于督脉宗筋聚于前阴，前阴者，足之三阴及阳明、少阳、冲、任、督、跻九脉之所会也。九脉之中，惟阳明为脏腑之海，冲脉为经脉之海，此一阴一阳总之，故曰阴阳总宗筋之会。会于气街者，气街为阳明之正脉，故阳明独为之长。带脉起于季胁，围周一身。督脉起于会阴，分三歧为任、冲而上行腹背，故诸经皆联属于带脉，支络于督脉也。故阳明虚则宗筋纵，带脉不引，故足痿不用也。

逆调论曰：不得卧而息有音者，是阳明之逆也，足三阳者下行，今逆而上行，故息有音也足之三阳，其气皆下行；足之三阴，其气皆上行。此天气下降，地气上升之义，故阳明以上行为逆，逆则冲肺，故息有音也。阳明者胃脉也，胃者六腑之海，其气亦下行，阳明逆不得从其道，故不得卧也。胃不和则卧不安，此之谓也凡人之寤寐由于卫气，卫气者昼日行于阳，则动而为寤，夜行于阴，则静而为寐。胃气逆上，则卫气不得入于阴，故不得卧。

《灵枢·邪客》篇曰：厥气客于五脏六腑，则卫气独卫其外，行于阳，不得入于阴。行于阳则阳气盛，阳气盛则阳跻陷；不得入于阴，阴虚，故目不瞑。调其虚实，以通其道而去其邪，饮以半夏汤一剂，阴阳已通，其卧立至不卧之病，有心血不足者，法当养阴；有邪气逆上者，法当祛邪。半夏汤者，去邪之法也。

以流水千里以外者八升，扬之万遍，取其清五升煮之，炊以苇薪千里流水，取其流长源远，有疏通下达之义也。扬之万遍，令水珠盈溢，为甘澜水，可以调和阴阳。炊以苇薪者，取其火烈也，火沸，置秫米一升，治半夏五合，徐炊，令竭为一升半火沸，言未投药而水先沸也。秫米，糯小米也，北人呼为小黄米，味甘性平，能养胃和中，用以为君。治半夏，犹言制过半夏也，味辛性温，能下气化痰，用以为臣，去其滓，饮汁一小杯，日三稍益，以知为度知者，病愈也。故其病新发者，覆杯则卧，汗出则已矣。久者，三饮而已也。

方盛衰论曰：肺气虚则使人梦见白物，见人斩血籍籍，得其时则梦见兵战金色本白，故梦白物，斩者，金之用也。虚者多畏怯，故见斩血籍籍也。得其时者，得金旺之时也。肾气虚则使人梦见舟船溺人，得其时则梦伏水中，若有畏恐肾属水，故梦应之，得水旺之时，梦水益大也。恐，肾之志也。肝气虚则梦见菌香生草，得其时则梦伏树下不敢起肝之应在木，虽当木旺之时，亦梦伏树下也。心气虚则梦救火阳物，得其时则梦燔灼心合火，阳物即火之属也。得火旺之令，梦火益大也。脾气虚则梦饮食不足，得其时则梦筑垣盖屋仓廪空虚，故思饮食，得土旺之令，则梦高土也。

阳气盛则梦大火而燔灼，阴阳俱盛则梦相杀俱盛则争。上盛则梦飞，下盛则梦堕本乎天者亲上，本乎地者亲下，盛饥则梦取，甚饱则梦予。肝气盛则梦怒，肺气盛则梦恐惧、哭泣、飞扬肺主气，故梦飞扬，心气盛则梦喜笑恐畏，脾气盛则梦歌乐，身体重不举，肾气盛则梦腰脊两解不属。

厥气客于心，则梦见丘山烟火。客于肺，则梦飞扬，见金铁之奇物。客于肝，则梦山林树木。客于脾，则梦见丘陵大泽，坏屋风雨。客于肾，则梦临渊，没居水中。客于膀胱，则梦游行。客于胃，则梦饮食。客于大肠，则梦田野大肠曲折纳污，类田野也。客于小肠，则梦聚邑冲衢小肠为受盛之官，类冲衢也。客于胆，则梦斗讼自刳胆性刚猛。自刳者，自剖其腹也。客于阴器，则梦接内。客于项，则梦斩首。客于胫，则梦行走而不能前，及居深地窌苑中。客于股肱，则梦礼节拜起。客于胞脏，则梦泄便胞，即脬也。脏，大肠也。在前则梦溲，在后则梦便。

短虫多则梦聚众，长虫多则梦相击毁伤。

《灵枢·痈疽》篇曰：血脉营卫，周流不休，上应星宿，下应经数。寒邪客于经络之中则血泣，血泣则不通，不通则卫气归之，不得复反，故痈肿。寒气化为热，热胜则腐肉，肉腐则为脓，脓不泻则烂筋，筋烂则伤骨，骨伤则髓消，不当骨空，不得泄泻，血枯空虚，则筋骨肌肉不荣，经脉败漏，熏于五脏，脏伤故死矣始受寒邪，血脉凝泣，久而不去，寒化为热，痈疽乃成。伤于脏者，死不治。

痈发于嗌中，名曰猛疽，猛疽不治，化为脓，脓不泻，塞咽半日死。其化为脓者，泻则合豕膏，冷食，三日已猛疽，言其凶恶猛厉也。若脓已泻溃，当服豕膏，即猪脂之炼净者也。万氏方：治肺热暴喑，用猪脂一斤，去筋，入白蜜一斤，再炼少顷，滤净，冷定，不时挑服一匙，即愈。发于颈，名曰夭疽，其痈大以赤黑，不急治，则热气下入渊腋，前伤任脉，内熏肝肺，十余日而死矣夭疽者，在天柱也，俗名对口。赤者，心之色，黑者，热极反兼胜己之化也。急须治之可活，若治之稍迟或治之失宜，则毒流肺肝而死矣。阳气大发，消脑留项，名曰脑烁。其色不乐，项痛而如刺以针，烦心者死不可治阳大发者，毒太甚也。色不乐者，神伤而色变，即所谓色夭也。毒深，故痛如针刺。邪犯心君，故烦心而死。发于肩及臑，名曰疵痈，其状赤黑，急治之，此令人汗出至足，不害五脏，痈发四五日逞焫之肩膊下软白肉曰臑。此肺脉之病，肺主玄府，故遍身得汗也。毒从汗减，且非要害之所，故不害五脏也。逞者，急也。焫者，艾柱也，言宜急灸也。发于腋下赤坚者，名曰米疽，治之以砭石，欲细而长，疏砭之，涂以豕膏，六日已，勿裹之砭石欲细者，恐伤肉也，欲长者，用在深也，故宜疏不宜密。勿裹之者，欲其气疏泄也。豕膏者，即猪油煎当归，以蜡收者也。其痈坚而不溃者，为马刀挟缨，急治之挟当作侠，缨当作瘿。马刀者，瘰疬也。侠瘿者，侠颈之瘤属也。发于胸，名曰井疽，其状如大豆，三四日起，不早治，下入腹，不治，七日死矣井者，喻其深而恶也。发于胸者，近犯心主，治之宜早，下入腹，则五脏俱败，死期速矣。发于膺，名曰甘疽，色青，其状如谷实栝蒌，常苦寒热，急治之，去其寒热，十岁死，死后出脓膺在胸旁高肉处，逼近在乳上也。穴名膺窗，足阳明胃之脉也。土味甘，故曰甘疽。色青者，肝木克土也。层房累累，状如谷实瓜蒌，软而不溃，中有所蓄如瓜子也。十岁死者，绵延难愈也。发于胁，名曰败疵。败疵者，女子之病也，灸之，其病大痈脓，治之，其中乃有生肉，大如赤小豆。锉䔖、藾草根各一升，以水一斗六升煮之竭，为取三升，则强饮厚衣，坐于釜上，令汗至足已胁者，肝之部也，妇人多郁怒，故患此疮。䔖，芰也。藾，连翘也。二草之根俱能解毒。强饮者乘其热而强饮之，复厚衣坐于热汤之釜，熏蒸取汗，汗出至足乃透。已者，愈也。发于股胫，名曰股胫疽，其状不甚变，而痈脓搏骨，不急治，三十日死矣股胫，大股也。状不甚变，外形不显也。痈脓搏骨，即所谓贴骨痈也。毒盛而深，能下蚀三阴、阳明之大经，故不为急治，法当三十日死矣。发于尻，名曰锐疽，其状赤坚大，急治之，不治，三十日死矣尻，尾骶骨也。穴名长强，为督脉之络，一名气之阴郄，故不治则死。发于股阴，名曰赤施，不急治，六十日死。在两股之内，不治，十日而当死股阴，大股内侧也，当足太阴箕门、血海及足厥阴五里、阴包之间，皆阴气所聚之处，故不治则死。若两股俱病，则伤阴之极，其死尤速。赤施者，想其当血海，故名。发于膝，名曰疵痈，其状大痈，色不变，寒热，如坚石，勿石，石之者死。须其柔，乃石之者生石之者，砭也。色不变者，不红赤也。硬者禁用砭，软者方可用砭也。诸痈之发于节而相应者，不可治也。发于阳者百日死，发于阴者三十日死诸节者，神气所游行出入也。相应者，发于上而应于下，发于左而应于右，法在不治。发于三阳之分，毒浅在腑，其死缓。发于三阴之分者，毒深在脏，不出一月也。发于胫，名曰兔啮，其状赤至骨，急治之，不治害人也胫，足胫也。兔啮，如兔所啮伤也，为其在下，高低等于兔也。发于内踝，名曰走缓，其状痈也，色不变，数石其输，而止其寒热，不死数石者，屡屡砭之也。其输，即肿处也。发于足上下，名曰四淫，其状大痈，急治之，百日死阳受气于四末，而大痈淫于其间，阳毒之甚也，时气更易则真阴日败，逾三月而死矣。发于足傍，名曰厉痈，其状不大，初如小指发，急治之，去其黑者，不消辄益，不治，百日死去其黑者而犹不消，反益大焉，则百日必死矣。发于足指，名曰脱痈，其状赤黑，死不治；不赤黑，不死。不衰，急斩之，不则死矣六经原腧皆在于足，所以痈发于足者，多为凶候。至于足指又皆六井所出，色赤黑者，其毒尤甚。若不衰退，急斩去其指，庶可保生。若稍缓，毒发伤脏而死。

荣卫稽留于经脉之中，则血泣而不行，不行则卫气从之而不通，壅遏而不得行，故热。大热不止，热胜则肉腐，腐则为脓。然不能陷，骨髓不为焦枯，五脏不为伤，故命曰痈。热气淳盛，下陷肌肤，筋髓枯，内连五脏，血气竭，当其痈下，筋骨良肉皆无余，故命曰疽痈字从壅，疽字从阻，总是气血稽留，营卫不通之症。大而浅者为痈，腑受伤，可无大患；深而恶者为疽，五脏受伤，大可忧畏。治之者顾可缓乎？顾可忽乎。疽者，上之皮夭以坚，上如牛领之皮。痈者，其皮上薄以泽夭者，色枯暗也。牛皮，喻其厚也。泽者，光亮也。

白眼青黑，眼小，是一逆也；内药而呕者，是二逆也；腹痛渴甚，是三逆也；肩项中不便，是四逆也；音嘶声脱，是五逆也。

寒热病篇曰：身有五部：伏兔一，腓二，背三，五脏之腧四，项五。此五部有痈疽者死伏兔者，胃之穴名，在膝上六寸，阴市上五寸。腓者，足肚也，即踹也。肾之脉上踹内之筑宾穴。背者，五脏之所系也。腧者，五脏之所主也。项者，诸阳之要道也。犯此五者亦名五逆。

《灵枢·玉版》篇曰：腹胀，身热，脉大，是一逆也身热脉大而又腹胀，表里之邪俱盛也；腹鸣而满，四支清，泄，其脉大，是二逆也腹满而清，泄，阴症也。脉大者，是脉与症反也；衄而不止，脉大，是三逆也鼻衄在阴，脉大为阳，阳实阴虚，死不治；咳且溲血脱形，其脉小劲，是四逆也咳而溲血脱形，正气伤也。脉虽小而劲，邪仍在也；咳，脱形身热，脉小以疾，是谓五逆也脱形，真气已衰。身热，邪气未化。细小疾数，气血两败之诊也。如是者，不过十五日而死矣十五日交一节，言不能逾节也。

其腹大胀，四末清，脱形，泄甚，是一逆也腹大胀者，邪正甚也。四肢冷而脱形泄甚，脾已绝矣；腹胀便血，脉大时绝，是二逆也腹胀便血，阴脱也。脉大时绝，阳脱也；咳，溲血，形肉脱，脉搏，是三逆也咳而溲者，气血俱损。形肉脱者，脾已绝。脉搏者，真脏见矣；呕血，胸满引背，脉小而疾，是四逆也呕血而至胸满背曲，病已极矣。脉小属气败，脉疾属血败；咳呕，腹胀且飧泄，其脉绝，是五逆也上为咳呕，中为胀满，下为飧泄，三焦俱病，六脉已绝。如是者，不及一时而死不及一时者，不能周一日之时也。

标本论曰：夫病传者，心病先心痛病在心者先心痛，一日而咳心病传肺，火克金也，三日胁支痛肺复传肝，金克木也，故胁支痛，五日闭塞不通，身痛体重肝传脾，木克土也，脾病则闭塞不通。脾主肌肉，故身体重痛，三日不已，死再三日不已，则脾又传肾，土克水也，五脏俱伤故死。冬夜半，夏日中冬月夜半，水旺之极也。夏月日中，火旺之极也。火畏水，故冬则死于夜半。阳邪亢极，故夏则死于日中。盖衰极亦死，盛极亦死也。

肺病喘咳肺主息，故病喘咳，三日而胁支满痛三日而之肝，金克木也。一日身体重痛一日之脾，木克土也，五日而胀五日而之胃，脏传腑也，十日不已，死十日不已，胃复传肾，五行之数已极，故死。冬日入，夏日出此卯、酉二时，属燥金之化。

肝病头目眩，胁支满肝开窍于目，而经脉布于胁肋，三日体重身痛三日传脾，五日而胀脾传胃也，三日腰脊少腹胫痠三日传肾也，三日不已，死三日不已，肾复传心，故死，冬日入，夏早食亦卯、酉时也，燥金主之，木所畏也。

脾病身痛体重脾主肌肉，一日而胀脾传胃也，二日少腹腰脊痛，胫痠胃传肾也，三日背胎筋痛，小便闭三日而胃传膂膀胱也，十日不已，死十日不已，复传于心，故死，冬人定，夏晏食此巳、亥时也，司风木之化，脾病畏之。

肾病少腹腰脊痛，胻痠肾主下部，经脉行于少腹、腰骨、胻骨之间，三日背胎筋痛，小便闭三日而传膂膀胱也，三日腹胀三日而传小肠，三日两胁支痛三日而上传心，手心主之正，别下渊腋三寸入胸中，故两胁支痛，三日不已，死复伤肺金也，冬大晨，夏晏晡此辰、戌时也。土旺四季，为水所畏，故肾病绝焉。

胃病胀满，五日少腹腰脊痛，胻痠五日之肾也，三日背胎筋痛，小便闭三日之膂膀胱也，五日身体重病传论曰：五日而上之心，此云体重疑误，六日不已，死心复传肺，冬夜半后，夏日昳丑、未司湿土之化，气通于胃，失守则死。

膀胱病，小便闭，五日少腹胀，腰脊痛，胻痠五日而之肾也，一日腹胀一日而之小肠，一日身体痛一日而之心，腑传脏也。心主血脉，故为身体痛，二日不已，死心病不已，必复传金，故死，冬鸡鸣，夏下晡丑、未时也。土能制水，故膀胱畏之。相传死期各有远近，脏有要害不同也，以次相传者必死，间一二脏或三四脏者，可以治矣。

《灵枢·经脉》篇曰：手太阴气绝则皮毛焦，太阴者，行气温于皮毛者也，故气不荣则皮毛焦，皮毛焦则津液去皮节，津液去皮节者则爪枯毛折，毛折者则毛先死，丙笃丁死，火胜金也肺属金主气，为水之母，故其气绝则津液去，而爪枯毛折也。手少阴气绝则脉不通，脉不通则血不流，血不流则髦色不泽，故其面黑如漆柴者，血先死，壬笃癸死，水胜火也心主血脉，故心绝则血先死，其症在髦色不泽，面黑如漆，水化见也。足太阴气绝则脉不荣肌肉，唇舌者，肌肉之本也，脉不荣则肌肉软，肌肉软则舌萎人中满，人中满则唇反，唇反者肉先死，甲笃乙死，木胜土也脾主肌肉，故脾绝则肉先死，其症在舌萎，人中满，唇反也。足少阴气绝则骨枯，少阴者冬脉也，伏行而濡骨髓者也，故骨不濡则肉不能着也，骨肉不相亲则肉软却，肉软却故齿长而垢，发无泽，发无泽者骨先死，戊笃己死，土胜水也肾属水，故为冬脉。肾主骨，故肾绝则骨先死。其症在骨肉不相亲附，则齿长而垢，精枯发无泽也。足厥阴气绝则筋绝，厥阴者肝脉也，肝者筋之合也，筋者聚于阴气当作器。而脉络于舌本也，故脉弗荣则筋急，筋急则引舌与卵，故唇青舌卷卵缩，则筋先死，庚笃辛死，金胜木也肝绝者筋先死，其症在唇舌卷而卵缩囊拳也。五阴气俱绝则目系转，转则目运，目运者为志先死，志先死则远一日半死矣五脏之精上注于目，故五阴气绝则目转而运，志先死矣。志藏于肾，真阴已竭，死在周日间耳。六阳气绝则阴与阳相离，离则腠理发泄，绝汗乃出，故旦占夕死，夕占旦死阳气不能卫外而为固，则汗泄。绝汗者，其形如珠，凝而不流，或气喘不休，汗出如洗者是也。

冬三月之病，病合于阳者，至春正月脉有死征，皆归出春冬三月阴盛之时，而见阳病者，至春初阳气发动之令，脉必有死征矣。出春者，交夏也，阳病当阳盛，则亢极而不可免矣。冬三月之病，在理已尽，草与柳叶皆杀在理已尽，谓色脉形症皆无生理，则交春草色青、柳叶见，皆其死期也。春阴阳皆绝，期在孟春冬月之病，甫交春而阴阳皆绝，则不待仲季，即于孟春是其死期矣。阴绝者，脉形不至，阳绝者，脉形微细，或上不至关为阳绝，下不至关为阴绝。春三月之病，曰阳杀杀音赛，阳气衰也。阳气方生之令，而阳气衰败，不能应令也，阴阳皆绝，期在草干春令木旺之症，而阴阳俱绝，至秋令草干之时，金胜木而死矣。夏三月之病，至阴不过十日金匮真言论曰：脾为阴中之至阴，五脏六腑之本也。以至阴之脏而当阳极之时，苟犯死症，期在十日。阴阳交，期在溓音廉水阴阳交者，阴脉见于阳，则阳气失守，阳脉见于阴，则阴气失守。夏月而见此逆象，则仲秋溓水之期，不能保其生矣。秋三月之病，三阳俱起，不治自已秋时阳气渐衰，阴气渐长，虽三阳之病俱起，而阳不胜阴，故自已。阴阳交合者，立不能坐，坐不能起阴阳交合者，阴阳合病也。起坐不能者，屈伸不利也。三阳阳当作阴独至，期在石水阴病而当阴盛，则孤阴不生矣。冰坚如石之候，不能再生，即上文三阳俱起，不治自愈。下文二阴，期在盛水，则此为三阴无疑。二阴独至，期在盛水二阴病比之三阴病者差缓焉，故期在盛水。盛水者，正月雨水也。

诊要经终论曰：太阳之脉，其终也，戴眼反折瘈疭，其色白，绝汗乃出，出则死矣戴眼者，目睛仰视而不能转也。反折者，腰脊反张也。筋急曰瘈，筋缓曰疭。绝汗者，汗出如油也。足太阳之脉起于目内眦，上额交巅入络脑，下项夹脊抵腰中，下至足之小指。手太阳之脉起于小指之端，循臂上肩，其支者循颈上颊，至目之外眦，故其病如此。又太阳为三阳之表，故主色白汗出。少阳终者，耳聋，百节皆纵，目睘绝系，绝系一日半死，其死也，色先青白，乃死矣。手足少阳之脉皆入于耳中，亦皆至于目锐眦，故为耳聋目睘也。睘者，直视如惊也，因少阳之系绝，不能旋转也。胆应筋，故百节纵也。木之色青，金之色白，金木相贼，则青白先见矣。阳明终者，口目动作，善惊妄言，色黄，其上下经盛，不仁则终矣手足阳明之脉皆挟口入目，故口目动作也。闻木音则惕然而惊，是阳明善惊也。骂詈不辨亲疏，是阳明妄言也。黄者，土色外见也。上下经盛，谓头颈手足阳明之脉皆躁动而盛，是胃之败也。不知痛痒，谓之不仁，是肌肉之败也。少阴终者，面黑齿长而垢，腹胀闭，上下不通而终矣手少阴气绝则血败，足少阴气绝则色如炲，故面黑也。肾主骨，齿者骨之余，故齿不固而垢也。手少阴之脉下膈络小肠，足少阴之脉络膀胱贯肝膈，故为腹胀闭，上下不通，是心肾不交也。太阴终者，腹胀闭不得息，善噫善呕，呕则逆，逆则面赤，不逆则上下不通，不通则面黑，皮毛焦而终矣足太阴脉入腹属脾，故为腹胀闭。手太阴脉上膈属肺而主呼吸，故不得息。惟胀闭不得息，故为噫为呕。气逆于上，故面赤。不逆则脾之地不上升，肺之天气不下降。上下不通者，天地不交也。脾败无以制水，故面黑。肺败不能主气，故皮毛焦也。厥阴终者，中热嗌干，善溺心烦，甚则舌卷卵上缩而终矣手厥阴心主之脉起于胸中，出属心包络，下膈，历络三焦。足厥阴肝脉循喉咙之后，上入颃颡，其下者循股阴，入毛中过阴器，故为中热嗌干、善溺心烦等症。舌者心之官也，肝者筋之合也，筋者聚于阴器，而脉络于舌本，故甚则舌卷卵缩也。

愚按：人之有病，犹树之有蠹也；病之有能，犹蠹之所在也。不知蠹之所在，遍树而斫之，蠹未必除而树先槁矣。不知病之所在，广络而治之，病未必去而命先尽矣。故病能至赜，即较若列眉，犹惧或失之，病能未彰而试之药饵，吾不忍言也。世医矜家传之秘，时医夸历症之多，悻悻卖俗而不知其非，叩之三因之自与其所变，翻以为赘，是不欲知蠹之所在，而弟思斫树以为功者，嘻！亦惨矣。

# 理　论

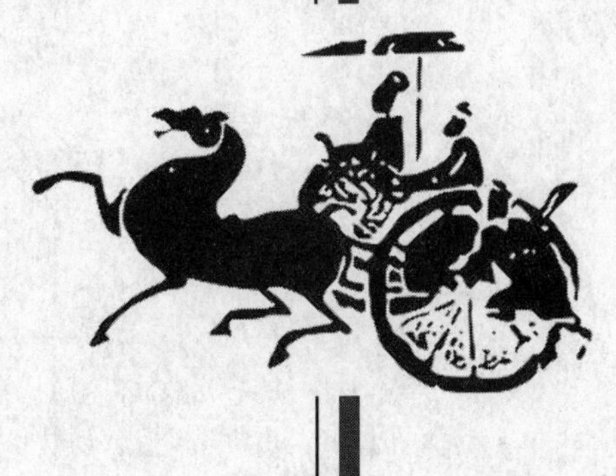

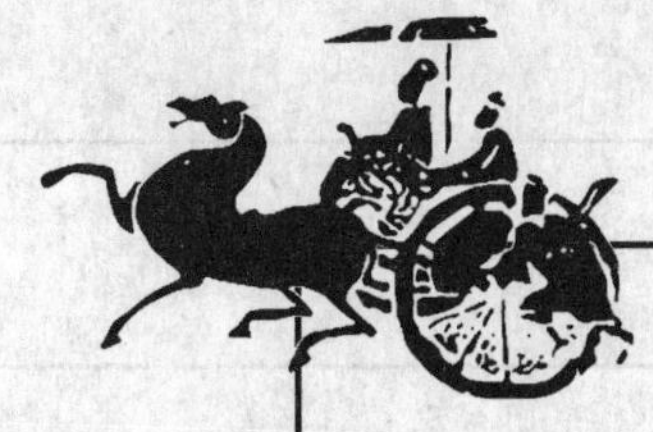

# 中藏经

谭春雨 整理

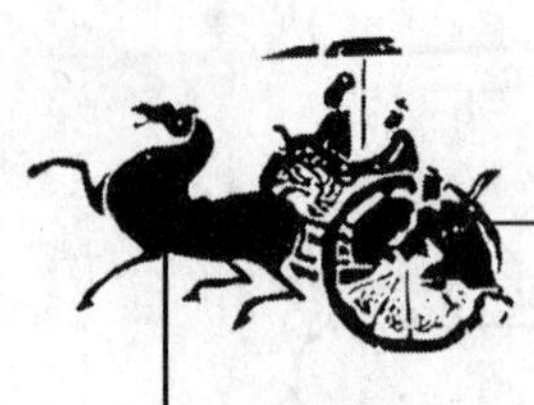

# 内容提要

《中藏经》旧题汉・华佗撰。本书历来多认为是后人伪托之作。本书3卷。上、中卷有49论,分论天地、阴阳、水火、寒热、虚实、脉色、脏腑辨证及痹证、痞证、中风、水肿、脚气、淋证、癥瘕、积聚、痈疽、疔疮等。论中有详述病源、病理,有兼叙诊断、治则。下卷记载治疗各种疾病方剂60余首。

本次整理以清嘉庆十三年戊辰阳湖孙星衍《平津馆丛书》本为底本,经过精心校勘而成。撰有导读和方剂索引,便于读者学习查阅。

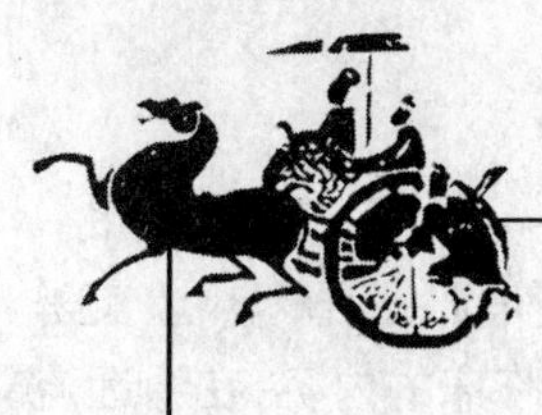

# 导 读

《中藏经》虽不过两万余字，却对中医学理论形成的哲学基础、脏腑及阴阳虚实寒热辨证、色脉声形辨证、病因治则预后等都有独到精辟的论述，是一部足可羽翼《内经》、《难经》，补充仲景之学的经典，有很高的理论和临床价值。

## 一、《中藏经》与作者

《中藏经》著作者是谁，历来争论不休。原书署名三国华佗著，但由于此书始见于宋，又邓处中序文述其因梦得此书而颇显神秘，加之书中有些名物出于晋乃至宋以后，据此有学者怀疑此书原是六朝人托华佗之名的伪作。

《中藏经》有后人学术掺杂不可否认，但仅凭上述证据定其为伪作似乎过于轻率，一个简单的事实是许多晋唐医书如《脉经》、《诸病源候论》、《备急千金方》等都曾引用过华佗佚文，部分佚文也见于本书，故可以肯定《中藏经》的祖本应该是华佗遗书。但是华佗遗书是否就是华佗本人的著述？对这个问题历史上似乎鲜少考虑，提出这样的问题并非意在贬低华佗，而是基于以下几个疑问：

第一，传统观点认为《中藏经》是华佗根据《内经》、《难经》等整理而成。据此则《中藏经》在核心理论上应与《内经》、《难经》完全一致，但事实并非如此。如《中藏经》“肺者，魄之舍，生气之源，号为上将军”就明显与《内经》、《难经》之说相悖，这提示《中藏经》理论渊源于《内经》、《难经》的说法缺乏足够说服力。

第二，《中藏经》多处提及古医学典籍名及黄帝扁鹊之语，但并未有一处提及《内经》、《难经》及其异称，且所引用的典籍内容在《内经》、《难经》中都未出现过，如《中藏经》引《金匮》“秋首养阳，春首养阴，阳勿外闭，阴勿外侵”等，书名及内容皆不见于《内经》、《难经》。这也提示《中藏经》理论传承可能不是《内经》、《难经》。

第三，华佗一生内、外、妇、儿全精，但最具特色的成就则是其“断肠湔洗，缝腹膏摩”的外科手术学。而我们知道，先秦以降国人一直深受儒家“身体发肤，受之父母，不敢毁伤”的礼仪道德观念，对于外科手术学讳莫如深，正因为如此，《内经》、《难经》、《伤寒论》等都丝毫未及外科手术学的理论技术。显然华佗的外科手术学不可能传承于《内经》、《难经》。

第四，邓处中序文中明确指出《中藏经》并不是华佗的著述，在华佗之前本书已经存在，由于此前一直秘藏在远离尘嚣的奇人隐士手中，故未能广泛流传，后华佗在一次访造“名山幽洞”途中偶然得此书于“二老人”。

据此得出以下观点：第一，《中藏经》在华佗之前就已经成书；第二，《中藏经》并非在《内经》、《难经》等基础上成书；第三，华佗对《中藏经》作过一些补充修改是完全可能的；第四，《中藏经》毁佚的部分大概包括外科、儿科、妇科等临床应用学科，而残卷一直流传在道家方士手中(因为现存方药部分明显存有道家方术思想),这可能是本书直到两宋才广泛出现于民间的原因;第五,《中藏经》残卷被后世多次增删修改。

## 二、主要学术特点及对临床的指导意义

《中藏经》短短两万余字浓缩了中医学理论形成的哲学基础、脏腑辨证、阴阳寒热虚实辨证、疑难杂病论治、理法方药宜忌、生死逆顺预后等几乎所有从理论到临床的内容,在源远流长的中医学史上能达到如此执简驭繁水平的医籍实属罕见。

**1. 天人感应的哲学思辨观**

中国古典哲学认为,包括人类在内的所有自然界生命物质都是"天旋地转"过程中"天阳之气"与"地阴之气"相感相化的产物,所以在中国古代,天人感应观是指导包括祖国传统医学理论在内的一切自然科学的思想灵魂。《中藏经》作为这一古典哲学观的理论产物,在指导思想上自然也不能例外,故《中藏经》开篇即明确了"阴阳者,天地之枢机;五行者,阴阳之终始","天者阳之宗,地者阴之属,阳者生之本,阴者死之基"的万物五行阴阳观。自然界万物都是五行阴阳之气相互制化的产物,人作为自然界万物之一,当然也是五行阴阳之气的制化产物。所以《中藏经》在哲学指导思想上秉持"人者,上禀天,下委地,阳以辅之,阴以佐之"的阴阳根本观,在生命演化上遵循"人者,成于天地,败于阴阳也,由五行逆从而生"的五行生成观,在医理逻辑上坚持"天地阴阳五行之道,中舍于人"的天人一体观。

**2. 开创八纲辨证的先河**

八纲辨证虽然在《内经》、《难经》以及仲景书中皆有论及,但都未独立成章。《中藏经》虽然对表里辨证的论述不多,但是对其他六纲都有专门的章节予以阐述,而且其论要言不烦,论证泾渭分明,至今具有临床指导意义。如在论及阳厥候时说:"暴壅塞,忽喘促,四肢不收,二腑不利,耳聋目盲,咽干口焦,舌生疮,鼻流清涕,颊赤心烦,头昏脑重,双睛似火,一身如烧……",而论及阴厥候时说:"暴哑卒寒,一身拘急,四肢拳挛,唇青面黑,目直口噤,心腹满痛,头颔摇鼓,腰脚沉重,语言謇涩,上吐下泻,左右不仁,大小便活,吞吐酸渌……",阴厥阳厥两相比较,证候对比十分明显,具有很高的临床指导价值。

**3. 确立了脏腑系统辨证论治体系**

《内经》、《难经》以及仲景书虽然都对脏腑辨证论治理论有广泛论述,但都零散而不系统,惟《中藏经》对脏腑理论及其辨证论治体系进行了全面系统的阐述。以肝脏为例,书中首先提出肝脏理论形成的实践思维逻辑基础是"王于春,春乃万物之始生,其气嫩而软"。接着讨论了肝脏脉候的辨证提纲:"实而弦,是谓太过,病在外,太过则令人善忘,忽忽眩冒;虚而微,是谓不及,病在内,不及则令人胸痛,引两胁胀满",行文简洁明了,论理一目了然。而对肝脏病症的辨证更是提纲挈领:"肝中寒,则两臂痛不能举,舌本燥,多太息,胸中痛,不能转侧,其脉左关上迟而涩者是也。肝中热,则喘满而多怒,目疼,腹胀满,不嗜食,所作不定,睡中惊悸,眼赤视不明,其脉左关阴实者是也。肝虚冷,则胁下坚痛、目盲、臂痛、发寒热如疟状,不欲食,妇人则月水不来而气急,其脉左关上沉而弱者是也……"。对于肝脏疾病的时象特点以及预后,《中藏经》也有系统的总结:"肝之病,旦喜,晚甚,夜静。肝病则头痛、胁痛、目眩、肢满、囊缩、小便不通,十日死。又身热恶寒,四肢不举,其脉当弦长而急,反短而涩,乃金克木也,十死不治……"。短短五百余字对肝脏的生理病理机制、临床常见证候的辨证原则,以及时象预后作了准确全面的阐述。

**4. 总结了临床常见的治法宜忌**

《中藏经》系统总结了诸如下、吐、汗、灸等前人常用的18种治疗原则和方法，并对其宜忌机制及其损益好坏作了深刻阐释。以灸法为例：《中藏经》指出灸法的治疗作用在于"起阴通阳"。对于灸法宜忌适应证，则提出"阴气不盛，阳气不衰，勿灸"的基本原则。而论及使用灸法临床损益好坏时，提出"当灸而不灸"，会使人"冷气重凝，阴毒内聚，厥气上冲，分逐不散，以致消减"；"不当灸而灸，则使人重伤经络，内蓄炎毒，反害中和，至于不可救"。这些真知灼见恐怕许多现代针灸专科医生也未必铭记在心。

**5. 对许多疑难杂病提出独到见解**

《中藏经》对许多疑难杂症的辨证论治之法至今仍然有重要的临床应用价值。如对痹证，《中藏经》明确指出痹证的病因是"风寒暑湿之气，中于人脏腑之为也"，提出"入腑则病浅易治，入脏则病深难治"的预后观点。同时《中藏经》还根据病因以及临床证候特点对痹证进行了非常有临床应用价值的分类。而对各型痹证的病因病机、临床特点、治则预后等《中藏经》也有精辟阐述。如论肉痹的病因病机是"饮食不节，膏粱肥美之所为也。脾者肉之本，脾气已失，则肉不荣，肉不荣，则肌肤不滑泽。肌肤不滑泽，则腠理疏，腠理疏则风寒暑湿之邪易为入"。肉痹的症状是"其先能食而不能充悦，四肢缓而不收持者是也。其右关脉举按皆无力而往来涩者是也"。肉痹的调治原则是"节饮食以调其脏，常起居以安其脾，然后依经补泻"。

## 三、如何学习应用《中藏经》

《中藏经》行文言简意赅，要约不繁，这就要求我们在学习本书时需特别注意以下几个方面：

**1. 博览群书是学好《中藏经》的基础**

许多狭隘观点认为中医只不过是一门治病疗疾的实践医学，但实际上中医学有着一套系统独特的思想理论体系，而这些理论体系的基石则是基于古代宇宙论、哲学、天文学、历法学、地理学等为基础的。所以要真正领悟《中藏经》这样一部惜字如金的古代医学经典的理论实践精华，除了精研原文、参酌《内经》、《难经》、《伤寒论》等医籍经典之外，还要广泛涉猎其他两汉先秦诸子百家学说，只有通过深刻认识其产生形成的社会文化背景，才能真正领会中医学的理论精髓所在，从而透彻理解《中藏经》等医学经典所秉持的天人感应观，阴阳五行观，脏腑经络观等诸多医理思想。

**2. 揣摩辨证之法，领悟辨证要领**

辨证论治思想贯穿《中藏经》一书的始终，《中藏经》的辨证论治通过以下三个方面的相互补充融合而得以至善至美：一是以阴阳、虚实、寒热为纲目的全身性系统辨证论治；二是以五脏六腑为纲目的脏腑系统辨证论治；三是以杂病为纲目的具体临床疾病辨证论治。《中藏经》这种整体与局部，系统与个别相互参酌交和的多角度辨证原则是其最为独到之处，所以领会《中藏经》辨证论治的精妙，关键在于对八纲（《中藏经》主要论述了六纲）辨证、脏腑辨证、疾病辨证等的融会贯通。

**3. 详知治法宜忌，提高临床疗效**

《中藏经》论治疾病非常重视不同治疗方法的宜忌，强调"夫病者，有宜汤者，有宜圆者，有宜散者，有宜下者，有宜吐者，有宜汗者，有宜灸者，有宜针者，有宜补者，有宜按摩者，有宜导引者，有宜蒸熨者，有宜澡洗者，有宜悦愉者，有宜和缓者，有宜水者，有宜火者”的治法宜忌思想。提出若“庸下识浅，乱投汤圆，下汗补吐，动使交错，轻者令重，重者令死”的临床警言。仔细研究领会《中藏经》对治法宜忌的阐述发微，对提高临证水平大有裨益。

**4. 不厚不薄，批判继承**

日人三宅玄甫说，《中藏经》“宜与《难经》并行也，实《内经》之羽翼，《本草》之舟楫也，司命之家，其可一日缺乎？”确实，《中藏经》是一部足可羽翼《内经》、《难经》，补充仲景之学的经典。但是《中藏经》问世两千余年来历经多次佚失焚坏，又经道家方术以及其他传承者的增删擅修，特别是方书部分，其失真之处可能比较多。另外，文中还有些地方文义不通，这些都是我们在学习时需要注意辨析去取的。因此学习《中藏经》应秉持不厚古，也不薄古的客观审慎态度。

谭春雨

2007年3月

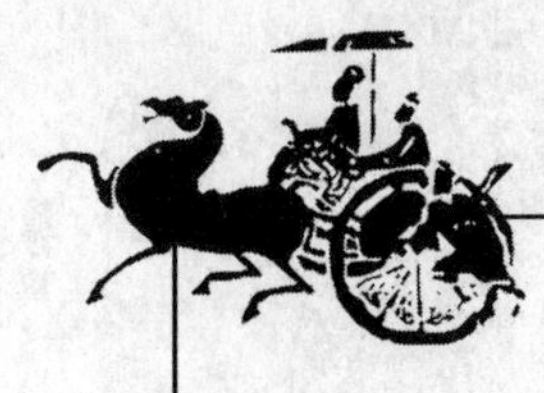

# 整理说明

一、《中藏经》又名《华氏中藏经》，首见于郑樵《通志·艺文略》。原本一卷，后世对其多次刊刻，今通行本有三卷本和八卷本两种。三卷本始见于南宋，现传世者为元赵孟頫手抄本，清孙星衍据此本重刊，收入《平津馆丛书》，此后又有此书的复刻重印本多种。八卷本始见于明代，有吴勉学校刻的《古今医统正脉全书》本、明五车楼刻本等，清代又有多种刻本。三卷本和八卷本医论部分基本相同，但医方部分互有增删，三卷本有方60余道，八卷本则有130余首。本次整理以清嘉庆十三年戊辰阳湖孙星衍《平津馆丛书》本为底本，以清光绪十七年辛卯池阳周学海《周氏医学丛书》本（简称《周本》）为主校本，以明万历二十九年辛丑吴勉学校刻《古今医统正脉全书》本（简称《吴本》），顾从德辑《医学六经》本（简称《顾本》）为参校本。为方便学习和研究，又依据《古今医统正脉全书》本将八卷本多出三卷本的方剂附录于后。

二、本次整理凡属校本增加的文字，一律不予增入。底本正确或意义可通者，校本文字虽异，不改不注。底本有明显文义不通，而校本通者则从校本改。

三、本书采用横排、简体，现代标点。容易产生歧义的简体字，仍使用原繁体字。

四、该书药物有不规范之名，为方便读者阅读，今径改作通用名。如（括号中为校改后的正名）黄耆（黄芪）、黄檗（黄柏）、琥魄（琥珀）、川练子（川楝子）、仙灵毗叶（仙灵脾叶）等。

五、凡底本中的异体字、俗写字，或笔画差错残缺，或明显笔误，均改作正体字，一般不出注。

六、该书偶见避名讳之处，如“丘”原作“邱”，是避孔子名讳，今改用本字。

七、将卷下六十八道药方补进目录。

八、书后新增方剂索引，以便读者查阅。

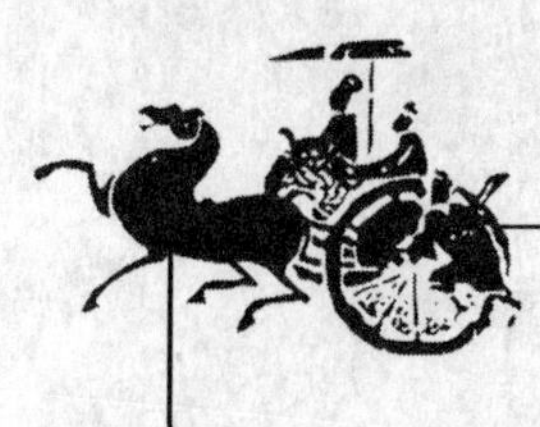

# 重校华氏中藏经序

《华氏中藏经》见郑樵《通志·艺文略》，为一卷，陈振孙《书录解题》同，云汉谯郡华佗元化撰。《宋史·艺文志》“华氏”作“黄氏”，盖误。今世传本有八卷，吴勉学刊在《古今医统》中。

余以乾隆丁未年入翰林，在都见赵文敏手写本。卷上自第十篇“性急则脉急”已下起，至第二十九篇为一卷；卷下自万应圆药方至末为一卷；失其中卷。审是真迹。后归张太史锦芳，其弟录稿赠余。又以嘉庆戊辰年乞假南归，在吴门见周氏所藏元人写本，亦称赵书，具有上、中、下三卷，而缺《论诊杂病必死候第四十八》及《察声色形证决死法第四十九》两篇。合前后二本，校勘明本，每篇脱落舛误凡有数百字，其方药名件、次序、分量，俱经后人改易，或有删去其方者。今以赵写两本为定。

此书文义古奥，似是六朝人所撰，非后世所能假托。考《隋书·经籍志》有“华佗观形察色并三部脉经一卷”，疑即是中卷《论诊杂病必死候》已下二篇，故不在赵写本中，未敢定之。邓处中之名不见书传，陈振孙亦云：自言为华佗外孙，称此书因梦得于石函，莫可考也。序末称“甲寅秋九月序”，古人亦无以干支纪岁不著“岁”字者，疑其序伪作。至一卷、三卷、八卷分合之异，则后人所改。赵写本旁注有高宗、孝宗庙讳，又称有库本、陆本异同，是依宋本手录。元代不避宋讳，而不更其字，可见古人审慎阙疑之意。

此书四库书既未录存，又两见赵写善本，急宜刊刻，以公同好。卷下万应圆等，皆以丸、散治疾而无汤药。古人配合药物分量，按五脏五味，配以五行生成之数。今俗医任意增减，不识君、臣、佐、使，是以古人有“不服药为中医”之叹。要知外科丸、散，率用古方分量，故其效过于内科，此即古方不可增减之明证。余所得宋本医学书甚多，皆足证明人乱改古书之谬，惜无深通医理者与共证之。

嘉庆十三年太岁戊辰十月四日孙星衍<br>撰序于安德使署之平津馆

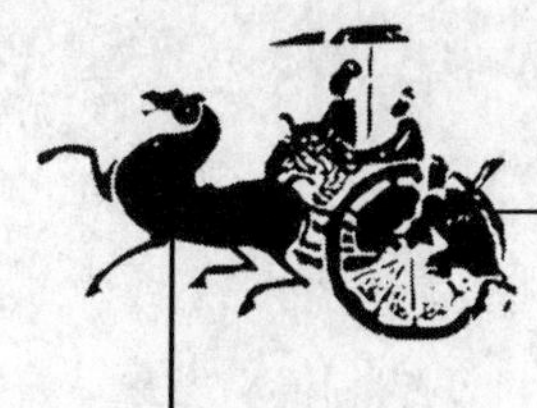

# 华氏中藏经序〔1〕

应灵洞主探微真人少室山邓处中撰

华先生讳佗，字元化，性好恬淡，喜味方书。多游名山幽洞，往往有所遇。一日，因酒息于公宜山古洞前，忽闻人论疗病之法，先生讶其异，潜逼洞窃听。须臾，有人云：华生在迩，术可付焉。复有一人曰：道生性贪，不悯生灵，安得付也？先生不觉愈骇，跃入洞，见二老人，衣木皮，顶草冠。先生躬趋左右而拜曰：适闻贤者论方术，遂乃忘归。况济人之道，素所好为，所恨者，未遇一法可以施验，徒自不足耳。愿贤者少察愚诚，乞与开悟，终身不负恩。首坐先生云：术亦不惜，恐异日与子为累。若无高下，无贫富，无贵贱，不务财贿，不惮劳苦，矜老恤幼为急，然后可脱子祸。先生再拜谢曰：贤圣之语，一一不敢忘，俱能从之。二老笑指东洞云：石床上有一书函，子自取之，速出吾居，勿示俗流，宜秘密之。先生时得书，回首已不见老人。先生慑怯离洞。忽然见云奔雨泻，石洞摧塌。既览其方，论多奇怪。从兹施试，效无不存神。先生未六旬，果为魏所戮，老人之言，预有斯验。余乃先生外孙也，因吊先生寝室，梦先生引余坐，语：《中藏经》真活人法也，子可取之，勿传非人。余觉，惊怖不定，遂讨先生旧物，获石函一具。开之，得书一帙，乃《中藏经》也。予性拙于用，复授次子思，因以志其实。

甲寅秋九月序

〔1〕 此序赵写本所无，似是后人伪作，姑附存之。

# 目　录

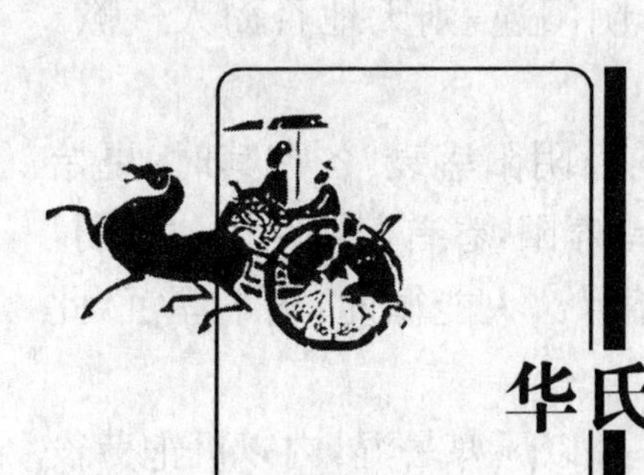

# 华氏中藏经卷上

## 人法于天地论第一

人者，上禀天，下委地，阳以辅之，阴以佐之。天地顺则人气泰，天地逆则人气否。

是以天地有四时五行，寒暄动静。其变也，喜为雨，怒为风，结为霜，张为虹，此天地之常也。人有四肢五脏，呼吸寤寐。精气流散，行为荣，张为气，发为声，此人之常也。

阳施于形，阴慎于精，天地之同也。失其守则蒸而热发，否而寒生，结作瘿瘤，陷作痈疽，盛而为喘，减而为枯，彰于面部，见于形体。天地通塞，一如此矣。

故五纬盈亏，星辰差忒，日月交蚀，彗孛飞走，乃天地之灾怪也；寒暄不时，则天地之蒸否也；土起石立，则天地之痈疽也；暴风疾雨，则天地之喘乏也；江河竭耗，则天地之枯焦也。鉴者决之以药，济之以针，化之以道，佐之以事。故形体有可救之病，天地有可去之灾。

人之危厄死生，禀于天地。阴之病也，来亦缓而去亦缓；阳之病也，来亦速而去亦速。阳生于热，热而舒缓；阴生于寒，寒则拳急。寒邪中于下，热邪中于上，饮食之邪中于中。

人之动止，本乎天地，知人者有验于天，知天者必有验于人。天合于人，人法于天。见天地逆从，则知人衰盛。人有百病，病有百候，候有百变，皆天地阴阳逆从而生。苟能穷究乎此，如其神耳！

## 阴阳大要调神论第二

天者阳之宗，地者阴之属；阳者生之本，阴者死之基。天地之间，阴阳辅佐者人也。得其阳者生，得其阴者死。阳中之阳为高真，阴中之阴为幽鬼。故钟于阳者长，钟于阴者短。

多热者阳之主，多寒者阴之根。阳务其上，阴务其下；阳行也速，阴行也缓；

阳之体轻，阴之体重，阴阳平，则天地和而人气宁；阴阳逆，则天地否而人气厥。故天地得其阳则炎炽，得其阴则寒凛。

阳始于子前，末于午后；阴始于午后，末于子前。阴阳盛衰，各在其时，更始更末，无有休息。人能从之亦智也。《金匮》曰：秋首养阳，春首养阴。阳勿外闭，阴勿外侵。火出于木，水生于金，水火通济，上下相寻。人能循此，永不湮沉，此之谓也。

呜呼！凡愚岂知是理？举止失宜，自致其罹。外以风寒暑湿，内以饥饱劳役为败。欺残正体，消亡正神；缚绊其身，死生告陈。

殊不知脉有五死，气有五生。阴家脉重，阳家脉轻。阳病阴脉则不永，阴病阳脉则不成。阳候多语，阴症无声。多语者易济，无声者难荣。阳病则旦静，阴病则夜宁。阴阳运动，得时而行。阳虚则暮乱，阴虚则朝争。朝暮交错，其气厥横。死生致理，阴阳中明。

阴气下而不上曰断络，阳气上而不下曰绝经。阴中之邪曰浊，阳中之邪曰清。火来坎户，水到离扃。阴阳相应，方乃和平。

阴不足则济之以水母，阳不足则助之以火精。阴阳济等，各有攀陵。上通三寸，曰阳之神路；下通三寸，曰阴之鬼程，阴常宜损，阳常宜盈。居之中者，阴阳匀停。

是以阳中之阳，天仙赐号；阴中之阴，下鬼持名。顺阴者多消灭，顺阳者多长生。逢斯妙趣，无所不灵。

## 生成论第三

阴阳者，天地之枢机；五行者，阴阳之终始。非阴阳则不能为天地，非五行则不能为阴阳。故人者，成于天地，败于阴阳也，由五行逆从而生焉。

天地有阴阳五行，人有血脉五脏。五行者，金、木、水、火、土也；五脏者，肺、肝、心、肾、脾也。金生水，水生木，木生火，火生土，土生金，则生成之道，循环无穷；肺生肾，肾生肝，肝生心，心生脾，脾生肺，上下荣养，无有休息。

故《金匮》、《至真要论》云：心生血，血为肉之母；脾生肉，肉为血之舍；肺属气，气为骨之基；肾应骨，骨为筋之本；肝系筋，筋为血之源；五脏五行，相成相生，昼夜流转，无有始终。从之则吉，逆之则凶。

天地阴阳五行之道，中含于人。人得者可以出阴阳之数，夺天地之机，悦五行之要，无终无始，神仙不死矣。

## 阳厥论第四

骤风暴热，云物飞飏；晨晦暮晴，夜炎昼冷；应寒不寒，当雨不雨；水竭土坏，时岁大旱；草木枯悴，江河乏涸。此天地之阳厥也。

暴壅塞，忽喘促，四肢不收，二腑不利，耳聋目盲，咽干口焦，舌生疮，鼻流清涕，颊赤心烦，头昏脑重，双睛似火，一身如烧，素不能者乍能，素不欲者乍欲，登高歌笑，弃衣奔走，狂言妄语，不辨亲疏，发躁无度，饮水不休，胸膈膨胀，腹与胁满闷，背疽肉烂，烦溃消中，食不入胃，水不穿肠，骤肿暴满，叫呼昏冒，不省人事，疼痛不知去处。此人之阳厥也。

阳厥之脉，举按有力者生，绝者死。

## 阴厥论第五

飞霜走雹，朝昏暮霭；云雨飘飖，风露寒冷；当热不热，未寒而寒；时气霖霪，泉生田野；山摧地裂，土坏河溢，月晦日昏。此天地之阴厥也。

暴哑卒寒，一身拘急，四肢拳挛，唇青面黑，目直口噤，心腹满痛，头颔摇鼓，腰脚沉重，语言謇涩，上吐下泻，左右不仁，大小便活，吞吐酸渌，悲忧惨戚，喜怒无常者，此人之阴厥也。

阴厥之脉，举指弱，按指大者生，举按俱绝者死。一身悉冷，额汗自出者亦死。阴厥之病，过三日勿治。

## 阴阳否格论第六

阳气上而不下曰否，阴气下而不上亦曰否。阳气下而不上曰格，阴气上而不下亦曰格。否格者，谓阴阳不相从也。

阳奔于上则燔脾肺，生其疸也，其色黄赤，皆起于阳极也。阴走于下则冰肾肝，生其厥也，其色青黑，皆发于阴极也。疸为黄疸也，厥为寒厥也，由阴阳否格不通而生焉。阳燔则治以水，阴厥则助以火，乃阴阳相济之道耳。

## 寒热论第七

人之寒热往来者，其病何也？此乃阴阳相胜也。阳不足则先寒后热，阴不足则先热后寒。又上盛则发热，下盛则发寒。皮寒而燥者，阳不足；皮热而燥者，阴不足；皮寒而寒者，阴盛也；皮热而热者，阳盛也。

发热于下，则阴中之阳邪也；发热于上，则阳中之阳邪也。寒起于上，则阳中之阴邪也；寒起于下，则阴中之阴邪也。寒而颊赤多言者，阳中之阴邪也；热而面青多言者，阴中之阳邪也；寒而面青多言者，阴中之阴邪也。若不言者，不可治也。

阴中之阴中者，一生九死；阳中之阳中者，九生一死。阴病难治，阳病易医。诊其脉候，数在上，则阳中之阳也；数在下，则阴中之阳也。迟在上，则阳中之阴也；迟在下，则阴中之阴也。数在中，则中热；迟在中，则中寒。寒用热取，热以寒攻。逆顺之法，从乎天地，本乎阴阳也。

天地者，人之父母也；阴阳者，人之根本也。未有不从天地阴阳者也。从者生，逆者死。寒之又寒者死〔1〕，热之又热者生。《金匮大要论》云：夜发寒者从，夜发热者逆。昼发热者从，昼发寒者逆。从逆之兆，亦在乎审明。

## 虚实大要论第八

病有脏虚脏实，腑虚腑实，上虚上实，下虚下实，状各不同，宜深消息。

肠鸣气走，足冷手寒，食不入胃，吐逆无时，皮毛憔悴，肌肉皱皴，耳目昏塞，语声破散，行步喘促，精神不收。此五脏之虚也。诊其脉，举指而活，按之而微，看在何部，以断其脏也。又，按之沉、小、弱、微、短、涩、软、濡，俱为脏虚也。虚则补益，治之常情耳。

饮食过多，大小便难，胸膈满闷，肢节疼痛，身体沉重，头目昏眩，唇舌肿胀，咽喉闭塞，肠中气急，皮肉不仁，暴生喘乏，偶作寒热，疮疽并起，悲喜时来，或自痿弱，或自高强，气不舒畅，血不流通，此脏之实也。诊其脉，举按俱盛者，实也。又，长、浮、数、疾、洪、紧、弦、大，俱曰实也。看在何经，而断其脏也。

头疼目赤，皮热骨寒，手足舒缓，血气壅塞，丹瘤更生，咽喉肿痛，轻按之痛，重按之快，食饮如故，曰腑实也。诊其脉，浮而实大者是也。

皮肤瘙痒，肌肉䐜胀，食饮不化，大便滑而不止。诊其脉，轻手按之得滑，重手按之得平，此乃腑虚也。看在何经，而正其时也。

胸膈痞满，头目碎痛，食饮不下，脑项昏重，咽喉不利，涕唾稠粘。诊其脉，左右寸口沉结实大者，上实也。

颊赤心忪，举动颤栗，语声嘶嗄，唇焦口干，喘乏无力，面少颜色，颐颔肿满。诊其左右寸脉弱而微者，上虚也。

大小便难，饮食如故，腰脚沉重，脐腹疼痛，诊其左右手脉，尺中脉伏而涩者，下实也。

大小便难，饮食进退，腰脚沉重，如坐水中，行步艰难，气上奔冲，梦寐危险。诊其左右尺中脉滑而涩者，下虚也。病人脉微、涩、短、小，俱属下虚也。

## 上下不宁论第九

脾病者上下不宁，何谓也？脾上有心之母，下有肺之子。心者，血也，属阴；肺者，气也，属阳。脾病则上母不宁，母不宁则为阴不足也。阴不足则发热。

〔1〕寒之又寒者死："寒之又寒"下原脱"者死"二字，今据下"热之又热者生"文例补。

又，脾病则下子不宁，子不宁则为阳不足也。阳不足则发寒。脾病则血气俱不宁，血气不宁则寒热往来，无有休息，故脾如疟也。

谓脾者，土也；心者，火也；肺者，金也。火生土，土生金，故曰上有心母，下有肺子，脾居其中，病则如斯耳。他脏上下，皆法于此也。

## 脉要论第十

脉者，乃气血之先也。气血盛则脉盛，气血衰则脉衰；气血热则脉数，气血寒则脉迟；气血微则脉弱，气血平则脉缓。又长人脉长，短人脉短；性急则脉急，性缓则脉缓。反此者逆，顺此者从也。

又，诸数为热，诸迟为寒，诸紧为痛，诸浮为风，诸滑为虚，诸伏为聚，诸长为实，诸短为虚。又短、涩、沉、迟、伏皆属阴，数、滑、长、浮、紧皆属阳。阴得阴者从，阳得阳者顺，违之者逆。

阴阳消息，以经而处之。假令数在左寸，得之浮者，热入小肠；得之沉者，热入于心。余皆仿此。

## 五色一作绝脉论第十一

面青，无右关脉者，脾绝也；面赤，无右寸脉者，肺绝也；面白，无左关脉者，肝绝也；面黄，无左尺脉者，肾绝也；面黑，无左寸脉者，心绝也。五绝者死。

夫五绝当时即死，非其时则半岁死。然五色虽见，而五脉不见，即非病者矣。

## 脉病外内证决论第十二

病风人，脉紧、数、浮、沉，有汗出不止，呼吸有声者死；不然则生。

病气人，一身悉肿，四肢不收，喘无时，厥逆不温，脉候沉小者死；浮大者生。

病劳人，脱肛，骨肉相失，声散，呕血，阳事不禁，梦寐交侵。呼吸不相从，昼凉夜热者死；吐脓血者亦死；其脉不数，有根蒂者，及颊不赤者生。

病肠澼者，下脓血，病人脉急，皮热，食不入，腹胀目瞪者死；或一身厥冷，脉沉细而不生者亦死；食如故，脉沉浮有力而不绝者生。

病热人，四肢厥，脉弱，不欲见人，食不入，利下不止者死；食入，四肢温，脉大，语狂，无睡者生。

病寒人，狂言不寐，身冷，脉数，喘息目直者死；脉有力而不喘者生。

阳病人，此篇精神颠倒已上赵写本亦缺。精神颠倒，寐而不惺，言语失次，脉候沉浮有力者生；无力及食不入胃，下利不定者死。

久病人，脉大身瘦，食不充肠，言如不病，坐卧困顿者死；若饮食进退，脉小而有力，言语轻嘶，额无黑气，大便结涩者生。

大凡阳病阴证，阴病阳证，身瘦脉大，肥人脉衰，上下交变，阴阳颠倒，冷热相乘，皆属不吉。从者生，逆者死。治疗之法，宜深消息。

## 生死要论第十三

凡不病而五行绝者死，不病而性变者死，不病而暴语妄者死，不病而暴不语者死，不病而暴喘促者死，不病而暴强厥一作中者死，不病而暴目盲者死，不病而暴耳聋者死，不病而暴痿缓者死，不病而暴肿满者死，不病而暴大小便结者死，不病而暴无脉者死，不病而暴昏冒如醉者死。此皆内气先尽一作绝故也。逆者即死，顺者二年，无有生者也。

## 病有灾怪论第十四

病有灾怪，何谓也？病者应寒而反热，应热而反寒，应吐而不吐，应泻而不泻，应汗而不汗，应语而不语，应寐而不寐，应水而不水，皆属灾怪也。此乃五脏之气不相随从而致之矣。四逆者不治。四逆者，谓主客运气俱不得时也。

## 水法有六论第十五

病起于六腑者，阳之系也。阳之发也，或上或下，或内或外，或畜在中。行之极也，有能歌笑者，有能悲泣者；有能奔走者，有能呻吟者；有自委曲者，有自高贤者；有寤而不寐者，有寐而不寤者；有能食而不便利者，有不能食而便自利者；有能言而声清者，有不能言而声昧者。状各不同，皆生六腑也。

喜其通者，因以通之；喜其塞者，因此塞之；喜其水者，以水济之；喜其冰者，以冰助之。病者之乐，慎勿违背，亦不可强抑之也。如此从顺，则十生其十，百生其百，疾无不愈矣。

## 火法有五论第十六

病起于五脏者，皆阴之属也。其发也，或偏枯，或痿躄，或外寒而内热，或外热而内寒，或心腹膨胀，或手足拳挛，或口眼不正，或皮肤不仁，或行步艰难，或身体强硬，或吐泻不息，或疼痛不宁，或暴无语，或久无音，绵绵默默，状若死人。如斯之候，备出于阴。

阴之盛也，阳必不足；阳之盛也，阴必不盈。故前论云：阳不足则助之以火精，阴不足则济之以水母者是也。故喜其汗者汗之，喜其温者温之，喜其热者热之，喜其火者火之，喜其汤者汤之。温热汤火，亦在其宜，慎勿强之。如是则万全其万。

水火之法，真阴阳也。治救之道，当详明矣。

## 风中有五生死论第十七

风中有五者，谓肝、心、脾、肺、肾也。五脏之中，其言生死，状各不同。

心风之状一作候，汗自出而好偃，仰卧不可转侧，言语狂妄。若唇正赤者生，宜于心俞灸之；若唇面或青或黄，或白或黑，其色不定，眼瞤动不休者，心绝也，不可救，过五六日即死矣。

肝风之状，青色围目连额上，但坐不得倨偻者可治；若喘而目直视，唇面俱青者死。肝风宜于肝俞灸之。

脾风之状，一身通黄，腹大而满，不嗜食，四肢不收持。若手足未青而面黄者可治，不然即死。脾风宜于脾俞灸之。

肾风之状，但踞坐，而腰脚重痛也。视其胁下，未生黄点者可治，不然即死矣。肾风宜灸肾俞穴也。

肺风之状，胸中气满，冒昧汗出，鼻不闻香臭，喘而不得卧者可治，若失血及妄语者不可治，七八日死。肺风宜于肺俞灸之。

凡诊其脉，滑而散者风也。缓而大，浮而紧一作虚，软而弱，皆属风也。

中风之病，鼻下赤黑相兼，吐沫而身直者，七日死也。

又，中风之病，口噤筋急，脉迟者生，脉急而数者死。

又，心脾俱中风，则舌强不能言也；肝肾俱中风，则手足不遂也。

风之厥，皆由于四时不从之气，故为病焉。有瘾疹者，有偏枯者，有失音者，有历节者，有癫厥者，有疼痛者，有聋瞽者，有疮癞者，有胀满者，有喘乏者，有赤白者，有青黑者，有瘙痒者，有狂妄者，皆起于风也。

其脉浮虚者，自虚而得之；实大者，自实而得之；弦紧者，汗出而得之；喘乏者，饮酒而得之；癫厥者，自劳而得之；手足不遂者，言语謇涩者，房中而得之；瘾疹者，自痹一作卑湿而得之；历节疼痛者，因醉犯房而得之；聋瞽疮癞者，自五味饮食冒犯禁忌而得之。千端万状，莫离于五脏六腑而生矣。所使之候，配以此耳。

## 积聚癥瘕杂虫论第十八

积聚癥瘕杂虫者，皆五脏六腑真气失而邪气并，遂乃生焉。久之不除也，或积或聚，或癥或瘕，或变为虫，其状各异。有能害人者，有不能害人者，有为病缓者，有为病速者，有疼者，有痒者，有生头足者，有如杯块者，势类不同。盖因内外相感，真邪相犯，气血熏抟，交合而成也。

积者系于脏也，聚者系于腑也，癥者系于气也，瘕者系于血也，虫者乃血气食物相感而化也。

故积有五，聚有六，癥有十二，瘕有八，虫有九，其名各不同也。积有心、肝、脾、肺、肾之五名也;聚有大肠、小肠、胆、胃、膀胱、三焦之六名也;癥有劳、气、冷、热、虚、实、风、湿、食、药、思、忧之十二名也;瘕有青、黄、燥、血、脂、狐、蛇、鳖之八名也;虫有伏、蛇、白、肉、肺、胃、赤、弱、蛲之九名也。

为病之说,出于诸论;治疗之法,皆具于后。

## 劳伤论第十九

劳者,劳于神气也;伤者,伤于形容也。饥饱无度则伤脾,思虑过度则伤心,色欲过度则伤肾,起居过常则伤肝,喜怒悲愁过度则伤肺。

又,风寒暑湿则伤于外,饥饱劳役则败于内。昼感之则病荣,夜感之则病卫。荣卫经行,内外交运,而各从其昼夜也。

劳于一,一起为二,二传于三,三通于四,四干于五,五复犯一。一至于五,邪乃深藏,真气自失,使人肌肉消,神气弱,饮食减,行步艰难。及其如此,虽司命亦不能生也。

故《调神气论》曰:调神气,慎酒色,节起居,省思虑,薄滋味者,长生之大端也。

诊其脉,甚数一作数甚,余下仿此、甚急、甚细、甚弱、甚微、甚涩、甚滑、甚短、甚长、甚浮、甚沉、甚紧、甚弦、甚洪、甚实,皆生于劳伤。

## 传尸论第二十

传尸者,非一门相染而成也。人之血气衰弱,脏腑虚羸,中于鬼气,因感其邪,遂成其疾也。

其候:或咳嗽不已,或胸膈妨闷,或肢体疼痛,或肌肤消瘦,或饮食不入,或吐利不定,或吐脓血,或嗜水浆,或好歌咏,或爱悲愁,或癫风一作狂发歇,或便溺艰难。

或因酒食而遇,或因风雨而来,或问病吊丧而得,或朝走暮游而逢,或因气聚,或因血行,或露卧于田野,或偶会于园林。钟此病死之气,染而为疾,故曰传尸也。治疗之方,备于篇末。

## 论五脏六腑虚实寒热生死逆顺之法第二十一

夫人有五脏六腑、虚实寒热、生死逆顺,皆见于形证脉气。若非诊察,无由识也。

虚则补之,实则泻之,寒则温之,热则凉之,不虚不实,以经调之,此乃良医之大法也。其于脉证,具如篇末。

## 论肝脏虚实寒热生死逆顺脉证之法第二十二

肝者，与胆为表里，足厥阴、少阳是其经也。王于春，春乃万物之始生，其气嫩而软，虚而宽，故其脉弦。软不可发汗，弱则不可下。弦长曰平，反此曰病。

脉虚而弦，是谓太过，病在外。太过则令人善忘，忽忽眩冒。实而微，是谓不及，病在内。不及则令人胸痛，引两胁胀满。

大凡肝实则引两胁下痛引小腹，令人本无此五字喜怒；虚则如人将捕之；其气逆，则头痛、耳聋、颊赤一作肿。

其脉沉之而急，浮之亦然，主胁肋一作支满，小便难，头痛目眩。其脉急甚，恶言；微急，气在胸胁下；缓甚，呕逆；微缓，水痹；大急，内痈吐血；微大，筋痹；小甚，多饮；微大本作小，消瘅本作痹；滑甚，㿗疝；微滑，遗溺；涩甚，流饮；微涩，疭挛变也本无此二字。

又，肝之积气在胁，久不去，发为咳逆，或为痎疟也。虚则梦花草茸茸，实则梦山林茂盛。肝之病，旦喜一作慧，晚甚，夜静。肝病则头痛，胁痛本无此二字，目眩，肢满，囊缩，小便不通一作利，十日死。

又，身热恶寒，四肢不举，其脉当弦长而急，反短而涩，乃金克木也，十死不治。

又，肝中寒，则两臂痛不能举，舌本燥，多太息，胸中痛，不能转侧，其脉左关上迟而涩者是也。

肝中热，则喘满而多怒，目疼，腹胀满，不嗜食，所作不定，睡中惊悸，眼赤视不明，其脉左关阴实者是也。

肝虚冷，则胁下坚痛，目盲，臂痛，发寒热如疟状，不欲食，妇人则月水不来而气急，其脉左关上沉而弱者是也。

## 论胆虚实寒热生死逆顺脉证之法第二十三

胆者，中正之腑也，号曰将军，决断出焉，言能喜怒刚柔也。与肝为表里，足少阳是其经也。

虚则伤寒，寒则恐畏，头眩不能独卧；实则伤热，热则惊悸，精神不守，卧起不宁。

又，玄水发，则其根在于胆，先从头面起，肿至足也。

又，肝咳久不已，则传邪入于胆，呕清苦汁也。

又，胆病则喜太息，口苦，呕清汁一作宿汁，心中澹澹恐，如人将捕之，咽中介介然数唾。

又，胆胀则舌一作胁下痛，口苦，太息也。邪气客于胆，则梦斗讼。其脉诊在左手关上，浮而得之者，是其部也。

胆实热，则精神不守。

又，胆热则多睡，胆冷则无眠。

又，左关上脉阳微者，胆虚也；阳数者，胆实也；阳虚者，胆绝也。

## 论心脏虚实寒热生死逆顺脉证之法第二十四

心者，五脏之尊号，帝王之称也。与小肠为表里，神之所舍。又主于血，属于火，王于夏，手少阳是其经也。

凡夏脉钩，来盛去衰，故曰钩。反此者病。来盛去亦盛，此为太过，病在外；来衰去盛，此为不及，病在内。太过则令人身热而骨痛，口疮，舌焦，引水；不及则令人烦躁一作心，上为咳唾，下为气泄。其脉来累累如连珠，如循琅玕，曰平。脉来累累一作无此四字，却作喘喘连属，其中微曲，曰病。来前曲后倨，如操带钩，曰死。

又，思虑过多则怵惕，怵惕伤心，心伤则神失，神失则恐惧。

又，真心痛，手足寒，过节五寸，则旦得夕死，夕得旦死。

又，心有水气则痹，气滞身肿，不得卧，烦而躁，其阴肿也。

又，心中风则翕翕一作吸发热，不能行立，心中饥而不能食，食则吐呕。

夏，心王。左手寸口脉洪，浮大而散，曰平，反此则病。若沉而滑者，水来克火，十死不治；弦而长者，木来归子，其病自愈；缓而大者，土来入火，为微邪相干，无所害。

又，心病则胸中痛，四一作胁肢满胀，肩背臂膊皆痛。虚则多惊悸，惕惕然无眠，胸腹及腰背引痛，喜一作善悲，时眩仆。心积气久不去，则苦忧烦，心中痛。实则喜笑不息，梦火发。心气盛，则梦喜笑及恐畏。邪气客于心，则梦山丘烟火。心胀，则心烦短气，夜卧不宁。心腹痛，懊侬，肿，气来往上下行，痛有时休作，心腹中热，喜水，涎出，是蚘蛟蚘，恐是蚘字；蛟，恐是咬字心也。心病则日中慧，夜半甚，平旦静。

又，左手寸口脉大甚，则手内热赤一作服，肿太甚，则胸中满而烦，澹澹，面赤目黄也。

又，心病则先心痛，而咳嗽不止，关膈一作格不通，身重不已，三日死。心虚则畏人，瞑目欲眠，精神不倚，魂魄妄乱。

心脉沉小而紧，浮主气喘，若心下气坚实不下，喜咽干，手热，烦满，多忘，太息，此得之思虑太过也。其脉缓甚则发狂笑，微缓则吐血，大甚则喉闭一作痹，微大则心痛引背、善泪出，小甚则哕，微小则笑、消瘅一作痹，滑甚则为渴，微滑则心疝引脐，腹一作肠鸣，涩甚则喑不能言，微涩则血溢、手足厥、耳鸣、癫疾。

又，心脉搏坚而长，主舌强不能语一作言；软而散，当慑怯不食也。又，急甚则心疝，脐下有病形，烦闷少气，大热上煎。

又，心病狂言，汗出如珠，身厥冷，其脉当浮而大，反沉濡而滑，其色当赤，今反黑者，水克火，十死不治。

又，心之积，沉之而空空然，时上下往来无常处，病胸满、悸，腰腹中热，颊一作面赤，咽干，心烦，掌中热，甚则呕血，夏差本作春差冬甚。宜急疗之，止于旬日也。

又，赤黑色入口必死也，面黄目赤者亦一作不死，赤如衃血亦死。

又，忧恚思虑太过，心气内索，其色反和而盛者，不出十日死。扁鹊曰：心绝则一日死。色见凶多，而人虽健敏，名为行尸，一岁之中，祸必至矣。

又，其人语声前宽而后急，后声不接前声，其声浊恶，其口不正，冒昧喜笑，此风入心也。

又，心伤则心坏，为水所乘，身体手足不遂，骨节解，舒缓不自由，下利无休息，此疾急宜治之，不过十日而亡也。

又，笑不待呻而复忧，此水乘火也，阴击于阳，阴起阳伏，伏则生热，热则生狂，冒昧妄乱，言语错误，不可采问一作闻，心已损矣。扁鹊曰：其人唇口赤即可治，青黑即死。

又，心疟则先烦一作颤而后渴，翕翕发热也，其脉浮紧而大者，是也。

心气实则小便不利，腹满，身热而重，温温欲吐，吐而不出，喘息急，不安卧，其脉左寸口与人迎皆实大者是也。

心虚则恐惧多惊，忧思不乐，胸腹中苦痛，言语战栗，恶寒、恍惚，面赤目黄，喜衄血，诊其脉，左、右寸口两虚而微者是也。

## 论小肠虚实寒热生死逆顺脉证之法第二十五

小肠者，受盛之腑也，与心为表里，手太阳是其经也。

心下一本无此二字小肠绝者，六日死。绝则发直如麻，汗出不已，不得屈伸者是也。

又，心咳本作病久不已本无此二字则传小肠，小肠咳则气咳俱出也。

小肠实则伤热，热则口生疮。虚则寒生，寒则泄脓血，或泄黑水。其根在小肠也。

又，小肠寒则下肿重，有热久不出，则渐生痔疾。有积则当暮发热，明旦而止也。病气发则令人腰下重，食则窘迫而便难，是其候也。

小肠胀则小腹䐜胀，引腹而痛也。

厥邪入小肠，则梦聚井邑中，或咽痛颔肿，不可回首，肩如杖一作拔，脚如折也。

又，黄帝曰：心者，主也，神之舍也，其脏周密而不伤。伤则神去，神去则身亡矣。故人心多不病，病即死，不可治也。惟小肠受病多矣。

又，左手寸口阳绝者，无小肠脉也，六日死。病脐痹，小腹中有疝瘕也。左手寸口脉实大者，小肠实也。有热邪则小便赤涩。

又，实热则口生疮，身热去来，心中烦满，体重。

又，小肠主于舌之官也，和则能言，而机关利健，善别其味也。虚则左寸口脉浮而微软弱，不禁按，病为惊狂无所守，下空空然，不能语者是也。

## 论脾脏虚实寒热生死逆顺脉证之法第二十六

脾者，土也，谏议之官，主意与智，消磨五谷，寄在其中，养于四旁，王于四季，正王长夏，与胃为表里，足太阴是其经也。

扁鹊曰：脾病则面色萎黄。实则舌强直，不嗜食，呕逆，四肢缓；虚则精不胜，元气乏，失溺不能自持。其脉来似水之流，曰太过，病在外；其脉来如鸟之距，曰不及，病在内。太过，则令人四肢沉重，语言謇涩；不及，令人中满不食，乏力，手足缓弱不遂，涎引口中一作出，四肢肿胀，溏泻一作泄不时，梦中饮食。

脾脉来而和柔，去似鸡距践地，曰平。脉来实而满，稍数，如鸡举足，曰病。又如乌一作雀之啄，如鸟之距，如屋之漏，曰死。

中风则翕翕发热，状若醉人，腹中烦满，皮肉瞤瞤，短气者是也。

王时，其脉阿阿然缓，曰平；反弦急者，肝来克脾，真鬼相遇，大凶之兆；反微涩而短者，肺来乘脾，不治而自愈；反沉而滑者，肾来从脾，亦为不妨；反浮而洪，心来生脾，不为疾耳。

脾病，面黄体重，失便，目直视，唇反张，手足爪甲青，四肢逆，吐食，百节疼痛不能举，其脉当浮大而缓。今反弦急，其色当黄而反青，此十死不治也。

又，脾病其色黄，饮食不消，心腹胀满，身体重，肢节痛，大便硬，小便不利，其脉微缓而长者，可治。

脾气虚则大便滑，小便利，汗出不止，五液注下为五色。注，利下也此四字疑是注文。

又，积聚，久不愈，则四肢不收，黄疸，饮食不为肌肤，气满胀而喘不定也。

又，脾实则时梦筑垣墙、盖屋，脾盛则梦歌乐，虚则梦饮食不足。厥邪客于脾，则梦大泽丘陵，风雨坏屋。

脾胀则善哕，四肢急，体重，不食，善噫。

脾病则日昳慧，平旦甚，日中持，下晡静。

脉急甚则瘈疭；微急则胸膈中不利，食入而还出。脉缓甚则痿厥；微缓则风痿，四肢不收。大甚则击仆；微大则痹，疝气，裹大脓血在胃肠之外。小甚则寒热作；微小则消瘅。滑甚则㿗疝；微滑则虫毒，肠鸣中热。涩甚则肠㿗；微涩则内溃，下脓血。

脾脉之至也，大而虚，则有积气在腹中，有厥气，名曰厥疝。女子同法，得之四肢汗出当风也。

脾绝，则十日死。又脐出一作凸者，亦死。唇焦枯，无纹理而青黑者，脾先绝也。

脾病，面黄目赤者，可治；青黑色入口，则半岁死；色如枳实者，一一作半月死。吉凶休否一作咎。皆见其色出于部分也。

又，口噤唇黑，四肢重如山，不能自收持，大小便利无休歇，食饮不入，七日死。

又，唇虽痿黄，语声啭啭者可治。

脾病疟气久不去，腹中痛鸣，徐徐热汗出，其人本意宽缓，今忽反常而嗔怒，正言而鼻笑，不能答人者，此不过一月，祸必至矣。

又，脾中寒热，则皆使人腹中痛，不下食。

又，脾病则舌强语涩，转筋卵缩，牵阴股，引髀痛，身重，不思食，鼓胀，变则水汇不能卧者，死不治也。

脾正热，则面黄目赤，季胁痛满也。寒则吐涎沫而不食，四肢痛，滑泄不已，手足厥，甚则颤栗如疟也。

临病之时，要在明证详脉，然后投汤丸，求其痊损耳。

## 论胃虚实寒热生死逆顺脉证之法第二十七

胃者，腑也，又名水谷之海，与脾为表里。胃者，人之根本也，胃气壮则五脏六腑皆壮，足阳明是其经也。

胃气绝则五日死。实则中胀便难，肢节疼痛，不下食，呕吐不已；虚则肠鸣胀满，引水，滑泄；寒则腹中痛，不能食冷物；热则面赤如醉人，四肢不收持，不得安卧，语狂，目乱，便硬者是也。病甚则腹胁胀满，吐逆不入食，当心痛，上下不通，恶闻食臭，嫌人语，振寒，喜伸欠。

胃中热则在唇黑，热甚则登高而歌，弃衣而走，癫狂不定，汗出额上，鼽衄不止。虚极则四肢肿满，胸中短气，谷不化，中消也。

胃中风，则溏泄不已。胃不足，则多饥不消食。病人鼻下平，则胃中病，渴者不可治。一本无上十三字，作微燥而渴者，可治。

胃脉搏坚而长，其色黄赤者，当病折腰一作髀，其脉软而散者，病食痹。

右关上脉浮而大者，虚也；浮而短涩者，实也；浮而微滑者，亦实也；浮而迟者，寒也；浮而数者，实也。虚实寒热生死之法，察而端谨，则成神妙也。

## 论肺脏虚实寒热生死逆顺脉证之法第二十八

肺者，魄之舍，生气之源。号为上将军，乃五脏之华盖也。外养皮毛，内荣肠胃，与大肠为表里，手太阴是其经也。

肺气通于鼻，和则能知香臭矣。有寒则善咳本作有病则喜咳，实则鼻流清涕。凡虚实寒热，则皆使人喘嗽。实则梦刀兵恐惧，肩息，胸中满；虚则寒生一作热，咳一作喘息，利下，少气力，多悲感。

王于秋，其脉浮而毛，曰平。又，浮而短涩者，肺脉也。其脉来毛而中央坚，两头一作傍虚，曰太过，病在外；其脉来毛而微，曰不及，病在内。太过则令人气逆，胸满，背痛；不及则令人喘呼而咳一作嗽，上气见血，下闻病音。

又，肺脉厌厌聂聂，如落榆荚，曰平；来不上不下，如循鸡羽，曰病。来如物之浮，如风吹鸟背上毛者死。

真肺脉至，大而虚，又如以毛羽中人皮肤，其色赤，其毛折者死。

又，微毛曰平，毛多曰病。毛而弦者曰春病，弦甚曰即病。

又，肺病吐衄血，皮热、脉数、颊赤者，死也。又，久咳而见血，身热而短气，脉当涩，今反浮大，色当白，今反赤者，火克金，十死不治也。肺病喘咳，身但寒无热，脉迟微者，可治。

肺王于秋，其脉当浮涩而短，曰平。而反洪大而长，是火刑金，亦不可治。又，得软而滑者，肾来乘肺，不治自愈。反浮大而缓者，是脾来生肺，不治而差。反弦而长者，是肺被肝从，为微邪，虽病不妨。

虚则不能息，耳重，嗌干，喘咳上气，胸背痛。有积则胁下胀满。

中风则口燥而喘，身运而重，汗出而冒闷。其脉按之虚弱如葱叶，下无根者死。

中热则唾血。其脉细、紧、浮、数、芤、滑，皆失血病。此由躁扰、嗔怒、劳伤得之，气壅结所为也。

肺胀则其人喘咳而目如脱，其脉浮大者是也。

又，肺痿则吐涎沫而咽干。欲饮者为愈，不饮则未差。

又，咳而遗溺者，上虚不能制下也。其脉沉浊者，病在内；浮滑者，病在外。

肺死则鼻孔开而黑枯，喘而目直视也。

又，肺绝则十二日死，其状足满、泻痢不觉出也，面白目青者，此谓乱经。此虽天命，亦不可治。

又，饮酒当风，中于肺，则咳嗽喘闷。见血者，不可治；无血者，可治；面黄目白者，可治。肺病颊赤者死。

又，言音喘急、短气、好唾一作睡，此为真鬼相害，十死十，百死百，大逆之兆也。

又，阳气上而不降，燔于肺，肺自结邪，胀满，喘急，狂言，瞑目，非常所说而口鼻张，大小便头俱胀，饮水无度，此因热伤于肺，肺化为血，不可治，则半岁死。

又，肺疟使人心寒，寒甚则发热，寒热往来，休作不定，多惊，咳喘，如有所见者是也。其脉浮而紧，又滑而数，又迟涩而小，皆为肺疟之脉也。

又，其人素声清而雄者，暴不响亮而拖气用力，言语难出，视不转睛，虽未为病，其人不久。

又，肺病，实则上气喘急，咳嗽，身热，脉大也。虚则乏力、喘促、右胁胀、语言气短一作促者是也。

又，乍寒乍热，鼻塞，颐赤，面白，皆肺病之候也。

## 论大肠虚实寒热生死逆顺脉证之法第二十九

大肠者，肺之腑也，为传送之司，号监仓之官。肺病久不已，则传入大肠。手阳明是其经也。

寒则泄，热则结，绝则泄利无度，利绝而死也。热极则便血。又，风中大肠则下血。又，实热则胀满而大便不通，虚寒则滑泄不定。

大肠乍虚乍实，乍来乍去。寒则溏泄，热则垢重，有积物则寒栗而发热，有如疟状也。积冷不去则当脐而痛，不能久立，痛已则泄白物是也。虚则喜满，喘咳而喉咽中如核妨矣。

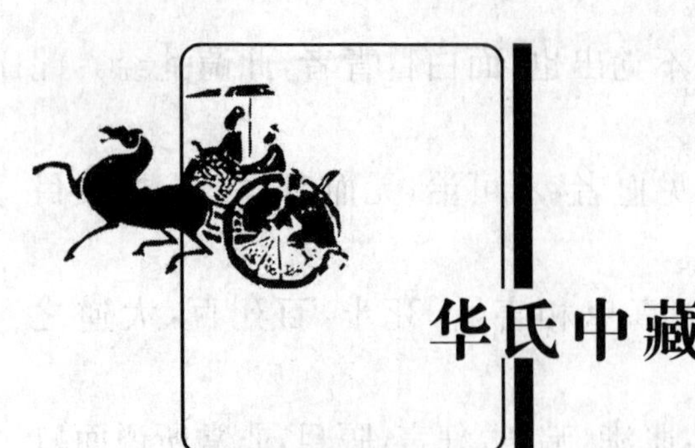

# 华氏中藏经卷中

## 论肾脏虚实寒热生死逆顺脉证之法第三十

肾者，精神之舍，性命之根，外通于耳，男以闭一作库精，女以包血，与膀胱为表里，足少阴太阳是其经也。肾气绝，则不尽其天命而死也。

王于冬。其脉沉濡曰平，反此者病。其脉弹石，名曰太过，病在外；其去如数者，为不及，病在内。太过则令人解㑊，脊脉痛而少气本作令人体瘠而少气不欲言；不及则令人心悬如饥，眇中清，脊中痛，小肠腹满，小便滑本云心如悬，少腹痛，小便滑，变赤黄色也。

又，肾脉来喘喘累累如钩，按之而坚，曰平。又，来如引葛，按之益坚，曰病；来如转索，辟辟如弹石，曰死。又，肾脉但石，无胃气亦死。

肾有水则腹大脐肿，腰重痛，不得溺，阴下湿如牛鼻头汗出，是为逆寒。大便难，其面反瘦也。

肾病，手足逆冷，面赤目黄，小便不禁，骨节烦痛，小腹结痛，气上冲心，脉当沉细而滑，今反浮大而缓，其色当黑，其今反者，是土来克水，为大逆，十死不治也。

又，肾病面色黑，其气虚弱，翕翕少气，两耳若聋，精自出，饮食少，小便清，膝下冷，其脉沉滑而迟，为可治。

又，冬脉沉濡而滑曰平，反浮涩而短，肺来乘肾，虽病易治。反弦细而长者，肝来乘肾，不治自愈。反浮大而洪，心来乘肾，不为害。

肾病，腹大胫肿，喘咳，身重，寝汗出，憎风。虚则胸中痛，大腹小腹痛，清厥，意不乐也。

阴邪入肾则骨痛，腰痛上引项脊背疼，此皆举重用力，及遇房汗出，当风浴水，或久立则伤肾也。

又，其脉急甚则肾痿瘕疾；微急则沉厥，奔豚，足不收。缓甚则折脊；微缓则洞泄，食不化，入咽还出。大甚则阴痿；微大则石水起脐下至小腹，其肿，埵埵然而上至胃脘者，死不治。小甚则洞泄；微小则消瘅。滑甚则癃㿉；微滑则骨痿，坐弗能起，目视见花。涩甚则大壅塞，微涩则不月疾痔。

又，其脉之至也，上坚而大，有积气在阴中及腹内，名曰肾痹，得之因浴冷水而卧。脉来沉而大坚，浮而紧，苦手足骨肿，厥，阴痿不起，腰背疼，小腹肿，心下水气，时胀满而洞泄，此皆浴水中，身未干而合房得之也。

虚则梦舟溺人，得其时，梦伏水中，若有所畏。盛实则梦腰脊离解不相属，厥邪客于肾，则梦临深投水中。

肾胀则腹痛满引背，怏怏然，腰痹痛。肾病，夜半慧，四季甚，下晡静。

肾生病则口热舌干，咽肿，上气，嗌干及心烦而痛，黄疸，肠澼，痿厥，腰脊背急痛，嗜卧，足下热而痛，胻酸；病久不已则腿筋痛，小便闭而两胁胀，支满，目盲者死。

肾之积，苦腰脊相引而疼，饥见饱减，此肾中寒结在脐下也。诸积大法，其脉来细软而附骨者是也。

又，面黑目白，肾已内伤，八日死。又，阴缩，小便不出，出而不快者，亦死。又，其色青黄，连耳左右，其人年三十许，百日死。若偏在一边，一月死。

实则烦闷，脐下重；热则口舌干焦而小便涩黄；寒则阴中与腰脊俱疼，面黑耳干，哕而不食，或呕血者是也。

又，喉中鸣，坐而喘咳，唾血出，亦为肾虚寒，气欲绝也。

寒热虚实既明，详细调救，即十可十全之道也。

## 论膀胱虚实寒热生死逆顺脉证之法第三十一

膀胱者，津液之腑，与肾为表里，号曰水曹掾，又名玉海，足太阳是其经也。总通于五腑，所以五腑有疾，即应膀胱；膀胱有疾，即应胞囊也。

伤热则小便不利；热入膀胱，则其气急，而苦小便黄涩也；膀胱寒则小便数而清也。

又，石水发，则其根在膀胱，四肢瘦小，其腹胀大者是也。

又，膀胱咳久不已则传入三焦，肠满而不欲饮食也。然上焦主心肺之病，人有热则食不入胃；寒则精神不守，泄利不止，语声不出也；实则上绝于心，气不行也；虚则引起气之于肺也。其三焦之气和，则五脏六腑皆和，逆则皆逆。膀胱中有厥阴气，则梦行不快；满胀则小便不下，脐下重闷或有痛也。绝则三日死，死时鸡鸣也。其三焦之论，备云于后。

## 论三焦虚实寒热生死逆顺脉证之法第三十二

三焦者，人之三元之气也，号曰中清之腑，总领五脏六腑、荣卫经络、内外左右上下之气也。三焦通则内外左右上下皆通也。其于周身灌体，和内调外，荣左养右，导上宣下，莫大于此也。又名玉海、水道。上则曰三管，中则名霍乱，下则曰走哺。名虽三而归一，有其名而无形者也，亦号曰孤独之腑。

而卫出于上，荣出于中。上者，络脉之系也；中者，经脉之系也；下者，水道之系也，亦又属膀胱之宗始。主通阴阳，调虚实。呼吸有病，则苦腹胀气满，小腹坚，溺而不得，便而窘迫也。溢则作水，留则为胀。足太阳是其经也。

又，上焦实热，则额汗出而身无汗，能食而气不利，舌干口焦咽闭之类，腹胀，时时胁肋痛也。寒则不入食，吐酸水，胸背引痛，嗌干，津不纳也。实则食已还出，膨膨然不乐；虚则不能制下，遗便溺而头面肿也。

中焦实热，则上下不通，腹胀而喘咳，下气不上，上气不下，关格而不通也。寒则下痢不止，食饮不消而中满也；虚则腹鸣鼓胀也。

下焦实热，则小便不通而大便难，苦重痛也；虚寒则大小便泄下而不止。

三焦之气，和则内外和，逆则内外逆。故云：三焦者，人之三元之气也。宜修养矣。

## 论痹第三十三

痹者，风寒暑湿之气中于人脏腑之为也。入腑则病浅易治，入脏则病深难治。而有风痹，有寒痹，有湿痹，有热痹，有气痹，而又有筋、骨、血、肉、气之五痹也。

大凡风寒暑湿之邪，入于肝则名筋痹，入于肾则名骨痹，入于心则名血痹，入于脾则名肉痹，入于肺则名气痹。感病则同，其治乃异。

痹者，闭也，五脏六腑，感于邪气，乱于真气，闭而不仁，故曰痹。

病或痛或痒，或淋或急，或缓而不能收持，或拳而不能舒张，或行立艰难，或言语謇涩，或半身不遂，或四肢拳缩，或口眼偏邪，或手足攲侧，或能行步而不能言语，或能言语而不能行步，或左偏枯，或右壅滞，或上不通于下，或下不通于上，或大腑闭塞一作小便秘涩，或左右手疼痛，或得疾而即死，或感邪而未亡，或喘满而不寐，或昏冒而不醒。种种诸症，皆出于痹也。

痹者，风寒暑湿之气中于人则使之然也。其于脉候形证、治疗之法，亦各不同焉。

## 论气痹第三十四

气痹者，愁忧思喜怒过多，则气结于上，久而不消则伤肺，肺伤则生气渐衰，则邪气愈胜。

留于上则胸腹痹而不能食，注于下则腰脚重而不能行；攻于左，则左不遂，冲于右，则右不仁；贯于舌，则不能言，遗于肠中，则不能溺；壅而不散则痛，流而不聚则麻。

真经既损，难以医治。邪气不胜，易为痊愈。其脉，右手寸口沉而迟涩者是也。宜节忧思以养气，慎一作绝喜怒以全真，此最为良法也。

## 论血痹第三十五

血痹者，饮酒过多，怀热太盛，或寒折于经络，或湿犯于荣卫，因而血抟，遂成其咎，故使人血不能荣于外，气不能养于内，内外已失，渐渐消削。

左先枯，则右不能举；右先枯，则左不能伸；上先枯，则上不能制于下；下先枯，则下不能克于上；中先枯，则不能通疏。百证千状，皆失血也。其脉，左手寸口脉结而不流利，或如断绝者是也。

## 论肉痹第三十六

肉痹者，饮食不节，膏粱肥美之所为也。脾者，肉之本，脾气已失则肉不荣，肉不荣则肌肤不滑泽，肌肤不滑泽则腠理疏，则风寒暑湿之邪易为入，故久不治则为肉痹也。

肉痹之状，其先能食而不能充悦，四肢缓而不收持者是也。其右关脉举按皆无力，而往来涩者是也。宜节饮食以调其脏，常起居以安其脾，然后依经补泻，以求其愈尔。

## 论筋痹第三十七

筋痹者，由怒叫无时，行步奔急，淫邪伤肝，肝失其气，因而寒热所客，久而不去，流入筋会，则使人筋急而不能行步舒缓也，故曰筋痹。

宜活血以补肝，温气以养肾，然后服饵汤丸。治得其宜，即疾瘳已，不然则害人矣。其脉，左关中弦急而数，浮沉有力者是也。

## 论骨痹第三十八

骨痹者，乃嗜欲不节伤于肾也。肾气内消，则不能关禁；不能关禁，则中上俱乱；中上俱乱，则三焦之气痞而不通；三焦痞而饮食不糟粕；饮食不糟粕，则精气日衰；精气日衰，则邪气妄入；邪气妄入，则上冲心舌；上冲心舌，则为不语；中犯脾胃，则为不充；下流腰膝，则为不遂；旁攻四肢，则为不仁。

寒在中则脉迟，热在中则脉数，风在中则脉浮，湿在中则脉濡，虚在中则脉滑。

其证不一，要在详明。治疗之法，列于后章。

## 论治中风偏枯之法第三十九

人病中风偏枯，其脉数而面干黑黧，手足不遂，语言謇涩，治之奈何？在上则吐之，在中则泻之，在下则补之，在外则发之，在内则温之，按之熨之也。

吐，谓吐出其涎也；泻，谓通其塞也；补，谓益其不足也；发，谓发其汗也；温，谓驱其湿也；按，谓散其气也；熨，谓助其阳也。治之各合其宜，安可一揆？在求其本。

脉浮则发之，脉滑则吐之，脉伏而涩则泻之，脉紧则温之，脉迟则熨之，脉闭则按之。要察其可否，故不可一揆而治者也。

## 论五丁状候第四十

五丁者，皆由喜怒忧思、冲寒冒热、恣饮醇酒、多嗜甘肥，毒鱼醋酱、色欲过度之所为也。畜其毒邪，浸渍脏腑，久不摅散，始变为丁。其名有五：一曰白丁，二曰赤丁，三曰黄丁，四曰黑丁，五曰青丁。

白丁者，起于右鼻下，初起如粟米，根赤头白。或顽麻，或痛痒，使人憎寒、头重，状若伤寒。不欲食，胸膈闷满。喘促昏冒者死，未者可治。此疾不过五日，祸必至矣，宜急治之。

赤丁在舌下，根头俱赤。发痛，舌本硬，不能言，多惊，烦闷，恍惚，多渴，引一作饮水不休，小便不通。发狂者死，未者可治。此疾不过七日，祸必至也，不可治矣。大人、小儿皆能患也。

黄丁者，起于唇齿龈边，其色黄，中有黄水。发则令人多一作能食而还一作复出，手足麻木，涎出不止，腹胀而烦。多睡不寐者死，未者可治。

黑丁者，起于耳前，状如瘢痕，其色黑，长减不定。使人牙关急，腰脊脚膝不仁，不然即痛。亦不出三岁，祸必至矣，不可治也。此由肾气渐绝故也。宜慎欲事。

青丁者，起于目下，始如瘤瘢，其色青，硬如石。使人目昏昏然无所见，多恐，悸惕，睡不安宁。久不已则令人目盲或脱精。有此则不出一年，祸必至矣。

白丁者，其根在肺；赤丁者，其根在心；黄丁者，其根在脾；黑丁者，其根在肾；青丁者，其根在肝。五丁之候一作疾，最为巨疾一作病，不可不察也。治疗之法，一一如左。陆本有方八道在此后，印本无之，今附下卷之末。

## 论痈疽疮肿第四十一

夫痈疽疮肿之所作也，皆五脏六腑畜毒不流则生本作皆有矣，非独因荣卫壅塞而发者也。

其行也有处，其主也有归。假令发于喉舌者，心之毒也；发于皮毛者，肺之毒也，发于肌肉者，脾之毒也；发于骨髓者，肾之毒也；缺肝毒。发于下者，阴中之毒也；发于上者，阳中之毒也；发于外者，六腑之毒也；发于内者，五脏之毒也。

故内曰坏，外曰溃，上曰从，下曰逆。发于上者得之速，发于下者得之缓，感于六腑则易治，感于五脏则难瘳也。

又，近骨者多冷，近虚者多热。近骨者，久不愈则化血成蛊；近虚者，久不愈则传气成漏。成蛊则多痒而少痛，或先痒后痛；成漏则多痛而少痒，或不痛，或不痒。内虚外实者，多痒而少痛；外虚内实者，多痛而少痒。血不止者则多死，脓疾溃者则多生。或吐逆无度，饮食不时，皆痈疽之使然也。

种候万一一作多，端要凭详，治疗之法，列在后篇。

## 论脚弱状候不同第四十二

人之病脚气与气脚之为异，何也？谓人之喜怒忧思、寒热邪毒之气，自内而注于脚，则名气脚也；风寒暑湿邪毒之气，从外而入于脚膝，渐传于内，则名脚气也。然内外皆以邪夺正，故使人病形颇相类例。其于治疗，亦有上下先后也。故分别其目。若一揆而不察其由，则无理致其瘳也。

夫喜怒忧思、寒热邪毒之气，流于肢节，或注于脚膝，其状类诸风、历节、偏枯、痈肿之证，但入于脚膝，则谓之气脚也。若从外而入于足，从足而入脏者，乃谓之脚气也。

气脚者，先治内而次治外；脚气者，先治外而次治内。实者利之，虚者益之。

又，人之病脚气多者何也？谓人之心、肺二经起于手，脾、肾、肝三经起于足。手则清邪中之，足则浊邪中之。人身之苦者，手足耳，而足则最重难苦，故风寒暑湿之气多中于足，以此脚气之病多也。然而得之病者，从渐而生疾，但始萌而不悟，悟亦不晓。医家不为脚气，将为别疾。治疗不明，因循至大。身居危地，本从微起，浸成巨候，流入脏腑，伤于四肢、头项、腹背也，而疾未甚，终不能知觉也。特因他而作，或如伤寒，或如中暑，或腹背疼痛，或肢节不仁，或语言错乱，或精神昏昧，或时喘乏，或暴盲聋，或饮食不入，或脏腑不通，或挛急不遂，或舒缓不收，或口眼牵搐，或手足颤掉。种种多状，莫有达者。故使愚俗束手受病，死无告陈。仁者见之，岂不伤哉！今述始末，略示后学，请深消息。

至如醉入房中，饱眠露下，当风取凉，对月贪欢，沐浴未干而熟睡，房室才罢而冲轩，久立于低湿，久伫于水涯，冒雨而行，渎寒而寝，劳伤汗出，食饮悲生，犯诸禁忌，因成疾矣。其于不正之气，中于上则害于头目，害于中则蛊于心腹，形于下则灾于腰脚，及于旁则妨于肢节。千状万证，皆属于气脚。但起于脚膝，乃谓脚气也。形候脉证，亦在详明。

其脉浮而弦者，起于风；濡而弱者，起于湿；洪而数者，起于热；迟而涩者，起于寒；滑而微者，起于虚；牢而坚者，起于实。在于上则由于上，在于下则由于下，在于中则生于中。结而因气，散而因忧，紧则因怒，细则因悲。

风者，汗之而愈；湿者，温之而愈；热者，解之而愈；寒者，熨之而愈。虚者补之，实者泻之，气者流之，忧者宽之，怒者悦之，悲者和之。能通此者，乃谓之良医。

又，脚气之病，传于心、肾则十死不治。入心则恍惚忘谬，呕吐，食不入，眠不安宁，口眼不定，左手寸口上脉乍大乍小、乍有乍无者是也。入肾则腰脚俱肿，小便不通，呻吟不绝，目额皆见黑色，气时上冲胸腹而喘，其左手尺中脉绝者是也。切宜详审矣。

## 论水肿脉证生死候第四十三

人中百病，难疗者莫过于水也。水者，肾之制也；肾者，人之本也。肾气壮则水还于海，肾气虚则水散于皮。又，三焦壅塞，荣卫闭格，血气不从，虚实交变，水随气流，故为水病。有肿于头目者，有肿于腰脚者，有肿于四肢者，有肿于双目者。有因嗽而发者，有因劳而生者，有因凝滞而起者，有因虚乏而成者，有因五脏而出者，有因六腑而来者。类目多种，而状各不同。所以难治者，由此百状，人难晓达，纵晓其端，则又苦人以娇恣不循理法，触冒禁忌，弗能备矣，故人中水疾死者多矣。

水有十名，具于篇末：一曰青水，二曰赤水，三曰黄水，四曰白水，五曰黑水，六曰玄水，七曰风水，八曰石水，九曰里水，十曰气水。

青水者，其根起于肝，其状先从面肿，而渐行一身也。赤水者，其根起于心，其状先从胸肿起也。黄水者，其根起于脾，其状先从腹肿也。白水者，其根起于肺，其状先从脚肿而上气喘嗽也。黑水者，其根起于肾，其状先从足趺肿。玄水者，其根起于胆，其状先从头面起，肿而至足者是也。风水者，其根起于胃，其状先从四肢起，腹满大而通身肿也。石水者，其根在膀胱，其状起脐下而腹独大是也。里水者，其根在小肠，其状先从小腹胀而不肿，渐渐而肿也。又注云：一作小腹胀而暴肿也。气水者，其根在大肠，其状乍来乍去，乍盛乍衰者是也。此良由上下不通，关窍不利，气血痞格，阴阳不调而致之也。其脉洪大者可治，微细者不可治也。

又，消渴之疾久不愈，令人患水气。其水临时发散，归于五脏六腑，则生为病也。消渴者，因冒风冲热，饥饱失节，饮酒过量，嗜欲伤频，或饵金石，久而积成，使之然也。

## 论诸淋及小便不利第四十四

诸淋与小便不利者，皆由五脏不通，六腑不和，三焦痞涩，荣卫耗失，冒热饮酒，过醉入房，竭散精神，劳伤气血，或因女色兴而败精不出，或因迷宠不已而真髓多输，或惊惶不定，或思虑未宁，或饥饱过时，或奔驰不定，或隐忍大小便，或发泄久兴，或寒入膀胱，或暑中胞囊。伤兹不慎，致起斯疾。状候变异，名亦不同，则有冷、热、气、劳、膏、砂、虚、实之八耳。

冷淋者，小便数，色白如泔也。热淋者，小便涩而色赤如血也。气淋者，脐腹满闷，小便不通利而痛也。劳淋者，小便淋沥不绝，如水之滴漏而不断绝也。膏淋者，小便中出物如脂膏也。砂淋者，脐腹中隐痛，小便难，其痛不可忍，须臾从小便中下如砂石之类，有大者如皂子，或赤或白一作黄，色泽不定。此由肾气弱而贪于女色，房而不泄，泄而不止，虚伤真气，邪热渐强，结聚而成砂。又如以火煮盐，火大水少，盐渐成石之类。谓肾者水也，咸归于肾，水消于下，虚热日甚，煎结而成。此非一时而作也。盖远久乃发，成即五岁，败即三年，壮人五载，祸必至矣，宜乎急攻。八淋之中，惟此最危。其脉盛大而实者可治，虚小而涩者不可治。虚者谓肾与膀胱俱虚而精滑梦泄、小便不禁者也。实则谓经络闭涩，水道不利，而茎痛腿酸者也。

又，诸淋之病，与淋相从者活，反者死凶。治疗之际，亦在详酌耳。

## 论服饵得失第四十五

石之有金，有服饵得失者，盖以其宜与不宜也。或草或木，或金或石，或单方得力，或群队获功，或金石毒发而致毙，或草木势助而能全。

其验不一者何也？基本实者，得宣通之性，必延其寿；基本虚者，得补益之情，必长其年。虚而过泻，实乃更增，千死其千，万殁其万，则决然也。

又，有年少之辈，富贵之人，恃其药力，恣其酒欲，夸弄其术，暗使精神内损，药力扶持，忽然疾作，何能救疗？如是之者，岂知灾从内发，但恐药饵无微功，实可叹哉。

其于久服方药，在审其宜。人药相合，效岂妄邪？假如脏不足则补其脏，腑有余则泻其腑；外实则理外，内虚则养内；上塞则引上，下塞则通下，中涩一作结则解中;左病则治左,右病则治右。上、下、左、右、内、外、虚、实,各称其法,安有横夭者也?故药无不效,病无不愈者,切务于谨察矣。

## 辨三痞论并方第四十六

金石草木,单服皆可以不死者,有验无验,在乎有志无志也。虽能久服,而有其药热壅塞而不散,或上或下,或痞或涩,各有其候,请速详明。用其此法,免败其志,皆于寿矣。谨论候并方,具在后篇。

**辨上痞候并方**

上痞者,头眩目昏,面赤心悸,肢节痛,前后不仁,多痰,短气,惧火,喜寒,又状若中风之类者是也。宜用后方:

桑白皮阔一寸,长一尺　槟榔一枚　木通一尺,去皮。一本作一两　大黄三分,湿纸煨　黄芩一分　泽泻二两

上剉为粗末,水五升,熬取三升,取清汁,分二一本作三服。食后,临卧服。

**辨中痞候并方**

中痞者,肠满,四肢倦,行立艰难,食已呕吐,冒昧,减食或渴者是也。宜用后方:

大黄一两,湿纸十重包裹,煨令香熟,切作片子　槟榔一枚　木香一分

上为末,生蜜为圆,如桐子大。每服三十圆,生姜汤下。食后、日午,日进二服。未减,加之。效,即勿再服。附方:

桂五钱,不见火　槟榔一个　黑牵牛四两,生为末二两

上为末,蜜酒调二钱,以利为度。

**辨下痞候并方**

下痞者,小便不利,脐下满硬,语言謇滞,腰背疼痛,脚重不能行立者是也。宜用后方:

瞿麦头子一两　官桂一分　甘遂三分　车前子一两,妙

上件为末,以獖猪肾一个,去筋膜,薄批开,入药末二钱,匀糁,湿纸裹,慢火煨熟,空心细嚼,温酒送下,以大利为度。小便未利,脐腹未软,更服附方:

葱白一寸,去心,入硇砂末一钱,安葱心中,两头以线子系之。湿纸包,煨熟,用冷醇酒送下。空心服,以效为度。

## 论诸病治疗交错致于死候第四十七

夫病者,有宜汤者,有宜圆者,有宜散者,有宜下者,有宜吐者,有宜汗者,有宜灸者,有宜针者,有宜补者,有宜按摩者,有宜导引者,有宜蒸熨者,有宜澡洗

者，有宜悦愉者，有宜和缓者，有宜水者，有宜火者。种种之法，岂能一也？若非良善精博，难为取愈。其庸下识浅，乱投汤圆，下、汗、补、吐，动使交错，轻者令重，重者令死，举世皆然。

且汤，可以荡涤脏腑，开通经络，调品阴阳，祛分邪恶，润泽枯朽，悦养皮肤，益充气力，扶助困竭，莫离于汤也。圆，可以逐风冷，破坚癥，消积聚，进饮食，舒荣卫，开关窍，缓缓然参合，无出于圆也。散者，能祛风寒暑湿之气，摅寒湿秽毒之邪，发扬四肢之壅滞，除剪五脏之结伏，开肠和胃，行脉通经，莫过于散也。下则疏豁闭塞，补则益助虚乏，灸则起阴通阳，针则行荣引卫，导引则可以逐客邪于关节，按摩则可以驱浮淫于肌肉。蒸熨辟冷，暖洗生阳，悦愉爽神，和缓安气。

若实而不下，则使人心腹胀满，烦乱，鼓肿。若虚而不补，则使人气血消散，精神耗亡，肌肉脱失，志意昏迷。可汗而不汗，则使人毛孔关塞，闷绝而终。可吐而不吐，则使人结胸上喘，水食不入而死。当灸而不灸，则使人冷气重凝，阴毒内聚，厥气上冲，分遂不散，以致消减。当针而不针，则使人荣卫不行，经络不利，邪渐胜真，冒昧而昏。宜导引而不导引，则使人邪侵关节，固结难通。宜按摩而不按摩，则使人淫随肌肉，久留不消。宜蒸熨而不蒸熨，则使人冷气潜伏，渐成痹厥。宜澡洗而不澡洗，则使人阳气上行，阴邪相害。

不当下而下，则使人开肠荡胃，洞泄不禁。不当汗而汗，则使人肌肉消绝，津液枯耗。不当吐而吐，则使人心神烦乱，脏腑奔冲。不当灸而灸，则使人重伤经络，内蓄炎毒，反害中和，致于不可救。不当针而针，则使人气血散失，关机细缩。不当导引而导引，则使人真气劳败，邪气妄行。不当按摩而按摩，则使人肌肉䐜胀，筋骨舒张。不当蒸熨而蒸熨，则使人阳气遍行，阴气内聚。不当淋渫而淋渫，则使人湿侵皮肤，热生肌体。不当悦愉而悦愉，则使人神失气消，精神不快。不当和缓而和缓，则使人气停意此下赵写本俱缺折，健忘伤志。

大凡治疗，要合其宜，脉状病候，少陈于后。凡脉不紧数，则勿发其汗。脉不疾数，不可以下。心胸不闭，尺脉微弱，不可以吐。关节不急，荣卫不壅，不可以针。阴气不盛，阳气不衰，勿灸。内无客邪，勿导引。外无淫气，勿按摩。皮肤不痹，勿蒸熨。肌内不寒，勿暖洗。神不凝迷，勿悦愉。气不急奔，勿和缓。顺此者生，逆此者死耳。脉病之法，备说在前。

## 论诊杂病必死候第四十八

夫人生气健壮者，外色光华，内脉平调。五脏六腑之气消耗，则脉无所依，色无所泽，如是者百无一生。虽能饮食行立，而端然不悟，不知死之逼矣，实为痛也。其大法列之于后。

病瞪目引水，心下牢满，其脉濡而微者死。

病吐衄、泻血，其脉浮大牢数者死。

病妄言、身热、手足冷，其脉细微者死。

病大泄不止，其脉紧大而滑者死。

病头目痛，其脉涩短者死。

病腹中痛，其脉浮大而长者死。

病腹痛而喘，其脉滑而利，数而紧者死。

病四逆者，其脉浮大而短者死。

病耳无闻，其脉浮大而涩者死。

病脑痛，其脉缓而大者死。

左病右痛，上病下痛者死。

人不病而脉病者死。

病厥逆，呼之不应，脉绝者死。

病人脉宜大，反小者死。

肥人脉细欲绝者死。

瘦人脉躁者死。

人脉本滑利，而反涩者死。

人脉本长，而反短者死。

人尺脉上应寸口太迟者死。

温病，三四日未汗，脉太疾者死。

温病，脉细微而往来不快，胸中闭者死。

温病，发热甚，脉反小者死。

病甚，脉往来不调者死。

温病，腹中痛，下痢者死。

温病，汗不出，出不至足者死。

病疟，腰脊强急，瘛疭者死。

病心腹胀满，痛不止，脉坚大洪者死。

痢血不止，身热，脉数者死。

病腹满，四逆，脉长者死。

热病七八日，汗当出反不出，脉绝者死。

热病七八日，不汗，躁狂，口舌焦黑，脉反细弱者死。

热病，未汗出，而脉大盛者死。

热病，汗出而脉未静，往来转大者死。

病咳嗽，脉数身瘦者死。

暴咳嗽，脉散者死。

病咳，形肥，脉急甚者死。

病嗽而呕，便滑不禁，脉弦欲绝者死。

病诸嗽喘，脉沉而浮者死。

病上气，脉数者死。

病肌热，形瘦，脱肛，热不去，脉甚紧急者死。

病肠澼，转筋，脉极数者死。

病中风，痿疾不仁，脉紧急者死。

病上喘气急，四肢寒，脉涩者死。

病寒热，瘈疭，脉大者死。

病金疮血不止，脉大者死。

病坠损内伤，脉小弱者死。

病伤寒，身热甚，脉反小者死。

病厥逆，汗出，脉虚而缓者死。

病洞泄，不下食，脉急者死。

病肠澼，下白脓者死。

病肠澼，下脓血，脉悬绝者死。

病肠澼，下脓血，身有寒，脉绝者死。

病咳嗽，脉沉坚者死。

病肠中有积聚，脉虚弱者死。

病水气，脉微而小者死。

病水胀如鼓，脉虚小涩者死。

病泄注，脉浮大而滑者死。

病内外俱虚，卧不得安，身冷，脉细微，呕而不入食者死。

病冷气上攻，脉逆而涩者死。

卒死，脉坚而细微者死。

热病三五日，头痛身热，食如故，脉直而疾者，八日死。

久病，脉实者死。

又虚缓、虚微、虚滑、弦急者死。

卒病，脉弦而数者死。

凡此凶脉，十死十，百死百，不可治也。

## 察声色形证决死法第四十九

凡人五脏六腑、荣卫关窍，宜平生气血顺度循环无终，是为不病之本。若有缺绝，则祸必来矣。要在临病之时，存神内想，息气内观，心不妄视，著意精察，方能通神明，探幽微，断死决生，千无一误。死之征兆，具之于后：

黑色起于耳目鼻上，渐入于口者死。

赤色见于耳目额者，五日死。

黑白色入口鼻目中者，五日死。

面或如马肝色，望之如青，近则如黑者死。

张口如鱼，出气不反者死。

循摸衣缝者死。

妄语错乱及不能语者死；热病即不死。

尸臭不可近者死。

面目直视者死。

肩息者，一日死。

面青人中反者，三日死。

面无光，牙齿黑者死。

面青目黑者死。

面白目黑者，十日死。

面赤眼黄，即时死。

面黑目白者，八日死。

面青目黄者，五日死。

眉系倾者，七日死。

齿忽黑色者，三十日死。

发直者，十五日死。

遗尿不觉者，五六日死。

唇口乍干黑者死。

爪甲青黑色死。

头目久痛，卒视不明者死。

舌卷卵缩者死。

面黑直视者死。

面青目白者死。

面黄目白者死。

面目俱白者死。

面目青黑者死。

面青唇黑者死。

发如麻，喜怒不调者死。

发眉如冲起者死。

面色黑，胁满不能反侧者死。

面色苍黑，卒肿者死。

掌肿无纹，脐肿出，囊茎俱肿者死。

手足爪甲肉黑色者死。

汗出不流者死。

唇反人中满者死。

阴阳俱绝，目眶陷者死。

五脏内外绝，神气不守，其声嘶者死。

阳绝阴结，精神恍惚，撮空裂衣者死。

阴阳俱闭，失音者死。

荣卫耗散，面目浮肿者死。

心绝于肾，肩息，回眄，目直者，一日死。

肺绝则气去不反，口如鱼口者，三日死。

骨绝，腰脊痛，肾中重，不可反侧，足膝后平者，五日死。

肾绝，小便赤涩，下血，耳干，脚浮，舌肿者，六日死；又曰，足肿者，九日死。

脾绝，口冷，足肿胀，泄不觉者，十二日死。

筋绝，魂惊，虚恐，手足爪甲青，呼骂不休者，八九日死。

肝绝，汗出如水，恐惧不安，伏卧，目直面青者，八日死；又曰，即时死。

胃绝，齿落，面黄者，七日死；又曰，十日死。

凡此，察听之，更须详酌者矣。

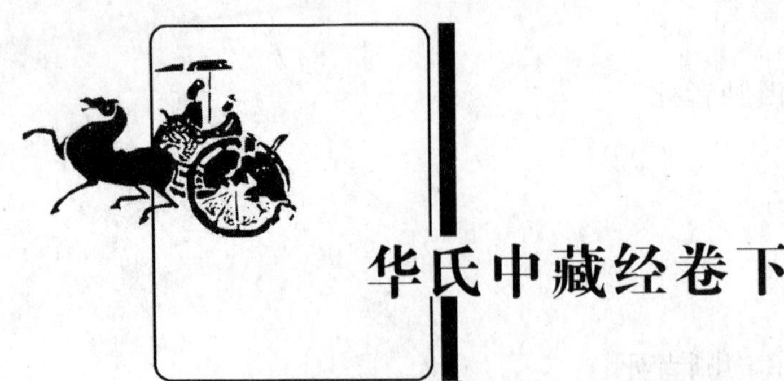

# 华氏中藏经卷下

## 疗诸病药方六十八道〔1〕

**万应圆**

甘遂三两　芫花三两　大戟三两　大黄三两　三棱三两　巴豆二两，和皮　干漆二两，炒　蓬术二两　当归五两　桑皮二两　硼砂三两　泽泻八两　山栀仁二两　槟榔一两　木通一两　雷丸一两　诃子一两　黑牵牛五两　五灵脂五两　皂角七定，去皮弦

上件二十味，剉碎，洗净。入米醋二斗，浸三日。入银器或石器，内慢火熬，令醋尽。焙干焦，再炒为黄色，存性。入后药：

木香一两　丁香一两　肉桂一两，去皮　肉豆蔻一两　白术一两　黄芪一两　没药一两　附子一两，炮去皮脐　茯苓一两　赤芍药一两　川芎二两　牡丹皮二两　白牵牛二两　干姜二两　陈皮二两　芸苔二两，炒　地黄三两　鳖甲三两，醋炙　青皮三两　南星二两，浆水煮软，切，焙

上二十味，通前共四十味，同杵，罗为末，醋煮，面糊为圆，如绿豆大。用度谨具如左：合时须在一净室中，先严洁斋心，涤虑焚香，精诚恳诸方圣者以助药力，尤效速也。

结胸伤寒，用油浆水下七圆，当逐下恶物。如人行二十里，未动再服。

多年积结，殗食、癥块，临卧水下三圆至五圆。每夜服之，病即止。

如记得因伤物作积，即随所伤物下七圆。小儿、妊妇、老人勿服。

水气，通身肿黄者，茯苓汤下五圆，日二服，水消为度。

如要消酒、进食，生姜汤下一圆。

食后腹中一切痛，醋汤下七圆。

膈气噎病，丁香汤下三圆。夜一服。

因伤成劳，鳖甲汤下七圆。日三服。渐安，减服。

〔1〕 六十八道：原作“六十道”，据本卷实有方剂数改。

小肠痃癖气，茴香汤下三圆。

大小便不通，蜜汤下五圆。未通，加至七圆。

九种心通，茱萸汤下五圆。立止。

尸注走痛，木瓜汤下三圆。

脚气，石楠汤下五圆。每日食前服。

卒死，气未绝，小便化七圆，灌之立活。

产后血不行，当归酒下三圆。

血晕、血迷、血蛊、血痢、血胀、血刺、血块、血积、血癥、血瘕，并用当归酒下二圆。逐日服。

难产、横倒，榆白皮汤下二圆。

胞衣不下，烧秤锥通红，以酒淬之，带热下二圆。惟孕妇患不可服；产急难，方可服之。

脾泻血痢，干姜汤下一圆。

赤白痢，甘草干姜汤下一圆。

赤痢，甘草汤下一圆。

白痢，干姜汤下一圆。

胃冷吐逆，并反胃吐食，丁香汤下二圆。

卒心腹痛不可忍者，热醋盐汤下三丸。

如常，服一圆。临卧，茶清下。

五烂疾，牛乳下一圆。每日二服。

如发疟时，童子小便、酒下十圆。化开灌之，吐利即愈，其效如神。

**疗万病六神丹**

雄黄一两，研　矾石一两，烧　巴豆一两，去皮　附子一两，炮　藜芦三两　朱砂二两，一两别研，一两为衣

上为末，炼蜜为圆，如小豆大，一等作黍米大。男子百疾，以饮服二圆。小儿量度与小者服。得利即差。

**安息香丸**　治传尸、肺痿、骨蒸、鬼疰、卒心腹疼、霍乱吐泻、时气、瘴疟、五利、血闭、痃癖、丁肿、惊邪诸疾。

安息香　木香　麝香　犀角　沉香　丁香　檀香　香附子　诃子　朱砂　白术　荜拔以上各一两　乳香　龙脑　苏合香以上各半两

上为末，炼蜜成剂，杵一千下，圆如桐子大，新汲水化下四圆。老幼皆一圆。以绛囊子盛一圆，弹子大，悬衣，辟邪毒魍魉甚妙。合时忌鸡、犬、妇人见之。

**明月丹**　治传尸劳。

雄黄半两　兔粪二两　轻粉一两　木香半两　天灵盖一两，炙　鳖甲一个，大者，去裙

襕，醋炙焦黄

上为末。醇酒一大升，大黄一两熬膏，入前药末，为圆如弹子大，朱砂为衣。如是传尸劳，肌瘦面黄、呕吐血、咳嗽不定者是也。先烧安息香，令烟起，吸之不嗽者，非传尸也，不可用此药。若吸烟入口，咳嗽不能禁止者，乃传尸也，宜用此药。五更初，勿令人知，以童子小便与醇酒共一盏，化一圆服之。如人行二十里，上吐出虫，其状若灯心而细，长及寸，或如烂李，又如虾蟆，状各不同。如未效，次日再服，以应为度。仍须初得，血气未尽、精神未乱者可用之。

**地黄煎** 解劳，生肌肉，进食，活血养气。

生地黄汁五升 生杏仁汁一升 薄荷汁一升 生藕汁一升 鹅梨汁一升 法酒二升 白蜜四两 生姜汁一升

以上同于银、石器中，慢火熬成膏，却入后药：

柴胡四两，去芦，焙 木香四两 人参二两 白茯苓二两 山药二两 柏子仁二两 远志二两，去心 白术二两 桔梗二两 枳实二两，麸炒 秦艽三两，去芦 麝香二钱，另研 熟地黄四两

上末，入前药膏中和，再入臼中，杵二三千下，圆如桐子大。每服食药，用甘草汤下二十圆。食后，日三服。安，即住服。

**起蒸中央汤**

黄连五两

上㕮咀，以醇酒二斗，同熬成膏。每夜以好酒化下弹子大一圆，汗出为度。仍服补药麝脐圆。

**补药麝脐圆**

麝脐一枚，烧灰 地黄洗 地骨皮 山药 柴胡各一两 白术二两 活鳖一个，重二斤者佳

上将鳖入醇酒一升，煮令烂熟，研细，入汁，再熬膏；入末，圆如桐子大。酒服二十圆，日二夜一。蒸，谓骨蒸也。气血相传，久而瘦弱，遂成劳伤、肉消、毛落、妄血、喘咳者是也。宜以前法治之。

**太上延年万胜追魂散**

人参去芦 柴胡去苗 杏仁去皮尖 天灵盖炙，各一两 蜀椒一分 桃柳心一小握

上为末。童子小便一升，末一两，垍瓶中煎令熟。空心、日午各进一服，经五日效。

**醉仙丹** 主偏枯不遂，皮肤不仁。

麻黄一两，去节，水煮，去沫，焙干，作末 南星七个，大者 大附子三个，黑者 地龙七条，去土

上除麻黄外，先末之。次将麻黄末，用醇酒一升熬成膏，入末，圆如弹子大。每服食后、临睡，酒化一圆，汗出为度。偏枯不遂，皮肤不仁者，皆由五脏气虚，风

寒暑湿之邪蓄积于中，久而不散，乃成疾焉。以前法主之。

**灵乌丹** 治一切冷疾、疼痛、麻痹、风气。

川乌一斤，河水浸七日，换水浸。去皮尖，切片，干之 牛膝二两，酒浸，焙 何首乌四两，制如川乌法

上为末，炼蜜圆如桐子大，朱砂为衣。空心，酒下七圆，渐加至十圆。病已即止。

**扁鹊玉壶丹** 驻颜补暖，祛万痛。

硫黄一斤。以桑灰淋浓汁五斗，煮硫黄令伏，以火煅之，研如粉。掘一地坑子，深二寸许，投水在里，候水清，取调硫黄末，稀稠得所。磁器中煎干。用鏊一个，上傅以砂，砂上铺纸，鏊下以火煅热，即取硫黄滴其上，自然色如玉矣

上以新炊饮为圆，如麻子大。空心、食前，酒下十圆。

**葛玄真人百补构精圆**

熟地黄四两 山药二两 五味子六两 苁蓉三两，酒浸一宿 牛膝二两，酒浸 山茱萸一两 泽泻一两 茯苓一两，去皮 远志一两，去心 巴戟天一两，去心 赤石脂一两 石膏一两 柏子仁一两，炒 杜仲三两，去皮，剉碎，慢火炒，令丝断

上为末，炼蜜圆如桐子大。空心，温酒下二十圆。男子、妇人皆可服。

**涩精金锁丹**

韭子一升，酒浸三宿，滤出焙干，杵为末

上用酒糊为圆，如桐子大，朱砂为衣。空心，酒下二十圆。

**疗百疾延寿酒**

黄精四斤 天门冬三斤 松叶六斤 苍术四斤 枸杞子五升

上以水三硕，煮一日，取汁，如酿法成，空心任意饮之。

**交藤圆** 驻颜长算，祛百疾。

交藤根一斤，紫色者。河水浸七日，竹刀刮去皮，晒干 茯苓五两 牛膝二两

上为末，炼蜜，搜成剂，杵一万下，圆如桐子大，纸袋盛之。酒下三十圆，空心服。久服延寿，忌猪、羊肉。

**天仙圆** 补男子、妇人虚乏。

天仙子 五灵脂各五两

上炒令焦黑色，杵末，以酒糊为圆，如绿豆大。食前，酒服十五圆。

**左慈真人**陆本无此上四字，作善养**千金地黄煎**

生地黄一秤，取汁，于石器中熬成膏，入熟干地黄末，看硬软剂，杵千下

上圆如桐子大，每服二十圆，空心服，久服断欲，神仙不死。

**取积聚方**

轻粉 粉霜 朱砂各半两 巴豆霜二钱半

上同研匀，炼蜜作剂，旋圆如麻子大。生姜汤下三圆。量虚实加减。

**治癥瘕方**

大黄湿纸裹，煨　三棱湿纸裹，煨热，剉　硼砂研　干漆炒，令烟尽　巴豆去皮，出油

以上各一两，为末，醋一方，熬成膏，入后药。

木香　丁香　枳实麸炒，去穰　桂心各一两

上为末，入前项膏子和成剂，杵千下，为圆如绿豆大。饮服三五圆。食后服。

**通气阿魏圆**　治诸气不通，胸背痛，结塞闷乱者，悉主之。

阿魏二两　沉香一两　桂心半两　牵牛末二两

上先用醇酒一升，熬阿魏成膏，入药末为圆，樱桃大，朱砂为衣。酒化一圆。

**治尸厥卒痛方**　尸厥者，谓忽如醉状，肢厥而不省人事也。卒痛者，谓心腹之间，或左右胁下，痛不可忍，俗谓鬼箭者是。

雄黄二两，研　朱砂二两，研

上二味再同研匀，用大蒜一头，湿纸裹，煨，去纸，杵为圆，樱桃大。每服一圆，热酒化下。

**鬼哭丹**　主腹中诸痛，气血凝滞，饮食未消，阴阳痞隔，寒热相乘，抟则为痛。宜以此方主之。

川乌十四个，生　朱砂一两　乳香一分

上为末，以醋一盏，五灵脂末一两，煮糊和圆，如桐子大，朱砂为衣，酒下七圆，男子温酒下，女人醋汤下。

**治心痛不可忍者**

木香　蓬术各一两　干漆一分，炒

上为末，每服一钱，热醋汤调下，入口立止。

**取长虫兼治心痛方**

大枣二十一个，去核　绿矾一两，作二十一块子，填枣中，面裹烧红，去面　雷丸七个　轻粉一钱　木香一钱　丁香一钱　水银半两。入铅半两，溶成砂子

上为末。取牛肉二两，车脂一两，与肉同剉令烂。米醋一升，煮肉令成膏。入药同熬，硬软得所，入臼中杵三二千下。圆如酸枣大。圆时先以绯线一条，圆在药中，留二尺许作系。如有长虫者，五更初，油浆水吞下一圆，存线头勿令吞尽。候少顷，心中痛，线动，即急拽线，令药出则和虫出。若心气痛不可忍者，热醋汤化下一圆，立止。

**治虫毒方**

水银　蜜陀僧　黄丹　轻粉　大黄　丁香　诃子　雄雀粪各一两

上为末。每服二钱，用面半两，共水和成油饼食之。又法：作棋子，入浆水煮热食之。

**破棺丹**　治阴厥，面目俱青，心下硬，四肢冷，脉细欲绝者。

硫黄一两。无灰酒煮三日三夜，如耗，旋添暖酒。日足取出，研为末　丹砂一两，研匀细

上以酒煮糊为圆，如鸡头大。有此病者，先于净室中，勿令人知，度病人长短，掘一地坑子，深一尺以来，用苜蓿火烧，令坑子极热，以醋五升沃，令气出，内铺衣被盖坑，以酒化下一圆，与病人服之。后令病人卧坑内，盖覆，少时汗出，即扶病者，令出无风处，盖覆。令病人四肢温，心下软，即渐去衣被，令通风，然后看虚实调补。

**再生圆**　起厥死犹暖者

巴豆一两，去皮，研　朱砂一两，细研　麝香半两，研　川乌尖十四个，为末　大黄一两，炒，取末

上件再同研匀，炼蜜和圆，如桐子大。每服三圆，水化下，折齿灌之，立活。亦疗关膈结胸，极效。

**救生圆**　治卒死。

大黄四两　轻粉半两　朱砂一两　雄黄一分　巴豆七个，去皮，细研，取霜

上为末。以鲩胆汁和圆，如鸡头大。童子小便化开一圆，斡开口灌之。内大葱一寸许入鼻中，如人行五七里，当吐出涎，即活。

**治脾厥吐泻霍乱**

黑附子炮，去皮脐，八破　干姜炮　甘草炙　肉豆各一两。印本无此一味，有豉等分

上为末。水半升，末四钱印本作二钱，枣七个，姜一分印本作一钱。同煎去半，温服，连进三服。

**三生散**　起卒死，兼治阴盛四逆，吐泻不止。

草乌七个　厚朴一尺　甘草三寸，并生用

上为末。水一中盏，末一钱，枣七个，煎七分服。重者灌之。

**起卒死**

葱葱根二两　瓜蒂二分　丁香十四粒

上为末，吹一字入鼻中，男左女右，须臾自活。身冷强厥者，勿活。

**浴肠汤**　治阳厥发狂，将成疸。

大黄四两，温纸裹煨　大青叶　栀子仁　甘草各一两，炙

上为末，水五升，末四两，煎减二升，内朴硝五合，再熬去一升，取汁二升，分四服。量虚实与之，大泻为度。如喜水，即以水浇之；畏水者，勿与吃，大忌。

**破黄七神丹**

朴硝二斤　朱砂五两　大黄七两　甘遂二两　山栀二两　轻粉一两　豉半斤，以绢袋盛之

上七味，以水二斗，熬令水尽，除去甘遂、豉、栀子、大黄，只取朴硝、朱砂、轻

粉为末。以水浸豉汁，研匀后，入末三味同和。煮糯米糊为圆，如弹子大。新水化一圆，吐泻为度。

**三黄圆** 治三痟、吐血、诸黄症。

黄连三两 黄芩二两 大黄一两

上为末，炼蜜为圆，如桐子大。食后，温水下十五圆，量虚实加减服。

**通中延命玄冥煮朱砂法** 治尿血，开拥塞，解毒，治一切热病、风气、脚毒、蛊毒。

朱砂五两 朴硝半秤，水煮七遍。每遍用水三升，水尽为度，取霜，再入水二升 苏木二两 大黄五两 郁金三两 山栀二两 人参二两 桑皮二两 甘草五两

上件同熬，水尽为度。只用朱砂，去余药。杵末，炼蜜圆桐子大。每服二十圆，饮下。可疏诸毒，尤妙。

**治暴热毒，心肺烦而呕血方**

大黄二两，为末，以地黄汁拌匀，湿即焙干

上为末。每服二钱，地黄汁调下，以利为度。甘草汤亦得。

**治吐血方**

蛤粉四两 朱砂一两

上为末，新汲水调下五钱。未已，再服，止即已。

**治中暍死，心下犹暖，起死方**

上令病者仰面卧，取温水，不住手浇淋脐中。次以童子小便，合生地黄汁灌之，自活。禁与冷水，只与温熟水饮之。

**玉霜膏** 治一切热毒喉闭。

朴硝一斤 牙硝半斤 硼砂四两 矾石三两

上为末，火溶成汁。筑一地坑子，令实，倾入，盆覆一夕，取，杵为末。入龙脑二两，研匀。新汲水半盏，合生蜜调一钱。小儿量与服。

**百生方** 救百物入咽喉，鲠欲死者。

茯苓去皮 贯众 甘草

上件，各等分为末。每服一钱，米饮调一分，立效。

**治喉闭、闷气欲死者**

上取干漆，烧令烟出，竹筒子吸烟吞之。立效。

**治漏胎胎损方**

川芎 艾叶各一两，炒 阿胶炒 白茯苓□□

上末之，糯米饮调下二钱匕，日七服。仍食糯米粥养之。

**治妇人血崩方**

枳壳一钱，面炒 地黄二钱，烧醋淬十四次

上为末，醋汤调下一钱匕，连三服，效。

**治妇人血闭方**

干漆二两，烧　生地黄汁五升

上熬成膏，酒化枣大许，空心服。

**三不鸣散**　治小便不通及五淋。

取水边、灯下、道边蝼蛄各一个。三处取三个，令相咬，取活者一个，如后法，麝香酒，食空下。

上内于瓶中，封之，令相噬。取活者焙干，余皆为末。每服一钱匕，温酒调服，立通。余皆二字恐误。

**甘草汤**　解方药毒。

甘草一十二两

上件剉碎，水二斗，煎至一斗，取清，温冷得所服，仍尽量服。

**治溺死方**

取石灰三石，露首培之，令厚一尺五寸。候气出后，以苦葫芦穰作末。如无，用瓜蒂。

上用热茶调一钱，吐为度。省事后，以糜粥自调之。

**治缢死方**

先令人抱起解绳，不得用刀断。扶于通风处，高首卧。取葱葱根末，吹入两鼻中，更令亲人吹气入口，候喷出涎，即以矾石末，取丁香煎汤，调一钱匕灌之。

**槐子散**　治久下血，亦治尿血。

槐角中黑子一升，合槐花二升，同炒焦。

上件为末，每服二钱，用水调下。空心、食前各一服。病已，止。

**治肠风下血**

荆芥穗　地黄各二两　甘草半两

上为末。每服一钱，温酒调下。食后，日三夜一。

**治暴喘欲死方**

大黄一两　牵牛二两，炒

上件为细末，每服二钱，蜜水调下，立愈。治上热痰喘极效。若虚人、肺虚冷者，不可用。

**大圣通神乳香膏**　贴诸毒、疮肿、发背、痈疽。

乳香一两　没药一两　血竭一两　黄蜡一两　黄丹二两　木鳖二两，去壳　乌鱼骨二两　海桐皮二两　不灰木四两　沥青四两　五灵脂二两　麝香二钱　腻粉三钱

上并为末，用好油四两，熬令热，下药末熬，不住手搅之，令黑色，滴水中成珠，即止。

**水澄膏** 治病同前。

井泉石 白及各一两 龙骨 黄柏 郁金各半两 黄蜀葵花一分

上六味并为末，每服二钱，新汲水一盏调药，打令匀，伺清澄，去浮水，摊在纸花上贴之，肿毒、发背皆治。

**更苏膏** 治一发不测恶疮欲垂垂字恐误。

南星一个 半夏七个 巴豆五个，去壳 麝香半钱

上为细末，取腊月猪脂就膏。令如不痛疮，先以针刺破，候忍痛处，使以儿乳汁同调，贴之。

**千金膏** 贴一切恶疮、痈疖。

定粉 南粉 腻粉 黄丹各一分

上为末，入麝香一钱，研匀，油调得所，成膏，贴。

**定命圆** 治远年、日近一切恶候漏疮。此药为末，熔开蜡，就汤内为条，如布针大，内入云母膏贴之。

雄黄 乳香各一分 巴豆二十一粒，去皮不去油

上研如粉，入白面三钱，水和圆如小豆或小麦粒大，两头尖。量病浅深，内疮中，上用乳香膏贴之，效。服云母膏尤佳。

**麝香圆** 治一切气漏疮。

麝香一分 乳香一分 巴豆十四粒，去皮

上为末，入枣肉和成剂，圆作铤子。看疮远近任药，以乳香膏贴之，以效为度。

**香鼠散** 治漏疮。

香鼠皮四十九个，河中花背者是 龙骨半两 蝙蝠二个，用心肝 黄丹一分 麝香一钱 乳香一钱 没心草一两，烧灰

上入坩合中，泥固济。炭三斤，煅。火终，放冷，为末。用葱浆水洗净，以药贴之，立效。

**定痛生肌肉方**

胭脂一分 血竭一两 乳香一分 寒水石三两，烧

上为末，先以温浆水洗过，拭干，傅疮甚妙。

**又定痛生肌肉方**

南星一个 乳香二钱 定粉半两 龙骨半两 不灰木一两，烧过

上为末。先以温浆水洗疮口，以软绵帛拭干，傅之。

**治白丁憎寒喘急昏冒方**

葶苈 大黄各一两 桑白皮 茯苓各二两 槟榔七个 郁李仁 汉防已各三分

上件为末。每服三钱，蜜水调下。以疏下恶物为度。

**又取白丁方**

铅霜一分　胆矾　粉霜各一钱　蜈蚣一条

上件为末。先刺令血出，内药米心大，以醋面饼封口，立愈。

**治赤丁方**

黄连　大黄各一两

上件为末，以生蜜和圆，如桐子大。每服三十圆，温水下，以利为度。

**又取赤丁方**

杏仁七个，生用

上件嚼烂，漱之，令津满口，吐出，绵滤汁。入轻粉少许，调匀，以鸡羽扫之。

**治黄丁方**

巴豆七个，去心膜　青州枣七个，去核，安巴豆在枣内，以面裹，煨通赤

上件为末，以硼砂、醋作面糊为圆，如绿豆大。每服五圆至十圆，米饮下，以利为度。

**又取黄丁方**陆本元控一行。

黄柏一两　郁金半两

上件为细末，以鸡子清调，鸡羽扫上。

**治黑丁方**

菟丝子　菖蒲

上二味等分为末，酒浸，取汁扫丁上。更服肾气圆补之。

**治青丁方**

谷精草　蝉壳各一两　苍术五两

上为末。每服一钱，水调服，食前。仍以针刺丁出，用桑柴灰汁洗之，立效。

已上八方，陆本在中卷四十论后，印本无此方，今附下卷之末。

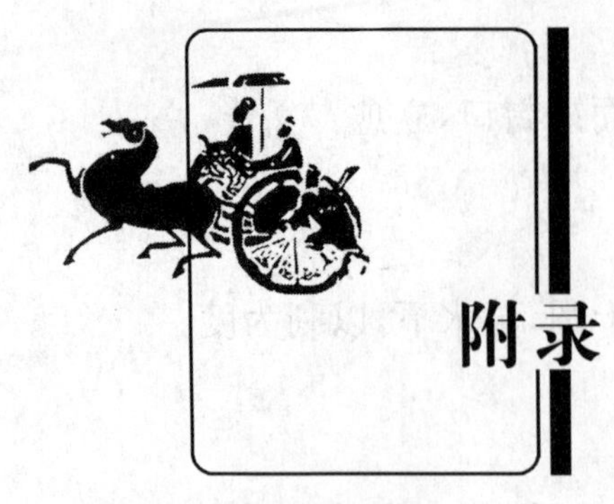

# 附录 《中藏经》八卷本比三卷本多出方剂

**三茱圆** 治小肠气痛。

山、石、吴茱萸各一两 金铃子取肉并皮，一两 青皮去穰 舶上茴香 马兰三味各一两

上七味，逐味于银铫内炒令香，为末，酒糊圆如梧桐子大。每疾作，盐酒下三五十圆。久年不差，五七服可除根本。

**金铃圆** 治小肠气，一服立愈。

牵牛子炒 青皮去白 良姜各等分 川楝子 舶上茴香各半两 玄胡索一两

上为细末，生姜自然汁煮面糊圆，如梧桐子大，朱砂为衣，每服三十圆，烧绵为灰，浸酒下，不计时候。

**烧肝散** 治久年不差，心劳口疮。

银州柴胡去芦 白术 红芍药 牡丹皮 苍术已上五味各一两 人参 黑附子炮去脐皮 石斛去浮膜，三味各半两

上同为细末，用猜猪肝薄批去血水，掺药在上，匀遍，以荷叶裹定，湿纸包之，慢火煨令过熟。空心、食前米饮下。此药有奇功。

**补心丹** 治因惊失心，或因思虑过当，心气不宁，狂言妄语，叫呼奔走。

朱砂一分 雄黄一分，并研 白附子一钱，为末

上拌匀，以猪心血圆如梧桐子大，更别以朱砂为衣。每服二圆，临卧用人参菖蒲汤下。常服一粒，能安魂魄、补心气、镇神灵。

**椒红圆** 治漱不止及补中益气，进食。

小椒拣净，二两，去目，炒过出汗用 干山药一两，炮去皮脐 川附子一两，炮去皮脐

上同为细末，以好酒煮淡木瓜和之，再入臼中杵三五百下，圆如桐子大。每服十五、二十圆，空心、食前，盐汤、温酒任下。泄泻，米饮下。如喉中痰涎如水鸡声，晓夕不止者，一两服见效。

**缩砂圆** 消积、温中、顺气，治风痰，利胸膈，尤治伤生冷，呕逆泄泻。

天南星四两，汤浸洗七遍，切，焙干，秤 良姜四两 缩砂仁一两

上为细末，生姜自然汁煮面糊圆，如梧桐子大。每服十五圆或二十圆。擦生姜浸汤下，不计时服。

**强中圆** 治气消食，益脾胃，进饮食。

白术或苍术 陈皮去穰 干姜炮 良姜油炒 青皮去穰

上等分，同为细末，汤浸蒸饼，搦去水，和圆如梧子大，每服三五十圆。

**养胃丹** 治脾胃不和，全不思食，中脘停寒，呕逆恶心，脏寒泄痢，腹痛肠鸣，常服温中养胃散，思饮食。

丁香一两半 白豆蔻仁半两 人参三分 甘草半两，炙 干姜三两，炮，用干生姜尤佳 半夏曲半两

上同为细末，炼蜜为圆，每两作十圆。每服一圆，温汤化下，空心、食前服之。或细嚼汤下亦可。造曲法：半夏不以多少，汤浸洗七遍，焙干，捣罗为末，用生姜汁和作饼子，焙干用之。

**五皮散** 大治男子、妇人脾胃停滞，头面四肢悉肿，心腹胀满，上气促急，胸膈烦闷，痰涎上壅，饮食不下，行步气奔，状如水病，先服此药，能疏理脾气，消退虚肿，切不可乱服泻水等药，以致脾元虚损，所患愈甚。此药平，良无毒，多服不妨。

生姜皮 桑白皮 陈橘皮 大腹皮 茯苓皮各等分

上为粗末，每服三钱，水一盏半，煎到八分，去滓，不计时候温服。忌生冷、油腻、硬物。

**立效散** 治腰痛。

玄胡索 当归 官桂

上等分，酒调细末二钱匕服。

**香芎散** 治一切头风。

香附子半斤，炒去毛 川芎二两 甘草一两，炙 石膏一两，研

上为细末，每服一钱，腊茶荆芥汤点服，食后。

**古卿古败散** 治头风、血风，又名荆芥散。

荆芥穗一斤 干菊花半斤 川芎四两 白术二两

上同为细末，食后茶调二钱。此药明目去风。

**再苏丹** 治骨节疼痛，语言不正，行步艰难，手足战掉搐拽。

川乌头二两 草乌头一两 五灵脂四两

上为末，滴水为圆，如鸡头大。每服一丸，研碎入酒一盏、生姜三片、地黄三条、乳香少许，同煎至七分，临卧通口服。吃了须摩擦患处，令热彻以助药力。如合时入乳香末一二钱，即煎时更不须入。

**沉香饮子** 治痞气，升降阴阳。

沉香 木香 羌活 独活 人参 桑白皮微炙黄 白茯苓 紫苏叶已上各等分

上㕮咀为粗末，每服三大钱，水一盏，半大枣二个，姜五片，煎至七分，去滓，食前温服。二滓又作一服。

**礞石圆** 治脾积滞气，酒食所伤，饮食不化，恶心呕逆，胸膈不快，不思饮食，胸腹胀满，脐胁有块，心脾冷痛，口吐酸水，停饮冷痰，痃癖癥瘕，发痛无度，翻胃转食，面黄瘦乏，四肢头面浮肿，脏腑不调，里急后重及十膈气虚，中有积，妇人血气块硬，悉皆主之。

硇砂一两，用米醋三升化开 巴豆霜二两半，二味同入醋煮两食久 青礞石半两，研 京三棱一两，醋浸一宿，煨，二味次入半食久，入前醋中煮 白面二两，酒半升化，右一味次入煮半食久 大黄一两半，分三分：一生、一炒、一煨，右次入，煮半食久 木香以下并为细末 槟榔 肉豆蔻 肉桂 猪牙皂角去皮，炙 干姜炮 丁香 蓬莪术 芫花醋浸一宿，炒，微令有烟，右九味各一两 青皮 白豆蔻 好墨烧令八分过，右三味各半两 胡椒一分 粉霜一分，研

上次第煮了，次入木香等一十四味，熬成膏，圆如绿豆大。每服三圆，酒饮姜汤杂下。

**紫沉消积丸**

沉香一两，为末 阿魏一分，研 没药一两，研 巴霜四钱 硇砂一两。已上药，用酒蜜约度多少，一处熬成膏子，然后搜药 朱砂 丁香 干姜已上各半两 硫黄 青皮 高良姜 槟榔 木香 人参 胡椒 官桂已上各一两

上为末，将熬下膏子搜药匀和为圆，如梧桐子大。每服五圆至七圆，橘皮汤下，食后、临卧常用一两圆，更看虚实加减。

**五胜散** 治四时伤寒冒风，身热，头痛昏倦，寒痰咳嗽及中满，伤寒。三日以前服，无不效。

甘草炙 石膏 白术 五味子各一两 干姜三分，炮

上五味，同为细末，每服二大钱，水一盏，入生姜二片、枣子一个，同煎至七分，去滓，温服。中满，以盐煎；伤风头痛，加荆芥煎。不计时候服。

治伤寒咳逆噎汗，寻常亦可服。

丁香 柿蒂一钱 甘草 良姜各半钱

上为末，用热汤猛点，乘热一服，效。

**如圣散** 治一切无异色疮肿，消毒，并闪肭折伤，接骨定痛，活养血脉。已破者，不可用。

赤小豆一升 川乌头一两，炮 草乌头一两，炮 乳香半两 芸苔子一两

上件同为细末，每用一钱，入白面一钱。疮肿用水调稀，煮一两沸，放温，摊纸花上贴患处。伤折用醋调，骨损用黄米粥调。依患处大小贴之，上用帛子缠系，或以沙木篦夹。五日一换，六十日当差。

以上见《华氏中藏经》卷第六

**治恶疮发背**

烧车螯　芦壳无有竹根代　黄柏　甘草

上等分为末，先以青盐、薄荷、园荽、楼葱煮浆水汤洗疮，男子以妇人、妇人以男子唾调前药涂之，以赤水出为度。

**神效乳香膏**　治一切疮肿，生肌止痛，名金露。

芝麻油四两　黄丹一两半　乳香一分　羊同骨髓四两　麝香少许。一方用没药一分代乳香

上件药一处入磁器内，用文武火熬之成膏，用绵滤过，入磁合收之，入黄蜡半两。

**金屑丸，亦名黄圆子**　治伤风寒，头痛肌热，大效。

大天星五个　半夏二两，洗七遍　石膏二两　甘草半两　郁金一两

上为末，以生姜自然汁为圆，如鸡头大，每服二圆。伤寒头痛，荆芥茶下；四肢厥冷，灯焰上烧存四分性服；大便不通，大戟汤下；小便不通，大黄汤下；破伤风，豆淋酒下；常服，茶清下。并嚼咽。

**白散子**　治发背，候取下毒无，次用清凉膏贴之。

白附子　大香附子各半两　半夏一分，姜制　黑牵牛二两，半生、半炒令熟　大甘遂一分，以大麦炒，候麦黄赤色，去麦不用，须极慢火炒之。

上为末，量患人虚实加减，每服二钱，以蜜酒调下，续饮温酒一两盏，候所苦处刺痛为痛，微利三五行，泻出恶物即差。次用膏药贴之。气盛者，一服二钱，余更裁度。

**清凉膏**　治发背等，先用白散子取之，次用此药贴之。

川当归二两　香白芷　木鳖子肉　白及　芍药　黄柏　白蔹各一两　乳香别研　腻粉各少许　白胶少许　黄丹五两

上用清麻油十两，煎前七味，候紫色去之，入槐、柳枝各七寸，再煎少顷，又去之，入黄丹五两熬成，入乳香等，重绵滤，入罐子内贮之，用如常贴使。

**妙应膏**　治疥癣。

蔄茹　藜芦

上等分为粗末，油煎焦黑去滓，入黄蜡就成膏，涂擦之。

**治恶疮金疮、刀斧伤见血方**

上降真香为末贴之，入水并无妨，绝妙。

**治嵌甲累效**

硇砂一钱　乳香一钱　腻粉半钱　橄榄核三个，烧灰存性　黄丹一字

上为末，入生油调，先以盐汤洗净揩干，傅之两上效。

**治恶疮疥癣**

巴豆一十一粒，油煎令沸，去巴豆不用　蛇床　蔄茹

上后二味等分为细末，入轻粉少许，用巴豆油调傅之，及揩痒处。

**佛手膏** 治脓窠疮神效。

大戟 细辛 蛇床子各一两 雄黄 白胶香 青州蝎 黄柏 黄丹各半两 白矾一钱

上为末，以清油八两熬烟出，次下去皮巴豆四七粒，槐枝二七截，候焦，取去不用，次下黄蜡一两、松脂二两，次下前九味末，以槐枝不住搅成膏，磁合内贮，又名紫霜膏。

**治发背、一切痈疽、金石药毒发**

上以紫背车螯大者，盐涂固，济火煅通红，放冷取出，研为极细末，地上出火毒一宿，以甘草膏子圆如梧桐子。每服三五十圆，甘草汤下。日进三服，第三日取下恶物，用后药贴之。

**贴疮白膏药**

上以寒水石，不以多少，火煅通红，入磁药器中封口令密，沉井中一宿取出，研极细，以腊月猪脂和如膏，稀稠得所，自疮赤尽处涂之，阔一指许，上以薄纸为花子，中心留一孔贴定，渐次赤退即迤逦移近，裹至愈，纸花孔子外所留纸，令与所涂药阔狭等。

**接骨散** 治折伤。

黄狗头骨一个，以汤去毛，便以汤连皮去之，炭火煅过，去泥为细末 官桂末 牡蛎亦泥固煅

上三味，各为细末，每用狗骨末五钱，入牡蛎末三钱、官桂末二钱并炒，以糯米粥铺绢帛上，方掺药在粥上，裹损伤处。大段折伤者，上更以竹片夹之。少时即痒，不可抓之，轻以手拍，三两日效。

**治金疮妙方**

上以石灰，不以多少，和人血作饼，厚两指许，风干，旋切傅之。

**治内损吐血**

上以飞罗面微炒，以浓磨墨一茶脚二钱许，服立效。

**越桃散** 治下血及血利。

越桃栀子也 槐花 青州枣 干姜

上等分，烧存性，为末，陈米饮调下二钱。

**炙肝散** 逐胃中风邪，益脾进食。凡人虚弱，用补药日久，渐至瘦损，食少倦怠，大便频数泄漏，服此药无不取效，妙。

白术 白芍药 山白芷 桔梗各四两

上各生为细末。用不入水猜猪肝五两，作小片子或块子，拌药十五钱，细切葱白二寸，盐一钱同拌肝令匀，以竹签子作串，慢火炙香熟啖之，米饮送下。空心、食前各一服，渴勿吃冷水，半月必安。

**地黄散** 牢牙，去齿病。出僧文莹《湘江野录》。

歌曰：

猪牙皂角及生姜，西国升麻熟地黄，

木律旱莲槐角子，细辛荷叶要相当荷叶取心用。

青盐等分同烧煅，研杀将来使最良，

擦齿牢牙髭鬓黑，谁知人世有仙方。

**治牙痛神验**

旱荜拔　木鳖子去壳

上先研木鳖子令细，入荜拔同研令匀，随左右鼻内搐之，每用一豆许。

**治牙痛及走马疳**

上用头发纥键，用剃面刀子细切，铫内慢火烧存性，为细末，掺患人。

**治风气攻注，牙齿肿痛**

藁本　剪草　细辛

上等分为粗末，每服三钱，水二大盏，煎至一盏半以下，乘热漱之。过微觉痛，少顷自止。

**治喉闭及肿痛**

白梅二十五个，取肉　白矾一钱　甘草一钱　生蓖麻四十九粒，去皮

上同研匀，和圆如鸡头大，以绵裹含化。

**绛雪**　治喉闭。

硇砂皂大一块　白矾同上　马牙硝一分，秤　硝石四两　黄矾半两　新巴豆六枚

上用粗磁小碗儿一个，先煨令热，下前四味，次下丹，次下巴豆，仍将巴豆先打破，逐个旋下，候焰尽，又下一个，入蛇蜕皮一条，自然烧化，以砂、矾成汁，候结硬末成，每用少许，以笔管吹在患处。

**碧雪**　治口疮，如咽喉痛肿，即含化。

焰硝二两　甘草二两，不炙生用　青黛半两　僵蚕半两

上为细末，取黄牛胆汁和之令匀，却入胆内当风吊，腊月合，过百日中用。

**乌龙散**　治骨槽风、牙龈肿，有奇功。

上用不蛀皂角，不得捶破，只剜取去皂子，却入和皮尖杏仁一个，在皂子处烧存性，研细，每一两入青盐一分，令匀，不计时揩牙用。

**治口疮**

用五倍子为末，掺疮上。

治喉闭，牙关不开者。

上以白僵蚕微炒为末，生姜自然汁调下一钱，如神效。

**白龙散**　治风毒赤烂，眼眶倒睫，冷热泪不止。滴水和为鸡头大圆子亦得。

白鳝粉一两　铜碌一钱，别研入

上同再研匀，每用半钱，百沸汤化开，以手指洗眼。

**清中汤** 治暑气中暍。

陈皮二两 甘草一两，蜜炙焦黄，脆可折 干姜半两，湿纸裹煨

上为末，每服二钱，水一盏，煎至八分，温冷吃汤、点水调皆可。

**皂角散** 治五种肠风，泻血下痢，粪前有血，号外痔；粪后有血，号内痔；大肠不收，号脱肛；谷道四面有努肉如奶，号举痔；头上有孔，号漏。并皆治之。

黄牛角䚡一个，剉 蛇蜕一条 猪牙皂角五枚，剉 穿山甲

上四味，同入瓷瓶内，黄泥封固候干，先以小火烧令烟出，方用大火煅令通红为度，取出摊冷，杵罗为末，患者先用胡桃肉一个，分作四分，取一分临困时研细如糊，温酒调下便睡，先引虫出，至五更时温酒调下药末二钱，至辰时更进一服。取下恶物，永除根本。

**白龙散** 治消渴。

寒水石生 甘草半生、半炙 葛粉各等分

上件为细末，每服二钱，浓煎麦门冬苗汤调下，服立止。

**神验柴胡散** 治大人、小儿骨热，夜间如蒸。甚者，不过十数日见效。

土柴胡不以多少，去芦，洗净，炙黄色，不令太焦，亦不须银州者

上为末。每服二钱，水一盏，入地骨皮指面大二片子，同煎至七分，食后温服。如虚瘦，但空心服补药，食后煎下数服，时时如水饮之。

**圣饼子** 治咯血。

青黛一钱 杏仁四十粒，去皮尖，以黄明蜡煎黄色，取出研细。

上二件再同研匀，却以所煎蜡少许溶开和之，捏作钱大饼子。每服用干柿一个，中破开，入药一饼令定，以湿纸裹，慢火煨熟，取出，以糯米粥嚼下。

**治产后恶心**

白术一分 生姜减半

上并㕮咀，水一盏，煎至七分，温服，如神。

**艾煎圆** 治妇人经脉不止。

金毛狗脊一两，去黄毛 威灵仙一两 良姜一两 熟艾二两，糯米糊和，日干为末。一法用醋熬，焙干，亦可为末 赤芍药一两 附子半两，炮

上为末，以药一半同醋煮面糊，和余一半为圆，桐子大。每服十圆，温酒下，食前、空心服。

**治血山崩甚**

上以凌霄花焙干，为末，酒下三钱，立止。昼夜不定者，一服效。

**治产后发热无忧散**

琥珀一两，研 生地黄半斤，切

上将地黄于银器中炒烟尽，合地上出火毒，乳钵内研为末，每一两琥珀末二钱匀合，用童子小便与酒中半调下一钱，日三服。

**治肿毒**

天南星生为末　白矾研细

上等分，新汲水调涂，干再扫之。

治大人、小儿偏坠，服讫以食压之。

防风　官桂研细，辛辣者

上等分为末，调酒二钱。

**神应乌玉丹**　治丈夫、妇人久新肠风，痔瘘着床，头痛不可忍者，服此药不过三四次便见功效。初得此疾，发痒或疼，谷道周回多生硬核。此是痔，如破是瘘，只下血是风，皆因酒、色、气、风、食五事过度，即成此疾。人多以外医涂治。病在肠内有虫，若不去根本，其病不除。此药的有神效，不可细述。

椶蔄　乳发各二两　猬皮四两　猪蹄甲一十四个，须后脚者　牛角鳃三两　苦楝树根二两半，洗净　槐角一两半　雷丸　芝麻各一两，拣净　真麝香二钱　滴乳香半两

上除乳、麝二香别研细外，并细剉，入藏瓶，或沙合子不固济周回，用熟炭火煅烟才尽，便去火。全在体度煅，未有则杀纳，不细煅，过则药无力。入二香同研匀，无灰醇酒打面糊为圆，如梧桐子大。每服八粒，先细嚼胡桃一枚，以温酒吞下。空心、晚食前，日二服。如病甚，日三服。切忌服别药，不过三两日，永除根本。

**治小儿奶癖**

上以白芥子，不以多少，研成膏，摊纸花子上，贴疼硬处坐中效。

以上见《华氏中藏经》卷第七

**常山汤**　治妊娠患疟。

常山二两　甘草一两　黄芩三两　乌梅十四个　石膏八两，并研

上以酒一升二合，渍药一宿，煮三四沸，去滓。初服六合，次服四合，又次服二合，发前次第服之。今但抄五大钱渍酒一盏。

**常山汤**　治同前。

常山三两　竹叶三两　石膏八两　杭米一百粒

上以水六升，煮取二升半。分三服：第一服，未发前，待食久服之；次，临发时服；余药一服，以涂头额及胸前五心，药滓置头边。当日勿近水及进饮食，过发乃饮粥。此二方皆大汤剂，今但抄五大钱，水一盏半，煎至七分服。

**铁罩散**　安胎如神。

上以香附子炒去毛，令净，为细末，浓煎紫苏汤调下一钱。

**失笑膏**　治妇人产后血不快、刺痛等症。

五灵脂　蒲黄

上等分为细末，每服二钱。米醋半盏，同熬成膏，再入水一盏，煎至七分热服，痛如失。

**催生，治危急神效。**

朱砂半两　乳香一两

上为末，端午日猪心血圆梧子大，乳香汤下一粒。并治小儿斑痘不出。

**白术圆**　治小儿白泻。

白术　当归　芍药　木香减半

上等分为末，炼蜜圆如绿豆大。每服十圆、十五圆，不拘时候，米饮下。

**木香圆**　治小儿吃食太早，遂成疳疾，腹胀疳泻及酿肚等病。

木香　沉香　青皮去白，各一钱　肉豆蔻一个，面裹煨　牵牛二钱，炒

上为细末，醋面糊圆如麻子大，二三岁儿服三粒，五六岁服五七粒，浓煎萝卜汤下。

**玉柱杖散**　治小儿疳瘦。

黄芪　人参　白茯苓

上等分为末，每服一钱，水一盏，煎至六分呷之，不拘时。

**沉香养脾丸**

人参　白术　川面姜炮　甘草炙　木香　丁香　肉豆蔻面裹煨　缩砂八味各半两　沉香一分

上为细末，炼蜜圆，一两作十粒。每服一粒，嚼下，食前服，化下亦得。

**佛手膏**　治眼生翳膜，并努肉赤脉攀睛，翳晕，冷热泪下及眼眶赤烂等方。

乳香真者，研，半字　硇砂半字，研　麝香一字，研　当归半钱，剉细　黄连一钱，去须，秤，剉细　白矾半字，飞过，研细　白砂蜜四两，须白砂者佳　青盐一字，光明者，研

上除蜜先将上七件于乳钵内研烂，同蜜一处拌匀，入新竹筒内，用油纸两三重以线系扎定口，勿致水入，放净锅内，添水煮竹筒，自早至午时，破竹筒倾药，以新绵或重绢滤过，入药于瓷瓶子内，牢封埋地坑内，经宿取出点之，用铜柱点，每点了合眼少顷，复以温净水洗之。翳膜嫩者，是近年生者，当五七次随药退下；翳老者频点，旬日退下即效。努肉、瘀肉，不过两三日，随药以铜柱刮落努肉，自然绽断。此方不谬，累验也。

**治小儿乳癖，胸腹高、喘急吐乳方。**

上以不入仓黑豆七粒，去皮，研极细，滴水七遍，和成作七丸，以青黛末滚之令遍，更用白面和作皮裹药，慢火煨热去面，再研细，别入腻粉、生脑子、麝香各少许，再滴水丸作七丸。每服一丸，临卧温水送下，儿子小嚼破无妨，极效。

**神术散**　治伤风，头痛声重。

苍术四两　川芎一两　藁本二两　炙甘草一两

上㕮咀，每服二钱，水一盏，生姜二片，同煎至七分。通口服，不拘时候。

**理大肠一切下血**

取雄黑豆紧小长者是，不以多少，微以皂角汤浸发动，炒熟，去皮，为细末，炼猪脂为丸，如梧桐子大。每服三十丸，陈米饮、熟水皆得服，甚妙。

**治妇人怀妊多坠方**

熟艾五斤　米醋三斤，煮，炒干焙为末　木鳖子五个，研细　大赭石二两，醋淬七遍。

上同为末，煮枣肉为丸梧子大。每服三十圆，米饮下。

**花红散**　治恶疮大效方。

龙骨雪白真者一两　乳香半皂子大　粉霜半钱　光粉二钱　轻粉以小平钱抄半钱　麝香少许　脑子少许　黄丹逐旋入，看颜色粉红即止

上合了，如患疮，先用温浆水洗净，次用好油涂疮口上了，方可将药掺在疮上，用膏药贴，日三四次易之。赵允蹈赴温倅过诸暨，传此方，云亲自得效，渠患一漏疮，以药用纸捻填疮中，上以膏药贴之，日生肉，旧不痛遂渐觉痛有血，是好肉生也。

**治喉闭**

白僵蚕　天南星并生用

上等分为末，以生姜自然汁调一字许，用笔管灌在喉中，立效，仍咬干姜一皂子大，引涎出。

**治肠风下血**

榼藤子二个，如当三钱大者。如果大只用一个。取穰，别研极细　不虫皂角子四十九粒，烧存性，别研细

上拌匀每服二钱，温酒调下，如人行五里，再以温酒一盏趁之，日一服，极效。

治一切痈疽，地黄膏，兼治毒虫所伤。

石膏火煅　藿香叶　蚌粉　香白芷　雄黄研

上等分，同为细末，以生地黄自然汁调，稀稠得所，涂疮上。四围留疮头，已破者，亦留疮口勿涂，干即再傅之，药厚以新水润之。其效如神，极妙。

**万全金花散**　理发背疽疮，疼痛不可忍者。凡肿在脊骨，边根株如碗盏大，上面有细头子如粟米粒，白色其间，亦有如石榴子者，即疽疮也。

车螯紫色者出海际，用火煅赤，地上出火毒气了，为细末　生黄柏为末　生甘草为末　干芦皮自东边面西芦篱障上取皮，为末

上各为末了，旋抄车螯末、黄柏末各一钱，甘草末半钱已上，芦皮末一钱半已上，拌匀，用津唾调，以竹篦子傅肿上，须盖遍疮根。未穴者自穴，已穴者恶物自出，凡十上取效。每傅疮时，须先用赤根葱三两、茎薄荷少许、盐少许一处煎汤，

放冷淋洗，旋旋用帛子拭干，方可上药，应系恶疮疖并傅之。无头者即消，有头者即脓出。神效。

**治阴疮**

蜡茶　五倍子等分　腻粉少许

上傅之。

治吹奶

水茸角不以多少，新瓦上煿干。

上为细末，临卧酒调服二钱匕，次日即愈。已破者，略出黄水，亦效。水茸角状如鬼腰带，作小窠子生，三四月开小黄花，叶如夜合叶，六七月采。两浙呼为合萌。

治风痰眩晕，**二乌丸**

川乌头　草乌头各四两　青盐四两　黑豆半升

上用水二升，同煮四味，水耗即以温水添之，候川乌头半软，四破之，更煮，以透烂为度，去皮，同煎乌头并黑豆，于石臼或木臼内捣令极烂，不见白星即就圆，干即以煮药水添湿同捣，煮时留一盏以下水，以备添，勿令煮干也，圆如梧子大。每服三二十圆，盐酒、盐汤任下，食前。

**治风痫**

上九蒸九爆天南星为末，姜汁糊圆梧子大，煎人参菖蒲汤或麦门冬汤下二十圆。

**治风虫牙**

上用大北枣一枚，擘开去核，入和皮巴豆一粒，却捏合，于慢火上炙，令焦黑如干浮炭样，取放地上，良久碾为细末，以纸捻尖，搛少许入虫牙窍内。不过五七次，永绝根本。

**木香饼子**

木香半两　丁香皮二两　益智仁一两　香附子四两，去粗皮，炒　甘草二两，炒　缩砂仁一两，面裹煨，面熟为度　蓬莪茂二两，炮

上件七味，为细末，水糊为圆梧子大，捏作饼子，每服一二十饼，温熟水嚼下，食后。

**治瘰疬**

瞿麦　海藻　凌霄花　北边背阴土别研　皂角刺新者

上并等分，每服三钱，米饮调下，食后，日二服。

贴已破者

上用铅炒，取灰滓研细，以温盐浆水洗净贴之。

**二虎丹**　治疟。

辰砂　硫黄

上热多加辰砂，寒多加硫黄，并研细枣肉为圆，如龙眼大，当发日新水七分一盏化下。

**金疮药**

上用上等风化石灰罗过，以紫荆芥心韭一般多少，捣灰成块，阴干，旋为末，用付之，五月五日合。

**神仙眼药并种空青法**

秦皮三钱，去粗皮，剉细　乳香一块，如枣大　胡黄连三钱　灯心一握，七寸长　枣子三个　斑蝥一个，去翅、头、足　古老钱七文，不剉

上都为粗末，入无油去声器中，砂器尤佳。用井花水一大碗，熬去半碗，用绵绢挤过。再将滓以水半磁碗煎取一盏，入挤过汁。同煎汁入新碗中熬似稠粥样，入小瓷合中或角合中盛。将空青并硼砂一块如两豆大，飞过，熬干，空青不熬，再研入脑子，多不妨，麝香少许，四味同入药膏内搅匀，每点一粟米许在眼眦头，将手挪匀，仰面候药微涩过，将沸盐汤用软帛片蘸洗，快则已之。

**种空青法**

朴硝半钱　白蒺藜一分　龙胆草一分　仙灵脾叶一钱　旋覆花一钱

上为末，用黄泥一块拳大，同药和匀，水调如软饭相似，作土饼一个。用太平钱五文，按五方排定，于光面墨书金、木、水、火、土五字，所写字向下，钱字向上，随五方安用硇砂如豆大，每钱安四块在四字孔罅中，须要干黄土上顿着土饼，将新砂盆一个盖之，又将燥黄土盖盆，冬月十日、夏月五日取出，于钱上摘取下细研入药。此为种空青法，不可嫩，亦不可老，须得中也。

**治胞损小便不禁**　牡丹须细花者，不然无效。

白牡丹根皮，为末，一钱　白及为末，一钱　生绢一尺

上同以水煎如饧，每服半盏。

**治喘嗽上气**

蒲颓叶

治一切肺喘剧甚者，效如神。焙碾为细末，米饮调服二钱上并服取差。气味清香，其实酸涩夏红，可食，核如枣核，类山茱萸，拣叶背白者用。江西谓之芦都子。

**治蛇伤**

香白芷

上为末，浓煎麦门冬汤调下二钱，神效。

**换骨丹**　治一切卒中，手足顽麻，腰膝沉重，左瘫右痪截，四时伤寒，妇人血刺。产前、产后每一粒，酒一盏，碎捶浸至夜，温动化散，临睡和滓服。小儿惊搐，

米饮化半圆。

桑白皮　川芎　吴白术　紫河车　威灵仙　蔓菁子各二两　人参　防风　何首乌各二两　地骨皮二两　五味子　木香　苦参各一两　犀角半两　麝香龙脑各半钱

上为细末，用膏和。

**作膏法**

地黄三斤，去根不去节，剉细　苍术半斤　槐角半斤

上用河水一斗八升，井水亦得，同熬至三四升，去滓留清者，再熬成膏，和前药，每两作八圆，朱砂为衣。

**治痢疾，神效香粟饮子**

丁香五枚　罂粟壳五个，炙黄　甘草一寸，炙　白豆蔻仁一枚　乳香一皂子大

上㕮咀，以水一碗，煎至半碗，温服。

**治烂眶风眼**

宣黄连半两，去须　大肉枣三七个，去核　杏仁五十粒，不去皮尖　脑子一字

上一处，用雪水一升，砂锅内文武火煮留一盏许，窨三七日，以铜筋点。食后、临卧，日可三四次点之。杏仁去尖。

以上见《华氏中藏经》卷之八

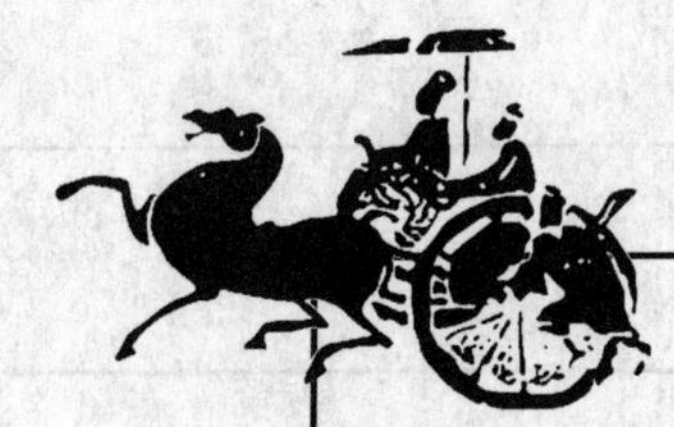

# 医林改错

清・王清任 撰
李天德 张学文 整理

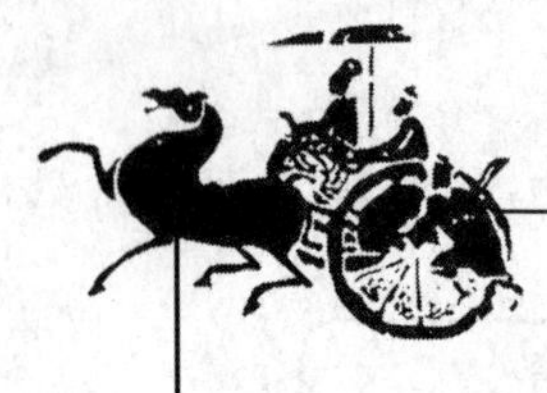

# 内容提要

本书据道光庚寅年(1830)京都隆福寺三槐堂书铺刊本整理。全书分上下两卷。上卷讨论了作者对古医书中脏腑结构认识不实之处进行更正;并论述通窍活血汤、血府逐瘀汤,膈下逐瘀汤所治之症目。下卷分别对半身不遂、瘫痿、瘟毒吐泻转筋、小儿抽风、痘症、妇人胎产等作了探讨,持论立方,便于临床检用。

全书载方33首,其中大多具有临床效验,至今仍为临床所常用。本次整理撰有导读和方剂索引,便于读者学习查阅。

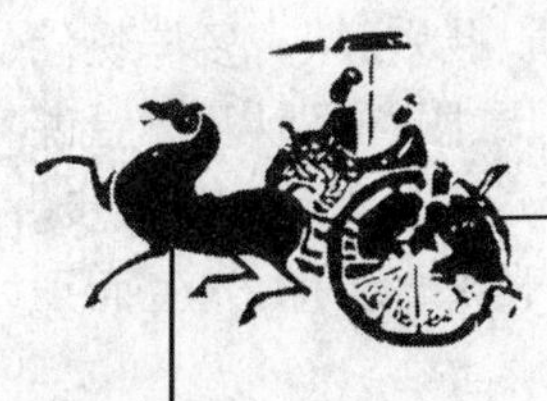

# 导 读

清·王清任《医林改错》是临床实用的中医著作，该书虽非宏篇巨论，但因敢于问阙经典、阐发气血，不仅为后世医家所叹仰，更在民间广为流传，至今可见到70多个版本。该书图文并茂，立论新颖，深入浅出，通俗易懂，即适合于初学中医者，也是中医基础和临床研究者重要的参考书籍。

## 一、《医林改错》与作者

《医林改错》成书于道光庚寅年(1830)，是王清任生前仅有的著作。自1830年北京三槐堂书铺初刻到清朝覆灭的80年间，散见的版本多达40余种。至今，在国内可以见到的版本不少于70种，这还不包括流传于民间的手抄本。此外，还有英、法、日等多国译本，其英译本最早在英国的《博学会报》上刊载，并称王清任为"近代解剖学家"。由此可见，该书在当时影响之巨大。

《医林改错》全书分为上、下两卷。记载了王清任42年的医学心得和临证经验，同时也反映了王氏广涉医典、勇于创新的学术思想。全书载方33首，用药87味。其中的大多数方剂都有很好的疗效，至今仍为临床所常用。

作者王清任(1768—1831)，字勋臣，又名全任，直隶(今河北省)玉田县鸦鸿桥河东村人。其先祖王凝机，是当地一大名医。王氏幼年时曾一边习武，一边学医，这也为他日后敢于解剖尸体奠定了基础。王氏21岁(1789)正式行医，先后在村里、北京开设"正中堂"、"知一堂"，行医42年间，他严谨求实，精研医道。因感于古籍所论之脏腑形态、功能以及所绘图谱尚有不实不尽之处，他每于诊病之暇去刑场、义塚，观察解剖尸体，绘成亲见脏腑图形以更正古医书中脏腑之不尽翔实之处，并将他42年临证经验，尤其是对瘀血、气虚诸病的证治经验进行了总结而编成是书。书中收录的病症范围之广，可涉及内、外、妇、儿、五官、骨伤、传染病等领域，且多为提纲挈领之言。其所载33首方剂，多有效验，常为后世医家喜用和推崇。

## 二、主要学术特点及对临床的指导意义

### 1. 业医诊病，当先明脏腑

脏腑乃人体之根本，病因之于内，必形之于外，王清任对此感慨颇深。他说："业医诊病，当先明脏腑"。"著书不明脏腑，岂不是痴人说梦；治病不明脏腑，何异于盲子夜行！"他通过大量的解剖观察和总结，在前人认识的基础上，对脏腑解剖的一些问题进行了有益的纠正和补充。如对于血管，他认识到左右颈总动脉、主动脉、肠系膜上下动脉、左右髂总动脉、左右肾动脉、左右锁骨下动脉、下腔静脉等的位置和形态。观察到肺为两叶，有气管、支气管、小支气管相连，肺下无透窍。纠正了前人关于肺有六叶两耳、二十四孔的错误。古人认为肝脏

左三叶右四叶，胆附于肝之短叶。王氏则明确指出，肝有四叶，大面向上，后连于脊，其位在胃之上，胆附于肝右第二叶。其他诸如胰脏、胰管、胆囊管、幽门括约肌、肠系膜等，多与现代解剖学基本符合。此外，王氏对膈膜位置和形状的描述，对脑功能、会厌、视神经以及怀胎说等的认识，虽然较为朴素、简陋，甚至掺杂了一些错误，但较之前人来说仍不失为一大进步。正如知非子作序所言“先生是书，功莫大于图绘脏腑诸形。…而使数千载之误，由先生而正之哉！”。

**2. 阐发气血理论，创立脑髓学说**

对气血理论的发挥是王清任学术思想耀眼的闪光点。如他说：“治病之要诀，在明白气血，无论外感内伤……所伤者无非气血。”“气有虚实，…当与半身不遂门四十种气虚之症、小儿抽风门二十种气虚之症互相参考。血有亏瘀，血亏，必有亏血之因。…惟血府之血，瘀而不活，最难分别。”他认为“目视、耳听、头转、身摇、掌握、足步”等都是受“气”之所支配。“亏损元气，是其本源”，“气通血活，何患病之不除”？王清任的以上观点，实际上是对《内经》“血实者宜决之，气虚者宜掣引之”理论的进一步发挥。

王清任所倡立的以“灵机记性不在心在脑”为核心的脑髓说，是对《内经》“心主神明”理论认识上的一次“扬弃”。他通过长期的观察，不仅总结出：耳之听、目之见、鼻之闻通归于脑的观点，而且，从小儿生长发育的过程中认识到脑主意识的功能。如他所言：“看小儿初生时，脑未全，囟门软，目不灵动，耳不知听，鼻不知闻，舌不言。至周岁，脑渐生…。至三四岁，脑髓渐满，囟门长全，耳能听，目有灵动，鼻知香臭，言语成句。所以小儿记性者，脑髓未满；高年无记性者，脑髓渐空。”此外，王清任根据中风患者肢体和头面不遂的交叉现象，客观地指出：“人左半身经络上头面，从右行，右半身经络上头面，从左行”。他的这一观点，与脑神经生理学的机制不谋而合，有着极强的实用价值，也为现代中医脑病学说的创立奠定了理论基础。

**3. 理论联系实践，创立多首名方**

通窍活血汤，补阳还五汤以及血府、膈下、少腹、身痛逐瘀汤等名方的创立，是王清任长期理论研究和临床不断总结的精华之所在。王氏理论尤重气血的观点在他所创的方剂中可见一斑。如具有活血逐瘀作用的通窍活血汤，以及血府、膈下、少腹、身痛、通经逐瘀汤等。其中，通窍活血汤现今已广泛用于中医脑病领域，且疗效卓著；血府逐瘀汤在治疗心血管疾病以及神经系统疾病中的疗效确切可靠。补阳还五汤开创了“益气活血”治疗中风的先河，对后世医家有着巨大的影响。此外，王氏还创立了多首方剂以及验方，大多都有着较好的疗效。有人对《医林改错》所载 33 方 87 味药进行了初步的统计，发现全书列举气虚证 60 多种，用黄芪的处方 11 首，最大用量达 120 克；87 味药物中，活血化瘀药占 1/3 之多。可见，王氏不但理论上强调气血关系，临证实践中也是与理论认识密切结合。

以上，是我们现今看到的王清任对医学贡献的一个缩影。当然，王氏也存在一些认识上的错误或者说局限性，如将卫总管误认为是气管，从而未能发现其与心脏的密切关系，以至于错误地提出“心无血说”的观点及正确理解脏象与脏腑的关系等。因此，一度有人认为《医林改错》是“越改越错”。但是，我们若能站在当时科技水平低下、人文观念保守等的背景来看待这一问题时，就不难发现王清任所取得的非凡成就是何等的不易！

## 三、如何学习应用《医林改错》

读《医林改错》这本书，不能只读书中的理论观点和治法方药，而是首先应该学习王清任师古不泥，从实践中寻求真知的精神。从《医林改错》所直接引用的 10 余部经典和 20 余部典籍的观点来分析，王清任对古籍中的一些疑问并不是他凭空臆断，刻意标新立异的举措，应该被客观地看成是他在博览群书后认识上的一种升华。是科学的、严谨的为医之道，值得我们现今的医务、科研工作者认真学习。

其次，要学习王清任善于在临证观察中发现问题和解决问题的方法。如他通过对小儿生长发育过程的观察，提出"脑髓说"，并详述痫症发作之始末予以分析和回答。对半身不遂病症的体会上，他说："惟半身不遂一症，古之著书者，虽有四百余家，于半身不遂立论者，仅止数人，数人中并无一人说明病之本源，病不知源，立方安得无错？…凡遇是症，必细心研究，审气血之枯荣，辨经络之通滞…"；"若十分元气，亏二成剩八成，每半身仍有四成，则无病…如左半身二成半，归并于左，则右半身无气，…无气则不能动，不能动，名曰半身不遂。"依次观点，王清任创立了"补阳还五汤"这一名方。

再者，认真领悟王清任最为擅长的活血化(逐)瘀的立法和组方思路。如活血化瘀治法与补气药、清热药、解毒药以及化痰祛痰等药物的配伍方法。书中明确指出："药味要紧，分量更要紧"，如桃仁一药，王氏在多首方中应用，但用量多据他对瘀血轻重的判定而选投，轻仅 3 克，重则达 25 克。再如通窍活血汤中之黄酒，虽做药引之用，但断不可少。余在临证中体会到，尽可能选用上好之品，每日用量 30 克，往往收效较好。

此外，对于王清任实事求是的医德医风也是我们应该学习的。如他运用膈下逐瘀汤治疗积聚一证时多次指出："此方可效，全难愈"，"虽不能愈，常可保病不加重"等。

由上可见，《医林改错》有着很强的实用性，是中医工作者深化自身认识水平和解决问题能力的一部很好的参考书。

由于编写的时间较为仓促，导读中对原书不尽其详之处，尚请读者见谅！

张学文

2005 年 3 月于古都咸阳

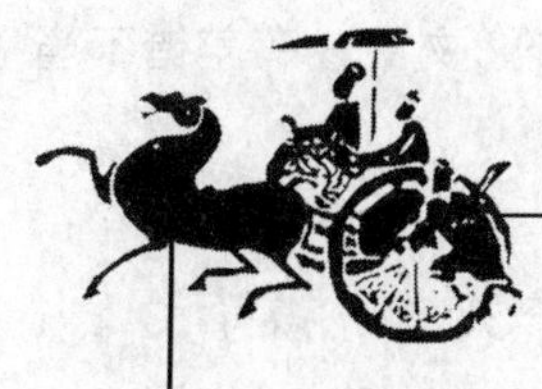

# 整理说明

《医林改错》是一部有临床实用价值的书，系清·王清任生前仅有的著作。王氏字勋臣，又名全任(1768-1831)，直隶(今河北省)玉田鸦鸿桥河东村人。

《医林改错》曾书于道光庚寅年(1830)。全书分为上、下两卷，记载了王氏的气血脏腑学说的立论，对古医籍中脏腑错误的纠正，以及杂证辨治，尤其是气虚血瘀的辨证论治，均从临床实际出发，不尚空谈。后世医家尊其理，执其方者，大多药到病除，效如桴鼓。

《医林改错》从1830年刻印以来，距今已有160余年，其流传较广，迄今不完全统计国内约有70余个版本，其中与原本有出入的版本，一是咸丰十年(1860)贾廷玉校本，内多收"螬气论并治法"及"惊风论并治法"两篇；一是1956年重印曹炳章点校本，在目录中根据原本正文增补了少腹逐瘀汤及其以下各节的题目；一是1976年人民卫生出版社《医林改错注释》本。其余在道光己酉年及其后的版本(含上述三本)均是重刻原本内容。

这次校勘，我们从原著初刻之年(1830)算起，每隔20～30年选一重刻本作对照，观察原著有无脱漏散佚。经过比较，我们确定采用道光庚寅年(1830)京都隆福寺三槐堂书铺刊本为底本，因为此时王氏还健在京都，从"辨方效经错之源，论血化为汗之误"一文看，他可能参与了原书的校刻过程，文字错误也较少。主校本采用道光己酉年(1848)广东宏道堂本(简称宏道堂本)及金陵文英堂(简称文英堂本)，二者同于两地刻印，且距原著较近，所作之校正更为恰当。同时，采用咸丰十年贾廷玉校本(简称贾本)、光绪十七年常熟三峰寺本(简称三峰寺本)、1966年上海科学技术出版社本、1976年人民卫生出版社为旁校本，进行整理工作。

一、将原文的繁体竖排，改为简体横排。

二、根据底本正文调整书本目录，并与诸本目录勘核，使其全面而无误，顺序井然，均不出校记。

三、对王氏所引古代医籍文献，文字与原著虽有出入，凡不悖文义、医理者，为保持本书原貌，均不校改；确系明显错误而必须改正者，方予校改，一般不出注。

四、王氏有关校改古医籍的立论、脏腑图形，不论正误，均保持原貌，不作校改。

五、底本中同音异形字，如蚤(早)，觔(斤)，以(已)等，按文义径改为规范简体字，不作校记。

六、底本与校本不同，确系底本错、讹、倒、衍者，均据校本更改删补；二者是非难别时，暂且存疑。

七、为了研究王氏医学学术思想，我们将咸丰十年贾本内多收的"螬气论并治法"、"惊风论并治法"两文，附录于本书之后，以供评阅。附文中有脱漏字，以虚阙号"☐"代之。

八、“医林改错序”及“自序”原在目录后，正文前，今依古籍惯例移于目录前。

由于我们对王氏原著的精神深入理解的尚不够，加之整理水平有限，文中或有差错不当之处，望读者朋友给予指正。

李天德　张学文

2005年3月

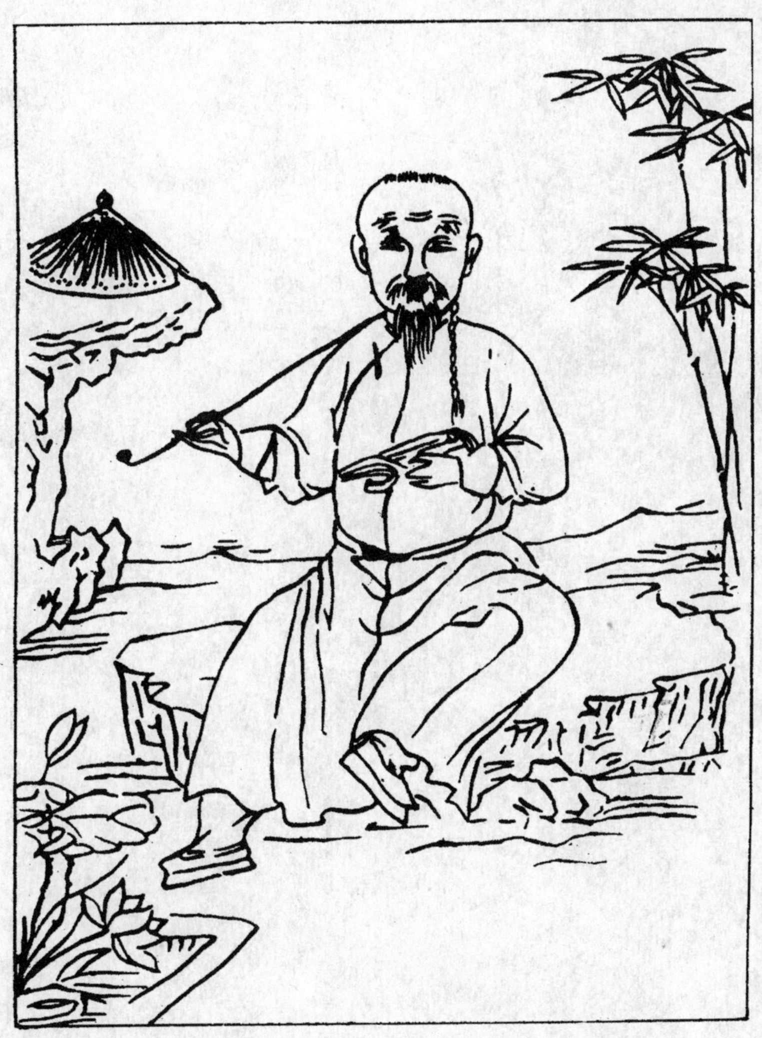

王清任先生画像

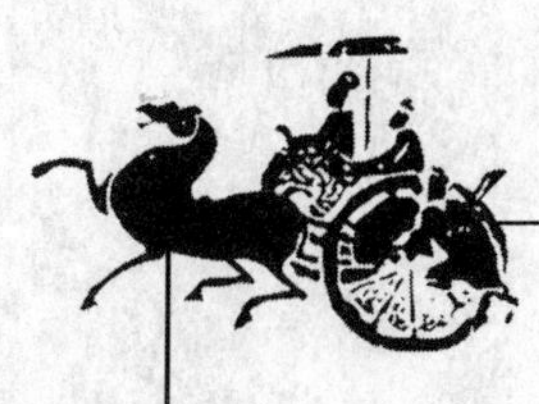

# 医林改错叙

余读勋臣先生《医林改错》一书，而叹天下事有人力为之者，有天意成之者。先生是书，功莫大于图绘脏腑诸形。其所以能绘诸形者，则由于亲见；其所以得亲见者，则由于稻地镇之一游也。此岂非天假之缘，而使数千载之误，由先生而正之哉！惟膈膜一事，留心三十年，未能查验的确，又得恒敬公确示一切，而后脏腑诸形得以照晰无疑，此非有天意玉成其间哉。至先生立方医疾，大抵皆以约治博，上卷著五十种血瘀之症，以三方〔1〕治之；下卷论半身不遂，以一方〔2〕治之，并审出未病以前四十种气虚之形症，非细心何能止此。论吐泻转筋，治分攻泻两途，方由试验中来。论小儿抽风非中风，以大补元气一方〔3〕治之，以不能言之儿，查出二十种气虚之形症，平素细心，不问可知。论痘非胎毒，痘浆非血化，以六方〔4〕治古人不治之六十种逆痘，颇有效者。先生之书，大抵补前人之未及，而在气虚，血瘀之症为多，今特揭诸篇首。

知非子书

---

〔1〕 三方　指通窍活血汤、血府逐瘀汤、膈下逐瘀汤。

〔2〕 一方　指补阳还五汤。

〔3〕 一方　指可保立苏汤。

〔4〕 六方　指通经逐瘀汤、会厌逐瘀汤、止泻调中汤、保元化滞汤、助阳止痒汤、足卫和荣汤。

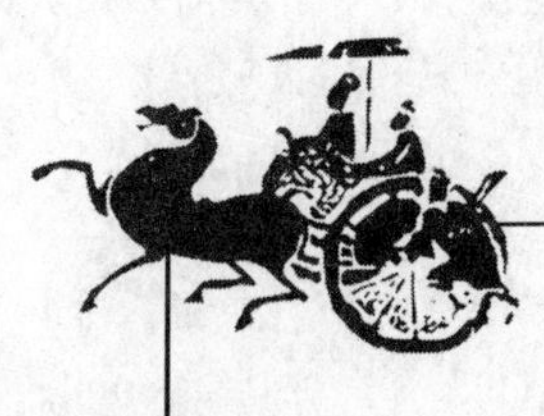

# 自　叙

余著《医林改错》一书，非治病全书，乃记脏腑之书也。其中当尚有不实不尽之处，后人倘遇机会，亲见脏腑，精查增补，抑又幸矣。记脏腑后，兼记数症，不过示人以规矩，令人知外感内伤，伤人何物，有余不足是何形状。至篇中文义多粗浅者，因业医者学问有浅深也，前后语句多复重者，恐心粗者前后不互证也。如半身不遂内有四十种气亏之症，小儿抽风门有二十种气亏之症，如遇杂症，必于六十种内互考参观，庶免谬误。望阅是书者，须详审焉。

玉田王清任书

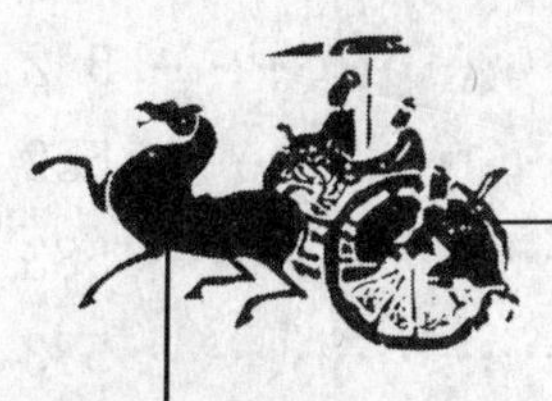

# 目 录

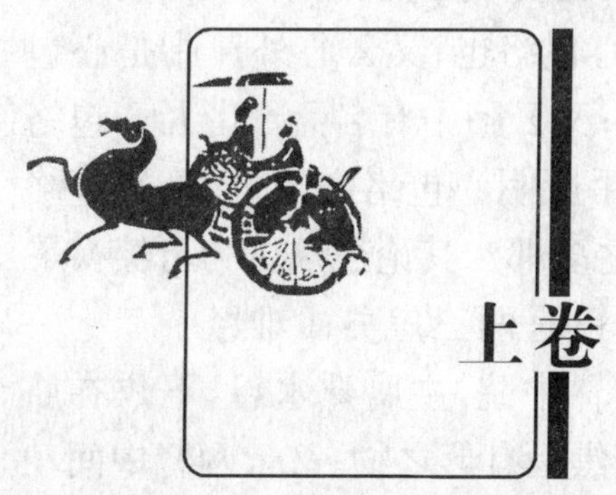

# 上卷

## 医林改错脏腑记叙

古人曰:既不能为良相,愿为良医。以良医易而良相难。余曰:不然。治国良相,世代皆有;著书良医,无一全人。其所以无全人者,因前人创著医书,脏腑错误,后人遵行立论,病本先失;病本既失,纵有绣虎雕龙之笔,裁云补月之能,病情与脏腑绝不相符,此医道无全人之由来也。

夫业医诊病,当先明脏腑,尝阅古人脏腑论及所绘之图,立言处处自相矛盾。如古人论脾胃,脾属土,土主静而不宜动,脾动则不安。既云脾动不安,何得下文又言脾闻声则动,动则磨胃化食,脾不动则食不化?论脾之动静,其错误如是。其论肺,虚如蜂窠,下无透窍,吸之则满,呼之则虚。既云下无透窍,何得又云肺中有二十四孔,行列分布,以行诸脏之气?论肺之孔窍,其错误又如是。其论肾有两枚,即腰子,两肾为肾,中间动气为命门。既云中间动气为命门,何得又云左肾为肾,右肾为命门?两肾一体,如何两立其名,有何凭据?若以中间动气为命门,藏动气者又何物也?其论肾,错误又如是。其论肝,左右有两经,即血管,从两胁肋起,上贯头目,下由少腹环绕阴器,至足大趾而止。既云肝左右有两经,何得又云肝居于左,左胁属肝?论肝分左右,其错误又如是。其论心为君主之官,神明出焉,意藏于心,意是心之机,意之所专曰志,志之动变曰思,以思谋远曰虑,用虑处物曰智,五者皆藏于心。既藏于心,何得又云脾藏意智、肾主伎巧、肝主谋虑、胆主决断?据所论,处处皆有灵机,究竟未说明生灵机者何物,藏灵机者何所,若用灵机,外有何神情,其论心如此含混。其论胃主腐熟水谷,又云脾动磨胃化食,胃之上口名曰贲门,饮食入胃,精气从贲门上输于脾肺,宣播于诸脉,此段议论无情无理。胃下口名曰幽门,即小肠上口。其论小肠为受盛之官,化物出焉。言饮食入小肠化粪,下至阑门,即小肠下口,分别清浊,粪归大肠自肛门出;水归膀胱为尿。如此论尿从粪中渗出,其气当臭,尝用童子小便,并问及自饮小便之人,只言味咸,其气不臭;再者食与水合化为粪,粪必稀溏作泻,在鸡鸭无小便则可，在马牛有小便则不可，何况乎人！看小肠化食，水自阑门出一节，真是千古笑谈。其论心包络，细筋如丝，与心肺相连者心包络也；又云心外黄脂是心包络；又云心下横膜之上，竖膜之下，黄脂是心包络；又云膻中有名无形者乃心包络也。既云有名无形，何得又云手中指之经，乃是手厥阴心包络之经也，论心包络竟有如许之多，究竟心包络是何物，何能有如许之多耶？其论三焦更为可笑，《灵枢》曰：手少阴三焦主乎上，足太阳三焦主乎下，已是两三焦矣；《难经·三十一难》论三焦：上焦在胃之上，主内而不出，中焦在胃中脘，主腐熟水谷，下焦在脐下，主分利清浊；又云三焦者水谷之道路，此论三焦是有形之物；又云两肾中间动气是三焦之本，此论三焦是无形之气。在《难经》一有形，一无形，又是两三焦。王叔和所谓有名无状之三焦者，盖由此也。至陈无择以脐下脂膜为三焦：袁淳甫以人身着内一层，形色最赤者为三焦；虞天民指空腔子为三焦；金一龙有前三焦、后三焦之论。论三焦者不可以指屈，有形无形，诸公尚无定准，何得云手无名指之经是手少阳三焦之经也？其中有自相矛盾者，有后人议驳未当者。总之，本源一错，万虑皆失。

余尝有更正之心，而无脏腑可见，自恨著书不明脏腑，岂不是痴人说梦，治病不明脏腑，何异于盲子夜行！虽竭思区画，无如之何。十年之久，念不少忘。至嘉庆二年丁巳，余年三十，四月初旬，游于滦州之稻地镇，其时彼处小儿正染瘟疹痢症，十死八九。无力之家，多半用代席裹埋。代席者代棺之席也。彼处乡风，更不深埋，意在犬食，利于下胎不死。故各义冢中，破腹露脏之儿，日有百余。余每日压马过其地，初未尝不掩鼻，后因念及古人所以错论脏腑，皆由未尝亲见，遂不避污秽，每日清晨，赴其义冢，就群儿之露脏者细视之，犬食之余，大约有肠胃者多，有心肝者少，互相参看，十人之内、看全不过三人，连视十日，大约看全不下三十余人。始知医书中所绘脏腑形图，与人之脏腑全不相合，即件数多寡亦不相符，惟胸中膈膜一片，其薄如纸，最关紧要。及余看时，皆以破坏，未能验明在心上心下，是斜是正，最为遗憾。至嘉庆四年六月，余在奉天府，有辽阳州一妇，年二十六岁，因疯疾打死其夫与翁，解省拟剐，跟至西关，忽然醒悟，以彼非男子，不忍近前。片刻，行刑者提其心与肝、肺从面前过，细看与前次所看相同。后余在京时，嘉庆庚辰年有打死其母之剐犯，行刑于崇文门外吊桥之南，却得近前，及至其处，虽见脏腑，膈膜已破，仍未得见。道光八年五月十四日，剐逆犯张格尔，及至其处，不能近前。自思一篑未成，不能终止。不意道光九年十二月十三日夜间，有安定门大街板厂胡同恒宅，请余看病，因谈及膈膜一事，留心四十年，未能审验明确。内有江宁布政司恒敬公，言伊曾镇守哈密，领兵于喀什噶尔，所见诛戮逆尸最多，于膈膜一事知之最悉。余闻言喜出望外，即拜叩而问之，恒公鉴于苦衷，细细说明形状。

余于脏腑一事，访验四十二年，方得的确，绘成全图，意欲刊行于世，惟恐后人未见脏腑，议余故叛经文；欲不刊行，复虑后世业医受祸，相沿又不知几千百年。细思黄帝虑生民疾苦，平素以灵枢之言，下问岐伯、鬼臾区，故名《素问》；二公如知之的确，可对君言，知之不确，须待参考，何得不知妄对，遗祸后世？继而秦越人著《难经》，张世贤割裂《河图洛书》为之图注，谓心肝肺以分两计之，每件重几许；大小肠以尺丈计之，每件长若干；胃大几许，容谷几斗几升。其言仿佛似真，其实脏腑未见，以无凭之谈，作欺人之事，利己不过虚名，损人却属实祸；窃财犹谓之盗，偷名岂不为贼！千百年后，岂无知者。今余刻此图，并非独出己见，评论古人之短长，非欲后人知我，亦不避后人罪我，惟愿医林中人，一见此图，胸中雪亮，眼底光明，临症有所遵循，不致南辕北辙，出言含混，病或少失，是吾之厚望。幸仁人君子，鉴而谅之。

时道光庚寅孟冬直隶玉田县王清任书于京邸知一堂

**古人脏腑图**

古人所绘脏腑图形如此：

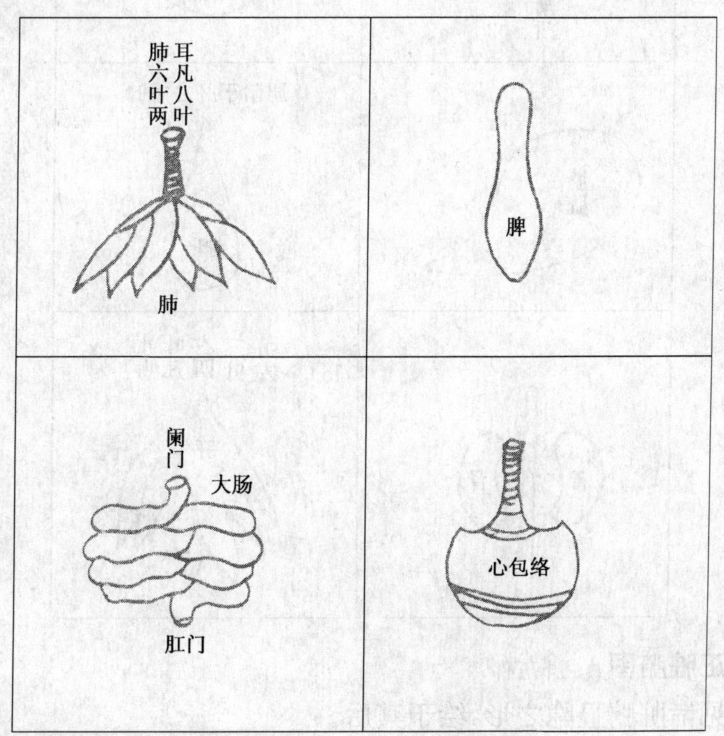

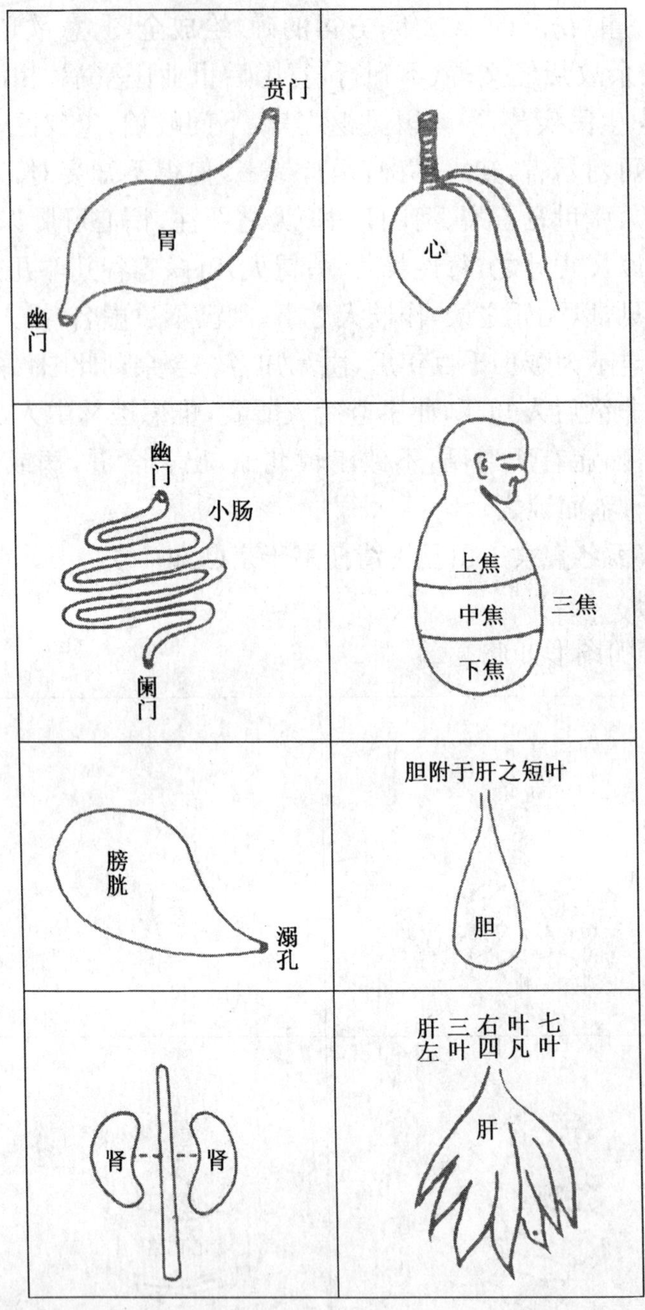


**亲见改正脏腑图**共二十五件

余将亲见诸脏腑显隐之形，绘于其后。

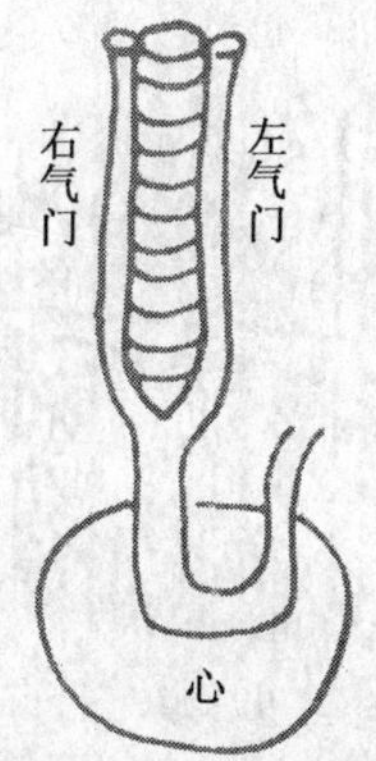


左气门、右气门两管归中一管入心，由心左转出，横行，后接总管。心长在气管之下，非在肺管之下。心与肺叶上棱齐。

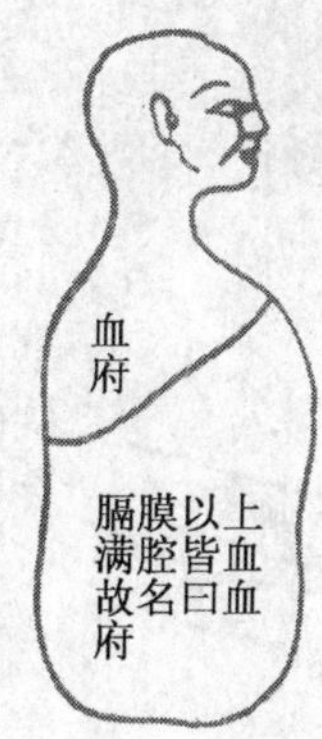


膈膜以上，仅止肺、心左右气门，余无他物。其余皆膈膜以下物。人身膈膜是上下界。

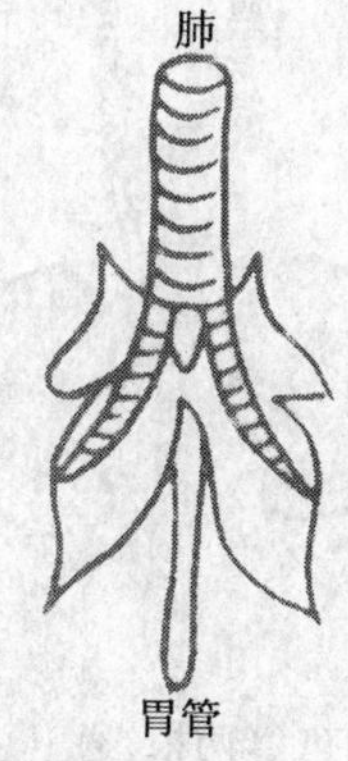


肺管至肺分两杈，入肺两叶，直贯到底，皆有节。肺内所存，皆轻浮白沫，如豆腐沫，有形无体。两大叶大面向背，小面向胸、上有四尖向胸，下一小片亦向胸。

肺外皮实无透窍，亦无行气之二十四孔。

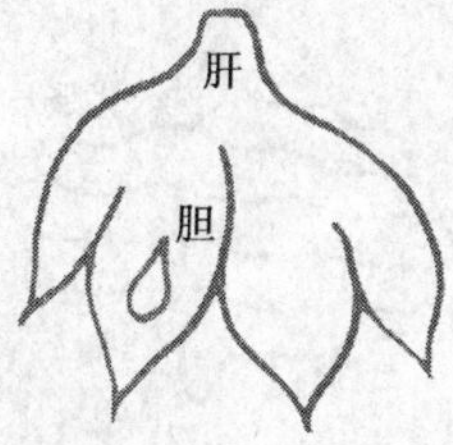


肝四叶，胆附于肝右边第二叶。总提长于胃上，肝又长于总提之上。大面向上，后连于脊。肝体坚实，非肠、胃、膀胱可比，绝不能藏血。

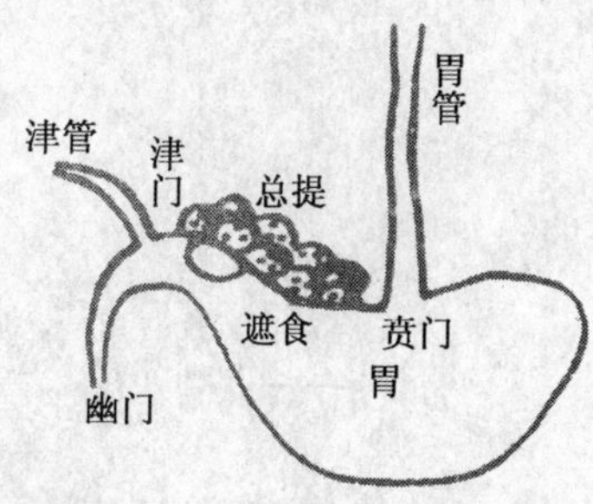


胃腑之体质，上口贲门在胃上正中，下口幽门，亦在胃上偏右。幽门之左寸许名津门。胃内津门之左，有疙瘩如枣，名遮食。胃外津门左，名总提，肝连于其上。

胃在腹，是平铺卧长，上口向脊，下口向右，底向腹，连出水道。

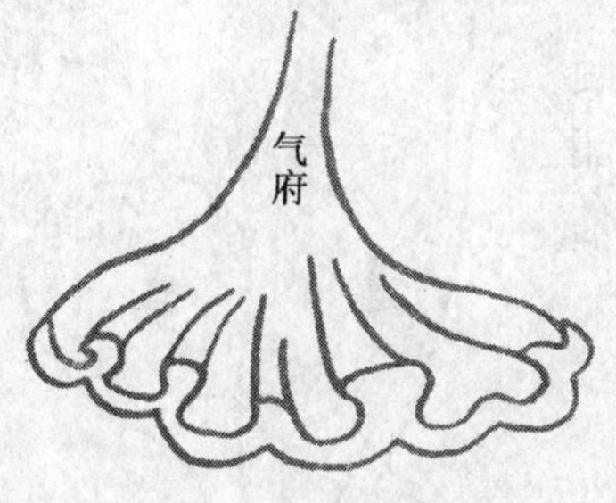


此系小肠外有气府包裹之

气府，俗名鸡冠油，下棱抱小肠。气府内，小肠外，乃存元气之所。元气化食，人身生命之源全在于此。

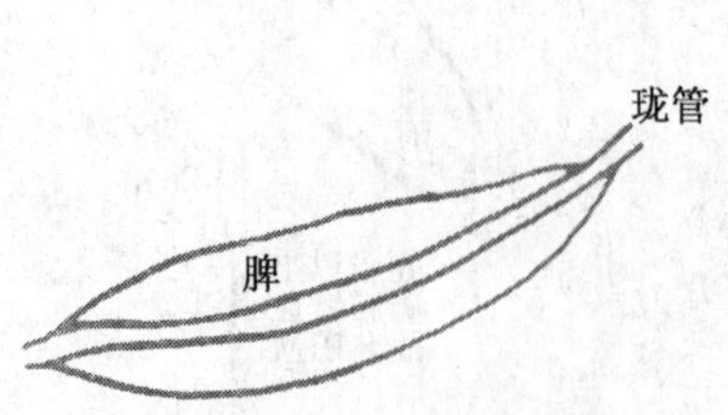


脾中有一管，体相玲珑，易于出水，故名珑管。脾之长短与胃相等。脾中间一管，即是珑管。另画珑管者，谓有出水道，令人易辨也。

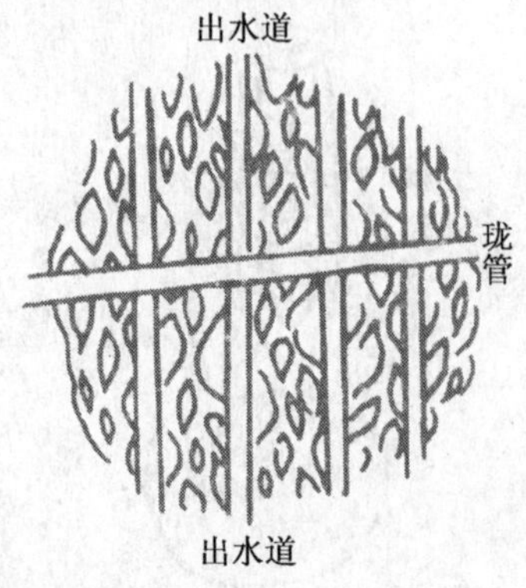


中是珑管，水由珑管分流两边出水道，由出水道渗出，沁入膀胱为尿。出水道中有回血管，其余皆系水管。

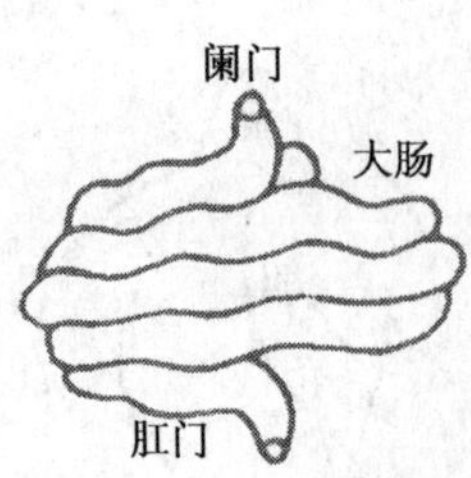


大肠上口，即小肠下口，名曰阑门。大肠下口，即肛门。

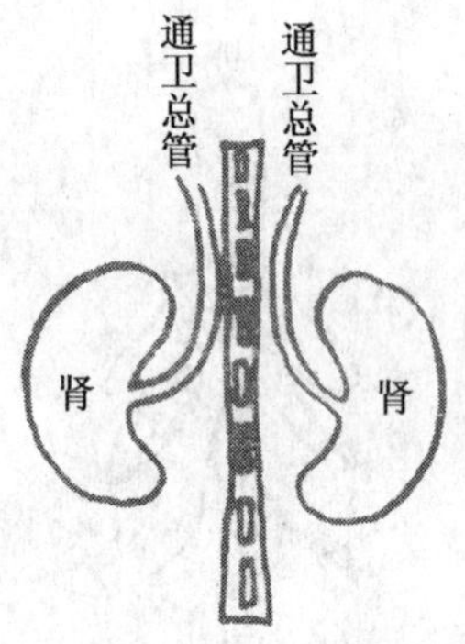


两肾凹处有气管两根，通卫总管。两傍肾体坚实，内无孔窍，绝不能藏精。

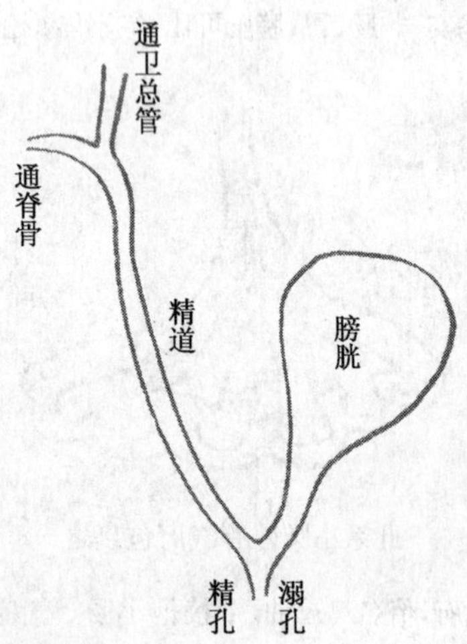


膀胱有下口，无上口。下口归玉茎；精道下孔亦归玉茎。精道在妇女名子宫。

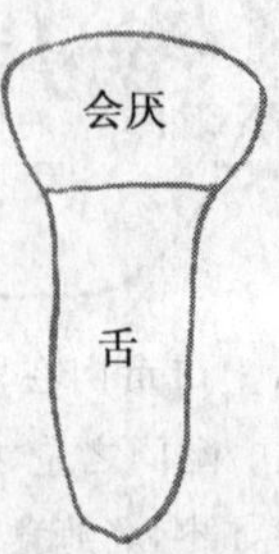


舌后白片，名曰会厌，乃遮盖左右气门、喉门之物。

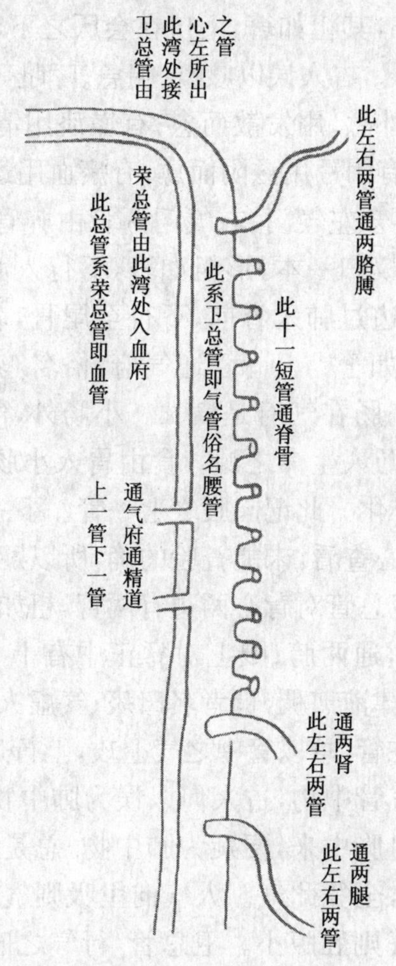


古人言经络是血管，由每脏腑向外长两根，惟膀胱长四根。
余亲见百余脏腑，并无向外长血管之形，故书于图后以记之。

## 会厌、左气门、右气门、卫总管、荣总管、气府、血府记

欲知脏腑体质，先明出气、入气与进饮食之道路。古人谓舌根后名曰喉，喉者喉也，候气之出入，即肺管上口是也。喉之后名曰咽，咽者咽也，咽饮食入胃，即胃管上口是也。谓咽以纳食，喉以纳气，为千古不易之定论。自《灵》、《素》至今，二千年来，无人知其错而改正者。如咽咽饮食入胃，人所共知，惟喉候气之出入一节，殊欠明白。不知肺两叶大面向背，上有四尖向胸，下一小片亦向胸。肺管下分为两杈，入肺两叶，每杈分九中杈，每中杈分九小杈，每小杈长数小枝，枝之尽头处，并无孔窍，其形仿佛麒麟菜。肺外皮亦无孔窍，其内所存皆轻浮白沫。肺下实无透窍，亦无行气之二十四孔。先贤论吸气则肺满，呼气则肺虚，此等错误，不必细辨。人气向里吸，则肚腹满大，非肺满大；气向外呼，则肚腹虚小，非肺虚小。出气、入气、吐痰、吐饮、唾津、流涎，与肺毫无干涉。肺管之后，胃管之前，

左右两边凹处，有气管两根，其粗如箸，上口在会厌之下，左曰左气门，右曰右气门，痰饮津涎由此气管而出。古人误以咳嗽、喘急、哮吼等症为肺病者，因见其症自胸中来。再者临症查有外感，用发散而愈；有燥痰用清凉而愈；有积热用攻下而愈；有气虚用补中而愈；有阴亏用滋阴而愈；有瘀血用逐瘀而愈。扬扬得意，立言著书，以为肺病无疑。不知左气门、右气门两管由肺管两傍下行，至肺管前面半截处，归并一根，如树两杈归一本，形粗如箸，下行入心，由心左转出，粗如笔管，从心左后行，由肺管左边过肺入脊前，下行至尾骨，名曰卫总管，俗名腰管。自腰以上，向腹长两管，粗如箸。上一管通气府，俗名鸡冠油，如倒提鸡冠花之状。气府乃抱小肠之物，小肠在气府是横长。小肠外，气府内，乃存元气之所。元气即火，火即元气，此火乃人生命之源。食由胃入小肠，全仗元气蒸化。元气足则食易化，元气虚则食难化。此记向腹之上一管。下一管大约是通男子精道，女子之子宫，独此一管，细心查看，未能查验的确，所以疑似，以俟后之业医者，倘遇机会，细心查看再补。卫总管对背心两边有两管，粗如箸，向两肩长；对腰有两管，通连两肾；腰下有两管，通两胯；腰上对脊正中有十一短管，连脊，此管皆行气、行津液。气足火旺，将津液煎稠，稠者名曰痰；气虚火衰，不能煎熬津液，津液必稀，稀者名曰饮。痰饮在管，总以管中之气上攻，上行过心，由肺管前气管中出左、右气门。痰饮津涎本气管中物，古人何以误为肺中物，因不知肺管前有气管相连而长，止知痰饮津涎自胸中来，便疑为肺中物，总是未亲见脏腑之故。手握足步，头转身摇，用行舍藏，全凭此气。人气向里吸则气府满，气腹满则肚腹大；气向外呼则气府虚，气府虚则肚腹小。卫总管，行气之府，其中无血。若血归气府，血必随气而出，上行则吐血、衄血；下行则溺血、便血。卫总管之前，相连而长，粗如箸，名曰荣总管，即血管，盛血，与卫总管长短相等，其内之血，由血府灌溉。血府即人胸下膈膜一片，其薄如纸，最为坚实，前长与心口凹处齐，从两胁至腰上，顺长如坡，前高后低，低处如池，池中存血，即精汁所化，名曰血府。精汁详胃津门条下。前所言会厌，即舌后之白片，乃遮盖左、右气门、喉门之物也。

**津门、津管、遮食、总提、珑管、出水道记**

咽下胃之一物，在禽名曰嗉，在兽名曰肚，在人名曰胃。古人画胃图，上口在胃上，名曰贲门；下口在胃下，名曰幽门。言胃上下两门，不知胃是三门；画胃竖长，不知胃是横长，不但横长，在腹是平铺卧长。上口贲门向脊，下底向腹；下口幽门亦在胃上，偏右胁向脊。幽门之左寸许，另有一门，名曰津门。津门上有一管，名曰津管，是由胃出精汁水液之道路。津管一物，最难查看，因上有总提遮盖。总提俗名胰子，其体长于贲门之右，幽门之左，正盖津门。总提下前连气府，提小肠，后接提大肠；在胃上，后连肝，肝连脊。此是膈膜以下，总提连贯胃、肝、大小肠之体质。饮食入胃，食留于胃，精汁水液先由津门流出，入津管。津管寸许外，分三杈，精汁清者，入髓府化髓；津汁浊者由上杈，卧则入血府，随血化血。其水液由下杈，从肝之中间穿过入脾。脾中间有一管，体相玲珑，名曰珑管。水液由珑管分流两边，入出水道。出水道形如鱼网，俗名网油。水液由出水道渗出，渗入膀胱，化而为尿。出水道出水一段，体查最难。自嘉庆二年看脏腑时，出水道有满水玲珰者，有无水玲珰者，于理不甚透彻。以后诊病，查看久病寿终之人，临时有多饮水者，有少饮水者，有不饮水者，故后其水仍然在腹，以此与前所看者参考，与出水道出水一节，虽然近理，仍不敢为定准。后以畜较之，遂喂遂杀之畜，网油满水玲珰；三四日不喂之畜，杀之无水玲珰，则知出水道出水无疑。前言饮食入胃，食留于胃，精汁水液自津门流出，津门既孔如箸大，能向外流精汁水液，稀粥岂不能流出？津门虽孔如箸大，其处胃体甚厚，四周靠挤缩小，所以水能出而食不能出。况胃之内，津门之左一分远，有一疙瘩，形如枣大，名曰遮食，乃挡食放水之物，待津汁水液流尽，食方腐熟，渐入小肠，化而为粪。小肠何以化食为粪？小肠外有气府，气府抱小肠。小肠外、气府内乃存元气之所，元气化食。此处与前气府参看。化粪入大肠，自肛门出。此篇记精汁由胃出津门，生津生血；水液由珑管，出水道入膀胱为尿；食由胃入小肠，元气蒸化为粪之原委也。

## 脑 髓 说

灵机记性不在心在脑一段，本不当说，纵然能说，必不能行；欲不说，有许多病，人不知源，思至此，又不得不说。不但医书论病，言灵机发于心，即儒家谈道德，言性理。亦未有不言灵机在心者。因创始之人，不知心在胸中，所办何事。不知咽喉两傍，有气管两根，行至肺管前，归并一根入心，由心左转出，过肺入脊，名曰卫总管，前通气府、精道，后通脊，上通两肩，中通两肾，下通两腿，此管乃存元气与津液之所。气之出入，由心所过，心乃出入气之道路，何能生灵机、贮记性？灵机记性在脑者，因饮食生气血，长肌肉，精汁之清者化而为髓，由脊骨上行入脑，名曰脑髓。盛脑髓者，名曰髓海。其上之骨，名曰天灵盖。两耳通脑，所听之声归于脑。脑气虚，脑髓小，脑气与耳窍之气不接，故耳虚聋；耳窍通脑之道路中，若有阻滞，故耳实聋。两目即脑汁所生，两目系如线，长于脑，所见之物归于脑。瞳人白色是脑汁下注，名曰脑汁入目。鼻通于脑，所闻香臭归于脑。脑受风热，脑汁从鼻流出，涕浊气臭，名曰脑漏。看小儿初生时，脑未全，囟门软，目不灵动，耳不知听，鼻不知闻，舌不言；至周岁，脑渐生，囟门渐长，耳稍知听，目稍有灵动，鼻微知香臭，舌能言一二字；至三四岁，脑髓渐满，囟门长全，耳能听，目有灵动，鼻知香臭，言语成句。所以小儿无记性者，脑髓未满；高年无记性者，脑髓渐空。李时珍曰：脑为元神之府。金正希曰：人之记性皆在脑中。汪讱庵曰：今人每记忆往事，必闭目上瞪而思索之。脑髓中一时无气，不但无灵机，必死一时；一刻无气，必死一刻。

试看痫症，俗名羊羔风，即是元气一时不能上转入脑髓。抽时正是活人死脑袋。活人者腹中有气，四肢抽搐；死脑袋者，脑髓无气，耳聋、两眼天吊如死。有先喊一声而后抽者，因脑先无气，胸中气不知出入，暴向外出也。正抽时胸中有漉漉之声者，因津液在气管，脑无灵机之气使津液吐咽，津液逗留在气管，故有此声。抽后头痛昏睡者，气虽转入于脑，尚未足也。小儿久病后，元气虚抽风；大人暴得气厥，皆是脑中无气，故病人毫无知识。以此参考，岂不是灵机在脑之证据乎！

## 气血合脉说

脉之形，余以实情告后人。若违心装神仙，丧天良评论，必遭天诛。

气府存气，血府存血。卫总管由气府行周身之气，故名卫总管。荣总管由血府行周身之血，故名荣总管。卫总管体厚形粗，长在脊骨之前，与脊骨相连，散布头面四肢，近筋骨长，即周身气管。荣总管体薄形细，长在卫总管之前，与卫总管相连，散布头面四肢，近皮肉长，即周身血管。气在气府，有出有入，出入者呼吸也。目视耳听，头转身摇，掌握足步，灵机使气之动转也。血自血府入荣总管，由荣总管灌入周身血管，渗于管外，长肌肉也。气管近筋骨生，内藏难见。血管近皮肉长，外露易见。气管行气，气行则动；血管盛血，静而不动。头面四肢按之跳动者，皆是气管，并非血管。如两眉棱骨后凹处，俗名两太阳，是处肉少皮连骨，按之跳动，是通头面之气管。两足大趾次趾之端，是处肉少皮连骨，按之跳动，是通两足之气管。两手腕横纹高骨之上，是处肉少皮连骨，按之跳动，是通两手之气管。其管有粗有细，有直有屈。各人体质不同，胳膊肘下近手腕肉厚，气管外露者短；胳膊肘下近手腕肉薄，气管外露者长。如外感中人，风入气管，其管必粗，按之出肤。寒入气管，管中津液必凝，凝则阻塞其气，按之跳动必慢。火入气管，火气上炙，按之跳动必急。人壮邪气胜，管中气多，按之必实大有力。人弱正气衰，管中气少，按之必虚小无力。久病无生机之人，元气少，仅止上行头面两手，无气下行，故足面按之不动。若两手腕气管上，按之似有似无，或细小如丝，或指下微微乱动，或按之不动，忽然一跳，皆是气将绝之时。此段言人之气管，生平有粗细、曲直之不同。管有短长者，因手腕之肉有薄厚也；按之大小者，虚实也；跳动之急慢者，寒火之分也。

前所言，明明是脉，不言脉者，因前人不知有左气门、右气门、血府、气府、卫总管、荣总管、津门、津管、总提、遮食、珑管、出水道在腹是何体质，有何用处。论脏腑、包络，未定准是何物，论经络、三焦，未定准是何物，并不能指明经络是气管、血管。论脉理，道句便言脉为血腑，百骸贯通，言脉是血管，气血在内流动，周而复始。若以流通而论，此处血真能向彼处流，彼处当有空隙之地。有空隙之地则是血虚，无空隙之地，血流归于何处？古人并不知脉是气管，竟著出许多脉诀，立言虽多，论部位一人一样，并无相同者。

古人论脉二十七字，余不肯深说者，非谓古人无容足之地，恐后人对症无谈脉之言，诊脉断死生易，知病难。治病之要诀，在明白气血，无论外感内伤，要知初病伤人何物，不能伤脏腑，不能伤筋骨，不能伤皮肉，所伤者无非气血。气有虚实，实者邪气实，虚者正气虚。正气虚当与半身不遂门四十种气虚之症、小儿抽风门二十种气虚之症互相参考。血有亏瘀，血亏必有亏血之因，或因吐血衄血，或因溺血、便血，或破伤流血过多。或崩漏、产后伤血过多。若血瘀，有血瘀之症可查，后有五十种血瘀症相互参考。

惟血府之血，瘀而不活，最难分别。后半日发烧，前半夜更甚，后半夜轻，前半日不烧，此是血府血瘀。血瘀之轻者，不分四段，惟日落前后烧两时；再轻者或一时，此内烧兼身热而言。若午后身凉，发烧片刻，乃气虚参芪之症。若天明身不热，发烧止一阵，乃参附之症。不可混含从事。

## 心无血说

余友薛文煌，字朗斋，通州人，素知医。道光十年二月，因赴山东，来舍辞行。闲谈言及古人论生血之源，有言心生血，脾统血者；有言脾生血，心统血者，不知宗谁。余言皆不可宗。血是精汁入血府所化，心乃是出入气之道路，其中无血。朗斋曰：吾兄所言不实，诸物心皆有血，何独人心无血？余曰：弟指何物心有血？曰：古方有遂心丹治癫狂，用甘遂末以猪心血和为丸，岂不是独心有血之凭据？余曰：此古人之错，非心内之血，因刀刺破其心，腔子内血流入于心。看不刺破之心，内并无血，余见多多。试看杀羊者，割其颈项，不刺心，心内亦无血。又曰：不刺心，何死之速？余曰：满腔血从刀口流，所以先流者速，继而周身血退还腔子，所以后流者迟。血尽气散，故死之速。如人斗殴破伤，流血过多，气散血亡，渐至抽风，古人立名曰破伤风，用散风药，治死受伤者，凶手拟抵，治一个即是死两个。若明白气散血亡之义，即用黄芪半斤，党参四两，大补其气，救一人岂不是救两人。朗斋点首而别。

## 方叙

余不论三焦者，无其事也。在外分头面四肢，周身血管；在内分膈膜上下两段。膈膜以上，心肺咽喉，左右气门，其余之物皆在膈膜以下。立通窍活血汤治头面四肢、周身血管血瘀之症；立血府逐瘀汤治胸中血府血瘀之症；立膈下逐瘀汤治肚腹血瘀之症。病有千状万态，不可以余为全书。查证有王肯堂《证治准绳》,查方有周定王朱橚《普济方》,查药有李时珍《本草纲目》,三书可谓医学之渊源。可读可记有国朝之《医宗金鉴》,理足方效有吴又可《瘟疫论》,其余名家,虽未见脏腑,而攻伐补泻之方,效者不少。余何敢云著书,不过因著《医林改错·脏腑图记》后,将平素所治气虚、血瘀之症,记数条示人以规矩,并非全书。不善读者,以余之书为全书,非余误人,是误余也。

**通窍活血汤所治之症目**

通窍活血汤所治之病,开列于后。

**头发脱落**

伤寒、温病后头发脱落,各医书皆言伤血,不知皮里肉外,血瘀阻塞血路,新血不能养发,故发脱落。无病脱发,亦是血瘀。用药三付,发不脱,十付必长新发。

**眼疼白珠红**

眼疼白珠红,俗名暴发火眼。血为火烧,凝于目珠,故白珠红色。无论有云翳、无云翳,先将此药吃一付,后吃加味止痛没药散,一日二付,三两日必痊愈。

**糟鼻子**

色红是血瘀,无论三、二十年,此方服三付可见效;二、三十付可痊愈。舍此之外,并无验方。

**耳聋年久**

耳孔内小管通脑,管外有瘀血,靠挤管闭,故耳聋。晚服此方,早服通气散,一日两付,三、二十年耳聋可愈。

**白癜风**

血瘀于皮里,服三、五付可不散漫再长,服三十付可痊。

**紫癜风**

血瘀于肤里,治法照白癜风,无不应手取效。

**紫印脸**

脸如打伤,血印色紫成片,或满脸皆紫,皆血瘀所致。如三、五年,十付可愈;若十余年,三、二十付必愈。

**青记脸如墨**

血瘀症,长于天庭者多,三十付可愈。白癜、紫癜、紫印、青记,自古无良方者,不知病源也。

**牙疳**

牙者骨之余,养牙者血也。伤寒、瘟疫、痘疹、痞块,皆能烧血,血瘀牙床紫,血死牙床黑,血死牙脱,人岂能活?再用凉血凝血,是促其死也。遇此症,将此药晚服一付,早服血府逐瘀汤一付,白日煎黄芪八钱,徐徐服之,一日服完。一日三付，三日可见效，十日大见效，一月可痊愈。纵然牙脱五、七个，不穿腮者皆可活。

**出气臭**

血府血瘀，血管血必瘀，气管与血管相连，出气安得不臭？即风从花里过来香之义。晚服此方，早服血府逐瘀汤，三、五日必效。无论何病，闻出臭气，照此法治。

**妇女干劳**

经血三、四月不见，或五、六月不见，咳嗽急喘，饮食减少，四肢无力，午后发烧，至晚尤甚，将此方吃三付或六付，至重者九付，未有不痊愈者。

**男子劳病**

初病四肢痠软无力，渐渐肌肉消瘦，饮食减少，面色黄白，咳嗽吐沫，心烦急躁，午后潮热，天亮汗多。延医调治，始而滋阴，继而补阳，补之不效，则云虚不受补，无可无何。可笑著书者，不分别因弱致病，因病致弱，果系伤寒、瘟疫大病后，气血虚弱，因虚弱而病，自当补弱而病可痊；本不弱而生病，因病久致身弱，自当去病，病去而元气自复。查外无表症，内无里症，所见之症皆是血瘀之症。常治此症，轻者九付可愈，重者十八付可愈。吃三付后，如果气弱，每日煎黄芪八钱，徐徐服之，一日服完。此攻补兼施之法。若气不甚弱，黄芪不必用，以待病去，元气自复。

**交节病作**

无论何病，交节病作，乃是瘀血。何以知其是瘀血？每见因血结吐血者，交节亦发，故知之。服三付不发。

**小儿疳症计十九条**

疳病初起，尿如米泔，午后潮热，日久青筋暴露，肚大坚硬，面色青黄，肌肉消瘦，皮毛憔悴，眼睛发睖。古人以此症，在大人为劳病，在小儿为疳疾，照前症再添某病，则曰某疳。如脾疳、疳泻、疳肿、疳痢、肝疳、心疳、疳渴、肺疳、肾疳、疳热、脑疳、眼疳、鼻疳、牙疳、脊疳、蛔疳、无辜疳、丁溪疳、哺露疳，分病十九条，立五十方，方内多有栀子、黄连、羚羊、石膏大寒之品。因论病源系乳食过饱，肥甘无节，停滞中脘，传化迟滞，肠胃渐伤，则生积热，热盛成疳，则消耗气血，煎灼津液，故用大寒以清积热。余初时对症用方，无一效者。后细阅其论，因饮食无节，停滞中脘，此论是停食，不宜大寒之品；以传化迟滞，肠胃渐伤，则生积热之句而论，当是虚热，又不宜用大寒之品。后遇此症，细心审查，午后潮热，至晚尤甚，乃瘀血也；青筋暴露非筋也，现于皮肤者血管也，血管青者，内有瘀血也；至肚大坚硬成块，皆血瘀凝结而成。用通窍活血汤以通血管，用血府逐瘀汤去午后潮热，用膈下逐瘀汤消化积块，三方轮服，未有不效者。

**通窍活血汤方**

赤芍一钱　川芎一钱　桃仁三钱，研泥　红花三钱　老葱三根，切碎　鲜姜三钱，切碎　红枣七个，去核　麝香五钱，绢包

用黄酒半斤，将前七味煎一盅，去渣，将麝香入酒内，再煎二沸，临卧服。方内黄酒各处分量不同，宁可多二两，不可少；煎至一盅，酒亦无味，虽不能饮酒之人，亦可服。方内麝香，市井易于做假，一钱真，可合一两假，人又不能辨。此方麝香最要紧，多费数文，必买好的方妥，若买当门子更佳。大人一连三晚，吃三付，隔一日再吃三付。若七、八岁小儿，两晚吃一付；三、两岁小儿，三晚吃一付。鹿香可煎三次，再换新的。

方歌　通窍全凭好麝香　桃红大枣老葱姜
　　　川芎黄酒赤芍药　表里通经第一方

**加味止痛没药散**

治初起眼痛白珠红，后起去翳。

没药三钱　血竭三钱　大黄二钱　朴硝二钱　石决明三钱，煅

为末，分四付，早晚清茶调服，眼科外症，千古一方。

**通气散**

治耳聋不闻雷声。余三十岁立此方。

柴胡一两　香附一两　川芎五钱

为末，早晚开水冲服三钱。

**血府逐瘀汤所治之症目**

血府逐瘀汤所治之病，开列于后。

**头痛**

头痛有外感，必有发热、恶寒之表症，发散可愈；有积热，必舌干口渴，用承气可愈；有气虚，必似痛不痛，用参芪可愈。查患头痛者，无表症，无里症，无气虚痰饮等症，忽犯忽好，百方不效，用此方一剂而愈。

**胸痛**

胸痛在前面，用木金散可愈；后通背亦痛，用瓜蒌薤白白酒汤可愈；在伤寒，用瓜蒌、陷胸、柴胡等皆可愈。有忽然胸痛，前方皆不应，用此方一付，痛立止。

**胸不任物**

江西巡抚阿霖公，年七十四，夜卧露胸可睡，盖一层布压则不能睡，已经七年。召余诊之，此方五付痊愈。

**胸任重物**

一女二十二岁，夜卧令仆妇坐于胸方睡，已经二年，余亦用此方，三付而愈。

设一齐问病源，何以答之？

**天亮出汗**

醒后出汗，名曰自汗；因出汗醒，名曰盗汗，盗散人之气血，此是千古不易之定论。竟有用补气、固表、滋阴、降火服之不效，而反加重者。不知血瘀亦令人自汗、盗汗，用血府逐瘀汤，一两付而汗止。

**食自胸右下**

食自胃管而下，宜从正中。食入咽，有从胸右边咽下者，胃管在肺管之后，仍由肺叶之下转入肺前，由肺下至肺前，出膈膜入腹。肺管正中，血府有瘀血，将胃管挤靠于右，轻则易治，无碍饮食也；重则难治，挤靠胃管弯而细，有碍饮食也。此方可效，痊愈难。

**心里热**名曰灯笼病

身外凉，心里热，故名灯笼病，内有血瘀。认为虚热，愈补愈瘀；认为实火，愈凉愈凝。三两付血活热退。

**瞀闷**

即小事不能开展，即是血瘀。三付可好。

**急躁**

平素和平，有病急躁，是血瘀。一、二付必好。

**夜睡梦多**

夜睡梦多是血瘀。此方一两付痊愈，外无良方。

**呃逆**俗名打咯忒

因血府血瘀，将通左气门、右气门归并心上一根气管从外挤严，吸气不能下行，随上出，故呃气。若血瘀甚，气管闭塞，出入之气不通，闷绝而死。古人不知病源，以橘皮竹茹汤、承气汤、都气汤、丁香柿蒂汤、附子理中汤、生姜泻心汤、代赭旋覆汤、大小陷胸等汤治之，无一效者。相传咯忒伤寒、咯忒瘟病必死。医家因古无良法，见此症则弃而不治。无论伤寒、瘟疫、杂症，一见呃逆，速用此方，无论轻重，一付即效。此余之心法也。

**饮水即呛**

饮水即呛乃会厌有血滞，用此方极效。古人评论全错，余详于痘症条。

**不眠**

夜不能睡，用安神养血药治之不效者，此方若神。

**小儿夜啼**

何得白日不啼？夜啼者血瘀也。此方一两付痊愈。

**心跳心忙**

心跳心忙用归脾安神等方不效，用此方百发百中。

**夜不安**

夜不安者，将卧则起，坐未稳，又欲睡，一夜无宁刻。重者满床乱滚，此血府血瘀。此方服十余付，可除根。

**俗言肝气病**

无故爱生气是血府血瘀。不可以气治，此方应手效。

**干呕**

无他症，惟干呕、血瘀之症。用此方化血，而呕立止。

**晚发一阵热**

每晚内热，兼皮肤热一时，此方一付可愈，重者两付。

**血府逐瘀汤方**

当归三钱　生地三钱　桃仁四钱　红花三钱　枳壳二钱　赤芍二钱　柴胡一钱　甘草二钱　桔梗一钱半　川芎一钱半　牛膝三钱

水煎服。

方歌　血府当归生地桃　红花甘草壳赤芍
　　　柴胡芎桔牛膝等　血化下行不作劳

**膈下逐瘀汤所治之症目**

膈下逐瘀汤所治之症，开列于后。

**积块**

积聚一症，不必论古人立五积、六聚、七癥、八瘕之名，亦不议驳其错，驳之未免过烦。今请问在肚腹能结块者是何物？若在胃结者必食也；在肠结者燥粪也。积块日久，饮食仍然如故，自然不在肠胃之内，必在肠胃之外。肠胃之外，无论何处，皆有气血。气有气管，血有血管，气无形不能结块，结块者必有形之血也。血受寒则凝结成块，血受热则煎熬成块。竖血管凝结则成竖条，横血管凝结则成横条，横竖血管皆凝结，必接连成片，片凝日久，厚而成块。既是血块当发烧。要知血府血瘀必发烧。血府，血之根本，瘀则殒命。肚腹血瘀不发烧。肚腹，血之稍末，虽瘀不致伤生。无论积聚成块在左肋、右肋、脐左、脐右、脐上、脐下，或按之跳动，皆以此方治之，无不应手取效。病轻者少服，病重者多服。总是病去药止，不可多服。倘病人气弱，不任克消，原方加党参三、五钱皆可，不必拘泥。

**小儿痞块**

小儿痞块，肚大青筋，始终总是血瘀为患。此方与前通窍活血汤、血府逐瘀汤三方轮转服之，月余，未有不成功者。

**痛不移处**

凡肚腹疼痛，总不移动，是血瘀。用此方治之极效。

**卧则腹坠**

病人夜卧，腹中似有物，左卧向左边坠，右卧向右边坠，此是内有血瘀。以此方为主，有杂症，兼以他药。

**肾泻**

五更天，泻三两次，古人名曰肾泄，言是肾虚，用二神丸、四神丸等药，治之不效，常有三、五年不愈者。病不知源是难事也。不知总提上有瘀血，卧则将津门挡严，水不能由津门出，由幽门入小肠，与粪合成一处，粪稀溏，故清晨泻三、五次。用此方逐总提上方瘀血，血活，津门无挡，水出泻止，三、五付可痊愈。

**久泻**

泻肚日久，百方不效，是总提瘀血过多，亦用此方。

**膈下逐瘀汤方**

五灵脂二钱，炒　当归三钱　川芎三钱　桃仁三钱，研泥　丹皮二钱　赤芍二钱　乌药二钱　元胡一钱　甘草三钱　香附钱半　红花三钱　枳壳钱半

水煎服。

方歌　膈下逐瘀桃牡丹　赤芍乌药元胡甘

　　　归芎灵脂红花壳　香附开郁血亦安

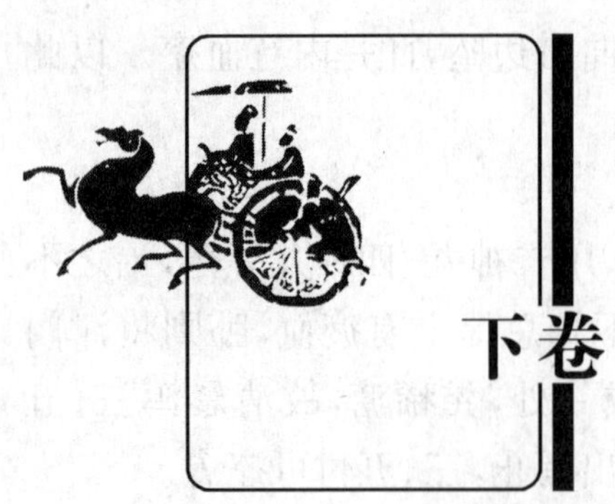

# 下卷

## 半身不遂论叙

医家立言著书，心存济世者，乃良善之心也。必须亲治其证，屡验方法，万元一失，方可传于后人。若一症不明，留于后人再补。断不可徒取虚名，恃才立论，病未经见，揣度立方。倘病不知源，方不对症，是以活人之心，遗作杀人之事，可不畏欤。如伤寒、温疫、杂症、妇科，古人各有所长，对症用方，多半应手取效，其中稍有偏见，不过白玉微瑕。惟半身不遂一症，古之著书者虽有四百余家，于半身不遂立论者，仅止数人，数人中，并无一人说明病之本源。病不知源，立方安得无错？余少时遇此症，如遵《灵枢》、《素问》、仲景之论，治之无功；继遵河间、东垣、丹溪之论，投药罔效。辗转踌躇，几至束手。伏思张仲景论《伤寒》，吴又可著《瘟疫》，皆独出心裁，并未引古经一语。余空有活人之心，而无济世之手。凡遇是症，必细心研究，审气血之荣枯，辨经络之通滞，四十年来颇有所得，欲公之天下以济后人，奈不敢以管见之学，驳前人之论，另立方法，自取其罪。友人曰：真胸有确见，屡验良方，补前人之缺，救后人之难，不但有功于后世，正是前代之勋臣，又何罪之有？余闻斯议，不揣鄙陋，将男妇小儿半身不遂、瘫腿痿症、抽搐筋挛得病之源、外现之症，屡验良方，难治易治之形状及前人所论脉理、脏腑、经络之错误，一一绘图申明其说，详述前后，以俟高明再加补助，于医道岂无小补云尔。

**半身不遂论**

半身不遂，病本一体，诸家立论，竟不相同。始而《灵枢》经曰：虚邪偏客于身半，其入深者，内居荣卫，荣卫衰则真气去，邪气独留，发为偏枯。偏枯者半身不遂也。《素问》曰：风中五脏六腑之俞，所中则为偏风。张仲景曰：夫风之为病，当令人半身不遂。三书立论，本源皆专主于风。至刘河间出世，见古人方论无功，另出手眼，云：中风者非肝木之风内动，亦非外中于风，良由将息失宜，内火暴甚，水枯莫制，心神昏昧，卒倒无所知。其论专主于火。李东垣见河间方论矛盾，又另立论曰：中风者，气虚而风邪中之，病在四旬以后，壮盛稀有，肥白气虚者间亦有之。论中有中腑、中脏、中血脉、中经络之分，立法以本气虚外受风邪是其本也。朱丹溪见东垣方症不符，又分途立论，言西北气寒，有中风，东南气湿，非真中风，皆因气血先虚，湿生痰，痰生热，热生风也。其论专主于痰，湿痰是其本也。王安道见丹溪论中，有东南气湿非真中风一句，便云《灵枢》、《素问》、仲景所言是真中风，河间、东垣、丹溪所言是类中风。虞天民言王安道分真中风、类中风之说，亦未全是，四方病此者，尽因气湿痰火挟风而作，何尝见有真中、类中之分？独张景岳有高人之见，论半身不遂大体属气虚，易中风之名，著非风之论，惟引用《内经》厥逆，并辨论寒热、血虚及十二经之见症，与症不符，其方不效者，可惜先生于此症阅历无多。其余名家所论病因，皆是因风、因火、因气、因痰之论，所立之方，俱系散风清火、顺气化痰之方。有云气血虚弱而中风邪者，于散风清火方中，加以补气养血之药；有云阴虚亏损而中风邪者，于滋阴补肾药内，佐以顺气化痰之品。或补多而攻少，或补少而攻多，自谓攻补兼施、于心有得。今人遵用，仍然无效，又不敢议论古人之非，不曰古方不合今病，便云古今元气不同。既云方不合病，元气不同，何得伤寒病，麻黄、承气、陷胸、柴胡，应手取效；何得中风门，愈风、导痰、秦艽、三化，屡用无功？总不思古人立方之本，效与不效，原有两途。其方效者，必是亲治其症，屡验之方；其不效者，多半病由议论，方从揣度。以议论揣度定论立方，如何能明病之本源；因何半身不遂，口眼歪斜；因何语言謇涩，口角流涎；因何大便干燥，小便频数，毫无定见，古今混淆。以一亏损五成元气之病，反用攻发克消之方，安得不错。溯本穷源，非错于医，乃错自著书者之手。嗟呼！此何等事，而竟以意度，想当然乎哉！

**半身不遂辨**

或曰：半身不遂，古人风火湿痰之论，诸家层次议驳，有证据可凭乎？余曰：即以仲景《伤寒论》中风篇云，中风则令人头痛身痛，发热恶寒，干呕自汗；《金匮要略》论伤风则令人鼻塞喷嚏，咳嗽声重，鼻流清涕；中风本门又云，夫风之为病，当令人半身不遂。今请问何等风，何等中法，令人头痛身痛，发热恶寒，干呕自汗？何等风，何等中法，则令人鼻塞喷嚏，咳嗽声重，鼻流清涕？何等风，何等中法，则令人半身不遂？半身不遂若果是风，风之中人，必由皮肤入经络，亦必有由表入里之证可查。尝治此症，初得时，并无发热恶寒，头痛身痛，目痛鼻干，寒热往来之表症。既无表症，则知半身不遂非风邪所中。再者，众人风火湿痰之论，立说更为含混。如果是风火湿痰，无论由外中，由内发，必归经络。经络所藏者无非气血，气血若为风火湿痰阻滞，必有疼痛之症，有疼痛之症，乃是身痛之痹症，非是半身不遂。半身不遂无疼痛之症。余平生治之最多，从未见因身痛痹症而得半身不遂者。由此思之，又非风火湿痰所中。

### 半身不遂本源

或曰:君言半身不遂,亏损元气是其本源。何以亏至五成方病,愿闻其说。余曰:夫元气藏于气管之内,分布周身,左右各得其半。人行坐动转,全仗元气。若元气足则有力,元气衰则无力,元气绝则死矣。若十分元气,亏二成剩八成,每半身仍有四成,则无病。若亏五成剩五成,每半身只剩二成半,此时虽未病半身不遂,已有气亏之症,因不痛不痒,人自不觉。若元气一亏,经络自然空虚,有空虚之隙,难免其气向一边归并。如右半身二成半归并于左,则右半身无气;左半身二成半归并于右,则左半身无气,无气则不能动,不能动,名曰半身不遂。不遂者,不遂人用也。如睡时气之归并,人不能知觉,不过是醒则不能翻身;惟睡醒时气之归并,自觉受病之半身,向不病之半身流动,比水流波浪之声尤甚;坐时归并,身必歪倒;行走时归并,半身无气,所以跌仆。人便云因跌仆得半身不遂,殊不知非因跌仆得半身不遂,实因气亏得半身不遂,以致跌仆。

### 口眼歪斜辨

或曰:半身不遂既然无风,如何口眼歪斜?余曰:古人立歪斜之名,总是临症不细心审查之故。口眼歪斜并非歪斜,因受病之半脸无气,无气则半脸缩小;一眼无气力,不能圆睁,小眼角下抽;口半边无气力,不能开,嘴角上抽。上下相凑,乍看似歪斜,其实并非左右之歪斜。尝治此症,凡病左半身不遂者,歪斜多半在右;病右半身不遂者,歪斜多半在左。此理令人不解,又无书籍可考。何者人左半身经络上头面,从右行;右半身经络上头面,从左行,有左右交互之义。余亦不敢为定论,以待高明,细心审查再补。

又曰:口眼歪斜尽属半脸无气乎。余曰:前论指兼半身不遂而言,若壮盛人,无半身不遂,忽然口眼歪斜,乃受风邪阻滞经络之症。经络为风邪阻滞,气必不上达,气不上达头面,亦能病口眼歪斜,用通经络散风之剂,一药而愈,又非治半身不遂方之所能为也。

### 辨口角流涎非痰饮

或曰:口角流涎非痰饮乎?余曰:尝治此症,见所流尽是清水,并非稠痰,明明气虚不固津液。不明此理,试看小儿气不足时,流涎者十有八九;高年人气衰时,流涎者十有二三,再以他症互相参看,流涎者属气虚无疑。

### 辨大便干燥非风火

或曰:患半身不遂兼大便干燥,古人名曰风燥,言其病有风、有火,有是理乎?余曰:若是风火,用散风清火润燥攻下药,大便一行,风散火清,自当不燥。尝见治此症者,误用下药,下后干燥更甚,总不思平素出大恭时,并非大恭顺谷道自流,仍用气力催大恭下行。既得半身不遂之后,无气力使手足动,无气力使舌言,如何有气力到下部催大恭下行。以此推之，非风火也，乃无气力催大恭下行，大恭在大肠日久不行，自干燥也。

**辨小便频数、遗尿不禁**

或曰：小便频数，遗尿不禁，有火有虚，有分别乎？余曰：有尿溺时，玉茎内疼痛，尿一点一滴而出，兼之色红，乃是火症。若高年人或虚弱人，尿长而痛，其色清白，乃属气虚。尿孔开张，尿流而不知，名曰遗尿。不禁者，尿欲出，而人禁止不溺，尿仍自出，此专指小便自病而言。若半身不遂兼小便频数，遗尿不禁，绝无玉茎疼痛之苦，此是气虚不固提也。

**辨语言謇涩非痰火**

或曰：说话不真，古名语言謇涩，前人论舌之本，有痰有火，此理想来不错。余曰：非痰火也。舌中原有两管，内通脑气，即气管也。以容气之往来，使舌动转能言。今半身无气，已不能动，舌亦半边无气，亦不能全动，故说话不真。试看小儿气不足不能行走时，高年人气衰时，说话俱不真是其证也。

**辨口噤咬牙**

或曰：既无风火，如何口噤咬牙？余曰：口噤自是口噤，咬牙自是咬牙，古人以口噤、咬牙混成一症，何临症粗心之甚！口噤是虚，咬牙是实；口噤是牙紧不开，咬牙是叩齿有声。在伤寒、瘟病、杂症、妇科，有虚症口噤者，有实症咬牙者，独半身不遂，有口噤，绝无咬牙；亦有口噤太甚，下牙里收，其声如锉，似咬牙，实非咬牙，亦虚症也。如无半身不遂，又无他症相兼，忽然口噤不开，乃风邪阻滞经络，气不上达之所致，用疏通经络之剂而即愈。

**记未病以前之形状**

或曰：元气既亏之后，未得半身不遂以前，有虚症可查乎？余生平治之最多，知之最悉。每治此症，愈后问及未病以前之形状，有云偶尔一阵头晕者，有头无故一阵发沉者，有耳内无故一阵风响者，有耳内无故一阵蝉鸣者，有下眼皮长跳动者，有一只眼渐渐小者，有无故一阵眼睛发直者，有眼前长见旋风者，有长向鼻中攒冷气者，有上嘴唇一阵跳动者，有上下嘴唇相凑发紧者，有睡卧口流涎沫者，有平素聪明忽然无记性者，有忽然说话少头无尾、语无伦次者，有无故一阵气喘者，有一手长战者，有两手长战者，有手无名指每日有一时屈而不伸者，有手大指无故自动者，有胳膊无故发麻者，有腿无故发麻者，有肌肉无故跳动者，有手指甲缝一阵阵出冷气者，有脚指甲缝一阵阵出冷气者，有两腿膝缝出冷气者，有脚孤拐骨一阵发软，向外棱倒者，有腿无故抽筋者，有脚趾无故抽筋者，有行走两腿如拌蒜者，有心口一阵气堵者，有心口一阵发空，气不接者，有心口一阵发忙者，有头项无故一阵发直者，有睡卧自觉身子沉者，皆是元气渐亏之症。因不痛不痒，无寒无热，无碍饮食起居，人最易于疏忽。

**论小儿半身不遂**

或曰:小儿亦有半身不遂者?余曰:小儿自周岁至童年皆有。突然患此症者少,多半由伤寒、瘟疫、痘疹、吐泻等症病后,元气渐亏,面色青白,渐渐手足不动,甚至手足筋挛,周身如泥塑,皆是气不达于四肢。古人以风治,是于此症阅历无多。

## 瘫痿论

或曰,元气归并左右,病半身不遂,有归并上下之症乎?余曰:元气亏五成,下剩五成,周流一身,必见气亏诸态。若忽然归并于上半身,不能行于下,则病两腿瘫痿。奈古人论痿症之源,因足阳明胃经湿热上蒸于肺,肺热叶焦,皮毛憔悴,发为痿证,盖用清凉攻下之方。余论以清凉攻下之药,治湿热腿疼痹症则可,治痿症则不相宜。忌知痹症疼痛日久,能令腿瘫,瘫后仍然腿疼。痿症是忽然两腿不动,始终无疼痛之苦。倘标本不清,虚实溷淆,岂不遗祸后人。

**补阳还五汤**

此方治半身不遂,口眼歪斜,语言謇涩,口角流涎,大便干燥,小便频数,遗尿不禁。

黄芪四两,生　归尾二钱　赤芍钱半　地龙一钱,去土　川芎一钱　桃仁一钱　红花一钱

水煎服。

初得半身不遂,依本方加防风一钱,服四、五剂后去之。如患者先有入耳之言,畏惧黄芪,只得迁就人情,用一、二两,以后,渐加至四两,至微效时,日服两剂,岂不是八两。两剂服五、六日,每日仍服一剂。如已病三两个月,前医遵古方用寒凉药过多,加附子四、五钱;如用散风药过多,加党参四、五钱;若未服则不必加。此法虽良善之方,然病久气太亏,肩膀脱落二、三指缝,胳膊曲而搬不直,脚孤拐骨向外倒,哑不能言一字,皆不能愈之症;虽不能愈,常服可保病不加重。若服此方愈后,药不可断,或隔三、五日吃一付,或七、八日吃一付;不吃,恐将来得气厥之症。方内黄芪不论何处所产,药力总是一样,皆可用。

方歌　补阳还五赤芍芎　归尾通经佐地龙
　　　四两黄芪为主药　血中瘀滞用桃红

## 瘟毒吐泻转筋说

上吐下泻转筋一症,古人立名曰霍乱。宋朝太医院立方名曰《局方》,立藿香正气散以治之。以邪气伤正气之病,反用攻发正气之药,岂不愧太医之名。至我朝道光元年,岁次辛巳,瘟毒流行,病吐泻转筋者数省,京都尤甚,伤人过多,贫不能葬埋者,国家发帑施棺,月余之间,费数十万金。彼时业医者,有用参术姜附见

效者，便言阴寒；有用芩连栀柏见效者，则云毒火。余曰非也，不分男妇老少，众人同病乃瘟毒也。或曰：既是瘟毒，姜附热，芩连凉，皆有见效者何也？余曰：芩连效在初病，人壮毒盛时；姜附效在毒败，人弱气衰时。又曰：有芩连姜附服之不效，而反有害者何也？余曰：试看针刺而愈者，所流尽是黑紫血，岂不是瘟毒烧炼。瘟毒自鼻入气管，由气管达于血管，将气血凝结，壅塞津门，水不得出，故上吐下泻。初得，用针刺其胳膊肘里弯处血管，流紫黑血，毒随血出而愈。或曰：所刺是何穴，请明白指示。余曰：余虽善针，不必论。是穴名曰尺泽。人气管周身贯通，血管周身亦贯通。尺泽左右四、五根血管，刺之皆出血，皆可愈；尺泽上下刺之，亦可愈。总之用针所刺而愈，皆风、火、气有余之症；不足之症，愈针愈坏，此针灸家隐讳而不肯言也。仓促之时，用针刺取其捷便也。一面针刺，一面以解毒活血汤治之，活其血，解其毒，未有不一药而愈者。但此症得之最速，伤元气最快，一半日可伤生。若吐泻一两时后，或半日后，一见腿抽，便是腿上气少；一见胳膊抽，便是胳膊上气少。如见眼胞塌陷，汗出如水，肢冷如冰，漫言凉药有害，即余所立解毒活血汤亦有过无功。此时无论舌干口燥，大渴饮冷，一时饮水数碗，放心用姜附回阳汤，一付可夺命。此法非浅医所能知也。

**解毒活血汤**

连翘二钱　葛根二钱　柴胡三钱　当归二钱　生地五钱　赤芍三钱　桃仁八钱，研　红花五钱　枳壳一钱　甘草二钱

水煎服。

方歌　解毒活血连翘桃　红花归壳葛赤芍
　　　柴胡甘草同生地　吐泻良方用水熬

此方谓初得吐泻而言，若见汗多肢冷，眼塌，不可用。

**急救回阳汤**

若吐泻一见转筋身凉、汗多，非此方不可。莫畏病人大渴饮冷不敢用。

党参八钱　附子八钱，大片　干姜四钱　白术四钱　甘草三钱　桃仁二钱，研　红花二钱

水煎服。

方歌　急救回阳参附姜　温中术草桃红方
　　　见真胆雄能夺命　虽有桃红气无伤

解毒活血汤与急救回阳汤两方界限分清，未有不应手而愈者。慎之慎之。

## 论小儿抽风不是风

夫抽风一症，今人治之不效者，非今人错治，乃古方误人。古人不止论病立方误人，立病名曰抽风，风之一字尤其误人。又因此症多半由伤寒、瘟病或痘疹、

吐泻等症病久而抽，则名曰慢惊风。慢惊风三字相连立名，更为可笑，不但文义不通，亦未细查病源。若真是风，风之中人必由皮肤入经络，亦必有由表入里之表症可查。既查无外感之表症，古人何得著书立方总言是风。其所以言风者，因见其病发作之时，项背反张，两目天吊，口噤不开，口流涎沫，咽喉痰声，昏沉不省人事，以为中风无疑。殊不知项背反张，四肢抽搐，手足握固，乃气虚不固肢体也；两目天吊，口噤不开，乃气虚不上升也；口流涎沫，乃气虚不固津液也。咽喉往来痰声，非痰也，乃气虚不归原也。如不明此理，试看高年人久病寿终时，或项强身重，或露睛天吊，或牙紧流涎，或痰声拽锯，或冷汗淋漓，一派气脱之症，明明显露。以抽风之两目天吊，口噤流涎，痰声拽锯互相参看，则抽风之症，气虚无疑。元气既虚，必不能达于血管，血管无气，必停留而瘀。以一气虚血瘀之症，反用散风清火之方，安得不错！服散风药，无风服之则散气；服清火药，无火服之则血凝；再服攻伐克消之方，气散血亡，岂能望生！溯本穷源，非死于医，乃死于著书者之手。每见业小儿科阅历多者，绝不误人，因抽风古方不效，见抽风则弃而不治。亦有高手，看小儿现在之症，知将来必抽风，虽无方调治，亦必告知病家，此病恐将来抽风。何以知其将来必抽风？凡将欲抽风之前，必先见抽风之症，如见顶门下陷，昏睡露睛，口中摇舌，不能啼哭，哭无眼泪，鼻孔煽动，咽喉痰声，头低不抬，口噤无声，四肢冰冷，口吐白沫，胸高如碗，喘急气促，面色青白，汗出如水，不能裹乳，大便绿色，腹内空鸣，下泄上嗽，肌肉跳动，俱是抽风之兆。前二十症不必全见，但见一二症，则知将来必抽。其中有可治者，有不可治者，并所用之方，皆开列于后。若露睛天吊，不食不哭，痰鸣气喘，病虽沉重，乃可治之症；若天庭灰色，肾子上缩，或脉微细，或脉全无，外形虽轻，乃不治之症。

**可保立苏汤**

此方治小儿因伤寒、瘟疫或痘疹、吐泻等症，病久气虚，四肢抽搐，项背后反，两目天吊，口流涎沫，昏沉不省人事，皆效。

黄芪一两五钱，生　党参三钱　白术二钱　甘草二钱　当归二钱　白芍二钱　酸枣仁三钱，炒　山茱萸一钱　枸杞子二钱　破故纸一钱　核桃一个，连皮打碎

水煎服。

此方分量指四岁小儿而言。若两岁，分量可以减半；若一岁，分量可用三分之一；若两三个月，分量可用四分之一，又不必拘于付数。余治此症，一日之间，常有用两三付者。服至不抽，必告知病家，不可因不抽，遂不服药，必多服数付，气足方妥。

方歌　可保立苏故纸枣　术归芍药参芪草
山萸枸杞水煎服　一个核桃带壳捣

## 论痘非胎毒

夫小儿痘疹，自汉至今，著书立方者不可胜数，大抵不过分顺险逆，辨别轻重死生，并无一人说明痘之本源。所以后人有遵保元汤，用黄芪、人参者；有宗归宗汤，用大黄、石膏者；有遵解毒汤，用犀角、黄连者。痘本一体，用药竟不相同。遇顺险之痘，查小儿壮弱，分别补泻清凉，用之皆可望生。惟一见逆症，遂无方调治，即云天数当然，此不知痘之本源故也。或曰：古人若不知痘之本源，如何见逆痘便知几天死？余曰：此非古人知痘之本源也，因看痘多，知某日见苗，某日何形，某日何色，某日何症治之不效，至某日必死。古人知逆痘几天死者，盖由此也。如知痘之本源，岂无方调治？或曰：如君所言，痘之逆症有救乎？余曰：痘之险症，随手而愈不足论。至于逆症，皆有本源，辨明本源，岂不可救？如余所治闷痘不出，周身攒簇，细密如蚕壳，平板如蛇皮，不热即出，见点紫黑，周身细密无缝，紫白灰色相间，蒙头锁口，锁项托腮，皮肉不肿，遍身水泡，不起胀行浆，不化脓结痂。见点后抽风不止，九窍流血鲜红，咳嗽声哑，饮水即呛，六、七天作痒，抓破无血，七、八日泄肚，胃口不开；至危之时，头不能抬，足歪不正，两目天吊，项背后反等逆症，初见之时，辨明虚实，皆可望生。明此理者，知余补前人之未及，救今人之疑难；不明此理者，妄加评论，以余言为狂妄，而不知非狂也，知痘之本源也。不似诸家议论，出痘总是胎毒。诸书又曰：自汉以前无出痘者，既云胎毒，汉以前人独非父母所生。此论最为可笑。若以古人之论，有谓胎毒藏于脏腑，而何以未出痘以前，脏腑安然无病？有谓胎毒藏于肌肉，而何以未出痘以前，皮肤更不生疮？又有谓胎毒藏于骨髓，或因惊恐跌仆，或因伤食感冒，触动其毒，发为天花。信如斯言，因惊恐跌仆，伤食感冒触动而发，则是自不小心。伏思出花正盛时，非止一人出花，少则一方，多则数省，莫非数省之人，同时皆不小心？此论更为无理。再见世上种痘之医，所种之痘，无论多少，无一不顺。若是胎毒，毒必有轻重，毒重者痘必险，何以能无一不顺？由此思之，如何胎毒二字牢不可破，殊不知痘非胎毒，乃胞胎内血中之浊气也。儿在母腹，始因一点真精凝结成胎，以后生长脏腑肢体，全赖母血而成；胞胎内血中浊气，降生后仍藏荣血之中，遇天行触浊气之瘟疫，由口鼻而入气管，由气管达于血管，将血中浊气逐之自皮肤而出，色红似花，故名天花；形圆如豆，故名曰痘。总之，受瘟疫轻，瘟毒随花而出，出花必顺；受瘟疫重，瘟毒在内逗遛，不能随花而出，出花必险；受瘟疫至重，瘟毒在内烧炼其血，血受烧炼，其血必凝，血凝色必紫，血死色必黑，痘之紫黑是其症也。死血阻塞道路，瘟疫之毒，外不得由皮肤而出，必内攻脏腑，脏腑受毒火煎熬，随变生各脏逆症。正对痘科书中所言，某经逆痘，不知非某经逆痘也，乃某经所受之瘟毒也。痘之顺逆在受瘟疫之轻重。治痘之紧要，全在除瘟毒之方法。瘟毒不除，花虽少而必死；瘟毒若除，花虽多不致伤生。痘科书中，但论治胎毒，而不知治瘟毒，纵知治瘟毒，而不知瘟毒巢穴在血，若辨明瘟毒轻重、血之通滞、气之虚实，立救逆痘于反掌之间，此所谓知其要者，一言而终耳。

**论痘浆不是血化**

痘出时是红色，五、六天后忽变清浆，次变白浆，次变混浆，次变黄脓，终而结痂。古人谓痘浆总是血化，若是血化，红血必能变白色。今请以血一盏试之，或以矾青，或以火熬，能使之变清水、白浆、混浆、黄脓乎？痘本血管内血中浊气，遇天行触浊气之瘟疫，自口鼻而入于气管，达于血管，将血管中浊气与血，并气管中津液逐之自毛孔而出，所以形圆色红。五、六天后，痘中之血仍退还血管，痘内止存浊气津液。津液清，名曰清浆；清浆为瘟毒烧炼，稠而色白，故名白浆；白浆再炼，更稠而混，故名混浆；混浆再炼，稠如疮脓，故名黄脓；将黄脓炼干而结痂。痘不行浆，皆因血不退还血管；血不退还血管，皆因血管内有瘟毒烧炼，血凝阻塞血之道路。若通血管之瘀滞，何患浆之不行！

**论出痘饮水即呛**

出痘有四五天、七八天饮水即呛者，古人论毒火壅于咽喉，列于不治之症。总是不明咽喉、左右气门之体质。舌后为喉，即肺管；喉后为咽，即胃管；咽前喉后两边凹处，有气管两根，名左气门、右气门；舌根有一白片，其厚如钱，名曰会厌，正盖肺管、左右气门上口。人咽饮食，必以舌尖抵上腭，使会厌将肺管与左右气门盖严，饮食方可过肺管、左右气门，入后之胃管。试看人吃饭，饮食将入嗓至喉，未入咽时，或忽然冷笑，气暴上冲，会厌一开，或一粒米，或一滴水入左右气门，立刻由鼻呛出是其证也。今痘毒烧炼，会厌血凝，不能盖严气门，故饮水渗入即呛。食不呛者，因微微小缝，能渗水而食不能入，故不呛。化开会厌中瘀血，其呛立止。

**论七八天痘疮作痒**

痘疮作痒者，当先分明皮肤。皮是皮，肤是肤，皮肤不分，如何能明痘疮作痒之本源？如人汤烫火烧，随起一泡，其薄如纸，即是肤；肤里肉外，厚者是皮。痘至六、七天，瘟毒浊气津液尽归于皮之外，肤之内，痘巢之中，正气不能达痘中行浆、化脓、结痂，以致瘟毒外不得出肤，内不得入皮，毒在皮外肤里，故作痒。医家遵《素问》诸疮痛痒皆属于火之句，随用清凉之品，克伐生气，不但作痒不止，胃气转伤。有专用补气者，气愈补而血愈瘀；血瘀，气更不能外达于皮肤。此时用补气破血之剂，通开血道，气直达于皮肤，未有不一药而痒即止者。

**通经逐瘀汤**

此方无论痘形攒簇，蒙头覆釜，周身细碎成片，或夹疹夹癍，浮衣水泡，其色或紫、或暗、或黑，其症或干呕、烦躁、昼夜不眠，逆形逆症，皆是瘀血凝滞于血管，并宜用此方治之。

其方中药性不大寒大热，不大攻大下，真是良方也。

桃仁八钱，研　红花四钱　赤芍三钱　穿山甲四钱，炒　皂角刺六钱　连翘三钱，去心　地龙三钱，去心　柴胡一钱　麝香三厘，绢包

水煎服

大便干燥加大黄二钱，便利去之。五、六日后，见清浆、白浆，将麝香去之，加黄芪五钱，将穿山甲、皂角刺减半。至七、八日后，桃仁、红花亦减半，黄芪可用八钱。此方指四、五岁而言，若一、二岁，分量可减半；若八、九岁，分量可加一半。

方歌　通经甲皂麝香龙　逐瘀赤芍桃与红
　　　连翘柴胡毒可解　便干微用大黄攻

**会厌逐瘀汤**

此方治痘五、六天后，饮水即呛。

桃仁五钱，炒　红花五钱　甘草三钱　桔梗三钱　生地四钱　当归二钱　玄参一钱　柴胡一钱　枳壳二钱　赤芍二钱

水煎服

此方指五、六天后呛水而言。若痘后抽风兼饮水即呛者，乃气虚不能使会厌盖严气管，照抽风方治之。

方歌　会厌逐瘀是病源　桃红甘桔地归玄
　　　柴胡枳壳赤芍药　水呛血凝立可痊

**止泻调中汤**

治痘六、七日后，泄泻不止，或十余日后泄泻，皆治之。

黄芪八钱　党参三钱　甘草二钱　白术二钱　当归二钱　白芍二钱　川芎一钱　红花三钱　附子一钱，制　良姜五分　官桂五分，去粗皮

水煎服

此方指痘六、七天后泄泻而言，痘后抽风兼泄泻者，亦效。不是初出痘泄泻之方。

方歌　止泻调中参草芪　术归芍药芎红随
　　　附子良姜桂少用　气虚泄泻总相宜

**保元化滞汤**

治痘五、六日后，痢疾或白、或红、或红白相杂，皆治。

黄芪一两，煎汤，冲　滑石一两，末

晚服，加白沙糖五钱更妙。

此方乃余之心法，不独治小儿痘症痢疾，大人初痢、久痢，皆有奇效。然大人初痢，滑石用一两五钱，白糖一两，不必用黄芪；久痢加黄芪，滑石仍用一两五钱。

方歌　保元化滞补攻方　一两黄芪煎作汤
　　　为末滑石须一两　冲服痢止气无伤

**助阳止痒汤**

治痘六、七日后作痒不止，抓破无血，兼治失音、声哑。

黄芪一两　桃仁二钱，研　红花二钱　皂角刺一钱　赤芍一钱　穿山甲一钱，炒

此方治痘后六、七日作痒甚者，抓破无血；不是治初出痘一、二日作痒之方。

方歌　助阳止痒芪桃红　皂刺赤芍山甲同
　　　声哑失音同一治　表虚因里气不行

**足卫和荣汤**

治痘后抽风，两眼天吊，项背反张，口噤不开，口流涎沫，昏沉不省人事，周身溃烂，脓水直流，皆治之。

黄芪一两　甘草二钱　白术二钱　党参三钱　白芍二钱　当归一钱　枣仁二钱　桃仁一钱五分，研　红花一钱五分

水煎服

此方专治痘后抽风及周身溃烂。若因伤寒、瘟疫、杂症，疾久气虚抽风，抽风门另有专方。

方歌　足卫和荣芪草术　参芍归枣桃红扶
　　　抽风风字前人误　服此还阳命可苏

## 少腹逐瘀汤说

此方治少腹积块疼痛，或有积块不疼痛，或疼痛而无积块，或少腹胀满，或经血见时，先腰痠少腹胀，或经血一月见三、五次，接连不断，断而又来，其色或紫、或黑、或块，或崩漏兼少腹疼痛，或粉红兼白带，皆能治之，效不可尽述。

更出奇者，此方种子如神，每经初见之日吃起，一连吃五付，不过四月，必存胎。必须男女年岁与月合成阳数方生子。如男女两人，一单岁、一双岁，必择双月方生子；如两单岁或两双岁，必择单月方生子。择月不可以初一为定准；以交接为定准。要知偶有经过二十日结胎者，切记准日期。倘月份不对，生女，莫谓余方不验。余用此方，效不可以指屈。

道光癸未年，直隶布政司素纳公，年六十，因无子甚忧，商之于余。余曰：此事易耳。至六月，令其如君服此方，每月五付，至九月怀孕，至次年甲申六月二十二日生少君，今七岁矣。

此方更有险而不险之妙。孕妇体壮气足，饮食不减，并无损伤，三个月前后，无故小产，常有连伤数胎者。医书颇多，仍然议论滋阴养血、健脾养胃、安胎保

胎,效方甚少。不知子宫内先有瘀血占其地,胎至三月,再长,其内无容身之地,胎病靠挤,血不能入胞胎,从傍流而下,故先见血。血既不入胞胎,胎无血养,故小产。如曾经三月前后小产,或连伤三、五胎,今又怀胎,至两个月前后,将此方服三、五付或七、八付,将子宫内瘀血化净,小儿身长有容身之地,断不致再小产;若已经小产,将此方服三、五付,以后存胎,可保无事。

此方去疾、种子、安胎,尽善其美,真良善方也。

**少腹逐瘀汤**

小茴香七粒,炒　干姜二粉,炒　元胡一钱　没药二钱,研　当归三钱　川芎二钱　官桂一钱　赤芍二钱　蒲黄三钱,生　五灵脂二钱,炒

水煎服。

方歌　少腹茴香与炒姜　元胡灵脂没芎当
蒲黄官桂赤芍药　种子安胎第一方

## 怀　胎　说

兼记难产胎衣不下方

古人论胎在子宫分经轮养:一月肝经养,二月胆经养,三月心经养,四月三焦养,五月脾经养,六月胃经养,七月肺经养,八月大肠养,九月肾经养。若依其论,胎至两月,自当肝经交代,胆经接班,此论实在无情无理。儿在母腹,全赖母血而成,一言可了,何必图取虚名,故作欺人之论。又如子啼门云:儿在母腹,口含脐带疙瘩,吮血养生。请问:初结胎无口时,又以何物吮血养生?既不明白,何不归而谋诸妇,访问收生婆,访问的确再下笔,断不致遗笑后人。岂知结胎一月之内,并无胎衣,一月后,两月内,始生胎衣。胎衣既成,儿体已定。胎衣分两段,一段厚,是双层,其内盛血;一段薄是单层,其内存胎。厚薄之间,夹缝中长一管,名曰脐带,下连儿脐。母血入胎衣内盛血处,转入脐带,长脏腑肢体,周身齐长,并非先长某脏,后长某腑。一月小产者并无胎衣;两月小产者有胎衣,形如秤锤,上小下大,不过三指长短;三月小产者,耳目口鼻俱备,惟手足有拳不分指;至月足临生时,蹬破胎衣,头转向下而生。胎衣随胎而下,胎衣上之血,随胎衣而下,此其长也。最关紧要是难产,古人原有开骨散,服之有效者,有不效者,其方总论活血开骨,不重用力劳乏。余每用开骨散,重加黄芪,不过一时胎即下。至胎衣不下,古人原有没竭散,始而用之,有效有不效,继而加倍用之,胎衣立下。药味要紧,分两更要紧。

**古开骨散**

治难产。

当归一两　川芎五钱　龟板八钱　血余一团,烧灰　加黄芪四两,生

水煎服。

**古没竭散**

治胎衣不下。

没药三钱　血竭三钱

为末，滚水调服。

**黄芪桃红汤**

治产后抽风，两目天吊，口角流涎，项背反张，昏沉不省人事。

黄芪八钱，生　桃仁三钱，研　红花二钱

水煎服

妇科以《济阴纲目》为最，《医宗金鉴》择其方论，纂为歌诀，令人易读易记。惟抽风一症，方不效，余已补之。

**古下瘀血汤**

治血鼓。何以知是血鼓？腹皮上有青筋，是血鼓腹大。

桃仁八钱　大黄五分　䗪虫三个　甘遂五分，为末冲服，或八分

水煎服，与前膈下逐瘀汤轮流服之，方妥。

**抽胡芦酒**

治腹大，周身肿。

自抽干胡芦，焙为末，黄酒调服三钱。若胡芦大，以黄酒入内，煮一时，服酒颇效，取其自抽之义。

**蜜葱猪胆汤**

治通身肿，肚腹不大。

猪胆一个，取汁　白蜜四两，两味调和一处　葱头四个，带白一寸　黄酒半斤

用酒煎葱两三沸，将酒冲入蜜胆内，服之，立效。

**刺猬皮散**

治遗精，梦而后遗，不梦而遗，虚实皆效。

刺猬皮一个，瓦上焙干为末，黄酒调，早服。实在效，真难吃。

**小茴香酒**

治白浊，俗名骗白，又名下淋，精道受风，汤药全不效。

小茴香一两，炒黄

为粗末　黄酒半斤烧滚，冲，停一刻，去渣，服酒。

## 痹症有瘀血说

凡肩痛、臂痛、腰痛、腿痛、或周身疼痛，总名曰痹症。明知受风寒，用温热发散药不愈；明知有湿热，用利湿降火药无功；久而肌肉消瘦，议论阴亏，随用滋阴

药又不效。至此便云:病在皮脉,易于为功,病在筋骨,实难见效。因不思风寒湿热入皮肤何处作痛,入于气管,痛必流走;入于血管,痛不移处。如论虚弱是因病致虚,非因虚而致病。总滋阴,外受之邪归于何处?总逐风寒,去湿热,已凝之血,更不能活。如水遇风寒,凝结成冰,冰成风寒已散。明此义,治痹症何难。古方颇多,如古方治之不效,用:

**身痛逐瘀汤**

秦艽一钱　川芎二钱　桃仁三钱　红花三钱　甘草二钱　羌活一钱　没药二钱　当归三钱　灵脂二钱,炒　香附一钱　牛膝三钱　地龙二钱,去土

若微热,加苍术、黄柏;若虚弱,量加黄芪一、二两。

方歌　身痛逐瘀膝地龙　羌秦香附草归芎
黄芪苍柏量加减　要紧五灵桃没红

**硇砂丸**

治瘰疬鼠疮,满项满胸破烂流脓,无不应手取效。

硇砂二钱,研细　皂角子一百个　干醋一斤

前二味入醋内,浸三日,入砂锅内熬之,将干,将锅底硇砂拌于皂子上,候干以微火焙干,或以炉台上炕之。每晚嚼五粒或八粒,一日早晚或吃两次,以滚白水送。然干则皂子过硬,为末服亦可。方内硇砂有红、白二种,余所用是红色者。未知白色硇砂功效若何。硇砂红色者,出库车北山洞中,夏令从洞中出火,人不能近前;冬令回民赤身近洞取之。本草言西域盐卤熬成者,误也。

**癫狂梦醒汤**

癫狂一症,哭笑不休,詈骂歌唱,不避亲疏,许多恶态,乃气血凝滞,脑气与脏腑气不接,如同作梦一样。

桃仁八钱　柴胡三钱　香附二钱　木通三钱　赤芍三钱　半夏二钱　腹皮三钱　青皮二钱　陈皮三钱　桑皮三钱　苏子四钱,研　甘草五钱

水煎服

方歌　癫狂梦醒桃仁功　香附青柴半木通
陈腹赤桑苏子炒　倍加甘草缓其中

**龙马自来丹**

马前子八两　地龙八条,去土,焙干,为末　香油一斤

将香油入锅内熬滚,入马前子炸之,待马前子微有响爆之声,拿一个用刀切两半,看其内以紫红色为度,研为细末,再入前地龙末,和均,面糊为丸,绿豆大。每付吃三、四分,临卧服,盐水送。若五、六岁小儿,服二分,红糖水送。如不为丸,面子亦可服。如吃斋人,去地龙亦可。

治痫症,俗名羊羔风,每晚先服黄芪赤风汤一付,临卧服丸药一付,吃一月

后，不必服汤药，净吃丸药，久而自愈。愈后将丸药再吃一、二年，可保除根。病源记前“脑髓说”中。

**黄芪赤风汤**

黄芪二两，生　赤芍一钱　防风一钱

水煎服，小儿减半。

治瘫腿，多用一分，服后以腿自动为准，不可再多。如治诸疮、诸病，或因病虚弱，服之皆效。无病服之，不生疾病。总书数篇，不能言尽其妙。此方治诸病皆效者，能使周身之气通而不滞，血活而不瘀，气通血活，何患疾病不除。

**黄芪防风汤**

治脱肛不论十年、八年，皆有奇效。

黄芪四两，生　防风一钱

水煎服，小儿减半

**黄芪甘草汤**

治老年人溺尿玉茎痛如刀割，不论年月深久，立效。

黄芪四两，生　甘草八钱

水煎服。病重一日两付。

**木耳散**

治溃烂诸疮，效不可言。不可轻视此方。

木耳一两，焙干，研末　白沙糖一两，和均

以温水浸如糊，敷之，缚之。

此方与刺猬皮治遗精，抽葫芦治鼓症，义同。明此义，方可以学医。

**玉龙膏**即胜玉膏

治跌打损伤，贴之颇效。

香油一觔　白蔹　升麻　当归　川芎　连翘　银花　甲片　川乌　象皮各四钱　乳香一钱半，末　没药一钱半，末轻粉三钱，末　冰片三分，末　麝香三分，末　白占[1]二两

将前九味药入油内炸枯色，去渣，入官粉三盒，离火，再入乳、没、粉、片、麝搅均，再将白占投入于内，摊贴之。此膏去官粉，即糕子药，贴破烂诸疮，其效如神。

木耳散、玉龙膏，溃烂诸疮可靠之良方也，不可轻视。

## 辨方效经错之源，论血化为汗之误

胞侄作砺来京，见脏腑图记，问曰：伯父所绘之图，经络是气管，皆本于卫总

---

〔1〕 白占　即白蜡。

管，由卫总管散布周身，是周身经络通连，并非各脏腑长两经。侄思古人若不明经络，何以张仲景著伤寒，按足六经之现症，立一百一十三方，分三百九十七法，其方效者颇多，侄不解其理。余曰：尔看其首篇，细心研究，便知其方效论错之理。如首篇论足太阳膀胱经为寒邪所伤，则令人头痛、身痛、项强、发热、恶寒、干呕、无汗，用麻黄汤治之。若诸症如前而有汗，是伤风，用桂枝汤治之。所论是足太阳经，足太阳专通两足，而不通两手。其论传经，传足六经，不传手六经。尔看初得伤寒，头痛、身痛、项强、发热、恶寒，未有两胳膊、两手不疼痛发热恶寒者，用麻黄汤，亦未有周身皆愈而独不愈两胳膊两手者，岂不是方虽效而论经络实错之明证？若仲景以前，有人亲见脏腑，著明经络贯通，仲景著伤寒必言外感寒邪入周身之经络，用麻黄汤发散周身之寒邪，一言可了。论有汗是伤风，以桂枝汤治之，以桂枝、白芍、甘草三味，然从未见治愈一人。桂枝汤所以不见效者，因头疼、身痛、发热、有汗，非伤风症也，乃吴又可所论之瘟疫也。

又问：寒邪在表，自当见头疼、身痛、发热、恶寒、无汗之表症。初得伤寒，尚未传里，如何即有作呕之里症？仲景著论，王叔和等数十人注释，并未说明表症作呕之所以然，侄实不能明白，求伯父明白指示。余始看尔不过有读书之志。而无业医之才，今据尔此问，尚有思路，将来不致粗心，轻忽人命。尔问寒邪在表，如何有作呕之里症，余详细告汝。寒邪始入毛也，由毛孔入皮肤，由皮肤入孙络，由孙络入阳络，由阳络入经，由经入卫总管，由卫总管横行入心，由心上行入左右气管，由左右气管上攻左右气门，故作呕，此表症所以作呕之本源也。用麻黄汤服之入胃，其药汁由津门流出，入津管，过肝，入脾中之珑管，从出水道渗出，沁入膀胱为尿；其药之气，即药之性，由津管达卫总管，由卫总管达经，由经达络，由络达孙络，由孙络达皮肤，由皮肤达毛孔，将寒邪逐之自毛孔而出，故发汗，邪随汗出。汗出邪散，故呕即止。此周身经络，内外贯通，用麻黄汤发散表邪，随汗而出之次第也。

又问：仲景论目痛、鼻干、不得眠，是足阳明胃经之表症，以葛根汤治之，其方内有葛根，仍有麻黄，此理不甚明白。余曰：寒邪由表入经络，正气将寒邪化而为热，故名曰邪热。邪热上攻头顶，脑为邪热所扰，故不得眠。目系通于脑，邪热由脑入目，故目痛。鼻通于脑，邪热由脑入鼻，故鼻干。明是邪热上攻之火症，并非足阳明胃经之表寒，用葛根而愈者，莫谓葛根是温散之品，葛根乃清散之药也；其方内用麻黄者，发散在表未化之寒邪也。此又是方效，经络错之明证。

又问：仲景论胸胁痛、耳聋、口苦、寒热往来而呕，其症在半表半里，是足少阳胆经之症，用小柴胡汤治之。其方神效。侄思此症，若不在胆经，其方又神效，若在胆经，胆又居膈膜之下，其痛又在胸胁，此一段，侄又不明白。余曰：尔看脏腑图，膈膜以上之血府便明白。邪热入于血府，攻击其血，故胸胁作痛；邪向血内攻，血向外抗拒，一攻一拒，故寒热往来；热灼左右气门，气上下不通，故呕而口苦；邪热上攻，故耳聋目眩。柴胡能解血府之热，热解汗自出，邪随汗解，故效甚速。此亦是方效论经错之明证。至传变多端，总不外表里虚实。

尔若明伤寒，须看吴又可之瘟疫。若见书少，必有偏寒偏热之弊。昨晚尔当客问：古人言汗在皮肤是血，发于皮肤外是汗，言汗即血化，此理尔不解。彼时不告汝者，非谓尔当客多言，因客粗知医，并非名手，故不当客告汝。汗即血化，此丹溪朱震亨之论，张景岳虽议驳其非，究竟不能指实出汗之本源。古人立论之错，错在不知人气血是两管，气管通皮肤，有孔窍，故发汗；血管通皮肤，无孔窍，故不发汗。何以知血管通皮肤无孔窍？尔看生疮破流黄水者，其毒由气管而来，每日常流黄水，其皮肤不红；疮毒若在血管，初起皮肤必红，必待皮肤溃烂，所流必是脓血。尔再看瘟毒发瘢、出疹、小儿出痘，色虽红而不流血，岂不是血管通皮肤无孔窍之明证乎？

侄作砺来京，因闲谈问余；彼时是书业已刻成，故书于卷末，以记之。

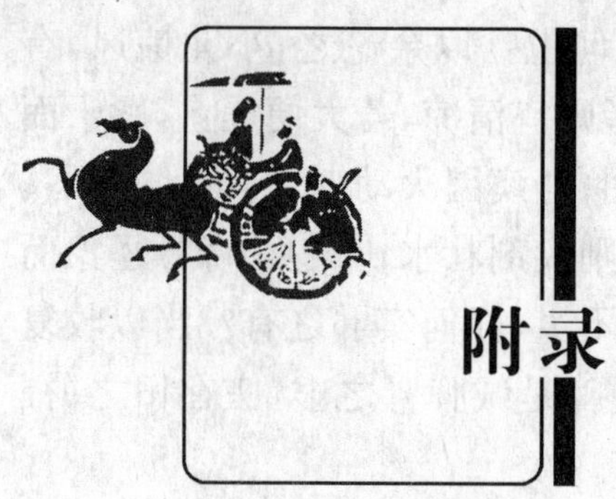

# 附录

## 蝤气论并治法

小儿腹痛、吐虫，饮食伤脾之症，因而吐虫，非因虫而吐也。今人见此证，无不曰蝤气，而治以杀虫之药。盖以有效者，然不久复发也，余甚惑焉。因遍考方书，并无蝤气之说，唯仲景《伤寒论》太阴有吐蛔证，为脏寒也，为胃冷也。后贤儿科有寸白虫，有虫痛二症，然二症无非饮食伤脾，脾湿则生虫故也。其症必面白唇红，颊有蟹爪纹，脉见沉迟，此其候也，非有所谓蝤气也。或者曰：蝤气之蝤，乃馇器之馇，然古人亦只有嘈杂之症，并未有以为虫者，且曰：有上嘈，有中嘈，有下嘈，是何所见而云然也。夫脾胃土也，喜燥恶湿。燥则温，温则饮食皆化而无疾；湿则冷，冷则运动不灵而生虫。不知温补，肆行消伐，则脾胃益以虚寒，虫更不安其所，非下行即上吐矣。斯时也，温补不遑，而顾以苦寒杀虫之剂，以重伤其气哉，无怪乎小儿之黄瘦不思饮食也，藉能获一时之效，竟为缠绵之忧，童子何知，乃不困于病而困于医也。

余于此症不敢附和杜撰不通之说。惟大行温补，果使有虫亦寓攻于补，如景岳扫虫煎、温脏丸之类，愈后永不再发。

吾愿医者，恢宏保赤之心，思勿循凿空之妄言，则庶几可称为医云尔。

## 惊风论并治法

古无惊风之说，自宋人钱仲阳始有其名，而后世遂家传户诵，莫有违者。张景岳曰：此证一以风热，一以脾胃之虚，皆不必由惊而得也。至喻嘉言始阐发其旨，而辟之其论，精其治；审陈复正分门别类，去惊风之名，以乎尽矣。然景岳曰：惊风肝病也，非外感之证；喻嘉言曰：痰热风惊，自当从表；陈复正遵嘉言之旨，而立类搐、非搐之条，皆有一偏在也。何也？小儿不耐风寒，才入太阳一经，便作角弓反张之势，所谓刚、柔痉也，何非外感！小儿纯阳之体，最忌刚燥，倘血有不足，则内热生风，便成抽搐之象，何尽皆痰，又何必外感！陈复正虽义论清晰，有功小儿，然詈时医用追风重坠之药，肆行克伐，而其所制沆瀣，三仙、金粟三丹乃白牵牛、巴豆、全蝎、赭石、金泊、麝香、冰片之类，抑又何也？以余论之，小儿惊风，有由外感者，用桂枝汤发散，但分有汗、无汗；内热者则宜清凉，若大便燥▨，唇干面赤饮冷，则用大承气汤和调胃承气汤，以▨救其阴；若痰因火动者，则生地、麦冬、南星、▨▨▨▨之属所必用也；有阳旺而阴弱者，则大剂壮水；▨▨▨奇异怪象而因之以惊者，景岳所谓卒受大惊，▨▨失散，溃乱不堪，尚何实邪之有？当以收复元气为▨，而少加安神之品则愈矣；至若慢惊、慢脾是诚脾肾之虚，庄在田之《福幼篇》可从也。

总之，证若相同，治各有异；便执惊风名重，而概用惊风定惊之药，赤子何幸，而乃遭此杀人毒手耶！奈何今之医者，见小儿发热，便曰惊风，病家亦曰诚然；倘有非惊风之说进者，且相与骇怪，唾为盲医矣。夫宋至于今，八百余年矣，惟张景岳、喻嘉言、夏禹铸、陈复正辈知其非，而反复辨论，唯恐人之不知也，然亦竟谁知矣！今余复宗其说，而更辨论之，见之者，其有知我者乎，其亦罪我已耳。此风此俗牢不可破，我安得揭诸公之说，家谕户晓，庶几赤子医人其将同登寿域也乎。

再按：宋史宏《简录》称，钱仲阳为孝子，精于医，后患风痹，自以意治药，使归一处。本传中，并未有创立小儿惊风之说，则所谓始自钱仲阳者，亦是厚诬古人。

# 诊法

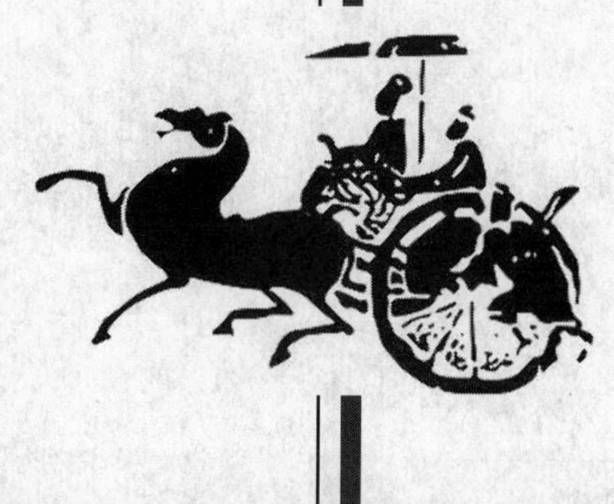

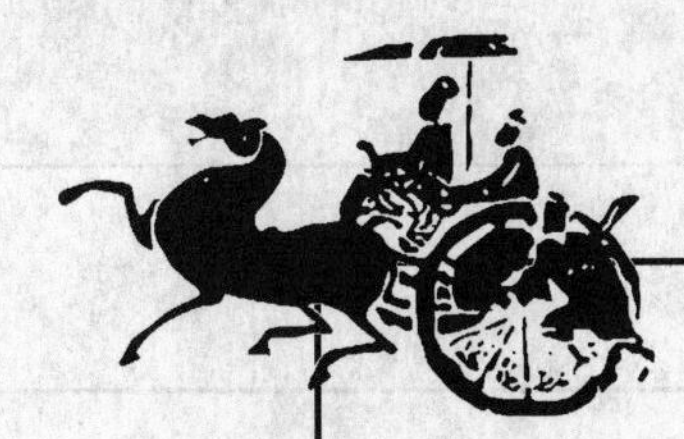

# 脉　经

晋·太医令王叔和　撰
贾君　郭君双　整理

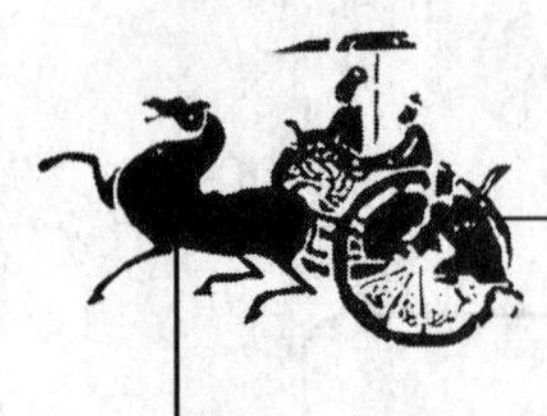

# 内容提要

《脉经》是我国现存第一部流传于世的脉学经典著作，对后世脉学的发展产生了深远的影响。全书共10卷，98篇，成书于公元3世纪中叶。由西晋著名中医学家王叔和精选《内经》、《难经》以及张仲景、华佗等汉魏著名医家有关脉论精华，结合自己的临证体会以及当代临证经验编撰而成。该书集晋以前脉学之大成，对中医脉学理论进行全面梳理，发展并构建了中医脉学体系，其特点有：①首次确立脉象形状，归纳脉象为24种，使基本脉象的名称和定义统一、规范，为后世所遵从。②改进诊脉方法，确定三部脉法和脏腑分候定位，使独取寸口脉法在理论上与方法上趋于完善，推进了这种简便易行的诊脉方法的临床普遍使用。③论脉与脏腑疾病紧密结合，脉病证治统一，指导临床实践。④《脉经》将经络学说与脏腑学说有机的结合，丰富发展了针灸经络学理论。

本书是历代学习中医的必读之书，至今对中医脉诊、中医诊断学的发展仍有指导意义，对提高临床诊疗水平有启发作用，是中医临床各科医师以及中医院校师生的必读书。

本次整理以叶氏广勤堂影元刻本为底本，参照其他刻本以及《灵枢》、《素问》、《难经》、《伤寒论》、《金匮要略》等重新整理，撰有导读，便于读者学习。

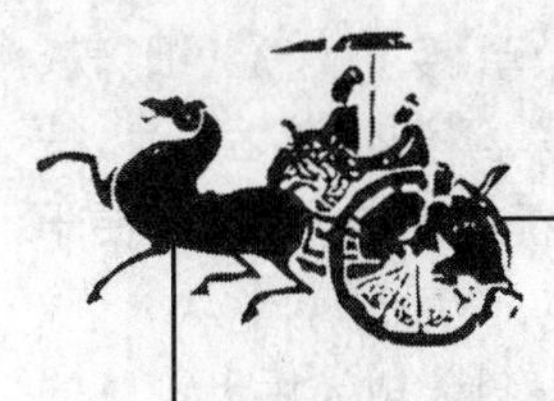

# 导 读

由西晋著名中医学家王叔和编撰的《脉经》是我国现存第一部流传于世的脉学经典著作。该书集晋以前脉学文献之大成，发展并构建了中医脉学体系，在中医脉学发展史上占有重要的地位，对后世脉学的发展产生了深远的影响，推动了中医脉学、中医诊断学乃至中医学的向前发展。

## 一、《脉经》与作者

王叔和名熙，魏晋间著名医学家，西晋高平（今山东邹县西南，一说今山东济宁）人。尝任太医令。唐·甘伯宗《名医录》称王叔和"性度沉静，通经史，穷研方脉，精意诊切，洞识摄养之道，深晓疗病之说。"可知王叔和精通医道，擅长诊脉。王叔和对中医学的另一个贡献是整理了《伤寒杂病论》，使得这部对中国医学乃至世界医学都产生过重要影响的《伤寒杂病论》（后分成《伤寒论》和《金匮要略》两个部分）成为世上流传最广影响最大的中医名著，至今仍是中医院校学生学习中医的必读之书。《伤寒论》、《金匮要略》能流传至今，王叔和的功绩不可没。

脉诊是中医学最具特色的诊断方法，是经过医家漫长的医疗实践总结出来的诊断经验与智慧。在战国至秦汉时期形成的古医经中，如《黄帝内经》、《扁鹊脉法》、《华佗脉法》等脉诊理论占有重要地位。仅《黄帝内经》中散见的脉名就有30多种。公元3世纪中叶，王叔和选录《内经》、《难经》以及张仲景、华佗等汉魏著名医家有关脉论精华，编撰成《脉经》。据王叔和自述，"今撰集岐伯以来，逮于华佗，经论要诀，合为十卷……其王、阮、傅、戴、吴、葛、吕、张，所传异同，咸悉载录。"《脉经》是我国现存第一部脉学专著，不仅全面继承了魏晋以前的脉学成就，集晋以前脉学之大成，同时王氏还分门别类，在阐明脉学理论的基础上联系临床实践，并将自己的临证体会以及当代临证经验融会其中。该书不仅在唐、宋是医学生的必读教科书，也是历代学习中医的必读之书。

《脉经》10卷，98篇。首次对中医脉学理论进行系统全面的论述，该书"叙阴阳表里，辨三部九候，分人迎、气口、神门，条十二经，二十四气，奇经八脉。以举五脏、六腑、三焦、四时之疴。若网在纲，有条而不紊。"所论述的寸、关、尺三部定位脉诊以及总结的24种脉象，为我国脉学的建立和发展奠定了坚实的基础，为后世医家继承和发扬。宋·林亿称其"若网在纲，有条不紊，使人占外以知内，视死而别生。"可谓推崇之至。

## 二、主要学术特点及对临床的指导意义

### 1. 确立脉象形状，首次归纳脉象为24种

医之为道，审脉为难。故有"心中易了，指下难明"。《内经》、《难经》、《伤寒杂病论》等古

代医学文献零散记载有30余种脉象，但缺乏脉象的明确描述。《脉经》准确描述各种脉象的不同指下感觉，并首次总结归纳为浮、芤、洪、滑、数、促、弦、紧、沉、伏、革、实、微、涩、细、软、弱、虚、散、缓、迟、结、代、动24种脉象。如："浮脉举之有余，按之不足"。"沉脉举之不足，按之有余"。浮与沉相对，通过举按有余不足得到不同的脉象。脉象特征描述简明准确，便于掌握。确立了对脉象认识的基本标准，脉象名称和定义的统一、规范，为后世所遵从。《脉经》后历代中医著述对脉象的描述，均未离开《脉经》的24种脉象基本形状，成为后世论脉的标准。

《脉经》不仅将每种脉象包括脉的体状和搏动征象与变化均作了具体详尽的描述，还首开脉象鉴别先河。《脉经》提出浮与芤、弦与紧、革与实、滑与数、沉与伏、微与涩、软与弱、缓与迟等八组相类脉，对脉象的鉴别有着重要意义。如：沉与伏相类，二脉均重按乃得，然伏脉须"极重指按之，著骨乃得"，较沉脉重按，又更甚之。这是因为这两种脉象的主病不同、轻重不同、预后也不同，自当仔细分别，以免耽误病情。这对后世辨脉有很重要的启示作用。

**2. 改进诊脉方法，确定三部脉法和脏腑分候定位**

《内经》有全身动脉诊法和三部九候诊脉法，所载诊法不一，只有"气口"、"寸口"、"脉口"的笼统说法。诊脉独取寸口法首倡于《难经》，提出了寸口切脉的寸尺两部脉法。张仲景推崇人迎、气口、趺阳全身三部诊法。而《脉经》在《难经》的寸尺两部脉法基础上，发展为寸关尺三部脉法，并首次提出腕后拇指侧高骨为关，关前为寸，关后为尺。把《内经》的遍身诊法之三部加以发挥，阐释为掌后脉口寸关尺三部，并以寸、关、尺三部各有天地人三候，合为九候。这是最早的寸口三部九候提法。《脉经》提出的寸、关、尺三部左手依次候心小肠、肝胆、肾膀胱，右手依次候肺大肠、脾胃、肾膀胱的脏腑分配观点，使独取寸口脉法在理论上与方法上趋于完善，推进了这种简便易行的诊脉方法的临床普遍使用。

《脉经》确立了寸口的寸关尺三部脉法，不仅在于提出三部之说和各部脉位，也在于确立了寸关尺脏腑分候，并从临床应用方面加以系统总结。《脉经》的脏腑定位，成为中医脉学诊断学重要组成部分之一。

**3. 阐述脉象机理与脏腑疾病紧密结合，指导临床**

一是对脉象主病机理进行原则概括，如："迟则为寒，涩则少血"；二是结合脉、证、病机、治疗进行综合总结。如《脉经》卷二"平三关病候并治宜第三"有"寸口脉滑，阳实，胸中壅满吐逆，宜服前胡汤。针太阳巨阙泻之。""寸口脉浮，中风，发热，头痛。宜服桂枝汤、葛根汤，针风池、风府，向火灸身，摩治风膏，覆令汗出。"指明浮脉与外感中风的病因病机与见症，用桂枝汤和解营卫，或葛根汤解肌论治方药，以及选用针灸太阳经腧穴祛风邪的一系列论治方案。这些对脉证论治的可贵认识，不但反映出当时的脉象病理研究已经达到较高的水平，就是今天在临床上仍有参考价值。

《脉经》在阐述脉象的同时，也深入浅出地阐明脉理，并结合生理、病理及证候进行研究，将脉诊、脉法与病症、脏腑主病、治疗大法、方药有机地结合起来，便于临床应用。如："心中寒者，其人病心如啖蒜状。剧者，心痛彻背，背痛彻心，如蛊注。其脉浮者，自吐乃愈。愁忧思虑则伤心，心伤则苦惊，喜忘，善怒。心伤者，其人劳倦即头面赤而下重，心中痛彻背，自发烦热，当脐挑手，其脉弦，此为心脏伤所致也。"这种将脉象、病症结合起来，脉诊可判断预后，这在现代仍有指导意义。

本书所论述的脉法和多种病症包括伤寒、热病、内科杂病、妇人及小儿疾病的病名及脉证治疗，内容丰富，极大地发展了辨证论治体系，为历代医家所推重。

**4. 丰富和发展了针灸经络学理论**

《脉经》不仅全面继承了《灵枢》的经络学说，更对经络学说予以创新和发展。如卷二“平三关阴阳二十四气脉第一”就是将切诊与脏腑经络辨证结合起来，以脉论证，指出针灸的原则与方法。《脉经》还对脏腑 20 个俞、募穴部位、主治及刺灸进行论述，是针灸学俞募穴理论现存的最早文献。此外，《脉经》还对奇经八脉的循行起止与病证作了系统总结，对后世产生较大影响，如李时珍的《奇经八脉考》全部收载了《脉经》中有关奇经八脉内容。王叔和不仅是位脉学家，又是一位有贡献的针灸理论家。

**5. 是学习《伤寒论》、《金匮要略》重要的参考文本**

由于王叔和编次整理了《伤寒杂病论》，而张仲景《伤寒杂病论》中以“病脉证治”主线贯穿全书的理论与方法，对王叔和产生了极大的影响。因此，王叔和在编撰《脉经》时，吸收了《伤寒杂病论》中与脉密切相关的内容也就不足为奇了。王叔和引录《伤寒杂病论》内容，主要集中在卷 7～9 三卷中，而这些内容在许多方面却恰恰可以弥补今本《伤寒论》、《金匮要略》的不足，可以纠正他们存在的问题。如：清代著名医家钱熙祚考证言，“第七卷又云：‘脉浮而紧。浮则为风，紧则为寒。风则伤卫，寒则伤营。营卫俱病，骨节烦疼，可发其汗。宜麻黄汤。’今本《伤寒论》脱‘宜麻黄汤’四字。致后人误解为大青龙汤证。按大青龙汤，用麻黄以解表，石膏以清里，本为外伤风寒，而内伏暍热者设。此条但言风寒，而无烦躁之内热，其非大青龙证，明矣。”因此，学习《脉经》不仅可以明晰脉学理论，更可作为学习《伤寒论》、《金匮要略》的参考文本。

此外《脉经》对学习《内经》、《难经》等早期著作，也有重要参考价值。

## 三、如何学习应用《脉经》

**1. 牢记 24 种脉象及其主病，结合临床实际反复揣摩**

牢记 24 种脉象及其主病并利用一切机会去实践、揣摩、领会脉学的真谛。解决“心中易了，指下难明”的境况，达到熟练掌握应用脉象于诊断疾病，结合中医理论反复分析脉象、症状、疾病之间的关系，分析其机理，融会贯通。从而达到辨证准确，指导临床。

全书将三部九候、寸口脉、24 脉、脉法与伤寒、热病、杂病、妇人及小儿病症的脉象与治疗紧密结合，突出了临床的实用性。学习时要将脉象变化与具体疾病、病人和常人结合起来，利用一切机会，多临证、多摸脉。如：摸家人脉搏、亲属朋友脉搏、怀孕妇人脉搏、小儿脉搏、老人脉搏等等，只要多临证，多实践，反复揣摩，就一定能掌握要领，学好脉学，临床时诊脉准，判断病情预后准，处方用药准，何愁提不高临床疗效。

《脉经》将脉象以阴阳来区分，具有以简驭繁，便于学习和掌握的特点。如：“肝实左手关上脉阴实者，足厥阴经也。病苦心下坚满，常两胁痛，自忿忿如怒状。肝虚左手关上脉阴虚者，足厥阴经也。病苦胁下坚，寒热，腹满，不欲饮食，腹胀，悒悒不乐，妇人月经不利，腰腹痛。”这种将脏腑、脉象、阴阳、虚实紧密相连，便于理解和掌握脉象及其主病。因此，学习脉学要多实践，反复揣摩，深刻领会，才能真正掌握脉学的精髓，临证应运才能得心应手。

《脉经》分阴阳虚实固然以简驭繁，但高阳生《脉诀》的“七表八里九道脉”、崔嘉彦的“浮沉迟数”四脉为纲以及滑寿《诊家枢要》六脉为纲诊脉法，对临床也有指导意义。学习时在掌握《脉经》的基础上，再比较这些著作，可以互相启发，更好的学习与掌握《脉经》的精髓。

**2. 学习时应参照《伤寒论》、《金匮要略》对比学习**

《脉经》卷7～9引录了《伤寒论》和《金匮要略》内容,因此学习时还要结合《伤寒论》、《金匮要略》对比学习。由于王叔和撰次了《伤寒杂病论》,使得《伤寒杂病论》流传于世,并对历代医学都产生了非常大的影响。因此,王叔和在编撰《脉经》时,将《伤寒杂病论》内容收于其中,是本于《伤寒杂病论》是始终将脉象和病证紧密结合,建立了理法方药辨证论治体系,可见学习脉象一定要结合主病,才能学好脉象,临证用的灵活,治疗才有确切疗效。因此,学习《脉经》还要注意与《伤寒论》和《金匮要略》互相对比来看,深刻领会并掌握脉象、主病、治法、方药的紧密结合。

另外,学习《伤寒论》和《金匮要略》时,也要参考《脉经》互相比较,才能真正学好。

**3. 还应掌握《素问》、《灵枢》、《难经》基本知识来学习**

《脉经》保存了不少早期的医学文献,内容互有交叉,故学习《脉经》时,还要结合《素问》、《灵枢》、《难经》的基本知识来学习,方能融会贯通。

**4. 结合临床专业特点,可认真为《脉经》中妇科、针灸等内容,将脉与证的内在联系理清**

另外,《脉经》也存在某些局限和不足之处。如选材还不是很精,有些内容与脉学无关,体例也较乱,有不少内容直接引用前人著述而未加系统整理,故有一些矛盾或脱节之处。希望在学习研究中,还须注意这些问题。对于难懂不易弄明白的地方,如古代病名等,还有待今人去进一步研究开发。学习时要注意前后比较,先掌握重点,然后再循序渐进。

贾君　郭君双

2007年3月

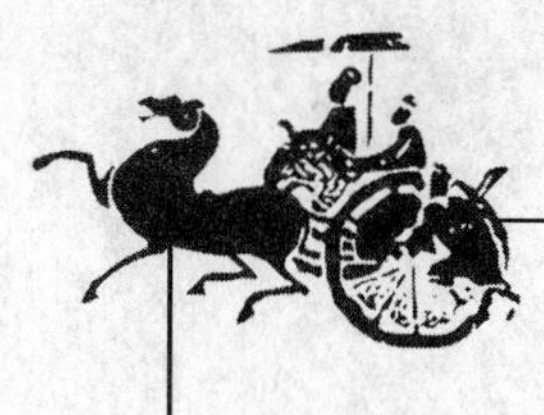

# 整理说明

西晋·王叔和编著的《脉经》是我国传世最早的一部中医脉诊学的专著，约成书于公元3世纪中叶，对后世产生过深远的影响。由于该书收集了多部汉晋时期的重要的医学文献，特别是张仲景纂著《伤寒卒病论》一书，在《脉经》卷七至卷九得以充分反映，为学习掌握《伤寒论》、《金匮要略》具有重要的现实意义。在唐代太医署培养医生的必读之书中，有关经脉及望诊、伤寒论治内容，可散见于此期《备急千金方》、《外台秘要》等医学大型类书中。由于该书流传年代久远且攸关医学重任，到宋朝熙宁元年，《脉经》经过国家校正医书局林亿等人的类次，先后以大字本、小字本二种版本，由国子监向全国刊行。其间有地方坊刻本出现，如福建建阳本（马继兴先生认为是广西漕司本）、何大任刊本、河南龙兴道儒学本等。元明时期有坊间的影刻本问世，影响大的如叶氏广勤堂影元刻本、吴勉学《医统正脉》所收《脉经》本。清代以守山阁钱熙祚校本及周学海校本为主要刻本。

本次整理以叶氏广勤堂影元刻本（1956年人民卫生出版社影印）为底本，对校本有佚名氏影宋刻本、钱本（守山阁钱熙祚校本）及周学海本；参校本有《素问》、《灵枢》、《难经》、《针灸甲乙经》、《注解伤寒论》、《金匮要略方论》、《诸病源候论》、《备急千金要方》、《千金翼方》等。

为了便于读者学习，我们对底本存在的问题做了如下处理：

1. 将原本的繁体字、通假字、古今字、避讳字均改为国家规范的简体字，不出注。

2. 凡底本中明显误字，如白→曰、俱→但、止→上、阻→归、刻→克等，今据校本改正，不出注。

3. 保留底本风貌。如保留早期用字，傍（旁）、差（瘥）、欬（咳）、管（脘）等。又如卷第八“若不结胸，但头汗出，……身必发黄”后，周学海本有“属柴胡栀子汤”六字，影宋刻本同底本，应为后世晚出的方名，故仍从底本。

4. 凡底本中脱、衍、误字句，今据校本补、删。如：卷一第十“皆从其物类治”，原脱“治”，据上下文义及《针灸甲乙经》卷七第一补；卷三第四“微大，为肺痹”原误为“微汗”，据《灵枢·邪气脏腑病形篇》改；卷四第一“复欲发动，其人欲多饮，饮即注利，如利止者生，不止者死”，影宋本无此22字，应为前句“关上脉滑”内容的衍文，故删；卷五第四“病人足趺肿，呕吐头重者死”原脱11字，据影宋本补。

5. 保留有价值的佚文。如卷七第十有“为可灸少阴、厥阴主逆”，《注解伤寒论》卷六第十无此9字，它保留了《伤寒卒病论》古传本的面貌；卷七第十三保留《脉经》古注，影宋本作大字正文，而底本为小字注，反映了元刻本的特色。

《脉经》是医家必读的七经之一，由于我们水平所限，本次整理错误与不足，敬请读者指正。

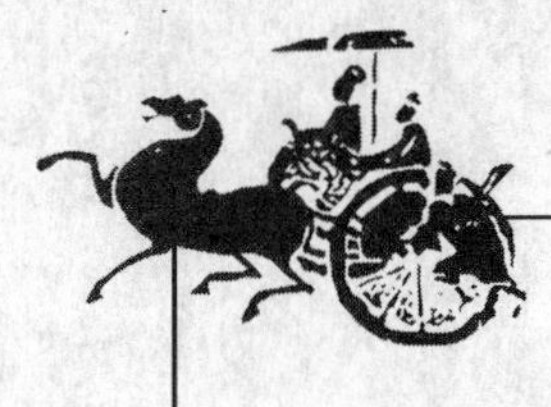

# 校定脉经序

臣等承诏典校古医经方书，所校仇中，《脉经》一部乃王叔和之所撰集也。叔和，西晋高平人，性度沉靖，尤好著述，博通经方，精意诊处，洞识修养之道。其行事具唐·甘伯宗《名医传》中。

臣等观其书，叙阴阳表里，辨三部九候，分人迎、气口、神门，条十二经、二十四气、奇经八脉，以举五脏六腑、三焦、四时之痾。若网在纲，有条而不紊，使人占外以知内，视死而别生，为至详悉，咸可按用。其文约，其事详者独何哉？盖其为书，一本《黄帝内经》，间有疏略未尽处，而又辅以扁鹊、仲景、元化之法，自余奇怪异端不经之说，一切不取。不如是何以历数千百年而传用无毫发之失乎！又其大较，以谓脉理精微，其体难辨，兼有数候俱见、异病同脉之惑，专之指下，不可以尽隐伏，而乃广述形证虚实，评明声色王相，以此参伍，决死生之分，故得十全无一失之谬，为果不疑。

然而，自晋室东渡，南北限隔，天下多事，于养生之书实未皇暇，虽好事之家仅有传者，而承疑习非，将丧道真，非夫圣人曷为厘正！恭惟主上体大舜好生之德，玩神禹叙极之文，推锡福之良心，鉴慎疾之深意，出是古书，俾从新定。臣等各殚所学，博求众本，据经为断，去取非私。

大抵世之传授不一，其别有三：有以隋·巢元方时行《病源》为第十卷者，考其时而缪自破；有以第五分上下卷，而撮诸篇之文，别增篇目者，推其本文，而义无取。稽是二者，均之未见厥真，各秘其所藏尔。

今则考以《素问》、《九墟》、《灵枢》、《太素》、《难经》、《甲乙》、仲景之书，并《千金方》及《翼》说脉之篇以校之，除去重复，补其脱漏，其篇第亦颇为改易，使以类相从，仍旧为一十卷，总九十七篇，施之于人，俾披卷者，足以占外以知内，视死而别生，无待饮上池之水矣。

国子博士臣高保衡　尚书屯田郎中臣孙奇　光禄卿直秘阁臣林亿等谨上

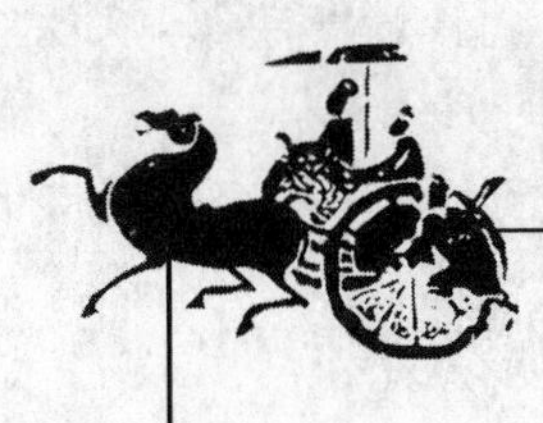

# 序

脉理精微，其体难辨。弦紧浮芤，展转相类。在心易了，指下难明。谓沉为伏，则方治永乖；以缓为迟，则危殆立至。况有数候俱见，异病同脉者乎！夫医药为用，性命所系。和、鹊至妙，犹或加思；仲景明审，亦候形证，一毫有疑，则考校以求验。故伤寒有承气之戒，呕哕发下焦之问。而遗文远旨，代寡能用，旧经秘述，奥而不售，遂令末学，昧于原本，斥兹偏见，各逞己能。致微痾成膏肓之变，滞固绝振起之望，良有以也。今撰集岐伯以来，逮于华佗，经论要决，合为十卷。百病根原，各以类例相从，声色证候，靡不该备。其王、阮、傅、戴、吴、葛、吕、张，所传异同，咸悉载录。诚能留心研穷，究其微赜，则可以比踪古贤，代无夭横矣。

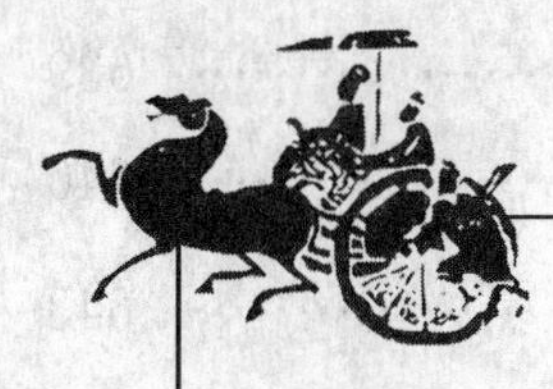

# 目 录

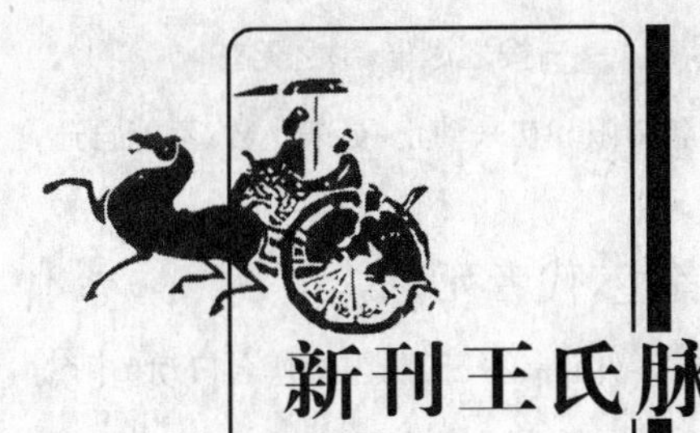

朝散大夫守光禄卿直秘阁判登闻检院
上护军臣林亿等类次

# 新刊王氏脉经卷第一

## 脉形状指下秘决第一二十四种

浮脉，举之有余，按之不足浮于手下。

芤脉，浮大而软，按之中央空，两边实。一曰手下无，两傍有。

洪脉，极大在指下。一曰浮而大。

滑脉，往来前却流利，辗转替替然，与数相似。一曰浮中如有力。一曰漉漉如欲脱。

数脉，去来促急。一曰一息六七至。一曰数者进之名。

促脉，来去数，时一止复来。

弦脉，举之无有，按之如弓弦状。一曰如张弓弦，按之不移。又曰浮紧为弦。

紧脉，数如切绳状。一曰如转索之无常。

沉脉，举之不足，按之有余。一曰重按之乃得。

伏脉，极重指按之，着骨乃得。一曰手下裁动。一曰按之不足，举之无有。一曰关上沉不出，名曰伏。

革脉，有似沉伏，实大而长，微弦。《千金翼》以革为牢。

实脉，大而长，微强，按之隐指愊愊然。一曰沉浮皆得。

微脉，极细而软，或欲绝，若有若无。一曰小也。一曰手下快。一曰浮而薄。一曰按之如欲尽。

涩脉，细而迟，往来难且散，或一止复来。一曰浮而短。一曰短而止。或曰散也。

细脉，小大于微，常有，但细耳。

软脉，极软而浮细。一曰按之无有，举之有余。一曰细小而软。软，一作濡，曰濡者，如帛衣在水中，轻手相得。

弱脉，极软而沉细，按之欲绝指下。一曰按之乃得，举之无有。

虚脉，迟大而软，按之不足，隐指豁豁然空。

散脉，大而散。散者，气实血虚，有表无里。

缓脉，去来亦迟，小驶于迟。一曰浮大而软，阴浮与阳同等。

迟脉，呼吸三至，去来极迟。一曰举之不足，按之尽牢。一曰按之尽牢，举之无有。

结脉，往来缓，时一止复来。按之来缓，时一止者，名结阳。初来动止，更来小数，不能自还，举之则动，名结阴。

代脉，来数中止，不能自还，因而复动。脉结者生，代者死。

动脉，见于关上，无头尾，大如豆，厥厥然动摇。《伤寒论》云：阴阳相搏名曰动。阳动则汗出，阴动则发热，形冷恶寒。数脉见于关上，上下无头尾，如豆大，厥厥动摇者，名曰动。

浮与芤相类与洪相类，弦与紧相类，滑与数相类，革与实相类《千金翼》云：牢与实相类，沉与伏相类，微与涩相类，软与弱相类，缓与迟相类软与迟相类。

## 平脉早晏法第二

黄帝问曰：夫诊脉常以平旦，何也？岐伯对曰：平旦者，阴气未动，阳气未散，饮食未进，经脉未盛，络脉调均《内经》作调匀，气血未乱，故乃可诊。过此非也《千金》同，《素问》《太素》云：有过之脉。切脉动静而视精明，察五色，观五脏有余不足，六腑强弱，形之盛衰。以此参伍，决死生之分。

## 分别三关境界脉候所主第三

从鱼际至高骨其骨自高，却行一寸，其中名曰寸口。从寸至尺，名曰尺泽，故曰尺寸。寸后尺前名曰关。阳出阴入，以关为界。阳出三分，阴入三分，故曰三阴三阳。阳生于尺动于寸，阴生于寸动于尺。寸主射上焦，出头及皮毛竟手。关主射中焦，腹及腰。尺主射下焦，少腹至足。

## 辨尺寸阴阳荣卫度数第四

夫十二经皆有动脉，独取寸口，以决五脏六腑死生吉凶之候者，何谓也？然：寸口者，脉之大会，手太阴之动脉也。人一呼脉行三寸，一吸脉行三寸，呼吸定息，脉行六寸。人一日一夜，凡一万三千五百息，脉行五十度，周于身。漏水下百刻，荣卫行阳二十五度，行阴亦二十五度，为一周晬时也。故五十度而复会于手太阴。太阴者，寸口也，即五脏六腑之所终始，故法取于寸口。

脉有尺寸，何谓也？然：尺寸者，脉之大会要也。从关至尺是尺内，阴之所治也；从关至鱼际是寸口内，阳之所治也。故分寸为尺，分尺为寸。故阴得尺内一寸，阳得寸内九分。尺寸终始一寸九分，故曰尺寸也。

脉有太过，有不及，有阴阳相乘，有覆有溢，有关有格，何谓也？然：关之前者，阳之动也，脉当见九分而浮。过者，法曰太过；减者，法曰不及。遂上鱼为溢，为外关内格，此阴乘之脉也。关之后者，阴之动也，脉当见一寸而沉。过者，法曰太过；减者，法曰不及。遂入尺为覆，为内关外格，此阳乘之脉，故曰覆溢。是真脏之脉也，人不病自死。

## 平脉视人大小长短男女逆顺法第五

凡诊脉，当视其人大小、长短及性气缓急。脉之迟速、大小、长短，皆如其人形性者，则吉。反之者，则为逆也。脉三部大都欲等，只如小人、细人、妇人，脉小软。小儿四五岁，脉呼吸八至，细数者，吉。《千金翼》云：人大而脉细，人细而脉大，人乐而脉实，人苦而脉虚，性急而脉缓，性缓而脉躁，人壮而脉细，人羸而脉大，此皆为逆，逆则难治。反此为顺，顺则易治。凡妇人脉常欲濡弱于丈夫。小儿四五岁者，脉自驶疾，呼吸八至也。男左大为顺，女右大为顺。肥人脉沉，瘦人脉浮。

## 持脉轻重法第六

脉有轻重，何谓也？然：初持脉如三菽之重，与皮毛相得者，肺部也。菽者，小豆。言脉轻如三小豆之重。吕氏作大豆。皮毛之间者，肺气所行，故言肺部也。如六菽之重，与血脉相得者，心部也。心主血脉，次于肺，如六豆之重。如九菽之重，与肌肉相得者，脾部也。脾在中央，主肌肉，故次心，如九豆之重。如十二菽之重，与筋平者，肝部也。肝主筋，又在脾下，故次之。按之至骨，举之来疾者，肾部也。肾主骨，其脉沉至骨。故曰轻重也。

## 两手六脉所主五脏六腑阴阳逆顺第七

《脉法赞》云：肝心出左，脾肺出右，肾与命门，俱出尺部，魂魄谷神，皆见寸口。左主司官，右主司府。左大顺男，右大顺女。关前一分，人命之主。左为人迎，右为气口。神门决断，两在关后。人无二脉，病死不愈。诸经损减，各随其部。察按阴阳，谁与先后？《千金》云：三阴三阳，谁先谁后。阴病治官，阳病治府。奇邪所舍，如何捕取？审而知者，针入病愈。

心部在左手关前寸口是也，即手少阴经也，与手太阳为表里，以小肠合为府。合于上焦，名曰神庭，在龟一作鸠尾下五分。

肝部在左手关上是也，足厥阴经也，与足少阳为表里，以胆合为府，合于中焦，名曰胞门一作少阳，在太仓左右三寸。

肾部在左手关后尺中是也，足少阴经也，与足太阳为表里，以膀胱合为府，合于下焦，在关元左。

肺部在右手关前寸口是也，手太阴经也，与手阳明为表里，以大肠合为府，合于上焦，名呼吸之府，在云门。

脾部在右手关上是也，足太阴经也，与足阳明为表里，以胃合为府，合于中焦，脾胃之间，名曰章门，在季胁前一寸半。

肾部在右手关后尺中是也，足少阴经也，与足太阳为表里，以膀胱合为府，合于下焦，在关元右。左属肾，右为子户，名曰三焦。

## 辨脏腑病脉阴阳大法第八

脉何以知脏腑之病也？然：数者腑也，迟者脏也。数即有热，迟即生寒。诸阳为热，诸阴为寒。故别知脏腑之病也。腑者阳，故其脉数；脏者阴，故其脉迟。阳行迟，病则数；阴行疾，病则迟。

脉来浮大者，此为肺脉也；脉来沉滑如石，肾脉也；脉来如弓弦者，肝脉也；脉来疾去迟，心脉也。脉来当见而不见为病。病有深浅，但当知如何受邪。

## 辨脉阴阳大法第九

脉有阴阳之法，何谓也？然：呼出心与肺，吸入肾与肝，呼吸之间，脾受谷味也，其脉在中。浮者阳也，沉者阴也，故曰阴阳。

心肺俱浮，何以别之？然：浮而大散者，心也；浮而短涩者，肺也。肾肝俱沉，何以别之？然：牢而长者，肝也；按之软，举指来实者，肾也。脾者中州，故其脉在中。《千金翼》云：迟缓而长者，脾也。是阴阳之脉也。脉有阳盛阴虚，阴盛阳虚，何谓也？然：浮之损小，沉之实大，故曰阴盛阳虚；沉之损小，浮之实大，故曰阳盛阴虚。是阴阳虚实之意也。阳脉见寸口，浮而实大，今轻手浮之更损减而小，故言阳虚；重手按之反更实大而沉，故言阴实。

经言：脉有一阴一阳，一阴二阳，一阴三阳；有一阳一阴，一阳二阴，一阳三阴。如此言之，寸口有六脉俱动耶？然：经言如此者，非有六脉俱动也，谓浮、沉、长、短、滑、涩也。浮者阳也，滑者阳也，长者阳也；沉者阴也，涩者阴也，短者阴也。所以言一阴一阳者，谓脉来沉而滑也；一阴二阳者，谓脉来沉滑而长也；一阴三阳者，谓脉来浮滑而长，时一沉也。所以言一阳一阴者，谓脉来浮而涩也；一阳二阴者，谓脉来长而沉涩也；一阳三阴者，谓脉来沉涩而短，时一浮也。各以其经所在，名病之逆顺也。

凡脉大为阳，浮为阳，数为阳，动为阳，长为阳，滑为阳；沉为阴，涩为阴，弱为阴，弦为阴，短为阴，微为阴，是为三阴三阳也。阳病见阴脉者，反也，主死；阴病见阳脉者，顺也，主生。关前为阳，关后为阴。阳数则吐血，阴微则下利；阳弦则头痛，阴弦则腹痛；阳微则发汗，阴微则自下；阳数口生疮，阴数加微，必恶寒而烦挠不得眠也。阴附阳则狂，阳附阴则癫。得阳属腑，得阴属脏。无阳则厥，无阴则呕。阳微则不能呼，阴微则不能吸，呼吸不足，胸中短气。依此阴阳以察病也。

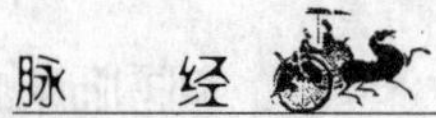

寸口脉浮大而疾者，名曰阳中之阳，病苦烦满，身热，头痛，腹中热。

寸口脉沉细者，名曰阳中之阴，病苦悲伤不乐，恶闻人声，少气，时汗出，阴气不通，臂不能举。

尺脉沉细者，名曰阴中之阴，病苦两胫酸疼，不能久立，阴气衰，小便余沥，阴下湿痒。

尺脉滑而浮大者，名曰阴中之阳，病苦小腹痛满，不能溺，溺即阴中痛，大便亦然。

尺脉牢而长，关上无有，此为阴干阳，其人苦两胫重，少腹引腰痛。

寸口脉壮大，尺中无有，此为阳干阴，其人苦腰背痛，阴中伤，足胫寒。

夫风伤阳，寒伤阴。阳病顺阴，阴病逆阳。阳病易治，阴病难治。在肠胃之间，以药和之；若在经脉之间，针灸病已。

## 平虚实第十

人有三虚三实，何谓也？然：有脉之虚实，有病之虚实，有诊之虚实。脉之虚实者，脉来软者为虚，牢者为实。病之虚实者，出者为虚，入者为实；言者为虚，不言者为实；缓者为虚，急者为实。诊之虚实者，痒者为虚，痛者为实；外痛内快为外实内虚，内痛外快为内实外虚。故曰虚实也。

问曰：何谓虚实？答曰：邪气盛则实，精气夺则虚。何谓重实？所谓重实者，言大热病，气热脉满，是谓重实。

问曰：经络俱实如何？何以治之？答曰：经络皆实，是寸脉急而尺缓也，当俱治之。故曰滑则顺，涩则逆。夫虚实者，皆从其物类始。五脏骨肉滑利，可以长久。

## 从横逆顺伏匿脉第十一

问曰：脉有相乘，有从仲景从字作纵字有横，有逆有顺，何谓也？师曰：水行乘火，金行乘木，名曰从；火行乘水，木行乘金，名曰横；水行乘金，火行乘木，名曰逆；金行乘水，木行乘火，名曰顺。

经言：脉有伏匿者，伏匿于何脏，而言伏匿也？然：谓阴阳更相乘、更相伏也。脉居阴部反见阳脉者，为阳乘阴也，脉虽时沉涩而短，此阳中伏阴；脉居阳部反见阴脉者，为阴乘阳也，脉虽时浮滑而长，此为阴中伏阳也。重阴者癫，重阳者狂。脱阳者见鬼，脱阴者目盲。

## 辨灾怪恐怖杂脉第十二

问曰：脉有残贼，何谓？师曰：脉有弦、有紧、有涩、有滑、有浮、有沉，此六脉

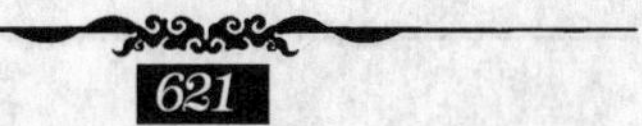

为残贼，能与诸经作病。

问曰：尝为人所难，紧脉何所从而来？师曰：假令亡汗，若吐，肺中寒，故令紧；假令欬者，坐饮冷水，故令紧；假令下利者，以胃中虚冷，故令紧也。

问曰：翕奄沉名曰滑，何谓？师曰：沉为纯阴，翕为正阳，阴阳和合，故脉滑也。

问曰：脉有灾怪，何谓？师曰：假令人病，脉得太阳，脉与病形证相应，因为作汤，比还送汤之时，病者因反大吐若下痢仲景痢字作利，病腹中痛。因问，言我前来脉时不见此证，今反变异，故是名为灾怪。因问何缘作此吐痢？答曰：或有先服药，今发作，故为灾怪也。

问曰：人病恐怖，其脉何类？师曰：脉形如循丝，累累然，其面白脱色。

问曰：人愧者，其脉何等类？师曰：其脉自浮而弱，面形乍白乍赤。

问曰：人不饮，其脉何类？师曰：其脉自涩，而唇口干燥也。言迟者，风也；摇头言者，其里痛也；行迟者，其表强也；坐而伏者，短气也；坐而下一膝者，必腰痛；里实护腹如怀卵者，必心痛。

师持脉，病人欠者，无病也；脉之因伸者，无病也。一云呻者，病也。假令向壁卧，闻师到不惊起，而目眄视一云反面仰视。若三言三止，脉之，咽唾，此为诈病。假令脉自和，处言此病大重，当须服吐下药，针灸数十百处，乃愈。

## 迟疾短长杂脉法第十三

黄帝问曰：余闻胃气、手少阳三焦、四时五行脉法。夫人言脉有三阴三阳，知病存亡，脉外以知内，尺寸大小，愿闻之。岐伯曰：寸口之中，外别浮沉、前后、左右、虚实、死生之要，皆见寸口之中。脉从前来者为实邪，从后来者为虚邪，从所不胜来者为贼邪，从所胜来者为微邪，自病一作得者为正邪。外结者病痈肿，内结者病疝瘕也。间来而急者，病正在心，癥气也。脉来疾者，为风也；脉来滑者，为病食也；脉来滑躁者，病有热也；脉来涩者，为病寒湿也。脉逆顺之道，不与众谋。

师曰：夫呼者，脉之头也。初持之来疾去迟，此为出疾入迟，为内虚外实；初持脉来迟去疾，此为出迟入疾，为内实外虚也。

脉数则在腑，迟则在脏。脉长而弦，病在肝扁鹊云：病出于肝。脉小血少，病在心扁鹊云：脉大而洪，病出于心。脉下坚上虚，病在脾胃扁鹊云：病出于脾胃。脉滑一作涩而微浮，病在肺扁鹊云：病出于肺。脉大而坚，病在肾。扁鹊云：小而紧。脉滑者多血少气，脉涩者少血多气，脉大者血气俱多。又云：脉来大而坚者血气俱实，脉小者血气俱少。又云：脉来细而微者血气俱虚。沉细滑疾者热，迟紧为寒。又云：洪数滑疾为热，涩迟沉细为寒。脉盛滑紧者病在外热，脉小实而紧者病在内冷。脉小弱而涩者谓之久病，脉滑浮而疾者谓之新病。脉浮滑，其人外热，风走刺，有饮，难治。脉沉而紧，上焦有热，下寒，得冷即便下。脉沉而细，下焦有寒，小便数，时苦绞痛，下利重。脉浮紧且滑直者，外热内冷，不得大小便。

脉洪大紧急，病速进在外，苦头发热、痈肿；脉细小紧急，病速进在中，寒为疝瘕、积聚，腹中刺痛。脉沉重而直前绝者，病血在肠间；脉沉重而中散者，因寒食成癥。脉直前而中散绝者，病消渴一云病浸淫痛。脉沉重，前不至寸口，徘徊绝者，病在肌肉，遁尸。脉左转而沉重者，气癥阳在胸中，脉右转出不至寸口者，内有肉癥。脉累累如贯珠不前至，有风寒在大肠，伏留不去；脉累累中止不至，寸口软者，结热在小肠膜中，伏留不去。脉直前左右弹者，病在血脉中，衃血也；脉后而左右弹者，病在筋骨中也。脉前大后小，即头痛目眩；脉前小后大，即胸满短气。上部有脉，下部无脉，其人当吐，不吐者死；上部无脉，下部有脉，虽困无所苦。

夫脉者，血之府也。长则气治，短则气病，数则烦心，大则病进，上盛则气高，下盛则气胀，代则气衰，细则气少《太素》细作滑，涩则心痛。浑浑革革，至如涌泉，病进而危；弊弊绰绰，其去如弦绝者，死。短而急者病在上，长而缓者病在下；沉而弦急者病在内，浮而洪大者病在外；脉实者病在内，脉虚者病在外。在上为表，在下为里；浮为在表，沉为在里。

## 平人得病所起第十四

何以知春得病？无肝脉也。无心脉，夏得病；无肺脉，秋得病；无肾脉，冬得病；无脾脉，四季之月得病。

假令肝病者，西行，若食鸡肉得之，当以秋时发，得病以庚辛日也。家有腥死，女子见之，以明要为灾。不者，若感金银物得之。

假令脾病，东行，若食雉兔肉及诸木果实得之。不者，当以春时发，得病以甲乙日也。

假令心病，北行，若食豚、鱼得之。不者，当以冬时发，得病以壬癸日也。

假令肺病，南行，若食马肉及獐鹿肉得之。不者，当以夏时发，得病以丙丁日也。

假令肾病，中央，若食牛肉及诸土中物得之。不者，当以长夏时发，得病以戊己日也。

假令得王脉，当于县官家得之。

假令得相脉，当于嫁娶家得之，或相庆贺家得之。

假令得胎脉，当于产乳家得之。

假令得囚脉，当于囚徒家得之。

假令得休脉，其人素有宿病，不治自愈。

假令得死脉，当于死丧家感伤得之。

何以知人露卧得病？阳中有阴也。

何以知人夏月得病？诸阳入阴也。

何以知人食饮中毒？浮之无阳，微细之不可知也，但有阴脉，来疾去疾，此相为水气之毒也。脉迟者，食干物得之。

## 诊病将差难已脉第十五

问曰：假令病人欲差，脉而知愈，何以别之？

师曰：寸关尺，大小、迟疾、浮沉同等。虽有寒热不解者，此脉阴阳为平复，当自愈。

人病，其寸口之脉与人迎之脉，大小及浮沉等者，病难已。

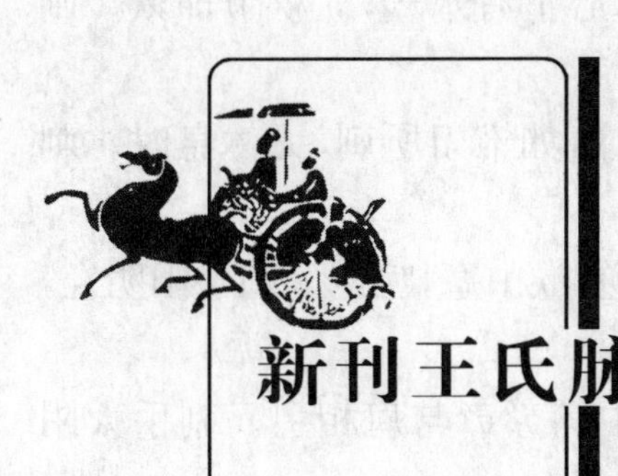

# 新刊王氏脉经卷第二

朝散大夫守光禄卿直秘阁判登闻检院
上护军臣林亿等类次

## 平三关阴阳二十四气脉第一

左手关前寸口阳绝者，无小肠脉也。苦脐痹，小腹中有疝瘕，王月王字一本作五即冷上抢心。刺手心主经，治阴。心主在掌后横理中即太陵穴也。

左手关前寸口阳实者，小肠实也。苦心下急痹一作急痛。小肠有热，小便赤黄。刺手太阳经，治阳。一作手少阳者，非。太阳在手小指外侧本节陷中即后溪穴也。

左手关前寸口阴绝者，无心脉也。苦心下毒痛，掌中热，时时善呕，口中伤烂。刺手太阳经，治阳。

左手关前寸口阴实者，心实也。苦心下有水气，忧恚发之。刺手心主经，治阴。

左手关上阳绝者，无胆脉也。苦膝疼，口中苦，眯目善畏，如见鬼状，多惊，少力。刺足厥阴经，治阴。在足大指间即行间穴也，或刺三毛中。

左手关上阳实者，胆实也。苦腹中实不安，身躯习习也。刺足少阳经，治阳。在足上第二指本节后一寸。第二指当云小指次指，即临泣穴也。

左手关上阴绝者，无肝脉也。苦癃，遗溺，难言，胁下有邪气，善吐。刺足少阳经，治阳。

左手关上阴实者，肝实也。苦肉中痛，动善转筋。刺足厥阴经，治阴。

左手关后尺中阳绝者，无膀胱脉也。苦逆冷，妇人月使不调，王月则闭。男子失精，尿有余沥。刺足少阴经，治阴。在足内踝下动脉即太溪穴也。

左手关后尺中阳实者，膀胱实也。苦逆冷，胁下有邪气相引痛。刺足太阳经，治阳。在足小指外侧本节后陷中即束骨穴也。

左手关后尺中阴绝者，无肾脉也。苦足下热，两髀里急，精气竭少，劳倦所致。刺足太阳经，治阳。

左手关后尺中阴实者，肾实也。苦恍惚，健忘，目视𥉂𥉂，耳聋怅怅，善鸣。刺足少阴经，治阴。

右手关前寸口阳绝者，无大肠脉也。苦少气，心下有水气，立秋节即欬。刺手太阴经，治阴。在鱼际间即太渊穴也。

右手关前寸口阳实者，大肠实也。苦肠中切痛，如锥刀所刺，无休息时。刺手阳明经，治阳。在手腕中即阳谿穴也。

右手关前寸口阴绝者，无肺脉也。苦短气欬逆，喉中塞，噫逆。刺手阳明经，治阳。

右手关前寸口阴实者，肺实也。苦少气，胸中满彭彭与肩相引。刺手太阴经，治阴。

右手关上阳绝者，无胃脉也。苦吞酸，头痛，胃中有冷。刺足太阴经，治阴。在足大指本节后一寸即公孙穴也。

右手关上阳实者，胃实也。苦肠中伏伏一作愊愊，不思食物，得食不能消。刺足阳明经，治阳。在足上动脉即冲阳穴也。

右手关上阴绝者，无脾脉也。苦少气，下利，腹满，身重，四肢不欲动，善呕。刺足阳明经，治阳。

右手关上阴实者，脾实也。苦肠中伏伏如坚状，大便难。刺足太阴经，治阴。

右手关后尺中阳绝者，无子户脉也。苦足逆寒，绝产，带下，无子，阴中寒。刺足少阴经，治阴。

右手关后尺中阳实者，膀胱实也。苦少腹满，引腰痛。刺足太阳经，治阳。

右手关后尺中阴绝者，无肾脉也。苦足逆冷，上抢胸痛，梦入水见鬼，善厌寐，黑色物来掩人上。刺足太阳经，治阳。

右手关后尺中阴实者，肾实也。苦骨疼，腰脊痛，内寒热。刺足少阴经，治阴。

上脉二十四气事。

## 平人迎神门气口前后脉第二

**心实**

左手寸口人迎以前脉阴实者，手厥阴经也。病苦闭，大便不利，腹满，四肢重，身热，苦胃胀，刺三里。

**心虚**

左手寸口人迎以前脉阴虚者，手厥阴经也。病苦悸恐，不乐，心腹痛，难以言，心如寒状恍惚。

**小肠实**

左手寸口人迎以前脉阳实者，手太阳经也。病苦身热，热来去，汗出一作汗不

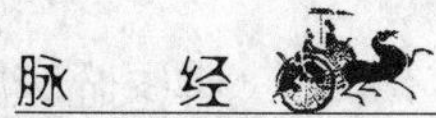

出而烦，心中满，身重，口中生疮。

**小肠虚**

左手寸口人迎以前脉阳虚者，手太阳经也。病苦颅际偏头痛，耳颊痛。

**心小肠俱实**

左手寸口人迎以前脉阴阳俱实者，手少阴与太阳经俱实也。病苦头痛，身热，大便难，心腹烦满，不得卧，以胃气不转，水谷实也。

**心小肠俱虚**

左手寸口人迎以前脉阴阳俱虚者，手少阴与太阳经俱虚也。病苦洞泄，苦寒，少气，四肢寒，肠澼。

**肝实**

左手关上脉阴实者，足厥阴经也。病苦心下坚满，常两胁痛，自忿忿如怒状。

**肝虚**

左手关上脉阴虚者，足厥阴经也。病苦胁下坚，寒热，腹满，不欲饮食，腹胀，悒悒不乐，妇人月经不利，腰腹痛。

**胆实**

左手关上脉阳实者，足少阳经也。病苦腹中气满，饮食不下，咽干，头重痛，洒洒恶寒，胁痛。

**胆虚**

左手关上脉阳虚者，足少阳经也。病苦眩、厥、痿，足指不能摇，躄，坐不能起，僵仆，目黄，失精䀮䀮。

**肝胆俱实**

左手关上脉阴阳俱实者，足厥阴与少阳经俱实也。病苦胃胀，呕逆，食不消。

**肝胆俱虚**

左手关上脉阴阳俱虚者，足厥阴与少阳经俱虚也。病苦恍惚，尸厥不知人，妄见，少气，不能言，时时自惊。

**肾实**

左手尺中神门以后脉阴实者，足少阴经也。病苦膀胱胀闭，少腹与腰脊相引痛。

左手尺中神门以后脉阴实者，足少阴经也。病苦舌燥，咽肿，心烦，嗌干，胸胁时痛，喘欬，汗出，小腹胀满，腰背强急，体重骨热，小便赤黄，好怒好忘，足下热疼，四肢黑，耳聋。

**肾虚**

左手尺中神门以后脉阴虚者，足少阴经也。病苦心中闷，下重，足肿不可以按地。

**膀胱实**

左手尺中神门以后脉阳实者，足太阳经也。病苦逆满，腰中痛，不可俯仰，劳也。

**膀胱虚**

左手尺中神门以后脉阳虚者，足太阳经也。病苦脚中筋急，腹中痛引腰背，不可屈伸，转筋，恶风，偏枯，腰痛，外踝后痛。

**肾膀胱俱实**

左手尺中神门以后脉阴阳俱实者，足少阴与太阳经俱实也。病苦脊强，反折，戴眼，气上抢心，脊痛，不能自反侧。

**肾膀胱俱虚**

左手尺中神门以后脉阴阳俱虚者，足少阴与太阳经俱虚也。病苦小便利，心痛，背寒，时时少腹满。

**肺实**

右手寸口气口以前脉阴实者，手太阴经也。病苦肺胀，汗出若露，上气喘逆，咽中塞，如欲呕状。

**肺虚**

右手寸口气口以前脉阴虚者，手太阴经也。病苦少气不足以息，嗌干，不朝津液。

**大肠实**

右手寸口气口以前脉阳实者，手阳明经也。病苦腹满，善喘欬，面赤身热，喉咽一本作咽喉中如核状。

**大肠虚**

右手寸口气口以前脉阳虚者，手阳明经也。病苦胸中喘，肠鸣，虚渴，唇口干，目急，善惊，泄白。

**肺大肠俱实**

右手寸口气口以前脉阴阳俱实者，手太阴与阳明经俱实也。病苦头痛，目眩，惊狂，喉痹痛，手臂卷，唇吻不收。

**肺大肠俱虚**

右手寸口气口以前脉阴阳俱虚者，手太阴与阳明经俱虚也。病苦耳鸣嘈嘈，时妄见光明，情中不乐，或如恐怖。

**脾实**

右手关上脉阴实者，足太阴经也。病苦足寒胫热，腹胀满，烦扰不得卧。

**脾虚**

右手关上脉阴虚者，足太阴经也。病苦泄注，腹满，气逆，霍乱呕吐，黄疸，心烦不得卧，肠鸣。

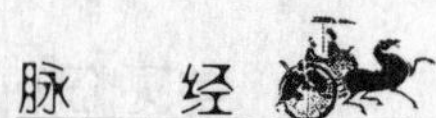

**胃实**

右手关上脉阳实者，足阳明经也。病苦腹中坚痛而热《千金》作病苦头痛，汗不出，如温疟，唇口干，善哕，乳痛，缺盆腋下肿痛。

**胃虚**

右手关上脉阳虚者，足阳明经也。病苦胫寒，不得卧，恶寒洒洒，目急，腹中痛，虚鸣《外台》作耳虚鸣，时寒时热，唇口干，面目浮肿。

**脾胃俱实**

右手关上脉阴阳俱实者，足太阴与阳明经俱实也。病苦脾胀腹坚，抢胁下痛，胃气不转，大便难，时反泄利，腹中痛，上冲肺肝，动五脏，立喘鸣，多惊，身热，汗不出，喉痹，精少。

**脾胃俱虚**

右手关上脉阴阳俱虚者，足太阴与阳明经俱虚也。病苦胃中如空状，少气不足以息，四逆寒，泄注不已。

**肾实**

右手尺中神门以后脉阴实者，足少阴经也。病苦痹，身热，心痛，脊胁相引痛，足逆热烦。

**肾虚**

右手尺中神门以后脉阴虚者，足少阴经也。病苦足胫小弱，恶风寒，脉代绝，时不至，足寒，上重下轻，行不可以按地，少腹胀满，上抢胸胁，痛引肋下。

**膀胱实**

右手尺中神门以后脉阳实者，足太阳经也。病苦转胞，不得小便，头眩痛，烦满，脊背强。

**膀胱虚**

右手尺中神门以后脉阳虚者，足太阳经也。病苦肌肉振动，脚中筋急，耳聋忽忽不闻，恶风，飕飕作声。

**肾膀胱俱实**

右手尺中神门以后脉阴阳俱实者，足少阴与太阳经俱实也。病苦癫疾，头重与目相引痛，厥欲起走，反眼，大风，多汗。

**肾膀胱俱虚**

右手尺中神门以后脉阴阳俱虚者，足少阴与太阳经俱虚也。病苦心痛，若下重不自收，篡反出，时时苦洞泄，寒中泄，肾、心俱痛。　一说云：肾有左右，而膀胱无二。今用当以左肾合膀胱，右肾合三焦。

## 平三关病候并治宜第三

寸口脉浮，中风，发热，头痛。宜服桂枝汤、葛根汤，针风池、风府，向火灸身，摩治风膏，覆令汗出。

寸口脉紧，苦头痛，骨肉疼，是伤寒。宜服麻黄汤发汗，针眉冲、颞颥，摩治伤寒膏。

寸口脉微，苦寒，为衄。宜服五味子汤，摩茱萸膏，令汗出。

寸口脉数，即为吐，以有热在胃管，熏胸中。宜服药吐之，及针胃管，服除热汤。若是伤寒七八日至十日，热在中，烦满渴者，宜服知母汤。

寸口脉缓，皮肤不仁，风寒在肌肉。宜服防风汤，以药薄熨之，摩以风膏，灸诸治风穴。

寸口脉滑，阳实，胸中壅满，吐逆。宜服前胡汤，针太阳、巨阙，泻之。

寸口脉弦，心下愊愊，微头痛，心下有水气。宜服甘遂丸，针期门，泻之。

寸口脉弱，阳气虚，自汗出而短气。宜服茯苓汤、内补散，适饮食消息，勿极劳。针胃管，补之。

寸口脉涩，是胃气不足。宜服干地黄汤，自养，调和饮食，针三里，补之三里一作胃管。

寸口脉芤，吐血；微芤者，衄血。空虚，去血故也。宜服竹皮汤、黄土汤，灸膻中。

寸口脉伏，胸中逆气，噎塞不通，是胃中冷气上冲心胸。宜服前胡汤、大三建丸，针巨阙、上管，灸膻中。

寸口脉沉，胸中引胁痛，胸中有水气。宜服泽漆汤，针巨阙，泻之。

寸口脉濡，阳气弱，自汗出，是虚损病。宜服干地黄汤，薯蓣丸、内补散、牡蛎散并粉，针太冲，补之。

寸口脉迟，上焦有寒，心痛，咽酸，吐酸水。宜服附子汤、生姜汤，茱萸丸、调和饮食以暖之。

寸口脉实，即生热在脾肺，呕逆气塞；虚，即生寒在脾胃，食不消化。有热，即宜服竹叶汤、葛根汤；有寒，宜服茱萸丸、生姜汤。

寸口脉细，发热，呕吐。宜服黄芩龙胆汤。吐不止，宜服橘皮桔梗汤，灸中府。

寸口脉洪大，胸胁满。宜服生姜汤、白薇丸，亦可紫菀汤下之，针上管、期门、章门。

上上部寸口十七条。

关脉浮，腹满不欲食。浮为虚满，宜服平胃丸、茯苓汤、生姜前胡汤，针胃管，先泻后补之。

关脉紧，心下苦满急痛。脉紧者为实，宜服茱萸当归汤，又大黄汤，两治之，良。针巨阙、下管，泻之。《千金》云：服茱萸当归汤，又加大黄二两，佳。

关脉微，胃中冷，心下拘急。宜服附子汤、生姜汤、附子丸，针巨阙，补之。

关脉数，胃中有客热。宜服知母丸、除热汤，针巨阙、上管，泻之。

关脉缓，其人不欲食，此胃气不调，脾胃不足。宜服平胃丸、补脾汤，针章门，补之。

关脉滑，胃中有热。滑为热实，以气满故不欲食，食即吐逆。宜服紫菀汤下之，大平胃丸，针胃管，泻之。《千金》云：宜服朴硝麻黄汤、平胃丸。

关脉弦，胃中有寒，心下厥逆，此以胃气虚故尔。宜服茱萸汤，温调饮食，针胃管，补之。

关脉弱，胃气虚，胃中有客热。脉弱为虚热作病。其说云：有热不可大攻之，热去则寒起。正宜服竹叶汤，针胃管，补之。

关脉涩，血气逆冷。脉涩为血虚，以中焦有微热。宜服干地黄汤、内补散，针足太冲上，补之。

关脉芤，大便去血数斗者，以膈俞伤故也。宜服生地黄并生竹皮汤，灸膈俞。若重下去血者，针关元；甚者，宜服龙骨丸，必愈。

关脉伏，中焦有水气，溏泄。宜服水银丸，针关元，利小便，溏泄便止。

关脉沉，心下有冷气，苦满吞酸。宜服白薇茯苓丸，附子汤，针胃管，补之。

关脉濡，苦虚冷，脾气弱，重下病。宜服赤石脂汤、女萎丸，针关元，补之。

关脉迟，胃中寒，宜服桂枝丸、茱萸汤，针胃管。补之。

关脉实，胃中痛。宜服栀子汤、茱萸乌头丸，针胃管，补之。

关脉牢，脾胃气塞，盛热，即腹满响响。宜服紫菀丸、泻脾丸，针灸胃管，泻之。

关脉细虚，腹满。宜服生姜茱萸蜀椒汤、白薇丸，针灸三管。

关脉洪，胃中热，必烦满。宜服平胃丸，针胃管。先泻后补之。

上中部关脉十八条。

尺脉浮，下热风，小便难。宜服瞿麦汤、滑石散，针横骨、关元，泻之。

尺脉紧，脐下痛。宜服当归汤，灸天枢，针关元，补之。

尺脉微，厥逆，小腹中拘急，有寒气。宜服小建中汤一本更有四顺汤，针气海。

尺脉数，恶寒，脐下热痛，小便赤黄。宜服鸡子汤、白鱼散，针横骨，泻之。

尺脉缓，脚弱下肿，小便难，有余沥。宜服滑石汤、瞿麦散，针横骨，泻之。

尺脉滑，血气实，妇人经脉不利，男子尿血。宜服朴硝煎、大黄汤，下去经血，针关元，泻之。

尺脉弦，小腹疼，小腹及脚中拘急。宜服建中汤、当归汤，针血海，泻之。

尺脉弱，阳气少，发热骨烦。宜服前胡汤、干地黄汤、茯苓汤，针关元，补之。

尺脉涩，足胫逆冷，小便赤。宜服附子四逆汤，针足太冲，补之。

尺脉芤，下焦虚，小便去血。宜服竹皮生地黄汤，灸丹田、关元，亦针补之。

尺脉伏，小腹痛，癥疝，水谷不化。宜服大平胃丸、桔梗丸，针关元，补之。桔梗丸一云结肠丸。

尺脉沉，腰背痛。宜服肾气丸，针京门，补之。

尺脉濡，苦小便难《千金》云：脚不收风痹。宜服瞿麦汤、白鱼散，针关元，泻之。

尺脉迟，下焦有寒。宜服桂枝丸，针气海、关元，补之。

尺脉实，小腹痛，小便不禁。宜服当归汤，加大黄一两，以利大便；针关元，补之，止小便。

尺脉牢，腹满，阴中急。宜服葶苈子茱萸丸，针丹田、关元、中极。

上下部尺脉十六条。

## 平奇经八脉病第四

脉有奇经八脉者，何谓也？然：有阳维、阴维，有阳跻、阴跻，有冲、有督、有任、有带之脉，凡此八脉者，皆不拘于经，故曰奇经八脉也。经有十二，络有十五，凡二十七，气相随上下，何独不拘于经也？然：圣人图设沟渠，通利水道，以备不虞。天雨降下，沟渠溢满，滂沛妄行，当此之时，圣人不能复图也。此络脉流溢，诸经不能复拘也。

奇经八脉者，既不拘于十二经，皆何起何系也？然：阳维者，起于诸阳之会；阴维者，起于诸阴之交。阳维、阴维者，维络于身，溢蓄不能环流溉灌诸经者也。阳跻者，起于跟中，循外踝而上行，入风池。阴跻者，亦起于跟中，循内踝而上行，至咽喉，交贯冲脉。冲脉者，起于关元，循腹里直上，至咽喉中。一云：冲脉者，起于气冲，并阳明之经，夹脐上行，至胸中而散也。督脉者，起于下极之输，并于脊里，循背上，至风府。冲脉者，阴脉之海也；督脉者，阳脉之海也。任脉者，起于胞门子户，夹脐上行，至胸中。一云：任脉者，起于中极之下，以上毛际，循腹里，上关元，至喉咽。带脉者，起于季肋。《难经》作季胁，回身一周。此八者，皆不系于十二经，故曰奇经八脉者也。

奇经之为病何如？然：阳维维于阳，阴维维于阴。阴阳不能相维，怅然失志，容容《难经》作溶溶不能自收持。怅然者，其人惊，即维脉缓，缓即令身不能自收持，即失志善忘恍惚也。阳维为病，苦寒热；阴维为病，苦心痛。阳维为卫，卫为寒热。阴维为荣，荣为血，血者主心，故心痛也。阴跻为病，阳缓而阴急。阴跻在内踝，病即其脉急，当从内踝以上急，外踝以上缓。阳跻为病，阴缓而阳急。阳跻在外踝，病即其脉急，其人当从外踝以上急，内踝以上缓。冲之为病，逆气而里急。冲脉从关元至喉咽，故其为病逆气而里急。督之为病，脊强而厥。督脉在背，病即其脉急，故令脊强也。任之为病，其内苦结，男子为七疝，女子为瘕聚。任脉起于胞门子户，故其病结为七疝、瘕聚。带之为病，苦腹满，腰容容《难经》作溶溶若坐水中状。带脉者，回带人之身体，病即其脉缓，故令腰容容也。此奇经八脉之为病也。

诊得阳维脉浮者，暂起目眩，阳盛实，苦肩息，洒洒如寒。

诊得阴维脉沉大而实者，苦胸中痛，胁下支满，心痛。

诊得阴维如贯珠者，男子两胁实，腰中痛；女子阴中痛，如有疮状。

诊得带脉，左右绕脐腹腰脊痛，冲阴股也。

两手脉浮之俱有阳，沉之俱有阴，阴阳皆实盛者，此为冲、督之脉也。冲、督之脉者，十二经之道路也。冲、督用事则十二经不复朝于寸口，其人皆苦恍惚狂痴，不者，必当由豫，有两心也。两手阳脉浮而细微，绵绵不可知，俱有阴脉，亦复细绵绵，此为阴跻、阳跻之脉也。此家曾有病鬼魅风死，苦恍惚，亡人为祸也。

诊得阳跻，病拘急；阴跻，病缓。

尺寸俱浮，直上直下，此为督脉。腰背强病，不得俯仰，大人癫病，小人风痫疾。

脉来中央浮，直上下痛者，督脉也。动苦腰背膝寒，大人癫，小儿痫也，灸顶上三丸。正当顶上。

尺寸脉俱牢一作芤，直上直下，此为冲脉。胸中有寒疝也。

脉来中央坚实，径至关者，冲脉也。动苦少腹痛，上抢心，有瘕疝，绝孕，遗矢溺，胁支满烦也。

横寸口边丸丸，此为任脉。苦腹中有气如指，上抢心，不得俯仰，拘急。

脉来紧细实长至关者，任脉也。动苦少腹绕脐，下引横骨，阴中切痛。取脐下三寸。

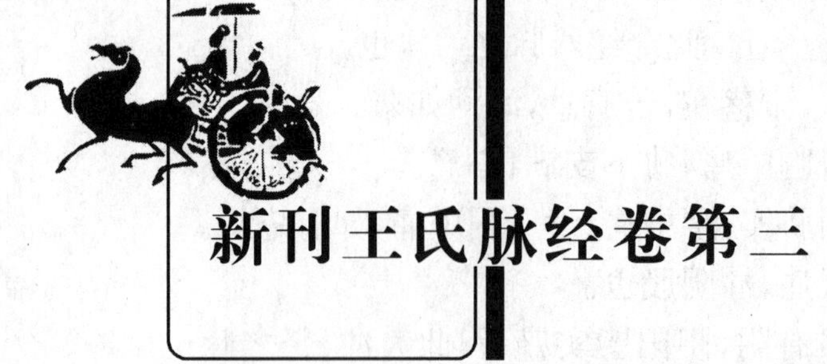

# 新刊王氏脉经卷第三

朝散大夫守光禄卿直秘阁判登闻检院
上护军臣林亿等类次

## 肝胆部第一

肝象木肝于五行象木，与胆合为腑胆为清净之腑。其经足厥阴厥阴肝脉，与足少阳为表里。少阳，胆脉也，脏阴腑阳，故为表里。其脉弦弦，肝脉之大形也，其相冬三月冬水王木相，王春三月，废夏三月夏火王木废，囚季夏六月季夏土王木囚，死秋三月秋金王木死。其王日甲乙，王时平旦、日出并木也。其困日戊己，困时食时、日昳并土也。其死日庚辛，死时晡时、日入并金也。其神魂肝之所藏者魂，其主色，其养筋肝气所养者筋，其候目肝候出目，故肝实则目赤，其声呼，其色青，其臭臊，《月令》云：其臭膻。其液泣泣出肝，其味酸，其宜苦苦，火味也，其恶辛辛，金味。肝俞在背第九椎，募在期门直两乳下二肋端；胆俞在背第十椎，募在日月穴在期门下五分。

上新撰并出《素问》诸经。昔人撰集，或混杂相涉，烦而难了，今抄事要分别五脏各为一部。

冬至之后得甲子。少阳起于夜半，肝家王。冬至者，岁终之节。甲子日者，阴阳更始之数也。少阳，胆也，胆者，木也，生于水，故起夜半；其气常微少，故言少阳。云夜半子者，水也。肝者，东方木，肝与胆为脏腑，故王东方，应木行也。万物始生，其气来软而弱，宽而虚，春少阳气，温和软弱，故万物日生焉。故脉为弦。肝气养于筋。故其脉弦强，亦法木体强也。软即不可发汗，弱即不可下。宽者开，开者通，通者利，故名曰宽而虚。言少阳始起尚软弱，人荣卫腠理开通，发即汗出不止；不可下，下之而泄利不禁。故言宽虚、通利也。春以胃气为本，不可犯也。胃者，土也，万物禀土而生，胃以养五脏，于肝王以胃气为本也。不可犯者，不可伤也。

上四时经。

黄帝问曰：春脉如弦，何如而弦？岐伯曰：春脉肝也，东方木也，万物之所以始生也，故其气来濡弱轻虚而滑，端直以长，故曰弦。反此者病。黄帝曰：何如而反？岐伯曰：其气来实而强，此谓太过，病在外；其气来不实而微，此谓不及，病在中。黄帝曰：春脉太过与不及，其病皆何如？岐伯曰：太过则令人善忘忘当作怒，忽忽眩冒而癫疾；不及则令人胸胁痛引背，下则两胁胠满。黄帝曰：善。

肝脉来濡弱招招，如揭竿末梢，曰平。《巢源》云：绰绰如按琴瑟之弦，如揭长竿曰平。春以胃气为本。肝脉来盈实而滑，如循长竿，曰肝病。肝脉来急而益劲，如新张弓弦，曰肝死。

真肝脉至，中外急，如循刀刃，责责然《巢源》云：赜赜然，如按琴瑟弦，色青白不泽，毛折，乃死。

春胃微弦曰平，弦多胃少曰肝病；但弦无胃曰死。有胃而毛，曰秋病；毛甚，曰今病。

肝藏血，血舍魂。悲哀动中则伤魂，魂伤则狂妄不精，不敢正当人。不精不敢正当人，一作其精不守，令人阴缩。阴缩而筋挛，两胁骨不举，毛悴色夭，死于秋。

春肝木王，其脉弦细而长，名曰平脉也。反得浮涩而短者《千金》云：微涩而短，是肺之乘肝，金之克木，为贼邪，大逆，十死不治。一本云：日、月、年数至三，忌庚辛。反得洪大而散者，《千金》云：浮大而洪，是心之乘肝，子之扶母，为实邪，虽病自愈。反得沉濡而滑者，是肾之乘肝，母之归子，为虚邪，虽病易治。反得大而缓者，是脾之乘肝，土之陵木，为微邪，虽病即差。

肝脉来濯濯如倚竿，如琴瑟之弦，再至，曰平；三至，曰离经，病；四至，脱精；五至，死；六至，命尽。足厥阴脉也。

肝脉急甚，为恶言；微急，为肥气，在胁下若覆杯，缓甚为善呕；微缓为水瘕痹；大甚为内痈，善呕衄；微大，为肝痹，阴缩，欬引少腹；小甚为多饮；微小为消瘅；滑甚为㿗疝；微滑为遗溺；涩甚为淡饮；微涩为瘈疭挛筋。

足厥阴气绝则筋缩，引卵与舌。厥阴者，肝脉也。肝者，筋之合也。筋者，聚于阴器而脉络于舌本。故脉弗营则筋缩急，筋缩急则引舌与卵。故唇青、舌卷、卵缩，则筋先死。庚笃辛死，金胜木也。

肝死脏，浮之脉弱，按之中如索不来，或曲如蛇行者，死。

上《素问》、《针经》、张仲景。

## 心小肠部第二

心象火，与小肠合为腑小肠为受盛之腑也。其经手少阴手少阴心脉也，与手太阳为表里手太阳小肠脉也。其脉洪洪，心脉之大形，其相春三月木王火相，王夏三月，废季夏六月，囚秋三月金王火囚，死冬三月水王火死。其王日丙丁，王时禺中、日中；其困日庚辛，困时晡时、日入，其死日壬癸，死时人定、夜半。其藏神心之所藏者神也，其主臭，其养血心气所养者血，其候舌，其声言言由心出，故主言，其色赤，其臭焦，其液汗，其味苦，其宜甘甘，脾味也，其恶咸咸，肾味也。心俞在背第五椎或云第七椎，募在巨阙在心下一寸，小肠俞在背第十八椎，募在关元脐下三寸。

上新撰。

心者南方火，心主血，其色赤，故以夏王于南方，应火行。万物洪盛，垂枝布叶，皆下垂如曲，故名曰钩。心王之时，太阳用事，故草木茂盛，枝叶布舒，皆下垂曲。故谓之钩也。心脉洪大而长，洪则卫气实，实则气无从出。脉洪者卫气实，卫气实则腠理密，密则气无从出。大则荣气萌，萌洪相薄，可以发汗，故名曰长。荣者血也，萌当为明字之误耳，血王故明且大也。荣明卫实，当须发动，通其津液也。长洪相得，即引水浆，溉灌经络，津液皮肤。夏热阳气盛，故其人引水浆，润灌肌肤，以养皮毛，犹草木须雨泽以长枝叶。太阳洪大，皆是母躯，幸得戊己，用牢根株。太阳夏火，春木为其母。阳得春始生，名曰少阳。到夏洪盛，名曰太阳，故言是母躯也。戊己土也，土为火子，火王即土相，故用牢根株也。阳气上出，汗见于头。五月枯葬，胞中空虚，医反下之，此为重虚也。月当为内，葬当为干，枯燥也。皆字误耳。内字似月，由来远矣，遂以传焉。人头者，诸阳之会。夏时饮水浆，上出为汗，先从头流于身躯，以实其表，是以五内干枯，燥则胞中空虚，津液少也。胞者膀胱，津液之腑也。愚医不晓，故反下之，令重虚也。脉浮有表无里，阳无所使。阳盛脉浮，宜发其汗，而反下之，损于阴气。阳为表，阴为里。《经》言：阳为阴使，阴为阳守，相须而行。脉浮，故无里也。治之错逆，故令阴阳离别，不能复相朝使。不但危身，并中其母。言下之，不但伤心，并复中肝。

上四时经。

黄帝问曰：夏脉如钩，何如而钩？岐伯曰：夏脉心也，南方火也，万物之所以盛长也。故其气来盛去衰，故曰钩，反此者病。黄帝曰：何如而反？岐伯曰：其气来盛去亦盛，此谓太过，病在外；其来不盛去反盛，此谓不及，病在中。黄帝曰：夏脉太过与不及，其病皆何如？岐伯曰：太过则令人身热而肤痛，为浸淫；不及则令人烦心，上见欬唾，下为气泄。帝曰：善。

心脉来累累如连珠，如循琅玕，曰平。夏以胃气为本。心脉来，喘喘《甲乙》作累累连属，其中微曲，曰心病。心脉来前曲后居，如操带钩，曰心死。

真心脉至，坚而搏，如循薏苡子，累累然，其色赤黑不泽，毛折，乃死。夏胃微钩曰平，钩多胃少曰心病，但钩无胃曰死。胃而有石曰冬病，石甚曰今病。

心藏脉，脉舍神。怵惕思虑则伤神，神伤则恐惧自失，破䐃脱肉，毛悴色夭，死于冬。

夏心火王，其脉洪《千金》作浮大而洪大而散，名曰平脉。反得沉濡而滑者，是肾之乘心，水之克火，为贼邪，大逆，十死不治。一本云：日、月、年数至二，忌壬癸。反得大而缓者，是脾之乘心，子之扶母，为实邪，虽病自愈。反得弦细而长者，是肝之乘心，母之归子，为虚邪，虽病易治。反得浮《千金》浮作微涩而短者，是肺之乘心。金之陵火，为微邪，虽病即差。

心脉来累累如贯珠滑利，再至，曰平；三至，曰离经，病；四至，脱精；五至，死；六至，命尽。手少阴脉。

心脉急甚，为瘈疭；微急，为心痛引背，食不下。缓甚为狂笑；微缓，为伏梁，在心下，上下行，时唾血。大甚，为喉介；微大，为心痹引背，善泪出。小甚，为善哕；微小，为消瘅。滑甚，为善渴，微滑，为心疝引脐，少腹鸣；涩甚，为喑；微涩，为血溢，维厥，耳鸣，巅疾。

手少阴气绝则脉不通。少阴者，心脉也。心者，脉之合也。脉不通则血不流，血不流则发色不泽，故其面黑如漆柴者，血先死。壬笃癸死，水胜火也。

心死脏，浮之脉实，如豆麻击手，按之益躁疾者，死。

上《素问》、《针经》、张仲景。

## 脾胃部第三

脾象土，与胃合为腑胃为水谷之腑。其经足太阴太阴，脾之脉也，与足阳明为表里阳明胃脉。其脉缓缓，脾脉之大形也，其相夏三月火王土相，王季夏六月，废秋三月，囚冬三月，死春三月。其王日戊己，王时食时、日昳；困日壬癸，困时人定、夜半；其死日甲乙，死时平旦、日出并木时也。其神意，其主味，其养肉，其候口，其声歌，其色黄，其臭香，其液涎，其味甘，其宜辛，其恶酸。脾俞在背第十一椎，募在章门季肋端是。胃俞在背第十二椎，募在太仓。

上新撰。

脾者土也。敦而福，敦者，厚也，万物众色不同。脾主水谷，其气微弱，水谷不化。脾为土行，王于季夏，土性敦厚，育养万物。当此之时，草木备具，枝叶茂盛，种类众多，或青、黄、赤、白、黑色，各不同矣。故名曰德福者广土生养万物，当此之时，脾则同禀诸脏，故其德为广大。万物悬根住茎，其叶在巅，蜎蜚蠕动，蚑蠷喘息，皆蒙土恩。悬根住茎，草木之类也。其次则蛾蚋几微之虫，因阴阳气变化而生者也。喘息，有血脉之类也。言普天之下，草木昆虫，无不被蒙土之恩福也。德则为缓，恩则为迟，故令太阴脉缓而迟，尺寸不同。太阴脾也，言脾王之时脉缓而迟。尺寸不同者，尺迟而寸缓也。酸咸苦辛，大一作太沙一作涉，又作妙而生，互行其时，而以各行，皆不群行，尽可常服。肝酸、肾咸、心苦、肺辛涩，皆四脏之味也。脾主调和五味以禀四脏，四脏受味于脾，脾王之时，其脉沙一作涉，又作妙达于肌肉之中，互行人身躯，乃复各行，随其四肢，使其气周匝，荣诸脏腑，以养皮毛，皆不群行至一处也。故言尽可常服也。土寒则温，土热则凉。冬阳气在下，土中温暖。夏阴气在下，土中清凉。脾气亦然。土有一子，名之曰金，怀挟抱之，不离其身。金乃畏火，恐热来熏，遂弃其母，逃归水中，水自金子，而藏火神，闭门塞户，内外不通，此谓冬时也。阳气在中，阳为火行，金性畏火，故恐熏之，金归水中而避火也。母子相得益盛。闭塞不通者，言水气充实，金在其中，此为强固，火无复得往克之者，神秘之类也。土亡其子，其气衰微，水为洋溢，浸渍为池一作其地。走击皮肤，面目浮肿，归于四肢。此为脾之衰损。土以防水，今土弱而水强，故水得陵之而妄行。愚医见水，直往下之，虚脾空胃，水遂居之，肺为喘浮。脾胃已病，宜扶养其气，通利水道。愚医不晓而往下之，此为重伤，水气遂更陵之，上侵胸中，肺得水而浮，故言喘浮。肝反畏肺，故下沉没。肺金肝木，此为相克，肺浮则实，必复克肝，故畏之沉没于下。下有荆棘，恐伤其身，避在一边，以为水流。荆棘，木之类。肝为木，今没在下，则为荆棘。其身，脾也。脾为土，土畏木，是以避在下一边，避木也。水流者，水之流路也。土本克水而今微弱，又复触木，无复制水，故水得流行。心衰则伏，肝微则沉，故令脉伏而沉。心火肝木，火则畏水而木畏金，金水相得，其气则实，克于肝心，故令二脏衰微，脉为沉伏也。工医来占，固转孔穴，利其溲便，遂通水道，甘液下流。亭其阴阳，喘息则微，汗出正流。肝著其根，心气因起，阳行四肢，肺气亭亭，喘息则安。转孔穴者，诸脏之荣井转治其顺。甘液，脾之津液。亭其阴阳，得复其常所，故荣卫开通，水气消除，肝得还著其根株。肝心为母子，肝著则心气得起，肺气平调，故言亭亭，此为端好之类。肾为安声，其味为咸。肺主声，肾为其子，助于肺，故言安声。咸，肾味也。倚坐母败，洿臭如腥。金为水母，而归水中，此为母往从子，脾气反虚，五脏犹此而相克贼，倚倒致败宅洿臭而腥，故云然也。土得其子，则成为山。金得其母，名曰丘矣。

上四时经。

黄帝曰：四时之序，逆顺之变异也，然脾脉独何主？岐伯曰：脾者土也，孤脏以灌四傍者也。曰：然则脾善恶可得见乎？曰：善者不可见，恶者可见。曰：恶者何如？曰：其来如水之流者，此谓太过，病在外；如鸟之喙，此谓不及，病在中。太过则令人四肢沉重不举；其不及，则令人九窍壅塞不通，名曰重强。

脾脉来而和柔相离，如鸡足践地，曰平。长夏以胃气为本。脾脉来实而盈数，如鸡举足，曰脾病。脾脉来坚兑，如乌之喙，如鸟之距，如屋之漏，如水之溜，曰脾死。

真脾脉至，弱而乍疏乍散一作数，色青黄不泽，毛折，乃死。

长夏胃微濡弱，曰平。弱多胃少，曰脾病；但代无胃，曰死。濡弱有石，曰冬病；石甚，曰今病。

脾藏荣，荣舍意，愁忧不解则伤意，意伤则闷乱，四肢不举，毛悴色夭，死于春。

六月季夏建未，坤未之间土之位，脾王之时。其脉大，阿阿而缓，名曰平脉。反得弦细而长者，是肝之乘脾，木之克土，为贼邪，大逆，十死不治。反得浮《千金》浮作微，涩而短者，是肺之乘脾，子之扶母，为实邪，虽病自愈。反得洪大而散者《千金》作浮大而洪，是心之乘脾，母之归子，为虚邪，虽病易治。反得沉濡而滑者，肾之乘脾，水之陵土，为微邪，虽病即差。

脾脉苌苌而弱《千金》苌苌作长长，来疏去数，再至，曰平；三至，曰离经，病；四至，脱精；五至，死；六至命尽。足太阴脉也。

脾脉急甚，为瘈疭；微急，为脾中满，食饮入而还出，后沃沫。缓甚，为痿厥；微缓，为风痿，四肢不用，心慧然若无病。大甚，为击仆；微大，为痞气，裹大脓血，在肠胃之外；小甚，为寒热；微小，为消瘅。滑甚，为㿗癃；微滑，为虫毒蛔，肠鸣

 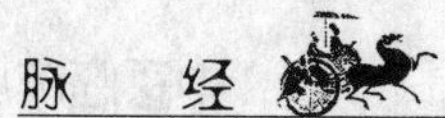

热。涩甚，为肠㿗；微涩，为内溃，多下脓血也。

足太阴气绝，则脉不营其口唇。口唇者，肌肉之本也。脉不营则肌肉濡，肌肉濡则人中满，人中满则唇反，唇反者肉先死。甲笃乙死，木胜土也。

脾死脏，浮之脉大缓一作坚，按之中如覆杯，絜絜，状如摇者，死。一云漐漐状如炙肉。

上《素问》、《针经》、张仲景。

## 肺大肠部第四

肺象金，与大肠合为腑大肠为传导之腑也。其经手太阴手太阴肺脉也，与手阳明为表里手阳明大肠脉也。其脉浮浮，肺脉之大形也。其相季夏六月季夏土王金相。其王秋三月，废冬三月，囚春三月，死夏三月夏火王金死。其王日庚辛，王时晡时、日入；其困日甲乙，困时平旦、日出；其死日丙丁，死时禺中、日中。其神魄，其主声，其养皮毛，其候鼻，其声哭，其色白，其臭腥，其液涕，其味辛，其宜咸，其恶苦。肺俞在背第三椎或云第五椎也，募在中府直两乳上下肋间。大肠俞在背第十六椎，募在天枢侠脐傍各一寸半。

上新撰。

肺者西方金，万物之所终。金性刚，故王西方，割断万物，万物是以皆终于秋也。宿叶落柯，萋萋枝条，其杌然独在。其脉为微浮毛，卫气迟，萋萋者，零落之貌也，言草木宿叶得秋随风而落，但有枝条杌然独在。此时阳气则迟，脉为虚微如毛也，荣气数。数则在上，迟则在下，故名曰毛。诸阳脉数，诸阴脉迟，荣为阴，不应数，反言荣气数，阴得秋节而升转在阳位，故一时数而在上也。此时阴始用事，阳即下藏，其气反迟，是以肺脉数散如毛也。阳当陷而不陷，阴当升而不升，为邪所中。阴阳交易，则不以时定，二气感激，故为风寒所中。阳中邪则卷，阴中邪则紧，卷则恶寒，紧则为栗，寒栗相薄，故名曰疟。弱则发热，浮乃来出。卷者，其人拘卷也，紧者，脉紧也。此谓初中风寒之时，脉紧，其人则寒，寒止而脉更微弱，弱则其人发热，热止则脉浮，浮者，疟解王脉出也。旦中旦发，暮中暮发。言疟发皆随其初中风邪之时也。脏有远近，脉有迟疾，周有度数，行有漏刻。脏，谓人五脏，肝心脾肺肾也。心肺在膈上，呼则其气出，是为近，呼为阳，其脉疾。肾肝在膈下，吸则其气入，是为远也。吸为阴，其脉迟。度数，谓经脉之长短。周身行者，荣卫之行也。行阴、阳各二十五度，为一周也，以应漏下百刻也。迟在上，伤毛采；数在下，伤下焦。中焦有恶则见，有善则匿。秋则阳气迟，阴气数。迟当在下，数当在上，随节变，故言伤毛采也。人之皮毛，肺气所行。下焦在脐下，阴之所治也，其脉应迟，今反数，故言伤下焦。中焦，脾也，其平善之时脉常自不见，衰乃见耳。故云有恶则见也。阳气下陷，阴气则温。言阳气下陷，温养诸脏。阳反在下，阴反在巅，故名曰长而且留。阴阳交代，各顺时节，人血脉和平，言可长留竟一时。

上四时经。

黄帝问曰：秋脉如浮，何如而浮？岐伯对曰：秋脉肺也，西方金也，万物之所以收成也。故其气来轻虚而浮，其气来急去散，故曰浮。反此者病。黄帝曰：何如而反？岐伯曰：其气来毛而中央坚，两傍虚，此谓太过，病在外；其气来毛而微，此谓不及，病在中。黄帝曰：秋脉太过与不及，其病何如？岐伯曰：太过则令人气逆而背痛温温《内经》温温作愠愠然；不及则令人喘，呼吸少气而欬，上气见血，下闻病音。

肺脉来厌厌聂聂，如落榆荚，曰肺平。秋以胃气为本。《难经》云：厌厌聂聂，如循榆叶，曰春平脉。蔼蔼如车盖，按之益大，曰秋平脉。肺脉来不上不下，如循鸡羽，曰肺病《巢源》无不字。肺脉来如物之浮，如风吹毛，曰肺死。

真肺脉至，大而虚，如以毛羽中人肤，色赤白不泽，毛折，乃死。

秋胃微毛，曰平；毛多胃少，曰肺病；但毛无胃，曰死。毛而有弦，曰春病；弦甚，曰今病。

肺藏气，气舍魄。喜乐无极则伤魄，魄伤则狂，狂者意不存人，皮革焦，毛悴色夭，死于夏。

秋金肺王。其脉浮《千金》浮作微涩而短，曰平脉。反得洪大而散者《千金》作浮大而洪，是心之乘肺，火之克金，为贼邪，大逆，十死不治。一本云：日、月、年数至四，忌丙丁。反得沉濡而滑者，是肾之乘肺，子之扶母，为实邪，虽病自愈。反得大而缓者，是脾之乘肺，母之归子，为虚邪，虽病易治。反得弦细而长者，是肝之乘肺，木之陵金，为微邪，虽病即差。

肺脉来泛泛轻如微风吹鸟背上毛，再至，曰平；三至，曰离经，病；四至，脱精；五至，死；六至，命尽。手太阴脉也。

肺脉急甚，为癫疾；微急，为肺寒热，怠堕，欬唾血，引腰背胸，苦鼻息肉不通。缓甚，为多肝；微缓，为痿偏风一作漏风，头以下汗出不可止。大甚，为胫肿；微大，为肺痹，引胸背，起腰内。小甚，为飧泄；微小，为消瘅。滑甚，为息贲，上气；微滑，为上下出血。涩甚，为呕血；微涩，为鼠瘘，在颈支掖之间，下不胜其上，其能喜酸。

手太阴气绝则皮毛焦。太阴者，行气温皮毛者也，气弗营则皮毛焦，皮毛焦则津液去，津液去则皮节伤，皮节伤者则爪爪字一作皮枯毛折，毛折者则气气字一作毛先死。丙笃丁死，火胜金也。

肺死脏，浮之虚，按之弱如葱叶，下无根者，死。

上《素问》、《针经》、张仲景。

## 肾膀胱部第五

肾象水，与膀胱合为腑膀胱为津液之腑。其经足少阴足少阴肾脉也，与足太阳为表里足太阳膀胱脉也。其脉沉沉，肾脉之大形也，其相秋三月秋金王水相。其王冬三月，废春三月，囚夏三月，其死季夏六月。其王日壬癸，王时人定、夜半；其困日丙丁，困时禺中、日中；其死日戊己，死时食时、日昳。其神志肾之所藏者志也，其主液，其养骨，其候耳，其声呻，其色黑，其臭腐，其液唾，其味咸，其宜酸，其恶甘。肾俞在背第十四椎，募在京门；膀胱俞在背第十九椎，募在中极横骨上一寸，在脐下五寸前陷者中。

上新撰。

肾者北方水，万物之所藏。冬则北方用事，王在三时之后，肾在四脏之下，故王北方也。万物春生、夏长、秋收、冬藏。百虫伏蛰，冬伏蛰不食之虫，言有百种也。阳气下陷，阴气上升。阳气中出，阴气烈为霜，遂不上升，化为雪霜，猛兽伏蛰，蜾虫匿藏。阳气下陷者，谓降于土中也。其气犹越而升出，阴气在上寒盛，阳气虽升出而不能自致，因而化作霜雪。或谓阳气中出，是十月则霜降。猛兽伏蛰者，盖谓龙蛇冬时而潜处。蜾虫，无毛甲者，得寒皆伏蛰，逐阳气所在，如此避冰霜，自温养也。其脉为沉。沉为阴，在里，不可发汗，发则蜾虫出，见其霜雪。阳气在下，故冬脉沉，温养于脏腑，此为里实而表虚，复从外发其汗，此为逆治，非其法也。犹百虫伏蛰之时，而反出土见于冰霜，必死不疑。逆治者死，此之谓也。阴气在表，阳气在脏，慎不可下，下之者伤脾，脾土弱即水气妄行。阳气在下，温养诸脏、故不可下也。下之既损于阳气，而脾胃复伤。土以防水，而今反伤之。故令水得盈溢而妄行也。下之者，如鱼出水，蛾入汤。言治病逆，则杀人，如鱼出水，蛾入汤火之中，立死。重客在里，慎不可熏，熏之逆客，其息则喘。重客者，犹阳气也，重者，尊重之貌也。阳位尊处于上，今一时在下，非其常所，故言客也。熏谓烧针，及以汤火之辈熏发其汗，如此则客热从外入，与阳气相薄，是为逆也。气上熏胸中，故令喘息。无持客热，令口烂疮。无持者，无以汤火发熏其汗也。熏之则火气入里为客热，故令其口生疮。阴脉且解，血散不通，正阳遂厥，阴不往从。血行脉中，气行脉外，五十周而复会，如环之无端也。血为阴，气为阳，相须而行。发其汗，使阴阳离别，脉为解散，血不得通。厥者，逆也，谓阳气逆而不复相朝使。治病失所，故阴阳错逆，可不慎也。客热狂入，内为结胸。阴阳错乱，外热狂入，留结胸中也。脾气遂弱，清溲痢通。脾主水谷，其气微弱，水谷不化，下痢不息。清者，厕也，溲从水道出，而反清溲者，是谓下痢至厕也。

上四时经。

黄帝问曰：冬脉如营，何如而营？岐伯对曰：冬脉肾也，北方水也，万物之所以合藏，故其气来沉以搏《甲乙》作濡，故曰营。反此者病。黄帝曰：何如而反？岐伯曰：其气来如弹石者，此谓太过，病在外；其去如数者，此谓不及，病在中。黄帝曰：冬脉太过与不及，其病皆如何？岐伯曰：太过则令人解㑊，脊脉痛而少气，不欲言；不及则令人心悬如病饥，胁中清，脊中痛，少腹满，小便黄赤。

肾脉来喘喘累累如钩，按之而坚，曰肾平。冬以胃气为本。肾脉来如引葛，按之益坚，曰肾病。肾脉来发如夺索，辟辟如弹石，曰肾死。

真肾脉至，搏而绝，如以指弹石，辟辟然，色黄黑不泽，毛折，乃死。

冬胃微石，曰平；石多胃少，曰肾病；但石无胃，曰死。石而有钩，曰夏病；钩甚，曰今病。凡人以水谷为本，故人绝水谷则死，脉无胃气亦死。所谓无胃气者，但得真脏脉，不得胃气也。所谓脉不得胃气者，肝但弦，心但钩，胃但弱，肺但毛，肾但石也。

肾藏精，精舍志。盛怒而不止则伤志，伤志则善忘其前言，腰脊痛，不可以俯仰屈伸，毛悴色夭，死于季夏。

冬肾水王，其脉沉濡而滑，曰平脉。反得大而缓者，是脾之乘肾，土之克水，为贼邪，大逆，十死不治。一本云：日、月、年数至一，忌戊己。反得弦细而长者，是肝之乘肾，子之扶母，为实邪，虽病自愈。反得浮《千金》作微涩而短者，是肺之乘肾，母之归子，为虚邪，虽病易治。反得洪大而散者《千金》作浮大而洪，是心之乘肾，火之陵水，为微邪，虽病即差。

肾脉沉细而紧，再至，曰平；三至，曰离经，病；四至，脱精；五至，死；六至，命尽。足少阴脉也。

肾脉急甚，为骨痿、癫疾；微急，为奔豚、沉厥，足不收，不得前后。缓甚，为折脊；微缓，为洞下，洞下者食不化，入咽还出。大甚，为阴痿；微大，为石水，起脐下以至小腹肿，垂垂然，上至胃管，死不治；小甚，为洞泄；微小，为消瘅。滑甚，为癃㿗；微滑，为骨痿，坐不能起，目无所见，视见黑花。涩甚，为大痈；微涩，为不月水，沉痔。

足少阴气绝则骨枯。少阴者，冬脉也，伏行而濡骨髓者也。故骨不濡则肉不能著骨也，骨肉不相亲则肉濡而却，肉濡而却故齿长而垢《难经》垢字作枯，发无泽。发无泽者，骨先死。戊笃己死，土胜水也。

肾死脏，浮之坚，按之乱如转丸，益下入尺中者，死。

上《素问》、《针经》、张仲景。

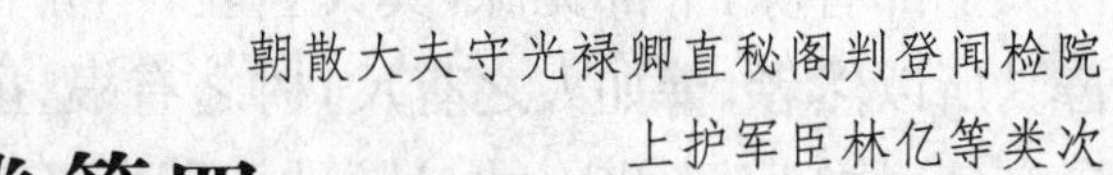

朝散大夫守光禄卿直秘阁判登闻检院
上护军臣林亿等类次

# 新刊王氏脉经卷第四

## 辨三部九候脉证第一

经言：所谓三部者，寸、关、尺也；九候者，每部中有天、地、人也。上部主候从胸以上至头，中部主候从膈以下至气街，下部主候从气街以下至足。浮、沉、牢、结、迟、疾、滑、涩，各自异名，分理察之，勿怠观变，所以别三部九候，知病之所起。审而明之，针灸亦然也。故先候脉寸中寸中，一作寸中于九。浮在皮肤，沉细在里。昭昭天道，可得长久。

上部之候，牢、结、沉、滑，有积气在膀胱。微细而弱，卧引里急，头痛，欬嗽，逆气上下。心膈上有热者，口干渴燥。病从寸口，邪入上者，名曰解。脉来至，状如琴弦，苦少腹痛，女子经月不利，孔窍生疮；男子病痔，左右胁下有疮。

上部不通者，苦少腹痛，肠鸣。寸口中虚弱者，伤气，气不足。大如桃李实，苦痹也。寸口直上者，逆虚也。如浮虚者，泄利也。

中部脉结者，腹中积聚。若在膀胱、两胁下，有热。脉浮而大，风从胃管入，水胀，干呕，心下澹澹，如有桃李核。胃中有寒，时苦烦、痛、不食，食即心痛，胃胀支满，膈上积。胁下有热，时寒热淋露。脉横出上者，胁气在膀胱，病即著。右横关入寸口中者，膈中不通，喉中咽难。刺关元，入少阴。

下部脉者，其脉来至浮大者，脾也。与风集合，时上头痛，引腰背，小滑者，厥也，足下热，烦满，逆上抢心，上至喉中，状如恶肉，脾伤也。病少腹下，在膝、诸骨节间，寒清不可屈伸；脉急如弦者，筋急，足挛结者，四肢重。从尺邪入阳明者，寒热也。大风邪入少阴，女子漏白下赤，男子溺血，阴萎不起，引少腹痛。

人有三百六十脉，法三百六十日。三部者，寸、关、尺也。尺脉为阴，阴脉常沉而迟；寸、关为阳，阳脉俱浮而速。气出为动，入为息。故阳脉六息七息十三投，阴脉八息七息十五投，此其常也。

二十八脉相逐上下，一脉不来，知疾所苦。尺胜治下，寸胜治上，尺寸俱平治中央。脐以上阳也，法于天；脐以下阴也，法于地；脐为中关。头为天，足为地。

有表无里，邪之所止，得鬼病。何谓有表无里？寸尺为表，关为里，两头有脉，关中绝不至也。尺脉上不至关为阴绝，寸脉下不至关为阳绝。阴绝而阳微，死不治。三部脉或至或不至，冷气在胃中，故令脉不通也。

上部有脉，下部无脉，其人当吐，不吐者，死。上部无脉，下部有脉，虽困无所苦。所以然者，譬如人之有尺，树之有根，虽枝叶枯槁，根本将自生，木有根本，即自有气，故知不死也。寸口脉平而死者，何也？然：诸十二经脉者，皆系于生气之原。所谓生气之原者，非谓十二经之根本也，谓肾间动气也。此五脏六腑之本，十二经之根，呼吸之门，三焦之原，一名守邪之神也。故气者，人根本也，根绝则茎枯矣。寸口脉平而死者，生气独绝于内也。肾间动气，谓左为肾，右为命门。命门者，精神之所舍，原气之所系也，一名守邪之神。以命门之神固守，邪气不得妄入，人即死矣。此肾气先绝于内，其人便死。其脉不复，反得动病也。

岐伯曰：形盛脉细，少气不足以息者，死；形瘦脉大，胸中多气者，死。形气相得者，生；参伍不调者，病。三部九候皆相失者，死。上下左右之脉相应如参舂者，病甚；上下左右相失不可数者，死。中部之候虽独调，与众脏相失者，死；中部之候相减者，死。目内陷者，死。

黄帝曰：冬阴夏阳奈何？岐伯曰：九候之脉皆沉细悬绝者，为阴，主冬，故以夜半死；盛躁喘数者，为阳，主夏，故以日中死。是故寒热者，平旦死；热中及热病者，日中死；病风者，以日夕死；病水者，以夜半死；其脉乍数乍疏乍迟乍疾者，以日乘四季死；形肉以脱，九候虽调，犹死。七诊虽见，九候皆顺者，不死。所言不死者，风气之病及经月之病，似七诊之病而非也，故言不死。若有七诊之病，其脉候亦败者，死矣。必发哕噫，必审问其所始病与今之所方病，而后各切循其脉，视其经络浮沉，以上下逆顺循之。其脉疾者，不病；其脉迟者，病；脉不往来者，死；皮肤著者，死。

两手脉，结上部者，濡；结中部者，缓；结三里者，豆起。弱反在关，濡反在巅。微在其上，涩反在下。微即阳气不足，沾热汗出；涩即无血，厥而且寒。

黄帝问曰：余每欲视色、持脉，独调其尺，以言其病，从外知内，为之奈何？岐伯对曰：审其尺之缓、急、小、大、滑、涩，肉之坚脆，而病形变定矣。调之何如？对曰：脉急者，尺之皮肤亦急；脉缓者，尺之皮肤亦缓；脉小者，尺之皮肤减而少；脉大者，尺之皮肤亦大；脉滑者，尺之皮肤亦滑；脉涩者，尺之皮肤亦涩。凡此六变，有微有甚。故善调尺者，不待于寸；善调脉者，不待于色。能参合行之，可为上工。

尺肤滑以淖泽者，风也；尺内弱，解㑊，安卧脱肉者，寒热也；尺肤涩者，风痹也；尺肤粗如枯鱼之鳞者，水淡饮也；尺肤热甚，脉盛躁者，病温也，其脉盛而滑者，汗且出；尺肤寒甚，脉小一作急者，泄，少气；尺肤烜然烜然，《甲乙》作热炙人手，先热后寒者，寒热也；尺肤先寒，久持之而热者，亦寒热也；尺烜然热，人迎大者，尝夺血；尺紧人迎脉小甚，则少气；色白有加者，立死。

肘所独热者，腰以上热；肘前独热者，膺前热；肘后独热者，肩背热。肘后粗以下三四寸，肠中有虫；手所独热者，腰以上热；臂中独热者，腰腹热；掌中热者，腹中热；掌中寒者，腹中寒；鱼上白肉有青血脉者，胃中有寒。

诸浮、诸沉、诸滑、诸涩、诸弦、诸紧，若在寸口，膈以上病；若在关上，胃以下病；若在尺中，肾以下病。

寸口脉滑而迟，不沉不浮，不长不短，为无病。左右同法。

寸口太过与不及，寸口之脉，中手短者，曰头痛；中手长者，曰足胫痛；中手促上击者，曰肩背痛。

寸口脉浮而盛者，病在外。

寸口脉沉而坚者，病在中。

寸口脉沉而弱者，曰寒热一作气，又作中及疝瘕、少腹痛。

寸口脉沉而弱，发必堕落。

寸口脉沉而紧，苦心下有寒，时痛，有积聚。

寸口脉沉，胸中短气。

寸口脉沉而喘者，寒热。

寸口脉但实者，心劳。

寸口脉紧或浮，膈上有寒，肺下有水气。

脉紧而长过寸口者，注病。

脉紧上寸口者，中风。风头痛亦如之。《千金翼》云：亦为伤寒头痛。

脉弦上寸口者，宿食；降者，头痛。

脉来过寸入鱼际者，遗尿。

脉出鱼际，逆气喘息。

寸口脉，濈濈如羹上肥，阳气微；连连如蜘蛛丝，阴气衰。

寸口脉偏绝，则臂偏不遂；其人两手俱绝者，不可治。两手前部阳绝者，苦心下寒毒，喙中热。

关上脉浮而大，风在胃中，张口肩息，心下澹澹，食欲呕。

关上脉微浮，积热在胃中，呕吐蛔虫，心健忘。

关上脉滑而大小不匀，《千金》云：必吐逆。是为病方欲进，不出一二日复欲发动。其人欲多饮，饮即注利。如利止者，生；不止者，死。

关上脉紧而滑者，蛔动。

关上脉涩而坚，大而实，按之不减有力，为中焦实，有伏结在脾，肺气塞，实热在胃中。

关上脉襜襜大，而尺寸细者，其人必心腹冷积，癥瘕结聚，欲热饮食。

关上脉时来时去、乍大乍小、乍疏乍数者，胃中寒热，羸劣不欲饮食，如疟状。

尺脉浮者，客阳在下焦。

尺脉细微，溏泄，下冷利。

尺脉弱，寸强，胃络脉伤。

尺脉虚小者，足胫寒，痿痹脚疼。

尺脉涩，下血不利，多汗。《素问》又云：尺涩脉滑谓之多汗。

尺脉滑而疾，为血虚。

尺脉沉而滑者，寸白虫。

尺脉细而急者，筋挛，痹不能行。

尺脉粗，常热者，谓之热中，腰胯疼，小便赤热。

尺脉偏滑疾，面赤如醉，外热则病。

## 平杂病脉第二

滑为实、为下又为阳气衰。数为虚、为热。浮为风、为虚。动为痛、为惊。

沉为水、为实又为鬼疰。弱为虚、为悸。

迟则为寒，涩则少血，缓则为虚，洪则为气一作热。紧则为寒，弦数为疟。

疟脉自弦，弦数多热，弦迟多寒。微则为虚，代散则死。

弦为痛痹一作浮为风疰，偏弦为饮，双弦则胁下拘急而痛，其人涩涩恶寒。

脉大，寒热在中。

伏者，霍乱。

安卧，脉盛，谓之脱血。

凡亡汗，肺中寒饮，冷水欬嗽，下利，胃中虚冷，此等其脉并紧。

浮而大者，风。

浮大者，中风，头重，鼻塞。

浮而缓，皮肤不仁，风寒入肌肉。

滑而浮散者，摊缓风。

滑者，鬼疰。

涩而紧，痹病。

浮洪大长者，风眩癫疾。

大坚疾者，癫病。

弦而钩，胁下如刀刺，状如蜚尸，至困不死。

紧而急者，遁尸。

洪大者，伤寒热病。

浮洪大者，伤寒。秋吉，春成病。

浮而滑者，宿食。

浮滑而疾者，食不消，脾不磨。

短疾而滑，酒病。

浮而细滑，伤饮。

迟而涩，中寒，有癥结。

駃而紧，积聚，有击痛。

弦急，疝瘕，小腹痛，又为癖病一作痹病。

迟而滑者，胀。

盛而紧，曰胀。

弦小者，寒癖。

沉而弦者，悬饮，内痛。

弦数，有寒饮，冬夏难治。

紧而滑者，吐逆。

小弱而涩，胃反。

迟而缓者，有寒。

微而紧者，有寒。

沉而迟，腹脏有冷病。

微弱者，有寒，少气。

实紧，胃中有寒，苦不能食。时时利者，难治。一作时时呕稽留难治。

滑数，心下结，热盛。

滑疾，胃中有热。

缓而滑，曰热中。

沉一作浮而急，病伤寒，暴发虚热。

浮而绝者，气。

辟大而滑，中有短气。

浮短者，其人肺伤。诸气微少，不过一年死。法当嗽也。

沉而数，中水。冬不治自愈。

短而数，心痛，心烦。

弦而紧，胁痛，脏伤，有瘀血。一作有寒血。

沉而滑，为下重，亦为背膂痛。

脉来细而滑，按之能虚，因急持直者，僵仆，从高堕下，病在内。

微浮，秋吉，冬成病。

微数，虽甚不成病，不可劳。

浮滑疾紧者，以合百病，久易愈。

阳邪来，见浮洪。

阴邪来，见沉细。

水谷来，见坚实。

脉来乍大乍小、乍长乍短者，为祟。

脉来洪大嫋嫋者，社祟。

脉来沉沉泽泽，四肢不仁而重，土祟。

脉与肌肉相得，久持之至者，可下之。

弦小紧者，可下之。

紧而数，寒热俱发，必下乃愈。

弦迟者，宜温药。

紧数者，可发其汗。

## 诊五脏六腑气绝证候第三

病人肝绝，八日死。何以知之？面青，但欲伏眠，目视而不见人，汗一作泣出如水不止。一曰二日死。

病人胆绝，七日死，何以知之？眉为之倾。

病人筋绝，九日死。何以知之？手足爪甲青，呼骂不休。一曰八日死。

病人心绝，一日死。何以知之？肩息，回视，立死。一曰目亭亭，一日死。

病人肠一云小肠绝，六日死。何以知之？发直如干麻，不得屈伸，白汗不止。

病人脾绝，十二日死。何以知之？口冷，足肿，腹热，胪胀，泄利不觉，出无时度。一曰五日死。

病人胃绝，五日死。何以知之？脊痛，腰中重，不可反覆。一曰腓肠平，九日死。

病人肉绝，六日死。何以知之？耳干，舌皆肿，溺血，大便赤泄。一曰足肿，九日死。

病人肺绝，三日死，何以知之？口张，但气出而不还。一曰鼻口虚张短气。

病人大肠绝，不治。何以知之？泄利无度，利绝则死。

病人肾绝，四日死。何以知之？齿为暴枯，面为正黑，目中黄色，腰中欲折，白汗出如流水。一曰人中平，七日死。

病人骨绝，齿黄落，十日死。

诸浮脉无根者，皆死。已上五脏六腑为根也。

## 诊四时相反脉证第四

春三月木王，肝脉治，当先至，心脉次之，肺脉次之，肾脉次之。此为四时王相顺脉也。到六月土王，脾脉当先至而反不至，反得肾脉，此为肾反脾也，七十日死。何谓肾反脾？夏，火王，心脉当先至，肺脉次之，而反得肾脉，是谓肾反脾。期五月、六月，忌丙丁。

脾反肝，三十日死。何谓脾反肝？春，肝脉当先至而反不至，脾脉先至，是谓脾反肝。期正月、二月，忌甲乙。

肾反肝，三岁死。何谓肾反肝？春，肝脉当先至而反不至，肾脉先至，是谓肾反肝也。期七月、八月，忌庚辛。

肾反心，二岁死。何谓肾反心？夏，心脉当先至而反不至，肾脉先至，是谓肾反心也。期六月，忌戊己。臣亿等按：《千金》云：此中不论肺金之气，疏略未谕，指南又推五行，亦颇颠倒，待求《别录》也。

## 诊损至脉第五

脉有损至，何谓也？然：至之脉，一呼再至曰平，三至曰离经，四至曰夺精，五至曰死，六至曰命绝，此至之脉也。何谓损？一呼一至曰离经，二呼一至曰夺精，三呼一至曰死，四呼一至曰命绝，此损之脉也。至脉从下上，损脉从上下也。

损脉之为病奈何？然：一损损于皮毛，皮聚而毛落；二损损于血脉，血脉虚少，不能荣于五脏六腑也；三损损于肌肉，肌肉消瘦，食饮不为肌肤；四损损于筋，筋缓不能自收持；五损损于骨，骨痿不能起于床。反此者，至之为病也。从上下者，骨痿不能起于床者，死；从下上者，皮聚而毛落者，死。

治损之法奈何？然；损其肺者，益其气；损其心者，调其荣卫；损其脾者，调其饮食，适其寒温；损其肝者，缓其中；损其肾者，益其精气。此治损之法也。

脉有一呼再至，一吸再至；一呼三至，一吸三至；一呼四至，一吸四至；一呼五至，一吸五至；一呼六至，一吸六至；一呼一至，一吸一至；再呼一至，再吸一至；呼吸再至。脉来如此，何以别知其病也？然：脉来一呼再至，一吸再至，不大不小，曰平。一呼三至，一吸三至，为适得病。前大后小，即头痛目眩；前小后大，即胸满短气。一呼四至，一吸四至，病适欲甚。脉洪大者，苦烦满；沉细者，腹中痛；滑者，伤热；涩者，中雾露。一呼五至，一吸五至，其人当困。沉细即夜加，浮大即昼加，不大小虽困可治，其有大小者为难治。一呼六至，一吸六至，为十死脉也。沉细夜死，浮大昼死。一呼一至，一吸一至，名曰损。人虽能行，犹当一作独未着床，所以然者，血气皆不足故也。再呼一至，再吸一至，名曰无魂。无魂者，当死也，人虽能行，名曰行尸。

扁鹊曰：脉一出一入曰平，再出一入少阴，三出一入太阴，四出一入厥阴。再入一出少阳，三入一出阳明，四入一出太阳。脉出者为阳，入者为阴。故人一呼而脉再动，气行三寸；一吸而脉再动，气行三寸。呼吸定息，脉五动。一呼一吸为一息，气行六寸。人十息，脉五十动，气行六尺。二十息，脉百动，为一备之气，以应四时。天有三百六十五日，人有三百六十五节。昼夜漏下水百刻。一备之气，脉行丈二尺。一日一夜行于十二辰，气行尽则周遍于身，与天道相合，故曰平，平者，无病也，一阴一阳是也。脉再动为一至，再至而紧即夺气。一刻百三十五息，十刻千三百五十息，百刻万三千五百息，二刻为一度，一度气行一周身，昼夜五十度。脉三至者离经。一呼而脉三动，气行四寸半。人一息脉七动，气行九寸。十息脉七十动，气行九尺。一备之气，脉百四十动，气行一丈八尺。一周于身，气过百八十度，故曰离经。离经者病，一阴二阳是也。三至而紧则夺血。脉四至则夺精。一呼而脉四动，气行六寸。人一息脉九动，气行尺二寸。人十息脉九十动，气行一丈二尺。一备之气，脉百八十动，气行二丈四尺。一周于身，气过三百六十度，再遍于身，不及五节，一时之气而重至。诸脉浮涩者，五脏无精，难治。一阴三阳是也。四至而紧则夺形。脉五至者，死。一呼而脉五动，气行六寸半当行七寸半。人一息脉十一动，气行尺三寸当行尺五寸。人十息脉百一十动，气行丈三尺当行丈五尺。一备之气，脉二百二十动，气行二丈六尺当行三丈。一周于身三百六十五节，气行过五百四十度。再周于身，过百七十度。一节之气而至此。气浮涩，经行血气竭尽，不守于中，五脏瘘痟，精神散亡。脉五至而紧则死，三阴一作二三阳是也，虽五犹末，如之何也。脉一损一乘者，人一呼而脉一动，人一息而脉再动，气行三寸。十息脉二十动，气行三尺。一备之气，脉四十动，气行六尺，不及周身百八十节。气短不能周遍于身，苦少气，身体懈堕矣。脉再损者，人一息而脉一动，气行一寸五分。人十息脉十动，气行尺五寸。一备之气，脉二十动，气行三尺，不及周身二百节。疑气血尽，经中不能及，故曰离经。血去不在其处，小大便皆血也。脉三损者，人一息复一呼而脉一动。十息脉七动，气行尺五寸当行尺五分。一备之气，脉十四动，气行三尺一寸当行二尺一寸，不及周身二百九十七节，故曰争。气行血流，不能相与俱微，气闭实则胸满。脏枯而争于中，其气不朝，血凝于中，死矣。脉四损者，再息而脉一动。人十息脉五动，气行七寸半。一备之气，脉十动。气行尺五寸，不及周身三百一十五节，故曰亡血。亡血者，忘失其度，身羸疲，皮裹骨。故气血俱尽，五脏失神，其死明矣。脉五损者，人再息复一呼而脉一动。人十息脉四动，气行六寸。一备之气，脉八动，气行尺二寸，不及周身三百二十四节，故曰绝。绝者，气急，不下床，口气寒，脉俱绝，死矣。

岐伯曰：脉失四时者为至启。至启者，为损至之脉也。损之为言，少阴主骨为重，此志损也；饮食衰减，肌肉消者，是意损也；身安卧，卧不便利，耳目不明，是魂损也；呼吸不相通，五色不华，是魄损也；四肢皆见脉为乱，是神损也。

大损三十岁，中损二十岁，下损十岁。损，各以春夏秋冬。平人，人长脉短者，是大损，三十岁；人短脉长者，是中损，二十岁；手足皆细，是下损，十岁；失精气者，一岁而损；男子，左脉短，右脉长，是为阳损，半岁；女子，右脉短，左脉长，是为阴损，半岁。春，脉当得肝脉，反得脾、肺之脉，损；夏，脉当得心脉，反得肾、肺之脉，损；秋，脉当得肺脉，反得肝、心之脉，损；冬，脉当得肾脉，反得心、脾之脉，损。当审切寸口之脉，知绝不绝。前后去为绝。掌上相击，坚如弹石，为上脉虚尽，下脉尚有，是为有胃气。上脉尽，下脉坚如弹石，为有胃气。上下脉皆尽者，死；不绝不消者，皆生，是损脉也。至之为言，言语音深远，视愦愦，是志之至也；身体粗大，饮食暴多，是意之至也；语言妄见，手足相引，是魂之至也；茏葱华色，是魄之至也；脉微小不相应，呼吸自大，是神之至也。是至脉之法也。死生相应，病各得其气者生，十得其半也。黄帝曰：善。

## 诊脉动止投数疏数死期年月第六

脉一动一止，二日死。一经云：一日死。二动一止，三日死。三动一止，四日死，或五日死。四动一止，六日死。五动一止，五日死，或七日死。六动一止，八日死。七动一止，九日死。八动一止，十日死。九动一止，九日死，又云十一日死。一经云：十三日死，若立春死。十动一止，立夏死。一经云：立春死。十一动一止，夏至死。一经云：立夏死。一经云：立秋死。十二、十三动一止，立秋死。一经云：立冬死。十四、十五动一止，立冬死。一经云：立夏死。二十动一止，一岁死，若立秋死。二十一动一止，二岁死。二十五动一止，立冬死。一经云：一岁死，或二岁死。三十动一止，二岁若三岁死。三十五动一止，三岁死。四十动一止，四岁死。五十动一止，五岁死。不满五十动一止，五岁死。

脉来五十投而不止者，五脏皆受气，即无病。《千金方》云：五行气毕，阴阳数同，荣卫出入，经脉通流，昼夜百刻，五德相生。

脉来四十投而一止者，一脏无气，却后四岁，春草生而死。

脉来三十投而一止者，二脏无气，却后三岁，麦熟而死。

脉来二十投而一止者，三脏无气，却后二岁，桑椹赤而死。

脉来十投而一止者，四脏无气，岁中死。得节不动，出清明日死，远不出谷雨死矣。

脉来五动而一止者，五脏无气，却后五日而死。

脉一来而久住者，宿病在心，主中治。

脉二来而久住者，病在肝，枝中治。

脉三来而久住者，病在脾，下中治。

脉四来而久住者，病在肾，间中治。

脉五来而久住者，病在肺，枝中治。

五脉病，虚羸人得此者，死。所以然者，药不得而治，针不得而及。盛人可治，气全故也。

## 诊百病死生决第七

诊伤寒，热盛，脉浮大者，生；沉小者，死。

伤寒，已得汗，脉沉小者，生；浮大者，死。

温病，三四日以下，不得汗，脉大疾者，生；脉细小难得者，死不治。

温病，穰穰大热，其脉细小者，死。《千金》穰穰作时行。

温病，下利，腹中痛甚者，死不治。

温病，汗不出，出不至足者，死；厥逆汗出，脉坚强急者，生；虚缓者，死。

温病，二三日，身体热，腹满，头痛，食饮如故，脉直而疾者，八日死。四五日头痛，腹痛而吐，脉来细强，十二日死。八九日，头不疼，身不痛，目不赤，色不变，而反利，脉来牒牒，按之不弹手，时大，心下坚，十七日死。

热病，七八日，脉不软一作喘，不散一作数者，当喑。喑后三日，温汗不出者，死。

热病，七八日，其脉微细，小便不利，加暴口燥，脉代，舌焦干黑者，死。

热病，未得汗，脉盛躁疾，得汗者，生；不得汗者，难差。

热病，已得汗，脉静安者，生；脉躁者，难治。

热病，已得汗，常大热不去者，亦死。大，一作专。

热病，已得汗，热未去，脉微躁者，慎不得刺治。

热病，发热，热甚者，其脉阴阳皆竭，慎勿刺。不汗出，必下利。

诊人被风，不仁痿蹶，其脉虚者，生；坚急疾者，死。

诊癫病，虚则可治，实则死。

癫疾，脉实坚者，生；脉沉细小者，死。

癫疾，脉搏大滑者，久久自已。其脉沉小急实，不可治；小坚急，亦不可疗。

诊头痛、目痛、久视无所见者，死。久视，一作卒视。

诊人心腹积聚，其脉坚强急者，生；虚弱者，死。又实强者，生；沉者，死。其脉大，腹大胀，四肢逆冷，其人脉形长者，死。腹胀满，便血，脉大时绝，极下血，脉小疾者，死。

心腹痛，痛不得息，脉细小迟者，生；坚大疾者，死。

肠澼，便血，身热则死，寒则生。

肠澼，下白沫，脉沉则生，浮则死。

肠澼，下脓血，脉悬绝则死，滑大则生。

肠澼之属，身热，脉不悬绝，滑大者，生；悬涩者，死。以脏期之。

肠澼，下脓血，脉沉小流连者，生；数疾且大，有热者，死。

肠澼，筋挛，其脉小细安静者，生；浮大紧者，死。

洞泄，食不化，不得留，下脓血，脉微小迟者，生；紧急者，死。

泄注，脉缓，时小结者，生；浮大数者，死。

䘌蚀阴疘，其脉虚小者，生；紧急者，死。

欬嗽，脉沉紧者，死；浮直者，生；浮软者，生；小沉伏匿者，死。

欬嗽，羸瘦，脉形坚大者，死。

欬，脱形，发热，脉小坚急者，死；肌瘦，下一本云不脱形，热不去者，死。

欬而呕，腹胀且泄，其脉弦急欲绝者，死。

吐血、衄血、脉滑小弱者，生；实大者，死。

汗出若衄，其脉小滑者，生；大躁者，死。

唾血，脉紧强者，死；滑者，生。

吐血而欬，上气，其脉数，有热，不得卧者，死。

上气，脉数者，死。谓其形损故也。

上气，喘息低昂，其脉滑，手足温者，生；脉涩，四肢寒者，死。

上气，面浮肿，肩息，其脉大，不可治，加利必死。一作又甚。

上气，注液，其脉虚宁宁伏匿者，生；坚强者，死。

寒气上攻，脉实而顺滑者，生；实而逆涩则死。《太素》云：寒气暴上，脉满实何如？曰：实而滑则生，实而逆则死矣。其形尽满何如？曰：举形尽满者，脉急大坚，尺满而不应，如是者，顺则生，逆则死。何谓顺则生，逆则死？曰：所谓顺者，手足温也；谓逆者，手足寒也。

痟瘅，脉实大，病久可治；脉悬小坚急，病久不可治。

消渴，脉数大者，生；细小浮短者，死。

消渴，脉沉小者，生；实坚大者，死。

水病，脉洪大者，可治；微细者，不可治。

水病，胀闭，其脉浮大软者，生；沉细虚小者，死。

水病，腹大如鼓，脉实者，生；虚者，死。

卒中恶，吐血数升，脉沉数细者，死；浮大疾快者，生。

卒中恶，腹大，四肢满，脉大而缓者，生；紧大而浮者，死；紧细而微者，亦生。

病疮，腰脊强急，瘈疭者，皆不可治。

寒热，瘈疭，其脉代、绝者，死。

金疮，血出太多，其脉虚细者，生；数实大者，死。

金疮出血，脉沉小者，生；浮大者，死。

斫疮，出血一二石，脉来大，二十日死。

斫刺俱有，病多，少血，出不自止断者，其血止，脉来大者，七日死；滑细者，生。

从高顿仆，内有血，腹胀满，其脉坚强者，生；小弱者，死。

人为百药所中伤，脉浮涩而疾者，生；微细者，死；洪大而迟者，生。《千金》迟作速。

人病甚而脉不调者，难差。

人病甚而脉洪者，易差。

人内外俱虚，身体冷而汗出，微呕而烦扰，手足厥逆，体不得安静者，死。

脉实满，手足寒，头热，春秋生，冬夏死。

老人脉微，阳羸阴强者，生；脉焱大加息一作如急者，死。阴弱阳强，脉至而代，奇一作寄月而死。

尺脉涩而坚，为血实气虚也。其发病腹痛、逆满、气上行，此为妇人胞中绝伤，有恶血，久成结瘕。得病以冬时，黍穄赤而死。

尺脉细而微者，血气俱不足，细而来有力者，是谷气不充，病得节辄动，枣叶生而死。此病秋时得之。

左手寸口脉偏动，乍大乍小，不齐，从寸口至关，关至尺，三部之位，处处动摇，各异不同，其人病，仲夏得之此脉，桃花落而死。花，一作叶。

右手寸口脉偏沉伏，乍小乍大，朝来浮大，暮夜沉伏。浮大即太过，上出鱼际。沉伏即下不至关中。往来无常，时时复来者，榆叶枯落而死。叶，一作荚。

右手尺部，脉三十动一止，有顷更还，二十动一止，乍动乍疏，连连相因，不与息数相应，其人虽食谷，犹不愈，蘩草生而死。

左手尺部，脉四十动而一止，止而复来，来逆，如循直木，如循张弓弦，絚絚然如两人共引一索，至立冬死。《千金》作至立春而死。

## 诊三部脉虚实决死生第八

三部脉调而和者，生。

三部脉废者，死。

三部脉虚，其人长病得之，死。虚而涩，长病亦死，虚而滑亦死，虚而缓亦死，虚而弦急，癫病亦死。

三部脉实而大，长病得之，死。实而滑，长病得之，生；卒病得之，死。实而缓亦生，实而紧亦生。实而紧急，癫痫可治。

三部脉强，非称其人病，便死。

三部脉羸，非其人一作脉得之，死。

三部脉粗，长病得之，死；卒病得之，生。

三部脉细而软，长病得之，生；细而数亦生；微而紧亦生。

三部脉大而数，长病得之，生；卒病得之，死。

三部脉微而伏，长病得之，死。

三部脉软一作濡，长病得之，不治自愈；治之，死；卒病得之，生。

三部脉浮而结，长病得之，死；浮而滑，长病亦死；浮而数，长病风得之，生；卒病得之，死。

三部脉芤，长病得之，生；卒病得之，死。

三部脉弦而数，长病得之，生；卒病得之，死。

三部脉革，长病得之，死；卒病得之，生。

三部脉坚而数，如银钗股，蛊毒病，必死；数而软，蛊毒病得之，生。

三部脉潎潎如羹上肥，长病得之，死；卒病得之，生。

三部脉连连如蜘蛛丝，长病得之，死；卒病得之，生。

三部脉如霹雳，长病得之，死；三十日死。

三部脉如弓弦，长病得之，死。

三部脉累累如贯珠，长病得之，死。

三部脉如水淹然流，长病不治自愈，治之反死。一云：如水流者，长病七十日死；如水不流者，长病不治自愈。

三部脉如屋漏，长病十日死。《千金》云：十四日死。

三部脉如雀啄，长病七日死。

三部脉如釜中汤沸，朝得暮死，夜半得日中死，日中得夜半死。

三部脉急，切腹间病，又婉转腹痛，针上下差。

朝散大夫守光禄卿直秘阁判登闻检院
上护军臣林亿等类次

# 新刊王氏脉经卷第五

## 张仲景论脉第一

问曰：脉有三部，阴阳相乘。荣卫气血，在人体躬《千金》作而行人躬。呼吸出入，上下于中，因息游布，津液流通。随时动作，效象形容，春弦秋浮，冬沉夏洪。察色观脉，大小不同，一时之间，变无经常，尺寸参差，或短或长。上下乖错，或存或亡。病辄改易，进退低昂。心迷意惑，动失纪纲，愿为缕陈，令得分明。

师曰：子之所问，道之根源。脉有三部，尺寸及关。荣卫流行，不失衡铨，肾沉心洪，肺浮肝弦，此自经常，不失铢分。出入升降，漏刻周旋。水下二刻臣亿等详水下二刻，疑。检旧本如此。脉一周身，旋复寸口，虚实见焉。变化相乘，阴阳相干。风则浮虚，寒则紧弦，沉潜水滀，支饮急弦，动弦为痛，数洪热烦。设有不应，知变所缘。三部不同，病各异端。太过可怪，不及亦然，邪不空见，终必有奸。审察表里，三焦别分，知邪所舍，消息诊看，料度腑脏，独见若神。为子条记，传与贤人。

## 扁鹊阴阳脉法第二

脉，平旦曰太阳，日中曰阳明，晡时曰少阳，黄昏曰少阴，夜半曰太阴，鸡鸣曰厥阴，是三阴三阳时也。

少阳之脉，乍小乍大，乍长乍短，动摇六分。王十一月甲子夜半，正月、二月甲子王。

太阳之脉，洪大以长，其来浮于筋上，动摇九分。三月、四月甲子王。

阳明之脉，浮大以短，动摇三分。大前小后，状如蝌蚪，其至跳。五月、六月甲子王。

少阴之脉，紧细，动摇六分。王五月甲子日中，七月、八月甲子王。

太阴之脉，紧细以长，乘于筋上，动摇九分。九月、十月甲子王。

厥阴之脉，沉短以紧，动摇三分。十一月、十二月甲子王。

厥阴之脉，急弦，动摇至六分已上，病迟脉寒，少腹痛引腰，形喘者死；脉缓者可治。刺足厥阴入五分。

少阳之脉，乍短乍长，乍大乍小，动摇至六分已上。病头痛，胁下满，呕可治；扰即死。一作伛可治，偃即死。刺两季肋端足少阳也，入七分。

阳明之脉，洪大以浮，其来滑而跳，大前细后，状如蝌蚪，动摇至三分已上。病眩头痛，腹满痛，呕可治；扰即死。刺脐上四寸，脐下三寸，各六分。

从二月至八月，阳脉在表；从八月至正月，阳脉在里。附阳脉强，附阴脉弱。至即惊，实则瘈疭。细而沉，不瘈疭即泄，泄即烦，烦即渴，渴即腹满，满即扰，扰即肠澼，澼即脉代，乍至乍不至。大而沉即欬，欬即上气，上气甚则肩息，肩息甚则口舌血出，血出甚即鼻血出。变出寸口，阴阳表里，以互相乘。如风有道，阴脉乘阳也。寸口中，前后溢者，行风。

寸口中，外实内不满者，三风、四温。寸口者，劳风。劳风者，大病亦发，驶行汗出亦发。软风者，上下微微扶骨，是其诊也。表缓腹内急者，软风也。猥雷实夹者，飘风。从阴趋阳者，风邪。一来调，一来速，鬼邪也。阴缓阳急者，表有风来入脏也。阴急者，风已抱阳入腹。上逯逯，下宛宛，不能至阳，流饮也。上下血微，阴强者，为漏僻；阳强者，酒僻也。伛偷不过，微反阳，澹浆也。阴扶骨绝者，从寸口前顿趣于阴，汗水也。来调四布者，欲病水也。阴脉不偷，阳脉伤，复少津。寸口中，后大前兑，至阳而实者，僻食。小过阳，一分者，七日僻；二分者，十日僻；三分者，十五日僻；四分者，二十日僻；四分中伏不过者，半岁僻。敦敦不至胃阴一分，饮馎饵僻也。外勾者，久僻也。内卷者，十日以还。外强内弱者，裹大核也。并浮而弦者，汁核。并浮紧而数，如沉，病暑食粥一作微。有内紧而伏，麦饭若饼。寸口脉倚阳，紧细以微，瓜菜皮也；若倚如紧，荠藏菜也。赜赜无数，生肉僻也；附阳者，炙肉僻也。小倚生，浮大如故，生麦豆也。

## 扁鹊脉法第三

扁鹊曰：人一息脉二至谓平脉，体形无苦。人一息脉三至谓病脉。一息四至谓痹者，脱脉气，其眼睛青者，死。人一息脉五至以上，死，不可治也。都一作声息病，脉来动，取极五至，病有六七至也。

扁鹊曰：平和之气，不缓不急，不滑不涩，不存不亡，不短不长，不俯不仰，不从不横，此谓平脉。肾一作紧受如此一作刚，身无苦也。

扁鹊曰：脉气弦急，病在肝。少食多厌，里急多言，头眩目痛，腹满，筋挛，癫疾上气，少腹积坚，时时唾血，咽喉中干。相病之法，视色听声，观病之所在，候脉要诀，岂不微乎？脉浮如数，无热者，风也。若浮如数，而有热者，气也。脉洪大者，又两乳房动，脉复数，加有寒热，此伤寒病也。若羸长病，如脉浮溢寸口，复有微热，此疰气病也，如复欬又多热，乍剧乍差，难治也。又疗无剧者，易差；不欬者，易治也。

## 扁鹊华佗察声色要诀第四

病人五脏已夺，神明不守，声嘶者，死。

病人循衣缝，谵言者，不可治。

病人阴阳俱绝，掣衣掇空，妄言者，死。

病人妄语错乱及不能语者，不治；热病者，可治。

病人阴阳俱绝，失音不能言者，三日半死。

病人两目眦有黄色起者，其病方愈。

病人面黄目青者，不死；青如草滋，死。

病人面黄目赤者，不死；赤如衃血，死。

病人面黄目白者，不死；白如枯骨，死。

病人面黄目黑者，不死；黑如炲，死。

病人面目俱等者，不死。

病人面黑目青者，不死。

病人面青目白者，死。

病人面黑目白者，不死。

病人面赤目青者，六日死。

病人面黄目青者，九日必死，是谓乱经。饮酒当风，邪入胃经，胆气妄泄，目则为青。虽有天救，不可复生。

病人面赤目白者，十日死。忧恚思虑，心气内索，面色反好，急求棺椁。

病人面白目黑者，死。此谓荣华已去，血脉空索。

病人面黑目白者，八日死。肾气内伤，病因留积。

病人面青目黄者，五日死。

病人著床，心痛短气，脾竭内伤，百日复愈。能起傍徨，因坐于地，其立倚床，能治此者，可谓神良。

病人面无精光，若土色，不受饮食者，四日死。

病人目无精光及牙齿黑色者，不治。

病人耳目鼻口有黑色起，入于口者，必死。

病人耳目及颧颊赤者，死在五日中。

病人黑色出于额，上发际，下直鼻脊两颧上者，亦死在五日中。

病人黑气出天中，下至年上、颧上者，死。

病人及健人黑色若白色起，入目及鼻口，死在三日中。

病人及健人面忽如马肝色，望之如青，近之如黑者，死。

病人面黑，目直视，恶风者，死。

病人面黑，唇青者，死。

病人面青，唇黑者，死。

病人面黑，两胁下满，不能自转反者，死。

病人目回回直视，肩息者，一日死。

病人头目久痛，卒视无所见者，死。

病人阴结阳绝，目精脱，恍惚者，死。

病人阴阳绝竭，目眶陷者，死。

病人眉系倾者，七日死。

病人口如鱼口，不能复闭，而气出多不反者，死。

病人口张者，三日死。

病人唇青，人中反，三日死。

病人唇反，人中满者，死。

病人唇口忽干者，不治。

病人唇肿齿焦者，死。

病人阴阳俱竭，其齿如熟小豆，其脉驶者，死。

病人齿忽变黑者，十三日死。

病人舌卷卵缩者，必死。

病人汗出不流，舌卷黑者，死。

病人发直者，十五日死。

病人发如干麻，善怒者，死。

病人发与眉冲起者，死。

病人爪甲青者，死。

病人爪甲白者，不治。

病人手足爪甲下肉黑者，八日死。

病人荣卫竭绝，面浮肿者，死。

病人卒肿，其面苍黑者，死。

病人手掌肿，无纹者，死。

病人脐肿，反出者，死。

病人阴囊茎俱肿者，死。

病人脉绝，口张足肿，五日死。

病人足趺肿，呕吐头重者，死。

病人足趺上肿，两膝大如斗者，十日死。

病人卧，遗屎不觉者，死。

病人尸臭者，不可治。

肝病皮白，肺之日庚辛死。

心病目黑，肾之日壬癸死。

脾病唇青，肝之日甲乙死。

肺病颊赤目肿，心之日丙丁死。

肾病面肿唇黄，脾之日戊己死。

青欲如苍璧之泽，不欲如蓝。

赤欲如帛裹朱，不欲如赭。

白欲如鹅羽，不欲如盐。

黑欲如重漆，不欲如炭。

黄欲如罗裹雄黄，不欲如黄土。

目色赤者病在心，白在肺，黑在肾，黄在脾，青在肝。黄色不可名者，病胸中。

诊目病，赤脉从上下者，太阳病也；从下上者，阳明病也；从外入内者，少阳病也。

诊寒热瘰疬，目中有赤脉，从上下至瞳子，见一脉，一岁死；见一脉半，一岁半死；见二脉，二岁死；见二脉半，二岁半死；见三脉，三岁死。

诊龋齿痛，按其阳明之脉，来有过者独热，在右右热，在左左热，在上上热，在下下热。

诊血者脉，多赤多热，多青多痛，多黑为久痹，多赤、多黑、多青皆见者，寒热身痛。面色微黄，齿垢黄，爪甲上黄，黄疸也。安卧，小便黄赤，脉小而涩者，不嗜食。

## 扁鹊诊诸反逆死脉要诀第五

扁鹊曰：夫相死脉之气，如群鸟之聚，一马之驭系水交驰之状，如悬石之落。出筋之上，藏筋之下，坚关之里，不在荣卫，伺候交射，不可知也。

脉病人不病，脉来如屋漏、雀啄者，死。屋漏者，其来既绝而止，时时复起，而不相连属也。雀啄者，脉来甚数而疾，绝止复顿来也。又经言：得病七八日，脉如屋漏、雀啄者，死。脉弹人手如黍米也。

脉来如弹石，去如解索者，死。弹石者，辟辟急也。解索者，动数而随散乱，无复次绪也。脉困，病人脉如虾之游，如鱼之翔者，死。虾游者，苒苒而起，寻复退没，不知所在，久乃复起，起辄迟而没去速者是也。鱼翔者，似鱼不行，而但掉尾动，头身摇而久住者是也。

脉如悬薄卷索者，死。

脉如转豆者，死。脉如偃刀者，死。脉涌涌不去者，死。脉忽去忽来，暂止复来者，死。脉中侈者，死。脉分绝者，死上下分散也。

脉有表无里者，死。经名曰结，去即死。何谓结？脉在指下如麻子动摇，属肾，名曰结，去死近也。脉五来一止，不复增减者，死。经名曰代。何谓代？脉五来一止也。脉七来是人一息，半时不复增减，亦名曰代，正死不疑。

经言：病或有死，或有不治自愈，或有连年月而不已。其死生存亡，可切脉而知之耶？然：可具知也。设病者若闭目不欲见人者，脉当得肝脉弦急而长，反得肺脉浮短而涩者，死也。病若开目而渴，心下牢者，脉当得紧实而数，反得沉滑而微者，死。病若吐血，复鼽衄者，脉当得沉细，而反浮大牢者，死。病若谵言妄语，身当有热，脉当洪大，而反手足四逆，脉反沉细微者，死。病若大腹而泄，脉当微细而涩，反得紧大而滑者，死。此之谓也。

经言：形脉与病相反者，死。奈何？然：病若头痛目痛，脉反短涩者，死。

病若腹痛，脉反浮大而长者，死。

病若腹满而喘，脉反滑利而沉者，死。

病若四肢厥逆，脉反浮大而短者，死。

病若耳聋，脉反浮大而涩者，死。《千金翼》云：脉大者生，沉迟细者难治。

病若目𥆧𥆧，脉反大而缓者，死。

左有病而右痛，右有病而左痛，下有病而上痛，上有病而下痛，此为逆，逆者死，不可治。脉来沉之绝濡，浮之不止，推手者，半月死一作半日。脉来微细而绝者，人病当死。

人病脉不病者，生；脉病人不病者，死。

人病尸厥，呼之不应，脉绝者，死。脉当大反小者，死。

肥人脉细小，如丝欲绝者，死。

羸人得躁脉者，死。

人身涩而脉来往滑者，死。

人身滑而脉来往涩者，死。

人身小而脉来往大者，死。

人身短而脉来往长者，死。

人身长而脉来往短者，死。

人身大而脉来往小者，死。

尺脉不应寸，时如驰，半日死。《千金》云：尺脉上应寸口，太迟者，半日死。

肝脾俱至，则谷不化。肝多即死。

肺肝俱至，则痈疽，四肢重。肺多即死。

心肺俱至，则痹，消渴，懈怠。心多即死。

肾心俱至，则难以言，九窍不通，四肢不举。肾多即死。

脾肾俱至，则五脏败坏。脾多即死。

肝心俱至，则热甚瘈疭，汗不出，妄见邪。

肝肾俱至，则疝瘕，少腹痛，妇人月使不来。

肝满、肾满、肺满皆实，则为肿。肺之雍，喘而两胠满。肝雍，两胠满，卧则惊，不得小便。肾雍，脚下至少腹满，胫有大小，髀胻大跛，易偏枯。心脉满大，痫瘈筋挛。肝脉小急，痫瘈筋挛。肝脉骛暴，有所惊骇，脉不至，若喑，不治自已。肾脉小急，肝脉小急，心脉小急，不鼓皆为瘕。肾肝并沉，为石水；并浮，为风水；并虚，为死；并小弦，欲惊。肾脉大急沉，肝脉大急沉，皆为疝。心脉搏滑急为心疝，肺脉沉搏为肺疝。脾脉外鼓，沉为肠澼，久自已。肝脉小缓为肠澼，易治。肾脉小搏沉，为肠澼下血，血温身热者死。心肝澼，亦下血。二脏同病者可治，其脉小沉涩者为肠澼，其身热者死，热见七日死。胃脉沉鼓涩，胃外鼓大，心脉小紧急，皆膈偏枯，男子发左，女子发右，不喑舌转，可治，三十日起。其顺者喑，三岁起。年不满二十者，三岁死。脉至而搏，血衄身有热者，死。脉来如悬钩，浮，为热。脉至如喘，名曰气厥。气厥者，不知与人言。《素问》《甲乙》作暴厥。脉至如数，使人暴惊，三四日自已。

脉至浮合，浮合如数，一息十至、十至以上，是为经气予不足也，微见，九十日死。脉至如火新然，是心精之予夺也，草干而死。脉至如散叶，是肝气予虚也，木叶落而死。木叶落作枣华。脉至如省客，省客者，脉塞而鼓，是肾气予不足也，悬去枣华而死。脉至如泥丸，是胃经予不足也，榆荚落而死。《素问》荚作叶。脉至如横格，是胆气予不足也，禾熟而死。脉至如弦缕，是胞精予不足也，病善言，下霜而死；不言，可治。脉至如交漆，交漆者，左右傍至也，微见四十日死。《甲乙》作交棘。脉至如涌泉，浮鼓肌中，是大肠气予不足也，少气，味韭英而死。脉至如委土《素问》作颓土之状，按之不得，是肌气予不足也，五色先见黑，白垒一作藟发死。脉至如悬雍，悬雍者，浮揣切之益大，是十二俞之予不足也，水凝而死。脉至如偃刀，偃刀者，浮之小急也，按之坚大急，五脏菀热，寒热独并于肾也，如此其人不得坐，立春而死。脉至如丸滑不直手，不直手者，按之不可得也，是大肠气予不足也，枣叶生而死。脉至如春者，令人善恐，不欲坐卧，行立常听，是小肠气予不足也，季秋而死。

问曰：尝以春二月中，脉一病人，其脉反沉。师记言：到秋当死。其病反愈，到七月复病，因往脉之，其脉续沉。复记言：至冬死。

问曰：二月中得沉脉，何以故处之至秋死也？师曰：二月之时，其脉自当濡弱而弦，得沉脉，到秋自沉，脉见浮即死，故知到秋当死也。七月之时，脉复得沉，何以处之至冬当死？师曰：沉脉属肾，真脏脉也，非时妄见。

经言：王、相、囚、死。冬脉本王脉，不再见，故知至冬当死也。然后至冬复病，王以冬至日死，故知为谛。华佗效此。

朝散大夫守光禄卿直秘阁判登闻检院
上护军臣林亿等类次

# 新刊王氏脉经卷第六

## 肝足厥阴经病证第一

肝气虚，则恐；实，则怒。肝气虚，则梦见园苑生草，得其时，则梦伏树下不敢起。肝气盛，则梦怒。厥气客于肝，则梦山林树木。

病在肝，平旦慧，下晡甚，夜半静。

病先发于肝者，头目眩，胁痛支满；一日之脾，闭塞不通，身痛体重；二日之胃，而腹胀；三日之肾，少腹腰脊痛，胫酸；十日不已，死。冬日入，夏早食。肝脉搏坚而长，色不青，当病坠堕，若搏，因血在胁下，令人喘逆。若软而散，其色泽者，当病溢饮。溢饮者，渴暴多饮，而溢一作易入肌皮肠胃之外也。

肝脉沉之而急，浮之亦然，苦胁下痛，有气支满，引少腹而痛，时小便难，苦目眩头痛，腰背痛，足为逆寒，时癃，女人月使不来，时亡时有，得之少时有所坠堕。

青，脉之至也，长而左右弹，诊曰：有积气在心下，支胠，名曰肝痹。得之寒湿，与疝同法。腰痛，足清，头痛。

肝中风者，头目瞤，两胁痛，行常伛，令人嗜甘如阻妇状。

肝中寒者，其人洗洗恶寒，翕翕发热，面翕然赤，漐漐有汗，胸中烦热。肝中寒者，其人两臂不举，舌本又作大燥，善太息，胸中痛，不得转侧，时盗汗，欬，食已吐其汁。肝主胸中，喘，怒骂，其脉沉，胸中必窒，欲令人推按之，有热，鼻窒。

凡有所坠堕，恶血留内，若有所大怒，气上而不能下，积于左胁下，则伤肝。肝伤者，其人脱肉，又卧，口欲得张，时时手足青，目瞑，瞳人痛，此为肝脏伤所致也。

肝胀者，胁下满而痛引少腹。

肝水者，其人腹大，不能自转侧，而胁下腹中痛，时时津液微生，小便续通。

肺乘肝，即为痈肿；心乘肝，必吐利。

肝著者，其病人常欲蹈其胸上，先未苦时，但欲饮热。肝之积，名曰肥气，在左胁下，如覆杯，有头足，如龟鳖状。久久不愈，发欬逆，痎疟，连岁月不已。以季夏戊己日得之，何也？肺病传肝，肝当传脾，脾适以季夏王，王者不受邪，肝复欲还肺，肺不肯受，因留结为积，故知肥气以季夏得之。

肝病，其色青，手足拘急，胁下苦满，或时眩冒，共脉弦长，此为可治。宜服防风竹沥汤、秦艽散。春当刺大敦，夏刺行间，冬刺曲泉，皆补之；季夏刺太冲，秋刺中郄，皆泻之。又当灸期门百壮，背第九椎五十壮。

肝病者，必两胁下痛引少腹，令人善怒。虚则目䀮䀮无所见，耳无所闻，善恐，如人将捕之。若欲治之，当取其经。

足厥阴与少阳气逆，则头目痛，耳聋不聪，颊肿，取血者。邪在肝，则两胁中痛，寒中。恶血在内，胻善瘈，节时肿。取之行间以引胁下，补三里以温胃中，取血脉以散恶血，取耳间青脉已去其瘈。

足厥阴之脉，起于大指聚毛之际，上循足趺上廉，去内踝一寸，上踝八寸，交出太阴之后，上腘内廉，循股，入阴毛中，环阴器，抵少腹，侠胃，属肝，络胆，上贯膈，布胁肋，循喉咙之后，上入颃颡，连目系，上出额，与督脉会于巅。其支者，从目系下颊里，环唇内。其支者，复从肝别贯膈，上注肺中。是动则病腰痛，不可以俯仰，丈夫㿉疝，妇人少腹肿，甚则嗌干，面尘脱色。是主肝所生病者，胸满，呕逆，洞泄，狐疝，遗溺，闭癃。盛者，则寸口大一倍于人迎；虚者，则寸口反小于人迎。

足厥阴之别，名曰蠡沟，去内踝上五寸，别走少阳。其别者，循经上睾，结于茎。其病气逆，则睾肿卒疝。实则挺长，热；虚则暴痒。取之所别。肝病，胸满胁胀，善恚怒，叫呼，身体有热，而复恶寒，四肢不举，面目白，身体滑。其脉当弦长而急，今反短涩，其色当青，而反白者，此是金之克木，为大逆，十死不治。

## 胆足少阳经病证第二

胆病者，善太息，口苦，呕宿汁，心澹澹恐，如人将捕之，嗌中介介然，数唾。候在足少阳之本末，亦见其脉之陷下者，灸之；其寒热，刺阳陵泉。善呕，有苦汁，长太息，心中澹澹，善悲恐，如人将捕之。邪在胆，逆在胃，胆溢则口苦，胃气逆则呕苦汁，故曰呕胆。刺三里，以下胃气逆；刺足少阳血络，以闭胆；却调其虚实，以去其邪也。

胆胀者，胁下痛胀，口苦，太息。

气客于胆，则梦斗讼。

足少阳之脉，起于目兑眦，上抵头角，下耳后，循颈，行手少阳之脉前，至肩上，却交手少阳之后，入缺盆。其支者，从耳后入耳中，出走耳前，至目兑眦后。其支者，别目兑眦，下大迎，合手少阳于䪼一本云：别兑眦，上迎手少阳于巅。下加颊车，下颈，合缺盆，以下胸中，贯膈，络肝，属胆，循胁里，出气街，绕毛际，横入髀厌中。

其直者，从缺盆下腋，循胸中，过季胁，下合髀厌中，以下循髀阳，出膝外廉，下外辅骨之前，直下抵绝骨之端，下出外踝之前，循足趺上，出小指次指之端。其支者，趺上入大指之间，循大指歧内，出其端，还贯入爪甲，出三毛。是动则病口苦，善太息，心胁痛，不能反侧，甚则面微尘，体无膏泽，足外反热，是为阳厥。是主骨所生病者，头痛角颔痛，目兑眦痛，缺盆中肿痛，腋下肿，马刀侠瘿，汗出，振寒，疟，胸中、胁肋、髀、膝外至胻、绝骨、外踝前及诸节皆痛，小指次指不用。盛者，则人迎大一倍于寸口；虚者，则人迎反小于寸口也。

## 心手少阴经病证第三

心气虚，则悲不已；实，则笑不休。心气虚，则梦救火，阳物，得其时则梦燔灼。心气盛，则梦喜笑及恐畏。厥气客于心，则梦丘山烟火。

病在心，日中慧，夜半甚，平旦静。

病先发于心者，心痛；一日之肺，喘欬；三日之肝，胁痛支满；五日之脾，闭塞不通，身痛体重；三日不已，死。冬夜半，夏日中。

心脉搏坚而长，当病舌卷不能言。其软而散者，当病消渴，自已。心脉沉之小而紧，浮之不喘，苦心下聚气而痛，食不下，喜咽唾，时手足热，烦满，时忘，不乐，喜太息，得之忧思。

赤，脉之至也，喘而坚。诊曰：有积气在中，时害于食，名曰心痹。得之外疾，思虑而心虚，故邪从之。

心脉急，名曰心疝，少腹当有形。其以心为牡脏，小肠为之使，故少腹当有形。邪哭使魂魄不安者，血气少也。血气少者，属于心。心气虚者，其人即畏一作衰，合目欲眠，梦远行而精神离散，魂魄妄行。阴气衰者即为癫，阳气衰者即为狂。五脏者，魂魄之宅舍，精神之所依托也。魂魄飞扬者，其五脏空虚也，即邪神居之，神灵所使，鬼而下之，脉短而微，其脏不足，则魂魄不安。魂属于肝，魄属于肺。肺主津液，即为涕泣。肺气衰者，即为泣出。肝气衰者，魂则不安。肝主善怒，其声呼。

心中风者，翕翕发热，不能起，心中饥而欲食，食则呕。

心中寒者，其人病心如啖蒜状。剧者，心痛彻背，背痛彻心，如蛊注。其脉浮者，自吐乃愈。

愁忧思虑则伤心，心伤则苦惊，喜忘，善怒。心伤者，其人劳倦即头面赤而下重，心中痛彻背，自发烦热，当脐跳手，其脉弦，此为心脏伤所致也。

心胀者，烦心，短气，卧不安。

心水者，其人身体重一作肿，而少气，不得卧，烦而躁，其阴大肿。

肾乘心，必癃。

真心痛，手足清至节，心痛甚，旦发夕死，夕发旦死。

心腹痛，懊侬，发作肿聚，往来上下行，痛有休作，心腹中热，苦渴，涎出者，是蛔咬也。以手聚而坚，持之毋令得移，以大针刺之，久持之，虫不动，乃出针。肠中有虫蛔咬，皆不可取以小针。

心之积，名曰伏梁，起于脐上，上至心，大如臂。久久不愈，病烦心，心痛。以秋庚辛日得之，何也？肾病传心，心当传肺，肺适以秋王，王者不受邪，心复欲还肾，肾不肯受，因留结为积，故知伏梁以秋得之。

心病，其色赤，心痛，短气，手掌烦热，或啼笑骂詈，悲思愁虑，面赤身热，其脉实大而数，此为可治。春当刺中冲，夏刺劳宫，季夏刺大陵，皆补之；秋刺间使，冬刺曲泽，皆泻之。此是手厥阴心包络经。又当灸巨阙五十壮，背第五椎百壮。

心病者，胸内痛，胁支满，两胁下痛，膺背肩甲间痛，两臂内痛。虚则胸腹大，胁下与腰背相引而痛。取其经，手少阴、太阳，舌下血者。其变病，刺郄中血者。

邪在心，则病心痛，善悲，时眩仆，视有余不足而调之其输。

黄帝曰：手少阴之脉独无输，何也？岐伯曰：少阴者，心脉也。心者，五脏六腑之大主也。心为帝王，精神之所舍，其脏坚固，邪不能客。客之则伤心，心伤则神去，神去则身死矣。故诸邪在于心者，皆在心之包络。包络者，心主之脉也，故少阴无输焉。少阴无输，心不病乎？对曰：其外经腑病，脏不病，故独取其经于掌后兑骨之端也。

手心主之脉，起于胸中，出属心包，下膈，历络三焦。其支者，循胸，出胁，下腋三寸，上抵腋，下循臑内，行太阴少阴之间，入肘中，下臂，行两筋之间，入掌中，循中指出其端。其支者，别掌中，循小指次指出其端。是动则病手心热，肘臂挛急，腋肿，甚则胸胁支满，心中澹澹大动，面赤目黄，善笑不休。是主脉所生病者，烦心，心痛，掌中热。盛者，则寸口大一倍于人迎；虚者，则寸口反小于人迎也。

手心主之别，名曰内关，去腕二寸，出于两筋间，循经以上，系于心包，络心系。气实则心痛，虚则为烦心。取之两筋间。心病，烦闷，少气，大热，热上荡心，呕吐，欬逆，狂语，汗出如珠，身体厥冷。其脉当浮，今反沉濡而滑；其色当赤，而反黑者，此是水之克火，为大逆，十死不治。

## 小肠手太阳经病证第四

小肠病者，少腹痛，腰脊控睾而痛，时窘之后，复耳前热。若寒甚，独肩上热，及手小指次指之间热。若脉陷者，此其候也。

少腹控睾，引腰脊，上冲心，邪在小肠者，连睾系，属于脊，贯肝肺，络心系。气盛则厥逆，上冲肠胃，动肝肺，散于肓，结于厌一作齐。故取之肓原以散之，刺太阴以与之，取厥阴以下之，取巨虚下廉以去之，按其所过之经以调之。

小肠有寒，其人下重，便脓血，有热，必痔。

小肠有宿食，常暮发热，明日复止。

小肠胀者，少腹䐜胀，引腹而痛。

厥气客于小肠，则梦聚邑街衢。

手太阳之脉，起之于小指之端，循手外侧，上腕，出踝中，直上，循臂骨下廉，出肘内侧两骨之间，上循臑外后廉，出肩解，绕肩甲，交肩上，入缺盆，向腋，络心，循咽，下膈，抵胃，属小肠。其支者，从缺盆循颈上颊，至目兑眦，却入耳中。其支者，别颊，上颇，抵鼻，至目内眦，斜络于颧。是动则病嗌痛，颔肿，不可以顾，肩似拔，臑似折。是主液所生病者，耳聋，目黄，颊颔肿，颈、肩、臑、肘、臂外后廉痛。盛者，则人迎大再倍于寸口；虚者，则人迎反小于寸口也。

## 脾足太阴经病证第五

脾气虚，则四肢不用，五脏不安；实，则腹胀，泾溲不利。

脾气虚，则梦饮食不足，得其时，则梦筑垣盖屋。脾气盛，则梦歌乐，体重，手足不举。厥气客于脾，则梦丘陵大泽，坏屋风雨。

病在脾，日昳慧，平旦甚，日中持，下晡静。

病先发于脾，闭塞不通，身痛体重；一日之胃，而腹胀；二日之肾，少腹腰脊痛，胫酸；三日之膀胱，背胎筋痛，小便闭；十日不已，死。冬人定，夏晏食。

脾脉搏坚而长，其色黄，当病少气。其软而散，色不泽者，当病足骭肿，若水状。脾脉沉之而濡，浮之而虚，苦腹胀，烦满，胃中有热，不嗜食，食而不化，大便难，四肢苦痹，时不仁，得之房内。月使不来，来而频并。

黄，脉之至也，大而虚，有积气在腹中，有厥气，名曰厥疝。女子同法。得之疾使四肢，汗出当风。

寸口脉弦而滑，弦则为痛，滑则为实。痛即为急，实即为踊，痛踊相搏，即胸胁抢急。趺阳脉浮而涩，浮即胃气微，涩即脾气衰，微衰相搏，即呼吸不得，此为脾家失度。

寸口脉双紧，即为入，其气不出，无表有里，心下痞坚。趺阳脉微而涩，微即无胃气，涩即伤脾，寒在于膈，而反下之，寒积不消，胃微脾伤，谷气不行，食已自噫，寒在胸膈，上虚下实，谷气不通，为秘塞之病。

寸口脉缓而迟，缓则为阳，其气长；迟则为阴，荣气促。荣卫俱和，刚柔相得，三焦相承，其气必强。趺阳脉滑而紧，滑即胃气实，紧即脾气伤。得食而不消者，此脾不治也，能食而腹不满，此为胃气有余。腹满而不能食，心下如饥，此为胃气不行，心气虚也。得食而满者，此为脾家不治。脾中风者，翕翕发热，形如醉人，腹中烦重，皮肉瞤瞤而短气也。凡有所击仆，若醉饱入房，汗出当风，则伤脾。脾伤则中气，阴阳离别，阳不从阴，故以三分候死生。脾气弱，病利，下白，肠垢，大便坚，不能更衣，汗出不止，名曰脾气弱。或五液注下，青、黄、赤、白、黑。病人鼻下平者，胃病也；微赤者，病发痈；微黑者，有热；青者，有寒；白者，不治。唇黑者，胃先病；微燥而渴者，可治；不渴者，不可治。脐反出者，此为脾先落一云先终。脾胀者，善哕，四肢急，体重不能衣一作收。脾水者，其人腹大，四肢苦重，津液不生，但苦少气，小便难。趺阳脉浮而涩，浮则胃气强，涩则小便数，浮涩相搏，大便则坚，其脾为约。脾约者，其人大便坚，小便利而反不渴。凡人病脉以解，而反暮微烦者，人见病者差安，而强与谷，脾胃气尚弱，不能消谷，故令微烦。损谷则愈。脾之积，名曰痞气，在胃管，覆大如盘。久久不愈，病四肢不收，黄瘅，食饮不为肌肤。以冬壬癸日得之，何也？肝病传脾，脾当传肾，肾适以冬王，王者不受邪，脾复欲还肝，肝不肯受，因留结为积，故知痞气以冬得之。脾病，其色黄，饮食不消，腹苦胀满，体重节痛，大便不利，其脉微缓而长，此为可治。宜服平胃丸、泻脾丸、茱萸丸、附子汤。春当刺隐白，冬刺阴陵泉，皆泻之；夏刺大都，季夏刺公孙，秋刺商丘，皆补之。又当灸章门五十壮，背第十一椎百壮。脾病者，必身重，苦饥，足痿不收。《素问》作善肌，肉痿，足不收。行善瘈，脚下痛；虚则腹胀，肠鸣，溏泄，食不化。取其经，足太阴、阳明、少阴血者。

邪在脾胃，肌肉痛。阳气有余，阴气不足，则热中，善饥；阳气不足，阴气有余，则寒中，肠鸣腹痛；阴阳俱有余，若俱不足，则有寒有热。皆调其三里。

足太阴之脉，起于大指之端，循指内侧白肉际，过核骨后，上内踝前廉，上腨内，循胻骨后，交出厥阴之前，上循膝股内前廉，入腹，属脾，络胃，上膈，侠咽，连舌本，散舌下。其支者，复从胃别上膈，注心中。是动则病舌本强，食则呕一作吐，胃管痛，腹胀，善噫，得后与气，则快然而衰，身体皆重。是主脾所生病者，舌本痛，体不能动摇，食不下，烦心，心下急痛，寒疟，溏，瘕，泄，水闭，黄疸，好卧，不能食肉，唇青，强立股膝内痛厥，足大指不用。盛者，则寸口大三倍于人迎；虚者，则寸口反小于人迎。

足太阴之别，名曰公孙，去本节后一寸，别走阳明。其别者，入络肠胃。厥气上逆，则霍乱。实则腹中切痛，虚则鼓胀。取之所别。

脾病，其色黄，体青，失溲，直视，唇反张，爪甲青，饮食吐逆，体重节痛，四肢不举。其脉当浮大而缓，今反弦急，其色当黄，今反青，此是木之克土，为大逆，十死不治。

## 胃足阳明经病证第六

胃病者，腹胀，胃管当心而痛，上支两胁，膈咽不通，饮食不下，取三里。饮食不下，隔塞不通，邪在胃管。在上管，则抑而刺之；在下管，则散而去之。胃脉搏坚而长，其色赤，当病折髀。其软而散者，当病食痹，髀痛。胃中有癖，食冷物者，痛，不能食；食热即能食。胃胀者，腹满，胃管痛，鼻闻焦臭，妨于食，大便难。

诊得胃脉，病形何如？曰：胃实则胀，虚则泄。病先发于胃，胀满；五日之肾，少腹腰脊痛，胫酸；三日之膀胱，背胎筋痛，小便闭；五日上之脾，闭塞不通，身痛体重。《灵枢》云：上之心。六日不已，死，冬夜半后，夏日昳。六日一作三日。脉浮而芤，浮则为阳，芤则为阴，浮芤相搏，胃气生热，其阳则绝。趺阳脉浮者，胃气虚也。趺阳脉浮大者，此胃家微，虚烦，圊必日再行。芤而有胃气者，脉浮之大而软，微按之芤，故知芤而有胃气也。趺阳脉数者，胃中有热，即消谷引食。趺阳脉涩者，胃中有寒，水谷不化。趺阳脉粗粗而浮者，其病难治。趺阳脉浮迟者，故久病。趺阳脉虚则遗溺，实则失气。动作头痛重，热气朝者，属胃。厥气客于胃，则梦饮食。

足阳明之脉，起于鼻交頞中，旁约太阳之脉，下循鼻外，入上齿中，还出侠口，环唇，下交承浆。却循颐后下廉出大迎，循颊车，上耳前，过客主人，循发际，至额颅。其支者，从大迎前下人迎，循喉咙，入缺盆，下膈，属胃，络脾。其直者，从缺盆下乳内廉，下侠脐，入气街中。其支者，起胃下口，循腹里，下至气街中而合，以下髀关，抵伏兔，下入膝膑中，下循胻外廉，下足跗，入中指内间。其支者，下膝三寸，而别以下入中指外间。其支者，别跗上，入大指间，出其端。是动则病悽悽然振寒，善伸，数欠，颜黑。病至恶人与火，闻木音则惕然而惊，心动，欲独闭户牖而处，甚则欲上高而歌，弃衣而走，贲响腹胀，是为骭厥。是主血血一作胃所生病者，狂，疟一作瘈，温淫汗出，鼽衄，口㖞，唇紧，颈肿，喉痹，大腹水肿，膝膑痛，循膺、乳、街、股、伏兔、骭外廉、足跗上皆痛，中指不用。气盛，则身以前皆热，其有余于胃，则消谷善饥，溺色黄；气不足，则身以前皆寒栗，胃中寒则胀满。盛者，则人迎大三倍于寸口；虚者，则人迎反小于寸口也。

## 肺手太阴经病证第七

肺气虚，则鼻息利，少气；实，则喘喝，胸凭仰息。肺气虚，则梦见白物，见人斩血藉藉，得其时，则梦见兵战；肺气盛，则梦恐惧，哭泣。厥气客于肺，则梦飞扬，见金铁之器奇物。

病在肺，下晡慧，日中甚，夜半静。

病先发于肺，喘欬；三日之肝，胁痛支满；一日之脾，闭塞不通，身痛体重；五日之胃，腹胀；十日不已，死。冬日入，夏日出。

肺脉搏坚而长，当病唾血。其濡而散者，当病漏汗漏，一作灌。至今不复散发。

肺脉沉之而数，浮之而喘，苦洗洗寒热，腹满，肠中热，小便赤，肩背痛，从腰已上汗出。得之房内，汗出当风。

白，脉之至也，喘而浮大，上虚下实，惊，有积气在胸中，喘而虚，名曰肺痹，寒热，得之因醉而使内也。

肺中风者，口燥而喘，身运而重，冒而肿胀。

肺中寒者，其人吐浊涕。

形寒寒饮则伤肺，以其两寒相感，中外皆伤，故气逆而上行。肺伤者，其人劳倦则欬唾血。其脉细紧浮数，皆吐血，此为躁扰嗔怒得之，肺伤气拥所致。

肺胀者，虚而满，喘，咳逆倚息，目如脱状，其脉浮。肺水者，其人身体重，而小便难，时时大便鸭溏。肝乘肺，必作虚满。脉软而弱，弱反在关，软反在巅。浮反在上，弱反在下。浮则为阳，弱则血不足，必弱为虚。浮弱自别，浮则自出，弱则为入。浮则为出不入，此为有表无里；弱则为入不出，此为无表有里。阳出极汗，齐腰而还，此为无表有里，故名曰厥阳。在当汗出不汗出。趺阳脉浮缓，少阳微紧，微为血虚，紧为微寒，此为鼠乳，其病属肺。

肺之积，名曰息贲，在右胁下，覆大如杯。久久不愈，病洒洒寒热，气逆喘欬，发肺痈。以春甲乙日得之，何也？心病传肺，肺当传肝，肝适以春王，王者不受邪，肺复欲还心，心不肯受，因留结为积，故知息贲以春得之。

肺病，其色白，身体但寒无热，时时咳，其脉微迟，为可治。宜服五味子大补肺汤、泻肺散。春当刺少商，夏刺鱼际，皆泻之；季夏刺太渊，秋刺经渠，冬刺尺泽，皆补之。又当灸膻中百壮，背第三椎二十五壮。肺病者，必喘欬，逆气，肩息，背痛，汗出，尻、阴、股、膝挛，髀、腨、胻、足皆痛。虚则少气，不能报息，耳聋，嗌干。取其经手太阴，足太阳之外、厥阴内、少阴血者。邪在肺，则皮肤痛，发寒热，上气，气喘，汗出，欬动肩背。取之膺中、外输，背第三椎之傍，以手痛按之快然，乃刺之，取之缺盆中以越之。

手太阴之脉，起于中焦，下络大肠，还循胃口，上膈，属肺，从肺系横出腋下，下循臑内，行少阴心主之前，下肘中，后循臂内上骨下廉，入寸口，上鱼，循鱼际，出大指之端。其支者，从腕后直次指内廉，出其端。是动则病肺胀满，膨膨而喘欬，缺盆中痛，甚则交两手而瞀，是为臂厥。是主肺所生病者，欬，上气喘喝，烦心，胸满，臑臂内前廉痛，掌中热。气盛有余，则肩背痛风，汗出，小便数而欠；气虚，则肩背痛，寒，少气不足以息，溺色变，卒遗失无度。盛者，则寸口大三倍于人迎；虚者，则寸口反小于人迎也。

手太阴之别，名曰列缺。起于腋下一云腕上分间，别走阳明。其别者，并太阴之经，直入掌中，散入于鱼际。其实则手兑掌热，虚则欠欬，小便遗数。取之去腕一寸半。肺病，身当有热，欬嗽，短气，唾出脓血。其脉当短涩，今反浮大，其色当白，而反赤者，此是火之克金，为大逆，十死不治。

## 大肠手阳明经病证第八

大肠病者，肠中切痛而鸣濯濯，冬日重感于寒则泄，当脐而痛，不能久立。与胃同候。取巨虚上廉。肠中雷鸣，气上冲胸，喘，不能久立，邪在大肠。刺肓之原、巨虚上廉、三里。大肠有寒，鹜溏；有热，便肠垢。大肠有宿食，寒栗发热，有时如疟状。大肠胀者，肠鸣而痛，寒则泄，食不化。厥气客于大肠，则梦田野。

手阳明之脉，起于大指次指之端外侧，循指上廉，出合谷两骨之间，上入两筋之中，循臂上廉，上入肘外廉，循臑外前廉，上肩，出髃骨之前廉，上出柱骨之会上，下入缺盆，络肺，下膈，属大肠。其支者，从缺盆直入，上颈，贯颊，入下齿缝中，还出侠口，交人中，左之右，右之左，上侠鼻孔。是动则病齿痛，颇肿。是主津所生病者，目黄，口干，鼽衄，喉痹，肩前臑痛，大指次指痛不用。气盛有余，则当脉所过者热肿；虚，则寒栗不复。盛者，则人迎大三倍于寸口；虚者，则人迎反小于寸口也。

## 肾足少阴经病证第九

肾气虚，则厥逆；实，则胀满，四肢正黑。肾气虚，则梦见舟船溺人，得其时，梦伏水中，若有畏怖；肾气盛，则梦腰脊两解不相属。厥气客于肾，则梦临渊，没居水中。

病在肾，夜半慧，日乘四季甚，下晡静。

病先发于肾，少腹腰脊痛，胫酸。三日之膀胱，背胎筋痛，小便闭。二日上之心，心痛。三日之小肠，胀。四日不已，死。冬大晨，夏晏晡。肾脉搏坚而长，其色黄而赤，当病折腰。其软而散者，当病少血。肾脉沉之大而坚，浮之大而紧，苦手足骨肿，厥，而阴不兴，腰脊痛，少腹肿，心下有水气，时胀闭，时泄。得之浴水中，身未干而合房内，及劳倦发之。

黑，脉之至也，上坚而大，有积气在少腹与阴，名曰肾痹。得之沐浴清水而卧。凡有所用力举重，若入房过度，汗出如浴水，则伤肾。肾胀者，腹满引背央央然，腰髀痛。肾水者，其人腹大，脐肿，腰重痛，不得溺，阴下湿如牛鼻头汗，其足逆寒，大便反坚。肾著之为病，从腰以下冷，腰重如带五千钱。肾著之病，其人身体重，腰中冷如冰状。一作如水洗状。一作如坐水中，形如水状。反不渴，小便自利，食饮如故，是其证也。病属下焦。从身劳汗出，衣里冷湿故，久久得之。

肾之积，名曰奔豚，发于少腹，上至心下，如豚奔走之状，上下无时。久久不愈，病喘逆，骨痿，少气。以夏丙丁日得之，何也？脾病传肾，肾当传心，心适以夏王，王者不受邪，肾复欲还脾，脾不肯受，因留结为积，故知奔豚以夏得之。水流夜疾，何以故？师曰：土休，故流疾而有声，人亦应之，人夜卧则脾不动摇，脉为之数疾也。肾病,其色黑,其气虚弱,吸吸少气,两耳苦聋,腰痛,时时失精,饮食减少,膝以下清,其脉沉滑而迟,此为可治。宜服内补散、建中汤、肾气丸、地黄煎。春当刺涌泉,秋刺伏留,冬刺阴谷,皆补之。夏刺然谷,季夏刺太溪,皆泻之。又当灸京门五十壮,背刺第十四椎百壮。肾病者,必腹大,胫肿痛,喘欬,身重,寝汗出,憎风。虚即胸中痛,大腹、小腹痛,清厥,意不乐。取其经,足少阴、太阳血者。邪在肾,则骨痛,阴痹。阴痹者,按之而不得,腹胀,腰痛,大便难,肩背、颈项强痛,时眩。取之涌泉、昆仑,视有血者,尽取之。

足少阴之脉,起于小指之下,斜趣足心,出然骨之下,循内踝之后,别入跟中,以上腨内,出腘中内廉,上股内后廉,贯脊,属肾,络膀胱。其直者,从肾上贯肝膈,入肺中,循喉咙,侠舌本。其支者,从肺出络心,注胸中。是动则病饥而不欲食,面黑如炭色一作地色,欬唾则有血,喉鸣而喘,坐而欲起,目䀮䀮无所见,心悬若饥状,气不足则善恐,心惕惕若人将捕之,是为骨厥一作痿。是主肾所生病者,口热,舌干,咽肿,上气,嗌干及痛,烦心,心痛,黄疸,肠澼,脊、股内后廉痛,痿厥,嗜卧,足下热而痛。灸则强食而生害一作肉,缓带被发,大杖重履而步。盛者,则寸口大再倍于人迎;虚者,则寸口反小于人迎也。

足少阴之别,名曰大钟。当踝后绕跟,别走太阳。其别者,并经上走于心包,下贯腰脊。其病,气逆则烦闷,实则闭癃,虚则腰痛,取之所别。肾病,手足逆冷,面赤目黄,小便不禁,骨节烦疼,少腹结痛,气冲于心。其脉当沉细而滑,今反浮大;其色当黑,而反黄。此是土之克水,为大逆,十死不治。

## 膀胱足太阳经病证第十

膀胱病者,少腹偏肿而痛,以手按之,则欲小便而不得,肩上热。若脉陷,足小指外侧及胫踝后皆热。若脉陷者,取委中。膀胱胀者,少腹满而气癃。病先发于膀胱者,背胆筋痛,小便闭。五日之肾,少腹、腰脊痛,胫酸。一日之小肠,胀。一日之脾,闭塞不通,身痛体重。二日不已,死。冬鸡鸣,夏下晡一云日夕。厥气客于膀胱,则梦游行。

足太阳之脉,起于目内眦,上额,交巅上。其支者,从巅至耳上角。其直者,从巅入络脑,还出别下项,循肩髆内,侠脊,抵腰中,入循膂,络肾,属膀胱。其支者,从腰中下会于后阴,下贯臀,入腘中。其支者,从髆内,左右别,下贯胂一作肺,过髀枢,循髀外后廉,过一本下合腘中,以下贯腨内,出外踝之后,循京骨,至小指外侧。是动则病冲头痛,目似脱,项似拔,脊痛,腰似折,髀不可以曲,腘如结,腨如列,是为踝厥。是主筋所生病者,痔,疟,狂,癫疾,头脑顶痛,目黄,泪出,鼽衄,项、背、腰、尻、腘、腨、脚皆痛,小指不用。盛者,则人迎大再倍于寸口;虚者,则人迎反小于寸口也。

## 三焦手少阳经病证第十一

三焦病者，腹胀气满，小腹尤坚，不得小便，窘急，溢则为水，留则为胀。候在足太阳之外大络，在太阳、少阳之间，赤见于脉。取委阳。

少腹病肿，不得小便，邪在三焦约。取太阳大络，视其络脉与厥阴小络结而血者。肿上及胃管，取三里。

三焦胀者，气满于皮肤，壳壳然而不坚，不疼。热在上焦，因欬为肺痿。热在中焦，因腹坚。热在下焦，因溺血。

手少阳之脉，起于小指次指之端，上出两指之间，循手表腕，出臂外两骨之间，上贯肘，循臑外，上肩，而交出足少阳之后，入缺盆，交膻中，散络心包，下膈，遍属三焦。其支者，从膻中上出缺盆，上项，侠耳后，直上出耳上角，以屈下颊，至颇。其支者，从耳后入耳中，出走耳前，过客主人前，交颊。至目兑眦。是动则病耳聋，辉辉焞焞，嗌肿，喉痹。是主气所生病者，汗出，目兑眦痛，颊肿，耳后、肩、臑、肘、臂外皆痛，小指次指不用。盛者，则人迎大一倍于寸口；虚者，则人迎反小于寸口也。

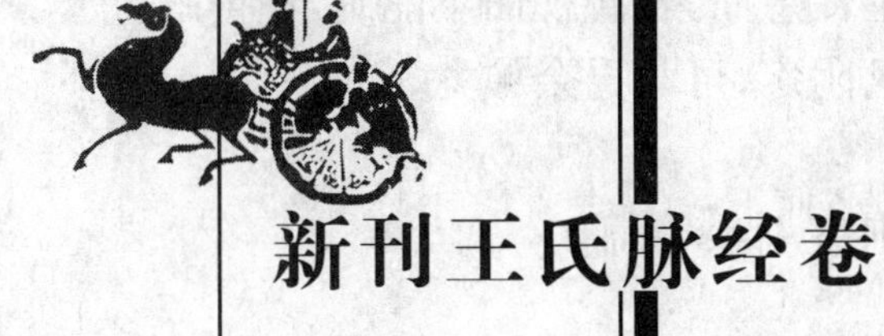

# 新刊王氏脉经卷第七

朝散大夫守光禄卿直秘阁判登闻检院
上护军臣林亿等类次

## 病不可发汗证第一

少阴病，脉细沉数，病为在里，不可发其汗。

脉浮而紧，法当身体疼痛，当以汗解。假令尺中脉迟者，不可发其汗。何以知然？此为荣气不足，血微少故也。

少阴病，脉微一作濡而微弱。不可发其汗，无阳故也。

脉濡而弱，弱反在关，濡反在巅。微反在上，涩反在下。微则阳气不足，涩则无血。阳气反微，中风汗出而反躁烦，涩则无血，厥而且寒，阳微发汗，躁不得眠。

动气在右，不可发汗。发汗则衄而渴，心苦烦，饮即吐水。

动气在左，不可发汗。发汗则头眩，汗不止，筋惕肉瞤。

动气在上，不可发汗。发汗则气上冲，正在心端。

动气在下，不可发汗。发汗则无汗，心中大烦，骨节苦疼，目运恶寒，食即反吐，谷不得前一云谷不消化。

咽中闭塞，不可发汗。发汗则吐血，气微绝，手足逆冷，欲得蜷卧，不能自温。

诸脉数，动微弱，并不可发汗。发汗则大便难，腹中干一云小便难，胞中干，胃燥而烦。其形相象，根本异源。

脉濡而弱，弱反在关，濡反在巅，弦反在上，微反在下。弦为阳运，微为阴寒，上实下虚，意欲得温。微弦为虚，不可发汗，发汗则寒栗，不能自还。欬者则剧，数吐涎沫，咽中必干，小便不利，心中饥烦，晬时而发，其形似疟，有寒无热，虚而寒栗。欬而发汗，蜷而苦满满，一作心痛，腹中复坚。

厥，不可发汗，发汗则声乱，咽嘶，舌萎，谷不得前。

诸逆发汗，微者难愈，剧者言乱，睛眩者死，命将难全。

太阳病，得之八九日，如疟状，发热而恶寒，热多寒少，其人不呕，清便续自可，一日再三发，其脉微而恶寒，此为阴阳俱虚，不可复发汗也。

太阳病，发热恶寒，热多寒少，脉微弱，则无阳也，不可复发其汗。咽干燥者，不可发汗。

亡血家，不可攻其表，汗出则寒栗而振。

衄家，不可攻其表，汗出必额陷，脉上促急而紧，直视而不能眴，不得眠。

汗家，重发其汗，必恍惚心乱，小便已阴疼，可与禹余粮丸。

淋家，不可发汗，发其汗，必便血。

疮家，虽身疼痛，不可攻其表，汗出则痓一作痉，下同。

冬时发其汗，必吐利，口中烂，生疮。

下利清谷，不可攻其表，汗出必胀满。

欬而小便利，若失小便，不可攻其表。汗出则厥逆冷。汗出多极，发其汗，亦坚。

伤寒一二日至四五日，厥者必发热，前厥者后必热，厥深者热亦深，厥微者热亦微。厥应下之，而反发其汗，必口伤烂赤。病人脉数，数为有热，当消谷引食。反吐者，医发其汗，阳微，膈气虚，脉则为数，数为客阳，不能消谷，胃中虚冷，故令吐也。

伤寒四五日，其脉沉，烦而喘满。脉沉者，病为在里，反发其汗，津液越出，大便为难，表虚里实，久则谵语。

伤寒头痛，翕翕发热，形象中风，常微汗出。又自呕者，下之益烦心，懊侬如饥；发汗则致痓，身强难以屈伸；熏之则发黄，不得小便，久则发欬唾。

太阳病，发其汗，因致痓。

伤寒脉弦细，头痛而反发热，此属少阳，少阳不可发其汗。

太阳与少阳并病，头项强痛，或眩冒，时如结胸，心下痞坚者，不可发其汗。

少阴病，欬而下利，谵语者，此被火气劫故也。小便必难，以强责少阴汗也。

少阴病，但厥无汗，而强发之，必动其血，未知从何道出，或从口鼻，或从目出一本作耳目者，是为下厥上竭，为难治。

伤寒有五，皆热病之类也。同病异名，同脉异经。病虽俱伤于风，其人自有痼疾，则不得同法。其人素伤于风，因复伤于热，风热相薄，则发风温，四肢不收，头痛身热，常汗出不解，治在少阴、厥阴，不可发汗。汗出谵言独语，内烦，躁扰不得卧，善惊，目乱无精，治之复发其汗，如此者医杀之也。

伤寒湿温，其人常伤于湿，因而中暍。湿热相薄，则发湿温。病苦两胫逆冷，腹满叉胸，头目痛，若妄言，治在足太阴，不可发汗。汗出必不能言，耳聋，不知痛所在，身青，面色变，名曰重暍。如此者，死，医杀之也。上二首出《医律》。

## 病可发汗证第二

大法，春夏宜发汗。

凡发汗，欲令手足皆周至，漐漐一时间益佳，但不欲如水流离。若病不解，当重发汗。汗多则亡阳，阳虚不得重发汗也。

凡服汤药发汗，中病便止，不必尽剂也。

凡云可发汗而无汤者，丸散亦可用，要以汗出为解，然不如汤随证良。

太阳病，外证未解，其脉浮弱，当以汗解，宜桂枝汤。

太阳病，脉浮而数者，可发其汗，属桂枝汤证。

阳明病，脉迟，汗出多，微恶寒，表为未解，可发其汗，属桂枝汤证。

夫病脉浮大，问病者，言但便坚耳。设利者为虚，大逆。坚为实，汗出而解，何以故？脉浮，当以汗解。

伤寒，其脉不弦紧而弱，弱者必渴，被火必谵语。弱者发热，脉浮，解之，当汗出愈。

病者烦热，汗出即解。复如疟状，日晡所发热，此属阳明。脉浮虚者，当发其汗，属桂枝汤证。

病常自汗出，此为荣气和，荣气和而外不解，此卫不和也。荣行脉中，为阴，主内；卫行脉外，为阳，主外。复发其汗，卫和则愈，属桂枝汤证。

病人脏无他病，时发热自汗出，而不愈，此卫气不和也。先其时发汗即愈，属桂枝汤证。

脉浮而紧，浮则为风，紧则为寒，风则伤卫，寒则伤荣，荣卫俱病，骨节烦疼，可发其汗，宜麻黄汤。

太阳病不解，热结膀胱，其人如狂，血必自下，下者即愈。其外未解者，尚未可攻，当先解其外，属桂枝汤证。

太阳病，下之，微喘者，表未解故也。属桂枝加厚朴杏子汤证。

伤寒，脉浮紧，不发其汗，因衄，属麻黄汤证。

阳明病，脉浮，无汗，其人必喘。发其汗则愈，属麻黄汤证。

太阴病，脉浮者，可发其汗，属桂枝汤证。

太阳病，脉浮紧，无汗而发热，其身疼痛，八九日不解，表候续在，此当发其汗，服汤微除。发烦目瞑，剧者必衄，衄乃解。所以然者，阳气重故也。属麻黄汤证。

脉浮者，病在表，可发其汗，属桂枝汤证。

伤寒不大便六七日，头痛有热，与承气汤，其大便反青一作小便清者。此为不在里故，在表也，当发其汗。头痛者，必衄，属桂枝汤证。

下利后，身体疼痛，清便自调，急当救表，宜桂枝汤。

太阳病，头痛发热，汗出恶风，若恶寒，属桂枝汤证。

太阳中风，阳浮而阴濡弱。浮者热自发，濡弱者汗自出，啬啬恶寒，淅淅恶风，翕翕发热，鼻鸣干呕，属桂枝汤证。

太阳病，发热汗出，此为荣弱卫强，故使汗出，欲救邪风，属桂枝汤证。

太阳病，下之，气上撞，可与桂枝汤；不撞，不可与之。

太阳病，初服桂枝汤，而反烦不解者，法当先刺风池、风府，却与桂枝汤则愈。烧针令其汗，针处被寒，核起而赤者，必发贲豚。气从少腹上撞心者，灸其核上一壮，与桂枝加桂汤。

太阳病，项背强几几，反汗出恶风，属桂枝加葛根汤。

太阳病，项背强几几，无汗恶风，属葛根汤。

太阳与阳明合病，而自利不呕者，属葛根汤证。

太阳与阳明合病，不下利，但呕，属葛根加半夏汤。

太阳病，桂枝证，医反下之，遂利不止，其脉促者，表未解，喘而汗出，属葛根黄芩黄连汤。

太阳病，头痛发热，身体疼，腰痛，骨节疼痛，恶风，无汗而喘，属麻黄汤证。

太阳与阳明合病，喘而胸满，不可下也。属麻黄汤证。

太阳中风，脉浮紧，发热恶寒，身体疼痛，不汗出而烦躁，头痛，属大青龙汤。脉微弱，汗出恶风，不可服之。服之则厥，筋惕肉瞤，此为逆也。

伤寒脉浮缓，其身不疼，但重，乍有轻时，无少阴证者，大青龙汤发之。

伤寒表不解，心下有水气，干呕，发热而欬，或渴，或利，或噎，或小便不利，小腹满，或微喘，属小青龙汤。

伤寒，心下有水气，欬而微喘，发热不渴，服汤已而渴者，此寒去，为欲解，属小青龙汤证。

阳明中风，脉弦浮大而短气，腹都满，胁下及心痛，久按之，气不通一作按之不痛，鼻干，不得汗，嗜卧，一身及目悉黄，小便难，有潮热，时时哕，耳前后肿，刺之小差，外不解，病过十日，脉续浮，与小柴胡汤。但浮，无余证，与麻黄汤。不溺，腹满加哕，不治。

太阳病，十日以去，脉浮细，嗜卧，此为外解。设胸满胁痛，与小柴胡汤。脉浮者，属麻黄汤证。

中风，往来寒热，伤寒五六日以后，胸胁苦满，嘿嘿不欲饮食，烦心喜呕，或胸中烦而不呕，或渴，或腹中痛，或胁下痞坚，或心中悸，小便不利，或不渴，外有微热，或欬者，属小柴胡汤。

伤寒四五日，身体热，恶风，颈项强，胁下满，手足温而渴，属小柴胡汤证。

伤寒六七日，发热、微恶寒，支节烦疼，微呕，心下支结，外证未去者，属柴胡桂枝汤。

少阴病，得之二三日，麻黄附子甘草汤微发汗，以二三日无里证，故微发汗也。

脉浮，小便不利，微热，消渴，与五苓散，利小便发汗。

## 病发汗以后证第三

二阳并病，太阳初得病时，发其汗，汗先出，复不彻，因转属阳明，续自微汗出，不恶寒。若太阳证不罢，不可下，下之为逆，如此者，可小发其汗。设面色缘缘正赤者，阳气怫郁在表，当解之，熏之。若发汗不大彻，不足言，阳气怫郁不得越。当汗而不汗，其人躁烦，不知痛处，乍在腹中，乍在四肢，按之不可得，其人短气但坐，汗出而不彻故也。更发其汗即愈。何以知其汗不彻？脉涩，故以知之。

未持脉时，病人叉手自冒心。师因教试令欬而不即欬者，此必两耳无所闻也。所以然者，重发其汗，虚故也。

发汗后，饮水多者必喘。以水灌之亦喘。

发汗后，水药不得入口为逆。若更发其汗，必吐下不止。

阳明病，本自汗出，医复重发其汗，病已差，其人微烦，不了了，此大便坚也，以亡津液，胃中干燥，故令其坚。当问小便日几行，若本日三四行，今日再行者，必知大便不久出，今为小便数少，津液当还入胃中，故知必当大便也。

发汗多，又复发其汗，此为亡阳。若谵语、脉短者，死；脉自和者，不死。

伤寒发其汗，身目为黄，所以然者，寒湿相搏，在里不解故也。病人有寒，复发其汗，胃中冷，必吐蛔。

太阳病，发其汗，遂漏而不止，其人恶风，小便难，四肢微急，难以屈伸，属桂枝加附子汤。

服桂枝汤，大汗出，若脉但洪大，与桂枝汤。若其形如疟，一日再三发，汗出便解，属桂枝二麻黄一汤。

服桂枝汤，大汗出，大烦渴不解，若脉洪大，属白虎汤。

伤寒，脉浮，自汗出，小便数，颇复仲景颇复字作心烦微恶寒，而脚挛急，反与桂枝，欲攻其表，得之便厥，咽干，烦躁，吐逆，当作甘草干姜汤，以复其阳。厥愈足温，更作芍药甘草汤与之，其脚即伸。而胃气不和，谵语，可与承气汤。重发其汗，复加烧针者，属四逆汤。

伤寒，发汗已解，半日许复烦，其脉浮数，可复发其汗，属桂枝汤。

发汗后，身体疼痛，其脉沉迟，属桂枝加芍药生姜人参汤。

发汗后，不可更行桂枝汤，汗出而喘，无大热，可以麻黄杏子甘草石膏汤。

发汗过多以后，其人叉手自冒心，心下悸，而欲得按之，属桂枝甘草汤。

发汗后，其人脐下悸，欲作贲豚，属茯苓桂枝甘草大枣汤。

发汗后，腹胀满，属厚朴生姜半夏甘草人参汤。

发其汗不解，而反恶寒者，虚故也，属芍药甘草附子汤。不恶寒，但热者，实也，当和其胃气，宜小承气汤。

太阳病，发汗，若大汗出，胃中燥，烦不得眠，其人欲饮水，当稍饮之，令胃中和则愈。

发汗已，脉浮而数，复烦渴者，属五苓散。

伤寒，汗出而渴，属五苓散证；不渴，属茯苓甘草汤。

太阳病，发其汗，汗出不解，其人发热，心下悸，头眩，身瞤而动，振振欲擗地，属真武汤。

伤寒，汗出，解之后，胃中不和，心下痞坚，干噫食臭，胁下有水气，腹中雷鸣而利，属生姜泻心汤。

伤寒发热，汗出不解后，心中痞坚，呕而下利，属大柴胡汤。

太阳病三日，发其汗不解，蒸蒸发热者，属于胃也，属承气汤。

大汗出，热不去，内拘急，四肢疼，下利，厥逆而恶寒，属四逆汤。

发汗多，亡阳谵语者，不可下，与柴胡桂枝汤，和其荣卫，以通津液，后自愈。

## 病不可吐证第四

太阳病，当恶寒而发热，今自汗出，反不恶寒发热，关上脉细而数，此医吐之过也。若得病一日、二日吐之，腹中饥，口不能食。三日、四日吐之，不喜糜粥，欲食冷食，朝食暮吐，此医吐之所致也，此为小逆。

太阳病，吐之者，但太阳病当恶寒，今反不恶寒，不欲近衣，此为吐之内烦也。

少阴病，饮食入则吐，心中温温欲吐，复不能吐，始得之，手足寒，脉弦迟，此胸中实，不可下。若膈上有寒饮，干呕者，不可吐，当温之。

诸四逆厥者，不可吐之，虚家亦然。

## 病可吐证第五

大法，春宜吐。

凡服汤吐，中病便止，不必尽剂也。

病如桂枝证，其头不痛，项不强，寸口脉微浮，胸中痞坚，气上撞咽喉，不得息，此为胸有寒，当吐之。

病胸上诸实，胸中郁郁而痛，不能食，欲使人按之，而反有浊唾，下利日十余行，其脉反迟，寸口微滑，此可吐之，吐之利即止。

少阴病，饮食入则吐，心中温温欲吐，复不能吐，当遂吐之。宿食在上管，当吐之。

病者手足厥冷，脉乍紧，邪结在胸中，心下满而烦，饥不能食，病在胸中，当吐之。

## 病不可下证第六

脉濡而弱，弱反在关，濡反在巅，微反在上，涩反在下。微则阳气不足，涩则无血。阳气反微，中风汗出，而反躁烦；涩则无血，厥而且寒。阳微不可下，下之则心下痞坚。

动气在右，不可下。下之则津液内竭，咽燥鼻干，头眩心悸。

动气在左，不可下。下之则腹里拘急，食不下，动气反剧，身虽有热，卧反欲蜷。

动气在上，不可下。下之则掌握热烦，身浮冷，热汗自泄，欲水自灌。

动气在下，不可下。下之则腹满，卒起头眩，食则下清谷，心下痞坚。

咽中闭塞，不可下。下之则上轻下重，水浆不下，卧则欲蜷，身体急痛，复下利日十数行。

诸外实，不可下。下之则发微热，亡脉则厥，当脐握热。

诸虚，不可下。下之则渴，引水者易愈，恶水者剧。

脉濡而弱，弱反在关，濡反在巅，弦反在上，微反在下。弦为阳运，微为阴寒，上实下虚，意欲得温。微弦为虚，虚者不可下。微则为欬，欬则吐涎沫。下之欬则止，而利不休，胸中如虫啮，粥入则出，小便不利，两胁拘急，喘息为难，颈背相牵，臂则不仁，极寒反汗出，躯冷若冰，眼睛不慧，语言不休，谷气多入，则为除中，口虽欲言，舌不得前。

脉濡而弱，弱反在关，濡反在巅，浮反在上，数反在下。浮则为阳虚，数则为无血，浮则为虚，数则生热。浮则为虚，自汗而恶寒。数则为痛，振而寒栗。微弱在关，胸下为急，喘汗，不得呼吸。呼吸之中，痛在于胁，振寒相搏，其形如疟。医反下之，令脉急数，发热，狂走见鬼，心下为痞。小便淋沥，少腹甚坚，小便血也。脉濡而紧，濡则阳气微，紧则荣中寒。阳微卫中风，发热而恶寒。荣紧胃气冷，微呕心内烦。医以为大热，解肌而发汗，亡阳虚烦躁，心下苦痞坚，表里俱虚竭。卒起而头眩，客热在皮肤，怅怏不得眠。不知胃气冷，紧寒在关元，技巧无所施，汲水灌其身。客热应时罢，栗栗而振寒，重被而覆之，汗出而冒巅，体惕而又振，小便为微难。寒气因水发，清谷不容间，呕变反肠出，颠倒不得安，手足为微逆，身冷而内烦。迟欲从后救，安可复追还。

脉浮而大，浮为气实，大为血虚。血虚为无阴，孤阳独下阴部，小便难，胞中虚。今反小便利而大汗出，法卫家当微，今反更实，津液四射，荣竭血尽，干烦不眠，血薄肉消，而成暴液。医复以毒药攻其胃，此为重虚，客阳去有期，必下如污泥而死。

趺阳脉迟而缓，胃气如经。趺阳脉浮而数，浮则伤胃，数则动脾，此非本病，医特下之所为也。荣卫内陷，其数先微，脉反但浮，其人必坚，气噫而除。何以言之？脾脉本缓，今数脉动脾，其数先微，故知脾气不治，大便坚，气噫而除。今脉反浮，其数改微，邪气独留，心中则饥，邪热不杀谷，潮热发渴数脉当迟缓，脉因前后度数如前仲景前字作法，病者则饥。数脉不时，则生恶疮。脉数者，久数不止，止则邪结，正气不能复，正气却结于脏，故邪气浮之，与皮毛相得。脉数者，不可下，下之必烦，利不止。

少阴病，脉微，不可发其汗，无阳故也。阳已虚，尺中弱涩者，复不可下之。

脉浮大，应发其汗，医反下之，此为大逆。

脉浮而大，心下反坚，有热属脏，攻之，不令微汗。属腑，溲数则坚，汗多即愈，汗少便难。脉迟，尚未可攻。

二阳并病，太阳初得病时，发其汗，汗先出，复不彻，因转属阳明，欲自汗出，不恶寒。若太阳证不罢，不可下，下之为逆。

结胸证，其脉浮大，不可下，下之即死。

太阳与阳明合病，喘而胸满，不可下之。

太阳与少阳并病，心下痞坚，颈项强而眩，勿下之。

诸四逆厥者，不可下之，虚家亦然。

病欲吐者，不可下之。

太阳病，有外证未解，不可下，下之为逆。

病发于阳，而反下之，热入因作结胸。发于阴，而反下之，因作痞。痞脉浮紧而下之，紧反入里，因作痞。

夫病阳多者热，下之则坚。

本虚，攻其热必哕。无阳，阴强而坚，下之，必清谷而腹满。

太阴之为病，腹满而吐，食不下，下之益甚，腹时自痛，胸下结坚。

厥阴之为病，消渴，气上撞，心中疼热，饥而不欲食，甚者则欲吐，下之不肯止。

少阴病，其人饮食入则吐，心中温温欲吐，复不能吐。始得之，手足寒，脉弦迟，此胸中实，不可下也。

伤寒五六日，不结胸，腹濡，脉虚，复厥者，不可下，下之亡血死。伤寒，发热，但头痛，微汗出。发其汗则不识人。熏之则喘，不得小便，心腹满。下之则短气而腹满，小便难，头痛背强。加温针则必衄。

伤寒，其脉阴阳俱紧，恶寒发热，则脉欲厥。厥者，脉初来大，渐渐小，更来渐大，是其候也。恶寒甚者，翕翕汗出，喉中痛。热多者，目赤，睛不慧。医复发之，咽中则伤。若复下之，则两目闭，寒多清谷，热多便脓血。熏之则发黄，熨之则咽燥。小便利者可救。难者，必危殆。

伤寒发热，口中勃勃气出，头痛目黄，鼻衄不可制。贪水者必呕，恶水者厥，下之咽中生疮。假令手足温者，下重便脓血。头痛目黄者，下之目闭。贪水者，下之其脉必厥，其声嘤，咽喉塞。发其汗则战栗，阴阳俱虚。恶水者，下之里冷不嗜食，大便完谷出。发其汗，口中伤，舌上苔滑，烦躁。脉数实，不大便六七日，后必便血。复发其汗，小便即自利。

得病二三日，脉弱，无太阳柴胡证，而烦躁，心下坚。至四日，虽能食，以承气汤少与微和之，令小安。至六日，与承气汤一升。不大便六七日，小便少者，虽不大便，但头坚后溏，未定成其坚，攻之必溏。当须小便利，定坚，乃可攻之。

脏结无阳证，寒而不热《伤寒论》云：不往来寒热，其人反静，舌上苔滑者，不可攻也。

伤寒呕多，虽有阳明证，不可攻之。

阳明病，潮热，微坚，可与承气汤；不坚，不可与。若不大便六七日，恐有燥屎，欲知之法，可少与小承气汤。腹中转失气者，此为有燥屎，乃可攻之。若不转失气者，此但头坚后溏，不可攻之，攻之必腹满不能食。欲饮水者，即哕。其后发热者，必复坚，以小承气汤和之。若不转失气者，慎不可攻之。

阳明病，身合色赤者，不可攻也。必发热色黄者，小便不利也。

阳明病，当心下坚满，不可攻之。攻之，遂利不止者，死；止者，愈。

阳明病，自汗出，若发其汗，小便自利，此为内竭，虽坚不可攻之。当须自欲大便，宜蜜煎导而通之。若土瓜根及猪胆汁，皆可以导。

下利，其脉浮大，此为虚，以强下之故也，设脉浮革，因尔肠鸣，属当归四逆汤。

## 病可下证第七

大法，秋宜下。

凡可下者，以汤胜丸散，中病便止，不必尽三服。

阳明病，发热汗多者，急下之，属大柴胡汤。

少阴病，得之二三日，口燥咽干者，急下之，属承气汤。

少阴病六七日，腹满不大便者，急下之，属承气汤证。

少阴病，下利清水，色青者，心下必痛，口干燥者，可下之，属大柴胡汤、承气汤证。

下利，三部脉皆平，按其心下坚者，可下之，属承气汤证。

阳明与少阳合病而利，脉不负者为顺，负者失也。互相克贼为负。

滑而数者，有宿食，当下之，属大柴胡、承气汤证。

伤寒后脉沉，沉为内实，《玉函》云：脉沉实，沉实者，下之。下之解，属大柴胡汤证。

伤寒六七日，目中不了了，睛不和，无表里证，大便难，微热者，此为实。急下之，属大柴胡汤、承气汤证。

太阳病未解，其脉阴阳俱停，必先振，汗出解。但阳微者，先汗之而解；但阴微者，先下之而解。属大柴胡汤证。阴微一作尺实。

脉双弦迟，心下坚，脉大而紧者，阳中有阴，可下之，属承气汤证。

结胸者，项亦强，如柔痓状，下之即和。病者无表里证，发热七八日，虽脉浮数，可下之，属大柴胡汤证。

太阳病六七日，表证续在，其脉微沉，反不结胸，其人发狂，此热在下焦，少腹当坚而满，小便自利者，下血乃愈。所以然者，以太阳随经，瘀热在里故也。属抵当汤。

太阳病，身黄，其脉沉结，少腹坚，小便不利，为无血；小便自利，其人如狂者，血证谛。属抵当汤证。

伤寒有热而少腹满，应小便不利，今反利者，此为血，当下之，属抵当丸证。

阳明病，发热而汗出，此为热越，不能发黄，但头汗出，其身无有，齐颈而还，小便不利，渴引水浆，此为瘀热在里，身必发黄，属茵陈蒿汤。

阳明证，其人喜忘，必有蓄血。所以然者，本有久瘀血，故令喜忘。虽坚，大便必黑，属抵当汤证。汗出而谵语者，有燥屎在胃中，此风也。过经乃可下之。下之若早，语言乱，以表虚里实故也。下之则愈，属大柴胡汤、承气汤证。

病者烦热，汗出即解，复如疟状，日晡所发者，属阳明。脉实者，当下之，属大柴胡汤、承气汤证。阳明病，谵语，有潮热，而反不能食者，必有燥屎五六枚；若能食者，但坚耳，属承气汤证。

太阳中风，下利呕逆，表解，乃可攻之。其人漐漐汗出，发作有时，头痛，心下痞坚满，引胁下痛，呕则短气，汗出，不恶寒，此为表解里未和，属十枣汤。

太阳病不解，热结膀胱，其人如狂，血自下，下之即愈。其外未解，尚未可攻，当先解外。外解，小腹急结者，乃可攻之，属桃人承气汤。

伤寒七八日，身黄如橘，小便不利，少腹微满，属茵陈蒿汤证。

伤寒十余日，热结在里，复往来寒热，属大柴胡汤证。但结胸，无大热，此为水结在胸胁，头微汗出，与大陷胸汤。

伤寒六七日，结胸热实，其脉沉紧，心下痛，按之如石坚，与大陷胸汤。

阳明病，其人汗多，津液外出，胃中燥，大便必坚，坚者则谵语，属承气汤证。

阳明病，不吐下而心烦者，可与承气汤。

阳明病，其脉迟，虽汗出而不恶寒，其体一本作人必重，短气，腹满而喘，有潮热,如此者,其外为解,可攻其里。若手足濈然汗出者,此大便已坚,属承气汤。其热不潮,未可与承气汤。若腹满大而不大便者,属小承气汤,微和胃气,勿令至大下。

阳明病,谵语,发潮热,其脉滑疾,如此者,属承气汤。因与承气汤一升,腹中转失气者,复与一升;如不转失气者,勿更与之。明日又不大便,脉反微涩者,此为里虚,为难治,不可更与承气汤。

二阳并病,太阳证罢,但发潮热,手足漐漐汗出,大便难而谵语者,下之愈,属承气汤证。

病人小便不利,大便乍难乍易,时有微热,喘冒不能卧者,有燥屎也,属承气汤证。

## 病发汗吐下以后证第八

师曰:病人脉微而涩者,此为医所病也。大发其汗,又数大下之,其人亡血,病当恶寒而发热,无休止时。夏月盛热而与仲景作欲著复衣,冬月盛寒而与仲景作欲裸其体。所以然者,阳微即恶寒,阴弱即发热,故仲景作医发其汗,使阳气微,又大下之,令阴气弱。五月之时,阳气在表,胃中虚冷,以阳气内微,不能胜冷,故与仲景作欲著复衣。十一月之时,阳气在里,胃中烦热,以阴气内弱,不能胜热,故与仲景作欲裸其体。又阴脉迟涩,故知亡血。

太阳病三日,已发其汗,吐下、温针而不解,此为坏病,桂枝复不中与也。观其脉证,知犯何逆,随证而治之。

脉浮数,法当汗出而愈,而下之,则身体重,心悸,不可发其汗,当自汗出而解。所以然者,尺中脉微,此里虚,须表里实,津液和,即自汗出愈。

凡病若发汗,若吐,若下,若亡血,无津液,而阴阳自和者,必自愈。

大下后,发汗,其人小便不利,此亡津液,勿治,其小便利,必自愈。

下以后,复发其汗,必振寒,又其脉微细。所以然者,内外俱虚故也。

太阳病,先下而不愈,因复发其汗,表里俱虚,其人因冒。冒家当汗出自愈。所以然者,汗出表和故也。表和,然后下之。

得病六七日,脉迟浮弱,恶风寒,手足温。医再三下之,不能多多一作食,其人胁下满,面目及身黄,颈项强,小便难,与柴胡汤,后必下重,本渴,饮水而呕,柴胡汤复不中与也,食谷者哕。

太阳病,二三日,终不能卧,但欲起者,心下必结,其脉微弱者,此本寒也。而反下之,利止者,必结胸;未止者,四五日复重下之。此挟热利也。

太阳病,下之,其脉促,不结胸者,此为欲解。其脉浮者,必结胸。其脉紧者,必咽痛。其脉弦者,必两胁拘急。其脉细而数者,头痛未止。其脉沉而紧者,必欲呕。其脉沉而滑者,挟热利。其脉浮而滑者,必下血。

太阳少阳并病,而反下之,成结胸,心下坚,下利不复止,水浆不肯下,其人必心烦。

脉浮紧,而下之,紧反入里,则作痞,按之自濡,但气痞耳。

伤寒吐下、发汗,虚烦,脉甚微,八九日心下痞坚,胁下痛,气上冲咽喉,眩冒,经脉动惕者,久而成痿。

阳明病,不能食,下之不解,其人不能食,攻其热必哕。所以然者,胃中虚冷故也。

阳明病,脉迟,食难用饱,饱即发烦、头眩者,必小便难,此欲作谷疸。虽下之,其腹满如故耳。所以然者,脉迟故也。

太阳病,寸缓关浮尺弱,其人发热而汗出,复恶寒,不呕,但心下痞者,此为医下之也。

伤寒,大吐大下之,极虚,复极汗者,其人外气怫郁,复与之水,以发其汗,因得哕。所以然者,胃中寒冷故也。

吐、下、发汗后,其人脉平,而小烦者,以新虚不胜谷气故也。

太阳病,医发其汗,遂发热而恶寒,复下之,则心下痞。此表里俱虚,阴阳气并竭,无阳则阴独。复加火针,因而烦,面色青黄,肤瞤,如此者,为难治。今色微黄,手足温者,易愈。

服桂枝汤,下之,头项强痛,翕翕发热,无汗,心下满微痛,小便不利,属桂枝去桂加茯苓术汤。

太阳病,先发其汗,不解,而下之,其脉浮者,不愈。浮为在外,而反下之,故令不愈。今脉浮,故在外,当解其外则愈,属桂枝汤。下以后,复发其汗者,则昼日烦躁不眠,夜而安静,不呕不渴,而无表证,其脉沉微,身无大热,属干姜附子汤。

伤寒吐、下、发汗后,心下逆满,气上撞胸,起即头眩,其脉沉紧,发汗即动经,身为振摇,属茯苓桂枝术甘草汤。

发汗、吐、下以后,不解,烦躁,属茯苓四逆汤。

伤寒发汗、吐、下后,虚烦不得眠。剧者,反覆颠倒,心中懊憹,属栀子汤。若少气,栀子甘草汤。若呕,栀子生姜汤。若腹满者,栀子厚朴汤。

发汗若下之,烦热,胸中塞者,属栀子汤证。

太阳病,过经十余日,心下温温欲吐而胸中痛,大便反溏,其腹微满,郁郁微烦,先时自极吐下者,与承气汤。不尔者,不可与。欲呕,胸中痛,微溏,此非柴胡汤证,以呕故知极吐下也。

太阳病,重发其汗,而复下之,不大便五六日,舌上燥而渴,日晡所小有潮热,从心下至少腹坚满，而痛不可近，属大陷胸汤。

伤寒五六日，其人已发汗，而复下之，胸胁满微结，小便不利，渴而不呕，但头汗出，往来寒热，心烦，此为未解，属柴胡桂枝干姜汤。

伤寒汗出，若吐下，解后，心下痞坚，噫气不除者，属旋覆代赭汤。

大下已后，不可更行桂枝汤。汗出而喘，无大热，可以麻黄杏子甘草石膏汤。

伤寒大下后，复发其汗，心下痞，恶寒者，表未解也。不可攻其痞，当先解表，表解，乃攻其痞。解表属桂枝汤，攻痞属大黄黄连泻心汤。

伤寒吐下后，七八日不解，热结在里，表里俱热，时时恶风，大渴，舌上干燥而烦，欲饮水数升，属白虎汤。

伤寒吐下后未解，不大便五六日至十余日，其人日晡所发潮热，不恶寒，独语如见鬼神之状。若剧者，发则不识人，循衣妄撮，怵惕不安，微喘直视，脉弦者生，涩者死。微者，但发热谵语，属承气汤。若下者，勿复服。

三阳合病，腹满身重，难以转侧，口不仁，面垢，谵语，遗溺。发汗则谵语，下之则额上生汗，手足厥冷，自汗，属白虎汤证。

阳明病，其脉浮紧，咽干口苦，腹满而喘，发热汗出，而不恶寒，反偏恶热，其身体重，发其汗即躁，心愦愦而反谵语。加温针，必怵惕，又烦躁不得眠。下之，即胃中空虚，客气动膈，心中懊侬，舌上苔者，属栀子汤证。

阳明病，下之，其外有热，手足温，不结胸，心中懊侬，若饥不能食，但头汗出，属栀子汤证。

阳明病，下之，心中懊侬而烦，胃中有燥屎者，可攻。其人腹微满，头坚后溏者，不可下之。有燥屎者，属承气汤证。

太阳病，吐下发汗后，微烦，小便数，大便因坚，可与小承气汤和之，则愈。

大汗若大下，而厥冷者，属四逆汤证。

太阳病，下之，其脉促胸满者，属桂枝去芍药汤。若微寒，属桂枝去芍药加附子汤。

伤寒五六日，大下之，身热不去，心中结痛者，未欲解也，属栀子汤证。

伤寒下后，烦而腹满，卧起不安，属栀子厚朴汤。

伤寒，医以丸药大下之，身热不去，微烦，属栀子干姜汤。

伤寒，医下之，续得下利，清谷不止。身体疼痛，急当救里。身体疼痛，清便自调，急当救表。救里宜四逆汤，救表宜桂枝汤。

太阳病，过经十余日，反再三下之，后四五日，柴胡证续在，先与小柴胡汤。呕止小安。呕止小安，一云：呕不止，心下急。其人郁郁微烦者，为未解，与大柴胡汤，下者止。伤寒，十三日不解，胸胁满而呕，日晡所发潮热，而微利。此本当柴胡汤下之，不得利，今反利者，故知医以丸药下之，非其治也。潮热者，实也，先再服小柴胡汤，以解其外，后属柴胡加芒硝汤。伤寒十三日，过经而谵语，内有热也，当以汤下之。小便利者，大便当坚，而反利，其脉调和者，知医以丸药下之，非其治也。自利者，其脉当微，厥，今反和者，此为内实，属承气汤证。

伤寒八九日，下之，胸满烦惊，小便不利，谵语，一身不可转侧，属柴胡加龙骨牡蛎汤。

火逆下之，因烧针烦躁，属桂枝甘草龙骨牡蛎汤。

太阳病，脉浮而动数，浮则为风，数则为热，动则为痛，数则为虚。头痛发热，微盗汗出，而反恶寒，其表未解。医反下之，动数则迟，头痛即眩一云膈内拒痛，胃中空虚，客气动膈，短气躁烦，心中懊憹，阳气内陷，心下因坚，则为结胸，属大陷胸汤。若不结胸，但头汗出，其余无有，齐颈而还，小便不利，身必发黄。

伤寒五六日，呕而发热，柴胡汤证具，而以他药下之，柴胡证仍在，复与柴胡汤。此虽已下，不为逆也。必蒸蒸而振，却发热汗出而解。若心下满而坚痛者，此为结胸，属大陷胸汤。若但满而不痛者，此为痞，柴胡复不中与也。属半夏泻心汤。

本以下之，故心下痞，与之泻心。其痞不解，其人渴而口燥，小便不利者，属五苓散。一方言忍之，一日乃愈。

伤寒中风，医反下之，其人下利日数十行，谷不化，腹中雷鸣，心下痞坚而满，干呕而烦，不能得安。医见心下痞，为病不尽，复重下之，其痞益甚，此非结热，但胃中虚，客气上逆，故使之坚，属甘草泻心汤。

伤寒，服汤药，而下利不止，心下痞坚，服泻心汤已。后以他药下之，利不止，医以理中与之，利益甚。理中，理中焦，此利在下焦，属赤石脂禹余粮汤。若不止者，当利其小便。

太阳病，外证未除，而数下之，遂挟热而利不止，心下痞坚，表里不解，属桂枝人参汤。

伤寒吐后，腹满者，与承气汤。

病者无表里证，发热七八日，脉虽浮数者，可下之。假令下已，脉数不解，今热则消谷喜饥，至六七日不大便者，有瘀血，属抵当汤。若脉数不解，而不止，必夹血，便脓血。

太阳病，医反下之，因腹满时痛，为属太阴，属桂枝加芍药汤。大实痛，属桂枝加大黄汤。

伤寒六七日，其人大下后，脉沉迟，手足厥逆，下部脉不至，喉咽不利，唾脓血，泄利不止，为难治，属麻黄升麻汤。

伤寒，本自寒下，医复吐下之，寒格更遂吐一本作更逆吐下，食入即出，属干姜黄芩黄连人参汤。

## 病可温证第九

大法，冬宜服温热药及灸。

师曰：病发热头痛，脉反沉。若不差，身体更疼痛，当救其里，宜温药，四逆汤。

下利，腹满，身体疼痛，先温其里，宜四逆汤。

自利，不渴者，属太阴，其脏有寒故也。当温之，宜四逆辈。

少阴病，其人饮食入则吐，心中温温欲吐，复不能吐。始得之，手足寒，脉弦迟。若膈上有寒饮，干呕者，不可吐，当温之，宜四逆汤。

少阴病，脉沉者，急当温之，宜四逆汤。

下利，欲食者，就当温之。

下利，脉迟紧，为痛未欲止，当温之。得冷者满，而便肠垢。

下利，其脉浮大，此为虚，以强下之故也。设脉浮革，因尔肠鸣，当温之，宜当归四逆汤。

少阴病，下利，脉微涩者，即呕汗出，必数更衣，反少，当温之。

伤寒，医下之，续得下利，清谷不止，身体疼痛，急当救里，宜温之，以四逆汤。

## 病不可灸证第十

微数之脉，慎不可灸，因火为邪，则为烦逆，追虚逐实，血散脉中，火气虽微，内攻有力，焦骨伤筋，血难复也。

脉浮，当以汗解，而反灸之，邪无从去，因火而盛，病从腰以下，必当重而痹，此为火逆。若欲自解，当先烦，烦乃有汗，随汗而解。何以知之？脉浮，故知汗出当解。

脉浮，热甚，而灸之，此为实，实以虚治，因火而动，咽燥必唾血。

## 病可灸证第十一

烧针令其汗，针处被寒，核起而赤者，必发贲豚。气从少腹上撞者，灸其核上一壮一本作各一壮，与桂枝加桂汤。

少阴病，得之一二日，口中和，其背恶寒者，当灸之。

少阴病，其人吐利，手足不逆，反发热，不死。脉不至者，灸其少阴七壮。

少阴病，下利，脉微涩者，即呕汗出，必数更衣，反少，当温其上，灸之一云灸厥阴可五十壮。

诸下利，皆可灸足大都五壮一云七壮，商丘、阴陵泉皆三壮。

下利，手足厥，无脉，灸之不温，反微喘者，死。少阴负趺阳者，为顺也。

伤寒六七日，其脉微，手足厥，烦躁，灸其厥阴。厥不还者，死。

伤寒，脉促，手足厥逆，可灸之。为可灸少阴、厥阴，主逆。

## 病不可刺证第十二

大怒无刺大，一作新，已刺无怒已，一作新。新内无刺，已刺无内。大劳无刺大，一作新，已刺无劳。大醉无刺，已刺无醉。大饱无刺，已刺无饱。大饥无刺，已刺无饥。大渴无刺，已刺无渴。无刺大惊，无刺熇熇之热，无刺漉漉之汗，无刺浑浑之脉。身热甚，阴阳皆争者，勿刺也。其可刺者，急取之，不汗则泄。所谓勿刺者，有死征也。无刺病与脉相逆者。上工刺未生，其次刺未盛，其次刺已衰。粗工逆此，谓之伐形。出《九卷》

## 病可刺证第十三

太阳病，头痛，至七日，自当愈，其经竟故也。若欲作再经者，当针足阳明，使经不传则愈。

太阳病，初服桂枝汤，而反烦不解者，当先刺风池、风府，乃却与桂枝汤则愈。

伤寒，腹满而谵语，寸口脉浮而紧者，此为肝乘脾，名纵，当刺期门。

伤寒，发热，啬啬恶寒，其人大渴，欲饮酢浆者，其腹必满，而自汗出，小便利，其病欲解。此为肝乘肺，名曰横，当刺期门。

阳明病，下血而谵语，此为热入血室。但头汗出者，当刺期门，随其实而泻之，濈然汗出者则愈。

妇人中风，发热恶寒，经水适来，得之七八日，热除，脉迟，身凉，胸胁下满，如结胸状，其人谵语，此为热入血室。当刺期门，随其虚实而取之。《平病》云：热入血室，无犯胃气及上三焦。与此相反，岂谓药不谓针耶。

太阳与少阳并病，头痛，颈项强而眩，时如结胸，心下痞坚，当刺大杼第一间，肺俞、肝俞，慎不可发汗，发汗则谵语，谵语则脉弦。谵语五日不止，当刺期门。

少阴病，下利，便脓血者，可刺。

妇人伤寒，怀身腹满，不得小便，加从腰以下重，如有水气状，怀身七月，太阴当养不养，此心气实，当刺泻劳宫及关元，小便利则愈。

伤寒，喉痹，刺手少阴。少阴在腕，当小指后动脉是也。针入三分，补之。

问曰：病有汗出而身热烦满，烦满不为汗解者何？对曰：汗出而身热者，风也；汗出而烦满不解者，厥也，病名曰风厥也。太阳主气，故先受邪，少阴与为表里也。得热则上从之，从之则厥。治之，表里刺之，饮之汤。

热病三日，气口静，人迎躁者，取之诸阳五十九刺，以泻其热，而出其汗，实其阴，以补其不足。所谓五十九刺者，两手外内侧各三，凡十二痏；五指间各一，凡八痏；足亦如是；头入发一寸傍三分，各三，凡六痏；更入发三寸，边各五，凡十痏；耳前后、口下、项中各一，凡六痏；巅上一。

热病先肤痛，窒鼻充面，取之皮，以第一针五十九。苛菌为轸一云苛轸鼻，索皮于肺，不得，索之火。火，心也。

热病，嗌干多饮，善惊，卧不能安，取之肤肉，以第六针五十九。目眦赤，索肉于脾，不得，索之木。木，肝也。

热病而胸胁痛，手足躁，取之筋间，以第四针针于四达一作逆，筋辟目浸，索筋于肝，不得，索之金。金，肺也。

热病数惊，瘈疭而狂，取之脉，以第四针急泻有余者。癫疾，毛发去，索血一作脉于心，不得，索之水。水，肾也。

热病而身重骨痛，耳聋而好瞑，取之骨，以第四针五十九。骨病食啮牙齿，耳清，索骨于肾，无一本作不得，索之土。土，脾也。

热病，先身涩傍敦傍敦《太素》作倚，烦闷，干唇嗌，取之以第一针五十九。肤胀，口干，寒汗。

热病，头痛，摄摄一作颞颥目脉紧，善衄，厥热也。取之以第三针，视有余不足，寒热病。

热病，体重，肠中热，取之以第四针，于其输及下诸指间，索气于胃络，得气也。

热病，侠脐痛急，胸胁支满。取之涌泉与太阴、阳明一云阴陵泉，以第四针，针嗌里。

热病而汗且出，及脉顺可汗者，取之鱼际、太渊、大都、太白。泻之则热去，补之则汗出。汗出太甚者，取踝上横纹以止之。

热病七日、八日，脉口动，喘而眩者，急刺之。汗且自出，浅刺手大指间。

热病，先胸胁痛，手足躁，刺足少阳，补手太阴，病甚，为五十九刺。

热病，先手臂痛，刺手阳明、太阴而汗出止。

热病，始于头首者，刺项太阳而汗出止。

热病，先身重骨痛，耳聋目瞑，刺足少阴，病甚，为五十九刺一云刺少阳。

热病，先眩冒而热，胸胁满。刺足少阴、少阳。

热病，始足胫者，先取足阳明而汗出。

## 病不可水证第十四

发汗后，饮水多者，必喘。以水灌之，亦喘。

伤寒，大吐、大下之，极虚，复极汗者，其人外气怫郁，复与之水，以发其汗，因得哕。所以然者，胃中寒冷故也。

阳明病，潮热，微坚，可与承气汤。不坚，勿与之。若不大便六七日，恐有燥屎，欲知之法，可与小承气汤。若腹中不转失气者，此为但头坚后溏，不可攻之，攻之必腹满，不能食，欲饮水者，即哕。

阳明病，若胃中虚冷，其人不能食，饮水即哕。

下利，其脉浮大，此为虚，以强下之故也。设脉浮革，因尔肠鸣，当温之，与水即哕。

病在阳，当以汗解，而反以水噀之，若灌之，其热却不得去，益烦，皮上粟起，意欲饮水，反不渴，宜文蛤散。若不差，与五苓散。若寒实结胸，无热证者，与三物小陷胸汤、白散亦可。身热皮粟不解，欲引衣自覆，若以水噀之洗之，益令热却不得出。当汗而不汗，即烦。假令汗出已，腹中痛，与芍药三两，如上法。

寸口脉浮大，医反下之，此为大逆。浮即无血，大即为寒，寒气相搏，即为肠鸣。医乃不知，而反饮水，令汗大出，水得寒气，冷必相搏，其人即䬃。

寸口脉濡而弱，濡即恶寒，弱即发热，濡弱相搏，脏气衰微，胸中苦烦，此非结热，而反薄居水渍布，冷铫贴之。阳气遂微，诸腑无所依，阴脉凝聚，结在心下，而不肯移，胃中虚冷，水谷不化，小便纵通，复不能多，微则可救，聚寒心下，当奈何也。

## 病可水证第十五

太阳病，发汗后，若大汗出，胃中干燥，烦不得眠，其人欲饮水，当稍饮之，令胃中和，则愈。

厥阴病，渴欲饮水者，与水饮之即愈。太阳病，寸口缓，关上小浮，尺中弱，其人发热而汗出，复恶寒，不呕，但心下痞者，此为医下也。若不下，其人复不恶寒而渴者，为转属阳明。小便数者，大便即坚，不更衣十日，无所苦也。欲饮水者，但与之，当以法救渴，宜五苓散。

寸口脉洪而大，数而滑，洪大则荣气长，滑数则胃气实，荣长则阳盛，怫郁不得出身，胃实则坚难，大便则干燥，三焦闭塞，津液不通，医发其汗，阳盛不周，复重下之，胃燥热蓄，大便遂摈，小便不利，荣卫相搏，心烦发热，两眼如火，鼻干面赤，舌燥齿黄焦，故大渴。过经成坏病，针药所不能制，与水灌枯槁，阳气微散，身寒温衣覆，汗出表里通，然其病即除。形脉多不同，此愈非法治，但医所当慎，妄犯伤荣卫。

霍乱而头痛发热，身体疼痛，热多欲饮水，属五苓散。

呕吐而病在膈上，后必思水者，急与猪苓散。饮之水，亦得也。

## 病不可火证第十六

太阳中风，以火劫发其汗，邪风被火热，血气流泆，失其常度，两阳相熏灼，其身发黄。阳盛则欲衄，阴虚小便难，阴阳俱虚竭，身体则枯燥，但头汗出，齐颈而还，腹满而微喘，口干咽烂，或不大便，久则谵语，甚者至哕，手足躁扰，循衣摸床，小便利者，其人可治。

太阳病，医发其汗，遂发热而恶寒，复下之，则心下痞，此表里俱虚。阴阳气并竭，无阳则阴独，复加火针，因而烦，面色青黄，肤瞤。如此者为难治。今色微黄，手足温者愈。

伤寒，加温针必惊。

阳脉浮，阴脉弱，则血虚，血虚则筋伤。其脉沉者，荣气微也。其脉浮，而汗出如流珠者，卫气衰也。荣气微，加烧针，血留不行，更发热而躁烦也。

伤寒，脉浮，而医以火迫劫之，亡阳，惊狂，卧起不安，属桂枝去芍药加蜀漆牡蛎龙骨救逆汤。

问曰：得病十五、十六日，身体黄，下利，狂欲走。师脉之，言当下清血如豚肝，乃愈。后如师言，何以知之？师曰：寸口脉阳浮阴濡弱，阳浮则为风，阴濡弱为少血，浮虚受风，少血发热，恶寒洒淅，项强头眩。医加火熏，郁令汗出，恶寒遂甚，客热因火而发，怫郁蒸肌肤，身目为黄，小便微难，短气，从鼻出血；而复下之，胃无津液，泄利遂不止；热瘀在膀胱，蓄结成积聚，状如豚肝。当下未下，心乱迷愦，狂走赴水，不能自制。蓄血若去，目明心了。此皆医所为，无他祸患，微轻得愈，极者不治。

伤寒，其脉不弦紧而弱者，必渴，被火必谵言。弱者发热，脉浮，解之，当汗出愈。

太阳病，以火熏之，不得汗，其人必躁，到经不解，必有清血。

阳明病，被火，额上微汗出，而小便不利，必发黄。

阳明病，其脉浮紧，咽干口苦，腹满而喘，发热汗出而不恶寒，反偏恶热，其身体重，发其汗则躁，心愦愦而反谵语。加温针必怵惕，又烦躁不得眠。

少阴病，欬而下利，谵语，是为被火气劫故也。少便必难，为强责少阴汗出。

太阳病二日，而烧瓦熨其背，大汗出，火气入胃，胃中竭燥，必发谵语。十余日振而反汗出者，此为欲解。其汗从腰以下不得汗，其人欲小便，反不得，呕欲失溲，足下恶风，大便坚者，小便当数，而反不数及多，便已，其头卓然而痛，其人足心必热，谷气下流故也。

## 病可火证第十七

下利,谷道中痛,当温之以火,宜熬末盐熨之。一方,炙枳实熨之。

## 热病阴阳交并少阴厥逆阴阳竭尽生死证第十八

问曰:温病,汗出辄复热,而脉躁疾,不为汗衰,狂言,不能食,病名为何?对曰:名曰阴阳交。交者,死。人所以汗出者,生于谷,谷生于精。今邪气交争于骨肉而得汗者,是邪却而精胜。精胜则当能食而不复热。热者,邪气也。汗者,精气也。今汗出而辄复热者,邪胜也。不能食者,精无俾也。汗而热留者,寿可立而倾也。

夫汗出而脉尚躁盛者,死。此今脉不与汗相应,此不胜其病也。狂言者,是失志,失志者,死。有三死,不见一生,虽愈必死。

热病,已得汗,而脉尚躁盛,此阳脉之极也,死。其得汗而脉静者,生也。

热病,脉尚躁盛,而不得汗者,此阳脉之极也,死。脉躁盛得汗者,生也。

热病,已得汗,而脉尚躁,喘且复热,勿肤刺,喘甚者,死。

热病,阴阳交者,死。

热病,烦已而汗,脉当静。

太阳病,脉反躁盛者,是阴阳交,死。复得汗,脉静者,生。

热病,阴阳交者,热烦身躁,太阴寸口脉两冲尚躁盛,是阴阳交,死。得汗脉静者,生。

热病,阳进阴退,头独汗出,死。阴进阳退,腰以下至足汗出,亦死。阴阳俱进,汗出已,热如故,亦死。阴阳俱退,汗出已,寒栗不止,鼻口气冷,亦死。上热病,阴阳交部。

热病,所谓并阴者,热病已得汗,因得泄,是谓并阴,故治治,一作活。

热病,所谓并阳者,热病已得汗,脉尚躁盛,大热,汗之,虽不汗出,若衄,是谓并阳,故治。上热病并阴阳部。

少阴病,恶寒,蜷而利,手足逆者,不治。

少阴病,下利止而眩,时时自冒者,死。

少阴病,其人吐利,躁逆者,死。

少阴病,四逆,恶寒而蜷,其脉不至,其人不烦而躁者,死。

少阴病六七日,其人息高者,死。

少阴病,脉微细沉,但欲卧,汗出不烦,自欲吐。五六日自利,复烦躁,不得卧寐者，死。

少阴病，下利，若利止，恶寒而蜷，手足温者，可治。

少阴病，恶寒而蜷，时时自烦，欲去其衣被者，可治。

少阴病，下利止，厥逆无脉，干烦一本作干呕。服汤药，其脉暴出者，死。微细者，生。上少阴部。

伤寒六七日，其脉微，手足厥，烦躁，灸其厥阴。厥不还者，死。

伤寒，下利，厥逆，躁不能卧者，死。

伤寒，发热，下利至厥不止者，死。

伤寒，厥逆，六七日不利，便发热而利者，生。其人汗出，利不止者，死。但有阴无阳故也。

伤寒五六日，不结胸，腹濡，脉虚，复厥者，不可下。下之，亡血，死。

伤寒，发热而厥，七日，下利者，为难治。上厥逆部。

热病，不知所痛，不能自收，口干，阳热甚，阴颇有寒者，热在髓，死不治。

热病在肾，令人渴，口干，舌焦黄赤，昼夜欲饮不止，腹大而胀，尚不厌饮，目无精光，死不治。

脾伤，即中风，阴阳气别离，阴不从阳，故以三分，候其死生。

伤寒，欬逆上气，其脉散者，死。谓其人形损故也。

伤寒，下利，日十余行，其人脉反实者，死。

病者胁下素有痞，而不在脐傍，痛引少腹，入阴侠阴筋，此为脏结，死。

夫实则谵语，虚则郑声。郑声者，重语是也。直视、谵语、喘满者，死。若下利者，亦死。

结胸证悉具而躁者，死。

吐舌下卷者，死。唾如胶者，难解。舌头四边，徐有津液，此为欲解。病者至经，上唇有色，脉自和，为欲解。色急者，未解。上阴阳竭尽部。

## 重实重虚阴阳相附生死证第十九

问曰：何谓虚实？对曰：邪气盛则实，精气夺则虚。重实者，言大热，病气热，脉满，是谓重实。

问曰：经络俱实，何如？对曰：经络皆实，是寸脉急而尺缓也，皆当俱治。故曰滑则顺，涩则逆。夫虚实者，皆从其物类始，五脏骨肉滑利，可以长久。寒气暴上，脉满实。实而滑，顺则生，实而涩，逆则死。形尽满，脉急大坚，尺满而不应，顺则生，逆则死。所谓顺者，手足温。所谓逆者，手足寒也。

问曰：何谓重虚？对曰：脉虚、气虚、尺虚，是谓重虚也。所谓气虚者，言无常也；尺虚者，行步匡然也；脉虚者，不象阴也。如此者，滑则生，涩则死。气虚者，肺虚也；气逆者，足寒也。非其时则生，当其时则死，余脏皆如此也。

脉实满，手足寒，头热者，春秋则生，冬夏则死。脉浮而涩，涩而身有热者，死。络气不足，经气有余，脉热而尺寒，秋冬为逆，春夏为顺。经虚络满者，尺热满而寒涩，春夏死，秋冬生。络满经虚，灸阴刺阳；经满络虚，刺阴灸阳。

问曰：秋冬无极阴，春夏无极阳，何谓也？对曰：无极阳者，春夏无数虚阳明，阳明虚则狂。无极阴者，秋冬无数虚太阴，太阴虚则死。上重实重虚部。

热病，所谓阳附阴者，腰以下至足热，腰以上寒，阴气下争，还心腹满者，死。所谓阴附阳者，腰以上至头热，腰以下寒，阳气上争，还得汗者，生。上阴阳相附部。

## 热病生死期日证第二十

太阳之脉，色荣颧骨，热病也。荣未夭，曰今且得汗，待时自已。与厥阴脉争见者，死期不过三日，其热病气内连肾。少阳之脉，色荣颊前，热病也。荣未夭，曰今且得汗，待时自已。与少阴脉争见者，死期不过三日。

热病七八日，脉微小，病者溲血，口中干，一日半而死。脉代者，一日死。

热病七八日，脉不躁喘，不数，后三日中有汗。三日不汗，四日死。未曾汗，勿肤刺肤，一作庸。

热病三四日，脉不喘，其动均者，身虽烦热，今自得汗，生。传曰：始腑入脏，终阴复还阳，故得汗。

热病七八日，脉不喘，其动均者，生。微热在阳不入阴，今自汗也。

热病七八日，脉不喘，动数均者，病当喑。期三日不得汗，四日死。

热病，身面尽黄而肿，心热，口干，舌卷，焦黄黑，身麻臭，伏毒伤肺。中脾者，死。

热病，瘈疭，狂言，不得汗，瘈疭不止，伏毒伤肝。中胆者，死。

热病，汗不出，出不至足，呕胆，吐血，善惊不得卧，伏毒在肝。腑足少阳者，死。

## 热病十逆死证第二十一

热病，腹满瞋胀，身热者，不得大小便，脉涩小疾，一逆见，死。

热病，肠鸣腹满，四肢清，泄注，脉浮大而洪不已，二逆见，死。

热病，大衄不止，腹中痛，脉浮大绝，喘而短气，三逆见，死。

热病，呕且便血，夺形肉，身热甚，脉绝动疾，四逆见，死。

热病，欬喘，悸眩，身热，脉小疾，夺形肉，五逆见，死。

热病，腹大而胀，四肢清，夺形肉，短气，六逆见，一旬内死。

热病，腹胀便血，脉大，时时小绝，汗出而喘，口干舌焦，视不见人，七逆见，一旬死。

热病，身热甚，脉转小，欬而便血，目眶陷，妄言，手循衣缝，口干，躁扰不得卧，八逆见，一时死。

热病，瘈疭，狂走，不能食，腹满，胸痛，引腰脐背，呕血，九逆见，一时死。

热病，呕血，喘欬，烦满，身黄，其腹鼓胀，泄不止，脉绝，十逆见，一时死。

## 热病五脏气绝死日证第二十二

热病，肺气绝，喘逆，欬唾血，手足腹肿，面黄，振栗不能言语，死。魄与皮毛俱去，故肺先死，丙日笃，丁日死。

热病，脾气绝，头痛，呕宿汁，不得食，呕逆吐血，水浆不得入，狂言谵语，腹大满，四肢不收，意不乐，死。脉与肉气俱去，故脾先死，甲日笃，乙日死。

热病，心主气绝，烦满，骨痛一作瘈，嗌肿，不可咽，欲欬不能欬，歌哭而笑，死。神与荣脉俱去，故心先死。壬日笃，癸日死。

热病，肝气绝，僵仆，足不安地，呕血，恐惧，洒淅恶寒，血妄出，遗屎溺，死。魂与筋血俱去，故肝先死。庚日笃，辛日死。

热病，肾气绝，喘悸，吐逆，肿疽，尻痈，目视不明，骨痛，短气，喘满，汗出如珠，死。精与骨髓俱去，故肾先死。戊日笃，己日死。

故外见瞳子青小，爪甲枯，发堕，身涩，齿挺而垢，人皮面厚尘黑，欬而唾血，渴欲数饮，大满，此五脏绝，表病也。

## 热病至脉死日证第二十三

热病，脉四至，三日死。脉四至者，平人一至，病人脉四至也。

热病，脉五至，一日死。时一大至，半日死。忽忽闷乱者，死。

热病，脉六至，半日死。忽急疾大至，有顷死。

## 热病脉损死日证第二十四

热病，脉四损，三日死。所谓四损者，平人四至，病人脉一至，名曰四损。

热病，脉五损，一日死。所谓五损者，平人五至，病人脉一至，名曰五损。

热病，脉六损，一时死。所谓六损者，平人六至，病人脉一至，名曰六损。若绝不至，或久乃至，立死。

治伤寒形证所宜进退。晋王叔和集仲景评脉要论。

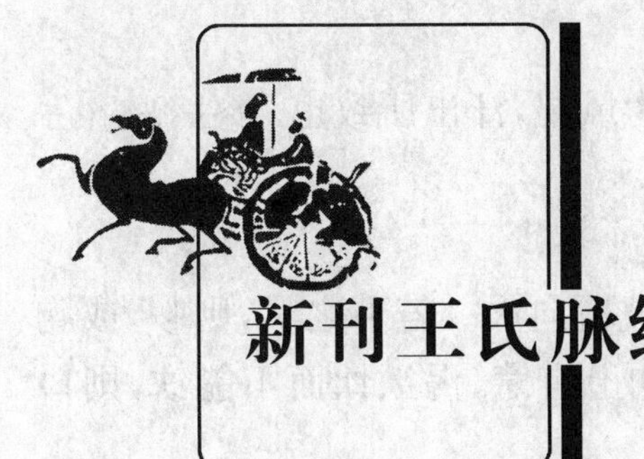

# 新刊王氏脉经卷第八

朝散大夫守光禄卿直秘阁判登闻检院
上护军臣林亿等类次

## 平卒尸厥脉证第一

寸口沉大而滑，沉则为实，滑则为气，实气相搏，血气入于脏即死，入于腑即愈，此为卒厥。不知人，唇青身冷，为入脏，即死；如身温和，汗自出，为入腑，而复自愈。

## 平痓湿暍脉证第二痓一作痉

太阳病，发热无汗，而反恶寒者，名刚痓。

太阳病，发热汗出，而不恶寒者，名柔痓一云恶寒。

太阳病，发热，其脉沉而细者，为痓。

太阳病，发其汗，因致痓。论云：发其汗太多，因致痓。

病者身热足寒，颈项强急，恶寒，时头热，面赤，目脉赤，独头动摇者，为痓。论云：独头面摇，卒口噤，背反张者，痓病也。

太阳病，无汗，而小便反少，气上冲胸，口噤不得语，欲作刚痓，葛根汤主之。

刚痓为病，胸满口噤，卧不著席，脚挛急，其人必齘齿，可与大承气汤。

痓病，发其汗已，其脉浛浛如蛇，暴腹胀大者，为欲解。脉如故，反伏弦者，必痓。一云：痓脉出欲已。

痓脉来，按之筑筑而弦，直上下行。

痓家，其脉伏坚，直上下。

夫风病，下之则痓。复发其汗，必拘急。

太阳病，其证备，身体强几几然，脉沉迟，此为痓，栝蒌桂枝汤主之。

痓病，有灸疮，难疗。

疮家，虽身疼痛，不可发其汗，汗出则痓。

太阳病，关节疼烦，脉沉而缓者，为中湿。论云：中湿为湿痹之候，其人小便不利，大便反快，但当利其小便。

病者一身尽疼一云疼烦，发热，日晡即剧，此为风湿，汗出所致也。论云：此病伤于汗出当风，或久伤取冷所致。

湿家之为病，一身尽疼，发热，而身色熏黄也。

湿家之为病，其人但头汗出，而背强，欲得被覆向火。若下之早，则哕，或胸满，小便利一云不利，舌上如苔，此为丹田有热，胸上有寒，渴欲饮而不能饮，则口燥也。

湿家下之，额上汗出，微喘，小便利一云不利者，死。若下利不止者，亦死。

问曰：风湿相搏，身体疼痛，法当汗出而解。值天阴雨不止，师云此可发汗，而其病不愈者，何也？答曰：发其汗，汗大出者，但风气去，湿气续在，是故不愈。若治风湿者，发其汗，微微似欲出汗者，则风湿俱去也。

湿家身烦疼，可与麻黄汤加术四两，发其汗为宜，慎不可以火攻之。

风湿，脉浮，身重、汗出恶风者，防己汤主之。

病人喘，头痛，鼻塞而烦，其脉大，自能饮食，腹中和，无病。病在头中寒湿，故鼻塞，内药鼻中即愈。论云：湿家病，身疼痛，发热，面黄而喘，头痛鼻窒而烦。

伤寒八九日，风湿相搏，身体疼痛，不能自转侧，不呕不渴，脉浮虚而涩者，桂枝附子汤主之。若其人大便鞕，小便自利者，术附子汤主之。

风湿相搏，骨节疼烦，掣痛不得屈伸，近之则痛剧，汗出短气，小便不利，恶风不欲去衣，或身微肿者，甘草附子汤主之。

太阳中热，暍是也。其人汗出恶寒，身热而渴也，白虎汤主之。

太阳中暍，身热疼重，而脉微弱。此以夏月伤冷水，水行皮肤中所致也。瓜蒂汤主之。

太阳中暍，发热恶寒，身重而疼痛，其脉弦细芤迟，小便已，洒洒然毛耸，手足逆冷，小有劳，身热，口前开，板齿燥。若发其汗，恶寒则甚；加温针，则发热益甚；数下之，淋复甚。

## 平阳毒阴毒百合狐惑脉证第三

阳毒为病，身重腰背痛，烦闷不安，狂言，或走，或见鬼，或吐血下痢，其脉浮大数，面赤斑斑如锦纹，喉咽痛，唾脓血。五日可治，至七日不可治也。有伤寒一二日便成阳毒。或服药吐、下后变成阳毒，升麻汤主之。

阴毒为病，身重背强，腹中绞痛，咽喉不利，毒气攻心，心下坚强，短气不得息，呕逆，唇青面黑，四肢厥冷，其脉沉细紧数，身如被打。五六日可治，至七日不可治也。或伤寒初病一二日，便结成阴毒。或服药六七日以上至十日，变成阴毒，甘草汤主之。

百合之为病，其状常默默欲卧，复不能卧，或如强健人，欲得出行，而复不能行，意欲得食，复不能食，或有美时，或有不用闻饮食臭时，如寒无寒，如热无热，朝至口苦，小便赤黄，身形如和，其脉微数。百脉一宗，悉病，各随证治之。百合病，见于阴者，以阳法救之；见于阳者，以阴法救之。见阳攻阴，复发其汗，此为逆，其病难治；见阴攻阳，乃复下之，此亦为逆，其病难治。《千金方》云：见在于阴而攻其阳，则阴不得解也，复发其汗为逆也。见在于阳而攻其阴，则阳不得解也，复下之，其病不愈。

狐惑为病，其状如伤寒，默默欲眠，目不得闭，卧起不安。蚀于喉为惑，蚀于阴为狐。狐惑之病，并不欲饮食，闻食臭，其面目乍赤、乍白、乍黑。其毒蚀于上者，则声喝，其毒蚀下部者，咽干。蚀于上部，泻心汤主之。蚀于下部，苦参汤淹洗之；蚀于肛者，雄黄熏之。

其人脉数，无热微烦，默默欲卧，汗出。初得三四日，目赤如鸠眼，得之七八日，目四眦黄黑，若能食者，脓已成也，赤小豆当归散主之。

病人或从呼吸上蚀其咽，或从下焦蚀其肛阴。蚀上为惑，蚀下为狐。狐惑病者，猪苓散主之。

## 平霍乱转筋脉证第四

问曰：病有霍乱者何？师曰：呕吐而利，此为霍乱。

问曰：病者发热，头痛，身体疼，恶寒，而复吐利，当属何病？师曰：当为霍乱。霍乱吐利止，而复发热也。伤寒，其脉微涩，本是霍乱，今是伤寒，却四五日，至阴经上，转入阴必吐利。

转筋为病，其人臂脚直，脉上下行，微弦，转筋入腹，鸡屎白散主之。

## 平中风历节脉证第五

夫风之为病，当半身不遂，或但臂不遂者，此为痹。脉微而数，中风使然。

头痛脉滑者，中风，风脉虚弱也。

寸口脉浮而紧，紧则为寒，浮则为虚，虚寒相搏，邪在皮肤。浮者血虚，络脉空虚，贼邪不泻，或左或右，邪气反缓，正气则急，正气引邪，㖞僻不遂。邪在于络，肌肤不仁。邪在于经，则重不胜。邪入于腑，则不识人。邪入于脏，舌即难言，口吐于涎。

寸口脉迟而缓，迟则为寒，缓则为虚。荣缓则为亡血，卫迟则为中风。邪气中经，则身痒而瘾疹。心气不足，邪气入中，则胸满而短气。

趺阳脉浮而滑，滑则谷气实，浮则汗自出。

少阴脉浮而弱，弱则血不足，浮则为风，风血相搏，则疼痛如掣。

盛人脉涩小，短气，自汗出，历节疼，不可屈伸，此皆饮酒汗出当风所致也。

寸口脉沉而弱，沉则主骨，弱则主筋；沉则为肾，弱则为肝。汗出入水中，如水伤心，历节黄汗出，故曰历节也。

味酸则伤筋，筋伤则缓，名曰泄。咸则伤骨，骨伤则痿，名曰枯。枯泄相搏，名曰断泄。荣气不通，卫不独行，荣卫俱微，三焦无所御，四属断绝，身体羸瘦，独足肿大，黄汗出，胫冷，假令发热，便为历节也。病历节，疼痛不可屈伸，乌头汤主之。

诸肢节疼痛，身体尪羸，脚肿如脱，头眩短气，温温欲吐，桂枝芍药知母汤主之。

## 平血痹虚劳脉证第六

问曰：血痹从何得之？师曰：夫尊荣人，骨弱肌肤盛，重因疲劳汗出，卧不时动摇，加被微风，遂得之。形如风状巢原云：其状如被微风所吹，但以脉自微涩，在寸口、关上小紧，宜针引阳气，令脉和，紧去则愈。

血痹，阴阳俱微，寸口、关上微，尺中小紧，外证身体不仁，如风痹状，黄芪桂五物汤主之。

夫欲治病，当先知其证何趣，乃当攻之耳。

男子平人，脉大为劳。极虚亦为劳。

男子劳之为病，其脉浮大，手足暖，春夏剧，秋冬差，阴寒精自出，酸削不能行，少腹虚满。

人年五十、六十，其病脉大者，痹侠背行。苦肠鸣，马刀侠瘿者，皆为劳得之。

男子平人，脉虚弱细微者，喜盗汗出也。

男子面色薄者，主渴及亡血。卒喘悸，其脉浮者，里虚也。

男子脉虚沉弦，无寒热，短气，里急，小便不利，面色白，时时目瞑，此人喜衄，少腹满，此为劳使之然。

男子脉微弱而涩，为无子，精气清冷。

夫失精家，少腹弦急，阴头寒，目眶痛一云目眩，发落，脉极虚芤迟，为清谷，亡血，失精。

脉得诸芤动微紧，男子失精，女子梦交通，桂枝加龙骨牡蛎汤主之。

脉沉小迟，名脱气。其人疾行则喘喝，手足逆寒，腹满，甚则溏泄，食不消化也。

脉弦而大，弦则为减，大则为芤，减则为寒，芤则为虚，寒虚相搏，此名为革。妇人则半产、漏下，男子则亡血、失精。

## 平消渴小便利淋脉证第七

师曰：厥阴之为病，消渴，气上冲心，心中疼热，饥而不欲食，食即吐，下之不肯止。

寸口脉浮而迟，浮则为虚，迟则为劳。虚则卫气不足，迟则荣气竭。趺阳脉浮而数，浮则为气，数则消谷而紧《要略》紧作大坚，气盛则溲数，溲数则紧《要略》作坚。紧数相搏，则为消渴。

男子消渴，小便反多，以饮一斗，小便一斗，肾气丸主之。

师曰：热在一作结下焦则溺血，亦令人淋闭不通。淋之为病，小便如粟状，少腹弦急，痛引脐中。寸口脉细而数，数则为热，细则为寒，数为强吐。趺阳脉数，胃中有热，则消谷引食，大便必坚，小便则数。少阴脉数，妇人则阴中生疮，男子则气淋。

淋家不可发汗，发汗则必便血。

## 平水气黄汗气分脉证第八

师曰：病有风水，有皮水，有正水，有石水，有黄汗。风水其脉自浮，外证骨节疼痛，其人恶风；皮水，其脉亦浮，外证胕肿，按之没指，不恶风，其腹如鼓如鼓，一作如故不满，不渴，当发其汗；正水，其脉沉迟，外证自喘；石水，其脉自沉，外证腹满，不喘；黄汗，其脉沉迟，身体发热，胸满，四肢、头面肿，久不愈，必致痈脓。

脉浮而洪，浮则为风，洪则为气，风气相搏，风强则为瘾疹，身体为痒，痒为泄风，久为痂癞。气强则为水，难以俯仰。风气相击，身体洪肿，汗出乃愈。恶风则虚，此为风水；不恶风者，小便通利，上焦有寒，其口多涎，此为黄汗。

寸口脉沉滑者，中有水气，面目肿大有热，名曰风水。视人之目裹上微拥，如新卧起状，其颈脉动，时时欬，按其手足上，陷而不起者，风水。

太阳病，脉浮而紧，法当骨节疼痛，而反不疼，身体反重而酸，其人不渴，汗出即愈，此为风水。恶寒者，此为极虚，发汗得之。渴而不恶寒者，此为皮水。身肿而冷，状如周痹，胸中窒，不能食，反聚痛，暮躁不眠，此为黄汗。痛在骨节，欬而喘，不渴者，此为脾胀。其形如肿，发汗即愈。然诸病此者，渴而下利，小便数者，皆不可发汗。

风水，其脉浮，浮为在表，其人能食，头痛汗出，表无他病，病者言但下重，故从腰以上为和，腰以下当肿及阴，难以屈伸，防己黄芪汤主之。一云：风水，脉浮身重，汗出恶风者，防己黄芪汤主之。

风水，恶风，一身悉肿，脉浮不渴，续自汗出，而无大热者，越婢汤主之。

师曰：裹水者，一身面目洪肿，其脉沉。小便不利，故令病水。假如小便自利，亡津液，故令渴也，越婢加术汤主之。一云：皮水，其脉沉，头面浮肿，小便不利，故令病水。假令小便自利，亡津液，故令渴也。

皮水之为病，四肢肿，水气在皮肤中，四肢聂聂动者，防己茯苓汤主之。趺阳脉当伏，今反紧，本自有寒，疝瘕，腹中痛。医反下之，下之则胸满短气。

趺阳脉当伏，今反数，本自有热，消谷一作消渴，小便数，今反不利，此欲作水。

寸口脉浮而迟，浮脉热，迟脉潜，热潜相搏，名曰沉。趺阳脉浮而数，浮脉热，数脉止，热止相搏，名曰伏。沉伏相搏，名曰水。沉则络脉虚，伏则小便难，虚难相搏，水走皮肤，则为水矣。

寸口脉弦而紧，弦则卫气不行，卫气不行则恶寒，水不沾流，走在肠间。

少阴脉紧而沉，紧则为痛，沉则为水，小便即难。师曰：脉得诸沉者，当责有水，身体肿重。水病脉出者，死。

夫水病人，目下有卧蚕，面目鲜泽，脉伏，其人消渴。病水腹大，小便不利，其脉沉绝者，有水，可下之。

问曰：病下利后，渴饮水，小便不利，腹满因肿者，何也？

答曰：此法当病水，若小便自利及汗出者，自当愈。

水之为病，其脉沉小属少阴。浮者为风，无水虚胀者为气。水发其汗即已。沉者与附子麻黄汤，浮者与杏子汤。

心水者，其身重而少气，不得卧，烦而躁，其阴大肿。

肝水者，其腹大，不能自转侧，胁下腹中痛，时时津液微生，小便续通。

肺水者，其身肿，小便难，时时鸭溏。

脾水者，其腹大，四肢苦重，津液不生，但苦少气，小便难。

肾水者，其腹大，脐肿，腰痛，不得溺，阴下湿如牛鼻上汗，其足逆冷，面又瘦一云大便反坚。

师曰：诸有水者，腰以下肿，当利小便，腰以上肿，当发汗乃愈。

师曰：寸口脉沉而迟，沉则为水，迟则为寒，寒水相搏，趺阳脉伏，水谷不化，脾气衰则鹜溏，胃气衰则身肿。

少阳脉卑，少阴脉细，男子则小便不利，妇人则经水不通。经为血，血不利则为水，名曰血分一云水分。

问曰：病者苦水，面目身体四肢皆肿，小便不利。师脉之，不言水，反言胸中痛，气上冲咽，状如炙肉，当微欬喘。审如师言，其脉何类？师曰：寸口脉沉而紧，沉为水，紧为寒，沉紧相搏，结在关元，始时当微，年盛不觉，阳衰之后，荣卫相干，阳损阴盛，结寒微动，肾气上冲，喉咽塞噎，胁下急痛。医以为留饮而大下之，气击不去，其病不除。后重吐之，胃家虚烦，咽燥欲饮水，小便不利，水谷不化，面目手足浮肿。又与葶苈丸下水，当时如小差，食饮过度，肿复如前，胸胁苦痛，象若奔豚，其水扬溢，则浮欬喘逆。当先攻击冲气，令止，乃治欬，欬止，其喘自差。先治新病，病当在后。

黄汗之病，身体洪肿一作重，发热，汗出而渴而渴，一作不渴，状如风水，汗沾衣，色正黄如柏汁，其脉自沉。

问曰：黄汗之病，从何得之？师曰：以汗出入水中浴，水从汗孔入得之。黄芪芍药桂枝苦酒汤主之。

黄汗之病，两胫自冷，假令发热，此属历节。食已汗出，又身常暮卧盗汗出者，此劳气也。若汗出已，反发热者，久久其身必甲错。发热不止者，必生恶疮。若身重，汗出已辄轻者，久久必身瞤，瞤则胸中痛。又从腰以上必汗出，下无汗，腰髋弛痛，如有物在皮中状。剧者不能食，身疼重，烦躁，小便不利，此为黄汗。桂枝加黄芪汤主之。

寸口脉迟而涩，迟则为寒，涩为血不足。趺阳脉微而迟，微则为气，迟则为寒。寒气不足，则手足逆冷；手足逆冷，则荣卫不利；荣卫不利，则腹满胁鸣相逐；气转膀胱，荣卫俱劳。阳气不通则身冷，阴气不通则骨疼。阳前通则恶寒，阴前通则痹不仁。阴阳相得，其气乃行，大气一转，其气乃散。实则失气，虚则遗溺，名曰气分。气分，心下坚，大如盘，边如旋杯，水饮所作，桂枝去芍药加麻黄细辛附子汤主之。心下坚，大如盘，边如旋盘，水饮所作，枳实术汤主之。

## 平黄疸寒热疟脉证第九

凡黄候，其寸口脉近掌无脉，口鼻冷，并不可治。脉沉，渴欲饮水，小便不利者，皆发黄。

腹满，舌痿黄，躁不得睡，属黄家。

师曰：病黄疸，发热烦喘，胸满口燥者，以发病时，火劫其汗，两热所得。然黄家所得，从湿得之。一身尽发热，面黄，肚热。热在里，当下之。

师曰：黄疸之病，当以十八日为期，治之十日以上为差，反剧为难治。

又曰：疸而渴者，其疸难治。疸而不渴者，其疸可治。发于阴部，其人必呕；发于阳部，其人振寒而发热也。

师曰：诸病黄家，但利其小便。假令脉浮，当以汗解之，宜桂枝加黄芪汤。又男子黄，小便自利，当与小建中汤。

黄疸，腹满，小便不利而赤，自汗出，此为表和里实。当下之，宜大黄黄柏栀子芒硝汤。

黄疸病，小便色不变，欲自利，腹满而喘，不可除热，热除必哕。哕者，小半夏汤主之。

夫病酒黄疸，必小便不利。其候，心中热，足下热，是其证也。

心中懊侬而热，不能食，时欲吐，名曰酒疸。

酒黄疸者，或无热，靖言了了，腹满欲吐，鼻燥，其脉浮者，先吐之；沉弦者，先下之。

酒疸，心中热，欲呕者，吐之即愈。

酒疸，黄色，心下结热而烦。

酒疸下之，久久为黑疸，目青面黑，心中如啖蒜齑状，大便正黑，皮肤爪之不仁。其脉浮弱，虽黑微黄，故知之。

寸口脉微而弱，微则恶寒，弱则发热。当发不发，骨节疼痛；当烦不烦，而极汗出。趺阳脉缓而迟，胃气反强。

少阴脉微，微则伤精，阴气寒冷，少阴不足。谷气反强，饱则烦满，满则发热，客热消谷，发已复饥，热则腹满，微则伤精，谷强则瘦，名曰谷寒热。

阳明病，脉迟者，食难用饱，饱则发烦。头眩者，必小便难，此欲作谷疸。虽下之，腹满如故，所以然者，脉迟故也。

师曰：寸口脉浮而缓，浮则为风，缓则为痹。痹非中风，四肢苦烦，脾色必黄，瘀热以行。

趺阳脉紧而数，数则为热，热则消谷；紧则为寒，食即满也。尺脉浮为伤肾，趺阳脉紧为伤脾。风寒相搏，食谷则眩，谷气不消，胃中苦浊，浊气下流，小便不通。阴被其寒，热流膀胱，身体尽黄，名曰谷疸。

额上黑，微汗出，手足中热，薄暮则发，膀胱急，小便自利，名曰女劳疸。腹如水状，不治。

黄家，日晡所发热，而反恶寒，此为女劳得之。膀胱急，少腹满，身尽黄，额上黑，足下热，因作黑疸。其腹胀如水状，大便必黑，时溏，此女劳之病，非水也。腹满者难治。硝石矾石散主之。

夫疟脉自弦也，弦数者多热，弦迟者多寒。弦小紧者可下之，弦迟者可温药。若脉紧数者，可发汗，针灸之。浮大者，吐之。脉弦数者，风发也，以饮食消息止之。

疟病结为癥瘕，名曰疟母，鳖甲煎丸主之。

疟但见热者，温疟也。其脉平，身无寒但热，骨节疼烦，时呕，朝发暮解，暮发朝解，名曰温疟，白虎加桂枝汤主之。

疟多寒者，牡疟也，蜀漆散主之。

## 平胸痹心痛短气贲豚脉证第十

师曰：夫脉当取太过与不及，阳微阴弦，则胸痹而痛。所以然者，责其极虚也。今阳虚知在上焦，所以胸痹心痛者，以其脉阴弦故也。

胸痹之病，喘息欬唾，胸背痛，短气，寸口脉沉而迟，关上小紧数者，栝蒌薤白白酒汤主之。

平人无寒热，短气不足以息者，实也。

贲豚病者，从少腹起，上冲咽喉，发作时欲死，复止，皆从惊得。其气上冲胸，腹痛，及往来寒热，贲豚汤主之。

师曰：病有贲豚，有吐脓，有惊怖，有火邪，此四部病皆从惊发得之。

## 平腹满寒疝宿食脉证第十一

趺阳脉微弦，法当腹满，不满者必下部闭塞，大便难，两胠一云脚疼痛，此虚寒从下上也。当以温药服之。

病者腹满，按之不痛为虚，痛者为实，可下之。舌黄未下者，下之黄自去。腹满时减，减复如故，此为寒，当与温药。

趺阳脉紧而浮，紧则为痛，浮则为虚，虚则肠鸣，紧则坚满。

双脉弦而迟者，必心下坚。脉大而紧者，阳中有阴也，可下之。

病腹中满痛为实，当下之。

腹满不减，减不足言，当下之。

病腹满，发热数十日，脉浮而数，饮食如故，厚朴三物汤主之。

腹满痛，厚朴七物汤主之。

寸口脉迟而缓，迟则为寒，缓即为气，气寒相搏，转绞而痛。

寸口脉迟而涩，迟为寒，涩为无血。夫中寒家喜欠，其人清涕出，发热色和者，善嚏。

中寒，其人下利，以里虚也，欲嚏不能，此人肚中寒一作痛。

夫瘦人绕脐痛，必有风冷，谷气不行，而反下之，其气必冲。不冲者，心下则痞。

寸口脉弦者，则胁下拘急而痛，其人啬啬恶寒也。

寸口脉浮而滑，头中痛。趺阳脉缓而迟，缓则为寒，迟则为虚，虚寒相搏，则欲食温。假令食冷，则咽痛。

寸口脉微，尺中紧而涩，紧则为寒，微则为虚，涩则血不足，故知发汗而复下之也。紧在中央，知寒尚在，此本寒气，何为发汗复下之耶？

夫脉浮而紧乃弦，状如弓弦，按之不移。脉数弦者，当下其寒。胁下偏痛，其脉紧弦，此寒也。以温药下之，宜大黄附子汤。

寸口脉弦而紧，弦则卫气不行，卫气不行则恶寒；紧则不欲食。弦紧相搏，此为寒疝。

趺阳脉浮而迟，浮则为风虚，迟则为寒疝，寒疝绕脐痛。若发则白汗出，手足厥寒，其脉沉弦者，大乌头汤主之。

问曰：人病有宿食，何以别之？师曰：寸口脉浮大，按之反涩，尺中亦微而涩，故知有宿食。

寸口脉紧如转索，左右无常者，有宿食。

寸口脉紧，即头痛风寒，或腹中有宿食不化。

脉滑而数者，实也。有宿食，当下之。

下利，不欲食者，有宿食，当下之。

大下后六七日不大便，烦不解，腹满痛，此有燥屎也。所以然者，本有宿食故也。

宿食在上管，当吐之。

## 平五脏积聚脉证第十二

问曰：病有积、有聚、有槃气槃一作谷，下同，何谓也？师曰：积者，脏病也，终不移；聚者，腑病也，发作有时，展转痛移，为可治；槃气者，胁下痛，按之则愈，愈复发为槃气。夫病已愈，不得复发，今病复发，即为槃气也。

诸积大法，脉来细而附骨者，乃积也细，一作结。寸口，积在胸中。微出寸口，积在喉中。关上，积在脐傍。上关上，积在心下。微下关，积在少腹。尺，积在气街。脉出在左，积在左；脉出在右，积在右；脉两出，积在中央。各以其部处之。

诊得肺积，脉浮而毛，按之辟易，胁下气逆，背相引痛，少气，善忘，目瞑，皮肤寒，秋差夏剧，主皮中时痛，如虱缘之状，甚者如针刺，时痒，其色白。

诊得心积，脉沉而芤，上下无常处，病胸满，悸，腹中热，面赤，嗌干，心烦，掌中热，甚即唾血，主身瘈疭，主血厥，夏差冬剧，其色赤。

诊得脾积，脉浮大而长，饥则减，饱则见，䐜起与谷争减，心下累累如桃李，起见于外，腹满呕泄，肠鸣，四肢重，足胫肿，厥不能卧，是主肌肉损，其色黄。

诊得肝积，脉弦而细，两胁下痛，邪走心下，足肿寒，胁痛引少腹，男子积疝，女子瘕淋，身无膏泽，喜转筋，爪甲枯黑，春差秋剧，其色青。

诊得肾积，脉沉而急，苦脊与腰相引痛，饥则见，饱则减，少腹里急，口干，咽肿伤烂，目䀮䀮，骨中寒，主髓厥，善忘，其色黑。

寸口脉沉而横者，胁下及腹中有横积痛，其脉弦，腹中急痛，腰背痛相引，腹中有寒，疝瘕。脉弦紧而微细者，癥也。夫寒痹、癥瘕、积聚之脉，皆弦紧。若在心下，即寸弦紧；在胃管，即关弦紧；在脐下，即尺弦紧。一曰：关脉弦长，有积在脐左右上下也。

又脉癥法，左手脉横，癥在左；右手脉横，癥在右；脉头大者在上，头小者在下。

又法：横脉见左积在右，见右积在左。偏得洪实而滑，亦为积。弦紧亦为积，为寒痹，为疝痛。内有积不见脉，难治。见一脉一作胁相应，为易治。诸不相应，为不治。

左手脉大，右手脉小，上病在左胁，下病在左足。

右手脉大，左手脉小，上病在右胁，下病在右足。

脉弦而伏者，腹中有癥，不可转也。必死不治。

脉来细而沉，时直者，身有痈肿，若腹中有伏梁。

脉来小沉而实者，胃中有积聚，不下食，食即吐。

## 平惊悸衄吐下血胸满瘀血脉证第十三

寸口脉动而弱，动则为惊，弱则为悸。

趺阳脉微而浮，浮则胃气虚，微则不能食，此恐惧之脉，忧迫所作也。惊生病者，其脉止而复来，其人目睛不转，不能呼气。

寸口脉紧，趺阳脉浮，胃气则虚。

寸口脉紧，寒之实也。寒在上焦，胸中必满而噫。胃气虚者，趺阳脉浮，少阳脉紧，心下必悸。何以言之？寒水相搏，二气相争，是以悸。

脉得诸涩濡弱，为亡血。

寸口脉弦而大，弦则为减，大则为芤。减则为寒，芤则为虚。寒虚相搏，此名为革。妇人则半产漏下，男子则亡血。

亡血家，不可攻其表，汗出则寒栗而振。

问曰：病衄连日不止，其脉何类？师曰：脉来轻轻在肌肉，尺中自溢一云尺脉浮，目睛晕黄，衄必未止；晕黄去，目睛慧了，知衄今止。

师曰：从春至夏发衄者，太阳；从秋至冬发衄者，阳明。

寸口脉微弱，尺脉涩。弱则发热，涩为无血，其人必厥，微呕。夫厥，当眩不眩，而反头痛，痛为实，下虚上实必衄也。

太阳脉大而浮，必衄、吐血。

病人面无血色，无寒热，脉沉弦者，衄也。

衄家，不可发其汗，汗出必额上促急而紧，直视而不能眴，不得眠。

脉浮弱，手按之绝者，下血。烦欬者，必吐血。

寸口脉微而弱，气血俱虚，男子则吐血，女子则下血。呕吐、汗出者，为可。

趺阳脉微而弱，春以胃气为本，吐利者为可，不者，此为有水气，其腹必满，小便则难。

病人身热，脉小绝者，吐血；若下血，妇人亡经，此为寒；脉迟者，胸上有寒，噫气喜唾。

脉有阴阳、趺阳、少阴脉皆微，其人不吐下，必亡血。

脉沉为在里，荣卫内结，胸满，必吐血。

男子盛大，其脉阴阳微，趺阳亦微，独少阴浮大，必便血而失精。设言淋者，当小便不利。

趺阳脉弦，必肠痔下血。

病人胸满，唇痿，舌青，口燥，其人但欲漱水，不欲咽，无寒热，脉微大来迟，腹不满，其人言我满，为有瘀血。当汗出不出，内结亦为瘀血。病者如热状，烦满，口干燥而渴，其脉反无热，此为阴伏，是瘀血也，当下之。

下血，先见血，后见便，此近血也；先见便，后见血，此远血也。

## 平呕吐哕下利脉证第十四

呕而脉弱，小便复利，身有微热，见厥者，难治。

趺阳脉浮者，胃气虚，寒气在上，暖气在下，二气并争，但出不入，其人即呕而不得食，恐怖而死，宽缓即差。

夫呕家有痈脓者，不可治呕，脓尽自愈。

先呕却渴者，此为欲解。先渴却呕者，为水停心下，此属饮家。

呕家本渴，今反不渴者，以心下有支饮也。

问曰：病人脉数，数为热，当消谷引食，而反吐者，何也？

师曰：以发其汗，令阳微，膈气虚，脉乃数，数为客热，不能消谷，胃中虚冷，故吐也。

阳紧阴数，其人食已即吐，阳浮而数，亦为吐。

寸紧尺涩，其人胸满，不能食而吐，吐止者为下之，故不能食。设言未止者，此为胃反，故尺为之微涩也。

寸口脉紧而芤，紧则为寒，芤则为虚，虚寒相搏，脉为阴结而迟，其人则噎。

关上脉数，其人则吐。

脉弦者，虚也。胃气无余，朝食暮吐，变为胃反。寒在于上，医反下之，今脉反弦，故名曰虚。

趺阳脉微而涩，微则下利，涩则吐逆，谷不得入也。

寸口脉微而数，微则无气，无气则荣虚，荣虚则血不足，血不足则胸中冷。趺阳脉浮而涩，浮则为虚，涩则伤脾，脾伤则不磨，朝食暮吐，暮食朝吐，宿谷不化，名曰胃反。脉紧而涩，其病难治。

夫吐家，脉来形状如新卧起。

病人欲吐者，不可下之。

呕吐而病在膈上，后思水者，解，急与之。思水者，猪苓散主之。

哕而腹满，视其前后，知何部不利，利之即愈。

夫六腑气绝于外者，手足寒，上气，脚缩。五脏气绝于内者，下利不禁，下甚者，手足不仁。

下利，脉沉弦者，下重；其脉大者，为未止；脉微弱数者，为欲自止，虽发热不死。

脉滑，按之虚绝者，其人必下利。

下利，有微热，其人渴。脉弱者，今自愈。

下利，脉数，若微发热，汗自出者，自愈。设脉复紧，为未解。

下利，寸脉反浮数，尺中自涩，其人必清脓血。

下利，手足厥，无脉，灸之不温，若脉不还，反微喘者，死。

少阴负趺阳者为顺也。

下利，脉数而浮一作渴者，今自愈。设不差，其人必清脓血，以有热故也。

下利后，脉绝，手足厥冷，晬时脉还。手足温者，生。脉不还者，死。

下利，脉反弦，发热身汗者，自愈。

下利气者，当利其小便。

下利清谷，不可攻其表，汗出必胀满。其脏寒者，当温之。

下利，脉沉而迟，其人面少赤，身有微热。

下利清谷，必郁冒，汗出而解，其人微厥。所以然者，其面戴阳，下虚故也。

下利，腹胀满，身体疼痛，先温其里，乃攻其表。

下利，脉迟而滑者，实也。利未欲止，当下之。

下利，脉反滑者，当有所去，下乃愈。

下利差，至其年、月、日、时复发，此为病不尽，当复下之。

下利而谵语者，为有燥屎也，宜下之。

下利而腹痛满，为寒实，当下之。

下利，腹中坚者，当下之。

下利后更烦，按其心下濡者，为虚烦也。

下利后，脉三部皆平，按其心下坚者，可下之。

下利，脉浮大者，虚也，以强下之故也。设脉浮革，因尔肠鸣，当温之。

病者痿黄，躁而不渴，胃中寒实，而下利不止者，死。

夫风寒下者，不可下之。下之后，心下坚痛。脉迟者，为寒，但当温之。脉沉紧，下之亦然。脉大浮弦，下之当已。

## 平肺痿肺痈咳逆上气淡饮脉证第十五

问曰：热在上焦者，因欬为肺痿。肺痿之病，从何得之？

师曰：或从汗出，或从呕吐，或从消渴，小便利数，或从便难，数被快药下利，重亡津液，故得之。

寸口脉不出，而反发汗，阳脉早索，阴脉不涩，三焦踟蹰，入而不出。阴脉不涩，身体反冷，其内反烦，多唾，唇燥，小便反难，此为肺痿，伤于津液。便如烂瓜，亦如豚脑，但坐发汗故也。

肺痿，其人欲欬不得欬，欬则出干沫，久久小便不利，甚则脉浮弱。

肺痿，吐涎沫而不欬者，其人不渴，必遗溺，小便数。所以然者，以上虚不能制下也，此为肺中冷，必眩，多涎唾，甘草干姜汤以温其脏。

师曰：肺痿欬唾，咽燥欲饮水者，自愈。自张口者，短气也。

欬而口中自有津液，舌上苔滑，此为浮寒，非肺痿也。

问曰：寸口脉数，其人欬，口中反有浊唾、涎沫者，何也？

师曰：此为肺痿之病。若口中辟辟燥，欬则胸中隐隐痛，脉反滑数，此为肺痈。

欬唾脓血，脉数虚者，为肺痿；脉数实者，为肺痈。

问曰：病欬逆，脉之何以知此为肺痈？当有脓血，吐之则死，后竟吐脓死。其脉何类？

师曰：寸口脉微而数，微则为风，数则为热；微则汗出，数则恶寒。风中于卫，呼气不入；热过于荣，吸而不出。风伤皮毛，热伤血脉。风舍于肺，其人则欬，口干，喘满，咽燥不渴，多唾浊沫，时时振寒。热之所过，血为凝滞，蓄结痈脓，吐如米粥。始萌可救，脓成则死。

欬而胸满，振寒，脉数，咽干不渴，时时出浊唾腥臭，久久吐脓如粳米粥者，为肺痈，桔梗汤主之。

肺痈，胸满胀，一身面目浮肿，鼻塞清涕出，不闻香鼻酸辛，欬逆上气，喘鸣迫塞，葶苈大枣泻肺汤主之。

寸口脉数，趺阳脉紧，寒热相搏，故振寒而欬。趺阳脉浮缓，胃气如经，此为肺痈。

问曰：振寒发热，寸口脉滑而数，其人饮食起居如故，此为痈肿病。医反不知，而以伤寒治之，应不愈也。何以知有脓？脓之所在，何以别知其处？

师曰：假令脓在胸中者，为肺痈。其人脉数，欬唾有脓血。设脓未成，其脉自紧数。紧去但数，脓为已成也。

夫病吐血，喘欬上气，其脉数，有热，不得卧者，死。上气，面浮肿，肩息，其脉浮大，不治。又加利尤甚。上气燥而喘者，属肺胀，欲作风水，发汗则愈。一云：欬而上气，肺胀，其脉沉，心下有水气也。《要略》、《千金》、《外台》沉作浮。

夫酒客欬者，必致吐血，此坐极饮过度所致也。

欬家，脉弦为有水，可与十枣汤下之。欬而脉浮，其人不欬不食，如是四十日乃已一云三十日。欬而时发热，脉卒弦者，非虚也。此为胸中寒实所致也，当吐之。欬家，其脉弦，欲行吐药，当相人强弱，而无热乃可吐之。其脉沉者，不可发汗。久欬数岁，其脉弱者，可治；实大数者，不可治。其脉虚者，必苦冒，其人本有支饮在胸中故也，治属饮家。

问曰：夫饮有四，何谓也？师曰：有淡饮一云留饮，有悬饮，有溢饮，有支饮。

问曰：四饮何以为异？师曰：其人素盛今瘦，水走肠间，沥沥有声，谓之淡饮。饮后水流在胁下，欬唾引痛，谓之悬饮。饮水流行，归于四肢，当汗出而不汗出，身体疼重，谓之溢饮。咳逆倚息，短气不得卧，其形如肿，谓之支饮。

留饮者，胁下痛引缺盆，欬嗽转盛一云辄已。

胸中有留饮，其人短气而渴，四肢历节痛，其脉沉者，有留饮。

夫心下有留饮，其人背寒冷大如手。

病者脉伏，其人欲自利，利者反快，虽利，心下续坚满，此为留饮欲去故也。甘遂半夏汤主之。

病淡饮者，当以温药和之。

心下有淡饮，胸胁支满，目眩，甘草草一作遂汤主之。

病溢饮者，当发其汗，小青龙汤主之。

支饮，亦喘而不能卧，加短气，其脉平也。

膈间支饮，其人喘满，心下痞坚，面色黧黑，其脉沉紧，得之数十日，医吐下之，不愈，木防己汤主之。

心下有支饮，其人苦冒眩，泽泻汤主之。

呕家本渴，渴者为欲解，今反不渴，心下有支饮故也。小半夏汤主之。

夫有支饮家，欬烦，胸中痛者，不卒死。至一百日或一岁，可与十枣汤。膈上之病，满喘欬吐，发则寒热，背痛，腰疼，目泣自出目泣自出，一作目眩，其人振振身瞤剧，必有伏饮。

夫病人饮水多，必暴喘满。凡食少饮多，心下水停，甚者则悸，微者短气。

脉双弦者，寒也。皆大下后喜虚。脉偏弦者，饮也。肺饮不弦，但喜喘短气。

病人一臂不随，时复转移在一臂，其脉沉细，非风也，必有饮在上焦。其脉虚者为微劳，荣卫气不周故也，久久自差一云：冬自差。

腹满，口苦干燥，此肠间有水气也，防己椒目葶苈大黄丸主之。

假令瘦人脐下悸，吐涎沫而癫眩者，水也，五苓散主之。

先渴却呕，为水停心下，此属饮家，半夏加茯苓汤主之。

水在心，心下坚筑短气，恶水不欲饮。水在肺，吐涎沫欲饮水。水在脾，少气身重。水在肝，胁下支满，嚏而痛。水在肾，心下悸。

## 平痈肿肠痈金疮侵淫脉证第十六

脉数，身无热，内有痈也。一云：腹无积聚，身体。一本作：无热脉数。此为肠有脓。薏苡附子败酱汤主之。

诸浮数脉，应当发热，而反洒淅恶寒，若有痛处，当发其痈。

脉微而迟，必发热，弱而数，为振寒，当发痈肿。

脉浮而数，身体无热，其形嘿嘿，胸中微躁一作胃中微燥，不知痛之所在，此人当发痈肿。

脉滑而数，数则为热，滑则为实，滑则主荣，数则主卫，荣卫相逢，则结为痈。热之所过，则为脓也。

师曰：诸痈肿，欲知有脓与无脓，以手掩肿上，热者为有脓，不热者为无脓。

问曰：官羽林妇病，医脉之，何以知妇人肠中有脓，为下之则愈？师曰：寸口脉滑而数，滑则为实，数则为热，滑则为荣，数则为卫。卫数下降，荣滑上升，荣卫相干，血为浊败，少腹痞坚，小便或涩，或时汗出，或复恶寒，脓为已成。设脉迟紧，聚为瘀血，血下则愈。

肠痈之为病，其身体甲错，腹皮一作支急，按之濡如肿状。肠痈者，少腹肿，按之则痛，小便数如淋，时时发热，自汗出，复恶寒，其脉迟紧者，脓未成，可下之，当有血。脉洪数者，脓已成，不可下也。大黄牡丹汤主之。

问曰：寸口脉微而涩，法当亡血。若汗出，设不汗者云何？

答曰：若身有疮，被刀器所伤，亡血故也。

侵淫疮，从口起流向四肢者，可治；从四肢流来入口者，不可治。

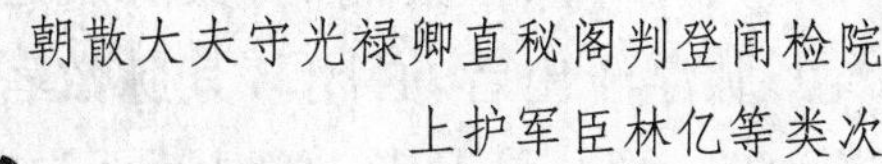
朝散大夫守光禄卿直秘阁判登闻检院
上护军臣林亿等类次

# 新刊王氏脉经卷第九

## 平妊娠分别男女将产诸证第一

脉平而虚者，乳子法也。经云：阴搏阳别，谓之有子。此是血气和调，阳施阴化也。诊其手少阴脉动甚者，妊子也。少阴，心脉也，心主血脉。又肾名胞门子户，尺中肾脉也。尺中之脉，按之不绝，法妊娠也。三部脉沉浮正等，按之无绝者，有娠也。妊娠初时，寸微小，呼吸五至。三月而尺数也。脉滑疾，重以手按之散者，胎已三月也。脉重手按之不散，但疾不滑者，五月也。

妇人妊娠四月，欲知男女法：左疾为男，右疾为女，俱疾为生二子。

又法：得太阴脉为男，得太阳脉为女。太阴脉沉，太阳脉浮。

又法：左手沉实为男，右手浮大为女。左右手俱沉实，猥生二男；左右手俱浮大，猥生二女。

又法：尺脉左偏大为男，右偏大为女，左右俱大产二子。大者如实状。

又法：左右尺俱浮，为产二男，不尔则女作男生。左右尺俱沉，为产二女，不尔则男作女生也。

又法：遣妊娠人面南行，还复呼之，左回首者是男，右回首者是女也。

又法：看上圊时，夫从后急呼之，左回首是男，右回首是女也。

又法：妇人妊娠，其夫左乳房有核是男，右乳房有核是女也。

妇人怀娠离经，其脉浮，设腹痛引腰脊，为今欲生也。但离经者，不病也。

又法：妇人欲生，其脉离经，夜半觉，日中则生也。

## 平妊娠胎动血分水分吐下腹痛证第二

妇人怀胎，一月之时，足厥阴脉养。二月，足少阳脉养。三月，手心主脉养。四月，手少阳脉养。五月，足太阴脉养。六月，足阳明脉养。七月，手太阴脉养。

八月，手阳明脉养。九月，足少阴脉养。十月，足太阳脉养。诸阴阳各养三十日活儿。手太阳、少阴不养者，下主月水，上为乳汁，活儿养母。怀娠者不可灸刺其经，必堕胎。

妇人怀娠三月而渴，其脉反迟者，欲为水分。复腹痛者，必堕胎。

脉浮汗出者，必闭。其脉数者，必发痈脓。五月、六月脉数者，必向坏。脉紧者，必胞漏。脉迟者，必腹满而喘。脉浮者，必水坏为肿。

问曰：有一妇人，年二十所，其脉浮数，发热呕欬，时下利，不欲食，脉复浮，经水绝，何也？师曰：法当有娠。何以故？此虚家法当微弱，而反浮数，此为戴阳。阴阳和合，法当妊娠。到立秋，热当自去。何以知然？数则为热，热者是火，火是木之子，死于未。未为六月位，土王，火休废，阴气生，秋节气至，火气当罢，热自除去，其病即愈。

师曰：乳后三月有所见，后三月来，脉无所见，此便是躯。有儿者护之，恐病利也。何以故？怀妊阳气内养，乳中虚冷，故令儿利。

妇人怀娠，六月、七月，脉弦发热，其胎逾腹，腹痛恶寒，寒者小腹如扇之状。所以然者，子脏开故也。当以附子汤温其脏。

妇人妊娠七月，脉实大牢强者，生；沉细者，死。

妇人妊娠八月，脉实大牢强弦紧者，生；沉细者，死。

妇人怀躯六月、七月，暴下斗余水，其胎必倚而堕。此非时，孤浆预下故也。

师曰：寸口脉洪而涩，洪则为气，涩则为血。气动丹田，其形即温。涩在于下，胎冷若冰。阳气胎活，阴气必终。欲别阴阳，其下必僵。假令阳终，蓄然若杯。

问曰：妇人妊娠病，师脉之，何以知此妇人双胎，其一独死，其一独生？而为下其死者，其病即愈，然后竟免躯，其脉何类？何以别之？

师曰：寸口脉，卫气平调，荣气缓舒。阳施阴化，精盛有余，阴阳俱盛，故成双躯。今少阴微紧，血即浊凝，经养不周，胎则偏夭。少腹冷满，膝膑疼痛，腰重起难，此为血理。若不早去，害母失胎。

师曰：妇人有胎腹痛，其人不安，若胎病不长，欲知生死，令人摸之，如覆杯者则男，如肘头参差起者女也。冷在何面？冷者为死，温者为生。

师曰：妇人有漏下者，有中生后，因续下血，都不绝者，有妊娠下血者。假令妊娠腹中痛，为胞漏一云阻，胶艾汤主之。

妇人妊娠，经断三月，而得漏下，下血四十日不止，胎欲动，在于脐上，此为癥痼害。妊娠六月动者，前三月经水利时，胎也。下血者，后断三月，衃也。所以下血不止者，其癥不去故也。当下其癥，宜桂枝茯苓丸。

问曰：妇人病，经水断一二月，而反经来，今脉反微涩，何也？师曰：此前月中，若当下利，故令妨经。利止，月经当自下，此非躯也。

妇人经自断而有躯，其脉反弦，恐其后必大下，不成躯也。

妇人怀躯七月而不可知，时时衄血而转筋者，此为躯也。衄时嚏而动者，非躯也。

脉来近去远，故曰反，以为有躯，而反断，此为有阳无阴故也。

妇人经月下，但为微少。师脉之，反言有躯，其后审然，其脉何类？何以别之？师曰：寸口脉阴阳俱平，荣卫调和，按之滑，浮之则轻，阳明、少阴，各如经法，身反洒淅，不欲食饮，头痛心乱，呕哕欲吐，呼则微数，吸则不惊，阳多气溢，阴滑气盛，滑则多实，六经养成。所以月见，阴见阳精，汁凝胞散，散者损堕。设复阳盛，双妊二胎。今阳不足，故令激经也。

妇人妊娠，小便难，饮如故，当归贝母苦参丸主之。

妇人妊娠有水气，身重，小便不利，洒洒恶寒，起即头眩，葵子茯苓散主之。

妇人妊娠，宜服当归散，即易产无疾苦。

师曰：有一妇人来诊一作脉，自道经断不来。师言：一月为衃，二月为血，三月为居经。是定作躯也，或为血积。譬如鸡乳子，热者为禄，寒者多浊。且当须后月复来，经当入月几日来。假令以七日所来，因言且须后月十日所来相问。设其主复来者，因脉之，脉反沉而涩，因问曾经半生，若漏下亡血者，定为有躯。其人言实有是，宜当护之。今经微弱，恐复不安。设言当奈何？当为合药治之。

师曰：有一妇人来诊，自道经断即去。师曰：一月血为闭，二月若有若无，三月为血积，譬如鸡伏子，中寒即浊，中热即禄。欲令胎寿，当治其母。侠寒怀子，命则不寿也。譬如鸡伏子，试取鸡一毛拔去，覆子不遍，中寒者浊。今夫人有躯，少腹寒，手掌反逆，奈何得有躯？妇人因言，当奈何？师曰：当与温经汤。设与夫家俱来者，有躯。与父母家俱来者，当言寒多，久不作躯。

师曰：有一妇人来诊，因言阴阳俱和调，阳气长，阴气短，但出不入，去近来远，故曰反。以为有躯，偏反血断，断来几日。假令审实者，因言急当治，恐经复下。设令宫中人，若寡妇无夫，曾夜梦寐交通，邪气或怀久作癥瘕，急当治下，服二汤。设复不愈，因言发汤当中。下胎而反不下，此何等意邪？可使且将视赤乌一作赤马。

师曰：若宫里张氏不差，复来相问。臣亿等详此文理脱误不属，无本可校，以示阙疑。余皆仿此。

师曰：脉妇人得平脉，阴脉小弱，其人渴，不能食，无寒热，名为躯，桂枝主之。法六十日当有娠，设有医治逆者，却一月加吐下者，则绝之。方在《伤寒》中。

妇人脉平而虚者，乳子法也。平而微者实，奄续法也。而反微涩，其人不亡血、下利，而反甚，其脉虚，但坐乳大儿及乳小儿，此自其常，不能令甚虚竭，病与亡血虚等,必眩冒而短气也。

师曰:有一妇人好装衣来诊,而得脉涩,因问曾乳子下利,乃当得此脉耳,曾半生漏下者,可。设不者,经断三月、六月。设乳子漏下,可为奄续,断小儿勿乳,须利止复来相问,脉之。

师曰:寸口脉微迟,尺微于寸,寸迟为寒,在上焦,但当吐耳。今尺反虚,复为强下之,如此发胸满而痛者,必吐血;少腹痛、腰脊痛者,必下血。师曰:寸口脉微而弱,气血俱虚。若下血、呕吐、汗出者,可;不者,趺阳脉微而弱。春以胃气为本,吐利者,可;不者,此为水气,其腹必满,小便则难。

妇人常呕吐而胃反,若常喘一作多唾,其经又断。设来者,必少。

师曰:有一妇人,年六十所,经水常自下。设久得病利,少腹坚满者,为难治。

师曰:有一妇人来诊,言经水少,不如前者,何也?师曰:曾更下利,若汗出、小便利者,可。何以故?师曰:亡其津液,故令经水少。设经下反多于前者,当所苦困。当言恐大便难,身无复汗也。

师曰:寸口脉沉而迟,沉则为水,迟则为寒,寒水相搏,趺阳脉伏,水谷不化,脾气衰则鹜溏,胃气衰则身体肿。少阳脉畀,少阴脉细,男子则小便不利,妇人则经水不通。经为血,血不利则为水,名曰血分一作水分。

师曰:寸口脉沉而数,数则为出,沉则为入,出则为阳实,入则为阴结。趺阳脉微而弦,微则无胃气,弦则不得息。少阴脉沉而滑,沉则为在里,滑则为实,沉滑相搏,血结胞门,其藏不泻,经络不通,名曰血分。

问曰:病有血分。何谓也?师曰:经水前断,后病水,名曰血分。此病为难治。

问曰:病有水分,何谓也?师曰:先病水,后经水断,名曰水分。此病易治。何以故?去水,其经自当下。

脉濡而弱,弱反在关,濡反在巅。迟在上,紧在下。迟则为寒,名曰浑。阳浊则湿,名曰雾。紧则阴气栗。脉反濡弱,濡则中湿,弱则中寒,寒湿相搏,名曰痹。腰脊骨节苦烦,肌为不仁,此当为痹,而反怀躯,迟归经。体重,以下脚为胕肿,按之没指,腰冷不仁,此为水怀。喘则倚息,小便不通,紧脉为呕,血气无余,此为水分,荣卫乖亡,此为非躯。

## 平产后诸病郁冒中风发热烦呕下利证第三

问曰:新产妇人有三病:一者病痓亦作痉,二者病郁冒,三者大便难,何谓也?师曰:新产亡血虚,多汗出,喜中风,故令病痓。何故郁冒?师曰:亡血复汗,寒多,故令郁冒。何故大便难?师曰:亡津液,胃燥,故大便难。产妇郁冒,其脉微弱，呕不能食，大便反坚，但头汗出。所以然者，血虚而厥，厥而必冒，冒家欲解，必大汗出，以血虚下厥，孤阳上出，故但头汗出。所以生妇喜汗出者，亡阴血虚，阳气独盛，故当汗出，阴阳乃复。所以便坚者，呕不能食也，小柴胡汤主之。病解能食。七八日而更发热者，此为胃热气实，承气汤主之。方在《伤寒》中。

妇人产得风，续之数十日不解，头微痛，恶寒，时时有热，心下坚，干呕，汗出，虽久，阳旦证续在，可与阳旦。方在《伤寒》中，桂枝是也。

妇人产后，中风发热，面正赤，喘而头痛，竹叶汤主之。

妇人产后，腹中疞痛，可与当归羊肉汤。

师曰：产妇腹痛，烦满不得卧，法当枳实芍药散主之。假令不愈者，此为腹中有干血著脐下，与下瘀血汤。

妇人产后七八日，无太阳证，少腹坚痛，此恶露不尽，不大便四五日，趺阳脉微实，再倍其人发热，日晡所烦躁者，不能食，谵语，利之则愈，宜承气汤。以热在里，结在膀胱也。方在《伤寒》中。

妇人产中虚，烦乱呕逆，安中益气，竹皮大丸主之。

妇人热利，重下，新产虚极，白头翁加甘草汤主之《千金方》又加阿胶。

## 平带下绝产无子亡血居经证第四

师曰：妇人带下、六极之病，脉浮则为肠鸣腹满，紧则为腹中痛，数则为阴中痒，洪则生疮，弦则阴疼掣痛。

师曰：带下有三门：一曰胞门，二曰龙门，三曰玉门。已产属胞门，未产属龙门，未嫁女属玉门。

问曰：未出门女有三病，何谓也？师曰：一病者，经水初下，阴中热，或有当风，或有扇者。二病者，或有以寒水洗之。三病者，或见丹下，惊怖得病。属带下。

师曰：妇人带下，九实中事。假令得鼠乳之病，剧易。当剧有期，当庚辛为期。余皆仿此。

问曰：有一妇人，年五十所，病但苦背痛，时时腹中痛，少食多厌，喜䐜胀。其脉阳微，关尺小紧，形脉不相应，愿知所说？师曰：当问病者饮食何如。假令病者言：我不欲饮食，闻谷气臭者，病为在上焦；假令病者言：我少多为欲食，不食亦可，病为在中焦；假令病者言：我自饮食如故，病为在下焦，为病属带下。当以带下治之。

妇人带下，经水不利，少腹满痛，经一月再见，土瓜根散主之。

妇人带下，脉浮，恶寒、漏下者，不治。

师曰：有一妇人将一女子年十五所来诊。言女年十四时经水自下，今经反断，其母言恐怖。师曰：言此女为是夫人亲女，非耶？若亲者，当相为说之。妇人因答言：自是女尔。师曰：所以问者无他，夫人年十四时，亦以经水下，所以断，此为避年。勿怪，后当自下。

妇人少腹冷，恶寒久，年少者得之，此为无子；年大者得之，绝产。

师曰：脉微弱而涩，年少得此为无子，中年得此为绝产。

师曰：少阴脉浮而紧，紧则疝瘕，腹中痛，半产而堕伤。浮则亡血，绝产，恶寒。

师曰：肥人脉细，胞有寒，故令少子。其色黄者，胸上有寒。

妇人少腹磈音衮磊力罪切转痛，而复自解，发作无常，经反断，膀胱中结坚急痛，下引阴中气冲者，久必两胁拘急。

问曰：妇人年五十所，病下利，数十日不止，暮则发热，少腹里急痛，腹满，手掌热，唇口干燥，何也？师曰：此病属带下。何以故？曾经半产，瘀血在少腹中不去。何以知之？其证唇口干燥，故知之。当与温经汤。

问曰：妇人病下利，而经水反断者，何也？师曰：但当止利，经自当下，勿怪。所以利不止而血断者，但下利亡津液，故经断。利止，津液复，经当自下。

妇人血下，咽干而不渴，其经必断。此荣不足，本自有微寒，故不引饮。渴而引饮者，津液得通，荣卫自和，其经必复下。

师曰：寸口脉微而涩，微则卫气不足，涩则血气无余。卫不足，其息短，其形燥；血不足，其形逆，荣卫俱虚，言语谬误。趺阳脉浮而涩，涩则胃气虚，虚则短气，咽燥而口苦，胃气涩则失液。少阴脉微而迟，微则无精，迟则阴中寒，涩则血不来。此为居经，三月一来。

师曰：脉微，血气俱虚，年少者亡血也。乳子下利，为可；不者，此为居经，三月一来。

问曰：妇人妊娠三月。师脉之，言此妇人非躯，今月经当下。其脉何类？何以别之？师曰：寸口脉，卫浮而大，荣反而弱，浮大则气强，反弱则少血，孤阳独呼，阴不能吸，二气不停，卫降荣竭，阴为积寒，阳为聚热，阳盛不润，经络不足，阴虚阳往一作实，故令少血。时发洒淅，咽燥汗出，或溲稠数，多唾涎沫，此令重虚，津液漏泄，故知非躯，蓄烦满洫，月禀一经，三月一来，阴盛则泻，名曰居经。

问曰：妇人年五十所，一朝而清血，二三日不止。何以治之？师曰：此妇人前绝生，经水不下，今反清血，此为居经。不须治，当自止。经水下常五日止者，五日愈。

妇人月经一月再来者，经来，其脉欲自如常。而反微，不利，不汗出者，其经二月必来。

## 平郁冒五崩漏下经闭不利腹中诸病证第五

问曰：妇人病经水适下，而发其汗，则郁冒不知人，何也？师曰：经水下，故为里虚，而发其汗，为表复虚，此为表里俱虚，故令郁冒也。

问曰：妇人病如癫疾郁冒，一日二十余发。师脉之，反言带下，皆如师言。其脉何类？何以别之？师曰：寸口脉濡而紧，濡则阳气微，紧则荣中寒，阳微卫气虚，血竭凝寒，阴阳不和，邪气舍于荣卫。疾疾一作候起年少时，经水来以合房室，移时过度，精感命门开，经下血虚，百脉皆张，中极感阳动，微风激成寒，因虚舍荣卫，冷积于丹田。发动上冲，奔在胸膈，津液掩口入，涎唾涌溢出，眩冒状如厥，气冲髀里热。粗医名为癫，灸之因大剧。

问曰：妇人病苦气上冲胸，眩冒，吐涎沫，髀里气冲热。师脉之，不名带下。其脉何类？何以别之？师曰：寸口脉沉而微，沉则卫气伏，微则荣气绝，阳伏则为疹，阴绝则亡血。病当小便不利，津液闭塞。今反小便通，微汗出，沉变为寒，欬逆呕沫，其肺成痿。津液竭少，亡血损经络，因寒为血厥，手足苦痹，气从丹田起，上至胸胁，沉寒怫郁于上，胸中窒塞，气历阳部，面翕如醉，形体似肥，此乃浮虚。医反下之，长针，复重虚荣卫，久发眩冒，故知为血厥也。

问曰：五崩何等类？师曰：白崩者形如涕，赤崩者形如绛津，黄崩者形如烂瓜，青崩者形如蓝色，黑崩者形如衃血也。

师曰：有一妇人来，脉反得微涩，法当吐，若下利，而言不，因言夫人年几何？夫人年七七四十九，经水当断，反至今不止，以故致此虚也。

寸口脉弦而大，弦则为减，大则为芤，减则为寒，芤则为虚，寒虚相搏，脉则为革，妇人则半产、漏下，旋覆花汤主之。

妇人陷经漏下，黑不解，胶姜汤主之。

妇人经水不利，抵当汤主之。在《伤寒》中。

妇人经水闭不利，脏坚僻不止，中有干血。下白物，矾石丸主之。

妇人腹中诸疾痛，当归芍药散主之。一云：治怀妊腹中疼痛。

妇人腹中痛，小建中汤主之。方在《伤寒》中。一云：腹中痛，小便利，理中汤主之。

## 平咽中如有炙脔喜悲热入血室腹满证第六

妇人咽中如有炙腐状，半夏厚朴汤主之。

妇人脏燥，喜悲伤，欲哭，象如神灵所作，数欠，甘草小麦汤主之。

妇人中风，发热恶寒，经水适来，得之七八日，热除，脉迟，身凉，胸胁下满如结胸状，其人谵语，此为热入血室。当刺期门，随其虚实而取之。

妇人中风七八日，续有寒热，发作有时，经水适断者，此为热入血室。其血必结，故使如疟状，发作有时，小柴胡汤主之。方在《伤寒》中。

妇人伤寒发热，经水适来，昼日了了，暮则谵语，如见鬼状，此为热入血室。无犯胃气，若上二焦，必当自愈二字疑。

阳明病，下血而谵语，此为热入血室。但头汗出者，当刺期门，随其实而泻之，濈然汗出者则愈。

妇人少腹满如敦敦状《要略》云满而热，小便微难而不渴，生后生后疑者，此为水与血并，结在血室，大黄甘遂汤主之。

## 平阴中寒转胞阴吹阴生疮脱下证第七

妇人阴寒，温中坐药，蛇床子散主之。

妇人著坐药，强下其经，目眶为痛，足跟难以践地，心中状如悬。

问曰：有一妇人病，饮食如故，烦热不得卧，而反倚息者，何也？师曰：得病转胞，不得溺也。何以故？师曰：此人故肌盛，头举身满，今反羸瘦，头举中空感一作减，胞系了戾，故致此病，但利小便则愈，宜服肾气丸，以中有茯苓故也。方在《虚劳》中。

师曰：脉得浮紧，法当身躯疼痛。设不痛者，当射云何，因当射言。若肠中痛、腹中鸣、欬者，因失便，妇人得此脉者，法当阴吹。

师曰：寸口脉浮而弱，浮则为虚，弱则无血，浮则短气，弱则有热，而自汗出。趺阳脉浮而涩，浮则气满，涩则有寒，喜噫吞酸。其气而下，少腹则寒。少阴脉弱而微，微则少血，弱则生风，微弱相搏，阴中恶寒，胃气下泄，吹而正喧。

师曰：胃气下泄，吹而正喧，此谷气之实也，膏发导之。

少阴脉滑而数者，阴中则生疮。

少阴脉数则气淋，阴中生疮。

妇人阴中蚀疮烂，狼牙汤洗之。

妇人脏肿如瓜，阴中疼引腰痛者，杏仁汤主之。

少阴脉弦者，白肠必挺核。

少阴脉浮而动，浮则为虚，动则为痛，妇人则脱下。

## 平妇人病生死证第八

诊妇人漏血下赤白，日下血数升，脉急疾者，死；迟者，生。

诊妇人漏下赤白不止，脉小虚滑者，生；大紧实数者，死。

诊妇人新生乳子，脉沉小滑者，生；实大坚弦急者，死。

诊妇人疝瘕、积聚，脉弦急者，生；虚弱小者，死。

诊妇人新生乳子，因得热病，其脉悬小，四肢温者，生；寒清者，死。

诊妇人生产，因中风、伤寒、热病，喘鸣而肩息，脉实大浮缓者，生；小急者，死。

诊妇人生产之后，寸口脉焱疾不调者，死；沉微附骨不绝者，生。

金疮在阴处，出血不绝，阴脉不能至阳者，死；接阳而复出者，生。

## 平小儿杂病证第九

小儿脉，呼吸八至者平，九至者伤，十至者困。

诊小儿脉，法多雀斗，要以三部脉为主。若紧为风痫，沉者乳不消，弦急者客忤气。

小儿是其日数应变蒸之时，身热而脉乱，汗不出，不欲食，食辄吐哯者，脉乱无苦也。

小儿脉沉而数者，骨间有热，欲以腹按冷清也。

小儿大便赤，青瓣，飧泄，脉小，手足寒，难已；脉小，手足温，易已。

小儿病困，汗出如珠，著身不流者，死。

小儿病，其头毛，皆上逆者，必死。耳间青脉起者，瘈痛。

小儿病而囟陷入，其口唇干，目皮反，口中气出冷，足与头相抵，卧不举身，手足四肢垂，其卧正直如得缚，其掌中冷，皆死。至十日不可复治也。

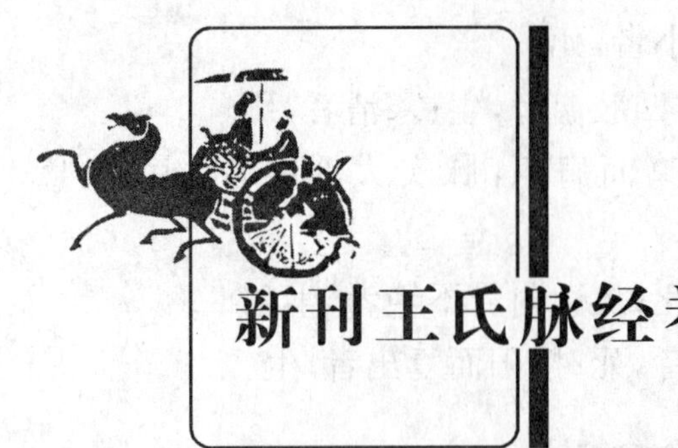

朝散大夫守光禄卿直秘阁判登闻检院
上护军臣林亿等类次

# 新刊王氏脉经卷第十

## 手检图三十一部

经言：肺者，人之五脏华盖也，上以应天，解理万物，主行精气，法五行、四时，知五味。

寸口之中，阴阳交会，中有五部。前后左右，各有所主，上下中央，分为九道。浮沉结散，知邪所在，其道奈何？

岐伯曰：脉大而弱者，气实血虚也；脉大而长者，病在下候；浮直上下交通者，阳脉也。坚在肾，急在肝，实在肺。前如外者，足太阳也；中央如外者，足阳明也；后如外者，足少阳也。中央直前者，手少阴也；中央直中者，手心主也；中央直后者，手太阴也。前如内者，足厥阴也；中央如内者，足太阴也；后如内者，足少阴也。前部左右弹者，阳跻也；中部左右弹者，带脉也；后部左右弹者，阴跻也。从少阳之厥阴者，阴维也；从少阴之太阳者，阳维也。来大时小者，阴络也；来小时大者，阳络也。

前如外者，足太阳也。动，苦头项腰痛，浮为风，涩为寒热，紧为宿食。

前如外者，足太阳也。动，苦目眩，头颈项腰背强痛也。男子阴下湿，女子月水不利，少腹痛，引命门、阴中痛。子脏闭，浮为风，涩为寒血，滑为劳热，紧为宿食，针入九分，却至六分。

中央如外者，足阳明也。动，苦头痛，面赤，微滑，苦大便不利，肠鸣，不能食，足胫痹。

中央如外者，足阳明也。动，苦头痛，面赤热，浮微滑，苦大便不利，喜气满。滑者为饮，涩为嗜卧，肠鸣不能食，足胻痹。针入九分，却至六分。

后如外者，足少阳也。动，苦腰背胻股肢节痛。

后如外者，足少阳也。浮为气涩，涩为风血，急为转筋，弦为劳。针入九分，却至六分。

上足三阳脉。

前如内者，足厥阴也。动，苦少腹痛，月经不利，子脏闭。

前如内者，足厥阴也。动，苦少腹痛与腰相连，大便不利，小便难，茎中痛，女子月水不利，阴中寒，子门壅绝内，少腹急；男子疝气，两丸上入，淋也。针入六分，却至三分。

中央如内者，足太阴也。动，苦胃中痛，食不下，欬唾有血，足胫寒，少气，身重，从腰上状如居水中。

中央如内者，足太阴也。动，苦腹满，上管有寒，食不下，病以饮食得之。沉涩者，苦身重，四肢不动，食不化，烦满，不能卧，足胫痛，苦寒，时欬血，泄利黄。针入六分，却至三分。

后如内者，足少阴也。动，苦少腹痛，与心相引背痛，淋。从高堕下，伤于内，小便血。

后如内者，足少阴也。动，苦小腹痛，与心相引背痛，淋。从高堕下，伤于尻内，便血里急，月水来，上抢心，胸胁满拘急，股里急也。针入六分，却至三分。

上足三阴脉。

前部左右弹者，阳跻也。动，苦腰背痛，微涩为风痫。取阳跻。

前部左右弹者，阳跻也。动，苦腰痛，癫痫，恶风，偏枯，僵仆羊鸣，瘰痹皮肤，身体强一作淫痹。直取阳跻，在外踝上三寸，直绝骨是也。

中部左右弹者，带脉也。动，苦少腹痛引命门，女子月水不来，绝继复下止，阴辟寒，令人无子，男子苦少腹拘急，或失精也。

后部左右弹者，阴跻也。动，苦癫痫，寒热，皮肤强一作淫痹。

后部左右弹者，阴跻也。动，苦少腹痛，里急，腰及髋窌下相连，阴中痛，男子阴疝，女子漏下不止。

上阳跻阴跻带脉。

中央直前者，手少阴也。动，苦心痛。微坚，腹胁急。实坚者，为感忤；纯虚者，为下利，肠鸣。滑者，为有娠，女子阴中痒痛，痛出玉门上一分前。

中央直中者，手心主也。动，苦心痛，面赤，食苦，咽多，喜怒。微浮者，苦悲伤，恍惚不乐也。涩为心下寒。沉为恐怖，如人捕之状也。时寒热，有血气。

中央直后者，手太阴也。动，苦欬逆，气不得息。浮为内风。紧涩者，胸中有积热，时欬血也，有沉热。

上手三阴脉。

从少阴斜至太阳，是阳维也。动，苦肌肉痹痒。

从少阴斜至太阳，是阳维也。动，苦颠，僵仆羊鸣，手足相引。甚者失音，不能言，癫疾。直取客主人，两阳维脉，在外踝绝骨下二寸。

从少阳斜至厥阴，是阴维也。动，苦癫痫，僵仆羊鸣。

从少阳斜至厥阴，是阴维也。动，苦僵仆，失音，肌肉淫痒，痹，汗出恶风。

脉来暂大暂小，是阴络也一作结。动，苦肉痹，应时自发，身洗洗也。

脉来暂小暂大者，是阳络也一作结。动，苦皮肤痛，下部不仁，汗出而寒也。

上阳维阴维阳络阴络脉。

前部横于寸口丸丸者，任脉也。动，苦少腹痛，逆气抢心，胸拘急，不得俯仰。

三部俱牢，直上直下者，冲脉也。动，苦胸中有寒疝。

三部俱浮，直上直下者，督脉也。动，苦腰脊强痛，不得俯仰。大人癫，小儿痫。

上任、冲、督三脉。

肺脉之来也，如循榆叶，曰平。如风吹毛，曰病。状如连珠者，死。期丙丁日，禺中、日中。

心脉之来也，如反笋莞大，曰平。如连珠，曰病。前曲后居如带钩者，死。期壬癸日，人定、夜半。

肝脉之来也，搏而弱，曰平。如张新弓弦，曰病。如鸡践地者，死。期庚辛日，晡时、日入。

脾脉之来也，阿阿如缓，曰平。来如鸡举足，曰病。如鸟之啄，如水之漏者，死。期甲乙日，平旦、日出。

肾脉之来也，微细以长，曰平。来如弹石，曰病。去如解索者，死，期戊己日，食时、日昳、黄昏、鸡鸣。

上平五脏脉。

寸口中脉躁竟尺，关中无脉应，阳干阴也。动，苦腰背腹痛，阴中若伤，足寒。刺足太阳，少阴直绝骨，入九分，灸太阴五壮。

尺中脉坚实竟关，寸口无脉应，阴干阳也。动，苦两胫腰重，少腹痛，癫疾。刺足太阴踝上三寸，针入五分。又灸太阳、阳跻，在足外踝上三寸直绝骨是也。

寸口脉紧，直至鱼际下，小按之如持维竿一作鸡毛状，其病肠鸣，足痹痛酸，腹满，不能食，得之寒湿。刺阳维，在外踝上三寸间也，入五分。此脉出鱼一作原际。

寸口脉沉着骨，反仰其手乃得之，此肾脉也。动，苦少腹痛，腰体酸，癫疾。刺肾俞，入七分。又刺阴维，入五分。

初持寸口中脉，如细坚状，久按之，大而深。动，苦心下有寒，胸胁苦痛，阴中痛，不欲近丈夫也，此阴逆。刺期门，入六分。又刺肾俞，入五分，可灸胃管七壮。

初持寸口中脉，如躁状洪大，久按之，细而牢坚。动，苦腰腹相引痛，以下至足胻重也，不能食。刺肾俞，入四分至五分，亦可灸胃管七壮。

尺寸俱沉，但有关上脉，苦寒，心下痛。

尺寸俱沉，关上无有者，苦心下喘。

尺寸俱数，有热；俱迟，有寒。

尺寸俱微，厥，血气不足，其人少气。

尺寸俱濡弱，发热，恶寒，汗出。一云内温热，手足逆冷，汗出。

寸口沉，胸中痛引背一云短气。

关上沉，心痛，上吞酸。

尺中沉，引背痛。

寸口伏，胸中有逆气。

关上伏，有水气，泄溏。

尺中伏，水谷不消。

寸口弦，胃中拘急一作心下愊愊。

关上弦，胃中有寒，心下拘急。

尺中弦，少腹、脐下拘急。

寸口紧，头痛，逆气。

关上紧，心下痛。

尺中紧，脐下少腹痛。

寸口涩，无阳，少气。

关上涩，无血，厥冷。

尺中涩，无阴，厥冷。

寸口微，无阳，外寒。

关上微，中实一作胃虚，能食，故里急一作无胃气。

尺中微，无阴，厥冷，腹中拘急。

寸口滑，胸满逆。

关上滑，中实逆。

尺中滑，下利，少气。

寸口数，即吐。

关上数，胃中有热。

尺中数，恶寒，小便赤黄。

寸口实，即生热；虚，即生寒。

关上实，即痛；虚，即胀满。

尺中实，即小便难，少腹牢痛；虚，即闭涩。

寸口芤，吐血；微芤，衄血。

关上芤，胃中虚。

尺中芤，下血；微芤，小便血。

寸口浮，其人中风，发热、头痛。

关上浮，腹痛，心下满。

尺中浮，小便难。

寸口迟，上焦有寒。

关上迟，胃有寒。

尺中迟，下焦有寒，背痛。

寸口濡，阳弱，自汗出。

关上濡，下重。

尺中濡，少血，发热，恶寒。

寸弱，阳气少。

关弱，无胃气。

尺弱，少血。

上杂言三部二十四种脉。

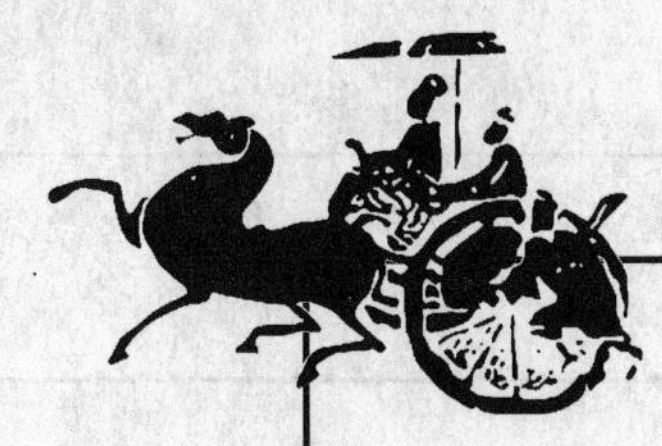

# 诊家枢要


元·滑寿 编纂

贾君 郭君双 整理

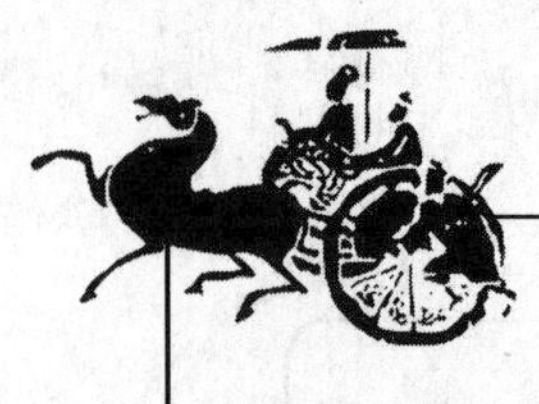

# 内容提要

本书由元末著名医家滑寿编纂,成书于 1364 年。1 卷,19 篇。全书首先记载了枢要玄言、左右手配脏腑部位、五脏平脉、四时平脉、《内经》三部脉法、呼吸沉浮定五脏脉、因指下轻重以定五脏、三部所主等脉法基础;其次又从浮、沉、迟、数、滑、涩六脉提纲,举、按、寻持脉之要,察脉上下、来去、至止六字之别,脉贵有神等论述持脉手法;再次从脉阴阳类成,兼见脉类、诸脉宜忌类、验诸死证类、死绝脉类、五脏动止脉、妇人脉法、小儿脉法等论述临证脉类;最后介绍脉象统会 16 种脉象以及歌诀。

本书篇幅短小,要言不烦,贴切临床,是一部流传很广且颇有影响的脉学著作,在中医诊断学历史上占有重要地位,至今对临床仍有很强的指导价值,可供各科临床医生参考,也可供中医院校师生学习阅读。

本次整理以明刻《明医指掌》附刻《诊家枢要》本为底本,参照其他刻本以及《素问》、《脉经》、《景岳全书》等重新整理,撰有导读,便于读者学习。

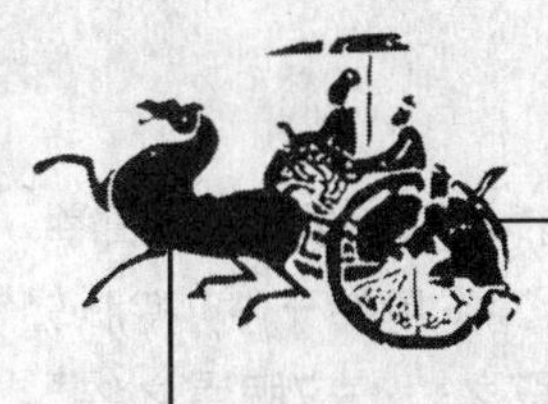

# 导 读

元末医家滑寿编撰《诊家枢要》一书，在中医诊断学发展史上占有重要的地位，曾对后世医家产生过深远的影响。滑氏认真总结了《内经》、张仲景辨脉法、《难经》、《脉经》流传以来的精华，对脉法研究透彻精当，条理清晰，文字短小明白，是明代医家喜闻乐见的脉学读物。如王纶、皇甫中、薛己、汪机、张介宾等医家，在他们的著作中曾以各种方式对《诊家枢要》的内容予以引述，以彰明自己赞同滑寿脉法的观点。

脉学是中医学的认知难点，凭借医者三指，以了解患者阴阳表里寒热虚实、气血津液、五脏六腑等方面的状况，除应具有坚实的中医理论基础外，还需积累丰富的临床切脉经验，方可能掌握这门技术。滑寿撰著《诊家枢要》一书，则是习医者掌握打开脉学枢机的钥匙，它在中医诊断学教研活动中具有经典文献的品质。

## 一、《诊家枢要》与作者

滑寿(1304—1386)字伯仁，晚年号撄宁生。先世居河南襄城，后徙江苏仪征、浙江余姚。少时性警敏好学，能诗。从名医王居中学习医学典籍，后师从高洞阳学习针灸。行医三四十年，主要医事活动在江浙之间，其名声与朱丹溪并齐(他的传记见于《明史》卷299卷)。

滑寿是一位生活于元末明初著名医家，在中医学诸多方面有着突出的贡献。他的《读素问抄》是研究《内经》重要注本；编集的《十四经发挥》是首次以十四正经命名的专著，在世界针灸史上有重要的影响。由他整理的《难经本义》结合《素问》、《灵枢》、仲景、叔和之论，释注有据，探渊达流，是研究《难经》重要注本，其中一难至十六难、十八难有关脉诊内容是《诊家枢要》学术思想的相互延伸。

据《诊家枢要》题识所示，于1359年《诊家枢要》撰写完成，自序写于1364年。该书1卷，19篇。可分为：①脉法基础(枢要玄言、左右手配脏腑部位、五脏平脉、四时平脉、《内经》三部脉法、呼吸沉浮定五脏脉、因指下轻重以定五脏、三部所主)；持脉手法(浮、沉、迟、数、滑、涩六脉提纲，举、按、寻持脉之要，察脉上下、来去、至止六字之别，脉贵有神)；②临证脉类(脉阴阳类成30种脉、兼见脉类、诸脉宜忌类、验诸死证类、死绝脉类、五脏动止脉、妇人脉法、小儿脉法)；③脉以象统会(脉象统会16种、脉象歌等)。

《诊家枢要》由于篇幅短小，而今所见刊本主要是明代医家专著的附刻本。这种现象一是说明滑氏脉学在明代产生过深远的影响，一是证明《诊家枢要》是一部珍贵的、临证实用的脉学专著，故将其保存下来。

## 二、主要学术特点及对临床的指导意义

中医脉诊学建立在《内》、《难》、仲景平脉辨脉法、叔和《脉经》的基础理论上，经过后世医

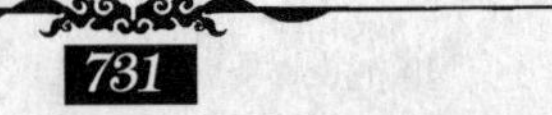

家大量临床实践，不断完善与印证而逐步形成。滑氏对脉学的贡献，在于为诊脉规范化研究提供了可能，对小儿脉法的论述，丰富了自宋以来儿科脉诊的内容。

**1. 提倡持脉之要"举、按、寻"**

医者诊察脉之搏动，是如何掌握指力的轻重与移挪呢？滑氏提出"持脉之要有三，曰举、曰按、曰寻。轻手循之曰举；重手取之曰按；不轻不重、委屈求之曰寻"，作用在于"初持脉轻手候之……心肺之应也。重手得之……肝肾之应也。不轻不重中而取之……应脾胃之候"。他立论的依据来源于《难经》第四难"心肺俱浮"、"肝肾俱沉"、"脾者中州，其脉在中"，以阴阳之法相类原理，说明举按寻的脉理。张介宾《景岳全书》卷6脉神章下"滑氏脉义"则选取"持脉之要，举、按、寻"的原文，以表明自己对脉法的认识趋向。明代名医辈出，医著层出，特别是脉学著作，仅李濒湖《脉诀考证》引用脉学著作就达26种之多，当然，脉法也就因人而异。如何规范诊脉的方法，以便学医者学习掌握且又得要领，滑寿《诊家枢要》持脉法成为最好的范本。如现代《中医诊断学》讲解"诊脉方法"包括：时间、平臂、布指、举按寻、五十动五个方面，既将滑寿《诊家枢要》这段文字选入，成为该学科的经典论述。

**2. 丰富了儿科脉法的内容**

通常3岁以下采用指纹望诊，3岁以上用一指三关的切脉法。然而，自《内经》或有《颅囟经》以来，又加之仲景《伤寒》、叔和《脉经》对儿科内容均有所亡佚，唐宋间也曾有指纹望诊的盛行，但其脉法仍显现缺失的状态。儿科鼻祖之作《小儿药证直诀》脉法仅有：脉乱、弦急、沉缓、促急、沉细五种脉象记录。滑寿《诊家枢要》"小儿脉法"明确了浮数、虚濡、紧实、紧弦、弦紧、牢实、沉细、大小8种复合脉象记录及主病。同时，又注意对儿科积聚、疳劳、宿食等常见疾病的脉象的涉及。如"或小，或缓，或沉，或短，皆为宿食不消"、"浮为风"、"伏结为物聚、单细为疳劳"。这些记录，为儿科诊断学的研究提供了依据，为儿科临床诊断提供了脉象参考。

## 三、如何学好应用《诊家枢要》

了解《诊家枢要》以下的特点，有利于学习掌握它。

1.《诊家枢要》是一部脉学专著，对于提高我们对脉理的认识有重要的帮助。因为滑氏学宗《内》、《难》、《脉经》，故其脉理纯正宗源流，是脉学专著中的精品，学习时应精读。

2. 脉象可多变，然相近者可统会。在熟记16种(浮沉、迟数、虚实、微洪、弦缓、滑涩、长短、大小)的前提下，再将12种汇入记忆，如浮甚为散、沉甚为伏、数甚为疾、弦甚为紧、缓止为结等，可举一反三，灵活掌握脉象变化。

3. 脉法规矩。在诊察细微之中，注意原文对提纲关键词的议论解释，如浮沉迟数滑涩六脉，举按寻、表里虚实四字，以及30种病脉的释名等。概念明确，才能明辨是非。

此外，可系统阅读几部脉学著作进行比较，运用所学过的中医基础理论，结合现代临床诊断新方法，继承发扬医学典籍中的合理性，相信大家会在中医脉学上取得成就。

贾君　郭君双

2007年3月

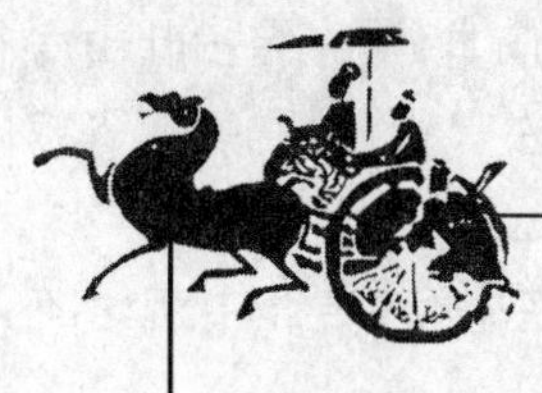

# 整理说明

元末医家滑寿撰著《诊家枢要》一书，在中医诊断学发展史上占有重要的地位。该书成书于 1364 年，但由于篇幅短小当时刊刻较少，直到明代中叶印刷业发达，随之医家个人医籍的整理研究大量出现，此书以单刻、合刻、附录、附刻等形式才得以广为流传。

1502 年，明代著名医家王纶编撰《明医杂著》6 卷问世。其中卷三由薛己注、卜兼三校，收入了“附滑伯仁先生诊家枢要”。此本重点摘引《诊家枢要》一书中“(枢要玄言)”“左右手配脏腑部位”、“五脏平脉”、“四时平脉”、“呼吸沉浮定五脏脉”、“因指下轻重以定五脏”、“三部所主”、“持脉”八方面的论述。在 1549 年薛己将此本收入《薛氏医案》十六种、二十四种中。这是《诊家枢要》以附录、节选形式流传开来。

1579 年，明代医家皇甫中撰著、王肯堂订补、邵从皋参校《明医指掌》10 卷出版。卷末附刻《诊家枢要》1 卷。内容包括：“枢要玄言”、“左右手配脏腑部位”、“五脏平脉”、“四时平脉”、“内经三部脉法”、“呼吸沉浮定五脏法”、“因指下轻重以定五脏法”、“三部所主”、“持脉手法”、“脉阴阳类成”、“兼见脉类”、“诸脉宜忌类”、“验诸死证类”、“死绝脉类”、“五脏动止脉”、“脉象歌”、“妇人脉法”、“小儿脉”、“脉象统会”，计 19 个篇题，文后附有“至正己亥(1359)首夏二日许昌滑寿伯仁志”题识，及“至正甲辰(1364)端月许昌滑寿识”自序。这种刊本，还有明天启二年汪复初《明医指掌药性赋药性解合刻》本。其珍贵价值在于，《诊家枢要》终以内容完整的附刻形式向世人展示了滑寿原著的历史风貌。

《诊家枢要》单行本，有明弘治十七年(1504)古绛韩重刻本、清光绪二十四年(1898)周学海本及建国后多种影印本。这种版本的《诊家枢要》，后世又有所辑录，如 1744 年，刘奂编集《卫生纂要》稿本收录、1876 年余显廷编撰《脉理存真》慎德堂本收入。

上述版本，通过考察分析，基本可分为二个系统：一是足本，一是节录本。明刻《明医指掌》附刻本、清光绪扫叶山房本、《明医指掌药性赋药性解合刻》、《明医指掌》清嘉庆本、清光绪扫叶山房本皆是属于足本系统。而《明医杂著》本、薛氏医案(明医杂著)本、清刻本、周学海本及后世汇刻本，皆为节录本系统。

此外，1529 年由滑寿著、明人丁瓒补正《素问补抄》附刻《诊家枢要》的温州刻本尚未见，有待考察。

本次整理选定明刻《明医指掌》附刻《诊家枢要》本为底本(简称明本)；对校本：《明医指掌》清嘉庆本、清光绪扫叶山房本(简称扫本)、薛氏医案(明医杂著)本(简称薛本)、清刻本等；他校本：《素问》、《脉经》、《景岳全书》等。

在保留底本原貌的原则下，仅对文中的问题作如下处理：

1. 将原繁体字改为规范的简化字。

2. 底本系明刻，版面有部分文字漫漶残缺，今据《明医指掌》清嘉庆本、清光绪扫叶山房本、薛本补齐。如左右手配脏腑部位篇：据嘉庆本、扫叶山房本补入“左尺肾”、“右关脾胃”7字；五脏平脉篇：“弦而长脾脉缓”6字据嘉庆本、扫叶山房本补入。

3. 异文的处理服从医理为原则。如“持脉手法”中持脉之要，底本有“若浮中沉之不见”、“三部皆然”二句，而《景岳全书》本无，则从医理、文理为顺，故保留。

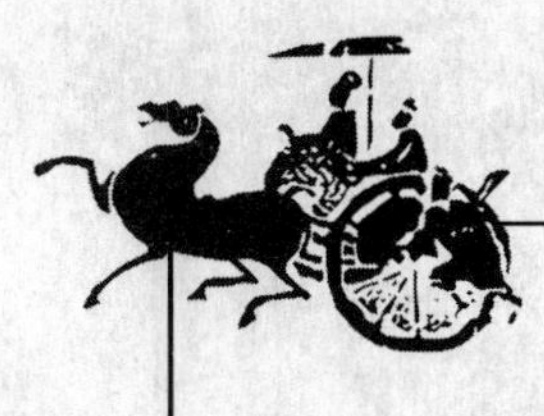

# 撄宁生自序

天下之事，统之有宗，会之有元，言简而尽，事核而当，斯为至矣。天下之道，散于百家，流于方技。方技之流，莫大于医。医之要，莫先于脉。浮沉之不同，迟数之异类，曰阴曰阳，曰表曰里，抑亦以对待而为名象焉，有名象斯有统会矣。高阳生之七表、八里、九道，盖凿凿也。求脉之明，为脉之晦，识者无取焉。或者曰：脉之道大矣，古之人言亦伙矣，犹惧弗及，而欲以此统会该之，不既太简乎？呜呼！脉之理而名象著焉，统会寓焉。观其统会，以知其典礼，君子之能事也。由是而推之，则溯流穷源，因此识彼，诸家之全，亦无遗珠之憾矣。

至正甲辰端月许昌滑寿识

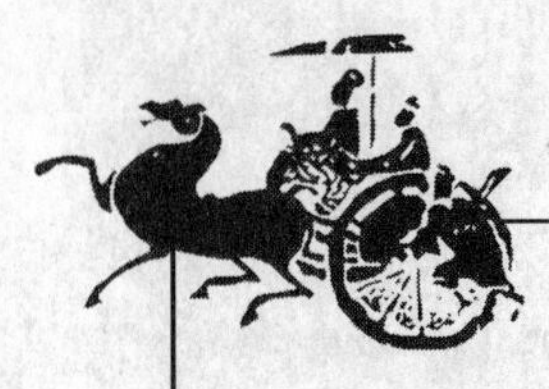

# 目　录

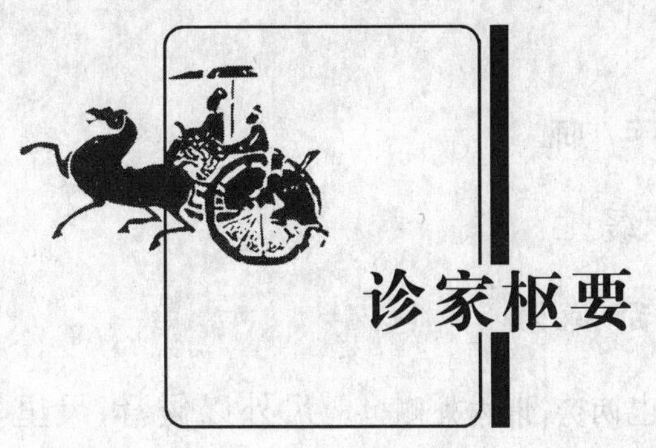

# 诊家枢要

许昌伯仁滑寿　编纂

## 枢要玄言

脉者气血之先也，气血盛则脉盛，气血衰则脉衰，气血热则脉数，气血寒则脉迟，气血微则脉弱，气血平则脉治。又长人脉长，短人脉短，性急人脉急，性缓人脉缓。左大顺男，右大顺女。男子尺脉常弱，女子尺脉常盛。此皆其常也，反之者逆。其五脏四时之不同，阴阳变见之或异，吉凶死生于是乎著矣。《枢》《素》诸家彰彰明备，摭其切近精实者，为《诊家枢要》。

## 左右手配脏腑部位

左手寸口，心、小肠脉所出；左关，肝、胆脉所出；左尺，肾、膀胱脉所出。

右手寸口，肺、大肠脉所出；右关，脾、胃脉所出；右尺，命门、心包络、三焦脉所出。

## 五脏平脉

心脉浮大而散，肺脉浮涩而短，肝脉弦而长，脾脉缓而大，肾脉沉而软滑。

心合血脉，心脉循血脉而行。持脉指法，如六菽之重，按至血脉而得者为浮；稍稍加力，脉道粗者为大；又稍加力，脉道阔软者为散。

肺合皮毛，肺脉循皮毛而行。持脉指法，如三菽之重，按至皮毛而得者为浮；稍稍加力，脉道不利为涩；又稍加力，不及本位曰短。

肝合筋，肝脉循筋而行。持脉指法，如十二菽之重，按至筋而脉道如筝弦相似为弦；次稍加力，脉道迢迢者为长。

脾合肌肉，脾脉循肌肉而行。持脉指法，如九菽之重，按至肌肉如微风轻飐柳梢之状为缓；次稍加力，脉道敦实者为大。

肾合骨，肾脉循骨而行。持脉指法，按至骨上而得者为沉；次重而按之，脉道无力为濡；举指来疾流利者为滑。

凡此五脏平脉，要须察之，久久成熟，一遇病脉，自然可晓。经曰：先识经脉，而后识病脉。此之谓也。

## 四时平脉

春弦，夏洪，秋毛，冬石，长夏四季脉迟缓。

## 《内经》三部脉法

《脉要精微论》云：尺内两旁，则季胁也两旁，谓内外侧也。尺外以候肾，尺里以候腹中。○附上附上，如越人所定关中也。左外以候肝，内以候膈。右外以候胃，内以候脾。○上附上上附上，如越人所定寸口。右外以候肺，内以候胸中。左外以候心，内以候膻中膻中，在胸中两乳间。前以候前，后以候后。上竟上者，胸喉中事也。下竟下者，小腹腰股胫足中事也。

## 呼吸沉浮定五脏法

呼出心与肺，吸入肾与肝。呼吸之间，脾受谷味，其脉在中。心肺俱浮，浮而大散者心，浮而短涩者肺。肾肝俱沉，牢而长者肝，濡而来实者肾。脾为中州，其脉在中。

## 因指下轻重以定五脏法

即前所谓三菽五菽之重也。

## 三部所主九候附

寸为阳，为上部，主头项以下至心胸之分也；关为阴阳之中，为中部，主脐腹胠胁之分也；尺为阴，为下部，主腰足胫股之分也。凡此三部之中，每部各有浮、中、沉三候，三而三之，为九候也。浮主皮肤，候表及腑；中主肌肉，以候胃气；沉主筋骨，候里及脏也。

## 持脉手法

凡诊脉之道，先须调平自己气息，男左女右，先以中指定得关位，却齐下前后二指，初轻按以消息之，次中按以消息之，再重按以消息之，然后自寸关至尺，逐部寻究。一呼一吸之间，要以脉行四至为率，闰以太息，脉五至，是平脉也。其有太过不及，则为病脉，看在何部，各以其部断之。

凡诊脉须要先识时脉、胃脉与腑脏平脉，然后及于病脉。时脉谓：春三月，六部中俱带弦；夏三月，俱带洪；秋三月，俱带浮；冬三月，俱带沉。胃脉，谓：中按得之，脉和缓。腑脏平脉已见前章。凡人腑脏脉既平，胃脉和，又应时脉，乃无病者也。反此为病。

诊脉之际，人臂长则疏下指，臂短则密下指。三部之内，大小、浮沉、迟数同等；尺寸、阴阳、高下相符；男女、左右、强弱相应；四时之脉不相戾，命曰平人。其或一部之内，独大独小，偏迟偏疾，左右强弱之相反，四时男女之相背，皆病脉也。

凡病之脉，见在上曰上病，见在下曰下病，左曰左病，右曰右病。左脉不和，为病在表，为阳，主四肢；右脉不和，为病在里，为阴，主腹脏，以次推之。

凡取脉之道，理各不同，脉之形状，又各非一。凡脉之来，必不单至，必曰浮而弦、浮而数、沉而紧、沉而细之类，将何以别之？大抵提纲之要，不出浮、沉、迟、数、滑、涩之六脉也。浮沉之脉，轻手、重手而取之也。迟数之脉，以己之呼吸而取之也。滑涩之脉，则察夫往来之形也。浮为阳，轻手而得之也，而芤、洪、散、大、长、濡、弦，皆轻手而得之之类也；沉为阴，重手而得之也，而伏、石、短、细、牢、实，皆重手而得之之类也。迟者一息脉二至，而缓、结、微、弱皆迟之类也。或曰滑类乎数，涩类乎迟，何也？然脉虽似而理则殊也。彼迟数之脉，以呼吸察其至数之疏数，此滑涩之脉，则以往来察其形状也。数为热，迟为寒，滑为血多气少，涩为气多血少。

所谓提纲，不出乎六字者，盖以其足以统夫表里、阴阳、冷热、虚实、风寒、燥湿、脏腑、气血也。浮为阳、为表；诊为风、为虚；沉为阴、为里，诊为湿、为实；迟为在脏，为寒、为冷；数为在腑，为热、为燥；滑为血有余，涩为气独滞也。人一身之变，不越乎此。能于是六脉之中以求之，则疢疾在人者，莫能逃焉。

持脉之要有三：曰举，曰按，曰寻。轻手循之曰举，重手取之曰按，不轻不重，委曲求之曰寻。初持脉轻手候之，脉见皮肤之间者，阳也，腑也，亦心肺之应也；重手得之，脉附于肉下者，阴也，脏也，亦肝肾之应也；不轻不重，中而取之，其脉应于血肉之间者，阴阳相适，冲和之应脾胃之候也。若浮中沉之不见，则委曲而求之。若隐若见，则阴阳伏匿之脉也。三部皆然。

察脉须识上、下、来、去、至、止六字，不明此六字，阴阳虚实不别也。上者为阳，来者为阳，至者为阳；下者为阴，去者为阴，止者为阴也。上者，自尺部上于寸口，阳生于阴也；下者，自寸口下于尺部，阴生于阳也；来者，自骨肉之分而出于皮肤之际，气之升也；去者，自皮肤之际而还于骨肉之分，气之降也；应曰至，息曰止也。

明脉须辨表、里、虚、实四字。表，阳也，腑也。凡六淫之邪，袭于经络，而未入于胃腑及脏者，皆属于表也。里，阴也，脏也。凡七情之气郁于心腹之内，不能越散，饮食五味之伤，留于腑脏之间，不能通泄，皆属于里也。虚者，元气之自虚，精神耗散，气力衰竭也。实者，邪气之实，由正气之本虚，邪得而乘之，非元气之自实也。故虚者补其正气，实者泻其邪气，经文所谓邪气盛则实，精气夺则虚，此大法也。

凡脉之至，在筋肉之上，出于皮肤之间者，阳也，腑也；行于肌肉之下者，阴也，脏也。若短小而见于皮肤之间，阴乘阳也；洪大而见于肌肉之下，阳乘阴也。寸尺皆然。

## 脉贵有神

东垣云：不病之脉，不求其神，而神无不在也。有病之脉，则当求其神之有无。谓如六数七极，热也，脉中此中字，浮中沉之中有力言有胃气即有神矣，为泄其热；三迟二败，寒也，脉中有力说并如上即有神矣，为去其寒。若数极迟败中，不复有力，为无神也，将何所恃邪？苟不知此，而遽泄之、去之，神将何以依而主耶？故经曰：脉者气血之先也，气血者人之神也。善夫。

## 脉阴阳类成

浮，不沉也。按之不足，轻举有余，满指浮上，曰浮，为风虚运动之候。为胀，为风，为痞，为满不食，为表热，为喘。浮大伤风鼻塞，浮滑疾为宿食，浮滑为饮。左寸浮，主伤风发热，头疼目眩及风痰；浮而虚迟，心气不足，心神不安；浮散，心气耗，虚烦；浮而洪数，心经热。关浮，腹胀；浮而数，风热入肝经；浮而促，怒气伤肝，心胸逆满。尺浮，膀胱风热，小便赤涩；浮而芤，男子小便血，妇人崩带；浮而迟，冷疝脐下痛。右寸浮，肺感风寒，咳喘清涕，自汗体倦；浮而洪，肺热而欬；浮而迟，肺寒喘嗽；关浮，脾虚，中满不食；浮大而涩，为宿食；浮而迟，脾胃虚。尺浮，风邪客下焦，大便秘；浮而虚，元气不足；浮而数，下焦风热，大便秘。

沉，不浮也。轻手不见，重手乃得，为阴逆阳郁之候。为实，为寒，为气，为水，为停饮，为癥瘕，为胁胀，为厥逆，为洞泄。沉细为少气，沉迟为痼冷，沉滑为宿食，沉伏为霍乱。沉而数内热，沉而迟内寒，沉而弦心腹冷痛。左寸沉，心内寒邪为痛，胸中寒饮胁疼。关沉，伏寒在经，两胁刺痛；沉弦，痃癖内痛。尺沉，肾脏感寒，腰背冷痛，小便浊而频，男为精冷，女为血结；沉而细，胫酸阴痒，溺有余沥。右寸沉，肺冷，寒痰停蓄，虚喘少气；沉而紧滑，咳嗽；沉细而滑，骨蒸寒热，皮毛焦干。关沉，胃中寒积，中满吞酸；沉紧，悬饮。尺沉，病水，腰脚疼；沉细，下利，又为小便滑，脐下冷痛。

迟，不及也。以至数言之，呼吸之间，脉仅三至，减于平脉一至也，为阴盛阳亏之候。为寒，为不足。浮而迟，表有寒；沉而迟，里有寒。居寸，为气不足；居尺，为血不足。气寒则缩，血寒则凝也。左寸迟，心上寒，精神多惨。关迟，筋寒急，手足冷，胁下痛。尺迟，肾虚便浊，女人不月。右寸迟，肺感寒，冷痰气短。关迟，中焦寒，及脾胃伤冷物不食；沉迟，为积。尺迟，为脏寒泄泻，小腹冷痛，腰脚重。

数，太过也。一息六至，过平脉两至也。为烦满，上为头疼上热，中为脾热口臭，胃烦呕逆。左为肝热目赤，右下为小便黄赤，大便秘涩。浮数表有热，沉数里有热也。

虚，不实也。散大而软，举按豁然，不能自固，气血俱虚之故也。为伤暑，为虚烦多汗，为恍惚多惊，为小儿惊风。

实，不虚也。按举不绝，迢迢而长，动而有力，不疾不迟，为三焦气满之候。为呕，为痛，为气塞，为气聚，为食积，为利，为伏阳在内。左寸实，心中积热，口舌疮，咽疼痛；实大，头面热风烦躁，体痛面赤。关实，腹胁痛满；实而浮大，肝盛，目暗赤痛。尺实，小便涩，小腹痛；实而滑，茎痛淋沥，溺赤；实而大，膀胱热，小便难；实而紧，腰痛。右寸实，胸中热，痰嗽烦满；实而浮，肺热，咽燥痛，喘嗽气壅。关实，伏阳蒸内，脾虚食少，胃气滞；实而浮，脾热，消中善饥，口干劳倦。尺实，脐下痛，便难，或时下利。

洪，大而实也。举按有余，来至大而去且长，腾上满指，为经络太热、血气燔灼之候。为表里皆热，为烦，为咽干，为大小便不通。左寸洪，心经积热，眼赤，口疮，头痛，内烦。关洪，肝热及身痛，四肢浮热。尺洪，膀胱热，小便赤涩。右寸洪，肺热毛焦，唾粘咽干；洪而紧，喘急。关洪，胃热反胃呕吐，口干；洪而紧为胀。尺洪，腹满，大便难，或下血。

微，不显也。依稀轻细，若有若无，为气血俱虚之候。为虚弱，为泄，为虚汗，为崩漏败血不止，为少气。浮而微者阳不足，必身体恶寒；沉而微者阴不足，主脏寒下利。左寸微，心虚，忧惕，荣血不足。关微，胸满气乏，四肢恶寒拘急。尺微，败血不止，男子伤精尿血，女人漏下崩中。右寸微，上焦寒痞，冷痰不化，中寒少气。关微，胃寒气胀，食不化，脾虚噫气，心腹冷痛。尺微，脏寒泄泻，脐下冷痛。

弦，按之不移，举之应手，端直如弓弦。为血气收敛，为阳中伏阴，或经络间为寒所滞，为痛，为疟，为拘急，为寒热，为血虚盗汗，为寒凝气结，为冷痹，为疝，为饮，为劳倦。弦数为劳疟，双弦胁急痛，弦长为积。左寸弦，头疼心惕，劳伤盗汗乏力。关弦，胁肋痛，痃癖；弦紧，为疝瘕，为瘀血；弦小，寒癖。尺弦，少腹痛；弦滑，腰脚痛。右寸弦，肺受风寒，咳嗽，胸中有寒痰。关弦，脾胃伤冷，宿食不化，心腹冷痛；又为饮。尺弦，脐下急痛不安，下焦停水。

缓，不紧也。往来纡缓，呼吸徐徐，以气血向衰，故脉体为之徐缓尔。为风，为虚，为痹，为弱，为疼，在上为项强，在下为脚弱。浮缓，为风；沉缓，血气弱。左寸缓，心气不足，怔忡多忘，亦主项背急痛。关缓，风虚眩晕，腹胁气结。尺缓，肾虚冷，小便数，女人月事多。右寸缓，肺气浮，言语短气；关缓，胃弱气虚；浮缓，脾气虚弱；不沉不浮，从容和缓，乃脾家之本脉也。尺缓，下寒脚弱，风气秘滞；浮缓，肠风泄泻；沉缓，小腹感冷。伤寒脉大为病进，脉缓为邪退。

滑，不涩也。往来流利，如盘走珠，不进不退，为血实气壅之候，盖血不胜于气也。为呕吐，为痰逆，为宿食；滑而断绝不匀者，为经闭。上为吐逆，下为气结。滑数为结热。左寸滑，心热；滑而实大，心惊舌强。关滑，肝热，头目为患。尺滑，小便淋涩，尿赤，茎中痛。右寸滑，痰饮呕逆；滑而实，肺热，毛发焦，膈壅，咽干，痰嗽，目昏，涕唾粘。关滑，脾热，口臭，及宿食不化，吐逆；滑实，胃热。尺滑，因相火炎而引饮多，脐冷腹鸣或时下利，妇人主血实气壅，月事不通；若和滑，为孕。

涩，不滑也。虚细而迟，往来极难，三五不调，如雨沾沙，如轻刀刮竹然，为气多血少之候。为少血，为无汗，为血痹痛，为伤精；女人有孕为胎痛，无孕为败血病。左寸涩，心神虚耗不安，及冷气心痛。关涩，肝虚血散，肋胀胁满，身痛。尺涩，男子伤精及疝，女人月事虚败；若有孕，主胎漏不安。右寸涩，荣卫不和，上焦冷痞：气短、臂痛。关涩，脾弱不食，胃冷而呕。尺涩，大便闭，津液不足，小腹寒，足胫逆冷。经云：滑者伤热，涩者中雾露。

长，不短也。指下有余，而过于本位，气血皆有余也。为阳毒内蕴，三焦烦郁，为壮热。

短，不长也。两头无，中间有，不及本位，气不足以前导其血也。为阴中伏阳，为三焦气壅，为宿食不消。

大，不小也。浮取之若浮而洪，沉取之大而无力，为之虚气不能相入也。经曰：大为病进。

小，不大也。浮沉取之，悉皆损小。在阳为阳不足，在阴为阴不足。前大后小，则头疼目眩；前小后大，则胸满短气。

紧，有力而不缓也。其来劲急，按之长，举之若牵绳转索之状。为邪风激搏，伏于荣卫之间，为痛，为寒。浮紧为伤寒身痛，沉紧为腹中有寒，为风痫。左寸紧，头热目痛，项强；紧而沉，心中气逆冷痛。关紧，心腹满痛，胁痛筋急；紧而盛，伤寒浑身痛；紧而实，痃癖。尺紧，腰脚脐下痛，小便难。右寸紧，鼻塞膈壅；紧而沉滑，肺实咳嗽。关紧，脾腹痛吐逆；紧盛，腹胀伤食。尺紧，下焦筑痛。

弱，不盛也。极沉细而软，怏怏不前，按之欲绝未绝，举之即无。由精气不足，故脉萎弱而不振也。为元气亏耗，为萎弱不前，为痼冷，为关热，为泄精，为虚汗。老得之顺，壮得之逆。左寸弱，阳虚，心悸自汗。关弱，筋痿无力，妇人主产后客风面肿。尺弱，小便数，肾虚耳聋，骨肉酸痛。右寸弱，身冷多寒，胸中短气。关弱，脾胃虚，食不化。尺弱，下焦冷痛，大便滑泄不禁。

动，其状如大豆，厥厥摇动，寻之有，举之无。不往不来，不离其处，多于关部见之。动，为痛，为惊，为虚劳体痛，为崩脱，为泄利。阳动则汗出，阴动则发热。

伏，不见也。轻手取之，绝不可见，重取之，附着于骨。为阴阳潜伏、关格闭塞之症。为积聚，为瘕疝，为食不消，为霍乱，为水气，为荣卫气闭而厥逆。关前得之为阳伏，关后得之为阴伏。左寸伏，心气不足，神不守常，沉忧郁抑。关伏，血冷，腰脚痛及胁下有寒气。尺伏，肾寒精虚，疝瘕寒痛。右寸伏，胸中气滞，寒痰冷积。关伏，中脘积块作痛，及脾胃停滞。尺伏，脐下冷痛，下焦虚寒，腹中痼冷。

促，阳脉之极也。脉来数，时一止复来者，曰促。阳独盛而阴不能相和也。或怒气逆上，亦令脉促。促为气痛，为狂闷，为瘀血发斑。又为气，为血，为饮，为食，为痰。盖先以气热脉数，而五者或一有留滞乎其间，则因之而为促，非恶脉也。虽然，加即死，退则生，亦可畏哉。

结，阴脉之极也。脉来缓，时一止复来者，曰结。阴独盛而阳不能相入也。为癥结，为七情所郁。浮结为寒邪滞经，沉结为积气在内。又为气，为血，为饮，为痰。盖先以气寒脉缓，而五者或一有留滞于其间，则因而为结。故张长沙谓结促皆病脉。

芤，浮大而软。寻之中空傍实，傍有中无，诊在浮举重按之间，为失血之候。大抵气有余，血不足，血不能统气，故虚而大，若芤之状也。左寸芤，主心血妄行，为吐，为衄。关芤，主胁间血气动，或腹中瘀血，亦为吐血目暗。尺芤，小便血，女人月事为病。右寸芤，胸中积血，为衄，为呕。关芤，肠痈，瘀血，及呕血不食。尺芤，大便血。又云，前大后细脱血也，非芤而何？

革，沉伏实大按之如鼓曰革。革，易常度也。妇人则半产漏下，男子则亡血失精。又为中风感湿之诊。

濡，无力也。虚软无力，应手散细，如绵絮之浮水中，轻手乍来，重手即去，为气血两虚之候。为少血，为无血，为疲损，为自汗，为下冷，为痹。左寸濡，心虚，易惊盗汗，短气。关濡，荣卫不和，精神离散，体虚少力。尺濡，男为伤精，女为脱血，小便数，自汗多。右寸濡，关热憎寒，气乏体虚。关濡，脾弱物不化，胃虚饮食不进。尺濡，下元冷惫，肠虚泄泻。

牢，坚牢也。沉而有力，动而不移。为里实表虚，胸中气促，为劳伤痿极。大抵其脉近乎无胃气者，故诸家皆以为危殆之脉云。亦主骨间疼痛，气居于表。

疾，盛也。快于数而疾，呼吸之间脉七至，热极之脉也。在阳犹可，在阴为逆。

细，微眇也。指下寻之，来往微细如线。盖血冷气虚，不足以充故也。为元气不足，乏力无精，内外俱冷，痿弱洞泄，为忧劳过度，为伤湿，为积，为痛在内在下。

代，更代也。动而中止，不能自还，因而复动，由是复止，寻之良久，乃复强起为代。主形容羸瘦，口不能言。若不因病而人羸瘦，其脉代止，是一脏无气，他脏代之，真危亡之兆也。若因病而气血骤损，以致元气卒不相续，或风家痛家，脉见止代，只为病脉。故伤寒家亦有心悸而脉代者，腹心痛亦有结涩止代不匀者。盖久痛之脉不可准也。又妊娠亦有脉代者，此必二月余之胎也。

散，不聚也。有阳无阴，按之满指，散而不聚，来去不明，漫无根底，为气血耗散，腑脏气绝。在病脉，主虚阳不敛。又主心气不足，大抵非佳兆也。

## 兼见脉类

浮缓风痹，浮大伤风，浮紧伤寒。弦数疟，紧涩寒痹。数主热，迟涩胃冷。滑数结热，浮数虚热，长滑胃热。洪大在右尺，三焦热；滑，血热；微，血崩；弦紧，癥痛；沉弦，癖痛；弦急，癖气疝痛；紧而驶，刺痛；弦紧，胁痛；滑细，呕吐；紧而实，里痛。紧细在关，虫痛。寸口紧促，喘逆；紧滑，吐逆。寸数，吐；关滑，呕吐；沉濡，停饮；滑细，宿食；弦实，积；短滑，酒食病，胃寒谷不消；促结，积聚。肝脉弦紧，筋挛；浮泛，中满；伏不往来，卒中，坚疾癫病；洪疾，狂病，二便秘；沉伏，霍乱。尺浮大或洪亦然。尺数，小便赤涩。诸脉弦尺涩，虚劳。脉尺寸俱微，男子五劳，妇人绝产。脉寸尺紧数，中毒；脉紧盛，伤寒；虚滑，伤暑；弦细芤迟亦然。浮缓，伤风；脉洪，病热；沉缓，中湿；洪紧，痈疽；洪疾，癫疾；沉石，水蓄；急弦，支饮。伤于阳则脉浮，伤于阴则脉沉。人迎紧盛伤于寒，气口紧盛伤于食。脉前大后细，脱血也。喜则气缓脉散，怒则气上脉激，悲则气消脉缩，恐则气下脉沉，思则气结脉短，忧则气沉脉涩，惊则气乱脉动。微小气血虚，大则气血盛。浮洪外病，沉弦内病。长则气治，短则气病，数则心烦，大则病进。上盛则气高，下盛则气胀。代则气衰，细则气少。脉实病在内，脉虚病在外。尺中沉细下焦寒，小便数，疞痛下迫痢；沉迟，腹脏寒痛；微弱，中寒少气。洪大紧急，病在外，若头痛，发痈疽；细小而紧急，病在中，寒疝瘕聚痛。浮大，伤风鼻塞。诸浮、诸紧、诸沉、诸弦、诸迟、诸涩，若在寸口，膈以上病；在关中，胃以下病；在寸内，脐以下病。凡尺脉上不至关为阴绝，寸脉下不至关为阳绝。阴阳相绝，人何以依？以上诸脉，各随寸关尺及脏腑部分以言病之所在也。

## 诸脉宜忌类

伤寒热病，宜洪大，忌沉细；咳嗽，宜浮濡，忌沉伏；腹胀，宜浮大，忌虚小；下痢，宜微小，忌大浮洪；狂疾，宜实大，忌沉细；霍乱，宜浮洪，忌微迟；消渴，宜数大，忌虚小；水气，宜浮大，忌沉细；鼻衄，宜沉细，忌浮大弦长；头痛，宜浮滑，忌短涩；中风，宜迟浮，忌急实大数；喘急，宜浮滑，忌涩脉；唾血，宜沉弱，忌实大；上气浮肿，宜沉滑，忌微细。中恶，宜紧细，忌浮大；金疮，宜微细，忌紧数；中毒，宜洪大，忌细微。妇人带下，宜迟滑，忌浮虚；妇人已产，脉宜小实，忌虚浮。又云：宜沉细缓滑微小，忌实大弦急牢紧。肠澼下脓血，宜浮小流连，忌数疾。及大发热，吐血衄血，宜沉小弱，忌实大。坠堕内伤，宜紧弦，忌小弱。头痛，宜浮滑，忌短涩。风痹痿厥，宜虚濡，忌紧急疾。温病发热甚，忌反小。下痢身热，忌数。腹中有积，忌虚弱。病热脉静，泄而脉大，脱血而脉实，病在中脉虚，病在外脉涩，皆所忌也。又云：腹痛宜细小迟，忌坚大疾。

## 验诸死证类

温病攘攘大热，脉细小者死。头目痛，卒视无所见者死。温病汗不出，出不至足死。病疟久，腰脊强急瘈疭者，不可治。热病已得汗，脉安静者生，脉躁者危；及大热不去者亦危。嗽脱形，发热，脉坚急者死，皮肉着骨者死。热病七八日当汗反不得汗，脉绝者死。形瘦脉大，胸中多气者死。真脏脉见者死。黑色起于耳目鼻渐入口者死。张口如鱼出气不反者死，循衣摸床者死；妄语错乱及不语者死。热病不在此例。尸臭不可近者死；面无光，牙龈黑者死；发直如麻，遗尿不知者死；舌卷卵缩者死；面肿色苍黑者死。五脏内绝，神气不守，其声嘶者死；目直视者死；汗出身体不凉，加喘泻者死。

## 死绝脉类

弹石脉在筋肉间，举按劈劈然。鱼翔脉在皮肤，其本不动而末强摇，如鱼之在水中，身首帖然而尾独悠扬之状。弹石、鱼翔，皆肾绝也。雀啄脉在筋肉间如雀之啄食，连连凑指三五啄忽然顿绝，良久复来。屋漏脉在筋肉间，如残溜之下，良久一滴溅起无力。雀啄、屋漏，皆脾胃衰绝之脉。解索脉，如解乱绳之状，指下散散，无复次第。虾游脉在皮肤，始则冉冉不动，少焉瞥然而去，久之倏尔复来。釜沸脉在皮肉，有出无入，涌涌如羹之上肥。皆死脉也。

## 五脏动止脉

凡人脉五十动不止者，五脏皆有气。四十动一止者，一脏无气，四岁死。三十动一止者，二脏无气，三岁死。二十动一止者，三脏无气，二岁死。十动一止者，四脏无气，岁中死。病脉不在此例，平人以此推之。

## 妇人脉法

妇人女子，尺脉常盛，而右手大，皆其常也。若肾脉微涩，或左手关后尺内脉浮，或肝脉沉而急，或尺脉滑而断绝不匀者，皆经闭不调之候也。妇人脉，三部浮沉正等，无他病而不月者，妊也。又尺数而旺者亦然。又左手尺脉洪大者为男，右手尺脉沉实为女。又经云：阴搏阳别，谓之有子。尺内阴脉搏手，则其中别有阳脉也。阴阳相搏，故能有子也。

凡女人天癸未行之时属少阴，既行属厥阴，已绝属太阴。胎产之病从厥阴。凡妇人室女病伤寒，及诸寒热气滞，须问经事若何。凡产后，须问恶露有无多少。

## 小儿脉法

小儿三岁已前，看虎口三关纹色：紫热，红伤寒；青惊风，白疳病；惟黄色隐隐，或淡红隐隐，为常候也。至见黑色，则危矣。其他纹色，在风关为轻，气关渐重，命关不治。及三岁已上，乃以一指按三关寸关尺之三关，常以六七至为率，添则为热，减则为寒。若脉浮数，为乳痫风热或五脏壅；虚濡，为惊风；紧实，为风痫；紧弦，为腹痛；弦急，为气不和；牢实，为便秘；沉细，为冷；大小不匀，为祟脉；或小或缓，或沉或短，皆为宿食不消。脉乱身热，汗出不食，食即吐，为变蒸也。浮，为风；伏结，为物聚；单细，为疳劳。小儿但见憎寒壮热，即须问曾发斑疹否，此大法也。

## 脉象统会

浮沉以举按轻重言，浮甚为散，沉甚为伏。

迟数以息至多少言，数甚为疾，数止为促。

虚实微洪以亏盈言，虚以统芤濡，实以该牢革。

弦缓滑涩以体性言，弦甚为紧，缓止为结，结甚为代，滑以统动。

长短以部位之过不及言。

大小以形状言。

## 脉象歌

洪大芤虚脉，弦紧实牢革，微小缓弱濡，
咸以类相索。浮沉轻重求，迟数息至别，
涩滑论难易，长短部位切。动伏缘躁静，
结促由止歇，疾细羸不足，代散乃羸劣。
内外并上下，皮肉及筋骨，或以体象征，
或以至数属。多之血气盈，少则荣卫缩，
至哉阴阳蕴，爰以赞化育。学人能了知，
照如秉宵独。

前之枢要及统会，二者脉病之详，与会通之义矣。合复二韻语者，盖欲其后先相绍，详略相因，学之者易晓也。

诸脉亦统之有宗欤！盖以相为对待者，以见曰阴曰阳，为表为里，不必断断然七表八里九道，如昔人云云也。观《素问》、仲景书中论脉处，尤可见取象之义。今之为脉者，能以是观之，思过半矣。于乎脉之道大矣，而欲以是该之，不几于举一而百欤?！殊不知至微者理也，至著者象也，体用一源，显微无间，得其理，则象可得而推矣。是脉也，求之于阴阳对待统系之间，则启源而达流，因此而识彼，无遗策矣。

至正己亥首夏二日许昌滑寿伯仁志

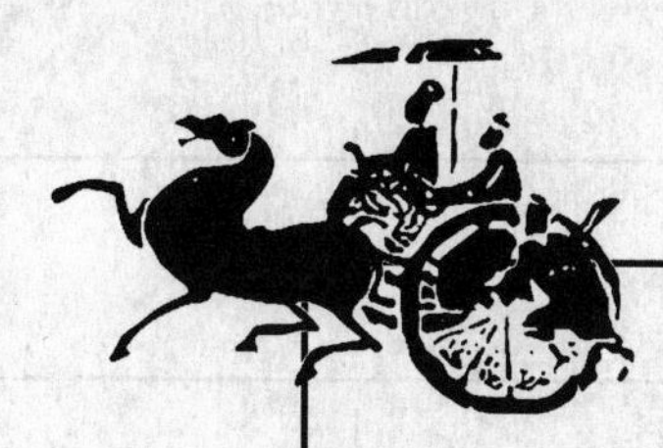

# 濒湖脉学

明•李时珍　　撰
贾君　郭君双　整理

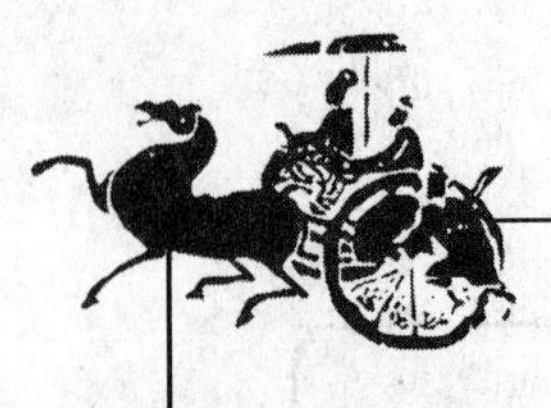

# 内容提要

李时珍和他编撰的《本草纲目》在世界范围内享有盛誉。他的《濒湖脉学》也是我国中医脉学史上一部重要著作，成书于 1564 年。1 卷。本书广泛吸取《素问》、《难经》、张仲景《伤寒论》及王叔和《脉经》等传统名著的精华，采撷当时颇有见树医家的独到见解，并结合自己的临证体会，编成此书。本书阐述了 27 种脉象的脉体形态、相类脉的鉴别、主病等，特别是李氏把 27 种脉象歌诀化，文字简短，通俗易懂，朗朗上口，具有易学易记的特点，成后世脉学传播的主流。至今仍是备受中医工作者喜爱的入门读物。书后附有的《四言举要》实际上是李言闻依据南宋名医崔嘉言的三传弟子张道中《西原脉诀》删补更名而成。《四言举要》在明清广泛传播，对明清脉学产生了很大的影响。

本次整理以明刻本为底本，参照其他多种清刻本以及《素问》、《难经》、《脉经》、《诊家枢要》、《四诊心法》等书重新整理。撰有导读，方便读者学习。

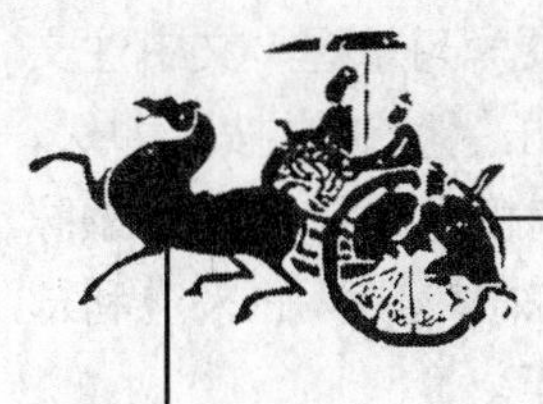

# 导 读

明·李时珍编撰《濒湖脉学》是我国中医脉学一部重要专著，为中医诊断学-脉学的发展起到了重要的推动作用，至今仍是备受中医工作者喜爱的入门读物。

## 一、《濒湖脉学》与作者

该书1卷，较为全面地论述了27种脉象的脉体形态、相类脉的鉴别、主病，卷末以“四言举要”，把27种脉象歌诀化。由于文字简明短小，通俗易懂，易学易记的特点，成为脉学传播的主流。

李时珍(1518—1593)，字东壁，号濒湖。湖北蕲县人，出身世医家庭，精悉《内经》、《难经》、《伤寒》、《脉经》等医学经典，又广博诸贤名家，晓通文字音韵，至万历年间刊刻，历经30余年，完成52卷的巨著《本草纲目》。其父，李言闻，字月池。曾著有《四诊发明》8卷。删补的《四言举要》，书题“宋南康紫虚隐君崔嘉彦希范著，明蕲州月池子李言闻子郁删补。”据考崔嘉彦，字子虚，南宋著名医家，倡浮、沉、迟、数四脉为纲。他的三传弟子张道中著有《西原脉诀》，充分反映了崔氏的脉学思想。李言闻的《四言举要》就是在此基础上删补更名而成，并收入《濒湖脉学》中。在嘉靖甲子年(1564)李时珍完成《奇经八脉考》、《脉诀考证》、《濒湖脉学》三书的著述。在隆庆壬申年(1572)曾有民间坊刻本问世(三种:《奇经八脉考》、《濒湖脉学》、《脉诀附方》，而无《脉诀考证》)是其证据之一。万历年以来《本草纲目》金陵本、湖北本、江西本等刻本的大量印行，推进了附录本《濒湖脉学》流传速度，很快成为后世习医者必读之书。

## 二、主要学术特点及对临床的指导意义

祖国医学给我们留下了珍贵遗产，尤其是它所保留的几千年来医家与疾病作斗争的经验，通过书籍或师徒相传为知识载体，流传至今，让我们有所遵循，并能结合现代先进的检测设备，使临床疾病的正确诊断率提高。《濒湖脉学》刊刻至今约500年，对脉学研究的严谨治学态度及理论水平，得到医学界认可，直到建国后中医院校《中医诊断学讲义》(附录收有此书27种脉全文)出现，《濒湖脉学》始终是广大读者喜爱的中医读本。

**1.《濒湖脉学》是对脉学研究的一次集结**

自西晋王叔和《脉经》流传以来，后世出现不同的脉学流派，如高阳生《脉诀》诸家注解、蔡西山《脉经》、崔子虚《脉诀》、王适斋《脉诀》、张扩《太素脉诀》等，造成医学界对《脉诀》认识上的诸多混淆，元末明初医家戴启宗著有《脉诀刊误》，纠正了部分错误认识，而李时珍著《濒湖脉学》，针对传世《脉诀》等书中27脉进行质疑或指正有误之处，同时也客观罗列出正确的论述，考证严谨，引用脉学专著达26种之多。

每一种脉象以经典为先导,体现了出典有据。又将相关文献的引文,按"体状诗"、"相类诗"、"主病诗"三方面予以分列,使深奥的脉象理论分出认知层次,以便学习掌握。文中注文有作者的是非判断,不能下结论的则分析病脉的机理。如:"滑脉"指出"《脉诀》'按之即伏,三关如珠,不进不退'是不分浮滑、沉滑、尺寸之滑,今正之",滑脉的病机是"阴气有余,故脉来流利如水,脉者,血之府,血盛则脉滑,故肾脉宜之"。诗曰:滑脉如珠替替然,往来流利却还前;莫将滑数为同类,数脉唯看至数间。区别点:滑则如珠,数则六至。

**2.《濒湖脉学》推进了脉学的普及**

民间医生对理论的掌握,多数是通过自学医书,或师徒相传而来,而大量的医疗实践,所见病种多样性、处理方法上的灵活性是他们这个群体的特色。然而,他们对理论知识的渴望,选择适合自己的医书学习又是非常合理的。

中医四诊的掌握是理论走向临证的桥梁,是医者面对患者体态、声音、体质,病状、脏腑经络、气血津液等方面进行的诊查过程,而脉象又为医生提供四诊合参正确判断的依据,以确定体质、病位、机理之间的关系。《濒湖脉学》文字简明易学的特点,是习医者提高诊断能力的良好途径,为脉学的普及提供了可能。自明季以来,随着《本草纲目》附刻本的大量出版,该书的实用价值被广大医家所接受;清至民国间,在北京、上海、无锡、江阴、扬州等地均可见到各种木刻、石印本《濒湖脉学》的读本。新中国成立后,在国家重视中医教育的方针指导下,中医院校的建立,为培养高级中医药人才的需要,北京中医学院出版了《濒湖脉学白话解》,使脉学的普及得到真正有效的推广。

**3.《濒湖脉学》易学易会切用临床**

该书对脉体及相关脉的鉴别、主病的认识,有形象比喻的描述及简要的病机说明,便于习医者体会揣摩,加强记忆。如弦脉:体状"弦脉迢迢端直长",相类脉"弦来端直似丝弦,紧则如绳左右弹,紧言其力弦言象,牢脉弦长沉伏间",主病"弦应东方肝胆经,饮痰寒热疟缠身……寸弦头痛膈多痰,寒热癥瘕察左关,关右胃寒心腹痛,尺中阴疝脚拘挛"。这种论述方式涵盖的内容广泛,易得要领。乃至影响到现代中医院校诊断学研究的深化,如河南中医学院的老师们,将27种脉象,结合现代生理学思维模式,找出影响脉搏的规律,对《濒湖脉学》进行新释,在"进展"项,附如相应脉象的心电脉图,如弦脉,脉图显示升支陡峭,最大幅度高、高峰时间长,降支快速下降迟,重搏波出现早。这些实验研究对于中医脉象客观数据的取得是非常有益的尝试,它无疑是在前人认识的基础上的加以深化发展,也是东西方医学交汇的必然结果。

## 三、如何学好与应用此书

该书是中医理论走向临床的基础,是切用临床的一部书,所以最好配合《中医基础理论》、《中医诊断学》、《诊断学基础》、《伤寒论》、《金匮要略》等课程的学习后,认真熟记文中脉体的形象描述,反复多实践,加深认识。临证病人时,注意指下对脉的体会,密切结合四诊八纲的运用,不可单凭脉象则下结论。学习中应注意:

1. 记忆27种脉的主要论述,特别是脉体诗,是帮助您确定某种脉象的依据。

2. 记忆主病,可有助您诊察有关病情的脏腑气血虚实状况,便于作出正确的诊断。

3. 注意小字注文的学习,有利于对全文的理解,同时对该脉象的出现,有病因机制方面的解释,提高对中医脉理的认识水平。

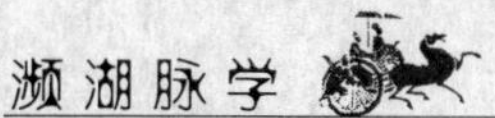

4. 有条件者，可结合阅读李时珍的《脉诀考证》，理解当时医家对脉学研究的状况，对于顺利阅读该书有帮助。

《濒湖脉学》是一部流传广泛的脉学专著，注释方式多样，版本来源复杂，学习时注意它们之间的差异，选择精校精注之本，并与临床实际紧密结合，认真体会脉象，方能掌握切脉的奥秘。

贾君　郭君双

2007年3月

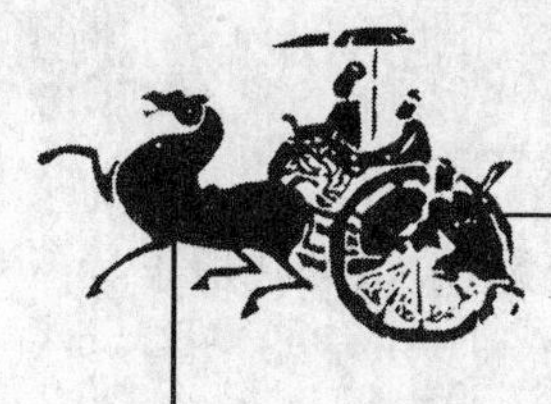

# 整理说明

李时珍编撰《濒湖脉学》是我国中医脉学一部重要专著，成书于1564年。该书广泛吸收《素问》、《难经》、张仲景《伤寒论》及王叔和《脉经》等传统名著的精华，并收集当时有见树医家的议论，结合自己的体会编撰而成。

该书版本系统：①《本草纲目》附录本系统：《中医图书联合目录》所示有21种，早期有明万历三十一年张鼎思(1603)湖北本。其他常见有清味古斋张绍棠《本草纲目》附刻本、四库本、1957年人民卫生出版社影印本等。②合刻本系统：即《濒湖脉学》、《脉学考证》、《奇经八脉考》三种合刻本。有31种，以万历三十一年(1603)张鼎思刻本百瞻楼藏版为最早，其他如清张氏味古斋本、1956年人民卫生出版社铅印本等。③单行本系统，有11种，以咸丰三年(1854)双梧书室抄本为最早。

另外，尚有"隆庆壬申年"落款并手写体的吴哲序、无张鼎思序的《奇经八脉考》、《脉诀附方》、《脉学》三书合刻本(下称明刻本)，文字清晰错误少，能纠正后世误传的词句。从字迹、行款及序看，此版本当早于《本草纲目》附刻本及有张鼎思序的三种合刻本，为该书的流传提供了重要依据。

本次整理以明刻本为底本。对校本：清味古斋《本草纲目》附刻本、多种清刻《本草纲目》附刻本、三种合刻本、四库抄本等。参校本：《素问》、《难经》、《脉经》、《诊家枢要》、《四诊心法》等书。

对该书的文字处理如下：

1. 改繁体字为国家规定的简化字。

2. 对误讹字，据校本改。如：何→相；瞥→潎等。

3. 由于该书版本多，异文亦多。处理方法：保留底本原貌，有二个以上校本证据且合医理者则改，否则保留。

(1)如："阴虚泻痢可'愁如'"，味古斋本作"踌躇"，与洪脉医理难合，底本义胜，故保留。

(2)如"芤"脉体状诗：底本、四库本并作"按之旁有中央空"，味古斋本作"边虚须知内已空"。该脉相类诗：四库本及底本作"血亡芤革血虚虚"，味古斋本作"芤为失血革血虚"，底本义胜。

(3)如“短”脉,底本及合刻本、四库本均无“短脉两头无,中间有,不及本位,乃气不足以前导其血也”22字注文,疑后世掺入,故从底本不予收录。

4. 在不影响文义的情况下,仍保留底本古字。耎同“软”,駃同“快”等。

该书流传很广,版本不一。由于我们眼力所及,水平有限,多有疏漏,敬请批评指正。

李时珍曰：宋有俗子，杜撰《脉诀》，鄙陋纰缪，医学习诵，以为权舆；逮臻颁白，脉理竟昧。戴同父常刊其误。先考月池翁著《四诊发明》八卷，皆精诣奥室，浅学未能窥造。珍因撮粹撷华，僭撰此书，以便习读，为脉指南。世之医病两家，咸以脉为首务，不知脉乃四诊之末，谓之巧者尔。上士欲会其全，非备四诊不可。

明嘉靖甲子上元日谨书于濒湖薖所

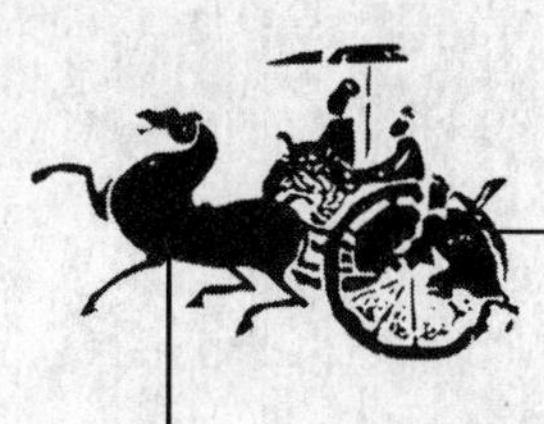

# 题《奇经八脉考》

奇经八脉闻之旧矣，而不解其奥，今读濒湖李君《八脉考》，原委精详，经络贯彻，顿觉蒙开塞决，胸次豁然。诚仙医二家入室指南也。然匪易牙亦未易味之，李君博极群书，参讨今古，九流百氏，咸有撰述。此特其一脔尔，因僭述其概而题之。

隆庆壬申中秋日道南吴哲拜题

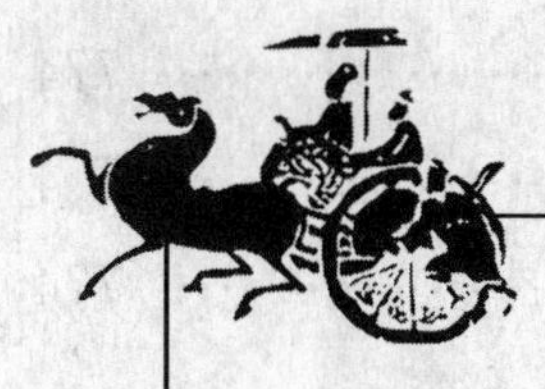

# 目　录

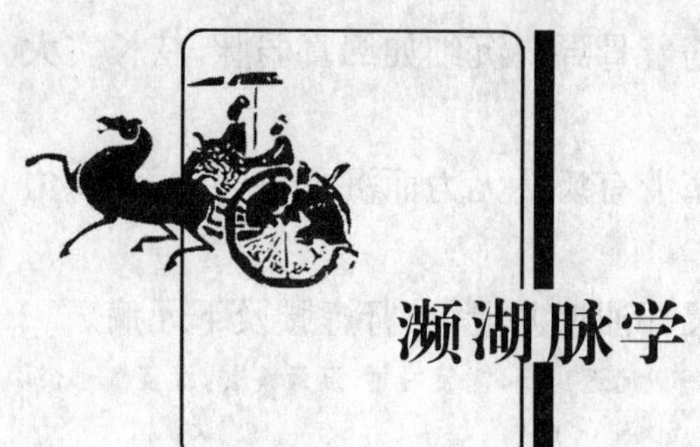

# 濒湖脉学

蕲人濒湖李时诊

## 浮阳

浮脉，举之有余，按之不足《脉经》。如微风吹鸟背上毛，厌厌聂聂轻泛貌，如循榆荚《素问》。如水漂木崔氏。如捻葱叶黎氏。

浮脉法天，有轻清在上之象。在卦为乾，在时为秋。在人为肺，又谓之毛。太过则中坚旁虚，如循鸡羽，病在外也。不及则气来毛微，病在中也。

《脉诀》言，寻之如太过，乃浮兼洪紧之象，非浮脉也。

〔体状诗〕 浮脉惟从肉上行，如循榆荚似毛轻。三秋得令知无恙，久病逢之却可惊。

〔相类诗〕 浮如木在水中浮，浮大中空乃是芤。拍拍而浮是洪脉，来时虽盛去悠悠。

浮脉轻平似捻葱，虚来迟大豁然空。浮而柔细方为濡，散似杨花无定踪。

浮而有力为洪，浮而迟大为虚。虚甚为散，浮而无力为芤，浮而柔细为濡。

〔主病诗〕 浮脉为阳表病居，迟风数热紧寒拘。浮而有力多风热，无力而浮是血虚。

寸浮头痛眩生风，或有风痰聚在胸。关上土衰兼木旺，尺中溲便不流通。

浮脉主表，有力表实，无力表虚。浮迟中风，浮数风热，浮紧风寒，浮缓风湿。浮虚伤暑，浮芤失血，浮洪虚热，浮散劳极。

## 沉阴

沉脉，重手按至筋骨乃得《脉经》。如绵裹砂，内刚外柔杨氏。如石投水，必极其底。

沉脉法地，有渊泉在下之象。在卦为坎，在时为冬。在人为肾，又谓之石，亦曰营。太过则如弹石，按之益坚，病在外也；不及则气来虚微，去如数者，病在中也。《脉诀》言，缓度三关，状如烂绵者非也。沉有缓数及各部之沉，烂绵乃弱脉，非沉也。

〔体状诗〕 水行润下脉来沉，筋骨之间耎滑匀。女子寸兮男子尺，四时如此号为平。

〔**相类诗**〕 沉帮筋骨自调匀，伏则推筋着骨寻。沉细如绵真弱脉，弦长实大是牢形。沉行筋间，伏行骨上，牢大有力，弱细无力。

〔**主病诗**〕 沉潜水蓄阴经病，数热迟寒滑有痰。无力而沉虚与气，沉而有力积并寒。

寸沉痰郁水停胸，关主中寒痛不通。尺部浊遗并泄痢，肾虚腰及下元痌。

沉脉主里，有力里实，无力里虚。沉则为气，又主水蓄。沉迟痼冷，沉数内热，沉滑痰食，沉涩气郁，沉弱寒热，沉缓寒湿，沉紧冷痛，沉牢冷积。

## 迟阴

迟脉，一息三至，去来极慢《脉经》。

迟为阳不胜阴，故脉来不及。《脉诀》言，重手乃得，是有沉无浮，一息三至，甚为易见。而曰隐隐、曰状且难，是涩脉矣。其谬可知。

〔**体状诗**〕 迟来一息至惟三，阳不胜阴气血寒。但把浮沉分表里，消阴须益火之原。

〔**相类诗**〕 脉来三至号为迟，小驶于迟作缓持。迟细而难知是涩，浮而迟大以虚推。

三至为迟。有力为缓，无力为涩。有止为结，迟甚为败，浮大而耎为虚。黎氏曰：迟小而实，缓大而慢；迟为阴盛阳衰，缓为卫盛营弱，宜别之。

〔**主病诗**〕 迟司脏病或多痰，沉痼癥瘕仔细看。有力而迟为冷痛，迟而无力定虚寒。

寸迟必是上焦寒，关主中寒痛不堪。尺是肾虚腰脚重，溲便不禁疝牵丸。

迟脉主脏，有力冷痛，无力虚寒。浮迟表寒，沉迟里寒。

## 数阳

数脉，一息六至《脉经》。脉流薄疾《素问》。

数为阴不胜阳，故脉来太过。

浮、沉、迟、数，脉之纲领，《素问》、《脉经》，皆为正脉。《脉诀》立七表八里，而遗数脉，止歌于心脏，其妄甚矣。

〔**体状诗**〕 数脉息间常六至，阴微阳盛必狂烦。浮沉表里分虚实，惟有儿童作吉看。

〔**相类诗**〕 数比平人多一至，紧来如数似弹绳。数而时止名为促，数见关中动脉形。

数而弦急为紧，流利为滑，数而有止为促，数甚为疾，数见关中为动。

〔**主病诗**〕 数脉为阳热可知，只将君相火来医。实宜凉泻虚温补，肺病秋深却畏之。

寸数咽喉口舌疮，吐红咳嗽肺生疡。当关胃火并肝火，尺属滋阴降火汤。

数脉主腑，有力实火，无力虚火。浮数表热，沉数里热，气口数实肺痈，数虚肺痿。

## 滑阳中阴

滑脉，往来前却，流利展转，替替然如珠之应指《脉经》。漉漉如欲脱。

滑为阴气有余，故脉来流利如水。脉者，血之府也，血盛则脉滑，故肾脉宜之。气盛则脉涩，故肺脉宜之。

《脉诀》云：按之即伏，三关如珠，不进不退。是不分浮滑、沉滑、尺寸之滑也，今正之。

**〔体状相类诗〕** 滑脉如珠替替然，往来流利却还前。莫将滑数为同类，数脉惟看至数间。滑则如珠，数则六至。

**〔主病诗〕** 滑脉为阳元气衰，痰生百病食生灾。上为吐逆下蓄血，女脉调时定有胎。

寸滑膈痰生呕吐，吞酸舌强或咳嗽。当关宿食肝脾热，渴痢癞淋看尺部。

滑主痰饮。浮滑风痰，沉滑食痰，滑数痰火，滑短宿食。《脉诀》言，关滑胃寒，尺滑脐似冰，与《脉经》言关滑胃热，尺滑血蓄、妇人经病之旨相反。其谬如此。

## 涩阴

涩脉，细而迟，往来难，短且散，或一止复来《脉经》。参伍不调《素问》。如轻刀刮竹《脉诀》。如雨沾沙通真子。如病蚕食叶。

涩为阳气有余。气盛则血少，故脉来蹇滞，而肺宜之。

《脉诀》言，指下寻之似有，举之全无，与《脉经》所云，绝不相干。

**〔体状诗〕** 细迟短涩往来难，散止依稀应指间。如雨沾沙容易散，病蚕食叶慢而艰。

**〔相类诗〕** 参伍不调名曰涩，轻刀刮竹短而难。微似秒芒微耎甚，浮沉不别有无间。

细迟短散时一止曰涩。极细而耎，重按若绝曰微。浮而柔细曰濡，沉而柔细曰弱。

**〔主病诗〕** 涩缘血少或伤精，反胃亡阳汗雨淋。寒湿入营为血痹，女人非孕即无经。

寸涩心虚痛对胸，胃虚胁胀察关中。尺为精血俱伤候，肠结溲淋或下红。

涩主血少精伤之病。女子有孕为胎病，无孕为败血。杜光庭云：涩脉独见尺中形，散同代，为死脉。

## 虚阴

虚脉，迟大而耎，按之无力，隐指豁豁然空《脉经》。

崔紫虚云：形大力薄，其虚可知。

《脉诀》言：寻之不足，举之有余。止言浮脉，不见虚状。杨仁斋言：状似柳絮，散漫而迟。滑氏言：散大

而耎。皆是散脉,非虚也。

〔**体状相类诗**〕 举之迟大按之松,脉状无涯类谷空。莫把芤虚为一例,芤来浮大似慈葱。

虚脉浮大而迟,按之无力。芤脉浮大,按之中空。芤为脱血,虚为血虚。浮散二脉见浮脉。

〔**主病诗**〕 脉虚身热为伤暑,自汗怔忡惊悸多。发热阴虚须早治,养营益气莫蹉跎。

血不荣心寸口虚,关中腹胀食难舒。骨蒸痿痹伤精血,却在神门两部居。

经曰:血虚脉虚。曰:气来虚微为不及,病在内。日久病脉虚者死。

## 实阳

实脉,浮沉皆得,脉大而长微弦,应指愊愊然《脉经》。

愊愊,坚实貌。《脉诀》言,如绳应指来。乃紧脉,非实脉也。

〔**体状诗**〕 浮沉皆得大而长,应指无虚愊愊强。热蕴三焦成壮火,通肠发汗始安康。

〔**相类诗**〕 实脉浮沉有力强,紧如弹索转无常。须知牢脉帮筋骨,实大微弦更带长。

浮沉有力为实,弦急弹指为紧。沉而实大,微弦而长为牢。

〔**主病诗**〕 实脉为阳火郁成,发狂谵语吐频频。或为阳毒或伤食,大便不通或气疼。

寸实应知面热风,咽疼舌强气填胸。当关脾热中宫满,尺实腰肠痛不通。

经曰:血实脉实。曰:脉实者,水谷为病。曰:气来实强,是谓太过。

《脉诀》言,尺实小便不禁,与《脉经》尺实小腹痛、小便难之说何反,洁古不知其谬,诀为虚寒,药用姜附,愈误矣。

## 长阳

长脉,不大不小,迢迢自若朱氏。如揭长竿末梢,为平。如引绳、如循长竿,为病《素问》。

长有三部之长,一部之长,在时为春,在人为肝;心脉长,神强气壮;肾脉长,蒂固根深。经曰:长则气治,皆言平脉也。

〔**体状相类诗**〕 过于本位脉名长,弦则非然但满张。弦脉与长争较远,良工尺度自能量。实、牢、弦、紧,皆兼长脉。

〔**主病诗**〕 长脉迢迢大小匀,反常为病似牵绳。若非阳毒癫痫病,即是阳明热势深。长主有余之病。

## 短阴

短脉,不及本位《脉诀》。应指而回,不能满部《脉经》。

戴同父云：短脉只见尺寸。若关中见短，上不通寸，下不通尺，是阴阳绝脉，必死矣。故关不诊短。

黎居士云：长短未有定体，诸脉举按之时，过于本位者为长，不及本位者为短。

长脉属肝，宜于春。短脉属肺，宜于秋。但诊肝肺，长短自见。

〔**体状相类诗**〕 两头缩缩名为短，涩短迟迟细且难。短涩而浮秋喜见，三春为贼有邪干。涩、微、动、结，皆兼短脉。

〔**主病诗**〕 短脉惟于尺寸寻，短而滑数酒伤神。浮为血涩沉为痞，寸主头疼尺腹疼。经曰：短则气病。短主不及之病。

## 洪阳

洪脉，指下极大《脉经》。来盛去衰《素问》。来大去长通真子。

洪脉在卦为离，在时为夏，在人为心。《素问》谓之大，亦曰钩。滑氏曰：来盛去衰，如钩之曲，上而复下。应血脉来去之象，象万物敷布下垂之状。

詹炎举言：如环珠者。非。《脉诀》云：季夏宜之。秋季、冬季，发汗通肠，俱非洪脉所宜，盖谬也。

〔**体状诗**〕 脉来洪盛去还衰，满指滔滔应夏时。若在春秋冬月分，升阳散火莫狐疑。

〔**相类诗**〕 洪脉来时拍拍然，去衰来盛似波澜。欲知实脉参差处，举按弦长愊愊坚。洪而有力为实，实而无力为洪。

〔**主病诗**〕 脉洪阳盛血应虚，相火炎炎热病居。胀满胃翻须早治，阴虚泄痢可愁如。

寸洪心火上焦炎，肺脉洪时金不堪。肝火胃虚关内察，肾虚阴火尺中看。

洪主阳盛阴虚之病。泄痢、失血、久嗽者忌之。经曰：形瘦脉大多气者死。曰：脉大则病进。

## 微阴

微脉，极细而耎，按之如欲绝，若有若无《脉经》。细而稍长戴氏。

《素问》谓之小。气血微则脉微。

〔**体状相类诗**〕 微脉轻微瞥瞥乎，按之欲绝有如无。微为阳弱细阴弱，细比于微略较粗。

轻诊即见，重按如欲绝者，微也。往来如线而常有者，细也。仲景曰：脉瞥瞥如羹上肥者，阳气微。萦萦如蚕丝细者，阴气衰。长病得之死，卒病得之生。

〔**主病诗**〕 气血微兮脉亦微，恶寒发热汗淋漓。男为劳极诸虚候，女作崩中带下医。

寸微气促或心惊，关脉微时胀满形。尺部见之精血弱，恶寒消瘅痛呻吟。

微主久虚血弱之病。阳微恶寒，阴微发热。《脉诀》云：崩中日久为白带，漏下多时骨髓枯。

## 紧阳

紧脉，来往有力，左右弹人手《素问》。如转索无常仲景。数如切绳《脉经》。如纫算线丹溪。

紧,乃热为寒束之脉,故急数如此,要有神气。《素问》谓之急。《脉诀》言寥寥入尺来,崔氏言如线,皆非紧状。或以浮紧为弦,沉紧为牢,亦近似耳。

〔体状诗〕 举如转索切如绳,脉象因之得紧名。总是寒邪来作寇,内为腹痛外身疼。

〔相类诗〕 见弦、实。

〔主病诗〕 紧为诸痛主于寒,喘咳风痫吐冷痰。浮紧表寒须发越,紧沉温散自然安。

寸紧人迎气口分,当关心腹痛沉沉。尺中有紧为阴冷,定是奔豚与疝疼。

诸紧为寒为痛。人迎紧盛伤于寒,气口紧盛伤于食,尺紧痛居其腹,沉乃疾在其腹。中恶浮紧,咳嗽沉紧,皆主死。

## 缓阴

缓脉,去来小驶于迟《脉经》。一息四至戴氏。如丝在经不卷其轴,应指和缓,往来甚匀张太素。如初春杨柳舞风之象杨玄操。如微风轻飐柳梢滑伯仁。

缓脉在卦为坤,在时为四季,在人为脾。阳寸、阴尺,上下同等。浮大而耎,无有偏胜者,平脉也。若非其时,即为有病。缓而和匀,不浮不沉,不疾不徐,不微不弱者,即为胃气。故杜光庭云:欲知死期何以取,古贤推定五般土。阳土须知不遇阴,阴土遇阴当细数。详《玉函经》。

〔体状诗〕 缓脉阿阿四至通,柳梢袅袅飐轻风。欲从脉里求神气,只在从容和缓中。

〔相类诗〕 见迟脉。

〔主病诗〕 缓脉营衰卫有余,或风或湿或脾虚。上为项强下痿痹,分别浮沉大小区。

寸缓风邪项背拘,关为风眩胃家虚。神门濡泄或风秘,或是蹒跚足力迂。

浮缓为风,沉缓为湿,缓大风虚,缓细湿痹。缓涩脾虚,缓弱气虚。《脉诀》言:缓主脾热口臭,反胃齿痛,梦鬼之病。出自杜撰,与缓无关。

## 芤阳中阴

芤脉,浮大而耎,按之中央空,两边实《脉经》。中空外实,状如慈葱。

芤,慈葱也。《素问》无芤名。刘三点云:芤脉何似绝类慈葱,指下成窟有边无中。戴同父云:营行脉中,脉以血为形,芤脉中空,脱血之象也。《脉经》云:三部脉芤,长病得之生,卒病得之死。《脉诀》言:两头有,中间无,是脉断截矣。又言:主淋沥,气入小肠。与失血之候相反,误世不小。

〔体状诗〕 芤形浮大耎如葱,按之旁有中央空。火犯阳经血上溢,热侵阴络下流红。

〔相类诗〕 中空旁实乃为芤,浮大而迟虚脉呼。芤更带弦名曰革,血亡芤革血虚虚。

〔**主病诗**〕 寸芤积血在于胸，关里逢芤肠胃痈。尺部见之多下血，赤淋红痢漏崩中。

### 弦阳中阴

弦脉，端直以长《素问》。如张弓弦《脉经》。按之不移，绰绰如按琴瑟弦《巢氏》。状若筝弦《脉诀》。从中直过，挺然指下《刊误》。

弦脉在卦为震，在时为春，在人为肝。轻虚以滑者平，实滑如循长竿者病。劲急如新张弓弦者死。池氏曰：弦紧而数劲为太过，弦紧而细为不及。戴同父曰：弦而耎，其病轻。弦而硬，其病重。《脉诀》言：时时带数。又言：脉紧状绳牵。皆非弦象，今削之。

〔**体状诗**〕 弦脉迢迢端直长，肝经木王土应伤。怒气满胸常欲叫，翳蒙瞳子泪淋浪。

〔**相类诗**〕 弦来端直似丝弦，紧则如绳左右弹。紧言其力弦言象，牢脉弦长沉伏间。又见长脉。

〔**主病诗**〕 弦应东方肝胆经，饮痰寒热疟缠身。浮沉迟数须分别，大小单双有重轻。

寸弦头痛膈多痰，寒热癥瘕察左关。关右胃寒心腹痛，尺中阴疝脚拘挛。

弦为木盛之病，浮弦支饮外溢。沉弦悬饮内痛，疟脉自弦。弦数多热，弦迟多寒，弦大主虚，弦细拘急。阳弦头痛，阴弦腹痛。单弦饮癖，双弦寒痼。若不食者，木来克土，必难治。

### 革阴

革脉，弦而芤仲景。如按鼓皮丹溪。

仲景曰：弦则为寒，芤则为虚，虚寒相搏，此名曰革。男子亡血失精，妇人半产漏下。《脉经》曰：三部脉革，长病得之死，卒病得之生。

时珍曰：此即芤弦二脉相合，故均主失血之候。诸家脉书，皆以为牢脉，故或有革无牢，有牢无革，混淆不辨。不知革浮牢沉，革虚牢实，形证皆异也。又按《甲乙经》曰：浑浑革革，至如涌泉，病进而危，弊弊绰绰，其去如弦绝者死。谓脉来浑浊革变，急如涌泉，出而不反也。王贶以为溢脉，与此不同。

〔**体状主病诗**〕 革脉形如按鼓皮，芤弦相合脉寒虚。女人半产并崩漏，男子营虚或梦遗。

〔**相类诗**〕 见芤、牢。

### 牢阴中阳

牢脉，似沉似伏，实大而长，微弦《脉经》。

扁鹊曰：牢而长者，肝也。仲景曰：寒则牢坚。有牢固之象。沈氏曰：似沉似伏，牢之位也。实大弦长，牢之体也。《脉诀》不言形状，但云寻之则无，按之则有。云：脉入皮肤辨息难。又：以牢为死脉。皆孟浪谬误。

〔**体状相类诗**〕 弦长实大脉牢坚，牢位常居沉伏间。革脉芤弦自浮起，革虚牢实要详看。

〔主病诗〕 寒则牢坚里有余，腹心寒痛木乘脾。疝㿗癥瘕何愁也，失血阴虚却忌之。

牢主寒实之病，木实则为痛。扁鹊云：耎为虚，牢为实。失血者，脉宜沉细，反浮大而牢者死，虚病见实脉也。《脉诀》言：骨间疼痛，气居于表。池氏以为肾传于脾。皆谬妄不经。

## 濡阴。即耎字

濡脉，极耎而浮细，如帛在水中，轻手相得，按之无有《脉经》。如水上浮沤。

帛浮水中，重手按之，随手而没之象。《脉诀》言：按之似有举还无。是微脉，非濡也。

〔体状诗〕 濡形浮细按须轻，水面浮绵力不禁。病后产中犹有药，平人若见是无根。

〔相类诗〕 浮而柔细知为濡，沉细而柔作弱持。微则浮微如欲绝，细来沉细近于微。

浮细如绵曰濡，沉细如绵曰弱。浮而极细如绝曰微，沉而极细不断曰细。

〔主病诗〕 濡为亡血阴虚病，髓海丹田暗已亏。汗雨夜来蒸入骨，血山崩倒湿侵脾。

寸濡阳微自汗多，关中其奈气虚何。尺伤精血虚寒甚，温补真阴可起疴。

濡主血虚之病，又为伤湿。

## 弱阴

弱脉，极耎而沉细，按之乃得，举手无有《脉经》。

弱乃濡之沉者。《脉诀》言，轻手乃得。黎氏譬如浮沤。皆是濡脉，非弱也。《素问》曰：脉弱以滑，是有胃气。脉弱以涩，是谓久病。病后老弱见之顺，平人少年见之逆。

〔体状诗〕 弱来无力按之柔，柔细而沉不见浮。阳陷入阴精血弱，白头犹可少年愁。

〔相类诗〕 见濡脉。

〔主病诗〕 弱脉阴虚阳气衰，恶寒发热骨筋痿。多惊多汗精神减，益气调营急早医。

寸弱阳虚病可知，关为胃弱与脾衰。欲求阳陷阴虚病，须把神门两部推。

弱主气虚之病。仲景曰：阳陷入阴，故恶寒发热。又云：弱主筋，沉主骨，阳浮阴弱，血虚筋急。柳氏曰：气虚则脉弱，寸弱阳虚，尺弱阴虚，关弱胃虚。

## 散阴

散脉，大而散，有表无里《脉经》。涣漫不收崔氏。无统纪，无拘束，至数不齐。或来多去少，或去多来少。涣散不收，如杨花散漫之象柳氏。

戴同父曰：心脉浮大而散，肺脉短涩而散，平脉也。心脉耎散，怔忡；肺脉耎散，汗出；肝脉耎散，溢饮；脾脉耎散，胻肿；病脉也。肾脉耎散，诸病脉代散，死脉也。《难经》曰：散脉独见则危。柳氏曰：散为气血俱虚，根本脱离之脉。产妇得之生，孕妇得之堕。

**〔体状诗〕** 散似杨花散漫飞，去来无定至难齐。产为生兆胎为堕，久病逢之不必医。

**〔相类诗〕** 散脉无拘散漫然，濡来浮细水中绵。浮而迟大为虚脉，芤脉中空有两边。

**〔主病诗〕** 左寸怔忡右寸汗，溢饮左关应耎散。右关耎散胻肿胕，散居两尺魂应断。

## 细阴

细脉，小于微而常有，细直而耎，若丝线之应指《脉经》。

《素问》谓之小。王启玄言：如莠蓬，状其柔细也。《脉诀》言：往来极微。是微反大于细矣，与经相背。

**〔体状诗〕** 细来累累细如丝，应指沉沉无绝期。春夏少年俱不利，秋冬老弱却相宜。

**〔相类诗〕** 见微、濡。

**〔主病诗〕** 细脉萦萦血气衰，诸虚劳损七情乖。若非湿气侵腰肾，即是伤精汗泄来。

寸细应知呕吐频，入关腹胀胃虚形。尺逢定是丹田冷，泄痢遗精号脱阴。

《脉经》曰：细为血少气衰。有此证则顺，否则逆。故吐衄得沉细者生。忧劳过度者，脉亦细。

## 伏阴

伏脉，重按著骨，指下裁动《脉经》。脉行筋下《刊误》。

《脉诀》言：寻之似有，定息全无。殊为舛谬。

**〔体状诗〕** 伏脉推筋著骨寻，指间裁动隐然深。伤寒欲汗阳将解，厥逆脐疼证属阴。

**〔相类诗〕** 见沉脉。

**〔主病诗〕** 伏为霍乱吐频频，腹痛多缘宿食停。蓄饮老痰成积聚，散寒温里莫因循。

食郁胸中双寸伏，欲吐不吐常兀兀。当关腹痛困沉沉，关后疝疼还破腹。

伤寒，一手脉伏曰单伏，两手脉伏曰双伏。不可以阳证见阴为诊。乃火邪内郁，不得发越，阳极似阴，故脉伏，必有大汗而解。正如久旱将雨，六合阴晦，雨后庶物皆苏之义。又有夹阴伤寒，先有伏阴在内，外复感寒，阴盛阳衰，四脉厥逆，六脉沉伏。须投姜附及灸关元，脉乃复出也。若太溪、冲阳皆无脉者，必死。《脉诀》言徐徐发汗。洁古以麻黄附子细辛汤主之。皆非也。刘元宾曰：伏脉不可发汗。

## 动阳

动乃数脉见于关，上下无头尾，如豆大，厥厥动摇。

仲景曰:阴阳相搏名曰动,阳动则汗出,阴动则发热,形冷恶寒,此三焦伤也。成无己曰:阴阳相搏,则虚者动。故阳虚则阳动,阴虚则阴动。庞安常曰:关前三分为阳,后三分为阴,关位半阴半阳,故动随虚见。《脉诀》言:寻之似有,举之还无,不离其处,不往不来,三关沉沉。含糊谬妄,殊非动脉。詹氏言其形鼓动如钩、如毛者,尤谬。

〔体状诗〕 动脉摇摇数在关,无头无尾豆形团。其原本是阴阳搏,虚者摇兮胜者安。

〔主病诗〕 动脉专司痛与惊,汗因阳动热因阴。或为泄痢拘挛病,男子亡精女子崩。

仲景曰:动则为痛为惊。《素问》曰:阴虚阳搏,谓之崩。又曰:妇人手少阴脉动甚者,妊子也。

## 促阳

促脉,来去数,时一止复来《脉经》。如蹶之趣,徐疾不常黎氏。

《脉经》但言数而止为促,《脉诀》乃云:并居寸口,不言时止者,谬矣。数止为促,缓止为结,何独寸口哉!

〔体状诗〕 促脉数而时一止,此为阳极欲亡阴。三焦郁火炎炎盛,进必无生退可生。

〔相类诗〕 见代脉。

〔主病诗〕 促脉惟将火病医,其因有五细推之。时时喘咳皆痰积,或发狂斑与毒疽。

促主阳盛之病。促,结之因,皆有气、血、痰、饮、食五者之别。一有留滞,则脉必见止也。

## 结阴

结脉,往来缓,时一止复来《脉经》。

《脉诀》言:或来或去,聚而却还。与结无关。仲景有累累如循长竿曰阴结,蔼蔼如车盖曰阳结。《脉经》又有如麻子动摇,旋引旋收,聚散不常者曰结,主死。此三脉,名同实异也。

〔体状诗〕 结脉缓而时一止,独阴偏盛欲亡阳。浮为气滞沉为积,汗下分明在主张。

〔相类诗〕 见代脉。

〔主病诗〕 结脉皆因气血凝,老痰结滞苦沉吟。内生积聚外痈肿,疝瘕假为殃病属阴。

结主阴盛之病。越人曰:结甚则积甚,结微则气微。浮结外有痛积,伏结内有积聚。

## 代阴

代脉,动而中止,不能自还,因而复动仲景。脉至还入尺,良久方来吴氏。

脉一息五至,肺、心、脾、肝、肾五脏之气,皆足五十动而一息,合大衍之数,谓之平脉。反此则止乃见焉。肾气不能至,则四十动一止;肝气不能至,则三十动一止。盖一脏之气衰,而他脏之气代至也。经曰:

代则气衰。滑伯仁曰：若无病，羸瘦脉代者，危脉也。有病而气血乍损，气不能续者，只为病脉。伤寒心悸脉代者，复脉汤主之；妊娠脉代者，其胎百日。代之生死，不可不辨。

**〔体状诗〕** 动而中止不能还，复动因而作代看。病者得之犹可疗，平人却与寿相关。

**〔相类诗〕** 数而时止名为促，缓止须将结脉呼。止不能回方是代，结生代死自殊涂。

促、结之止无常数，或二动、三动，一止即来。代脉之止有常数，必依数而止，还入尺中，良久方来也。

**〔主病诗〕** 代脉元因脏气衰，腹疼泄痢下元亏。或为吐泻中宫病，女子怀胎三月兮。

《脉经》曰：代散者死，主泄及便脓血。

五十不止身无病，数内有止皆知定。四十一止一脏绝，四年之后多亡命。三十一止即三年，二十一止二年应。十动一止一年殂，更观气色兼形证。

两动一止三四日，三四动止应六七。五六一止七八朝，次第推之自无失。

戴同父曰：脉必满五十动。出自《难经》。而《脉诀·五脏歌》，皆以四十五动为准，乖于经旨。柳东阳曰：古以动数候脉，是吃紧语。须候五十动，乃知五脏缺失。今人指到腕臂，即云见了。夫五十动，岂弹指间事耶？故学者当诊脉、问证、听声、观色，斯备四诊而无失。

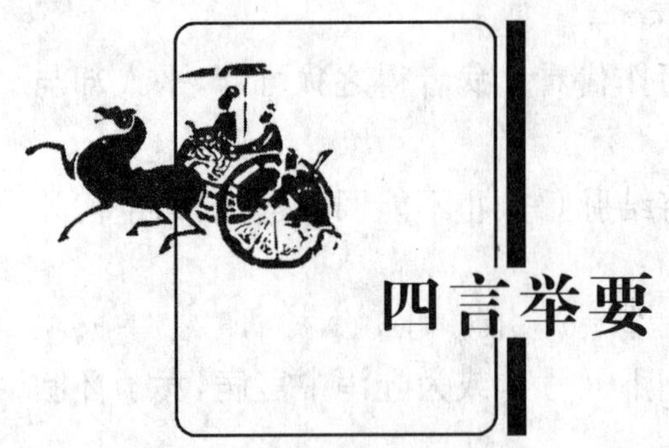

# 四言举要

宋南康子虚隐君崔嘉彦希范著
明蕲州月池子李言闻子郁删补

脉乃血派，气血之先，血之隧道，气息应焉。
其象法地，血之府也，心之合也，皮之部也。
资始于肾，资生于胃，阳中之阴，本乎营卫。
营者阴血，卫者阳气，营行脉中，卫行脉外。
脉不自行，随气而至，气动脉应，阴阳之谊。
气如橐籥，血如波澜，血脉气息，上下循环。
十二经中，皆有动脉，惟手太阴，寸口取决。
此经属肺，上系吭嗌，脉之大会，息之出入。
一呼一吸，四至为息，日夜一万，三千五百。
一呼一吸，脉行六寸，日夜八百，十丈为准。
初持脉时，令仰其掌，掌后高骨，是谓关上。
关前为阳，关后为阴，阳寸阴尺，先后推寻。
心肝居左，肺脾居右，肾与命门，居两尺部。
魂魄谷神，皆见寸口，左主司官，右主司府。
左大顺男，右大顺女，本命扶命，男左女右。
关前一分，人命之主，左为人迎，右为气口。
神门决断，两在关后，人无二脉，病死不愈。
男女脉同，惟尺则异，阳弱阴盛，反此病至。
脉有七诊，曰浮中沉，上下左右，消息求寻。
又有九候，举按轻重，三部浮沉，各候五动。
寸候胸上，关候膈下，尺候于脐，下至跟踝。
左脉候左，右脉候右，病随所在，不病者否。
浮为心肺，沉为肾肝，脾胃中州，浮沉之间。
心脉之浮，浮大而散，肺脉之浮，浮涩而短。
肝脉之沉，沉而弦长，肾脉之沉，沉实而濡。

脾胃属土，脉宜和缓，命为相火，左寸同断。
春弦夏洪，秋毛冬石，四季和缓，是谓平脉。
太过实强，病生于外，不及虚微，病生于内。
春得秋脉，死在金日，五脏准此，推之不失。
四时百病，胃气为本，脉贵有神，不可不审。
调停自气，呼吸定息，四至五至，平和之则。
三至为迟，迟则为冷，六至为数，数即热证。
转迟转冷，转数转热，迟数既明，浮沉当别。
浮沉迟数，辨内外因，外因于天，内因于人。
天有阴阳，风雨晦冥，人喜怒忧，思悲恐惊。
外因之浮，则为表证，沉里迟阴，数则阳盛。
内因之浮，虚风所为，沉气迟冷，数热何疑？
浮数表热，沉数里热，浮迟表虚，沉迟冷结。
表里阴阳，风气冷热，辨内外因，脉证参别。
脉理浩繁，总括于四，既得提纲，引申触类。
浮脉法天，轻手可得，泛泛在上，如水漂木。
有力洪大，来盛去悠，无力虚大，迟而且柔。
虚甚则散，涣漫不收，有边无中，其名曰芤。
浮小为濡，绵浮水面，濡甚则微，不任寻按。
沉脉法地，近于筋骨，深深在下，沉极为伏。
有力为牢，实大弦长，牢甚则实，愊愊而强。
无力为弱，柔小如绵，弱甚则细，如蛛丝然。
迟脉属阴，一息三至，小玦于迟，缓不及四。
二损一败，病不可治，两息夺精，脉已无气。
浮大虚散，或见芤革，浮小濡微，沉小细弱。
迟细为涩，往来极难，易散一止，止而复还。
结则来缓，止而复来，代则来缓，止不能回。
数脉属阳，六至一息，七疾八极，九至为脱。
浮大者洪，沉大牢实，往来流利，是谓之滑。
有力为紧，弹如转索，数见寸口，有止为促。
数见关中，动脉可候，厥厥动摇，状如小豆。
长则气治，过于本位，长而端直，弦脉应指。
短则气病，不能满部，不见于关，惟尺寸候。
一脉一形，各有主病，数脉相兼，则见诸证。
浮脉主表，里必不足，有力风热，无力血弱。

浮迟风虚，浮数风热，浮紧风寒，浮缓风湿。
浮虚伤暑，浮芤失血，浮洪虚火，浮微劳极，
浮濡阴虚，浮散虚剧，浮弦痰饮，浮滑痰热。
沉脉主里，主寒主积，有力痰食，无力气郁。
沉迟虚寒，沉数热伏，沉紧冷痛，沉缓水蓄，
沉牢痼冷，沉实热极，沉弱阴虚，沉细痹湿，
沉弦饮痛，沉滑宿食，沉伏吐利，阴毒聚积。
迟脉主脏，阳气伏潜，有力为痛，无力虚寒。
数脉主腑，主吐主狂，有力为热，无力为疮。
滑脉主痰，或伤于食，下为蓄血，上为吐逆。
涩脉少血，或中寒湿，反胃结肠，自汗厥逆。
弦脉主饮，病属胆肝，弦数多热，弦迟多寒。
浮弦支饮，沉弦悬痛，阳弦头痛，阴弦腹痛。
紧脉主寒，又主诸痛，浮紧表寒，沉紧里痛。
长脉气平，短脉气病，细则气少，大则病进。
浮长风痫，沉短宿食，血虚脉虚，气实脉实。
洪脉为热，其阴则虚，细脉为湿，其血则虚。
缓大者风，缓细者湿，缓涩血少，缓滑内热。
濡小阴虚，弱小阳竭，阳竭恶寒，阴虚发热。
阳微恶寒，阴微发热，男微虚损，女微泻血。
阳动汗出，阴动发热，为痛与惊，崩中失血。
虚寒相搏，其名为革，男子失精，女子失血。
阳盛则促，肺痈阳毒，阴盛则结，疝瘕积郁。
代则气衰，或泄脓血，伤寒心悸，女胎三月。
脉之主病，有宜不宜，阴阳顺逆，凶吉可推。
中风浮缓，急实则忌，浮滑中痰，沉迟中气。
尸厥沉滑，卒不知人，入脏身冷，入腑身温。
风伤于卫，浮缓有汗，寒伤于营，浮紧无汗。
暑伤于气，脉虚身热，湿伤于血，脉缓细涩。
伤寒热病，脉喜浮洪，沉微涩小，证反必凶。
汗后脉静，身凉则安，汗后脉躁，热甚必难。
阳病见阴，病必危殆，阴病见阳，虽困无害。
上不至关，阴气已绝，下不至关，阳气已竭。
代脉止歇，脏绝倾危，散脉无根，形损难医。
饮食内伤，气口急滑，劳倦内伤，脾脉大弱。

欲知是气，下手脉沉，沉极则伏，涩弱久深。
六郁多沉，滑痰紧食，气涩血芤，数火细湿。
滑主多痰，弦主留饮，热则滑数，寒则弦紧。
浮滑兼风，沉滑兼气，食伤短疾，湿留濡细。
疟脉自弦，弦数者热，弦迟者寒，代散者折。
泄泻下痢，沉小滑弱，实大浮洪，发热则恶。
呕吐反胃，浮滑者昌，弦数紧涩，结肠者亡。
霍乱之候，脉代勿讶，厥逆迟微，是则可怕。
咳嗽多浮，聚肺关胃，沉紧小危，浮濡易治。
喘急息肩，浮滑者顺，沉涩肢寒，散脉逆证。
病热有火，洪数可医，沉微无火，无根者危。
骨蒸发热，脉数而虚，热而涩小，必殒其躯。
劳极诸虚，浮耎微弱，土败双弦，火炎急数。
诸病失血，脉必见芤，缓小可喜，数大可忧。
瘀血内蓄，却宜牢大，沉小涩微，反成其害。
遗精白浊，微涩而弱，火盛阴虚，芤濡洪数。
三消之脉，浮大者生，细小微涩，形脱可惊。
小便淋闷，鼻头色黄，涩小无血，数大何妨。
大便燥结，须分气血，阳数而实，阴迟而涩。
癫乃重阴，狂乃重阳，浮洪吉兆，沉急凶殃。
痫脉宜虚，实急者恶，浮阳沉阴，滑痰数热。
喉痹之脉，数热迟寒，缠喉走马，微伏则难。
诸风眩运，有火有痰，左涩死血，右大虚看。
头痛多弦，浮风紧寒，热洪湿细，缓滑厥痰。
气虚弦耎，血虚微涩，肾厥弦坚，真痛短涩。
心腹之痛，其类有九，细迟从吉，浮大延久。
疝气弦急，积聚在里，牢急者生，弱急者死。
腰痛之脉，多沉而弦，兼浮者风，兼紧者寒。
弦滑痰饮，濡细肾著，大乃肾虚，沉实闪肭。
脚气有四，迟寒数热，浮滑者风，濡细者湿。
痿病肺虚，脉多微缓，或涩或紧，或细或濡。
风寒湿气，合而为痹，浮涩而紧，三脉乃备。
五疸实热，脉必洪数，涩微属虚，切忌发渴。
脉得诸沉，责其有水，浮气与风，沉石或里。
沉数为阳，沉迟为阴，浮大出厄，虚小可惊。

胀满脉弦，土制于木，湿热数洪，阴寒迟弱。
浮为虚满，紧则中实，浮大可治，虚小危极。
五脏为积，六腑为聚，实强者生，沉细者死。
中恶腹胀，紧细者生，脉若浮大，邪气已深。
痈疽浮散，恶寒发热，若有痛处，痈疽所发。
脉数发热，而痛者阳，不数不热，不疼阴疮。
未溃痈疽，不怕洪大，已溃痈疽，洪大可怕。
肺痈已成，寸数而实，肺痿之形，数而无力。
肺痈色白，脉宜短涩，不宜浮大，唾糊呕血。
肠痈实热，滑数可知，数而不热，关脉芤虚。
微涩而紧，未脓当下，紧数脓成，切不可下。
妇人之脉，以血为本，血旺易胎，气旺难孕。
少阴动甚，谓之有子，尺脉滑利，妊娠可喜。
滑疾不散，胎必三月，但疾不散，五月可别。
左疾为男，右疾为女，女腹如箕，男腹如釜。
欲产之脉，其至离经，水下乃产，未下勿惊。
新产之脉，缓滑为吉，实大弦牢，有证则逆。
小儿之脉，七至为平，更察色证，与虎口纹。
奇经八脉，其诊又别，直上直下，浮则为督。
牢则为冲，紧则任脉，寸左右弹，阳跻可决。
尺左右弹，阴跻可别，关左右弹，带脉当诀。
尺外斜上，至寸阴维，尺内斜上，至寸阳维。
督脉为病，脊强癫痫，任脉为病，七疝瘕坚。
冲脉为病，逆气里急，带主带下，脐痛精失。
阳维寒热，目眩僵仆，阴维心痛，胸胁刺筑。
阳跻为病，阳缓阴急，阴跻为病，阴缓阳急。
癫痫瘈疭，寒热恍惚，八脉脉证，各有所属。
平人无脉，移于外络，兄位弟乘，阳溪列缺。
病脉既明，吉凶当别，经脉之外，又有真脉。
肝绝之脉，循刀责责，心绝之脉，转豆躁疾。
脾则雀啄，如屋之漏，如水之流，如杯之覆。
肺绝如毛，无根萧索，麻子动摇，浮波之合。
肾脉将绝，至如省客，来如弹石，去如解索。
命脉将绝，虾游鱼翔，至如涌泉，绝在膀胱。
真脉既形，胃已无气，参察色证，断之以臆。

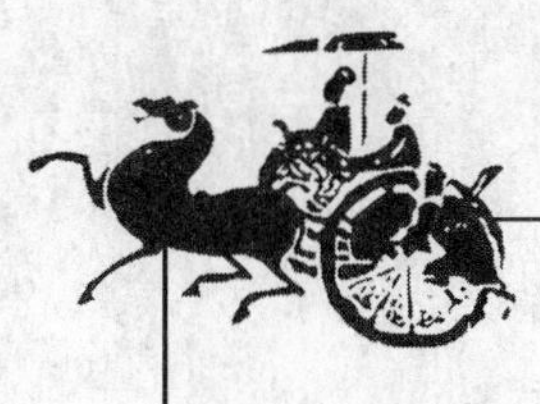

# 方剂索引

## 五　画



## 六　画

## 七 画



## 八 画

## 九　画



## 十　画

## 十 一 画



## 十 二 画



## 十 三 画



## 十四画以上

06

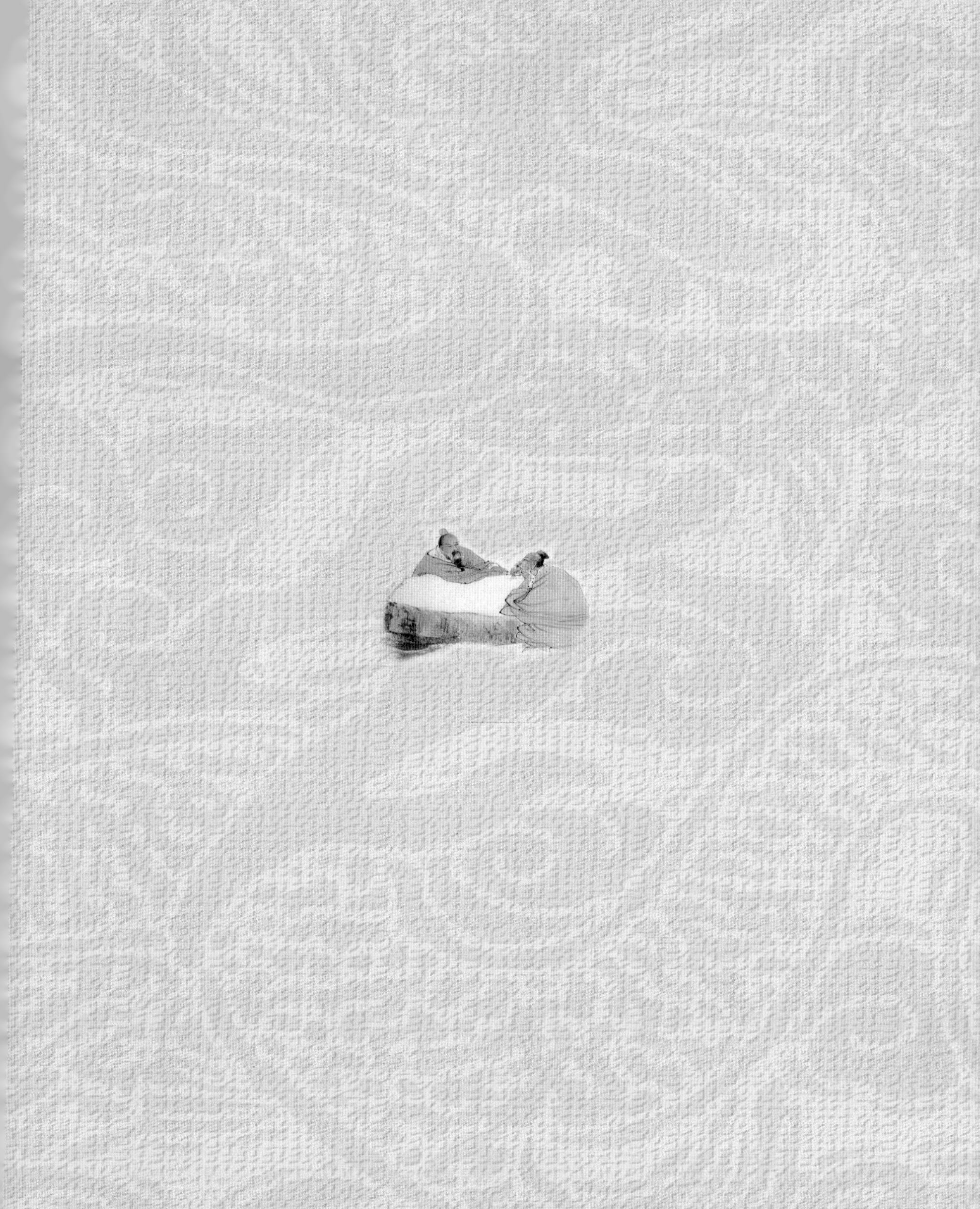